RESSONÂNCIA MAGNÉTICA DA MAMA

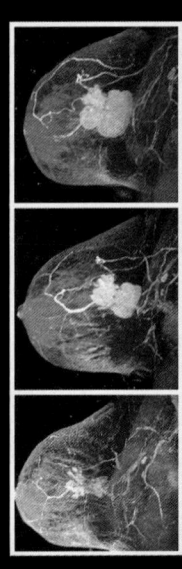

RESSONÂNCIA MAGNÉTICA DA MAMA

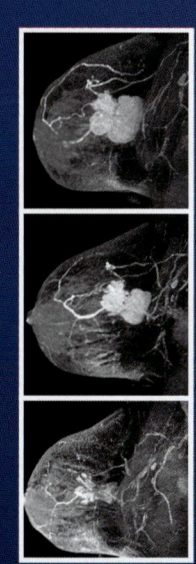

Alice Brandão

Médica-Radiologista da Clínica luiz felippe mattoso e IRM – Ressonância Magnética – Rio de Janeiro, RJ
Autora do livro "Ressonância Magnética em Obstetrícia e Ginecologia" – Editora Revinter, 2002
Especialização em Ressonância Magnética no Karolinsky Hospital – Estocolmo, Suécia, e no
Massachusetts General Hospital – Boston, EUA
Membro Titular do Colégio Brasileiro de Radiologia e Diagnóstico por Imagem
Membro Titular da Sociedade Brasileira de Mastologia
Membro da Comissão de Ressonância Magnética da Sociedade Brasileira de Mastologia

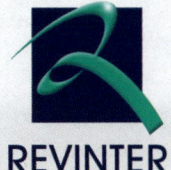

REVINTER

Ressonância Magnética da Mama
Copyright © 2010 by Livraria e Editora Revinter Ltda.

ISBN 978-85-372-0325-5

Todos os direitos reservados.
É expressamente proibida a reprodução
deste livro, no seu todo ou em parte,
por quaisquer meios, sem o consentimento
por escrito da Editora.

Contato com a autora:
brandaosalomao@gmail.com

CIP-BRASIL. CATALOGAÇÃO-NA-FONTE
SINDICATO NACIONAL DOS EDITORES DE LIVROS, RJ

B817r

Brandão, Alice.
 Ressonância magnética da mama / Alice Brandão. - Rio de Janeiro: Revinter, 2010.
 il.
 Inclui bibliografia e índice
 ISBN 978-85-372-0325-5

 1. Mamas - Doenças - Diagnóstico. 2. Mamas - Imagem de ressonância magnética. I. Título.

10-1571. CDD: 616.1907548
          CDU: 618.19-073

A precisão das indicações, as reações adversas e as relações de dosagem para as drogas citadas nesta obra podem sofrer alterações. Solicitamos que o leitor reveja a farmacologia dos medicamentos aqui mencionados.
A responsabilidade civil e criminal, perante terceiros e perante a Editora Revinter, sobre o conteúdo total desta obra, incluindo as ilustrações e autorizações/créditos correspondentes, é do(s) autor(es) da mesma.

Livraria e Editora REVINTER Ltda.
Rua do Matoso, 170 – Tijuca
20270-135 – Rio de Janeiro – RJ
Tel.: (21) 2563-9700 – Fax: (21) 2563-9701
livraria@revinter.com.br – www.revinter.com.br

Agradecimentos

Dedico este livro à minha família, meus três homens, Rodrigo, meu amor, Matheus e Vinicius, meus filhos queridos.

Gostaria de agradecer a meus pais, minhas irmãs e irmãos, a Cida, e a todos os amigos que me apoiaram.

Obrigada aos médicos e pacientes que confiaram em meu trabalho e contribuíram para esta obra, que não seria possível sem eles.

Prefácio

A Ressonância Magnética da Mama teve, nos últimos anos, um assombroso desenvolvimento tecnológico, associado às indicações e aos resultados, tornando esta publicação um assunto indispensável no estudo da imagem da mama.

O valor desta obra evidencia-se pela abrangência e propriedade da abordagem dada ao tema pela autora. A preocupação em facilitar a tarefa do leitor estende-se à distribuição do assunto, discorrendo de forma notável, desde os importantíssimos conhecimentos da física, passando por técnicas de exame, anatomia, indicações, avaliação das imagens nas diferentes doenças, realização da biópsia percutânea, avaliação das pacientes de alto risco e avaliação da resposta ao tratamento, chegando, finalmente, às novas e modernas técnicas de difusão e de espectroscopia de prótons.

Trata-se de um livro completo, prazeroso de ser lido em nossa língua, com ilustrações explicativas, imagens de ótima qualidade, extensa pesquisa na literatura, associada à larga experiência da Dra. Alice Brandão, adquirida ao longo de muitos anos, incluindo dicas práticas e úteis. Sem dúvida, é um trabalho árduo, feito por uma grande médica, mulher, esposa e mãe, a quem rendemos homenagem por difundir entre nós, generosamente, todo seu conhecimento.

O convite para prefaciar este livro muito nos honra e é com gratidão que o aceitamos, pela oportunidade de participar desta iniciativa pioneira na área da Ressonância Magnética da Mama no Brasil.

Norma Medicis Maranhão
Selma de Pace Bauab
Vera Lucia Nunes Aguillar

Colaboradores

Anelise Oliveira Silva
Médica-Radiologista da Clínica IRM – Ressonância Magnética –
Rio de Janeiro, RJ

Carolina Damian
Médica-Radiologista da Clínica luiz fellipe mattoso – Rio de Janeiro, RJ
Médica-Radiologista do Hospital Geral de Bonsucesso – Rio de Janeiro, RJ

Fabiola Procaci Kestelman
Médica-Radiologista com Especialização em Imagenologia Mamária
Mestrado em Tocoginecologia pela Unicamp
Médica da Clínica luiz felippe mattoso, da
Clínica Cavallieri e do INCA-MS – Rio de Janeiro, RJ

Flavia Rochlin Kutwak
M.D. Resid. Mount Sinai Hospital, Miami – Flórida, EUA.

Lara A. Brandão
Médica-Radiologista da Clínica IRM – Ressonância Magnética
Médica-Radiologista da Clínica luiz felippe mattoso – Rio de Janeiro, RJ
Presidente da Sociedade Brasileira de Neurorradiologia Diagnóstica e
Terapêutica (SBNRDT)
Membro Titular do Colégio Brasileiro de Radiologia

Leon Cardeman
Fellow da Academia Internacional de Citologia
Membro Fundador da Academia Internacional de Patologia (BR)

Márcia Oliveira Moraes
Médica-Radiologista da Clínica IRM – Ressonância Magnética e da
Clínica luiz fellipe mattoso – Rio de Janeiro, RJ

Renata Carneiro Leão
Residência Médica em Radiologia e Diagnóstico por Imagem pela
Universidade Federal do Rio de Janeiro (UFRJ)
Mestrado em Radiologia e Diagnóstico por Imagem pela
Universidade Federal do Rio de Janeiro (UFRJ)
Médica-Radiologista da Clínica IRM – Ressonância Magnética, da
Clínica luiz felippe mattoso e do Hospital dos Servidores do Estado (HSE) –
Rio de Janeiro, RJ

Sheila Rochlin
Chefe da Sessão de Anatomia Patológica do Instituto Municipal da Mulher Fernando Magalhães – Rio de Janeiro, RJ

Tania Maria Nery C. de Andrade
Anatomopatologista do *staff* do
Hospital do Andaraí e do LabCardeman – Rio de Janeiro, RJ
Curso de Citopatologia e Estágios de Histologia e Citologia no
Royal Surrey County Hospital e Epsom District Hospital, England

Sumário

TÉCNICA DO EXAME

1 TÉCNICA DO EXAME 3
Alice Brandão
Física prática da ressonância magnética. 3
Novas sequências. 13
Física e fisiopatologia prática da RM mamária 16
Contraindicações absolutas e relativas da RM 18
Preparo e realização do exame 20
Realização do exame 25
Protocolo 28

ANATOMIA MAMÁRIA NA RESSONÂNCIA MAGNÉTICA

2 ANATOMIA MAMÁRIA NA RESSONÂNCIA MAGNÉTICA 39
Alice Brandão
Pele e complexo areolopapilar 40
Parênquima mamário. 44
Espaço retromamário. 54
Sistema de sustentação 56
Linfonodos 57
Estruturas vasculares 62
Musculatura da parede torácica 65
Parênquima mamário e influência hormonal 68

COMO INTERPRETAR A RM MAMÁRIA

3 COMO INTERPRETAR A RM MAMÁRIA 81
Alice Brandão
Sequências sem contraste 82
Estudo contrastado 92
Cinética da captação 109
Erros comuns de interpretação 125

RELATÓRIO DA RESSONÂNCIA MAGNÉTICA SEGUNDO O BI-RADS®

4 RELATÓRIO DA RESSONÂNCIA MAGNÉTICA SEGUNDO O BI-RADS® 143
Alice Brandão
Aspectos técnicos e informações clínicas 144
Terminologia (interpretação do exame – detalhada no capítulo de interpretação da RM). 144
Descrição dos achados 146

Avaliação da cinética de captação.................................. 147
Casos especiais 148
Achados associados... 148
Definir localização da alteração.................................... 153
Impressão diagnóstica (categoria).................................. 155
Recomendação de conduta 166
Dicas importantes 166

Valor Preditivo dos Achados da Ressonância Magnética

5 Valor Preditivo dos Achados da Ressonância Magnética... 169
Alice Brandão
Valor preditivo de acordo com a população estudada 170
Valor preditivo da curva de impregnação de contraste 170
Valor preditivo de cada categoria BI-RADS®........................ 172
Valor preditivo dos achados morfológicos........................... 176
Valor preditivo e desenvolvimento de novas técnicas 179

Lesões Benignas

6 Lesões Benignas 185
Alice Brandão ⟡ Renata C. Leão
LESÕES CONFIGURANDO MASSA 185
Fibroadenoma.. 185
Papiloma.. 193
Cisto.. 200
Necrose gordurosa... 204
Linfonodo 211
Hamartoma.. 213
Mama acessória.. 218
Hematoma e seroma 220
Mastite 221
Outros 228
LESÕES QUE NÃO CONFIGURAM MASSA............................ 232
Alterações fibrocísticas da mama 232
Adenose esclerosante 236
Cicatriz radial.. 238
Outras lesões com apresentação variável........................... 239

Lesões de Alto Risco e Neoplásicas

7 Lesões de Alto Risco 243
Alice Brandão
Neoplasia lobular... 243
Hiperplasia ductal atípica... 245

8 Lesões Neoplásicas 247
Alice Brandão
CARCINOMA INTRADUCTAL 247
Definição.. 247
Quadro clínico e diagnóstico...................................... 247
CDIS – grau nuclear e progressão da doença....................... 249
CDIS e volume tumoral 249
CDIS – RM e sensibilidade 253
CDIS e formas de apresentação na RM 253
CDIS – RM e diferenciação do grau nuclear 258
CDIS – RM e avaliação da extensão tumoral 259
Microcalcificações e RM.. 261

CARCINOMA DUCTAL INVASOR... 262
Definição... 262
Graduação histológica... 262
RM – sensibilidade e especificidade................................... 263
Aspecto na RM... 263
Estadiamento e RM... 272
CARCINOMA LOBULAR INVASOR... 277
Definição e patologia... 277
Sensibilidade da RM... 279
Formas de apresentação.. 280
Lesões adicionais... 283
OUTROS.. 285
Carcinoma medular... 285
Carcinoma mucinoso.. 288
Carcinoma tubular... 294
Carcinoma papilífero.. 296
Carcinoma inflamatório.. 298
Doença de Paget da mama... 304

INDICAÇÕES

9 ESTADIAMENTO.. 313
Alice Brandão
Objetivos do estadiamento... 319
Identificação da lesão completa....................................... 319
Cadeias especiais... 328
Diagnóstico de câncer oculto na mesma mama............................ 329
Rastreamento de câncer oculto na mama contralateral................... 332
Localização da lesão oculta... 335
Conduta na lesão oculta... 337

10 ACOMPANHAMENTO TERAPÊUTICO... 339
Alice Brandão
Acompanhamento de resposta à quimioterapia neoadjuvante............... 339
Alteração pós-cirúrgica... 350
Alteração actínica.. 374
Reconstrução mamária.. 378
Avaliação de doença residual.. 406
Recidiva.. 411

11 PACIENTE DE ALTO RISCO... 421
Alice Brandão
Incidência e definição.. 421
Definição da paciente com risco genético.............................. 422
Aspectos do rastreamento do câncer de mama em alto risco.............. 423
Rastreamento e mamografia... 425
Rastreamento e ultrassonografia....................................... 427
Rastreamento e ressonância magnética.................................. 428
Forma de apresentação do câncer genético.............................. 431
Características específicas da imagem................................. 431

12 OUTRAS INDICAÇÕES.. 437
Alice Brandão
Descarga papilar patológica... 437
Pesquisa de carcinoma oculto.. 441
Esclarecimento de achados de imagem
inconclusivos aos métodos convencionais............................... 443

13 IMPLANTES MAMÁRIOS 449
Alice Brandão ⋄ Gisele Esteves
Aspecto habitual 449
Definição de implante e prótese 449
Sequências para estudo do implante 450
Aspecto habitual do implante 451
Composição do implante 461
Cápsula do implante 463
Pastilha de fechamento 464
Pregas radiais 466
Líquido peri-implante 469
Objetivo da ressonância no estudo do implante 471
Ruptura do implante 472
Contratura capsular 486
Coleção peri-implante 489
Infecção 493
Rotação do implante 496
Herniação do implante 497
Lesão parenquimatosa 499
Massa intracapsular 500
Injeção líquida de silicone 503

ULTRASSONOGRAFIA DIRECIONADA

14 ULTRASSONOGRAFIA DIRECIONADA 509
Marcela Balaro ⋄ Carolina Damian ⋄ Fabiola Kestelman
Introdução 509
Indicações 511
Técnica 511
Vantagens 514
Limitações 517
Sumário 518

PROCEDIMENTO GUIADO POR RESSONÂNCIA MAGNÉTICA

15 PROCEDIMENTO GUIADO POR RESSONÂNCIA MAGNÉTICA 521
Fabiola Kestelman
Introdução 521
Procedimento orientado por RM 523
Biópsia percutânea 525
Limitações 525
Como confirmar a retirada da lesão 529
Conclusão 530

NOVAS TÉCNICAS

16 NOVAS TÉCNICAS 533
Alice Brandão
Difusão mamária 535
Caracterização de lesão 541
Limitações do método 550
Espectroscopia de prótons 551

BIBLIOGRAFIA 553

ÍNDICE REMISSIVO 563

RESSONÂNCIA MAGNÉTICA DA MAMA

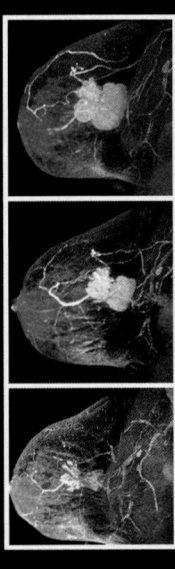

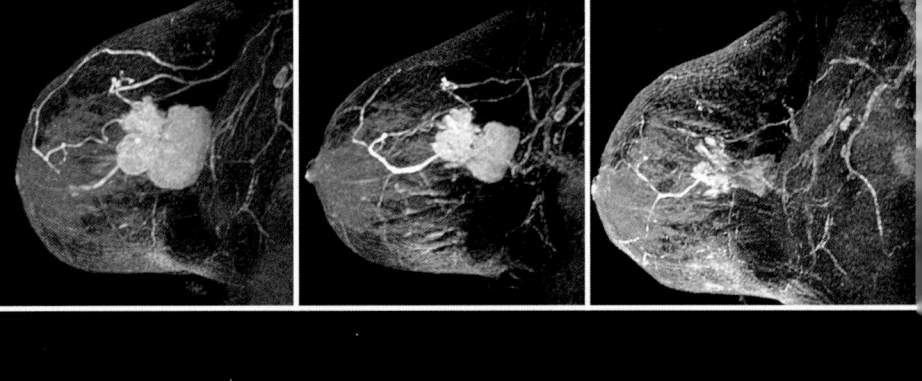

Técnica do Exame

Técnica do Exame

Alice Brandão

FÍSICA PRÁTICA DA RESSONÂNCIA MAGNÉTICA

A ressonância magnética (RM) é um método de imagem com várias aplicações na investigação das patologias da mama, pela sua alta resolução espacial, capacidade multiplanar e excelente contraste tecidual, que proporcionam imagens de alta qualidade sem expor a paciente à radiação ionizante. Além disso, oferece, além das informações morfológicas da lesão, a análise do comportamento funcional, como a perfusão tecidual e a cinética de impregnação de contraste. Sequências novas têm sido associadas ao método, como a difusão que permite a análise da movimentação das partículas de água, reduzida nas neoplasias, assim como a espectroscopia, que permite a análise dos componentes teciduais, como uma biópsia indireta da lesão.

> *Ressonância magnética:* alta resolução espacial, permitindo boa caracterização morfológica da lesão, bem como análise funcional (difusão, perfusão, espectroscopia).

O princípio da RM é a representação digital da composição química dos vários tipos de tecidos expostos a um campo magnético potente. Entender como a ressonância funciona depende do conhecimento sobre certos princípios físicos, como as propriedades magnéticas do núcleo, o comportamento coletivo do núcleo quando excitado por uma onda de radiofrequência, as propriedades de relaxamento do núcleo e as técnicas de imagens utilizadas para maximizar diferenças por contraste.

Princípio da RM

Os prótons e nêutrons são os constituintes básicos do núcleo do átomo que se movimentam continuamente. Os átomos com número ímpar de prótons comportam-se como pequenas barras magnéticas (ímãs), produzindo um campo magnético externo. Núcleos com prótons e nêutrons em número igual tendem a parear-se e se anulam, não tendo magnetismo ou momento dipolo magnético. Por outro lado, átomos com número desigual têm esta capacidade (Fig. 1-1).

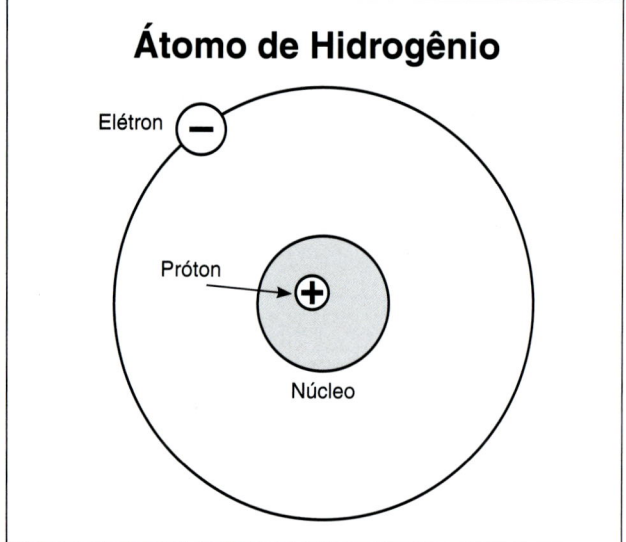

Fig. 1-1. Átomos com número ímpar de prótons comportam-se como pequenas barras magnéticas (ímãs), produzindo um campo magnético externo.

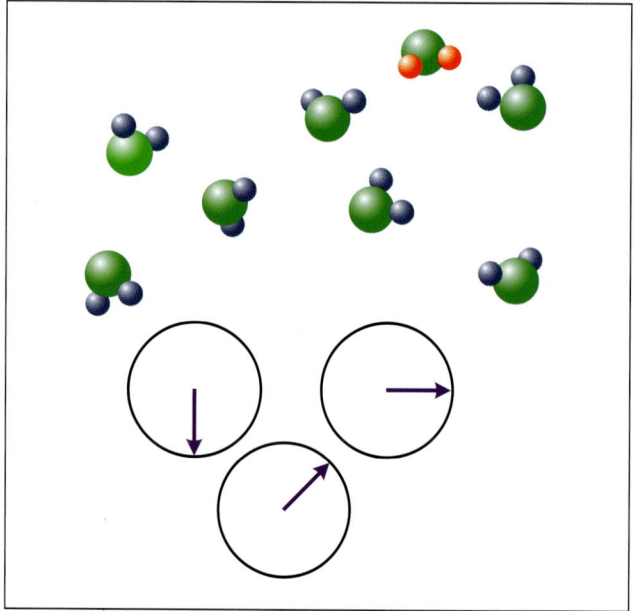

Fig. 1-3. Na ausência de um campo magnético forte, os prótons dos núcleos de hidrogênio giram em torno de si com um eixo magnético aleatório, não existindo nenhum magnetismo tecidual.

Embora todos os átomos sejam afetados, a RM avalia, basicamente, os átomos de hidrogênio presentes na água, já que estes correspondem a 70% do volume corporal com sinal 1.000 vezes mais forte do que qualquer outro elemento, possuindo um próton e nenhum nêutron, criando, assim, um forte momento magnético (Fig. 1-2).

> Átomos com número desigual de elétrons produzem campo magnético. A RM avalia os átomos de hidrogênio da água, que, por possuírem um próton e nenhum nêutron, criam um forte momento magnético.

A força de um campo magnético é medida em tesla (1 tesla = 15.000 gauss). Na ausência de um campo magnético forte, os prótons dos núcleos de hidrogênio giram em torno de si com um eixo magnético aleatório, não existindo nenhum magnetismo tecidual. Sob a ação de um forte campo magnético, os prótons vão alinhar-se contra ou a favor deste campo. A preponderância de dipolos alinhados com o campo criará um vetor de magnetismo tecidual (Fig. 1-3).

Uma vez a paciente dentro do campo magnético (Bo), os núcleos de hidrogênio no corpo, que normalmente têm orientação aleatória, ficam alinhados, passando a girar em torno de um eixo longitudinal paralelo ao vetor deste campo magnético (Fig. 1-4).

Na presença de uma onda de radiofrequência específica (90°) há assimilação de energia pelos prótons da paciente, provocando desvio da magnetização para um plano transversal ao campo magnético (Fig. 1-5).

Cessada a onda de radiofrequência, ocorre alinhamento dos prótons com o campo magnético com eliminação da energia acumulada, que é detec-

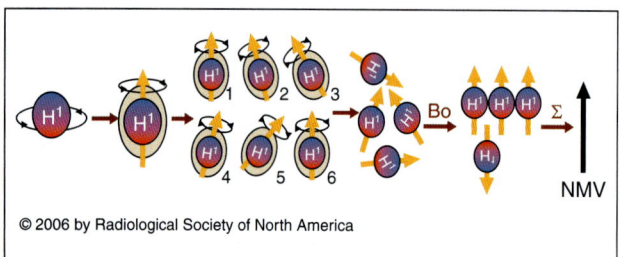

Fig. 1-2. A RM avalia, basicamente, os átomos de hidrogênio presentes na água, já que possuem um forte momento magnético. (Bitar R et al. Radiographics 2006;26:513-537.)

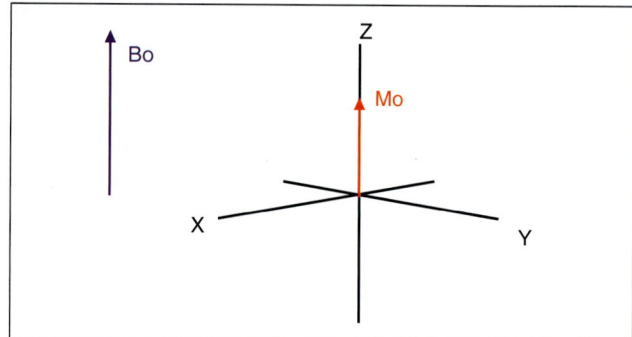

Fig. 1-4. Uma vez que a paciente está dentro do campo magnético (Bo), os núcleos de hidrogênio no corpo, que costumam ter orientação aleatória, ficam alinhados, passando a girar em torno de um eixo longitudinal paralelo ao vetor deste campo magnético.

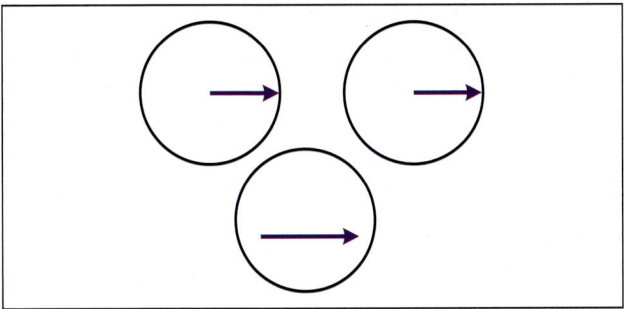

Fig. 1-5. Na presença de uma onda de radiofrequência específica (90°), há assimilação de energia pelos prótons da paciente, provocando desvio da magnetização para um plano transversal ao campo magnético.

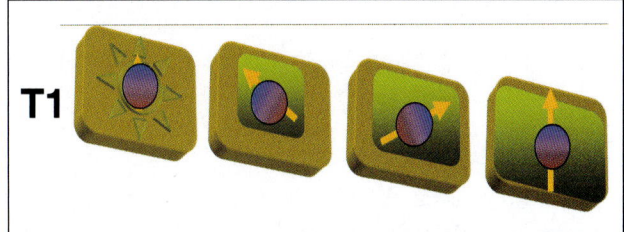

Fig. 1-7. O parâmetro T1 representa a recuperação de 63% da magnetização longitudinal (amarelo) após a interrupção da onda de radiofrequência nos prótons examinados, com liberação de energia (verde). (Bitar R et al. Radiographics 2006;26:513-537.)

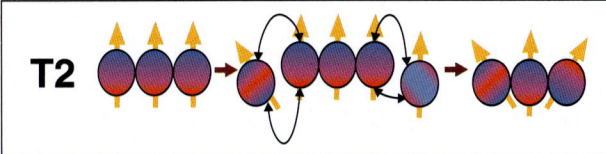

Fig. 1-8. O parâmetro T2 representa o tempo necessário para que ocorra a perda de magnetização transversa durante o desvio do eixo longitudinal que acontece em razão da interação do campo magnético com o núcleo em movimento. Note que todos os núcleos estão, inicialmente, na mesma posição e depois assumem posições diferentes. (Bitar R et al. Radiographics 2006;26:513-537.)

tada e localizada espacialmente. Os dados obtidos a partir da medida desta energia (sinal) gerada na paciente constituirão base para a formação das imagens (Fig. 1-6).

> A base para a formação de imagens é a eliminação da energia (sinal) acumulada nos prótons durante a onda de radiofrequência.

O parâmetro T1 representa a recuperação de 63% da magnetização longitudinal após a interrupção da onda de radiofrequência nos prótons examinados. Os prótons de hidrogênio nos tecidos têm diferentes tempos de recuperação em razão de sua estrutura macromolecular. A gordura, por exemplo, tem alta velocidade, enquanto o líquido tem baixa velocidade. O contraste em RM ocorre em função das diferenças nos tempos de relaxamento (Fig. 1-7).

Enquanto ocorre o retorno ao eixo principal, ocorre também um desalinhamento dos prótons ou perda da coerência da fase, denominado tempo de relaxamento transversal ou T2. O parâmetro T2 representa o tempo necessário para ocorrer a perda de magnetização transversa durante o desvio do eixo longitudinal (Fig. 1-8).

- *T1:* recuperação de 63% da magnetização longitudinal.
- *T2:* tempo necessário para ocorrer a perda de magnetização transversa durante o desvio do eixo longitudinal.

Diferentes parâmetros operadores dependentes, como as sequências de pulso, combinados com as diferenças físicas, químicas e biológicas do tecido analisado, como T1, T2 e densidade protônica, irão determinar a apresentação dos tecidos na imagem. Imagens obtidas usando TR e TE longos acentuam as diferenças em T2 entre os tecidos (ponderada em T2) e aquelas obtidas usando TR e TE curtos acentuam as diferenças em T1 (ponderada em T1). Já as imagens adquiridas usando TR longo e TE curto demonstram as diferenças em densidade protônica entre os tecidos (Fig. 1-9).

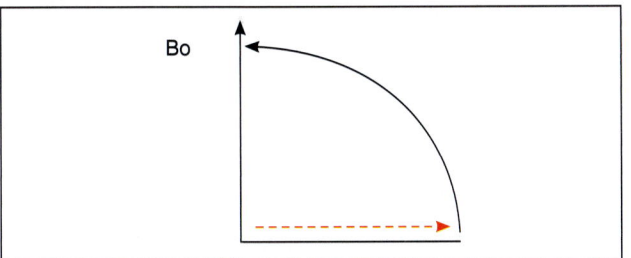

Fig. 1-6. Cessada a onda de radiofrequência, ocorre alinhamento dos prótons com o campo magnético (Bo) com eliminação da energia acumulada, que é detectada e localizada espacialmente. Os dados obtidos a partir da medida desta energia (sinal) gerada no paciente constituirão base para a formação das imagens.

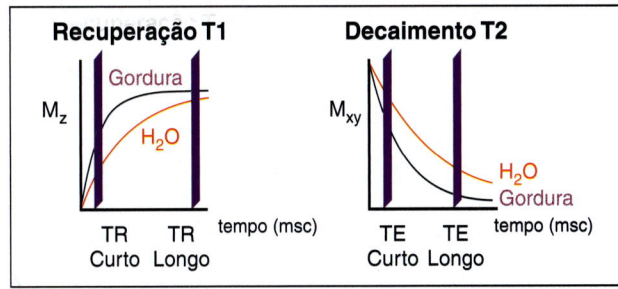

Fig. 1-9. O contraste em RM ocorre em função das diferenças nos tempos de relaxamento e de parâmetros operadores dependentes, como o tempo de relaxamento (TR). A gordura, por exemplo, tem alta velocidade, enquanto o líquido tem baixa velocidade.

- *T1:* TE e TR curtos.
- *T2:* TE e TR longos.
- *DP:* TR curto e TE longo.

Tipos de sequências

- *Spin-echo* clássica. A sequência de pulso de radiofrequência de 90°/pulso 180°/sinal de eco é repetida diversas vezes em um único estudo. O tempo entre cada sequência é chamado de tempo de repetição ou de TR, e o tempo entre o meio do pulso 90° e sua medição é chamado de tempo de eco ou TE. O TE é medido em T2 e o TR em T1 (Fig. 1-10).
- *Fast spin-echo* ou *turbo spin-echo*. Técnica rápida e de alta qualidade. O princípio desta sequência consiste na emissão de múltiplos pulsos de radiofrequência de 180° após um único pulso de 90° dentro de um único intervalo de TR, diminuindo o tempo de exame e aumentando a resolução espacial (Fig. 1-11).
- Gradiente *echo* tridimensional (3D). Sequência com resolução temporal e espacial suficiente para o estudo volumétrico mamário capaz de combinar a avaliação dinâmica e morfológica adequada. A sequência ideal permite estudo bilateral com espessura fina (menor ou igual a 3 mm), sem intervalo entre os cortes, com alta resolução espacial capaz de identificar lesões muito pequenas (menores que 5 mm) e adquiridas com uma resolução temporal em torno de 90 segundos que corresponde à fase precoce no estudo das patologias mamárias (Fig. 1-12).

Comportamento dos tecidos nas sequências ponderadas em T1 e T2 (Quadro 1-1)

- Nas imagens ponderadas em T1 o líquido apresenta-se com baixo sinal (hipointenso), o músculo com sinal intermediário (isointenso) e a gordura com sinal hiperintenso.
- No estudo contrastado, a sequência ponderada em T1 geralmente utiliza supressão química de gordura. Dessa forma, a gordura perde o seu sinal, tornando-se hipointensa (Fig. 1-13).

Nas imagens ponderadas em T2, o líquido (p. ex., o cisto) apresenta sinal hiperintenso, o músculo permanece isointenso, e a gordura levemente hiperintensa. Entretanto, vale ressaltar que no estudo mamário um pulso de supressão de gordura é adicionado à sequência ponderada em T2, tornando-a bastante hipointensa e realçando mais o parênquima mamário e suas lesões (Fig. 1-14).

- *T1:* líquido hipointenso, músculo com sinal intermediário e gordura hiperintensa.
- *T2:* líquido hiperintenso, músculo isointenso e gordura levemente hiperintensa.
- *Estudo contrastado:* T1 com supressão química de gordura, que se torna hipointensa.

O sangue pode ter sinal variável de acordo com sua idade.

- Lesões hemorrágicas agudas apresentam sinal hiperintenso tanto nas imagens ponderadas em T1 quanto em T2, mesmo nas sequências que utilizam o pulso de supressão de gordura.
- Lesões hemorrágicas crônicas apresentam produtos de degradação sanguínea com alta concentração de ferro e proteína, produzindo uma perda de sinal dentro da lesão nas imagens ponderadas em T2.
- Este fenômeno pode ser observado em cistos com conteúdo hemorrágico e hematomas (Fig. 1-15).

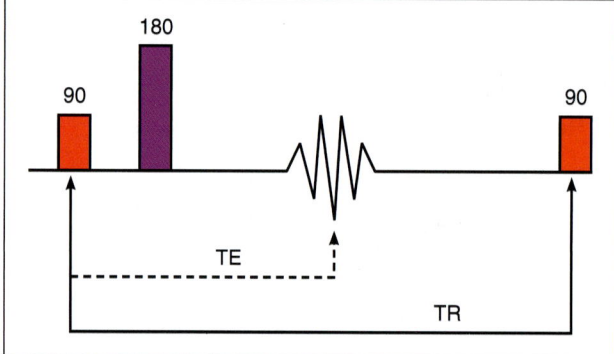

Fig. 1-10. *Spin-echo* clássica. A sequência de pulso de radiofrequência de 90°/pulso 180°/sinal de eco é repetida diversas vezes em um único estudo. O tempo entre cada sequência é chamado tempo de repetição ou TR, e o tempo entre o meio do pulso de 90° e sua medição é chamado tempo de eco ou TE.

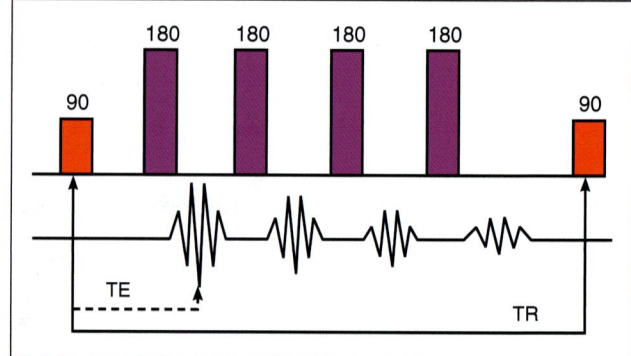

Fig. 1-11. *Fast spin-echo* ou *turbo spin-echo*. Técnica rápida e de alta qualidade. O princípio desta sequência consiste na emissão de múltiplos pulsos de radiofrequência de 180°, após um único pulso de 90° dentro de um único intervalo de TR, diminuindo o tempo de exame e aumentando a resolução espacial.

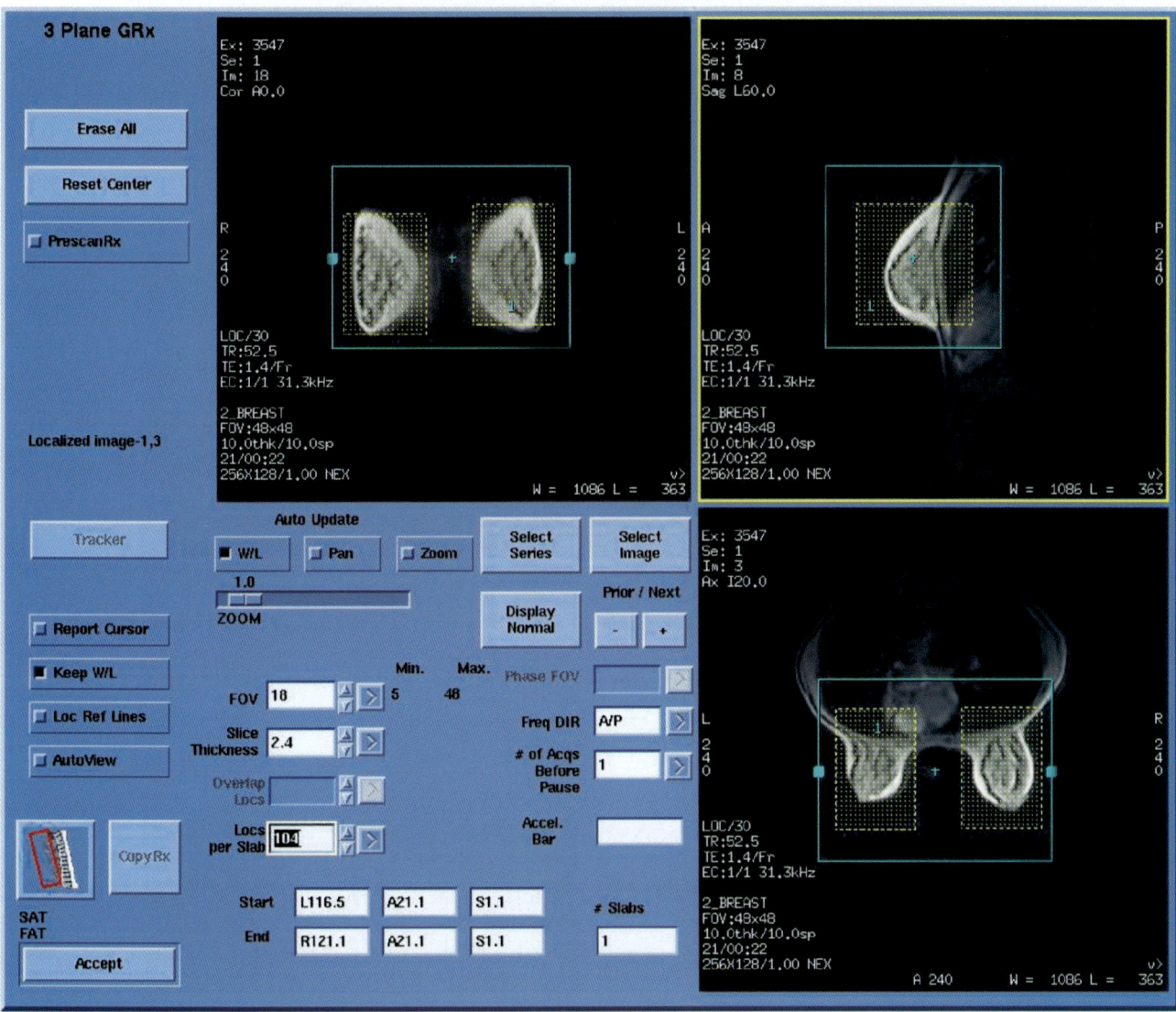

Fig. 1-12. Gradiente *echo* tridimensional (3D) — estudo volumétrico mamário capaz de combinar estudo bilateral com espessura fina sem intervalo entre os cortes, com alta resolução espacial e adquirida com uma resolução temporal em torno de 90 segundos. Marcação da sequência.

Quadro 1-1 Comportamento dos tecidos nas sequências ponderadas em T1 e T2

Sequência	T1	T2
Músculo	Isointenso	Isointenso
Sangue recente	Hiperintenso	Hiperintenso
Sangue antigo	Hiperintenso	Hipointenso
Gordura	Hiperintenso Queda do sinal com supressão de gordura	Hiperintenso Queda do sinal com supressão de gordura
Líquido	Hipointenso	Hiperintenso
Líquido com alto conteúdo proteico	Hiperintenso	Hiperintenso

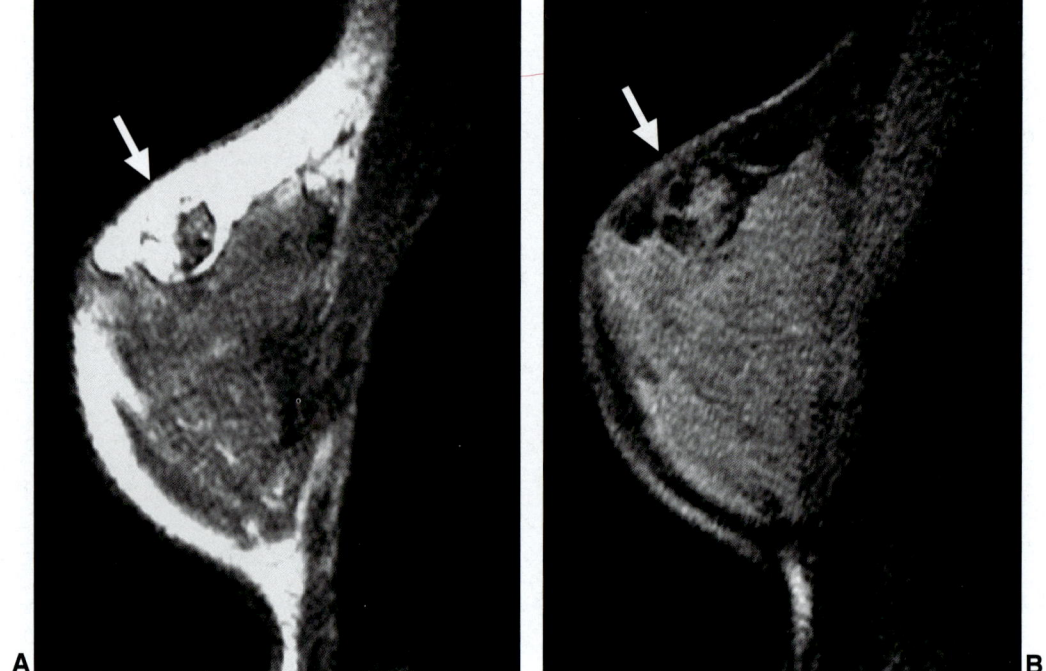

Fig. 1-13. Hamartoma. Queda de sinal da gordura com a supressão química. No estudo contrastado, a sequência ponderada em T1 geralmente utiliza supressão química de gordura. Dessa forma, a gordura perde seu sinal, tornando-se hipointensa. (**A**) Sagital T1. (**B**) Sagital T1 com supressão de gordura.

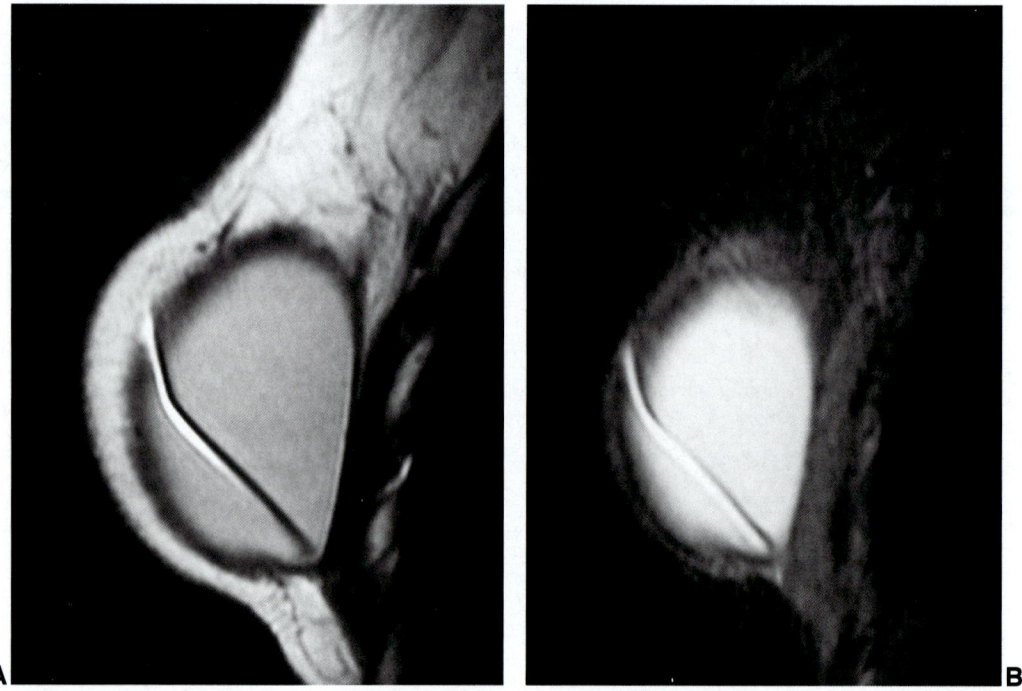

Fig. 1-14. Sequência ponderada em T2. Pode ser realizada com e sem supressão de gordura. Implante direito com prega radial proeminente. (**A**) Sagital T2. (**B**) Sagital T2 com supressão de gordura.

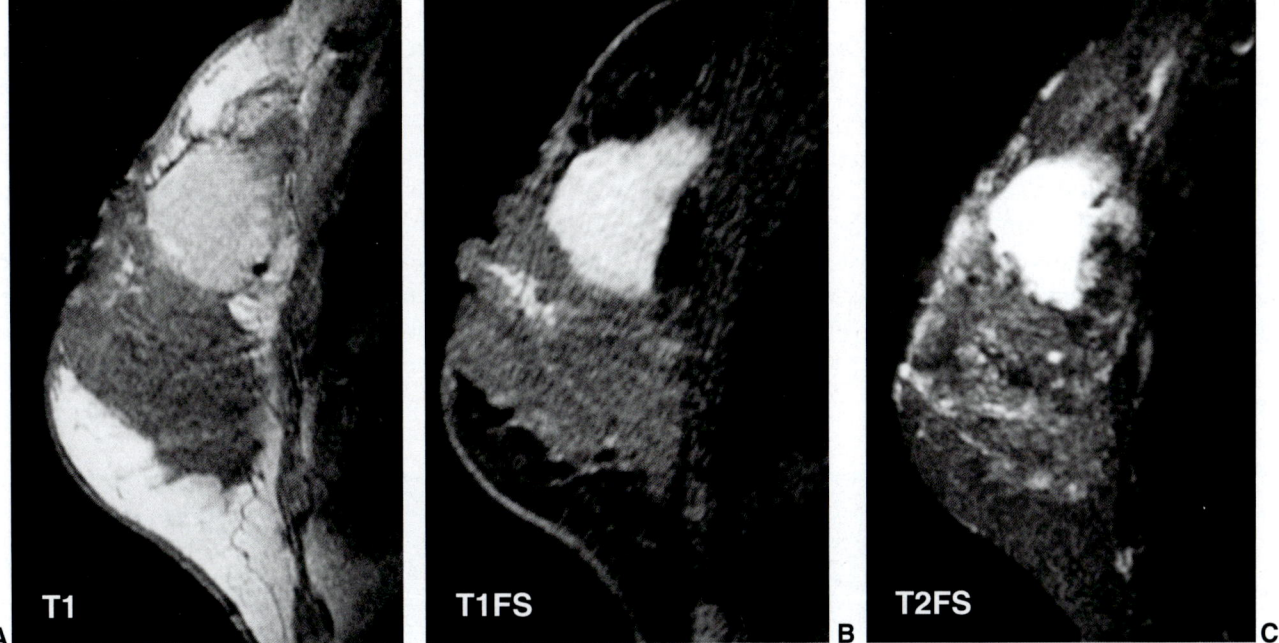

Fig. 1-15. Caso 1. O sangue pode ter sinal variável de acordo com a sua idade. Hematoma recente com hipersinal em T1 e T2. Avaliação de lesão residual. (**A**) T1. (**B**) T1 com supressão de gordura. (**C**) T2 com supressão de gordura.

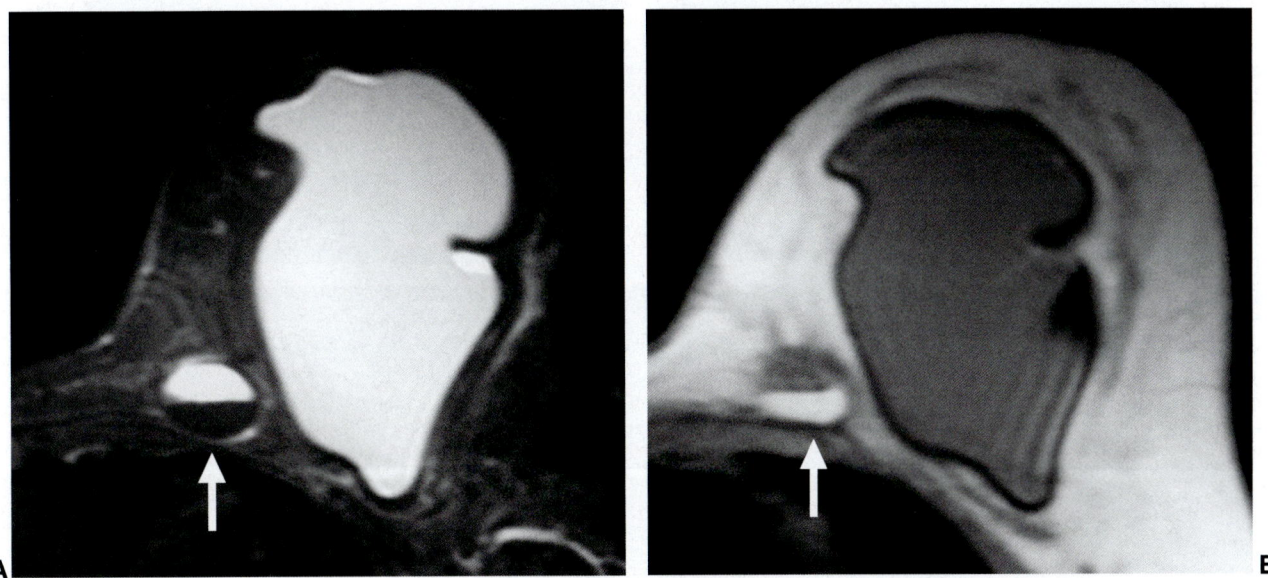

Fig. 1-15 (*Continuação*). Caso 2. Paciente com implante. Acidente automobilístico com trauma direto na parte interna da mama esquerda, com hematoma no local. (**A**) T2 com supressão de gordura. (**B**) Sequência ponderada em T1 mostrando hematoma com nível hemático.

- A parede das lesões crônicas geralmente é mais espessa e com sinal hipointenso na sequência ponderada em T2 resultante do acúmulo de hemossiderina nos macrófagos (Fig. 1-16).

O líquido também pode variar a sua intensidade de acordo com a sua composição. Líquido com alto conteúdo proteico tem sinal hiperintenso em T1 e T2, como em alguns cistos. Esses cistos, na ultrassonografia, podem mimetizar nódulos, assim como os cistos com conteúdo hemorrágico (Fig. 1-17).

As sequências ponderadas em T1 e T2 são utilizadas no estudo mamário.

Sequência ponderada em T2

A sequência ponderada em T2 fornece detalhes da anatomia do revestimento cutâneo, que costuma ser fino e apresentar sinal isointenso. O parênquima mamário é bem individualizado, assim como as lesões se tornam mais realçadas com a adição do pulso de supressão de gordura, sendo os cistos frequentemente bem evidentes e hiperintensos, conforme relatado anteriormente. Entretanto, as lesões mamárias neoplásicas podem ter sinal idêntico ao do parênquima e pouco distinguíveis nesta sequência (Fig. 1-18).

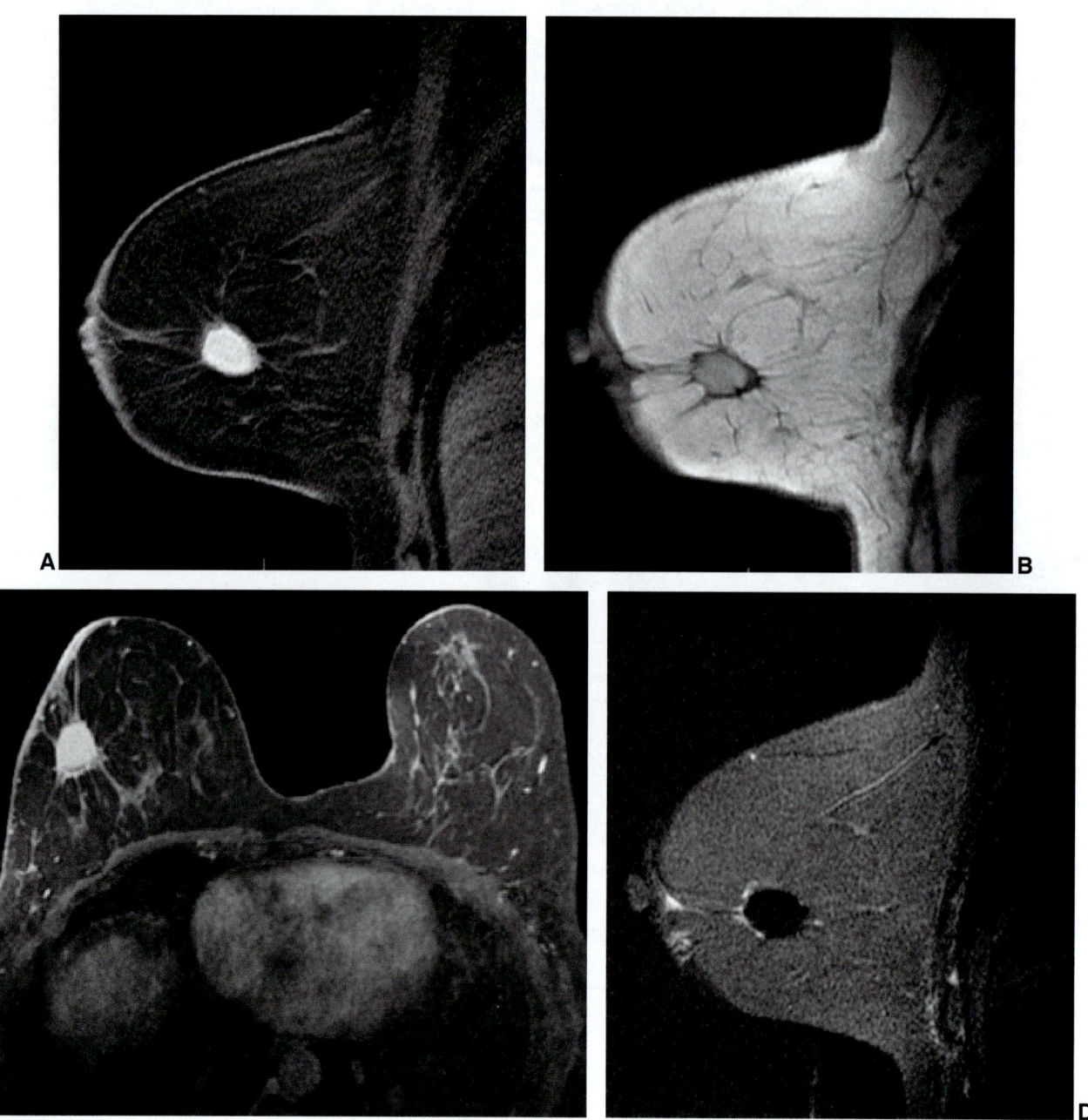

Fig. 1-16. Hematoma pós-cirúrgico antigo, com parede espessa, com discreta impregnação tardia (**C**) e sinal hiperintenso em T1 (**B**), inclusive com supressão de gordura (**A**) e hipointenso em T2 (**D**).

T2: detalhes da anatomia do revestimento cutâneo, e avaliação de cistos. Lesões mamárias neoplásicas podem ter sinal idêntico ao do parênquima, sendo pouco distinguíveis nesta sequência.

Sequência ponderada em T1

Fornece detalhes da anatomia, pois maximiza o contraste da imagem entre os músculos, a gordura e o parênquima.

Distingue a gordura da presença de sangue intralesional, servindo-se de um pulso específico de saturação da gordura. Caso haja sangue, o sinal permanece inalterado (hiperintenso), enquanto na gordura, é anulado (Fig. 1-19).

As lesões malignas geralmente são isointensas ou levemente hipointensas nesta sequência.

- T1 com saturação de gordura distingue sangue da gordura.
- Sangue – permanece hiperintenso.
- Gordura – sinal é anulado.

Essa sequência é utilizada no estudo dinâmico após a administração endovenosa de contraste (gadolínio). O uso do contraste paramagnético, gadolínio, tem grande importância para a avaliação da angiogênese tumoral, a ser descrita na física prática da RM mamária (Fig. 1-20).

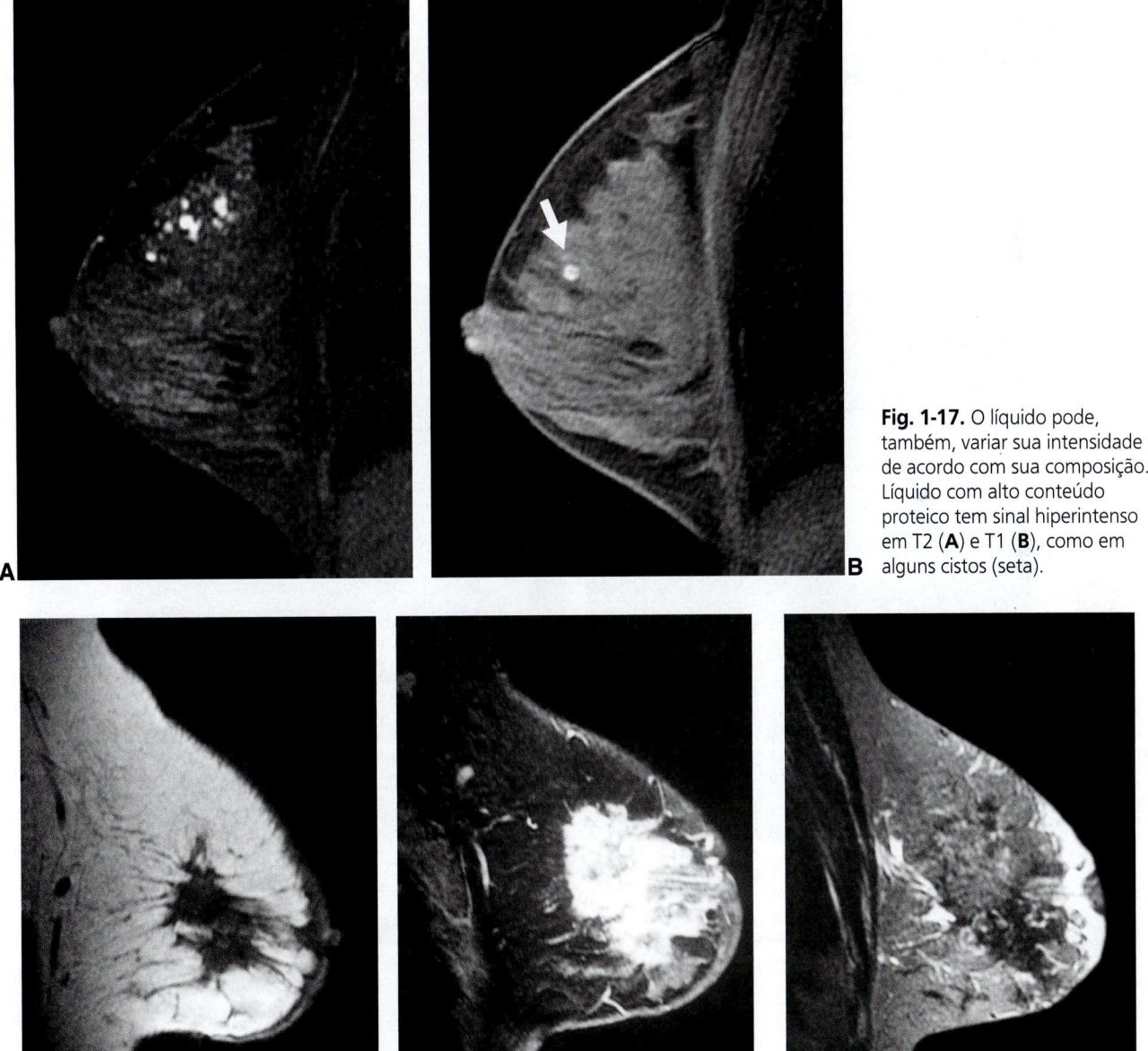

Fig. 1-17. O líquido pode, também, variar sua intensidade de acordo com sua composição. Líquido com alto conteúdo proteico tem sinal hiperintenso em T2 (**A**) e T1 (**B**), como em alguns cistos (seta).

Fig. 1-18. Sequência ponderada em T2. As lesões mamárias neoplásicas podem ter sinal idêntico ao do parênquima e pouco distinguíveis nesta sequência. Nódulo isointenso em T1 e T2, irregular, com intensa impregnação heterogênea. Plano sagital. (**A**) Sagital T1. (**B**) Sagital T1 com supressão de gordura e gadolínio. (**C**) T2 com supressão de gordura.

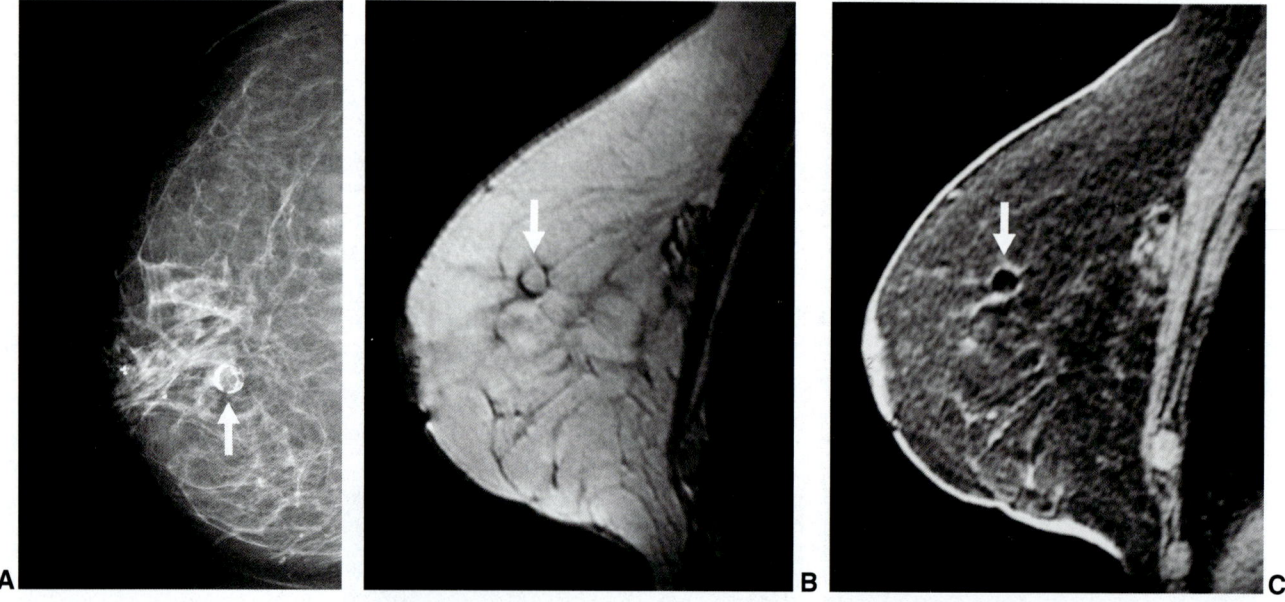

Fig. 1-19. Distingue-se a gordura de sangue intralesional, servindo-se de um pulso específico de saturação da gordura. O sinal na gordura é anulado. Cisto oleoso na mama direita (seta). (**A**) Mamografia. (**B**) T1 sem supressão de gordura. (**C**) T1 com supressão de gordura (setas).

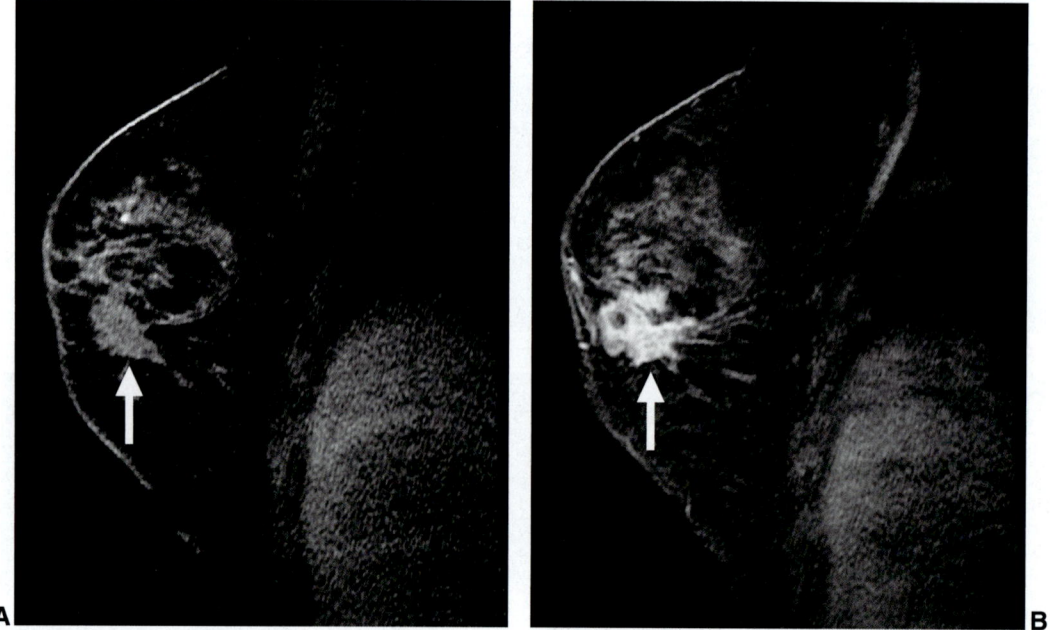

Fig. 1-20. Sequência ponderada em T1. Estudo dinâmico contrastado. O uso do contraste paramagnético – gadolínio – tem grande importância para a avaliação da angiogênese tumoral e promove aumento da intensidade com gadolínio. (**A**) Sequência ponderada em T1 sem gadolínio. (**B**) Sequência ponderada em T1 com gadolínio. Nódulo irregular com intensa impregnação de contraste.

NOVAS SEQUÊNCIAS

O desenvolvimento de novas sequências na ressonância magnética permitiu grandes avanços especialmente no estudo da neurorradiologia. Dentre as novas técnicas, a difusão e a espectroscopia são as que mais se aplicam à radiologia mamária. Levando-se em conta que são técnicas não invasivas e que permitem o estudo metabólito e da movimentação celular na lesão, é fácil compreender a sua importância e porque posteriormente foram incorporadas às outras especialidades.

No estudo da patologia cerebral, em decorrência do aumento da capacidade diagnóstica (especificidade e sensibilidade), estas sequências proporcionaram maior facilidade, por exemplo, no diagnóstico diferencial das doenças vasculares e neoplásicas cerebrais.

Entretanto, é muito importante salientar, antes de nos aprofundarmos no seu estudo, que estas técnicas, mesmo na neurorradiologia, devem ser analisadas no conjunto (dados clínicos e imagem) e não devem ser valorizadas isoladamente.

A maior dificuldade da realização dessas técnicas na mama é a menor homogeneidade do sinal nesta região em decorrência da presença de ar anterior às mamas e nos pulmões, além dos artefatos de movimento respiratório inerentes nesta topografia. Além disso, na espectroscopia, a heterogeneidade das mamas com concentração variável na distribuição de gordura dificulta a aquisição de curva espectral adequada. Foi necessário esperar pelos avanços que proporcionaram um método funcional fidedigno e confiável.

Espectroscopia de prótons

Definição

Brandão explicou em seu livro que a espectroscopia se baseia nos mesmos princípios físicos da ressonância convencional para coletar os dados, mas difere na forma de processamento e interpretação dos dados. Em vez das imagens, um mapa ilustrando a relação entre a amplitude e a frequência respectiva de cada metabólito é obtido (Fig. 1-21).

Os metabólitos, por sua vez, são detectados porque consistem em prótons de hidrogênio, ressonam em frequências diferentes ao longo do eixo horizontal (eixo do *chemical shift*) e têm concentração ≥ 0,5 mmol/L.

A posição da intensidade de sinal de um metabólito é identificada no eixo horizontal pelo seu *chemical shift*, escala em unidades, referida como parte por milhão (ppm) (Fig. 1-22).

Átomos de hidrogênio são os mais usados para a realização da espectroscopia *in vivo* pela sua abundância natural no corpo e sua maior sensibilidade magnética.

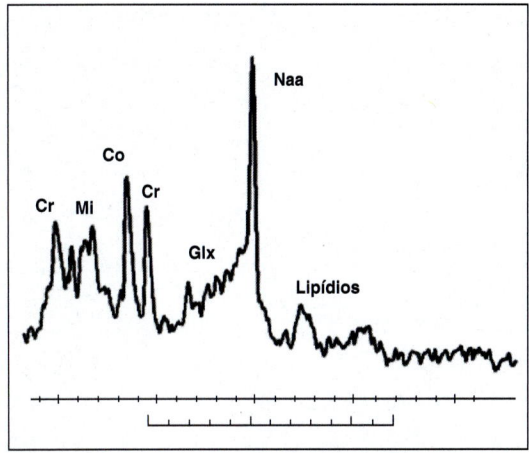

Fig. 1-21. Espectroscopia. Mapa ilustrando a relação entre a amplitude e a frequência respectiva de cada metabólito. (Retirado de *MR spectroscopy of the brain*, de Lara Brandão.)

O estudo pode ser realizado de forma localizada, SINGLE VOXEL, ou MULTIVOXEL, este último permitindo uma avaliação de um volume maior.

Entretanto, na mama ainda há uma limitação com relação ao tamanho da lesão, quando pequena, a curva espectral pode ser de difícil caracterização (Fig. 1-23).

Como referido anteriormente, a aquisição desta sequência por vezes é difícil pela heterogeneidade típica desta região, por causa da presença de ar próximo ao local do estudo, artefatos de movimento respiratório e heterogeneidade das mamas com concentração variável na distribuição de gordura, dificultando a aquisição de curva espectral adequada. A alta concentração de gordura pode diminuir a amplitude dos outros picos, dificultando sua análise. Atualmente, sequências com supressão de gordura adequada foram desenvolvidas, e o método vem sendo introduzido à prática clínica, especialmente em aparelhos com campo magnético ≥ 3T.

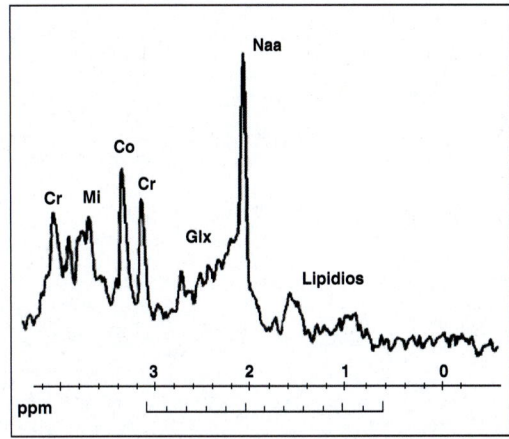

Fig. 1-22. A posição da intensidade de sinal de um metabólito é identificada no eixo horizontal por seu *chemical shift*, escala em unidades, referida como parte por milhão (ppm). (Retirado de *MR spectroscopy of the brain*, de Lara Brandão.)

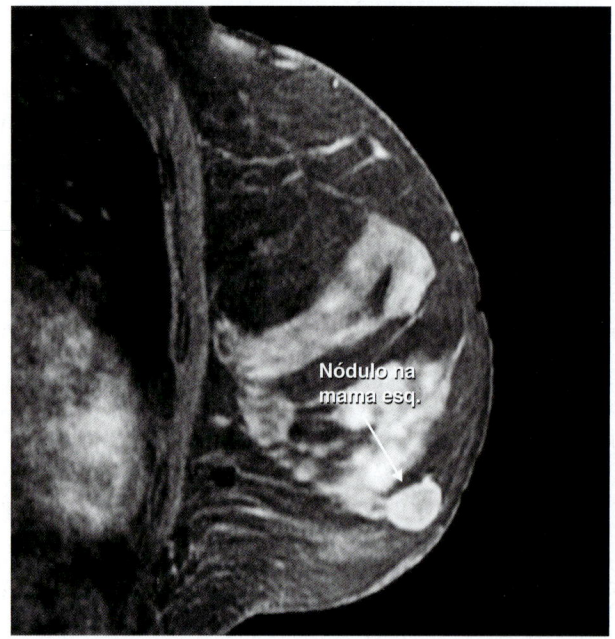 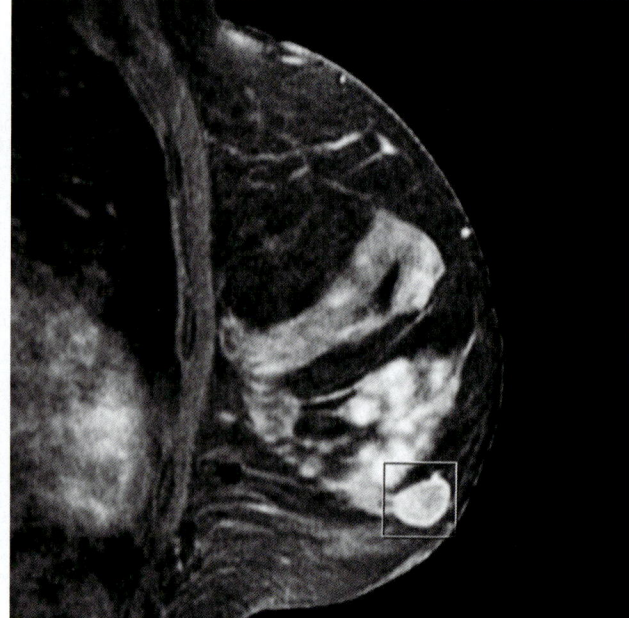

Fig. 1-23. Espectroscopia SINGLE VOXEL.

- *Chemical shift:* posição da intensidade de sinal do metabólito no eixo horizontal.
- *Limitações da espectroscopia de prótons:* heterogeneidade do tecido mamário, presença de ar próximo ao local de estudo (meio ambiente e pulmões), artefatos de movimento respiratório, alta concentração de gordura na mama.

A espectroscopia de prótons representa, dessa forma, uma biópsia tecidual indireta, adquirindo informações sobre a presença e a concentração dos metabólitos teciduais em determinada área.

Na neoplasia em geral, inclusive no tumor de mama, ocorre aumento da concentração da colina, considerado principal metabólito desta patologia. O aumento do nível de colina ocorre pela maior proliferação celular (Fig. 1-24).

- *Espectroscopia de prótons:* biopsia tecidual indireta.
- *Neoplasia:* aumento da concentração de colina.

Mais detalhes no Capítulo 17, sobre sequências funcionais.

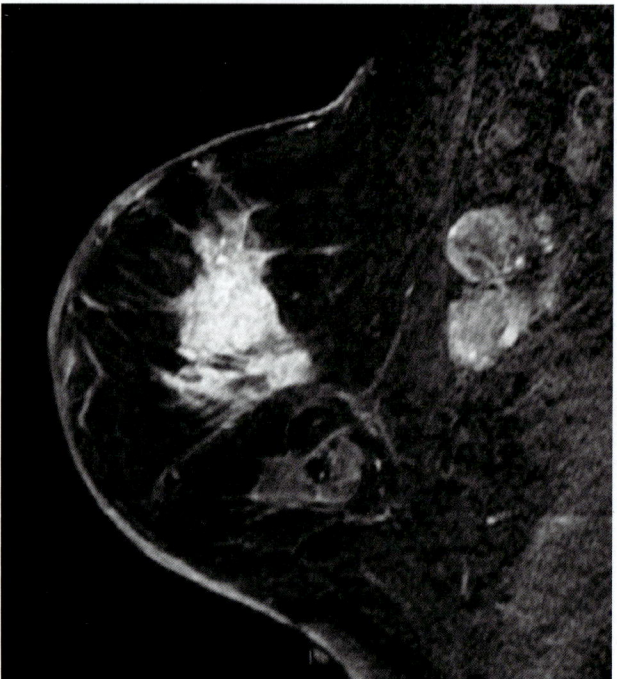

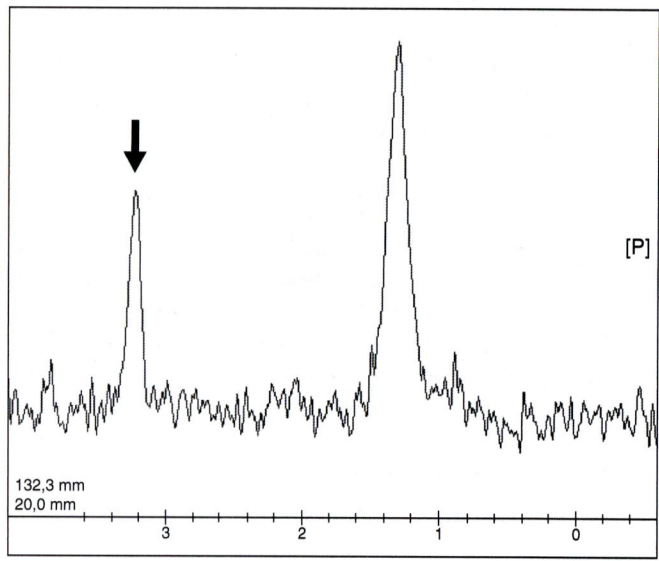

Fig. 1-24. Na neoplasia ocorre aumento da concentração da colina, pela maior proliferação celular. Posição da colina 3,2 ppm (seta).

Difusão

Definição

A sequência pesada em difusão, por ser uma técnica de imagem molecular, permite a identificação de informações metabólicas. Ela é considerada atualmente o equivalente do PET da ressonância, pois tem a capacidade de refletir mudanças moleculares, tais como resposta tumoral terapêutica precoce e possivelmente informações sobre o grau tumoral.

É uma sequência relativamente rápida (3 a 4 minutos) e não precisa do uso do meio de contraste endovenoso.

O princípio da difusão está baseado na diferença tecidual da movimentação das moléculas de água no corpo. Ela se utiliza de gradientes de difusão que são sensíveis ao movimento da água.

Eles permitem a identificação da diferença dos tecidos normais, nos quais o movimento da água extracelular é livre, ou seja, sem difusão restrita, dos tecidos em que há redução do espaço extracelular, diminuindo o espaço e consequentemente a movimentação das moléculas de água, caracterizando um tecido estático, com restrição da difusão. A patogenia da restrição da difusão no câncer de mama é a proliferação celular gerando hipercelularidade. Com isto ocorrerá redução da movimentação das moléculas de água extracelular, gerando modificação do sinal na difusão (Fig 1-25).

O valor da força do gradiente pode variar de acordo com o protocolo utilizado e vai refletir diretamente na análise quantitativa do ADC (valor b). No nosso serviço utilizamos o valor $b = 750$ s/mm².

A imagem obtida no mapa do coeficiente de difusão aparente pode ser analisada de forma qualitativa e quantitativa.

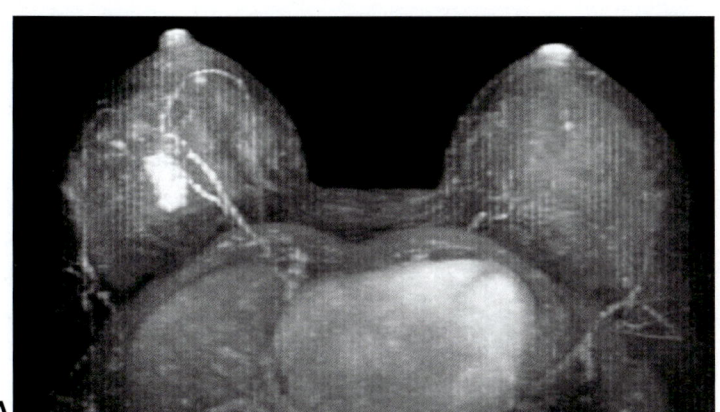
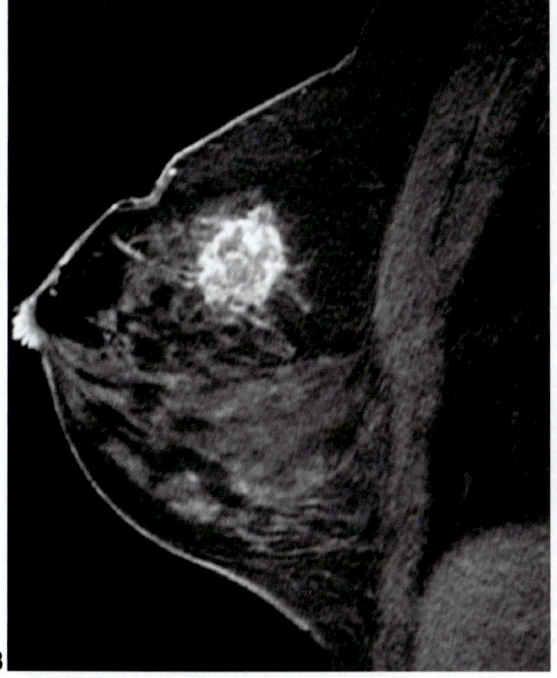
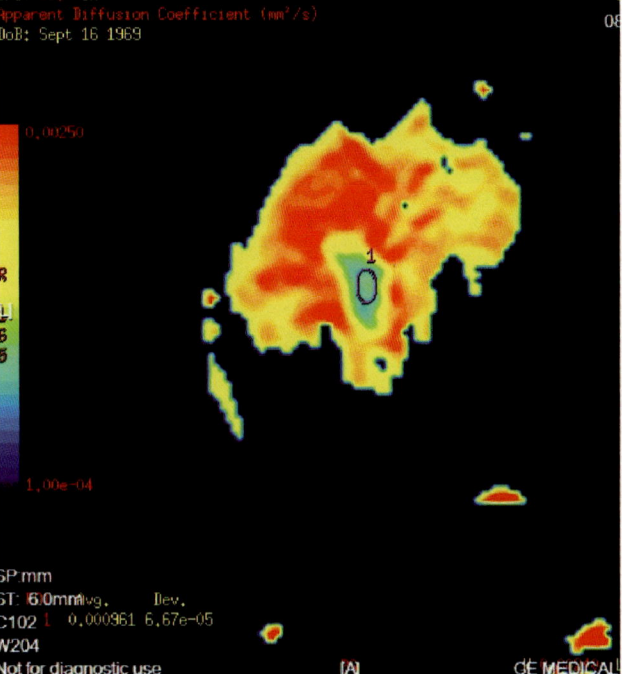

Fig. 1-25. Difusão restrita e aumento da intensidade de sinal na sequência ponderada em T1 nas lesões malignas, após a administração intravenosa do meio de contraste, ocasionado pela presença de maior número de vasos. (**A**) Sequência T1 3D – MIP axial demonstrando maior impregnação em lesão na mama direita, assim como ectasia vascular. (**B**) Sagital T1 3D. Nódulo irregular com impregnação heterogênea. (**C**) Nódulo com difusão restrita (área verde no mapa de ADC [mapa do coeficiente de difusão aparente]). Carcinoma ductal infiltrante.

Na análise qualitativa pode ser observada a diferença de cores das lesões na escala desejada que pode ser preto e branco ou colorida a ser definida pelo interpretador (Fig. 1-25).

FÍSICA E FISIOPATOLOGIA PRÁTICA DA RM MAMÁRIA

A RM mamária baseia-se no aumento da intensidade de sinal na sequência ponderada em T1 nas lesões malignas, obtido com a administração intravenosa do meio de contraste paramagnético, ocasionada pela presença de maior número de vasos (densidade vascular) e vasos anômalos (maior permeabilidade). Isto ocorre porque as células tumorais liberam fatores angiogênicos, promovendo crescimento e aumento de capilares preexistentes e criação de novos vasos com fenestração endotelial. Consequentemente, nas lesões malignas ocorrerá uma passagem mais rápida e com um volume maior do meio de contraste para o espaço extravascular (Fig. 1-25).

- Ressonância magnética da mama: aumento de sinal em T1 das lesões malignas após administração endovenosa de gadolínio.
- Realce diretamente dependente da neoangiogênese (permeabilidade e densidade vascular).

No entanto, permeabilidade e vascularização localmente aumentadas não são específicas de lesões malignas. Quase todas as lesões neoplásicas benignas e muitos estados não neoplásicos benignos apresentam hiperemia e hipervascularização significativas. Vice-versa, pode-se encontrar baixa densidade vascular em algumas alterações malignas.

Além disso, a angiogênese não é a mesma para todas as lesões malignas. Ela é mais intensa nas lesões invasoras que apresentam maior agressividade refletida pela impregnação mais intensa e precoce pelo meio de contraste. Por outro lado, nas lesões de menor agressividade há uma menor densidade vascular, como no carcinoma ductal *in situ* e neoplasia lobular. O grau de atividade angiogênica, que parece ser pré-requisito para a invasão tecidual e o crescimento tumoral maligno, parece não ser o habitual para o carcinoma ductal *in situ*, em que a interação entre as células tumorais e o estroma adjacente não é sempre encontrada (Fig. 1-26).

Portanto, na RM da mama, a captação das lesões é determinada por uma variedade de fatores além da densidade vascular, incluindo permeabilidade e arquitetura vascular, grau de difusão do contraste, composição da matriz tumoral intersticial e tempo de relaxamento em T1 pós-contraste, que permitem o diagnóstico diferencial no estudo dinâmico.

- Tumores mais agressivos tendem a maior angiogênese e impregnação mais intensa e precoce.
- Fatores que determinam a captação: permeabilidade e arquitetura vascular, grau de difusão do contraste, composição da matriz tumoral e tempo de relaxamento no T1 pós-contraste.

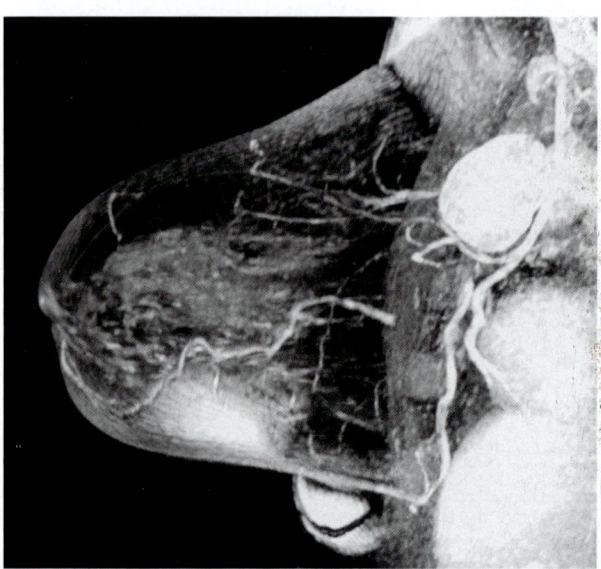
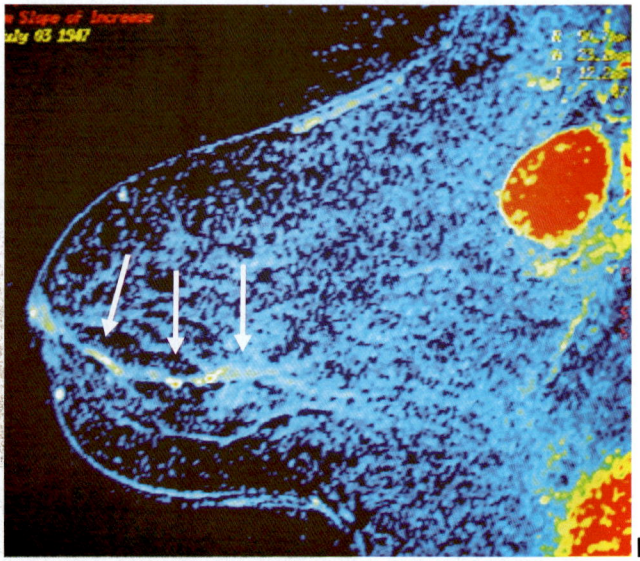

Fig. 1-26. A angiogênese não é a mesma para todas as lesões malignas, sendo mais intensa nas lesões invasoras (maior agressividade refletida pela impregnação pelo meio de contraste mais intensa e precoce – Fig. 1-25) e menor nas lesões de menor agressividade (menor densidade vascular como carcinoma ductal *in situ*). Pesquisa de câncer oculto na mama direita. Linfonodo aumentado axilar. (**A**) Sagital MIP e (**B**) mapa paramétrico colorido após a administração endovenosa de gadolínio. Impregnação ductal não ramificada na união dos quadrantes inferiores, terços anterior e médio (setas). Carcinoma intraductal.

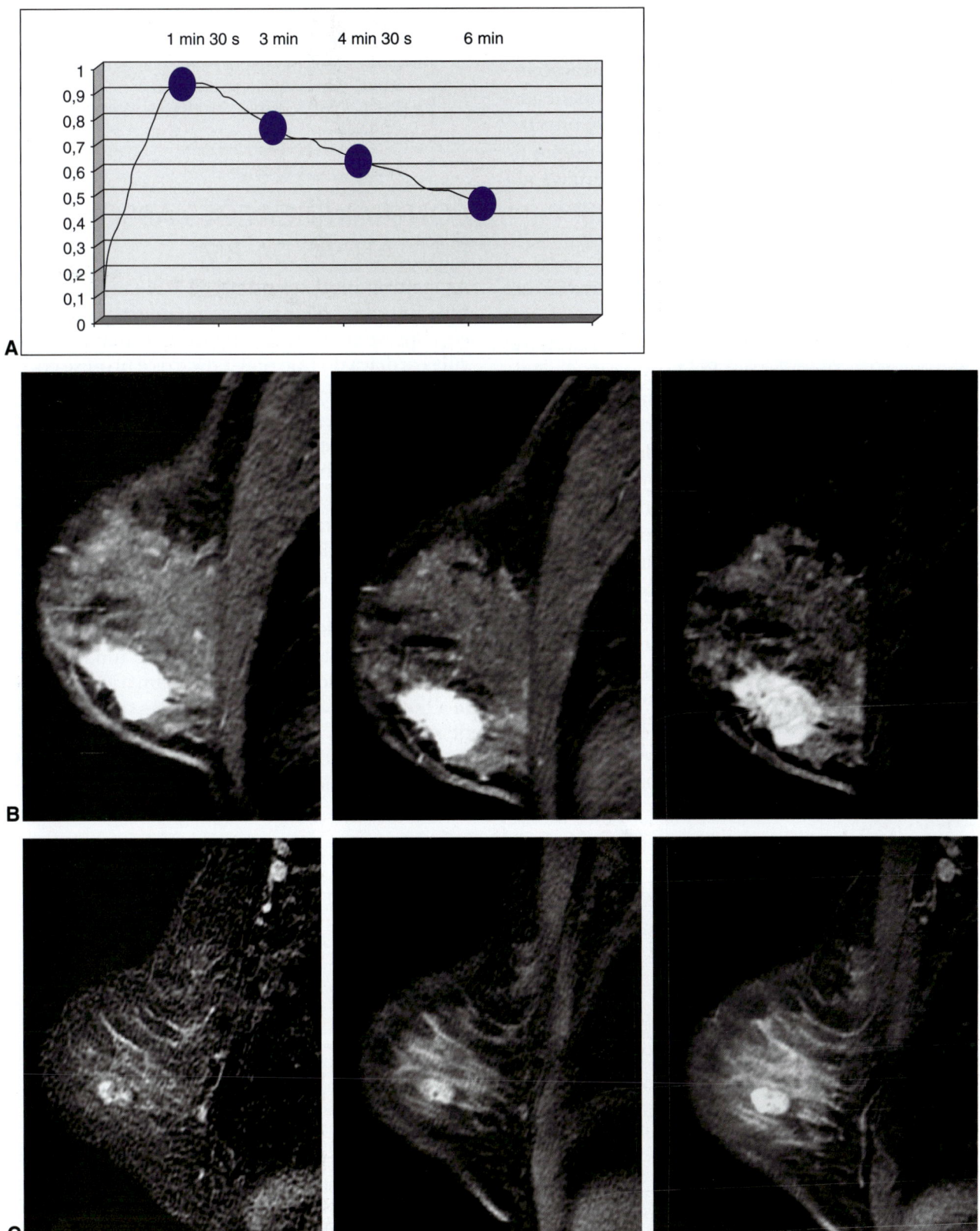

Fig. 1-27. O padrão de comportamento das lesões é avaliado no estudo vascular com aquisição da sequência dinâmica antes, durante e após a administração intravascular do meio de contraste. (**A**) Esquema demonstrando aumento da intensidade de sinal com o meio de contraste. (**B**) Carcinoma ductal infiltrante. Lavagem precoce do contraste. (**C**) Lesão benigna (fibroadenoma). Impregnação progressiva pelo meio de contraste.

O padrão de comportamento das lesões é avaliado no estudo vascular com aquisição da sequência dinâmica antes, durante e após a administração intravascular do meio de contraste, acompanhada em nosso serviço por seis minutos, ou seja, uma sequência sem contraste e quatro com contraste. A literatura mostra um acompanhamento variável no tempo de aquisição da sequência contrastada, assim como do padrão de aquisição das imagens e do número de repetição (Fig. 1-27).

Inicialmente também houve muita variação no padrão de interpretação do exame e se formaram duas escolas: a escola dinâmica (popular na Europa) e a escola estática (popular nos EUA). A escola dinâmica procurou distinguir lesões benignas de malignas de acordo com as características de captação das lesões, com alta resolução temporal (classicamente 60 segundos por sequência), ambas as mamas avaliadas no plano coronal ou axial, com limitada resolução espacial. A escola estática, por sua vez, classificou as lesões por sua morfologia, utilizando alta resolução espacial, estudando uma única mama no plano sagital.

Em função das múltiplas divergências técnicas, era necessário escolher entre a resolução temporal ou espacial. Com o desenvolvimento técnico, permitiu-se integrar estas demandas, e, atualmente, os conceitos modernos de RM consideram tanto a morfologia da lesão, quanto a cinética de captação do contraste, por meio de uma sequência de pulso apropriada (Fig. 1-28).

- *Estudo dinâmico:* uma sequência pré-contraste e quatro pós-contraste.
- *Escola dinâmica (Europa):* distingue as lesões de acordo com o padrão de captação.
- *Escola estática (EUA):* valoriza as características morfológicas.
- *Conceito atual:* considerar tanto os aspectos morfológicos quanto os dinâmicos.

CONTRAINDICAÇÕES ABSOLUTAS E RELATIVAS DA RM

As contraindicações usuais da RM também se aplicam ao estudo da mama, como marca-passo cardíaco, clipe de aneurisma cerebral ferromagnético, válvula cardíaca do tipo Star-Edwards e prótese coclear metálica (Fig. 1-29 e Quadro 1-2).

As pacientes usuárias de dispositivo intrauterino (DIU) podem realizar ressonância magnética com segurança (Fig. 1-30).

A ressonância magnética também pode ser realizada com segurança em grávidas, sendo de grande utilidade na análise do estudo fetal. Nestas pacientes não se utiliza o gadolínio (contraste paramagnético), em razão da possibilidade remota de efeito teratogênico evidenciado em camundongos (Fig. 1-31).

A amamentação também não é uma contraindicação ao estudo contrastado mamário. Atualmente a literatura libera estas pacientes da necessidade de suspender a amamentação, pois está comprovado que a dose de gadolínio excretada no leite materno é extremamente pequena.

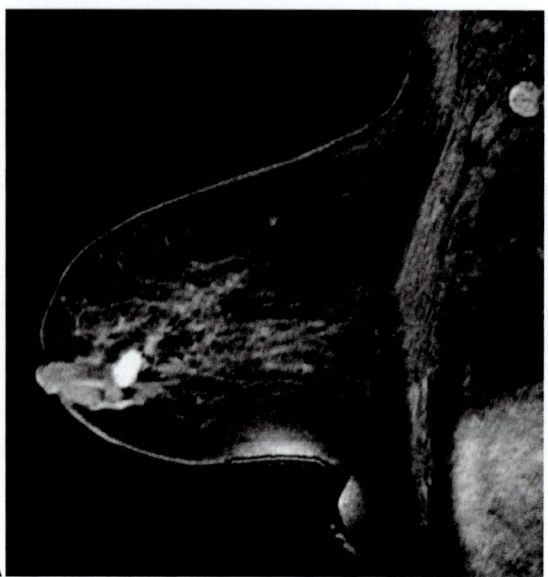
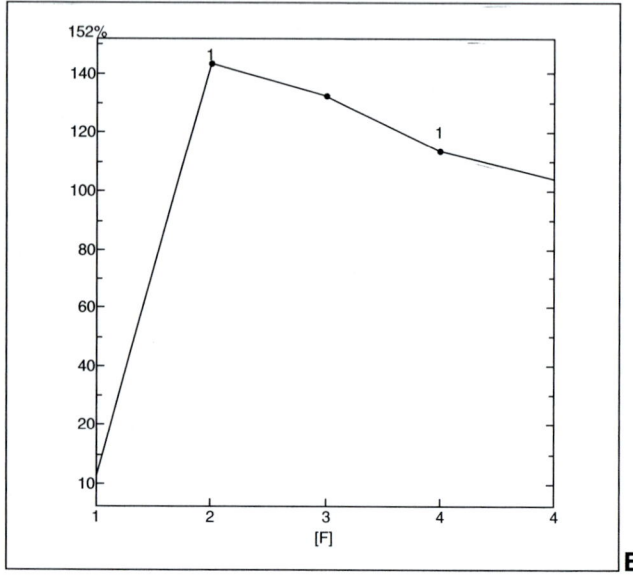

Fig. 1-28. A morfologia da lesão aliada à cinética de captação do contraste permite melhor avaliação das mamas. Dessa forma, a morfologia da lesão pode ser benigna, mas o padrão de impregnação identifica a suspeição. (**A**) Sagital T1 com gadolínio e supressão de gordura com nódulo oval circunscrito. (**B**) Curva de impregnação suspeita, tipo III. (Agradecimento à Dra. Fabiola Kestelman.)

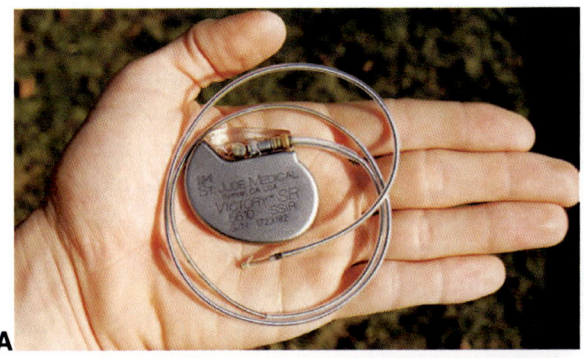

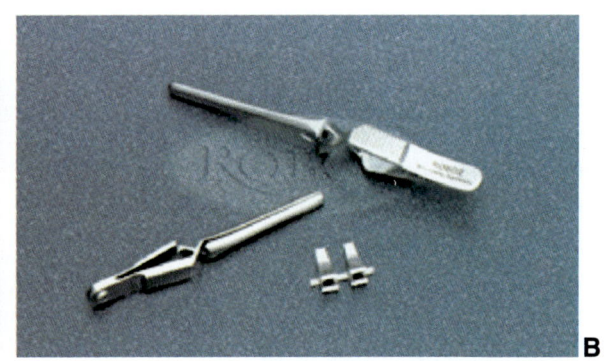

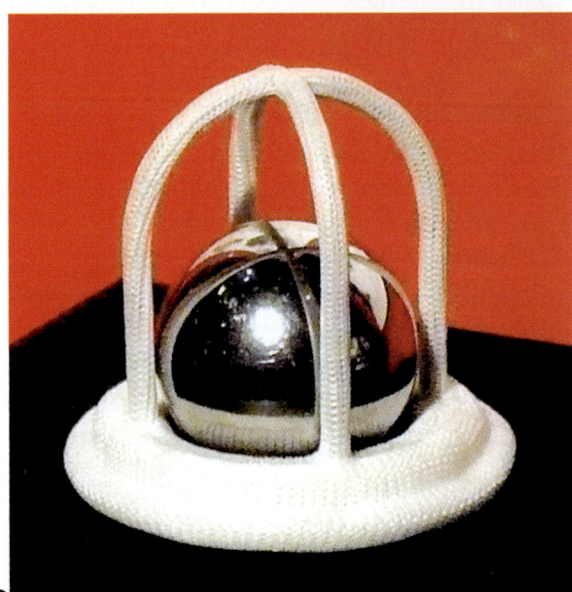

Fig. 1-29. Contraindicações da RM. (**A**) Marca-passo cardíaco. (**B**) Clipe de aneurisma cerebral ferromagnético. (**C**) Válvula cardíaca do tipo Star-Edwards. (Retirado do *site* http://en.wikipedia.org/wiki.)

Quadro 1-2 Contraindicações ao exame de RM

Absolutas
- Clipe de aneurisma cerebral ferromagnético
- Clamp Poppen-Blaylock da artéria carótida
- Prótese valvar mitral Star-Edwards
- Implantes otológicos cocleares, prótese de pistão McGee
- Projéteis de arma de fogo próximos à estrutura vital
- Marca-passo cardíaco*
- Desfibriladores e cardioversores

Não estão contraindicados
- *Stents* e filtros intravasculares após 3 meses de posicionamento
- Clipes de aneurisma cerebral não ferromagnético (titânio)
- Próteses ortopédicas
- Implantes dentários
- Implantes penianos
- Diafragma (contraceptivo), DIU
- Projéteis de arma de fogo não próximos à estrutura vital

Objetos potencialmente lesados quando expostos ao campo magnético**
- Bombas infusoras
- Cateter de Swan-Ganz
- Aparelhos auditivos removíveis
- Cartões magnéticos
- Aparelhos com bateria

*Nestes pacientes o exame pode ser realizado quando muito necessário e com a supervisão de um arritmista.
**Estes objetos devem ser retirados antes da realização do exame.

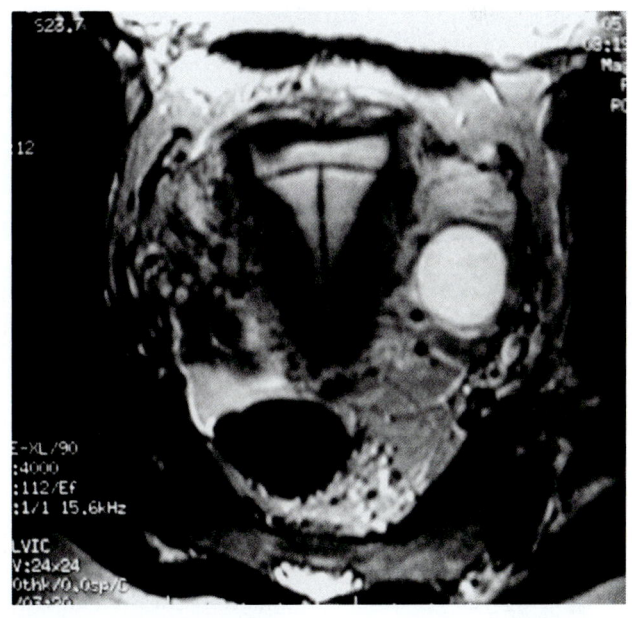

Fig. 1-30. Dispositivo intrauterino (DIU) não é contraindicação à ressonância magnética. Axial T2.

Capítulo 1 ■ Técnica do Exame

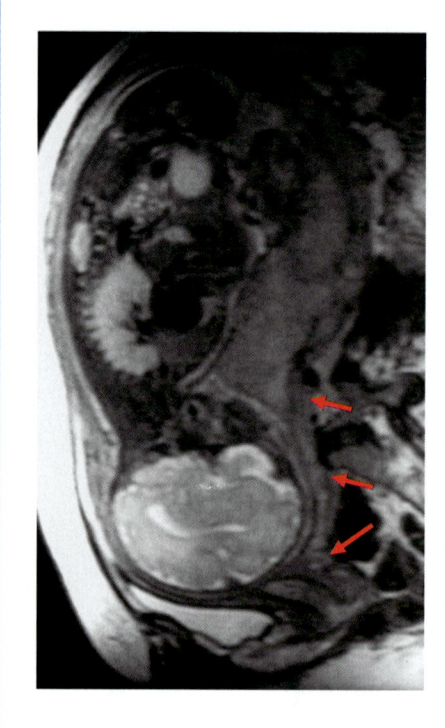

Fig. 1-31. A ressonância magnética pode ser realizada em grávidas com segurança, sendo de grande utilidade na análise do estudo fetal. Colo uterino normal. Relação colo e placenta (setas).

PREPARO E REALIZAÇÃO DO EXAME

A RM permite o estudo detalhado da anatomia mamária pelo seu excelente contraste tecidual com as partes moles e pela versatilidade na geometria, obtendo imagens nos planos sagital, axial e coronal, permitindo a diferenciação das diversas estruturas, sendo um auxiliar importante no estudo das patologias mamárias (Fig. 1-32).

Além disso, a ausência de radiação ionizante é particularmente vantajosa no estudo de pessoas em idade reprodutiva.

Dados clínicos da paciente

Os dados clínicos são muito relevantes no estudo por ressonância das mamas e devem ser esclarecidos antes da realização do exame.

Sabendo disso, a forma mais prática de adquirir estes dados é por intermédio de um questionário preenchido pela paciente, em que são abordados dados clínicos (menarca, gestações anteriores, possibilidade de estar grávida, fase do ciclo menstrual, uso de medicação, especialmente hormônios), da-

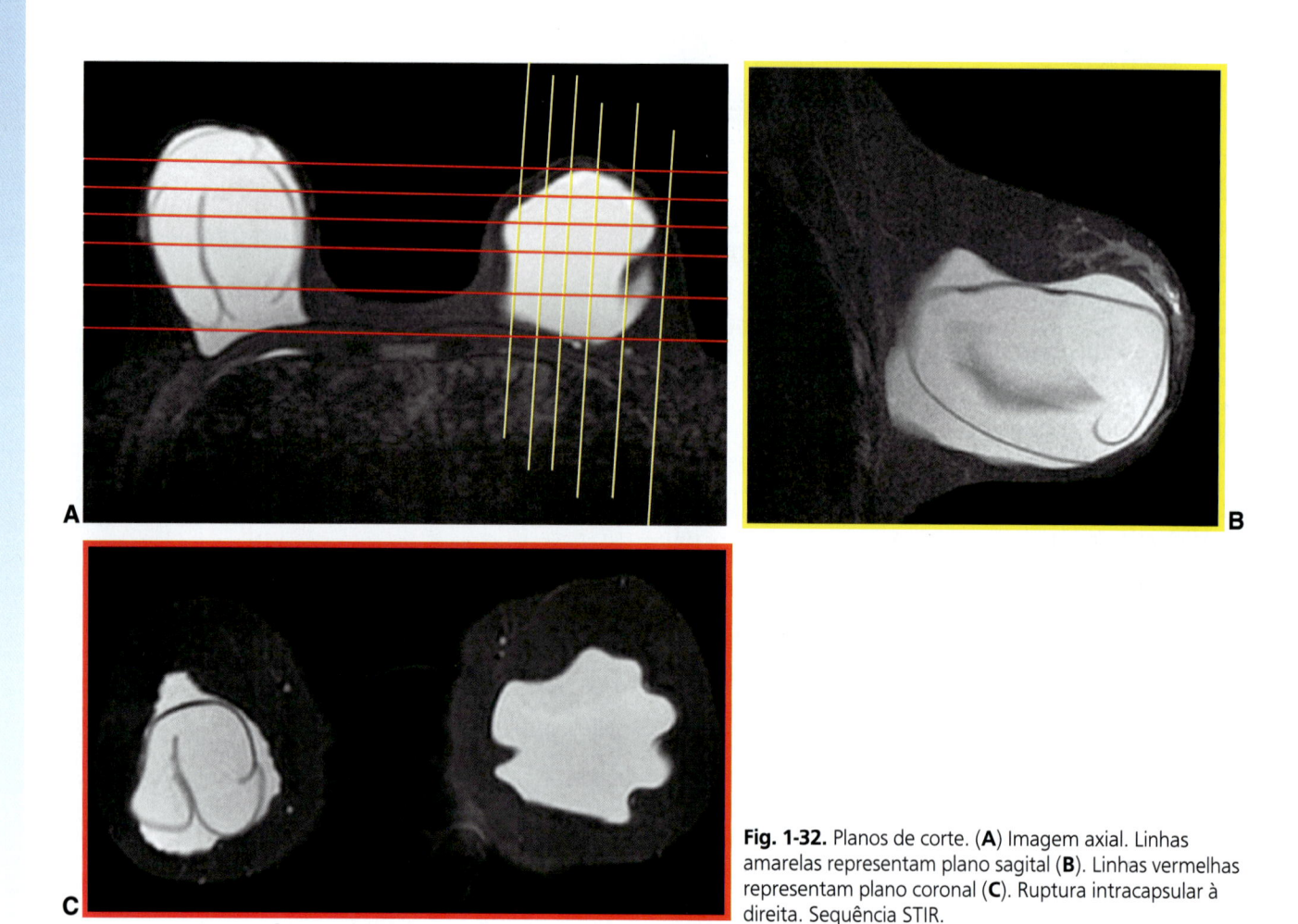

Fig. 1-32. Planos de corte. (**A**) Imagem axial. Linhas amarelas representam plano sagital (**B**). Linhas vermelhas representam plano coronal (**C**). Ruptura intracapsular à direita. Sequência STIR.

dos específicos da mama (alteração clínica, como nódulo palpável, descarga papilar, cirurgias anteriores, uso de implantes, trocas prévias de implantes etc.) e dados de investigação diagnóstica e tratamento prévios (biópsias e tipo de biópsias anteriores, cirurgias, tratamento anterior para neoplasia mamária, radioterapia e data do término, quimioterapia e, se possível, dados histológicos e biológicos tumorais) (Quadro 1-3).

Utilizamos em nosso serviço outro questionário com dados específicos para a ressonância magnética, que podem contraindicar o exame, como uso de marca-passo cardíaco, cirurgias otológicas, clipes de aneurisma cerebral, cirurgia cardíaca e uso de *stents*. Esses dados devem ser esclarecidos a fim de selecionar as pacientes que não podem entrar no campo magnético. Esta ficha é assinada pela paciente e os dados serão esclarecidos na entrevista, que será descrita a seguir. Para maiores detalhes sugerimos a leitura da seção contraindicações ao exame (Quadro 1-4).

Após o preenchimento do questionário a paciente deve ser entrevistada pelo médico ou pela enfermeira para esclarecimento destes dados e posicionamento de marcadores cutâneos em cicatrizes cirúrgicas e alterações palpáveis. Por vezes, também posicionamos marcadores onde a paciente acha que seu médico identificou alteração.

Quadro 1-3 Questionário

NOME: _____ DUM: _____
TROUXE EXAMES ANTERIORES?   SIM ( )   NÃO ( )
MMG ☐ Data:_____   US ☐ Data:_____   RM ☐ Data:_____
Achados _____   Achados _____   Achados _____

HISTÓRIA FAMILIAR? Positiva ( )   Negativa ( )
Mãe ( )   Irmã ( )   Avó ( )   Filha ( )   Idade: _____   Mama ( )   Ovário ( )

CIRURGIA ANTERIOR? SIM ( )   NÃO ( )
Mastoplastia   ( ) Redutora   ( ) Prótese   Data: _____
Biópsia cirúrgica   ( ) Biópsia cirúrgica   Data: _____
Segmentectomia   ( ) Segmentectomia   Data: _____
Mastectomia   ( ) Mastectomia   Data: _____
Reconstrução   ( ) Músculo abdominal   Data: _____
                    ( ) Músculo dorsal
                    ( ) Prótese

PRÓTESE:
Suspeita de ruptura   ( ) Sim   Não ( )
Dolorosa   ( ) Sim   Não ( )
Troca prévia   ( ) Sim   Não ( )

BIÓPSIA PERCUTÂNEA? SIM ( ) Data: _____   NÃO ( )
Qual? _____   Diagnóstico: _____

TRATAMENTO DE CÂNCER DE MAMA? SIM ( ) Data: _____   NÃO ( )
RT? Sim ( ) Data: _____ Não ( )
QT? Sim ( ) Data: _____ Não ( )
TAMOXIGEN? Sim ( )   Não ( )

Usa ACO?   Sim ( )   Não ( )   Quanto tempo? _____
Já usou ACO? Sim ( )   Não ( )   Quanto tempo? _____
Faz TRH?   Sim ( )   Não ( )   Quanto tempo? _____

Assinatura: _____

Quadro 1-4 Questionário

RESSONÂNCIA MAGNÉTICA

O exame de Ressonância Magnética é simples, seguro e indolor e utiliza um campo magnético potente (ímã). A existência de objetos de metal em seu corpo pode lhe causar danos ou interferir no exame. Por gentileza, queira responder ao questionário abaixo, antes de entrar na sala de exame.

Qualquer dúvida pode ser esclarecida com o médico radiologista antes do exame.

Nome do paciente: _____ Idade: _____ Peso: _____

Você já se submeteu a algum exame de Ressonância Magnética?	Sim ( ) Não ( )
Você já se submeteu a alguma intervenção cirúrgica?	Sim ( ) Não ( )

Em caso afirmativo, por gentileza queira listar os procedimentos e datas
_____
_____
_____

Você tem alguns dos itens abaixo implantados no seu corpo?

Marca-passo	Sim ( ) Não ( )
Neuroestimuladores	
Implante coclear (ouvido)	Sim ( ) Não ( )
Metal nos olhos (prótese)	Sim ( ) Não ( )
Stent vascular	Sim ( ) Não ( )
Fragmento de metal	Sim ( ) Não ( )
Qualquer outro objeto de metal, ou implante	Sim ( ) Não ( )
Caso saiba, por gentileza queira informar qual o tipo de implante	Sim ( ) Não ( )

Alguma vez você tomou injeção de contraste para Ressonância Magnética?
Em caso afirmativo, por gentileza informe se você sentiu algum dos sintomas abaixo:

Falta de ar	Sim ( ) Não ( )
Tontura	Sim ( ) Não ( )
Desmaio	Sim ( ) Não ( )

Pacientes do sexo feminino:

Existe alguma possibilidade de você estar grávida?	Sim ( ) Não ( )
Você está amamentando?	Sim ( ) Não ( )

Li e entendi as informações acima

Data __/__/ 20____   Ass.:
_____

R.G. _____ Paciente ( )   Responsável ( )

É interessante lembrar a importância dos dados clínicos fornecidos na solicitação médica para podermos avaliar a dúvida do colega mastologista, ginecologista ou oncologista.

Como as mamas podem sofrer variação do padrão de impregnação do contraste de acordo com os níveis hormonais, um dos dados clínicos mais importantes é a fase do ciclo menstrual. Realizamos o estudo entre o 5º e o 15º dias do ciclo menstrual, conforme discutido no Capítulo 2 (ver mais detalhes neste capítulo) (Quadro 1-5).

Pacientes grávidas podem fazer a ressonância magnética, mas não devem usar o meio de contraste endovenoso pela possibilidade de efeito teratogênico, embora apenas identificado em estudo de laboratório.

Quadro 1-5

Necessários ao exame		Razão
Exames anteriores	USG, Mamografia, Ressonância e PET-CT	Laudo comparativo
Ciclo menstrual adequado	5°-15° dia do ciclo	Impregnação variável com o ciclo menstrual
Evitar desodorante, talco, cremes nas mamas e axilas		Artefatos promovidos por estes materiais
Exame físico	Marcadores em alteração palpável, ponto doloroso e cicatrizes (exceto mamoplastia)	Correlação com achados dos exames
Acesso venoso	Antes de iniciar o exame	O meio de contraste (gadolínio) é necessário para o estudo dinâmico
História de alergia, exceto ao gadolínio	Em casos de alergia moderada (angioedema) e importante (edema de glote) prévios	Preparo antialérgico orientado pelo radiologista
Paciente tranquila durante o exame		Artefatos impedem a interpretação adequada

Nas lactantes o meio de contraste pode ser utilizado com segurança, sem nenhum prejuízo ao bebê, conforme descrito na última publicação do Colégio Americano de Radiologia.

Pacientes com reconstrução mamária, com expansores, podem apresentar um tipo de expansor sem válvula externa, com válvula interna metálica com um ímã. Este metal promove uma grande área de artefato ferromagnético que impossibilita a realização do exame desta mama, e a supressão de gordura da mama contralateral fica prejudicada. Além disso, o metal pode movimentar-se no campo magnético, e o ímã perder o magnetismo e, dessa forma, a sua utilidade. Atualmente, foram desenvolvidos expansores com válvula metal inclusa de titânio, e estão em desenvolvimento expansores com válvula de cerâmica, em que a RM pode ser realizada sem nenhum malefício para a paciente e com pequena área de artefato (Fig. 1-33).

- *Gestantes:* contraste, contraindicação absoluta.
- *Lactantes:* gadolínio pode ser usado.
- *Expansores com válvula metálica:* grande área com artefato ferromagnético que impossibilita a realização do exame.

Entretanto, é importante, antes da realização do exame, sabermos a sua indicação, entrevistar a paciente, avaliar achados do exame físico, visando a identificar áreas palpáveis, cicatrizes antigas, assimetrias nas mamas, assim como a forma das papilas, fatores importantes na interpretação do exame.

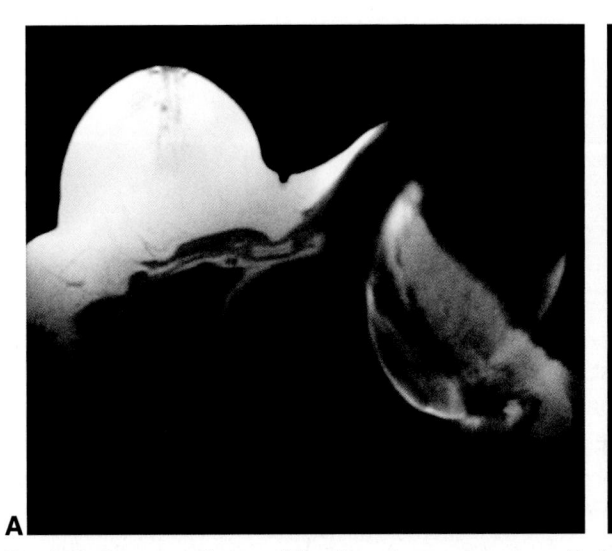

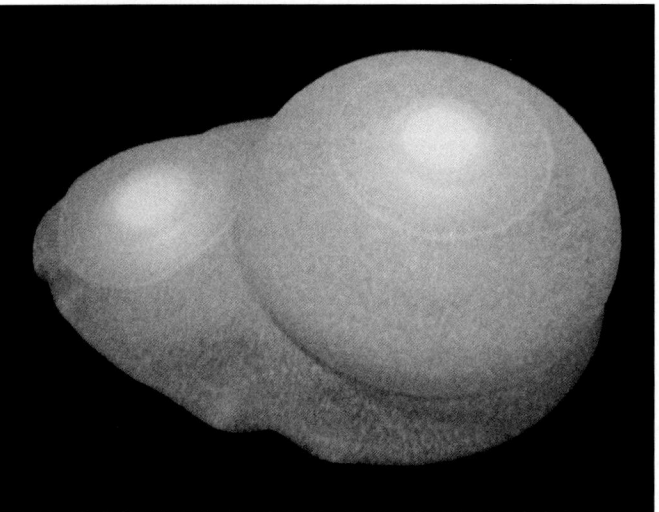

Fig. 1-33. Reconstrução mamária utilizando expansor com válvula interna metálica com um ímã. Este metal promove uma grande área de artefato ferromagnético que impossibilita a realização do exame dessa mama, e a supressão de gordura da mama contralateral fica prejudicada. Neomama esquerda. Investigação de alteração na cicatriz cirúrgica. Expansor com duas válvulas metálicas.

Também é essencial o estudo dos exames anteriores para a correlação com os achados da ressonância e melhor definição da conduta, visando a reduzir os falso-positivos e falso-negativos.

Preparo da paciente

As imagens da RM da mama estão sujeitas à degradação pelos artefatos de movimento, como a respiração e os batimentos cardíacos (Fig. 1-34).

Deve-se tranquilizar a paciente, explicando todo o procedimento, e deixar bem claro a proximidade da mama com o tórax para que ela compreenda melhor a necessidade de respirar suavemente, reduzindo estes artefatos. Além disso, logo antes do exame, é realizada punção de uma veia calibrosa, para não haver diferença significativa da posição da mama entre a fase não contrastada e a contrastada.

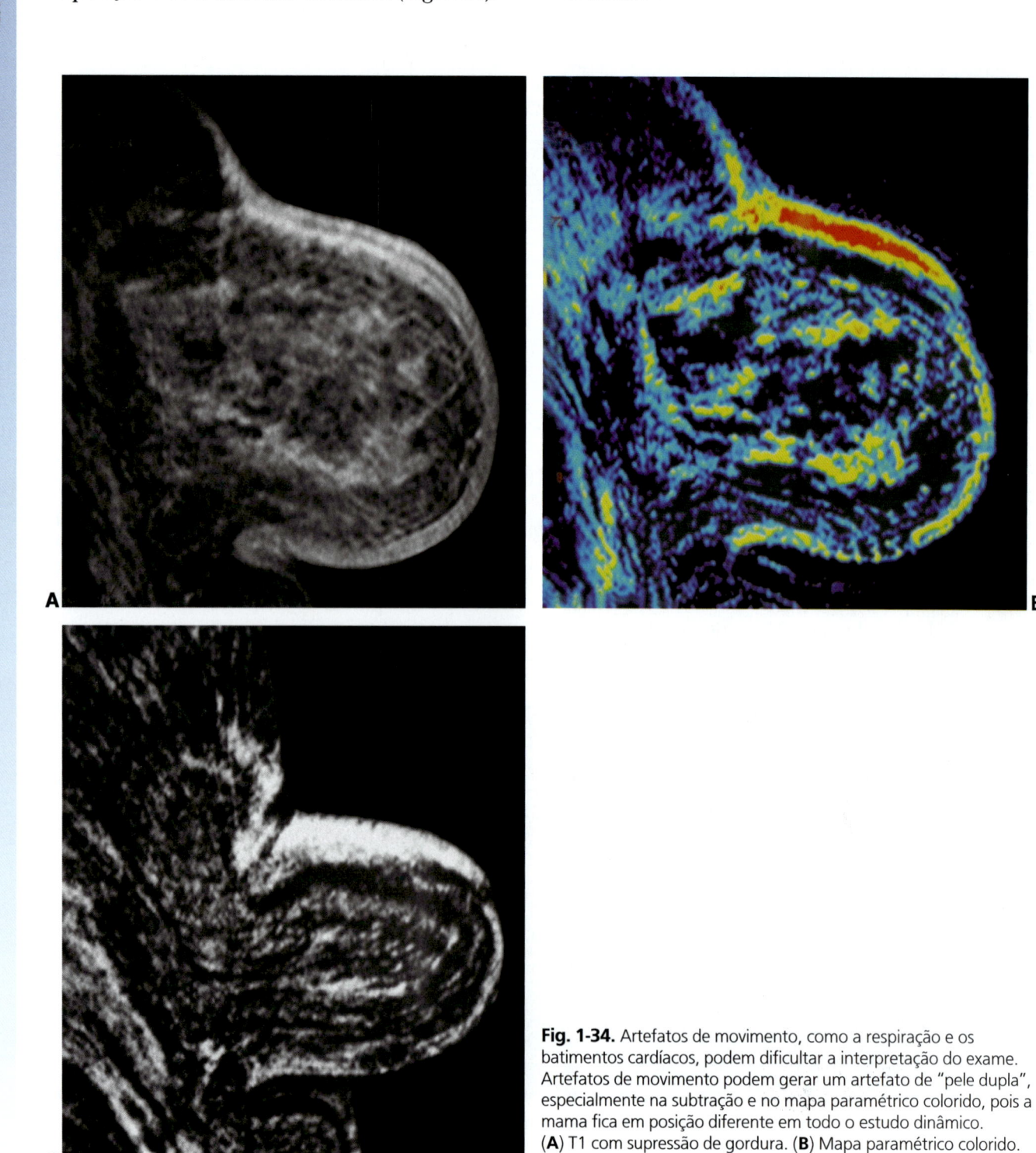

Fig. 1-34. Artefatos de movimento, como a respiração e os batimentos cardíacos, podem dificultar a interpretação do exame. Artefatos de movimento podem gerar um artefato de "pele dupla", especialmente na subtração e no mapa paramétrico colorido, pois a mama fica em posição diferente em todo o estudo dinâmico.
(**A**) T1 com supressão de gordura. (**B**) Mapa paramétrico colorido. (**C**) Subtração.

REALIZAÇÃO DO EXAME

Posicionamento

A paciente é posicionada em decúbito ventral, com apoio nos pés e na cabeça para seu maior conforto. Também pode ser colocada uma faixa envolvendo a parede torácica para reduzir o movimento, mas é opcional, e seu uso pode gerar maior claustrofobia (Fig. 1-35).

Atualmente estamos usando o apoio para cabeça, gerando maior conforto e menor probabilidade de artefato de movimento. Este apoio apresenta um pequeno espelho que permite à paciente visualizar a sala de exame (Fig. 1-36).

O posicionamento dos braços também pode variar. A posição com os braços para cima é mais confortável, mas, com os braços para baixo há uma maior visibilização da axila (Fig. 1-37).

Existe ainda um aparelho que a bobina de mama permite a cobertura de toda a axila (Fig. 1-38).

De acordo com o tipo de aparelho, a paciente posicionada em decúbito ventral na mesa de exame entra com os pés ou a cabeça primeiro no magneto. Segundo nossa experiência, entrar com os pés é muito menos claustrofóbico; além disso, a paciente pode ver a sala de controle do exame, sentindo-se mais segura (Fig. 1-39).

Não é necessário o uso de *gate* respiratório. É solicitado que durante o exame a respiração seja suave.

> *Realização do exame:* decúbito ventral, paciente posicionada de forma simétrica na bobina, pele da mama sem cremes ou desodorantes.

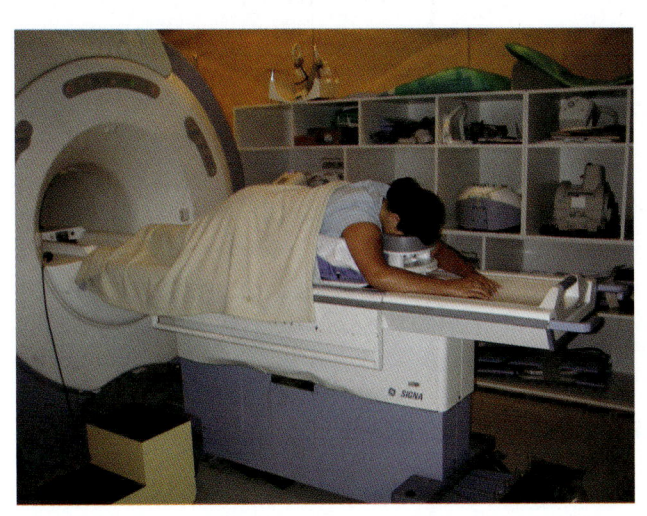

Fig. 1-35. A paciente é posicionada em decúbito ventral, com apoio nos pés e na cabeça para seu maior conforto.

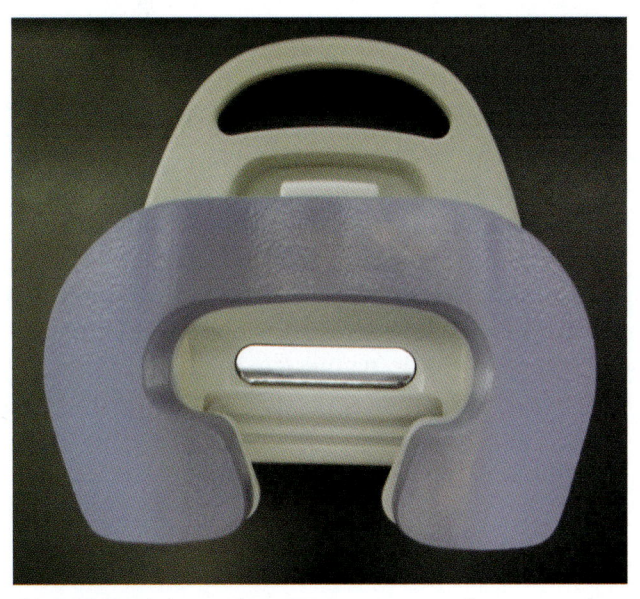

Fig. 1-36. Apoio para cabeça com pequeno espelho que permite à paciente visualizar a sala de exame.

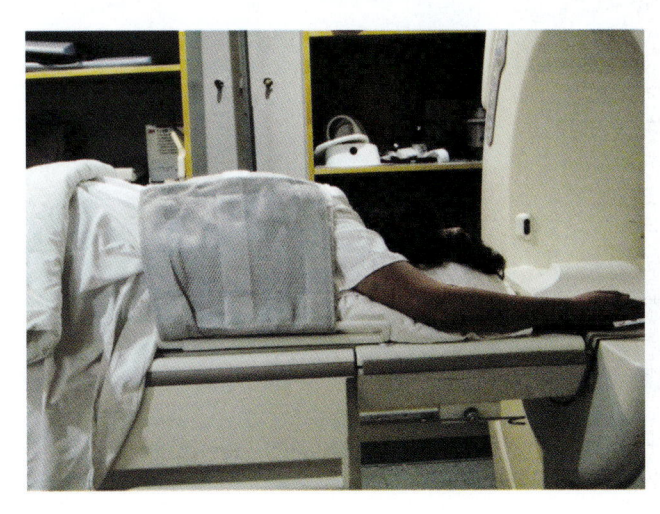

Fig. 1-37. Posição dos braços. Para cima é mais confortável, entretanto, com os braços para baixo, há maior visualização da axila. Observar que a paciente não está usando o apoio para a cabeça, e sim travesseiro.

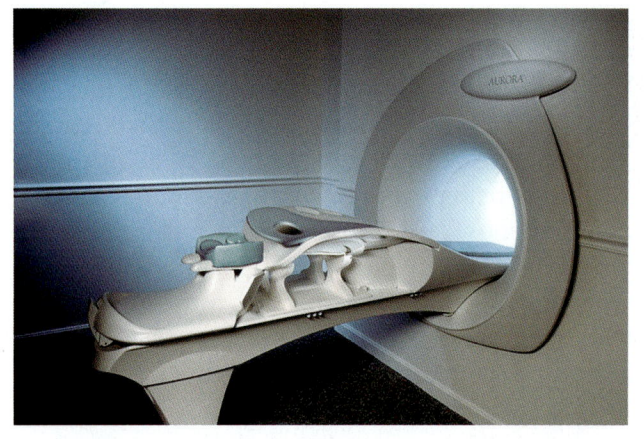

Fig. 1-38. Aurora. Aparelho específico para estudo das mamas, em que a bobina de mama permite a cobertura de toda a axila.

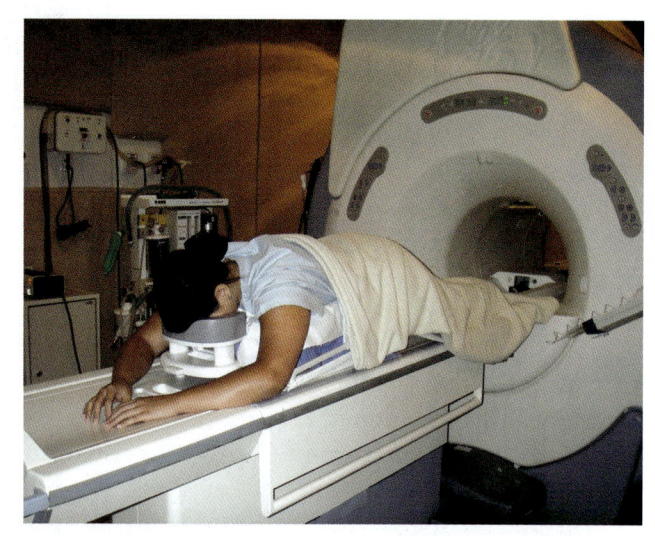

Fig. 1-39. Entrar com os pés é muito menos claustrofóbico; além disso, a paciente pode ver a sala de controle do exame, sentindo-se mais segura.

O posicionamento inadequado, seja provocado por patologia da paciente, como a cifose e a escoliose ou pela técnica, é uma das causas de erro de interpretação (Fig. 1-42).

O posicionamento adequado é muito importante para uma supressão de gordura homogênea e já foi relatado anteriormente em técnica do exame. A paciente deve estar posicionada de forma simétrica na bobina e deve ser verificado se todo o parênquima está incluído na mesma. O quadrante externo em mamas grandes, se não checado pelo(a) técnico(a) ou enfermeiro(a), pode ficar fora do centro da bobina e dificultar a supressão de gordura (Fig. 1-40).

Se possível, o posicionamento deve ser verificado com as mãos do(a) técnico(a) ou enfermeiro(a), especialmente em mamas de maior volume.

Entretanto, em mamas volumosas haverá maior contato com a bobina, gerando artefatos na sequência com supressão de gordura. A superfície poderá ficar hiperintensa com relação ao restante do parênquima nas sequências ponderadas em T2 e T1 com supressão de gordura. São os artefatos de ponto de contato (Fig. 1-41).

Posicionamento inadequado também pode ocorrer em mamas pequenas. Por exemplo, se não estiverem centralizadas as porções medial e central da

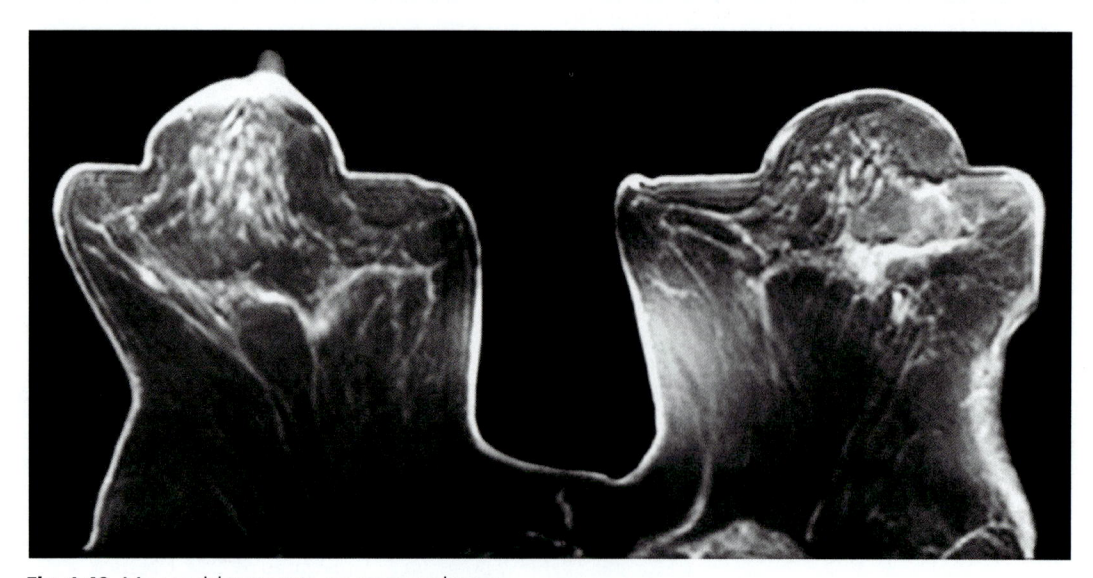

Fig. 1-40. Mau posicionamento em mama volumosa.

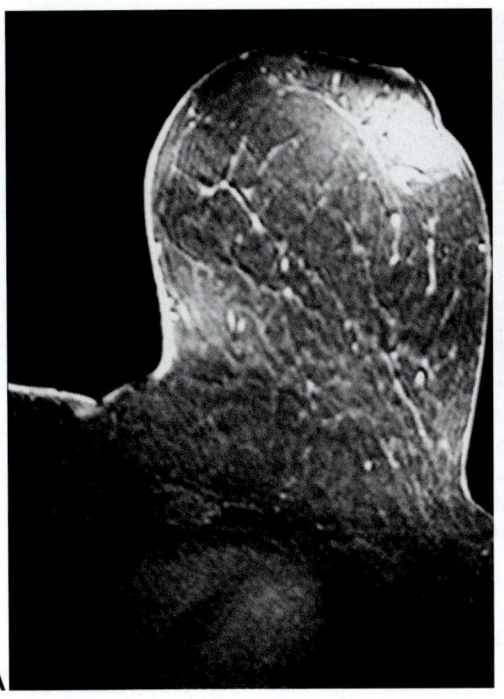

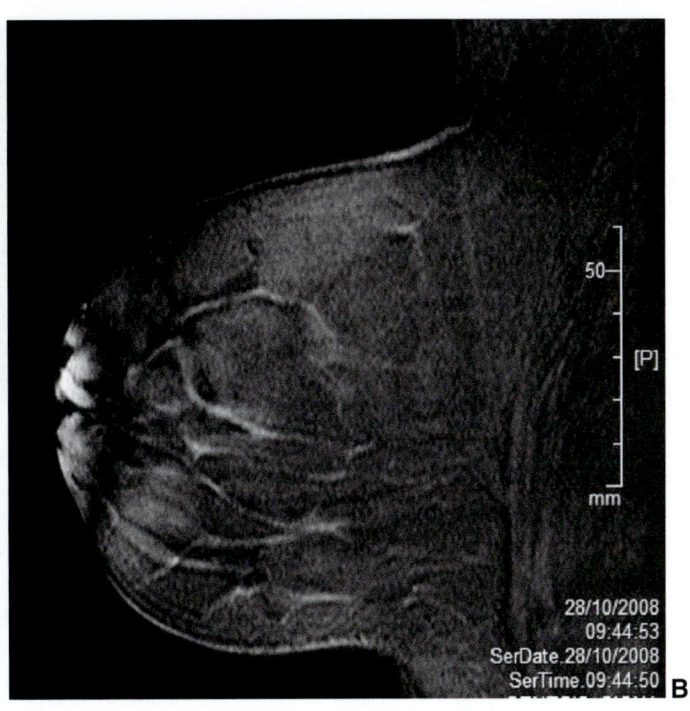

Fig. 1-41. Artefato de contato em mama volumosa na sequência com supressão de gordura. (**A**) Axial. A superfície lateral da mama esquerda tem sinal hiperintenso com relação ao restante do parênquima pela supressão inadequada, em que há maior contato com a bobina. (**B**) Sagital. A superfície anterior da mama esquerda tem sinal hipointenso com relação ao restante do parênquima pela supressão inadequada, em que há maior contato com a bobina.

bobina, serão provocadas compressão no parênquima e, consequentemente, maior possibilidade de falso-positivo (em virtude da compressão vascular) (Fig. 1-42).

O uso tópico de creme ou desodorante na pele da região a ser examinada deve ser evitado porque pode ocasionar artefatos, como a ausência de sinal na região estudada, impossibilitando o exame. Nestes casos a paciente deve ser retirada da mesa e orientada a limpar a área com água e sabão. Geralmente este procedimento simples resolve o problema (ver seção Erros de interpretação).

Bobinas utilizadas

O desenvolvimento das bobinas do tipo *phase-array* proporcionou a melhora das imagens adquiridas em função do aumento da relação sinal/ruído, sendo ideal no estudo da mama. Elas permitem a utilização de campo de visão ou FOV *(field of view)* menor sem perda da qualidade da imagem, e esta relação está diretamente relacionada com o número de canais (Fig. 1-43).

As bobinas utilizadas atualmente são de superfície e podem apresentar 4 a 8 canais. Mas já existem bobinas com maior número de canais em desenvolvimento (Fig. 1-44).

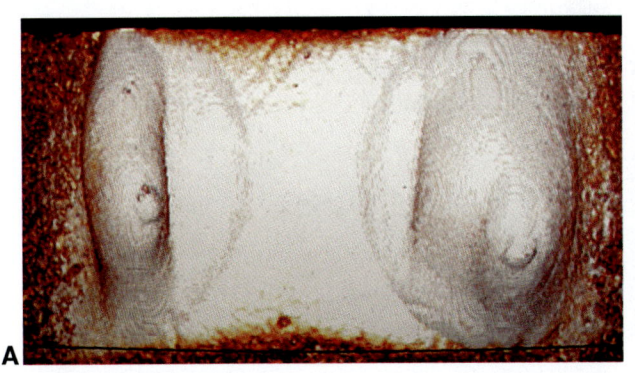

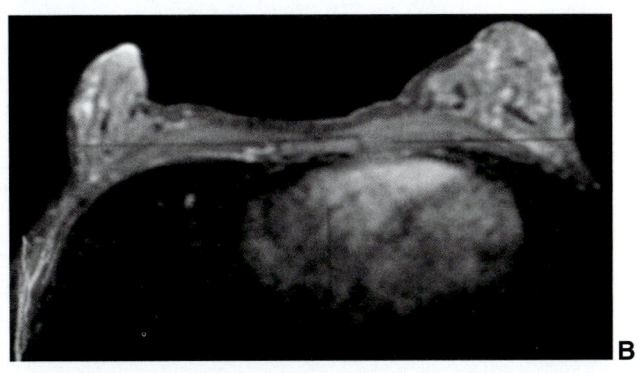

Fig. 1-42. O posicionamento inadequado é uma das causas de erro de interpretação, inclusive em mamas pequenas. Compressão da mama direita pelo posicionamento inadequado, simulando assimetria volumétrica e reduzindo a intensidade de impregnação. (**A**) Reconstrução da superfície em plano coronal. (**B**) Axial T1 com gadolínio e supressão de gordura.

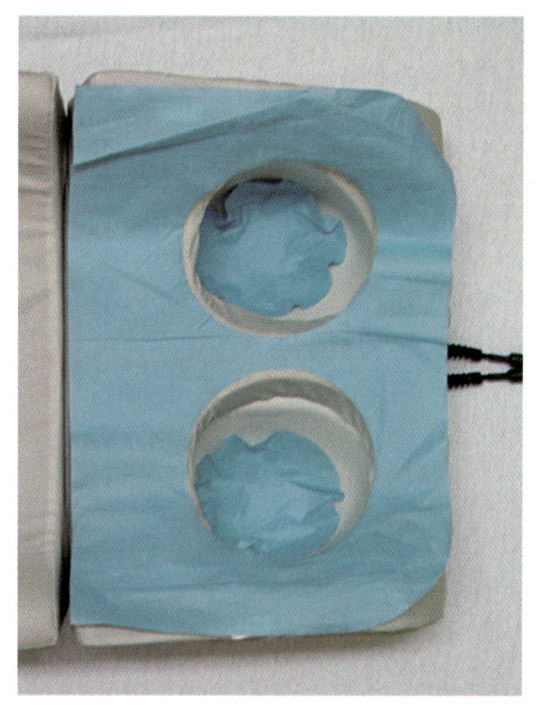

Fig. 1-43. Bobinas tipo *phase-array* permitem a utilização de campo de visão ou FOV (*field of view*) menor sem perda da qualidade da imagem. Bobina antiga de quatro canais sem acesso para biópsia.

PROTOCOLO

Um dos assuntos mais controversos em ressonância magnética mamária é o protocolo ideal. Não existe um protocolo padrão definido na literatura, promovendo a realização do exame de várias formas, utilizando técnicas diferentes. Isto gerou questionamentos como: O exame deve ser uni ou bilateral? Qual deve ser o tempo da sequência contrastada? Quantas vezes deve ser repetida a sequência contrastada?

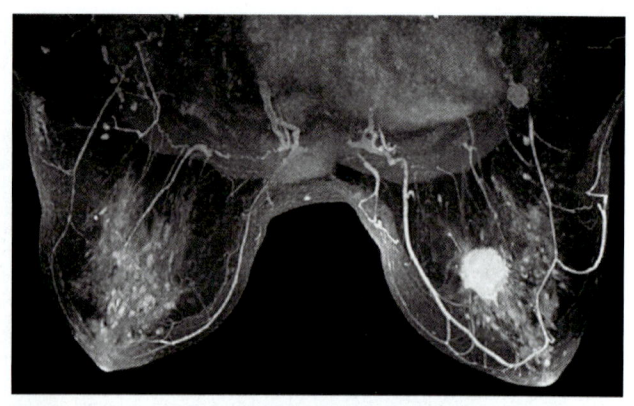

Fig. 1-45. O estudo bilateral permite a identificação de impregnação funcional do parênquima mamário, bilateral e simétrica. Note o tumor na mama esquerda. Os múltiplos focos de impregnação bilateral e simétrica representam, mais provavelmente, o padrão funcional.

Para nós, o estudo bilateral é essencial, tanto do ponto de vista da fisiologia mamária quanto da avaliação de lesões suspeitas. O parênquima mamário pode apresentar, no estudo contrastado, impregnação pelo meio de contraste, conforme será discutido no próximo capítulo de anatomia, e a possibilidade de comparar com a outra mama é fundamental neste diagnóstico, revelando tratar-se de impregnação bilateral e simétrica (Fig. 1-45).

Com relação às lesões sabemos que a RM tem uma alta sensibilidade no diagnóstico da neoplasia mamária, em torno de 94-100%, identificando lesões ocultas nos outros métodos.

A RM pode dar informação adicional identificando lesão contralateral. Segundo a literatura, em 4 a 6% das pacientes em avaliação de extensão da lesão, é identificada lesão contralateral oculta pela RM. Dessa forma, o estudo bilateral é determinante (Fig. 1-46).

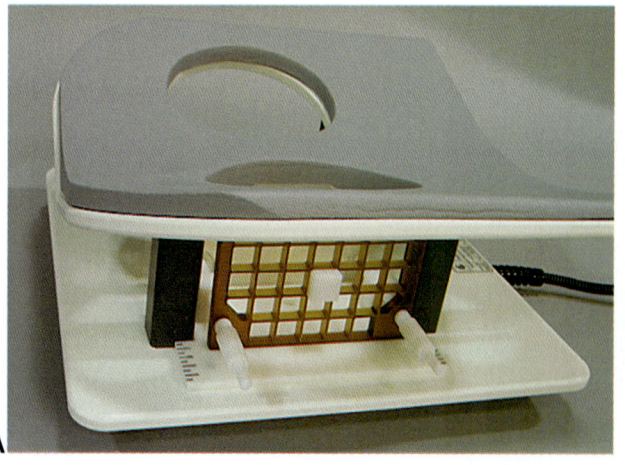

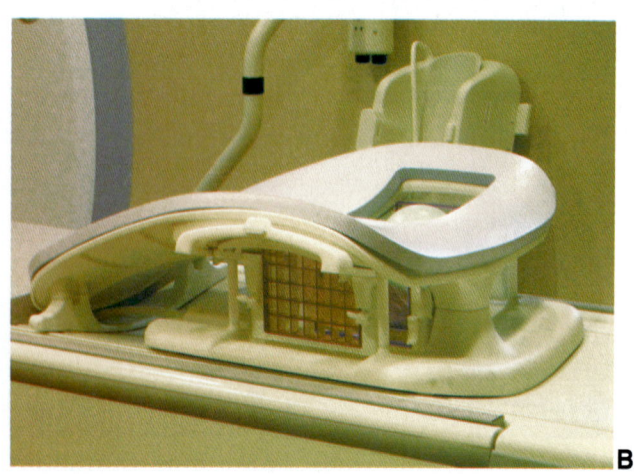

Fig. 1-44. As bobinas utilizadas atualmente são de superfície e podem apresentar 4 a 8 canais. (**A**) Bobina de 4 canais com acesso lateral para biópsia. (**B**) Bobina de 8 canais com acessos lateral e medial para a biópsia.

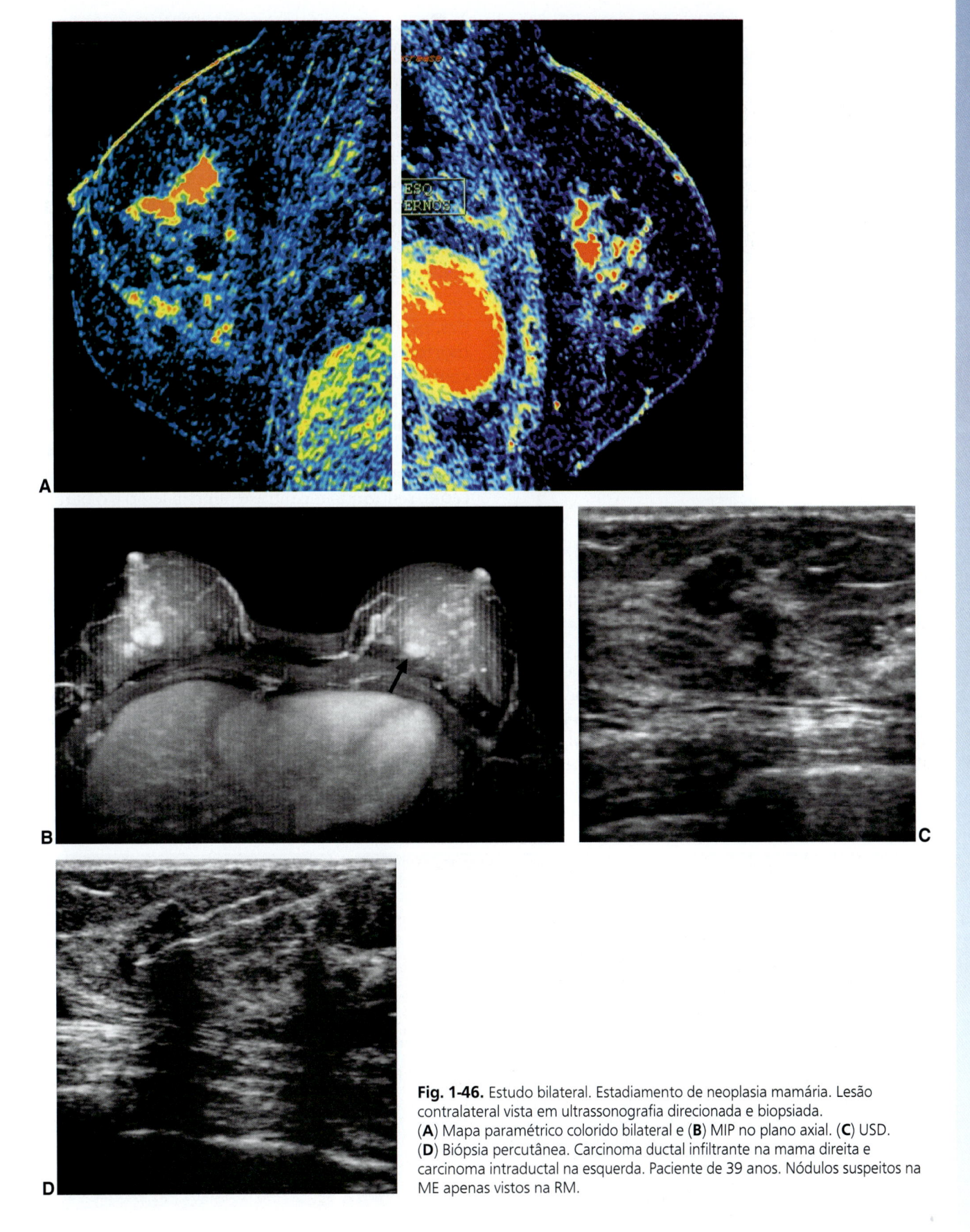

Fig. 1-46. Estudo bilateral. Estadiamento de neoplasia mamária. Lesão contralateral vista em ultrassonografia direcionada e biopsiada.
(**A**) Mapa paramétrico colorido bilateral e (**B**) MIP no plano axial. (**C**) USD.
(**D**) Biópsia percutânea. Carcinoma ductal infiltrante na mama direita e carcinoma intraductal na esquerda. Paciente de 39 anos. Nódulos suspeitos na ME apenas vistos na RM.

O estudo de RM mamária está dividido em sequências não contrastadas ponderadas em T1 e T2 e estudo contrastado na sequência ponderada em T1 tridimensional.

As sequências não contrastadas fornecem detalhe da anatomia mamária, como o revestimento cutâneo, padrão de densidade mamária e, a musculatura peitoral e os linfonodos. Também são excelentes na avaliação dos implantes, especialmente a ponderada em T2, assim como na caracterização dos cistos e sangramentos. As lesões mamárias neoplásicas podem ter sinal idêntico ao do parênquima e pouco distinguíveis nesta sequência (Fig. 1-47).

- Protocolo: estudo bilateral, sequências T1 e T2 pré-contraste – avaliar anatomia mamária, implantes, identificar cistos e sangramentos.
- Estudo dinâmico com supressão ou subtração de gordura.
- Espessura do corte menor ou igual a 3 mm, sem espaçamento entre os cortes.

A sequência ponderada em T1, embora não seja realizada em todos os serviços, é útil pelas razões descritas anteriormente e também pelo fato de que as lesões neoplásicas malignas não apresentam hipersinal em T1. Há algumas exceções, como a metástase de melanoma, pois a melanina tipicamente apresenta hipersinal em T1, o tumor filoide mais agressivo com áreas de sangramento e carcinoma ductal infiltrante com sangramento. Dessa forma, a presença de lesão hiperintensa em T1 geralmente corresponde a cisto complicado, hematoma ou esteatonecrose (Fig. 1-48).

Com as máquinas recentes, é possível realizar estudo contrastado tridimensional simultâneo e bilateral, utilizando a tecnologia de aquisição paralela de imagem. A combinação de aquisição paralela com sequências mais rápidas permitiu a obtenção de sequências com maior resolução temporal sem comprometer a resolução espacial (Fig. 1-49).

Idealmente o protocolo de RM dinâmica de mama deve oferecer uma sequência de pulso capaz de fornecer resoluções temporal e espacial apropriadas, permitindo a análise da cinética de captação e morfológica dos limites e das margens das lesões captantes, respectivamente. Isto porque na fase precoce há um contraste ideal entre parênquima e lesão. A partir do terceiro minuto, a rápida difusibilidade do gadolínio leva à perda de sinal nos cânceres e captação progressiva no tecido glandular adjacente, reduzindo o contraste entre a lesão e o parênquima circundante. Logo, para a avaliação de detalhes morfológicos, a imagem pós-contraste precoce é necessária (Fig. 1-50).

É necessário, ainda, a capacidade de realizar uma cobertura completa do tecido fibroglandular das mamas e uma supressão de gordura bilateral no estudo dinâmico seja pela técnica de supressão química da gordura, seja indiretamente, pela técnica de subtração (realizada pelo próprio aparelho, subtraindo-se a sequência contrastada da primeira fase sem contraste) (Fig. 1-51).

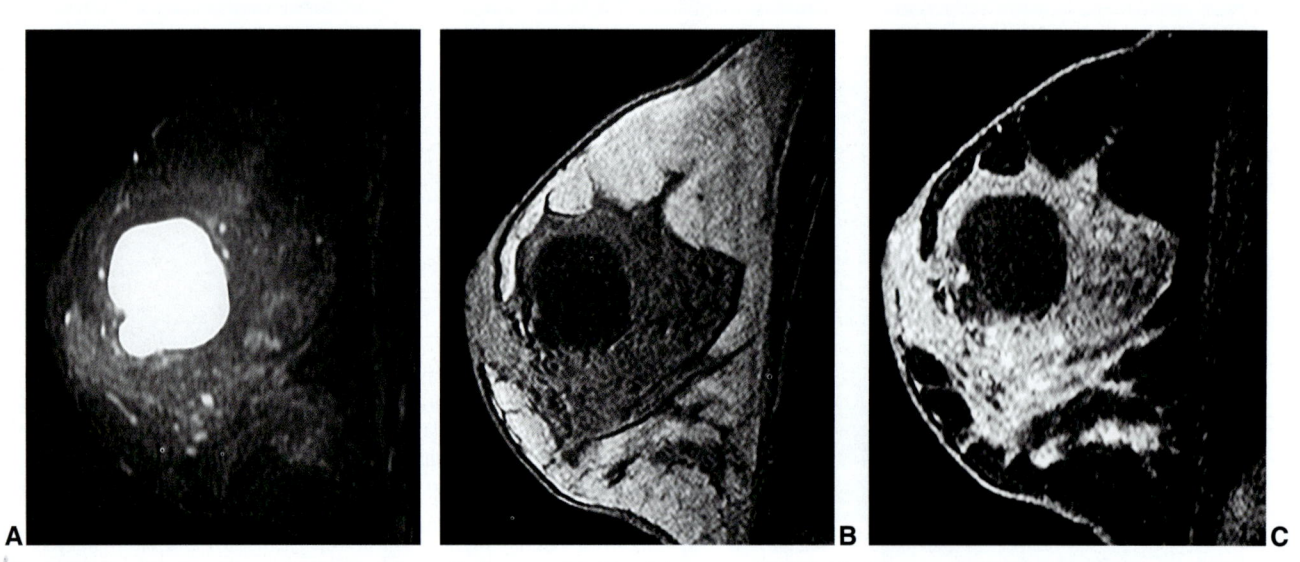

Fig. 1-47. Sequências não contrastadas. Mama direita com cisto hiperintenso em T2 (**A**), hipointenso em T1 (**B**) e hipointenso em T1 com supressão com gordura. (**C**) Plano sagital.

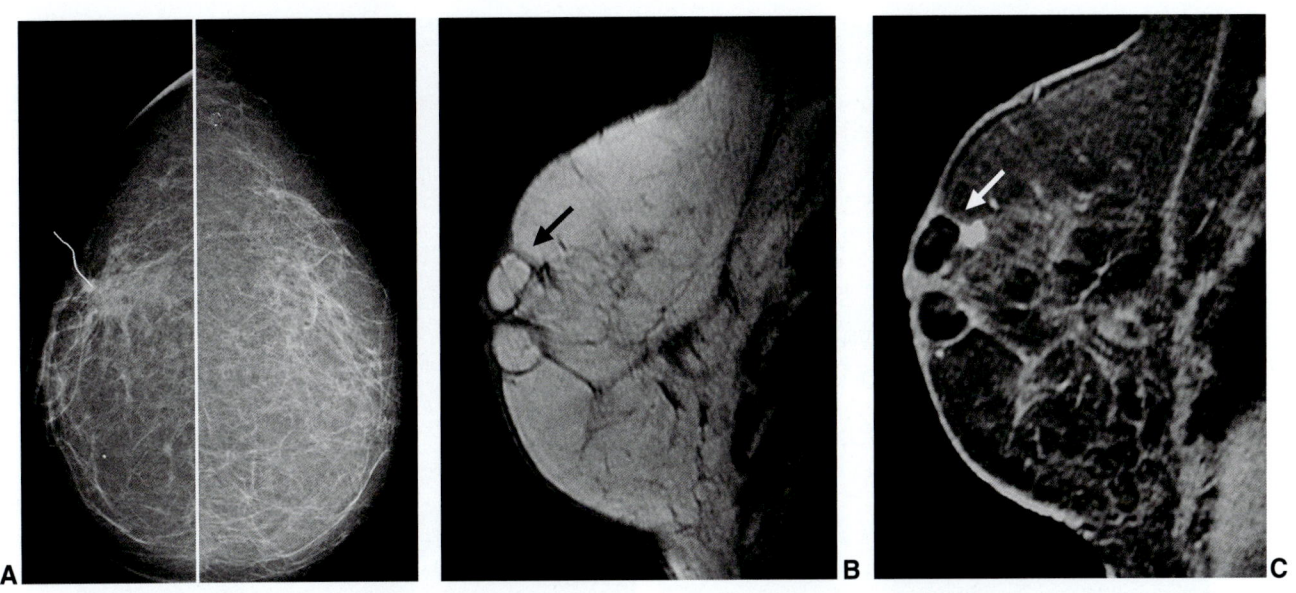

Fig. 1-48. Lesão hiperintensa em T1, geralmente correspondendo a cisto complicado, hematoma ou esteatonecrose. Nódulo palpável na mama direita. Esteatonecrose pós-cirúrgica na mama direita. (**A**) Notar marcador em cicatriz cirúrgica na mamografia. (**B**) Sagital T1 sem supressão. Nódulos agrupados hiperintensos próximos à cicatriz (seta preta). (**C**) Ausência de impregnação e queda de sinal com supressão de gordura (seta branca).

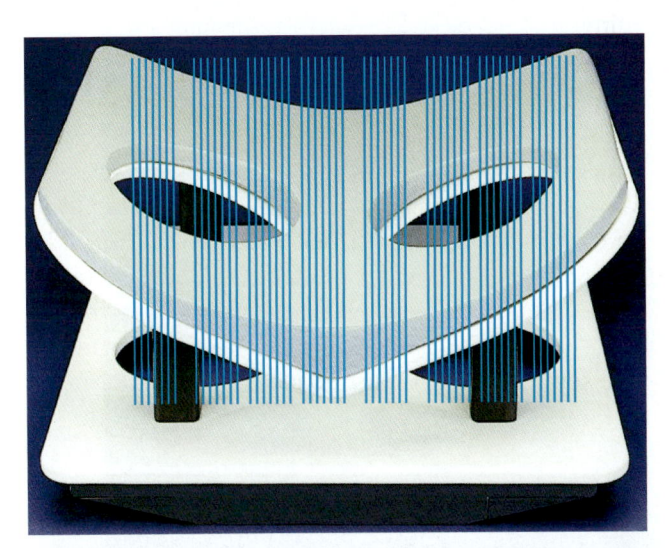

Fig. 1-49. Aquisição paralela de imagem. A combinação de aquisição paralela permite a obtenção simultânea de imagem das mamas direita e esquerda, com maior resolução temporal, sem comprometer a resolução espacial.

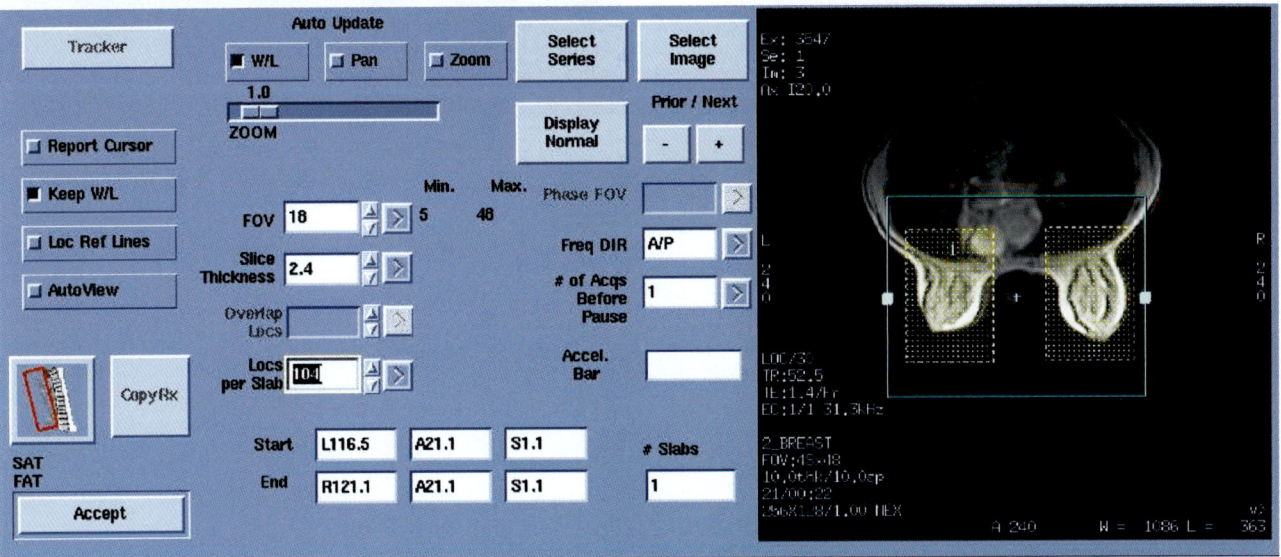

Capítulo 1 ▪ TÉCNICA DO EXAME

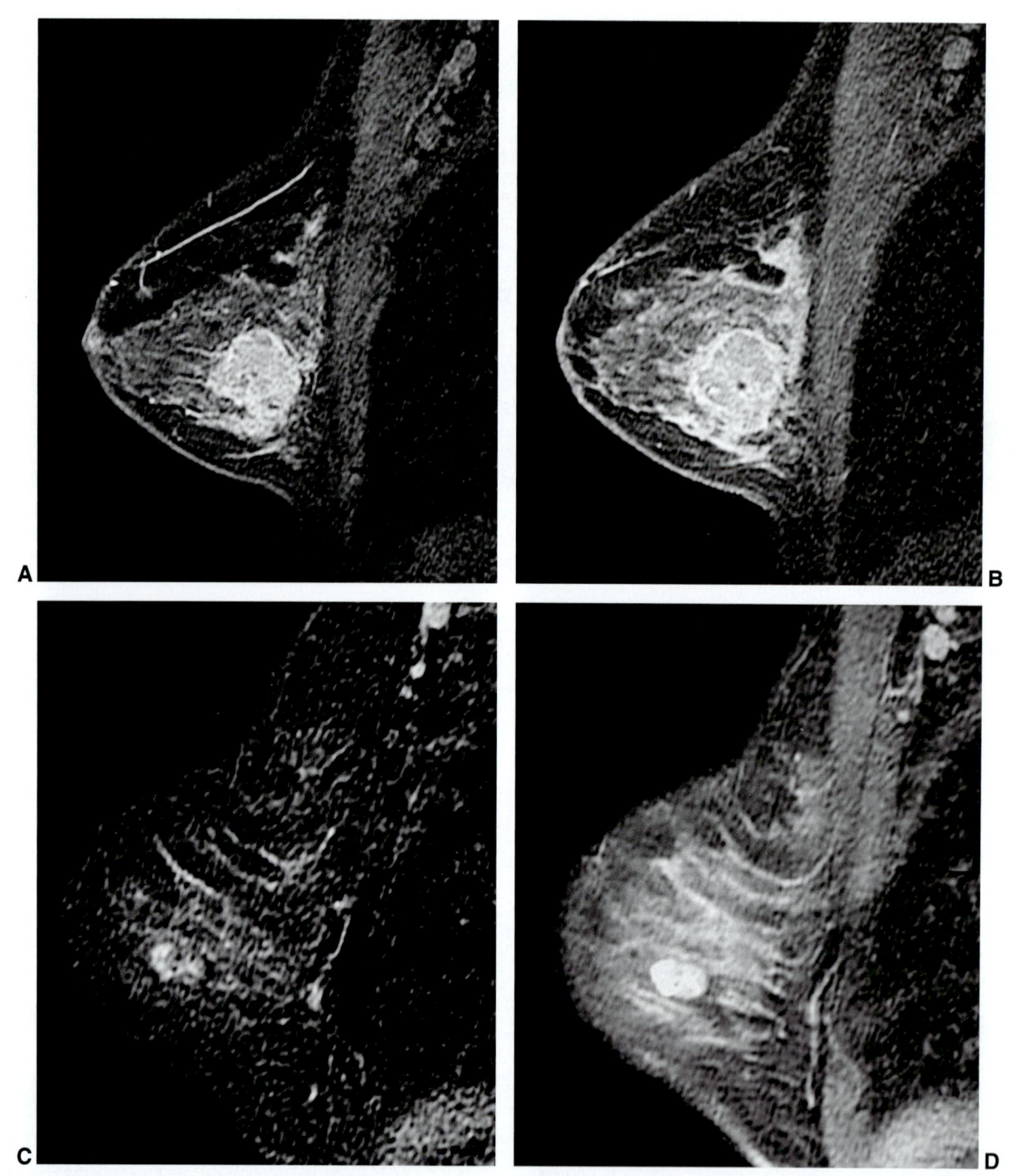

Fig. 1-50. (**A** e **B**) Para avaliação de detalhes morfológicos, a imagem pós-contraste precoce é necessária. (**C** e **D**) Entretanto, em nódulos com impregnação progressiva, o ideal é avaliar na fase tardia. Sagital T1 com gadolínio e supressão de gordura. (**A** e **B**) Carcinoma ductal infiltrante. (**C** e **D**) Fibroadenoma.

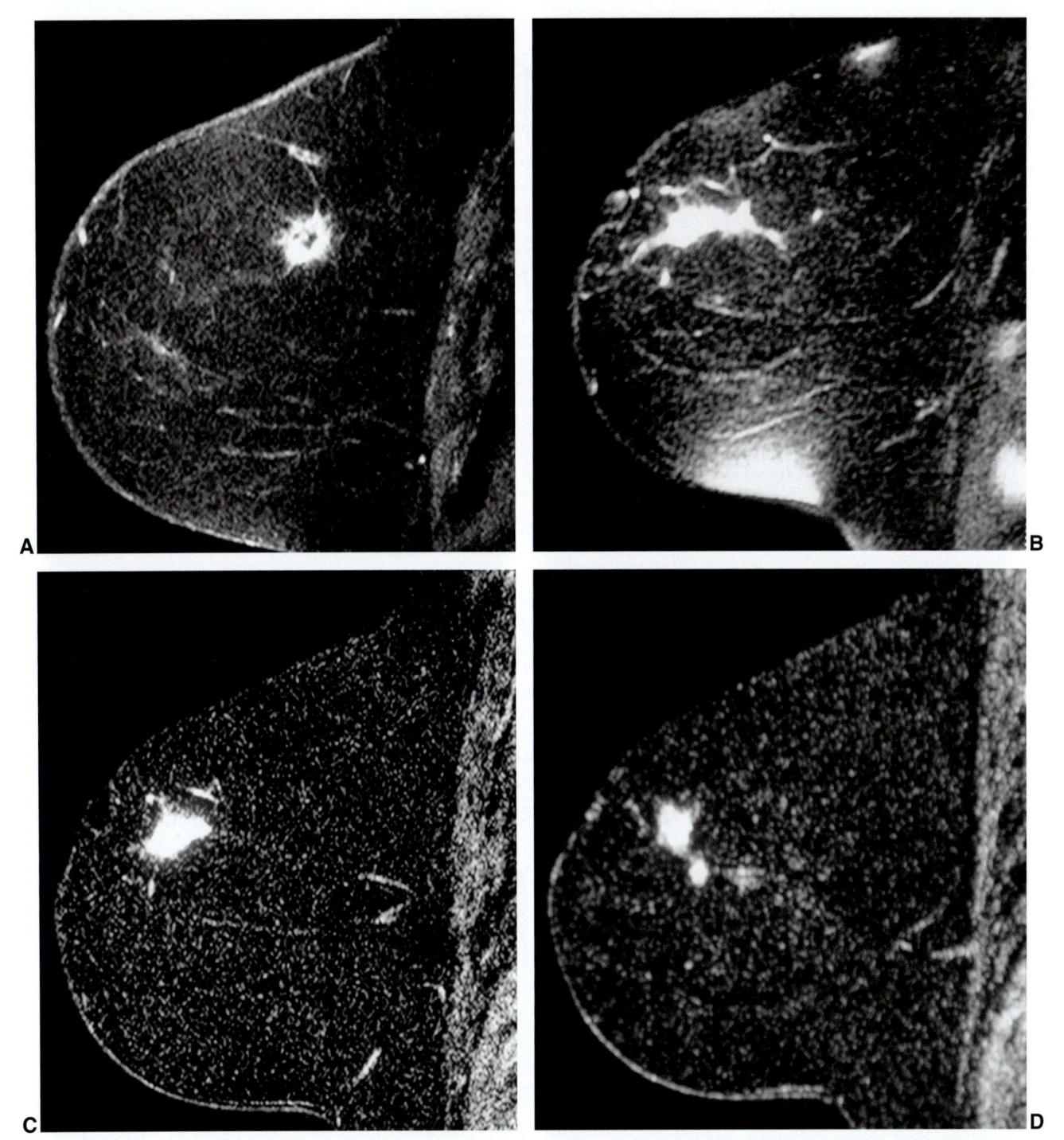

Fig. 1-51. Supressão de gordura no estudo dinâmico. (**A** e **B**) Supressão química da gordura. (**C** e **D**) Técnica de subtração. Estadiamento de neoplasia da mama direita com lesões multifocais e multicêntricas.

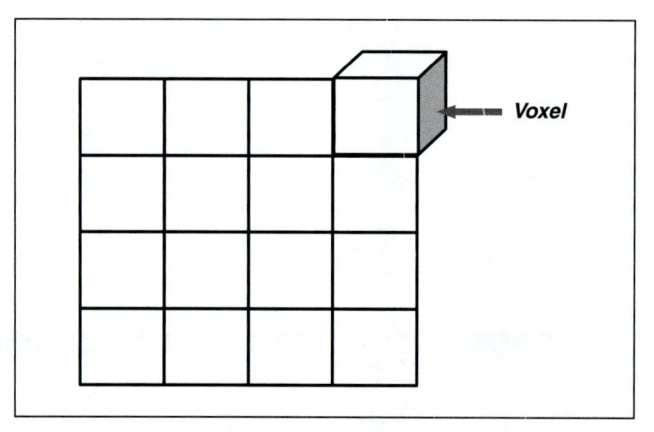

Fig. 1-52. Resolução espacial. Dois objetos próximos podem ser bem distinguidos como objetos separados. Fatores determinantes são o campo de visão (FOV), a matriz e a espessura de corte.

A resolução temporal ideal deve manter-se em cerca de 60 segundos por aquisição dinâmica, mas até 120 segundos é aceitável.

A resolução espacial reflete a capacidade de distinguir objetos próximos como estruturas diferentes. Quanto menor o tamanho do *voxel*, maior a resolução espacial. O tamanho do *voxel* está relacionado com o campo de visão (FOV), a espessura de corte e a matriz. Dessa forma, a espessura de corte deve ser a menor possível. Sabemos que ela pode variar com o volume mamário, mas o ideal é que seja menor ou igual a 3 mm e não deve haver espaçamento entre os cortes (Fig. 1-52).

Plano de Imagem

Com a tecnologia emergente, que se baseia em imagens paralelas, qualquer plano pode ser usado para adquirir a imagem, pois a aquisição permite reconstruções com alta qualidade que podem ser realizadas nos três planos de corte. Utilizamos a aquisição no plano sagital com *field of view* (FOV), ou campo de visão menores (Fig. 1-53).

O plano coronal nos permite usar um FOV retangular, com redução do tempo de aquisição. No entanto, necessita-se de um maior número de cortes para cobrir a mama inteira na direção anteroposte-

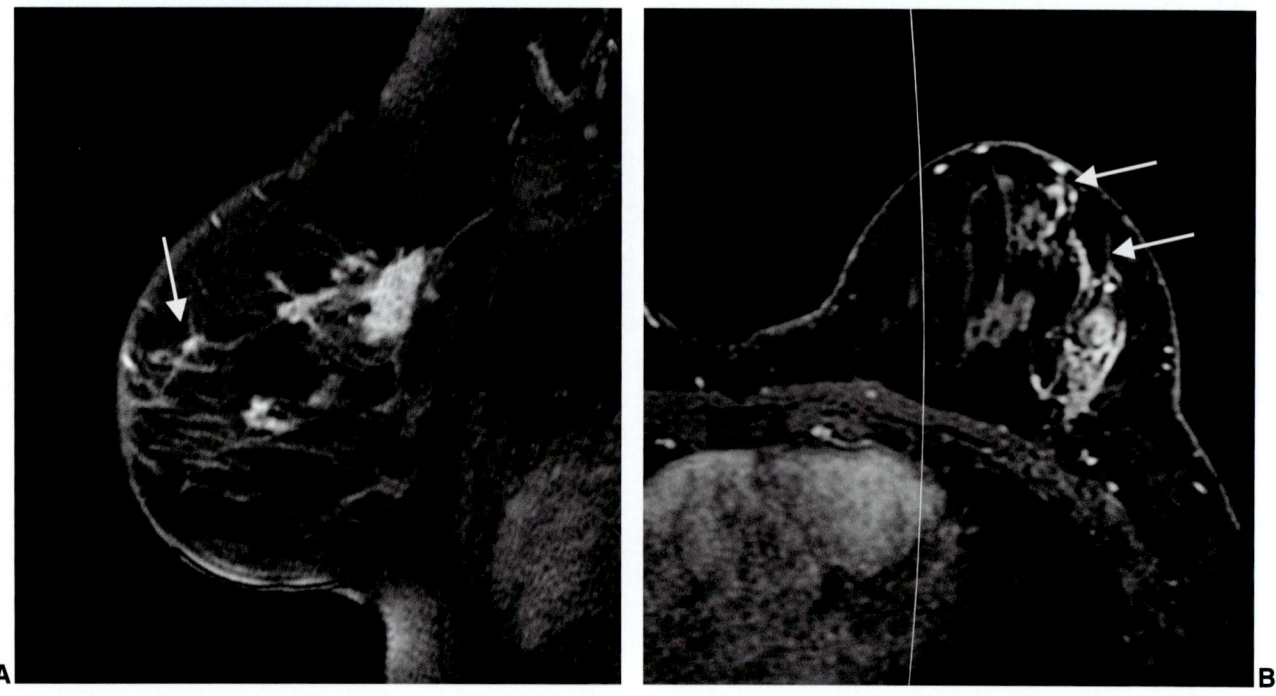

Fig. 1-53. Aquisição tridimensional no plano sagital (**A**) e reconstrução no plano axial (**B**). Estadiamento do carcinoma ductal infiltrante. Lesões satélites e extensão intraductal (setas).

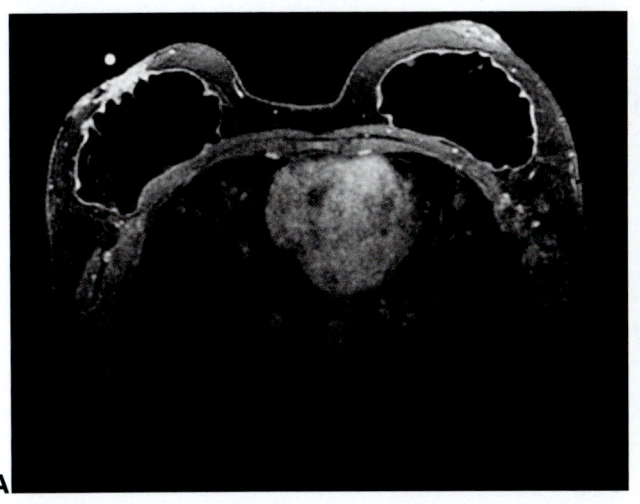

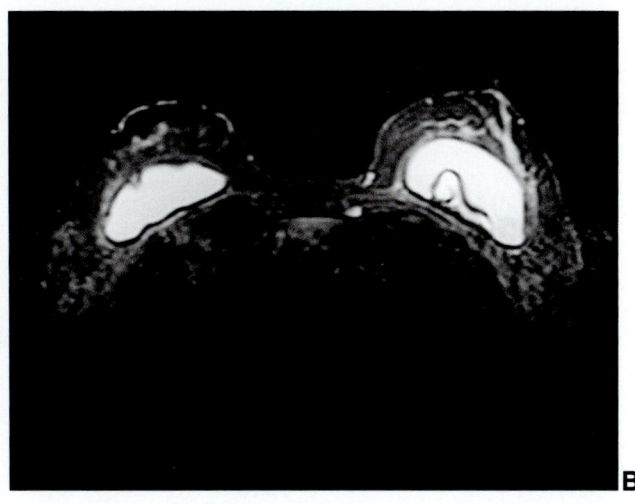

Fig. 1-54. Artefatos de movimento da respiração e batimentos cardíacos na direção da fase (direita – esquerda), promovendo degradação das imagens na porção lateral do tórax. (**A**) Axial – T1 e gadolínio. (**B**) Axial – supressão de silicone.

rior, com relação à direção craniocaudal, no plano axial.

As imagens também podem ser adquiridas no plano axial, sendo este plano muito utilizado pela escola alemã. A comparação das mamas é feita, simultaneamente, no mesmo corte com a desvantagem de um campo de visão maior (FOV). Entretanto, em mãos experientes isto pode ser compensado com outros parâmetros da ressonância, como utilizar uma matriz maior.

O maior cuidado quando se realiza este tipo de plano é com a respiração da paciente. A direção da fase do preenchimento da matriz deve ser na direção laterolateral, fazendo com que os artefatos de movimento sejam projetados na parede lateral do tórax e não nas mamas. Por vezes, a maior mobilidade respiratória da paciente causará artefatos nos prolongamentos axilares e nas porções mais externas e profundas (Fig. 1-54).

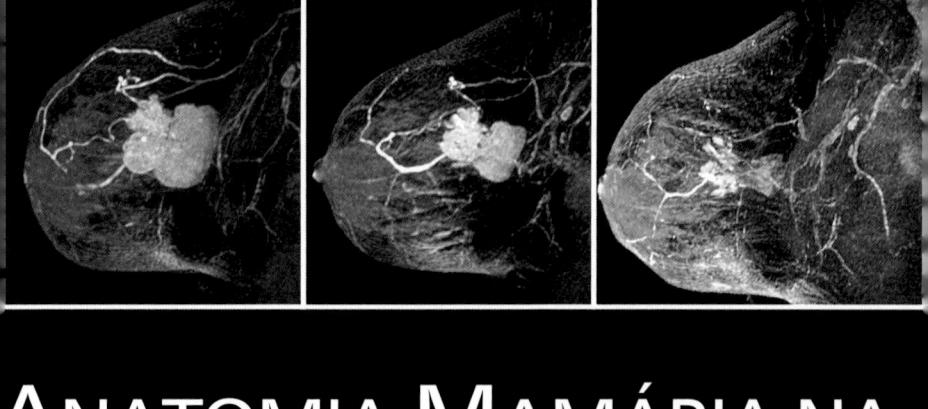

Anatomia Mamária na Ressonância Magnética

Anatomia Mamária na Ressonância Magnética

Alice Brandão

A anatomia mamária é muito importante para o entendimento das patologias mamárias, pois saber o padrão normal e as suas variações, especialmente na ressonância magnética, pode ajudar na interpretação do exame e, na nossa opinião, reduzir os falso-negativos (Fig. 2-1).

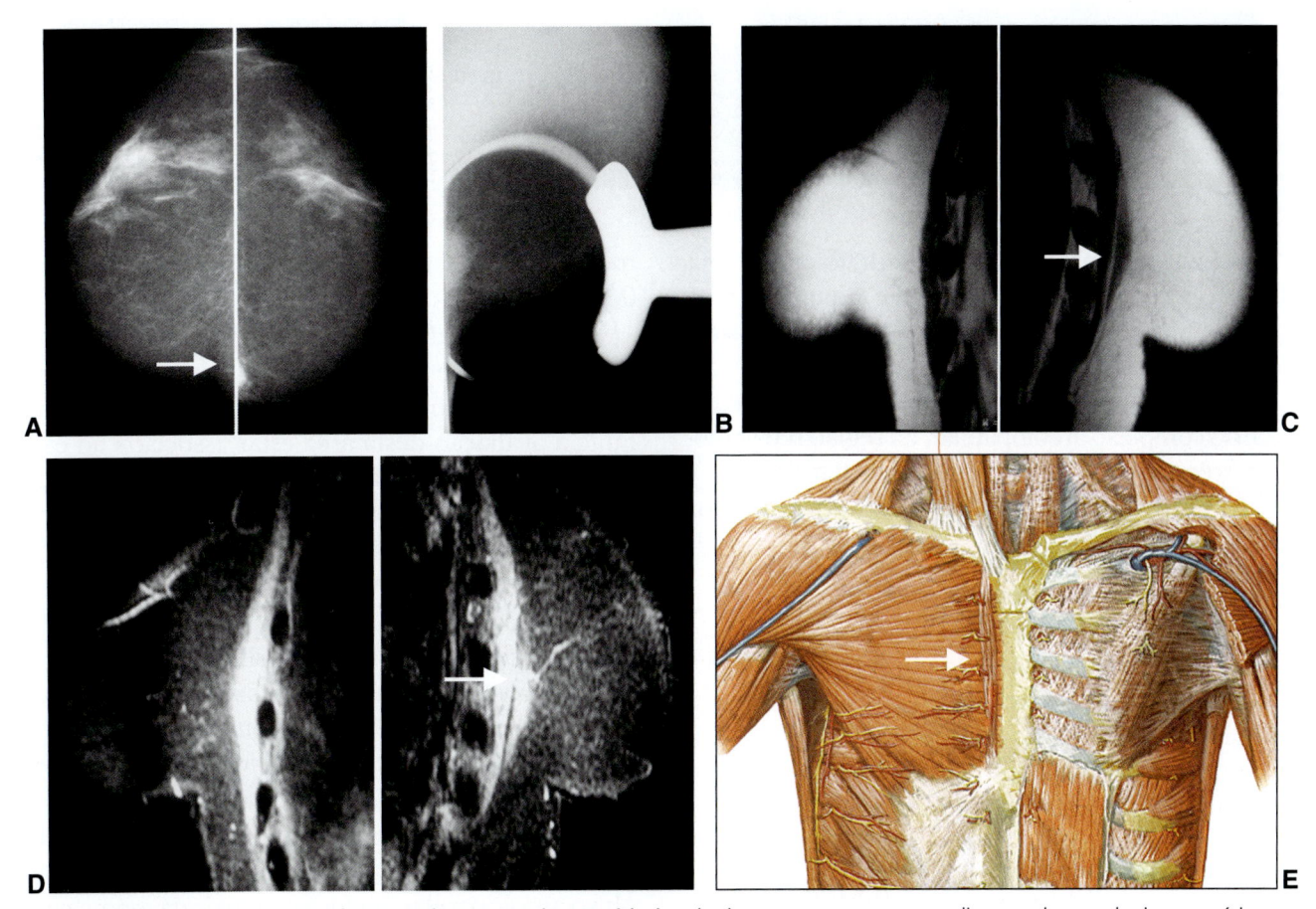

Fig. 2-1. Representação do músculo esternal. A anatomia mamária é muito importante para o entendimento das patologias mamárias. Músculo esternal (setas). Variação anatômica. Mamografia e magnificação (**A** e **B**). (**C** e **D**) Sagital T1 e T2 identifica imagem alongada anterior à porção medial do músculo peitoral (**E**). (Retirado de *Netter – Atlas de Anatomia Humana*.)

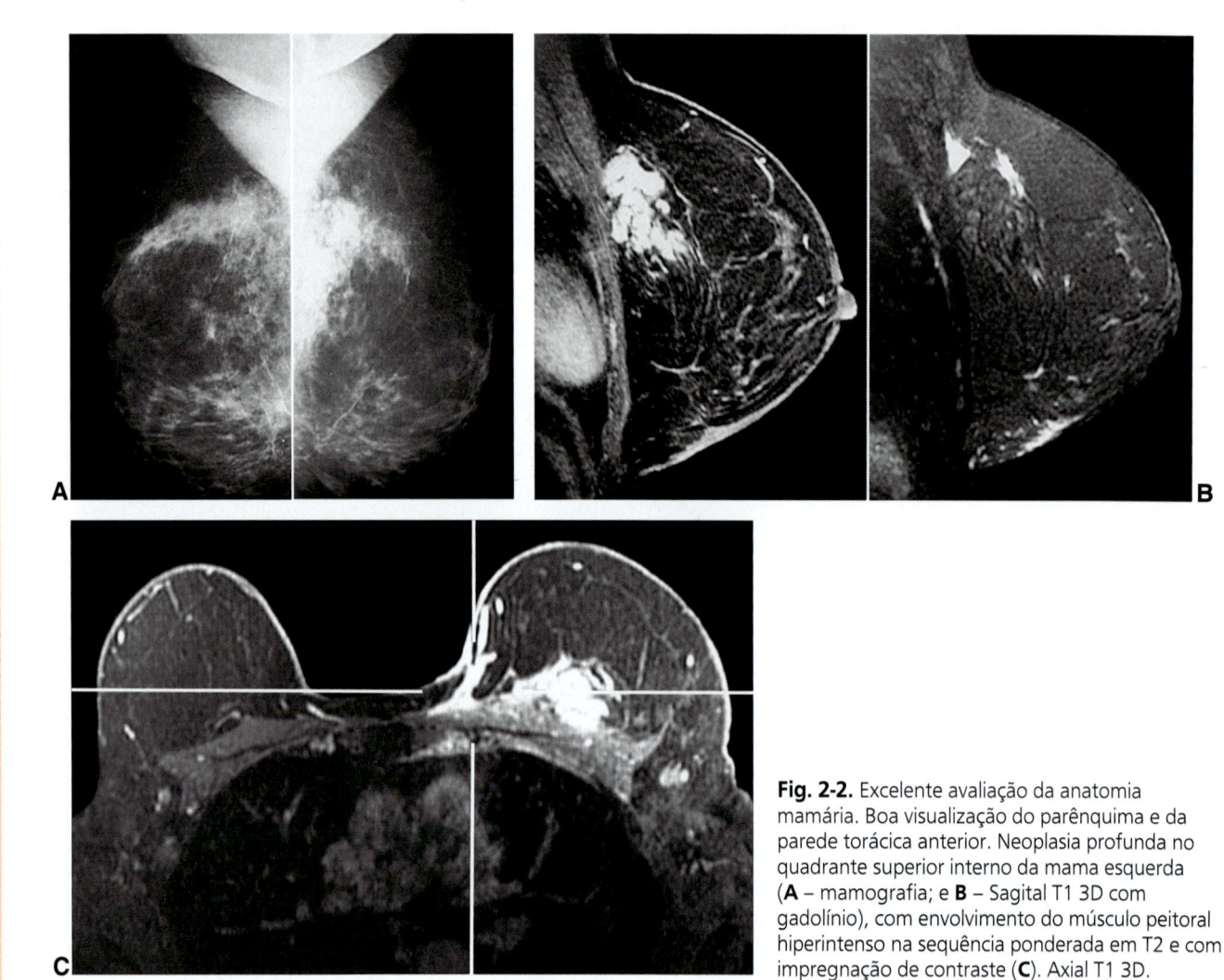

Fig. 2-2. Excelente avaliação da anatomia mamária. Boa visualização do parênquima e da parede torácica anterior. Neoplasia profunda no quadrante superior interno da mama esquerda (**A** – mamografia; e **B** – Sagital T1 3D com gadolínio), com envolvimento do músculo peitoral hiperintenso na sequência ponderada em T2 e com impregnação de contraste (**C**). Axial T1 3D.

A anatomia mamária é bem individualizada na RM em decorrência do excelente contraste tecidual, da alta resolução espacial e da fina espessura de corte permitida pelo método (Fig. 2-2).

Há uma boa identificação do revestimento cutâneo, do complexo areolopapilar, da região retroareolar, parênquima e da parede torácica anterior.

A fim de facilitar o entendimento dividiremos esta seção em:

1. Pele e complexo areolopapilar.
2. Parênquima mamário.
3. Espaço retromamário.
4. Sistema de sustentação.
5. Linfonodos.
6. Estruturas vasculares.
7. Musculatura da parede torácica.

PELE E COMPLEXO AREOLOPAPILAR

A pele da mama apresenta sinal hipointenso em todas as sequências e ausências de impregnação pelo meio de contraste. A espessura pode variar entre 0,5 a 2 mm (Fig. 2-3).

A avaliação do complexo areolopapilar é muito relevante, já que lesão nesta área costuma apresentar disseminação linfática precoce. É muito importante a avaliação desta área estar associada ao exame físico, pois facilita bastante a interpretação, especialmente nos casos de assimetria e de papila retrátil (Fig. 2-4).

A morfologia do complexo areolopapilar pode variar, com papilas mais proeminentes e outras planas, mas, geralmente, de forma simétrica. Deve-se ter cuidado com a papila invertida não patológica, que pode simular lesão nesta região, ainda mais se unilateral e com papila proeminente. O ideal é haver sempre uma correlação com o exame físico (Fig. 2-5).

É fundametal lembrar que as neomamas podem estar acompanhadas de reconstrução do complexo areolopapilar, inclusive a partir da mama contralateral e, nestes casos, a história e o exame físico serão essenciais, evitando um diagnóstico de recidiva cutânea, especialmente se o novo complexo areolopapilar estiver descentralizado (Fig. 2-6).

A impregnação de contraste do complexo areolopapilar pode variar, podendo ser ausente ou de leve a intensa. Entretanto, independente da sua intensidade, ela deve ser simétrica.

O padrão mais comum de impregnação papilar é a impregnação superficial em razão da intensa impregnação fina e linear da derme, entre 1 a 2 mm (Fig. 2-7).

Não se observa impregnação de aspecto nodular ou irregular ao longo da superfície posterior do complexo areolopapilar. Este aspecto deve ser considerado suspeito (Fig. 2-8).

- Impregnação do complexo areolopapilar deve ser simétrica.
- Impregnação de aspecto nodular no complexo areolopapilar sempre deve ser considerada suspeita.

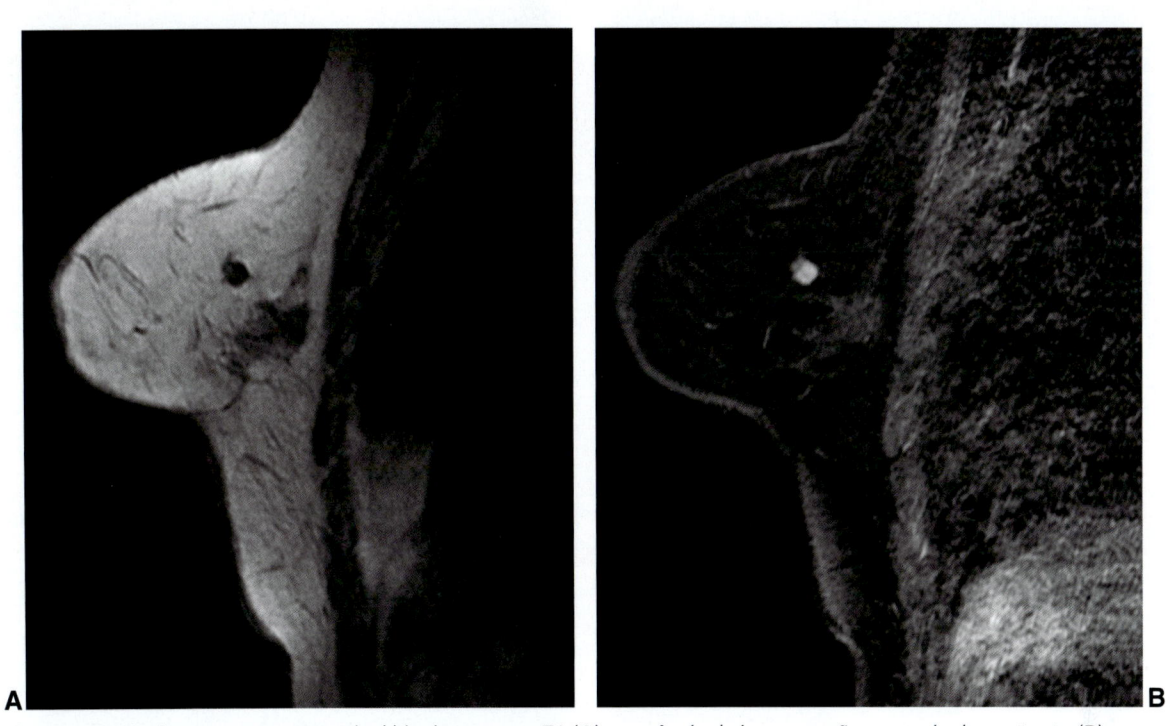

Fig. 2-3. A pele da mama apresenta sinal hipointenso em T1 (**A**) e ausência de impregnação por meio de contraste (**B**). Notar linfonodo intramamário com impregnação de contraste.

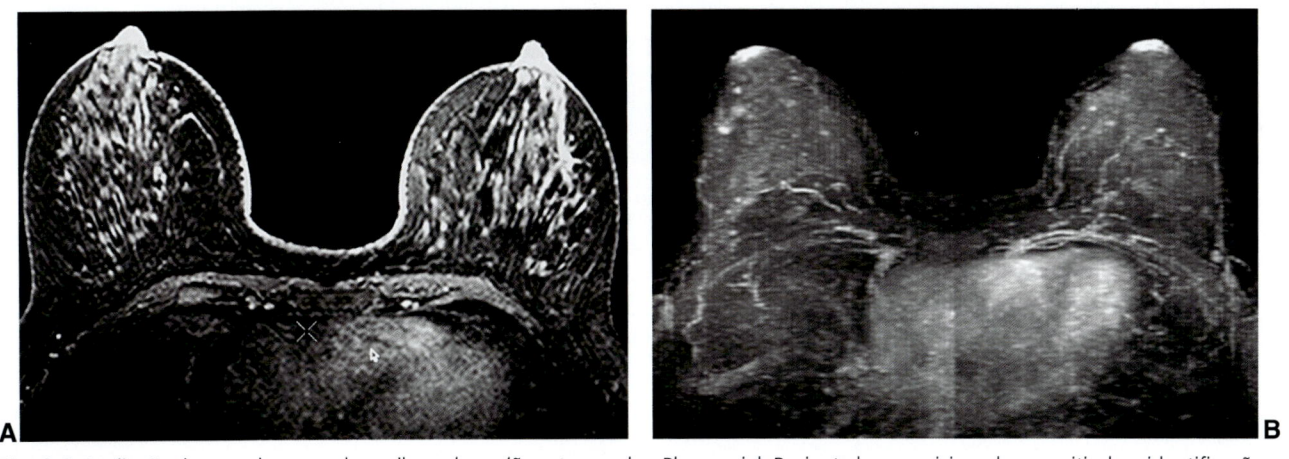

Fig. 2-4. Avaliação do complexo areolopapilar e da região retroareolar. Plano axial. Paciente bem posicionada, permitindo a identificação simultânea das papilas, que são simétricas e apresentam impregnação homogênea e difusa. (**A**) Papilas proeminentes. (**B**) Papilas retificadas.

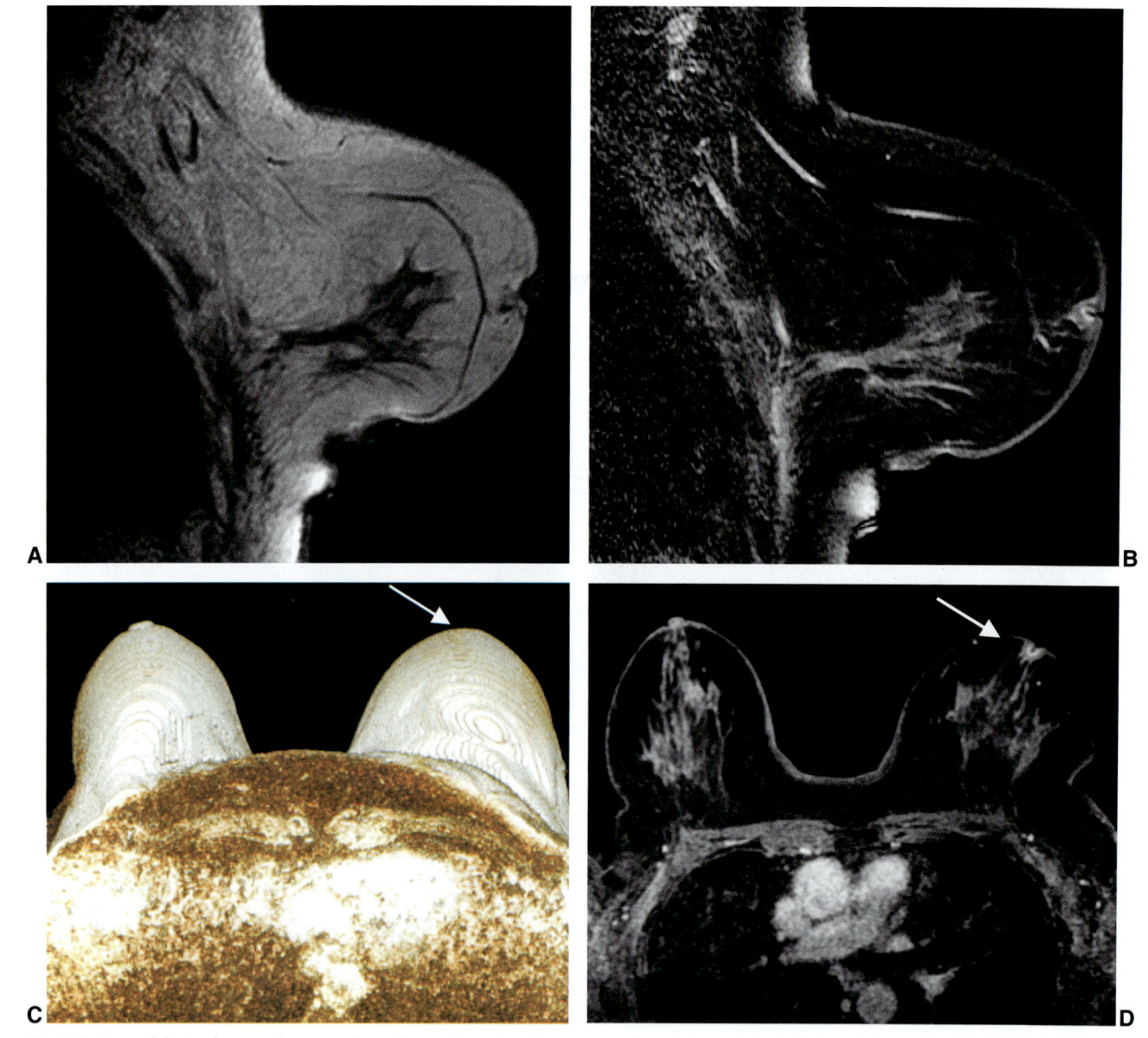

Fig. 2-5. A morfologia do complexo areolopapilar pode variar. Algumas papilas podem ser assimétricas, como neste caso, com a papila retrátil esquerda. (**A**) Sagital T1. (**B**) Sagital T1 com gadolínio e supressão de gordura. (**C**) Reconstrução de superfície. (**D**) Axial T1 com gadolínio e supressão de gordura.

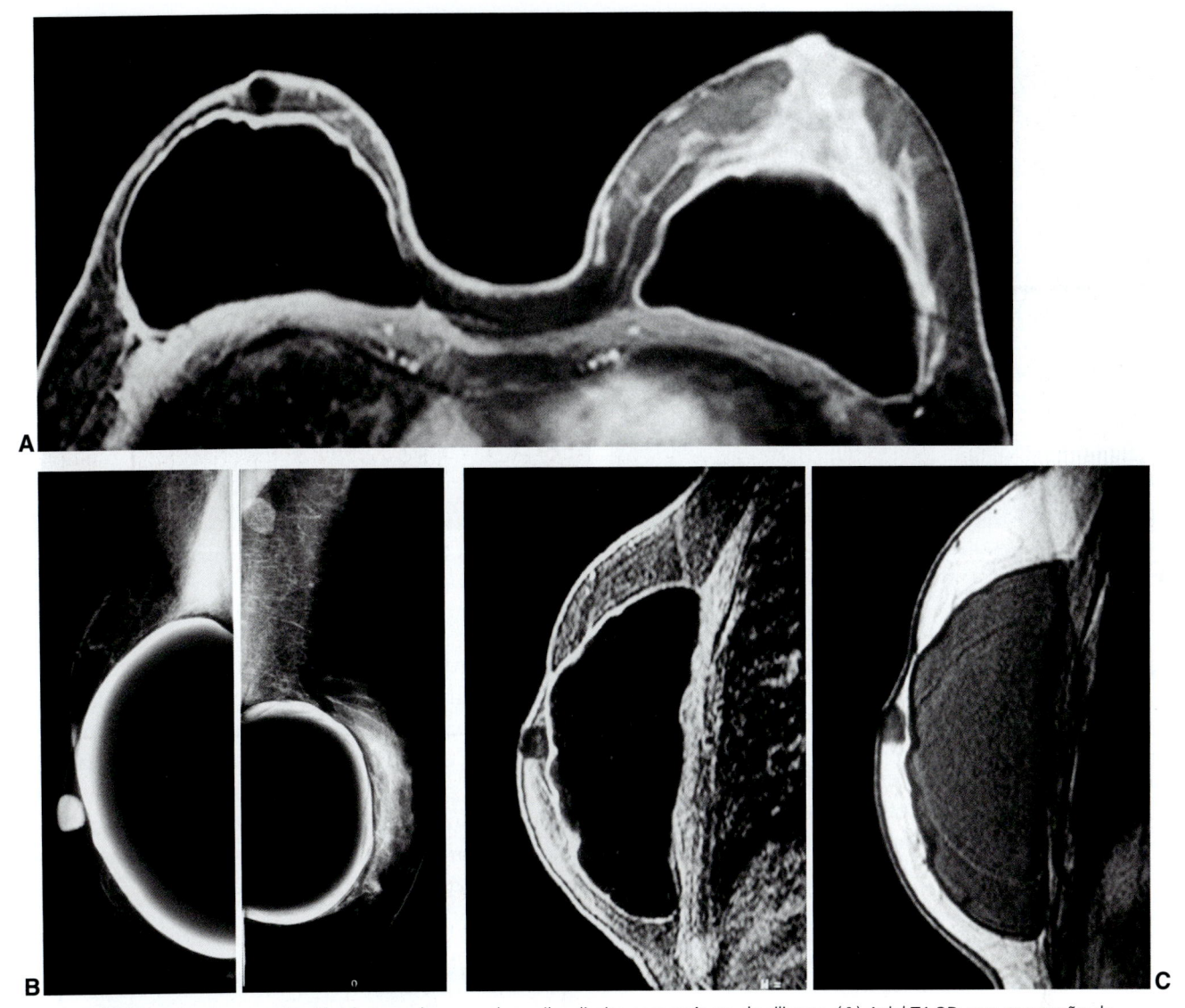

Fig. 2-6. Neomama com reconstrução do complexo areolopapilar direito com prótese de silicone. (**A**) Axial T1 3D com supressão de gordura e gadolínio. (**B**) Mamografia. (**C**) Sagital T1 com supressão de gordura. (**D**) Sagital T1 sem supressão de gordura.

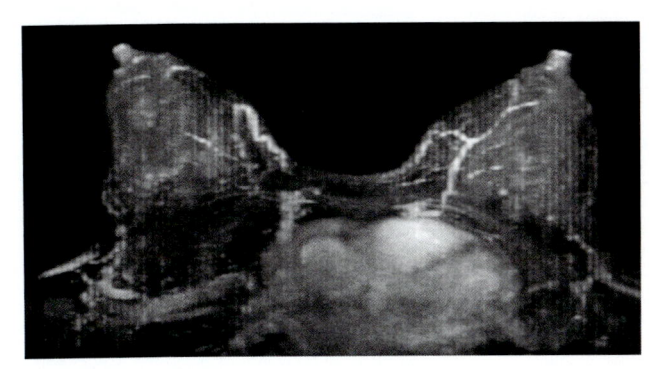

Fig. 2-7. Impregnação no complexo areolopapilar simétrico superficial, fino e linear. MIP axial.

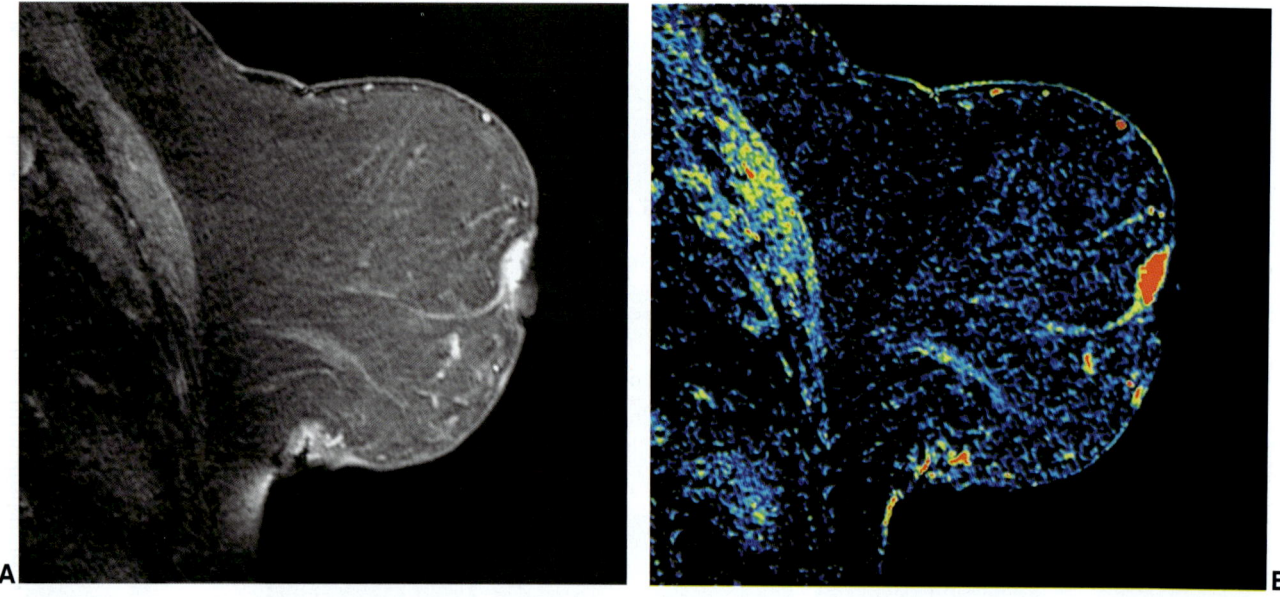

Fig. 2-8. Impregnação irregular no complexo areolopapilar esquerdo. Paget, sem extensão posterior. Sagital T1 com gadolínio e supressão de gordura e mapa paramétrico colorido.

PARÊNQUIMA MAMÁRIO

O parênquima mamário identificado na ressonância magnética reflete o conjunto formado por elementos epiteliais e tecido estromal, que constituem um sistema de 15 a 20 glândulas alveolares ou lobos, cada um com seu ducto lactífero, que se abre na papila (Fig. 2-9).

Em algumas pacientes normais os ductos lactíferos podem ser identificados na ressonância magnética próximos à papila, como imagens lineares isointensas em T1 e T2. Não devem apresentar impregnação pelo meio de contraste. As demais porções dos ductos não têm expressão no método, a não ser quando anormais. Quando uma área de impregnação anômala ductal ou segmentar é observa-

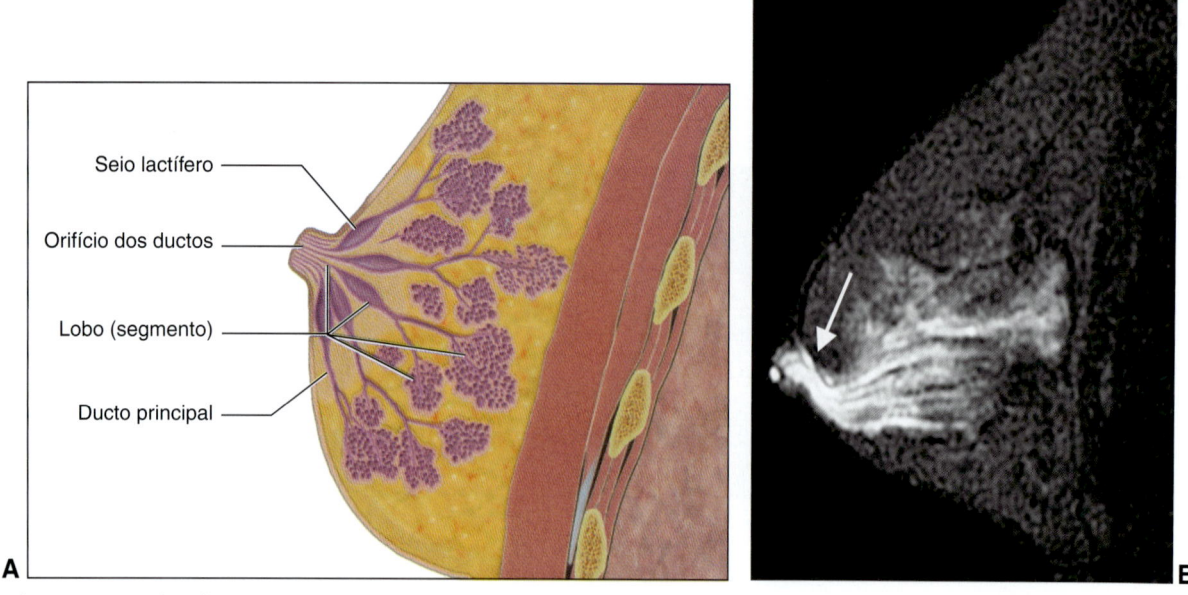

Fig. 2-9. Ductos lactíferos. Representação esquemática dos ductos mamários (**A**). (**B**) Sagital T2 com supressão de gordura identificando os ductos lactíferos (seta). (Retirado de Berg. *Dianostic imaging*. *Breast*. Salt Lake, Utah: Amirsys, 2006. p. 117.)

da, estamos identificando a patologia dentro do sistema ductal (Fig. 2-10).

O parênquima mamário tem sinal isointenso ao músculo peitoral nas imagens ponderadas em T1, e pode variar discretamente na sequência ponderada em T2. Geralmente ele se apresenta levemente hiperintenso na sequência ponderada em T2 e hiperintenso na sequência ponderada em T2 com supressão de gordura (Fig. 2-11).

O importante é que a intensidade seja homogênea, não se destacando uma área focal de sinal hiperintenso. Apesar de este achado ser muito inespecífico, em nossa experiência tivemos caso de paciente de alto risco genético em rastreamento de câncer mamário apresentando área hiperintensa na sequência ponderada em T2 sem impregnação anômala de contraste no primeiro exame. Em decorrência do aspecto inespecífico e da ausência de relato na literatura, optamos por realizar o controle. No segundo exame observou-se modificação do padrão de impregnação, com realce pós-contraste, e apresentou diagnóstico posterior de neoplasia mamária (Fig. 2-12).

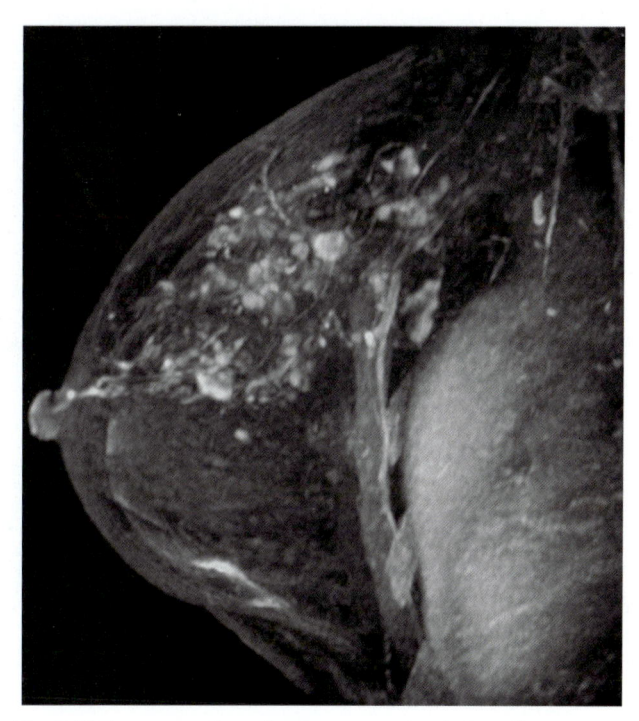

Fig. 2-10. Impregnação anômala, segmentar, heterogênea nos quadrantes superiores, estendendo-se até a papila na mama direita. Patologia dentro do sistema ductal. MIP sagital.

- Parênquima mamário: isossinal em T1 e hipersinal em T2.
- Intensidade do parênquima deve ser homogênea.
- Intensidade do corpo mamário varia de acordo com a composição da mama (parênquima × gordura).

Dessa forma, sugiro aos colegas leitores muito cuidado na leitura do exame, que tenham bom senso e em caso de dúvida diagnóstica, um controle a curto prazo pode ser uma solução, pois a ressonância magnética mamária ainda nos causa algumas surpresas por ser um método em evolução, tanto tecnicamente como na interpretação.

A densidade mamária, que é uma representação mamográfica equivalente do parênquima mamário, pode ser avaliada pela RM nas imagens ponderadas em T1 e T2. As mamas são avaliadas segundo os critérios do BI-RADS® (Fig. 2-13):

1. Mama lipossubstituída.
2. Mama parcialmente lipossubstituída.
3. Mama predominantemente fibroglandular.
4. Mama com padrão fibroglandular.

A intensidade de sinal do corpo mamário vai variar de acordo com a sua composição, refletindo a presença dos componentes representados predominantemente por água (maior quantidade no parênquima mamário) e gordura, cada um gerando um pico de intensidade de sinal (Fig. 2-14).

O parênquima mamário pode sofrer influência hormonal a ser descrita inferiormente. A impregnação funcional do parênquima mamário é tão importante que deverá ser incluída na próxima edição do BI-RADS® a ser lançada em um futuro próximo.

O entendimento do padrão de impregnação do parênquima mamário pode evitar falso-positivos, pois, por vezes, ele é assimétrico. Nestes casos, quando temos dúvida, realizamos controle em outro ciclo menstrual ou até 6 meses (Fig. 2-15).

A impregnação funcional pode variar de ausente, mínima, leve, moderada a intensa. As mais importantes na prática diária são a moderada e a intensa, pois podem dificultar a identificação de pequeninas lesões, sendo considerada a mama "densa" da ressonância magnética. Estes aspectos serão discutidos a seguir (Fig. 2-16).

Impregnação funcional do parênquima mamário sofre grande influência hormonal; deve-se levar esse aspecto em conta para evitar falso-positivos, já que a impregnação por influência hormonal pode ser assimétrica.

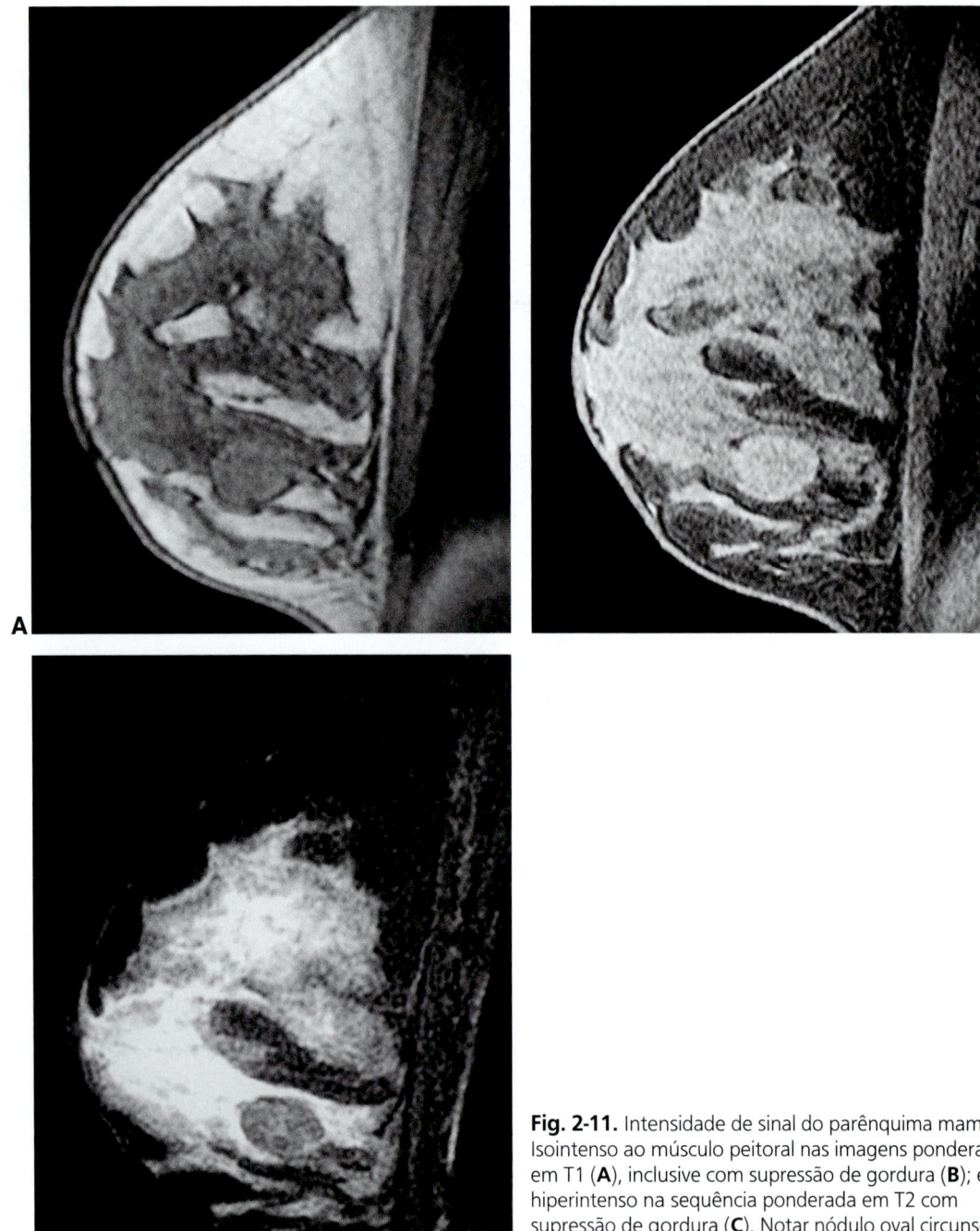

Fig. 2-11. Intensidade de sinal do parênquima mamário. Isointenso ao músculo peitoral nas imagens ponderadas em T1 (**A**), inclusive com supressão de gordura (**B**); e hiperintenso na sequência ponderada em T2 com supressão de gordura (**C**). Notar nódulo oval circunscrito isointenso em T1 e hipointenso em T2 no quadrante inferior.

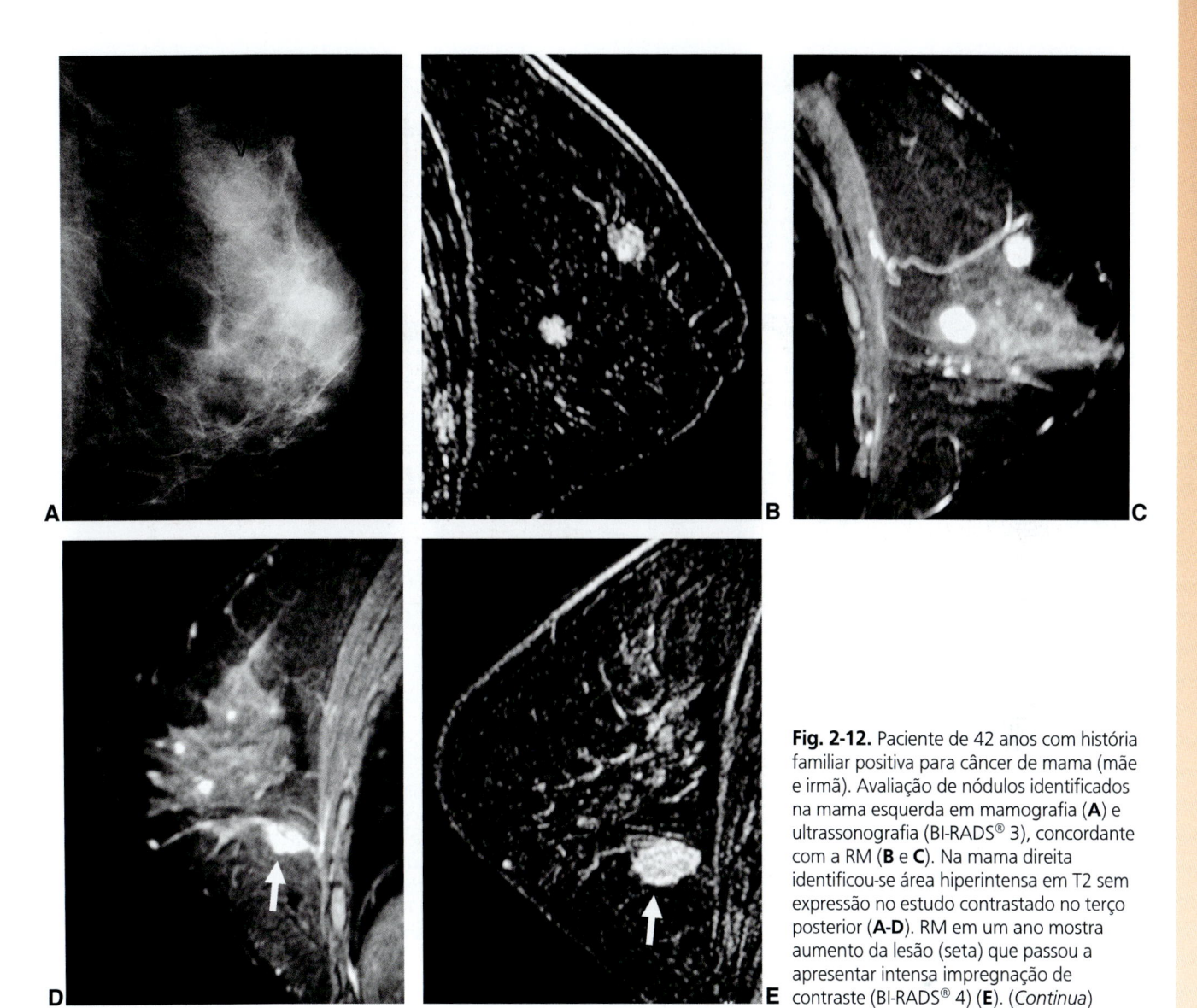

Fig. 2-12. Paciente de 42 anos com história familiar positiva para câncer de mama (mãe e irmã). Avaliação de nódulos identificados na mama esquerda em mamografia (**A**) e ultrassonografia (BI-RADS® 3), concordante com a RM (**B** e **C**). Na mama direita identificou-se área hiperintensa em T2 sem expressão no estudo contrastado no terço posterior (**A-D**). RM em um ano mostra aumento da lesão (seta) que passou a apresentar intensa impregnação de contraste (BI-RADS® 4) (**E**). (*Continua*)

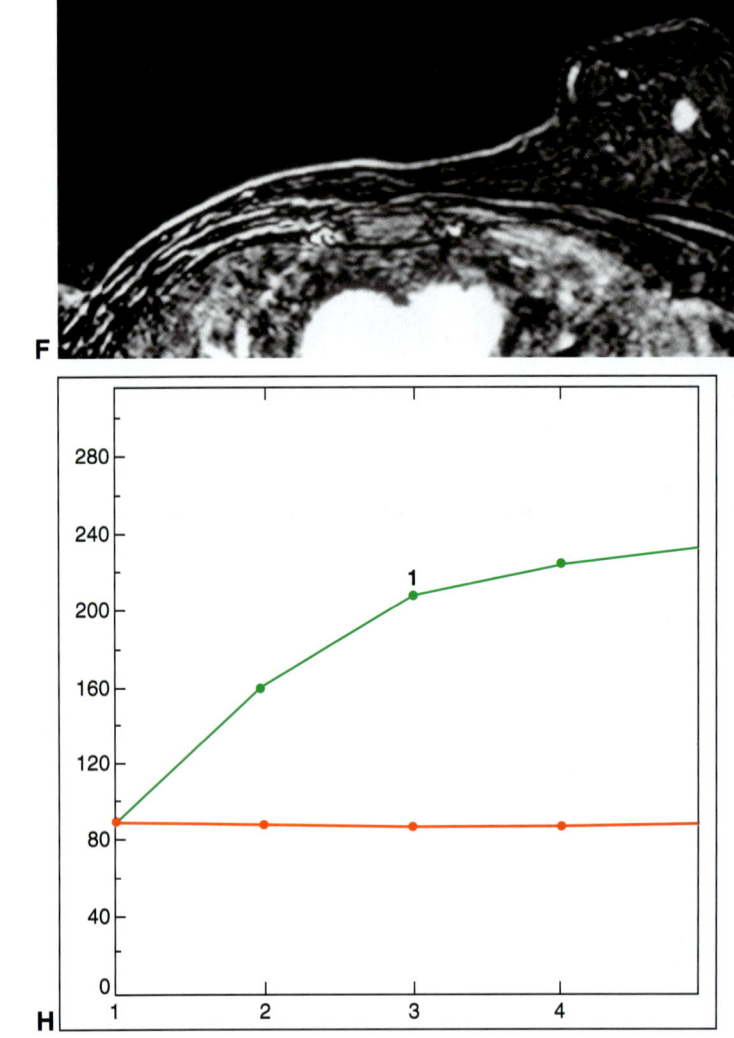

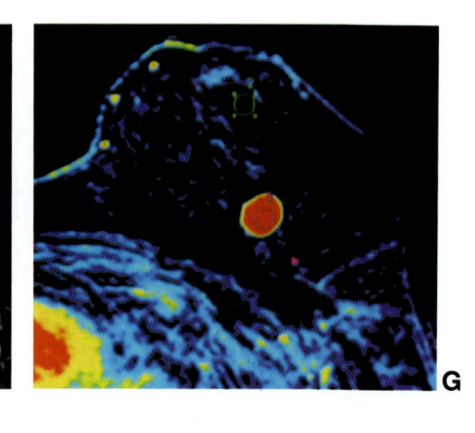

Fig. 2-12 (*Continuação*). Após o resultado da biópsia (carcinoma ductal infiltrante), realizou mastectomia (**F**). Na RM anterior à mastectomia redutora de risco, à esquerda, não houve modificação dos nódulos (fibroadenomas) (**F-H**). (**A**) Mamografia. (**B**, **E**, **F** e **G**) Subtração com gadolínio. (**C** e **D**) Sagital T2. (**H**) Curva de impregnação de um dos nódulos da mama esquerda com padrão ascendente.

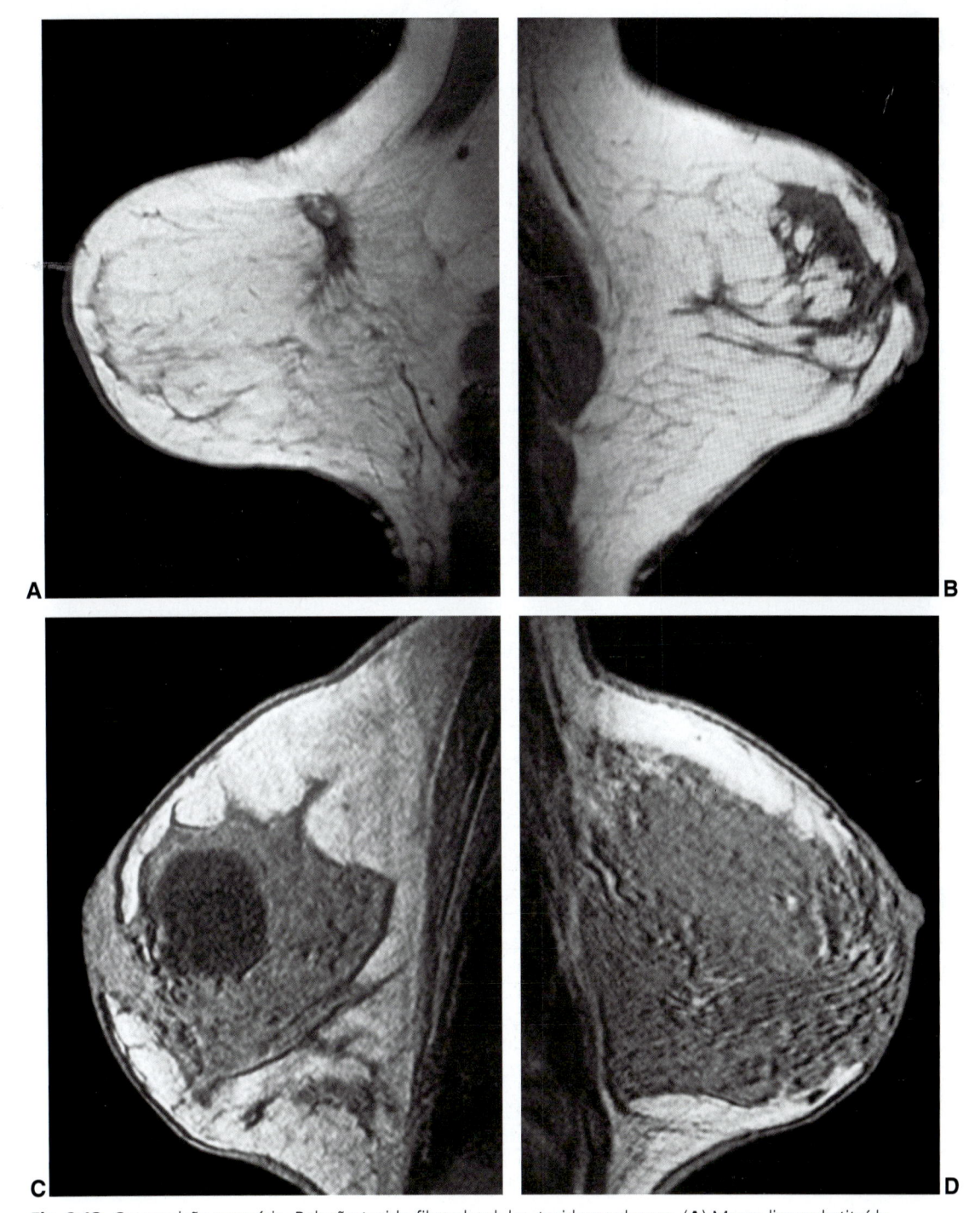

Fig. 2-13. Composição mamária. Relação tecido fibroglandular–tecido gorduroso. (**A**) Mama lipossubstituída. (**B**) Mama parcialmente lipossubstituída. (**C**) Mama predominantemente fibroglandular. (**D**) Mama com padrão fibroglandular. Plano sagital ponderado em T1.

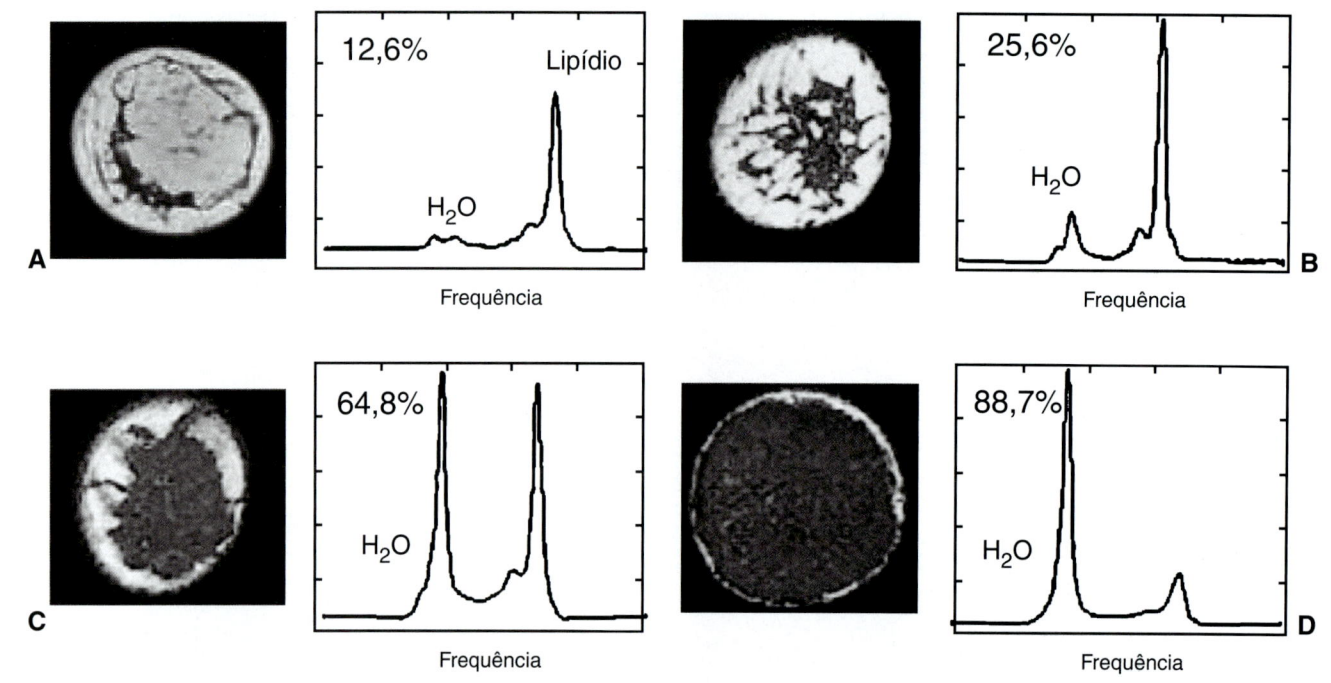

Fig. 2-14. (**A-D**) A intensidade do corpo mamário varia de acordo com a sua composição, refletindo a presença da água (maior quantidade no parênquima mamário) e gordura, cada um gerando um pico de intensidade de sinal. Observar o pico do metabólito e o padrão mamário correspondendo à composição das mamas descrita na Figura 2-13.

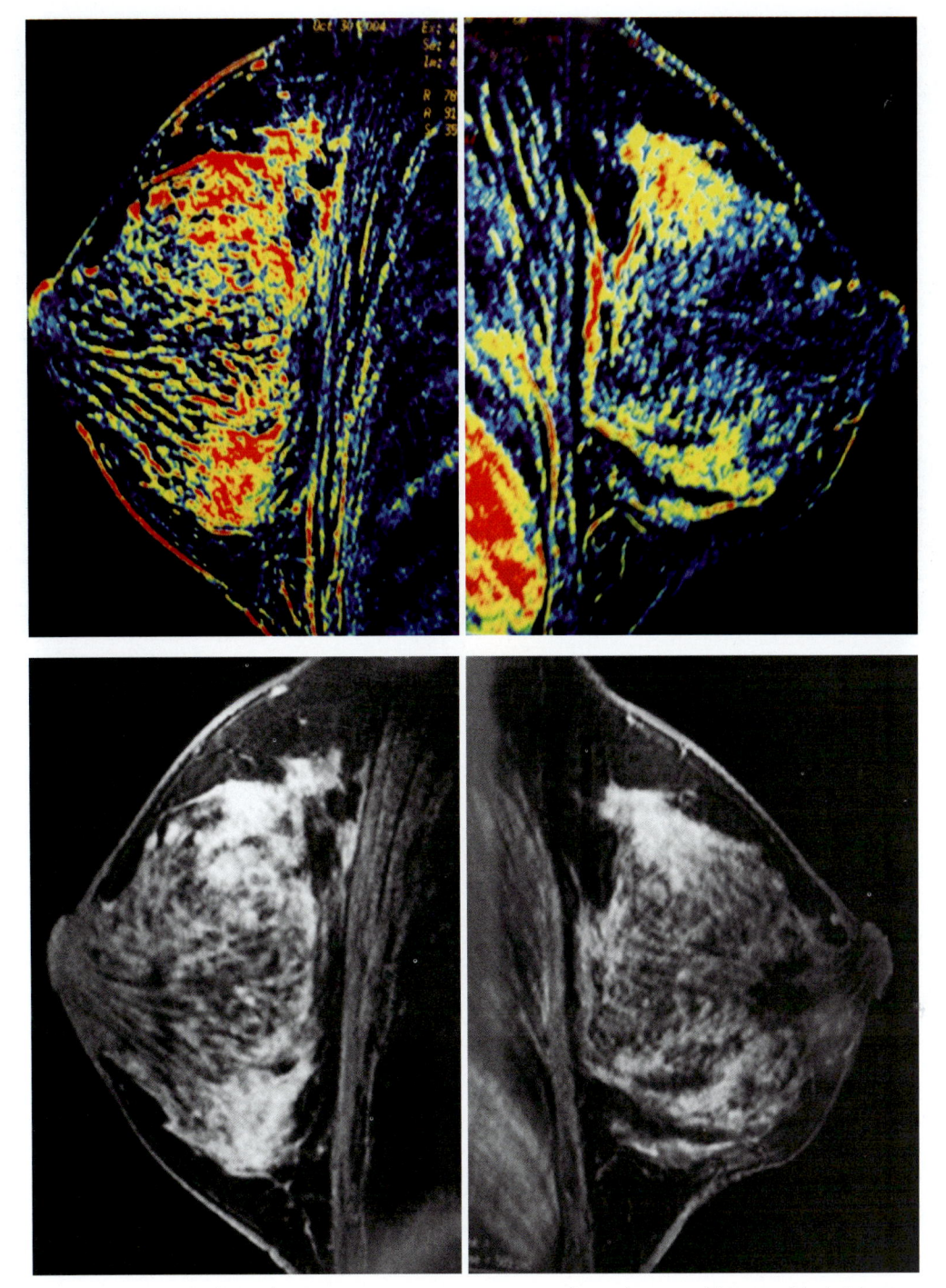

Fig. 2-15. Caso 1. Paciente de 47 anos em rastreamento para câncer de mama (risco genético). Primeiro exame com moderada impregnação, levemente assimétrica, maior na mama direita (1). (*Continua*)

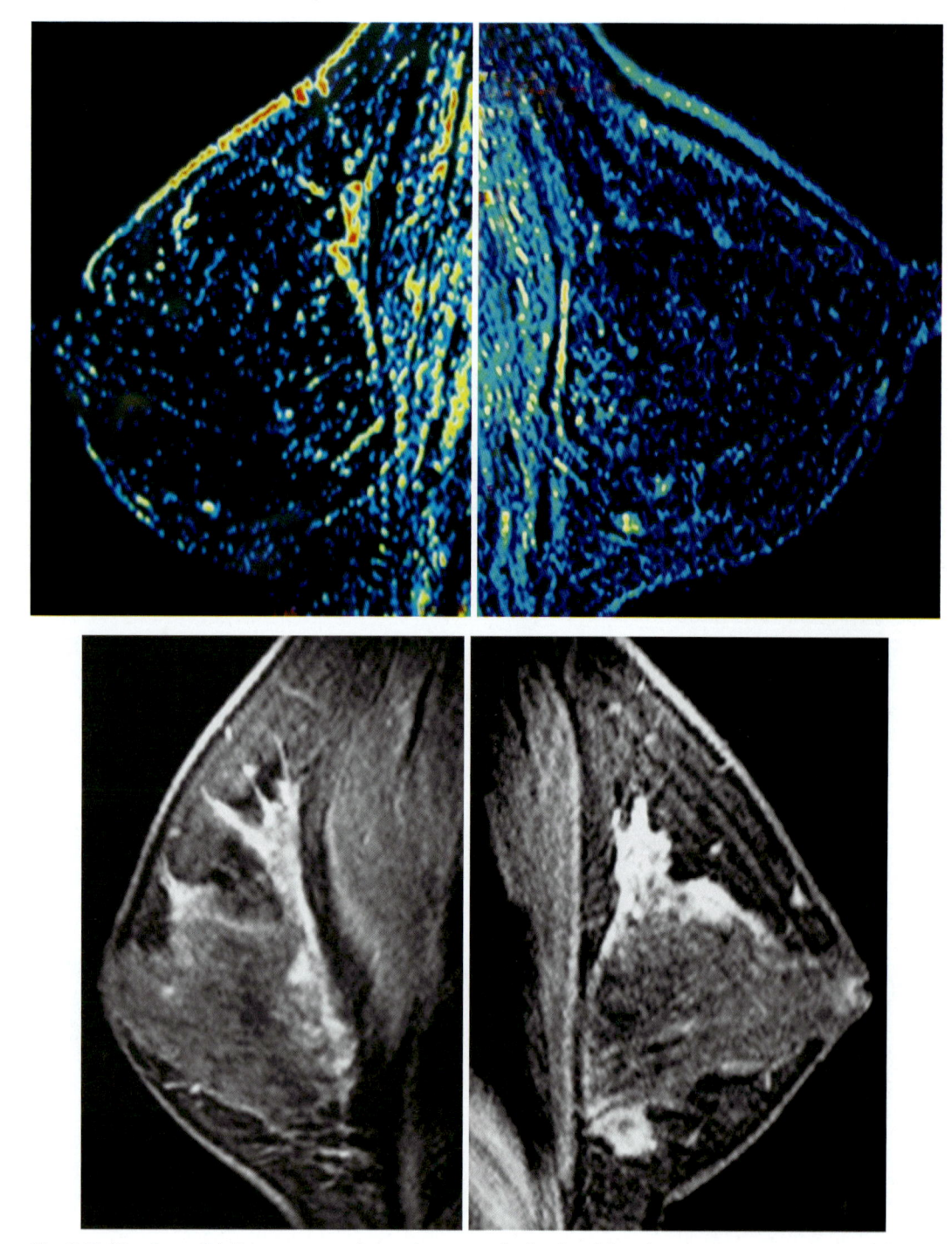

Fig. 2-15 (*Continuação*). No exame seguinte, a impregnação funcional é muito menor e menos intensa (2).

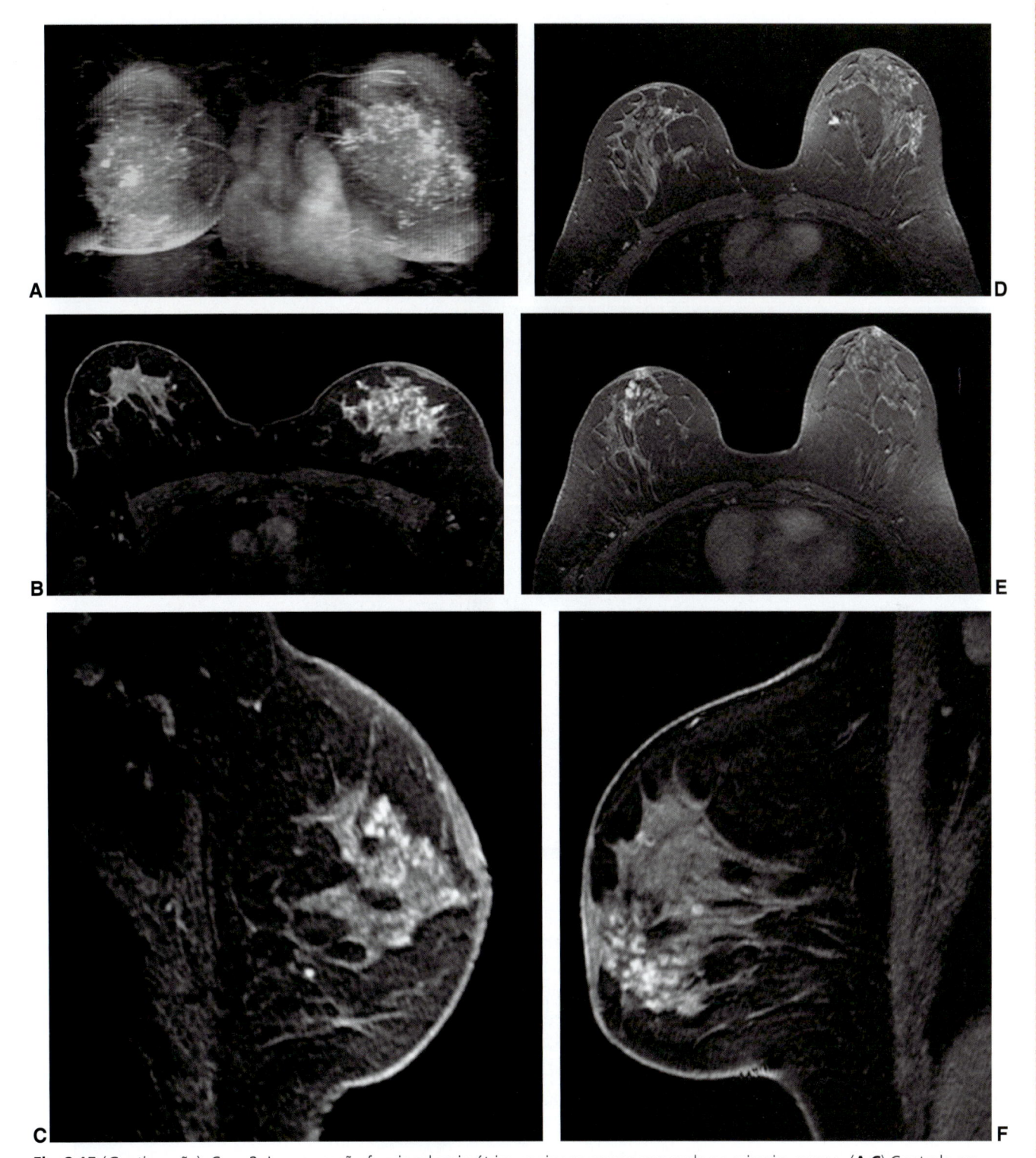

Fig. 2-15 (*Continuação*). Caso 2. Impregnação funcional assimétrica, maior na mama esquerda no primeiro exame. (**A-C**) Controle em 6 meses, com predomínio de impregnação na mama direita (**D-F**). (**A**) MIP coronal. (**B**) Axial T1 com gadolínio. (**C** e **F**) Sagital T1 com gadolínio e supressão de gordura. (**D** e **E**) Axial T1 com gadolínio.

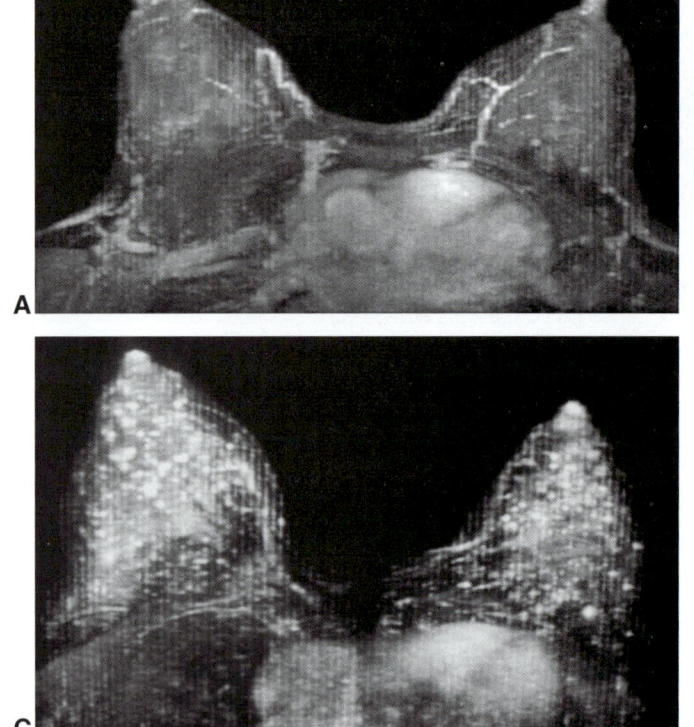

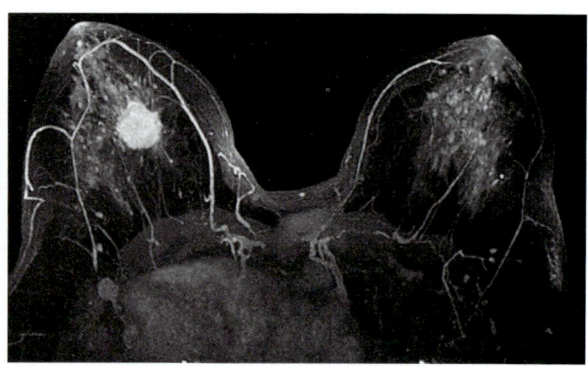

Fig. 2-16. Impregnação do parênquima. (**A**) Mínima, (**B**) moderada, (**C**) intensa.

ESPAÇO RETROMAMÁRIO

A região posterior da mama, entre a glândula e a musculatura peitoral, é bem visualizada na ressonância magnética, embora na mamografia pareça mais proeminente em virtude do posicionamento. É denominada espaço ou loja retromamária e é constituída, predominantemente, por gordura, tecido conectivo escasso, vasos e, raramente, parênquima mamário. Posteriormente, é delimitada pela aponeurose de revestimento da parede torácica. O tecido gorduroso permite um certo grau de movimento da fáscia peitoral e oferece resistência à extensão de infecção e neoplasias (Fig. 2-17).

Quando há extensão posterior da neoplasia, este espaço pode apresentar modificação do sinal, seja por extensão direta ou por tumor, quando se observa um nódulo. Por vezes, especialmente no carcinoma inflamatório, pode-se observar hipersinal na sequência ponderada em T2, que pode representar extensão da lesão ou alteração inflamatória (Fig. 2-18).

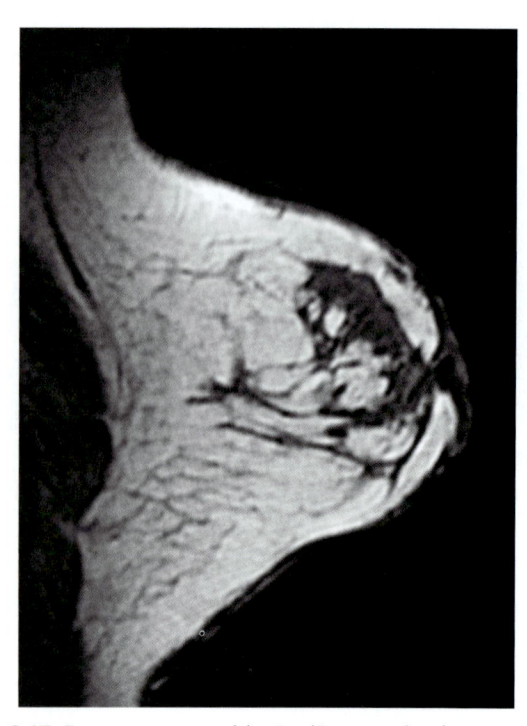

Fig. 2-17. Espaço retromamário. Região posterior da mama, entre a glândula e a musculatura peitoral.

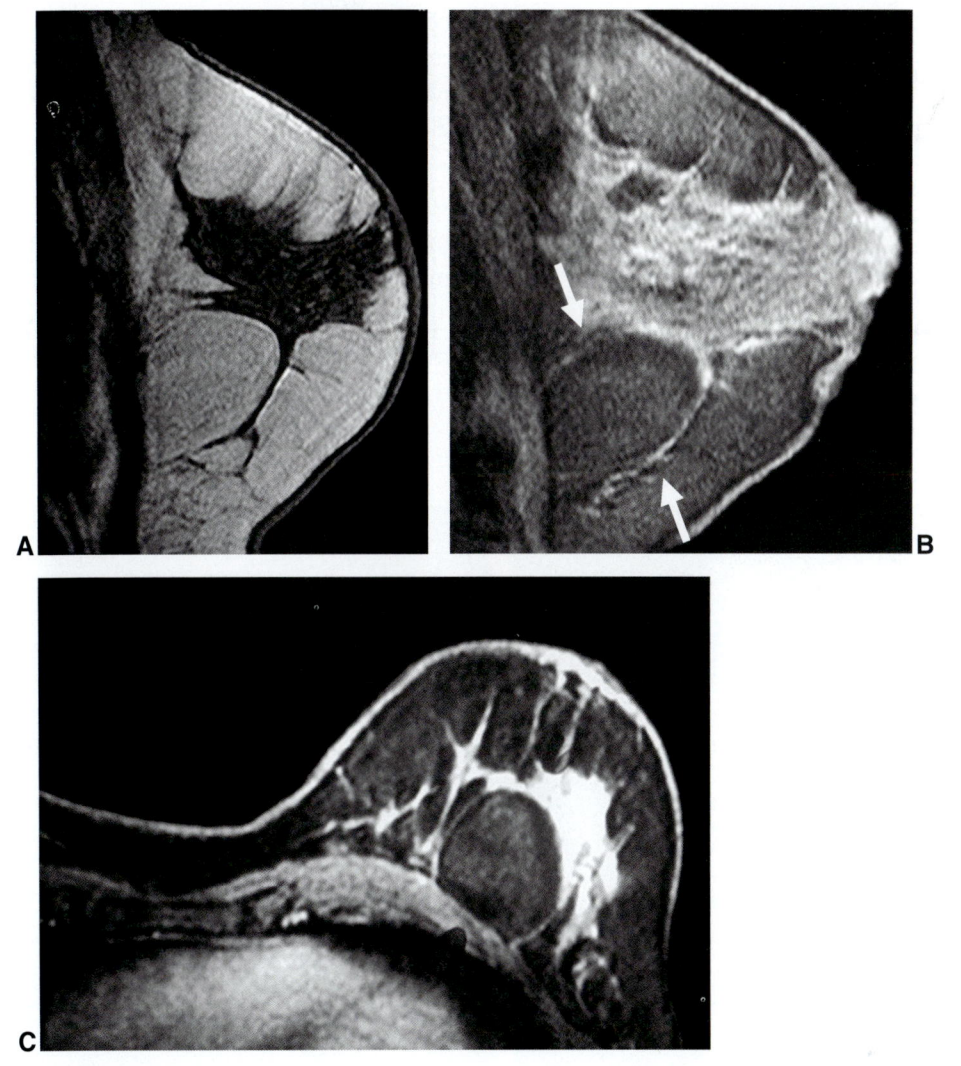

Fig. 2-18. Caso 1. Lipoma ocupando o espaço retromamário esquerdo. Nódulo circunscrito com sinal semelhante ao da gordura (setas). Sagital T1 (**A**), T1 com supressão de gordura (**B**), e axial com supressão (**C**).

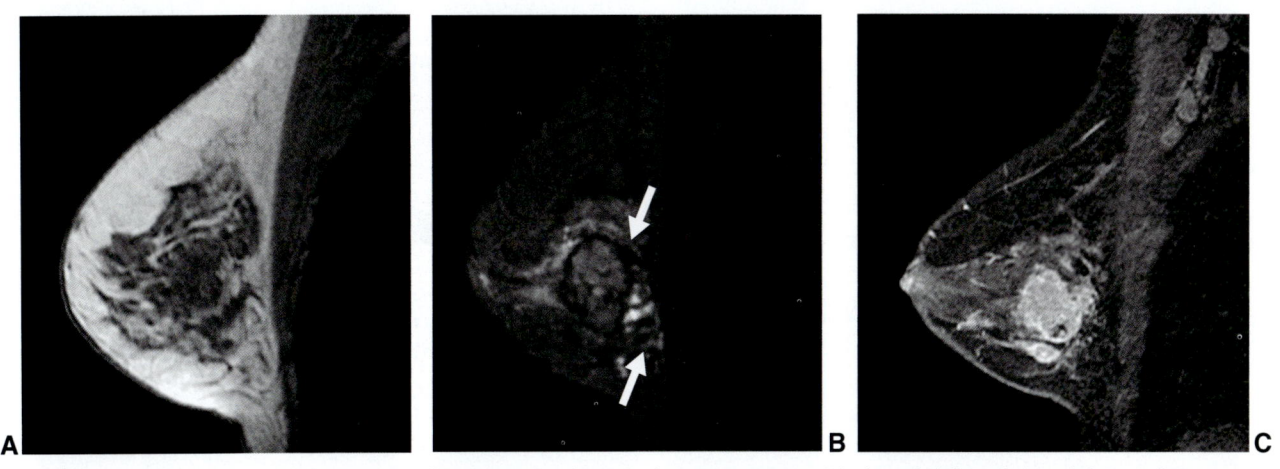

Fig. 2-18 (*Continuação*). Caso 2. Carcinoma inflamatório com hipersinal em T2 retromamário (setas). (**A**) Sagital T1. (**B**) Sagital T2 com supressão de gordura. (**C**) Sagital T1 com supressão da gordura e gadolínio.

SISTEMA DE SUSTENTAÇÃO

O tecido não glandular representa o sistema de sustentação da mama e constitui uma estrutura de proteção e sustentação da mama.

Os ligamentos subcutâneos, ou ligamentos suspensores de Cooper, fixam a glândula mamária na pele e podem ser identificados na ressonância magnética (Fig. 2-19).

Em decorrência desta relação do parênquima, ligamento de suspensão e pele, quando se realiza a mastectomia subcutânea, uma pequena parte do parênquima pode permanecer. Daí o termo mastectomia redutora de risco ser adequado, pois ela não elimina totalmente a possibilidade de neoplasia (Fig. 2-20).

Os ligamentos de Cooper no espaço adiposo subcutâneo apresentam-se como imagens lineares hipointensas em T1 e T2, sem impregnação pelo meio de contraste (Fig. 2-19).

Quando espessados, geralmente por carcinoma inflamatório, observamos o padrão de impregnação anômala denominada dendrítica (Fig. 2-21).

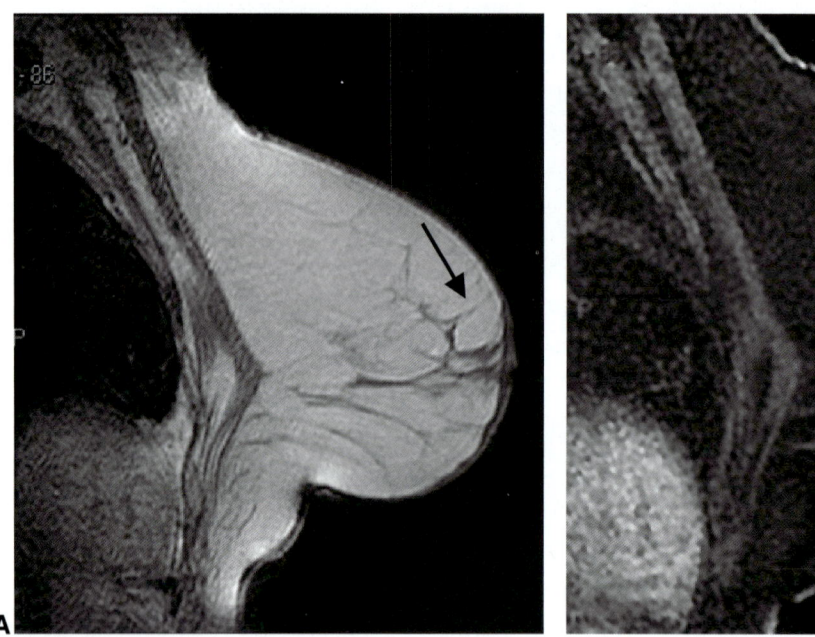

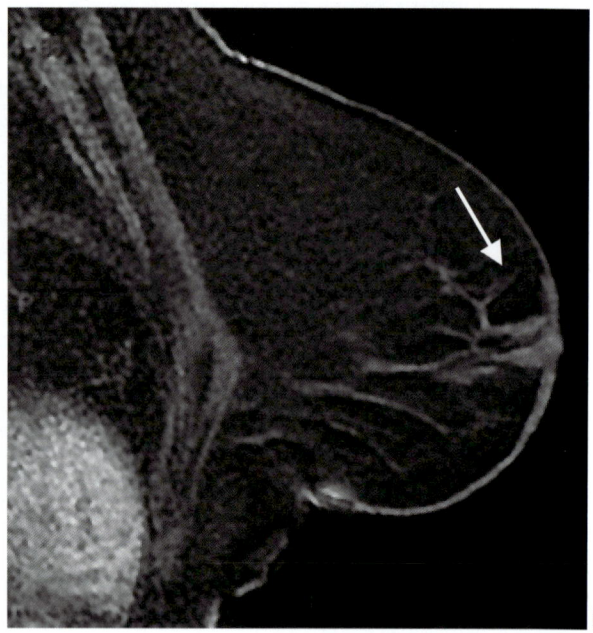

Fig. 2-19. Ligamentos suspensores de Cooper fixam a glândula mamária na pele. Imagens lineares hipointensas em T1, sem impregnação por meio de contraste (setas). Sagital T1 (**A**) e sagital T1 após gadolínio (**B**).

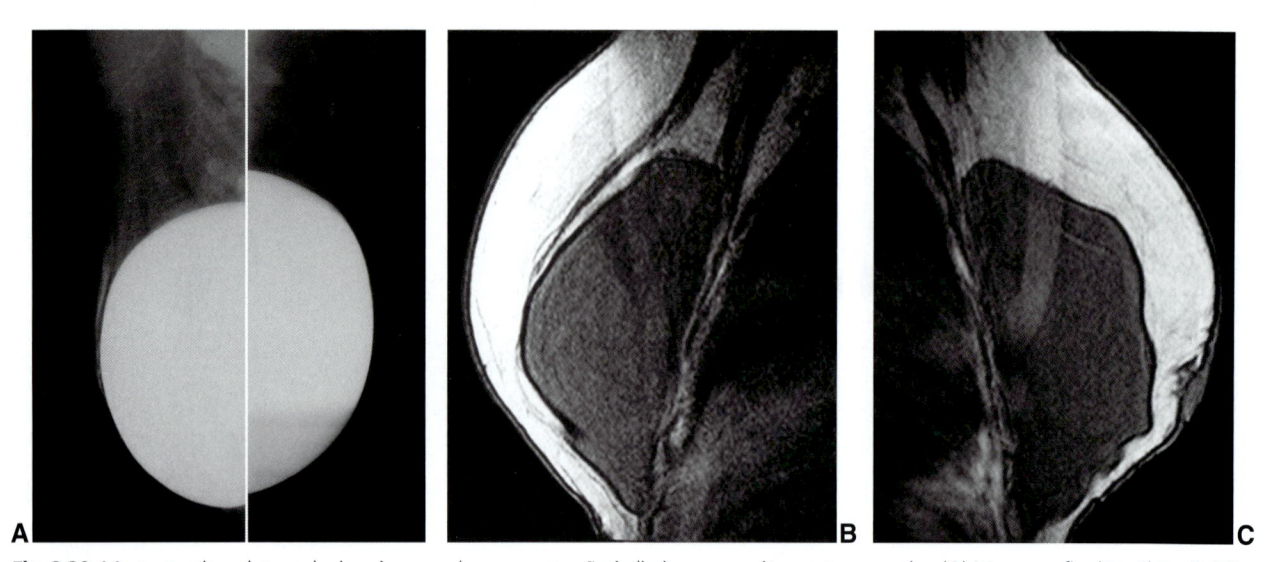

Fig. 2-20. Mastectomia redutora de risco à esquerda e reconstrução à direita, com prótese retromuscular. (**A**) Mamografia. (**B** e **C**) Sagital T1.

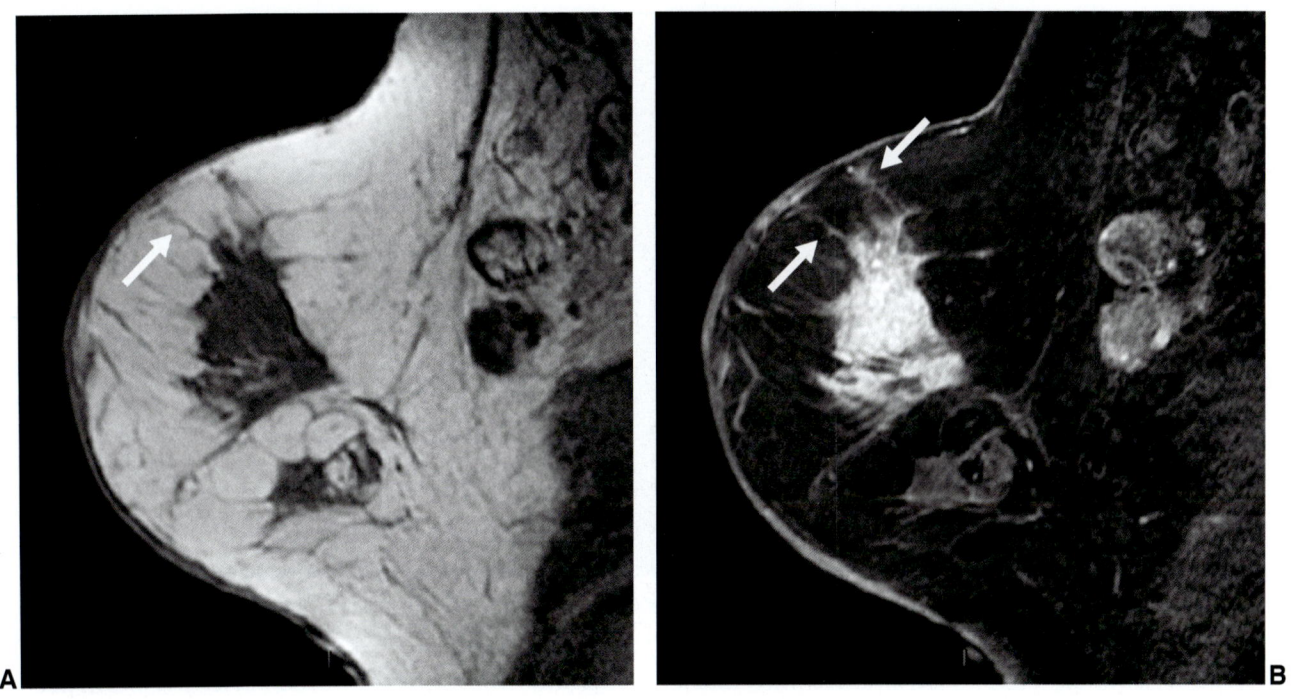

Fig. 2-21. Espessamento dos ligamentos de Cooper por carcinoma inflamatório. Padrão dendrítico (setas). (**A**) Sagital T1. (**B**) Sagital T1 com supressão de gordura. Estudo dinâmico contrastado.

LINFONODOS

Os linfonodos são imagens circunscritas, com aspecto riniforme e hilo com conteúdo orduroso. Por vezes podemos também observar os vasos linfáticos eferentes. Os vasos linfáticos aferentes chegam à periferia dos linfonodos (Fig. 2-22).

Já que linfonodos com aspecto normal na ressonância magnética podem apresentar metástase na patologia, o método não pode ser usado para afastar envolvimento linfonodal. Por outro lado, linfonodos com aspecto suspeito devem ser relatados, pois podem representar comprometimento linfonodal ou reação inflamatória, mas devem ser estudados (linfonodopatia). Estes aspectos serão discutidos no capítulo de interpretação de imagens (Fig. 2-23).

Os linfonodos de drenagem da mama podem ser subdivididos em seis grupos, que podem ser identificados na ressonância magnética: mamário

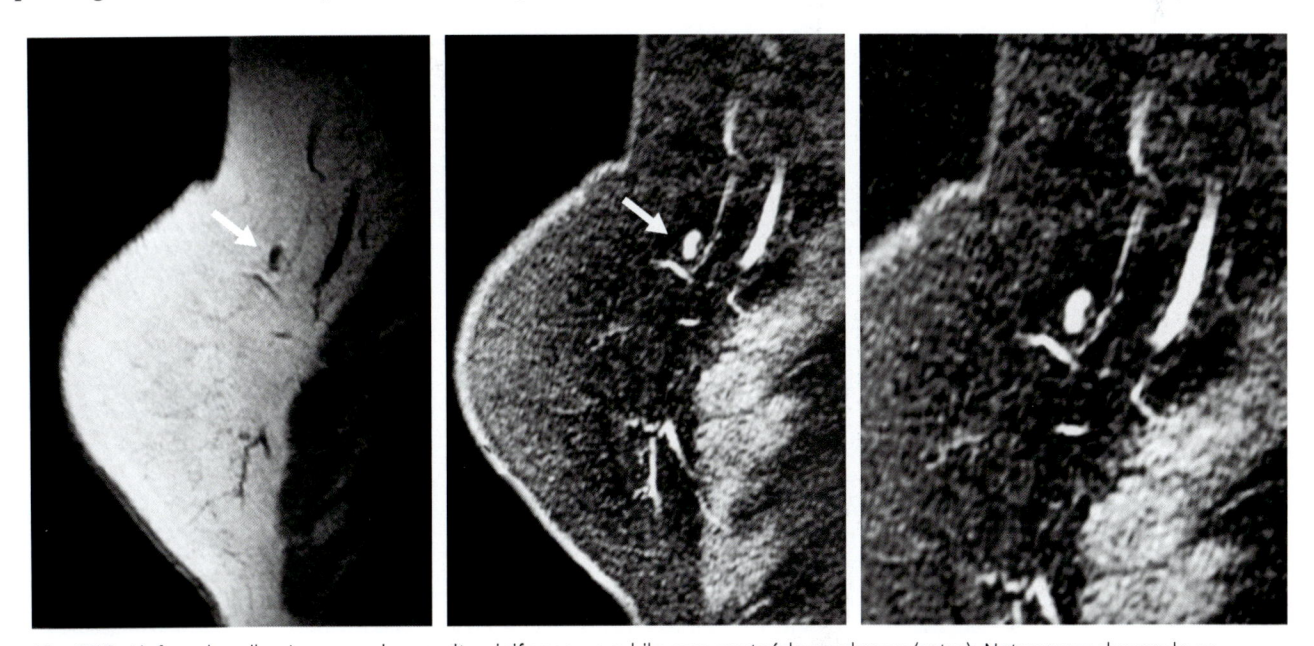

Fig. 2-22. Linfonodo axilar. Imagem circunscrita, riniforme, com hilo com conteúdo gorduroso (setas). Notar vasos chegando ao linfonodo na ampliação.

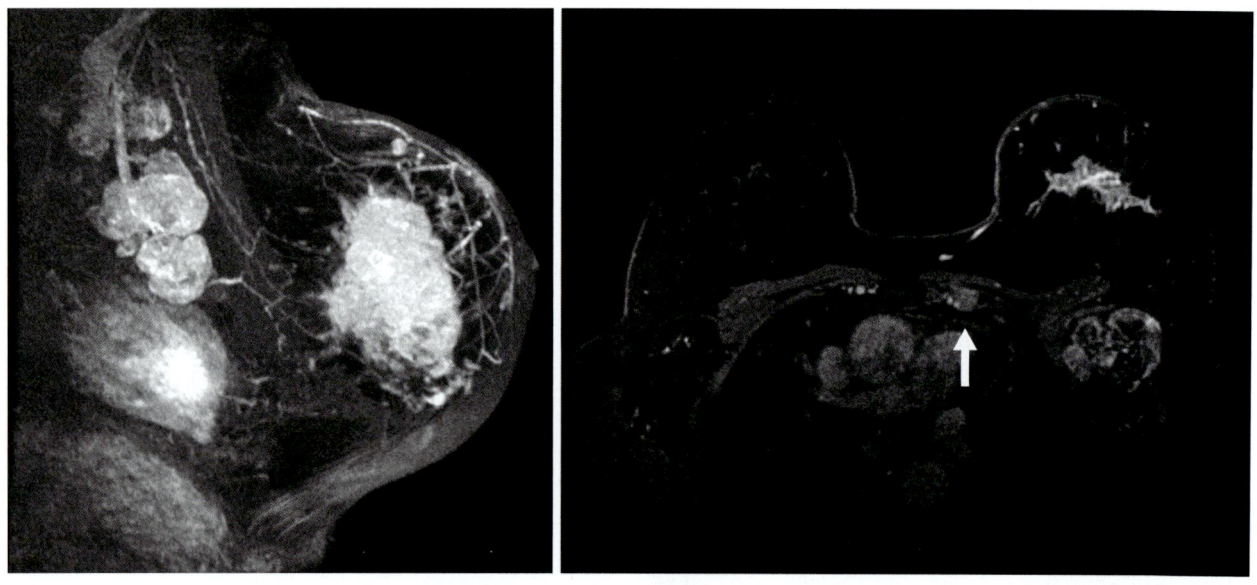

Fig. 2-23. Linfonodomegalias axilares. MIP sagital T1 e axial T1 após gadolínio. Linfonodomegalia mamária interna à esquerda (seta).

externo, escapular, axilar, central, infraclavicular e interpeitoral (Rotter). Outros grupos regionais importantes no estudo da patologia mamária são os linfonodos intramamários e supraclaviculares (Fig. 2-24).

Linfonodos intramamários

Os linfonodos intramamários são facilmente visibilizados na ressonância magnética. Para serem considerados linfonodos intramamários precisam preencher os critérios morfológicos, apresentarem tamanho menor que 1 cm e, tipicamente, estarem próximos a uma estrutura vascular. Podem, também, estar envolvidos por tecido mamário (Fig. 2-25).

A localização mais comum e habitual apresenta-se no quadrante superior externo da mama. Entretanto, podemos observá-los no quadrante inferior externo e nos internos (Fig. 2-26).

GRUPOS E NÍVEIS DOS LINFONODOS

- Supraclavicular
- Escapular
- Infraclavicular
- Grupo central
- Grupo peitoral
- Mamário externo inferior
- Cadeia mamária interna
- Veia axilar

Veia axilar esquerda

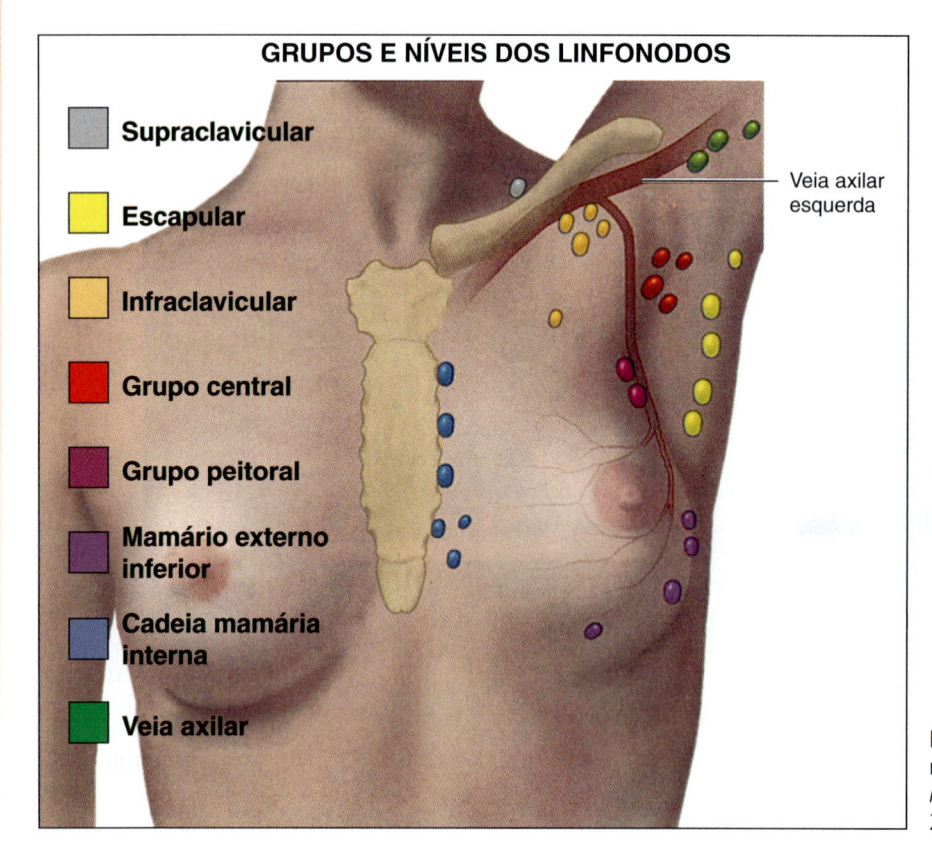

Fig 2-24. Linfonodos de drenagem da mama. (Retirado de Berg. *Dianostic imaging*. *Breast*. Salt Lake, Utah: Amirsys, 2006. p. 133.)

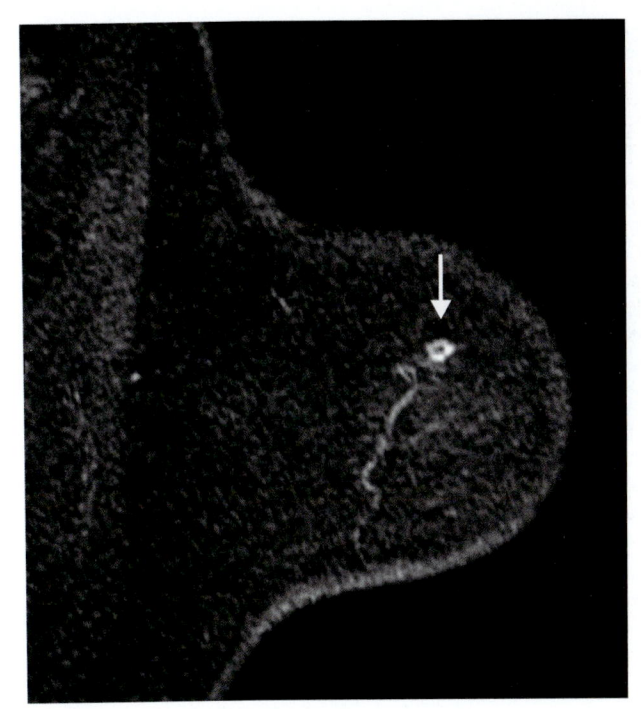

Fig. 2-25. Linfonodo intramamário no QSE. Nódulo oval circunscrito, com menos de 1 cm, próximo à estrutura vascular e com pequena área de conteúdo gorduroso, com queda de sinal na sequência com supressão de gordura (seta). Sagital T1 com supressão de gordura e gadolínio.

Linfonodos axilares

Os linfonodos axilares podem apresentar tamanho variado, mas o aspecto morfológico é o mais importante, com conteúdo gorduroso e limites bem definidos. Acompanham a porção lateral da veia axilar (Fig. 2-27).

Os linfonodos axilares estão divididos a partir da sua relação com o músculo peitoral menor em níveis I, II e III (Fig. 2-28).

- *Nível I:* linfonodos localizados lateralmente a este músculo e que se estendem até a cauda da mama, recebendo a maior parte da drenagem linfática deste órgão.
- *Nível II:* linfonodos localizados abaixo do músculo peitoral menor.
- *Nível III:* linfonodos localizados medial e superiormente ao músculo peitoral menor até a clavícula.

É importante ressaltar que a dissecção axilar inclui a ressecção dos linfonodos de níveis I e II. Portanto, os linfonodos nível III devem ser bem avaliados no estudo de imagem.

Linfonodos da mamária interna

A região da cadeia mamária interna é bem visualizada na ressonância em função do estudo tridimensional. Localizada posterior e lateral ao esterno, junto aos espaços intercostais, pode ser acompanhada em toda a sua extensão (Fig. 2-29).

Já que é uma área de acesso cirúrgico difícil em razão das variações anatômicas vasculares que podem ser encontradas, a análise por ressonância pode ser útil e sempre deve ser realizada, especialmente no estadiamento. Ela pode afetar o estadiamento e a conduta da paciente, pois a disseminação linfonodal para a cadeia mamária interna está associada a um prognóstico pior.

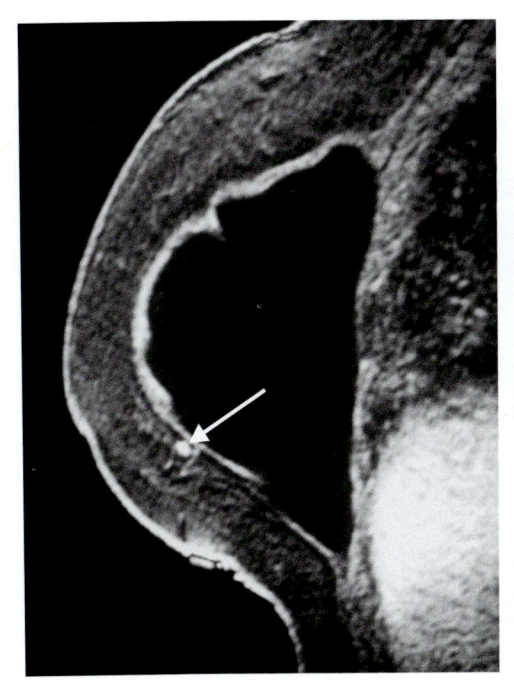

Fig. 2-26. Linfonodo intramamário no quadrante inferior interno. Sagital e axial T1 com supressão de gordura e gadolínio. Notar estrutura vascular adjacente (seta).

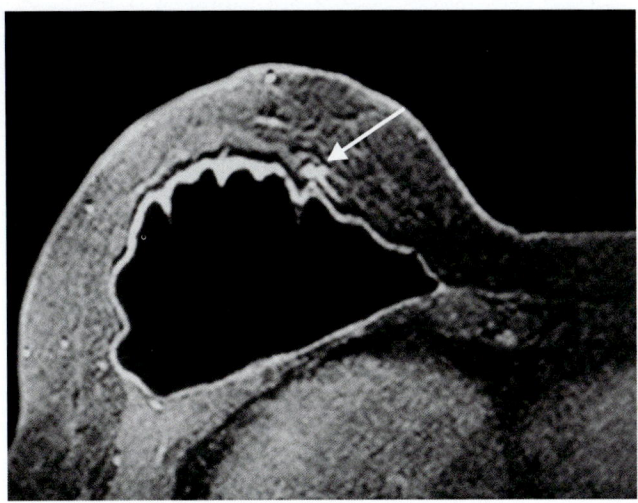

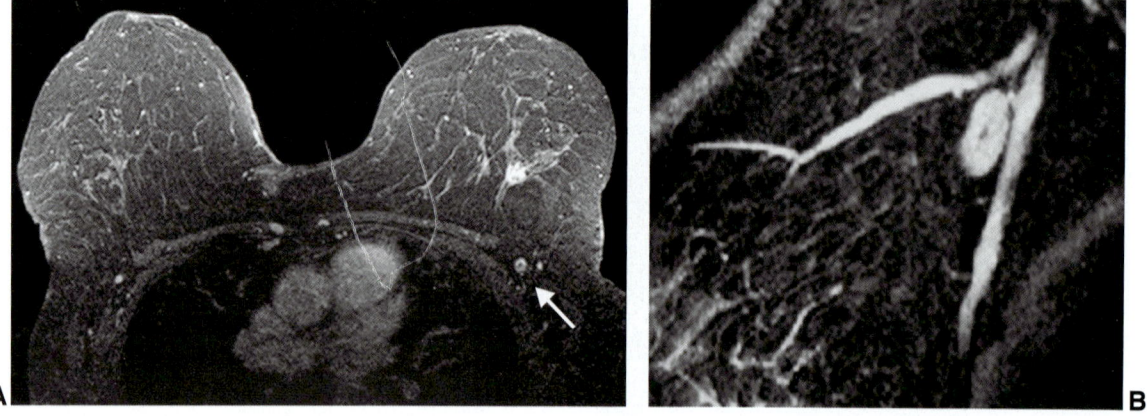

Fig. 2-27. Linfonodo axilar esquerdo com aspecto habitual, conteúdo gorduroso e limites bem definidos, adjacente à veia axilar (seta). Axial (**A**) e sagital (**B**) T1 com supressão de gordura.

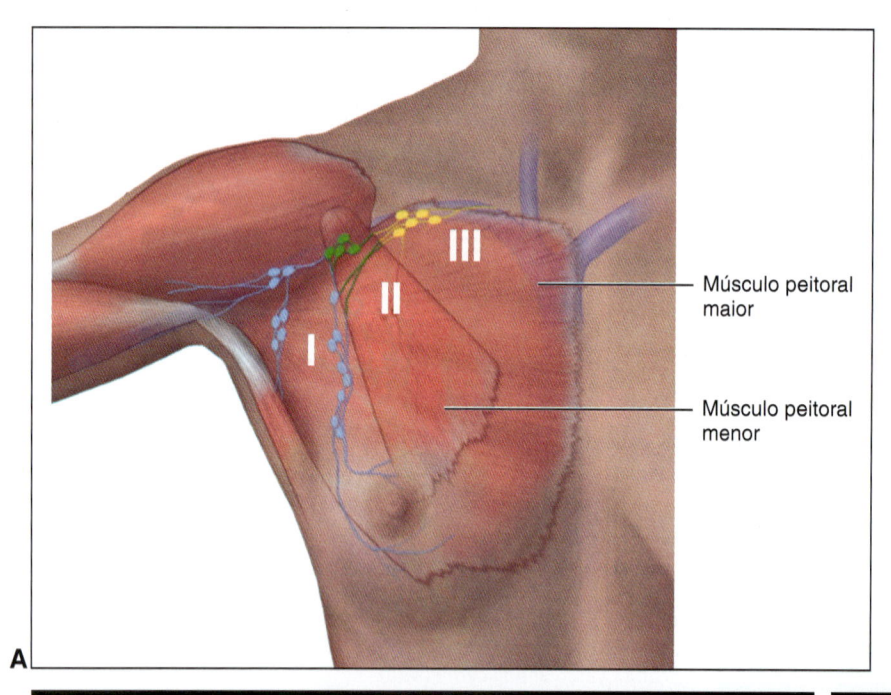

Fig. 2-28. Linfonodos axilares. (**A**) Relação com músculo peitoral menor e divisão em níveis I, II e III. (**B**) Linfonodo nível I (seta branca). Linfonodo nível II (seta vermelha). (Retirado de Berg. *Dianostic imaging. Breast*. Salt Lake, Utah: Amirsys, 2006. p. 133.)

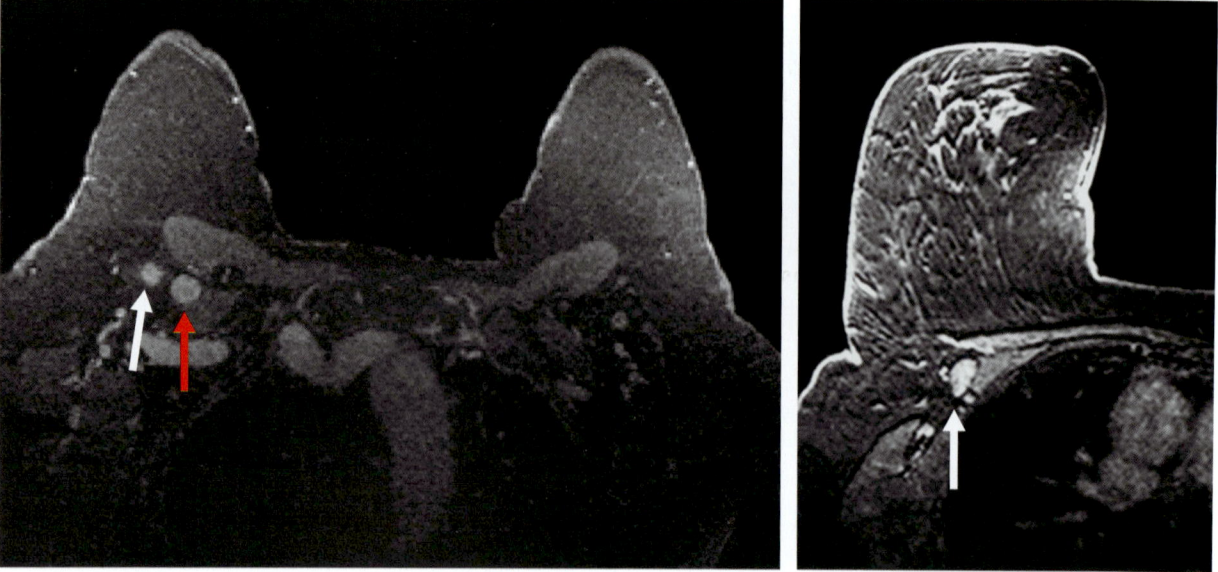

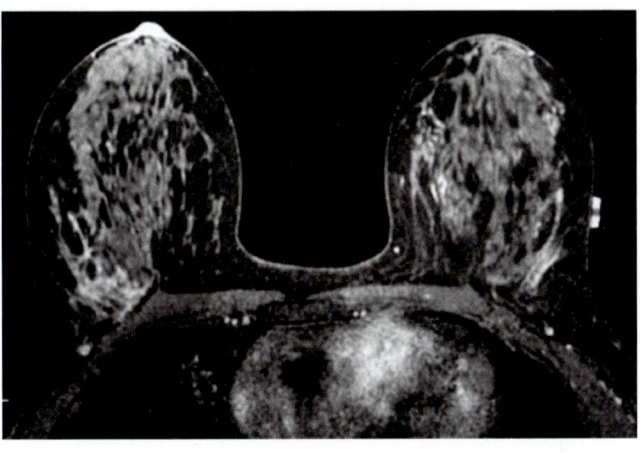

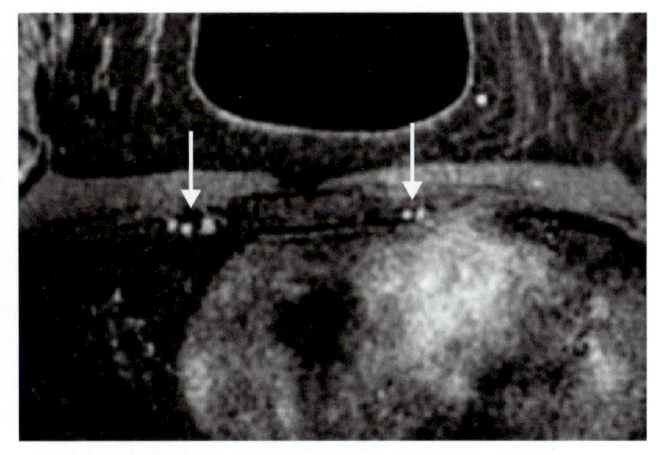

Fig. 2-29. Cadeia mamária interna – posterior e lateral ao esterno, junto aos espaços intercostais. Seta em ampliação.

Fig. 2-30. Linfonodos normais na mamária interna esquerda. Menor que 6 mm, com conteúdo gorduroso. (**A**) Axial T1 com supressão. (**B** e **C**) Sagital. (**B**) T1. (**C**) T1 com supressão de gordura (setas).

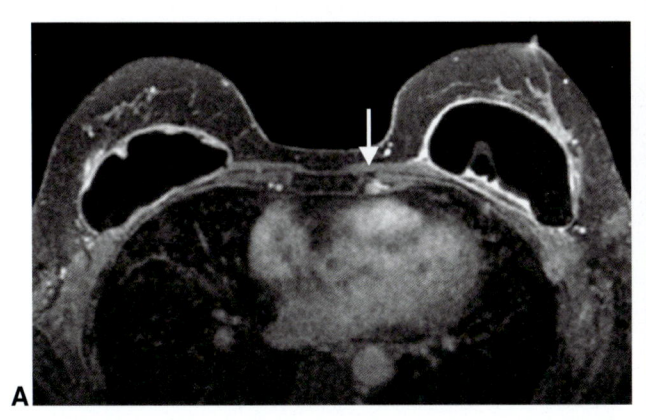

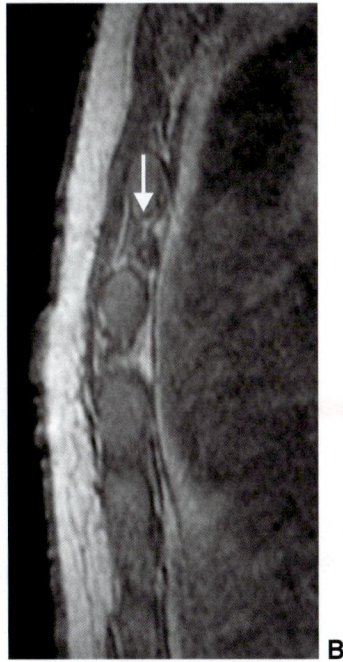

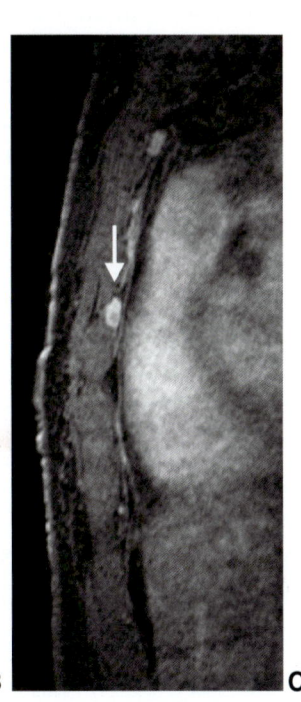

Linfonodos da cadeia mamária interna nem sempre são visibilizados, mas a sua identificação não significa anormalidade. O que existe na literatura é a dificuldade de definir um padrão normal dos mesmos.

Em nossa experiência, em virtude da melhora das imagens, passamos a vê-los com mais frequência. Podemos até identificar linfonodos acompanhando ramos da mamária interna dentro da mama. Quando apresentam o mesmo aspecto dos demais linfonodos citados anteriormente, não devem ser valorizados (Fig. 2-30).

Entretanto, quando não apresentam hilo gorduroso e medem mais que 5 mm podem ser valorizados e devem ser relatados no laudo. Sabemos que os critérios volumétrico e morfológico não são específicos, dessa forma, o uso do PET-CT pode ajudar a determinar a conduta (Fig. 2-31).

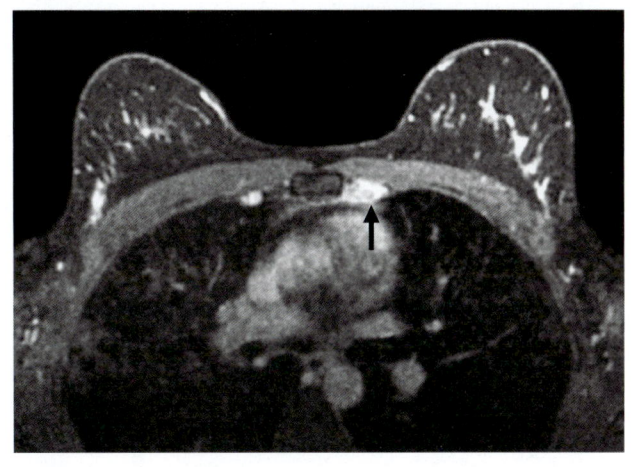

Fig. 2-31. Linfonodo maior que 5 mm e heterogêneo (seta). Axial T1 com supressão de gordura.

Capítulo 2 ▪ Anatomia Mamária na Ressonância Magnética

Linfonodos das cadeias supra e infraclavicular

Estes linfonodos infraclaviculares acompanham a veia subclávia e são classificados em N3a.

Os supraclaviculares, na classificação atual, foram classificados em N3c. Neoplasia mamária acompanhada de linfonodo supraclavicular com aspecto suspeito na imagem pode ser considerada localmente avançada.

ESTRUTURAS VASCULARES

As estruturas vasculares podem ser facilmente identificadas na ressonância magnética. Habitualmente simétricas, ajudam a identificar na projeção máxima da intensidade (MIP) qual a mama operada, em razão da assimetria (Fig. 2-32).

Entretanto, apesar de incomum, em nossa experiência, podemos identificar, em algumas pacientes, predomínio vascular de uma mama sobre outra (Fig. 2-33).

A vascularização arterial é proveniente da artéria mamária externa, do ramo da artéria axilar e dos ramos perfurantes da artéria mamária interna, originada da artéria subclávia (Fig. 2-34).

Circulação arterial adicional pode ocorrer por vasos intercostais e artéria subescapular.

A drenagem venosa é dividida em superficial e profunda:

- Drenagem superficial: drena para vasos do pescoço (veias jugulares anteriores).
- Drenagem profunda:
  - Veia mamária interna e, posteriormente, vasos pulmonares. Constituem o sistema de drenagem venosa mais importante da mama.
  - Veias axilares, com drenagem para o sistema pulmonar e veias intercostais, que drenam para ázigo, veia cava superior e pulmão (Fig. 2-35).

> - *Vascularização da mama:* proveniente da artéria mamária externa e ramos perfurantes da artéria mamária interna.
> - *Drenagem superficial:* veias jugulares.
> - *Drenagem profunda:* veias mamárias internas (mais importante), veias axilares, veias intercostais.

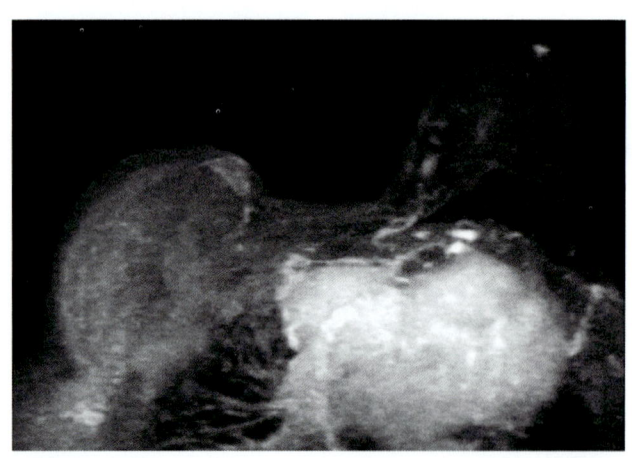

Fig. 2-32. Habitualmente simétricas, ajudam até mesmo a identificar, na projeção máxima da intensidade (MIP), qual a mama operada, em decorrência da assimetria. Neomama direita com padrão de vascularização diferente.

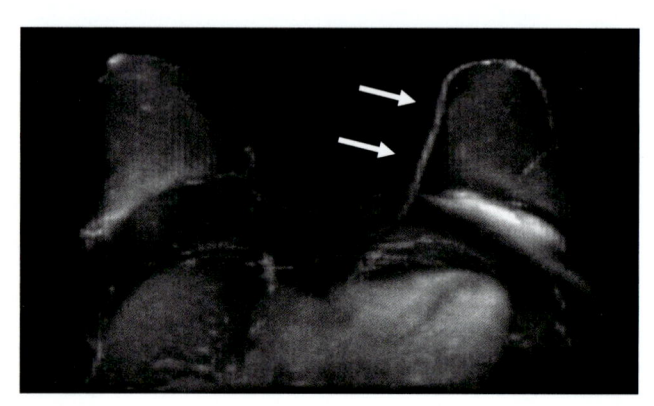

Fig. 2-33. Predomínio vascular da mama esquerda, sem patologia (setas).

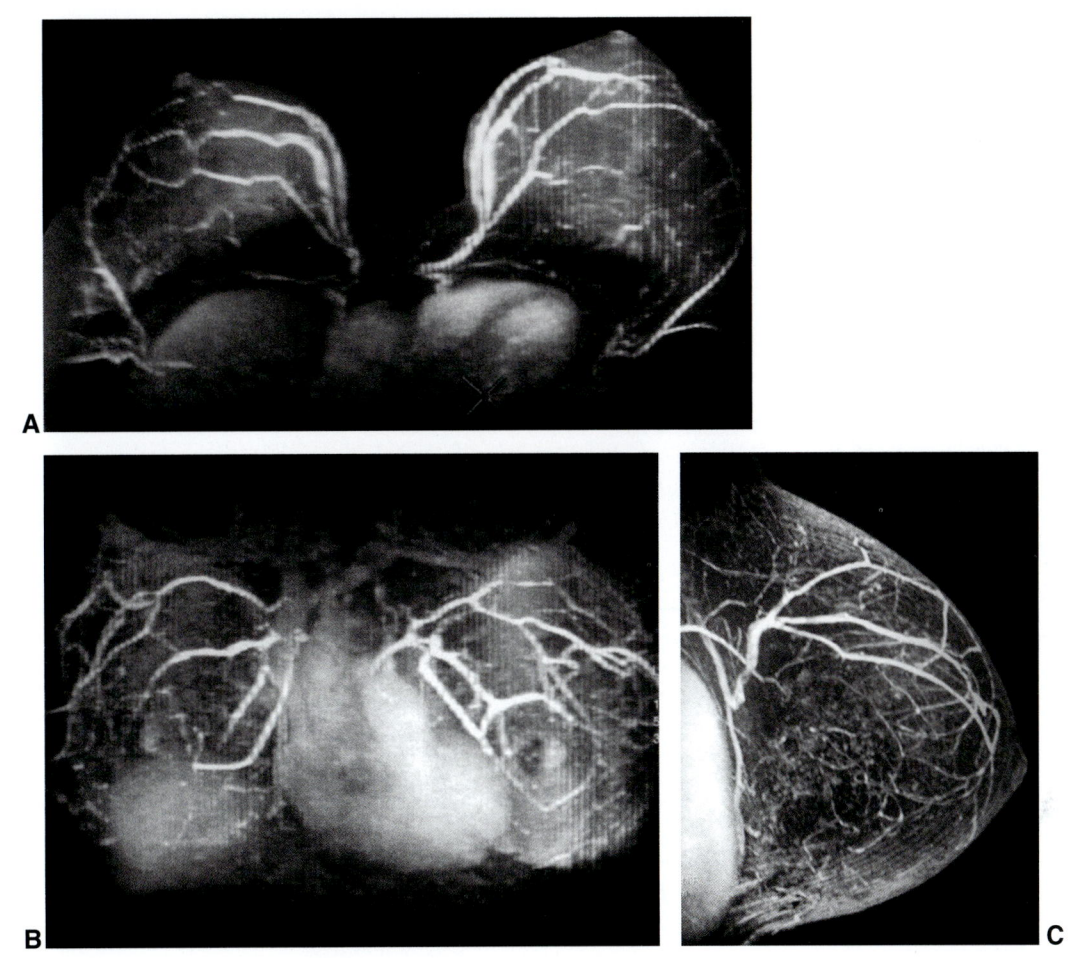

Fig. 2-34. A vascularização arterial é proveniente da artéria mamária externa, ramo da artéria axilar e de ramos perfurantes da artéria mamária interna, originada da artéria subclávia. MIP. (**A**) Axial. (**B**) Coronal. (**C**) Sagital. (*Continua*)

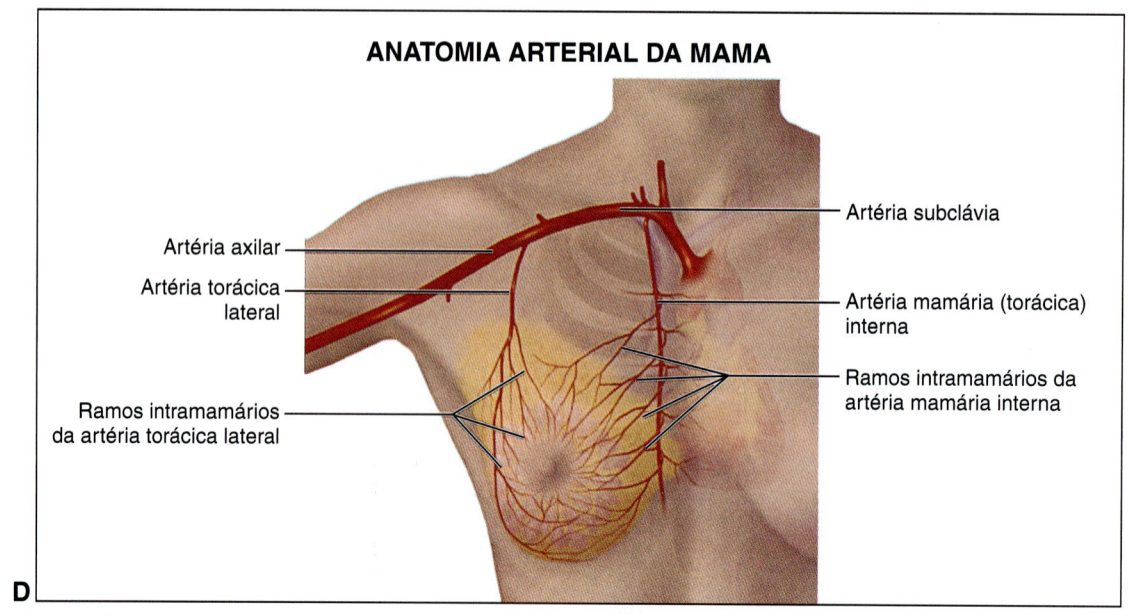

Fig. 2-34 (*Continuação*). (**D**) (Retirado de Berg. *Dianostic imaging*. *Breast*. Salt Lake, Utah: Amirsys, 2006. p. 127.)

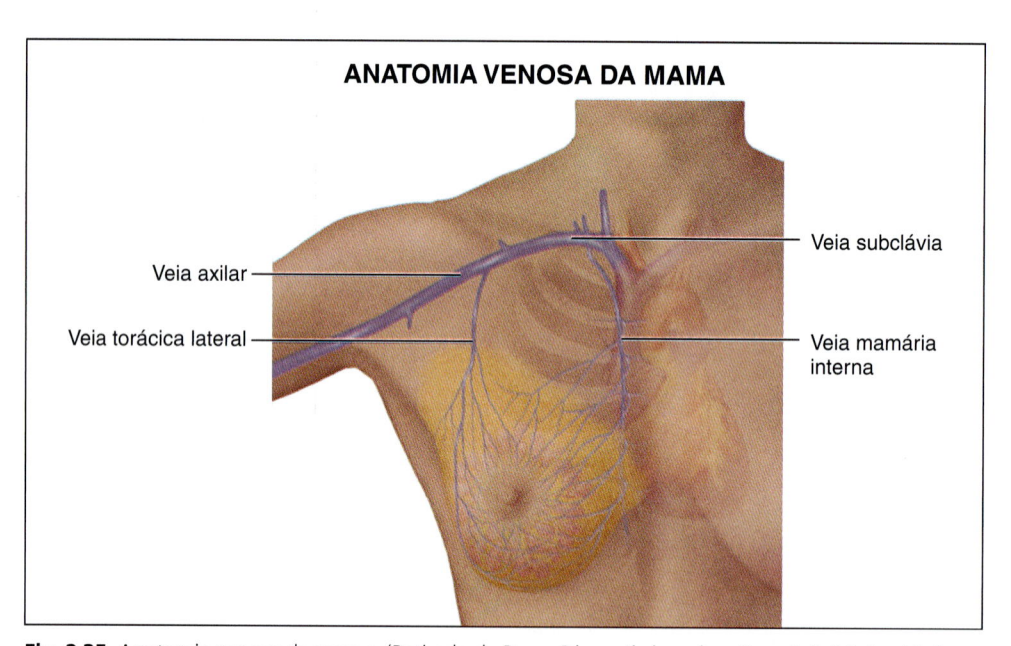

Fig. 2-35. Anatomia venosa da mama. (Retirado de Berg. *Dianostic imaging*. *Breast*. Salt Lake, Utah: Amirsys, 2006. p. 127.)

MUSCULATURA DA PAREDE TORÁCICA

A glândula mamária está localizada no tecido subcutâneo da parede torácica anterior e se estende como uma estrutura convexa da borda lateral do esterno à borda da axila, até a linha axilar média.

Dois terços da mama repousam sobre a fáscia peitoral que cobre o músculo peitoral maior e o outro na fáscia que reveste o músculo serrátil anterior (Fig. 2-36).

A fáscia peitoral não isola a mama dos músculos peitorais, podendo ocorrer disseminação da neoplasia por esta via (Fig. 2-37).

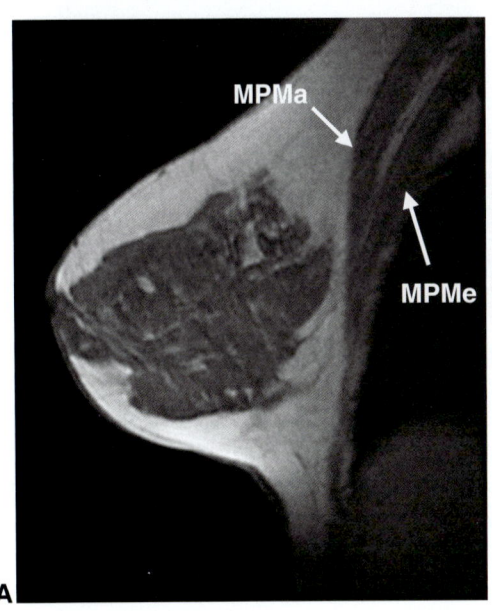

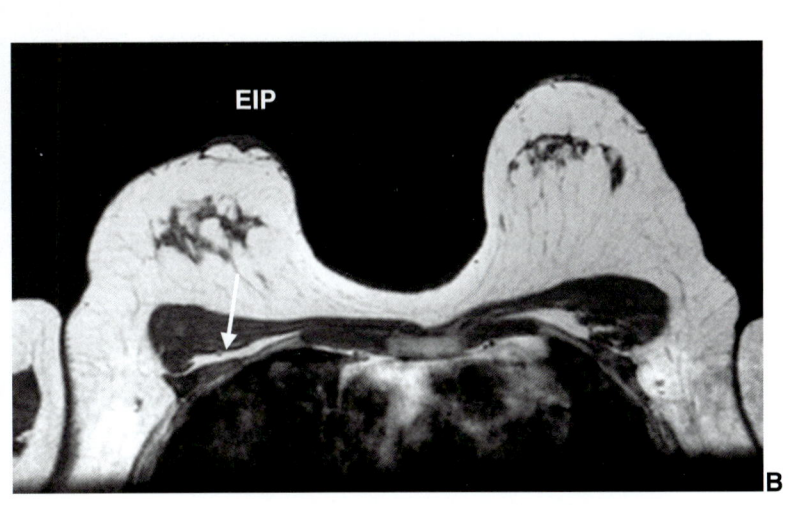

Fig. 2-36. Relação da mama com músculos peitorais (setas). (**A**) Sagital T1 sem supressão. MPMa (maior) e MPMe (menor). (**B**) EIP (espaço interpeitoral). Axial T1.

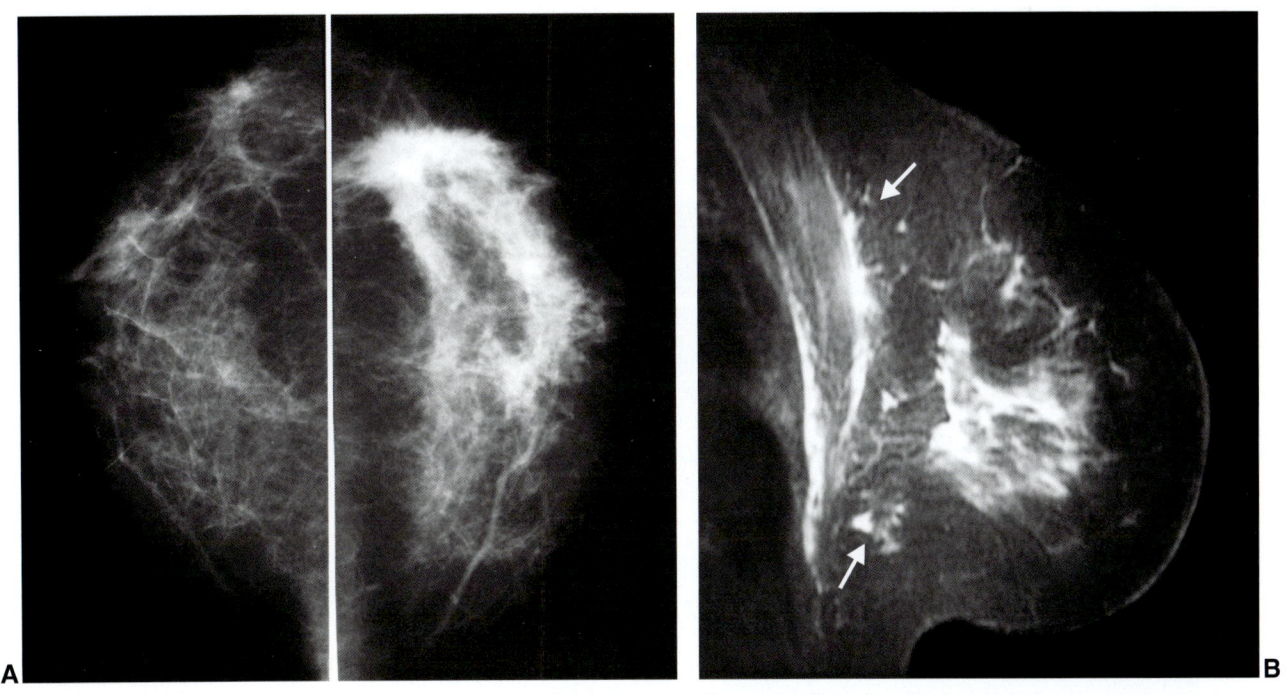

Fig. 2-37. A fáscia peitoral não isola a mama dos músculos peitorais, podendo ocorrer disseminação da neoplasia por esta via. Carcinoma inflamatório com hipersinal em T2 retromamário e no músculo peitoral (setas). (**A**) Mamografia. (**B**) Sagital T2 com supressão de gordura.

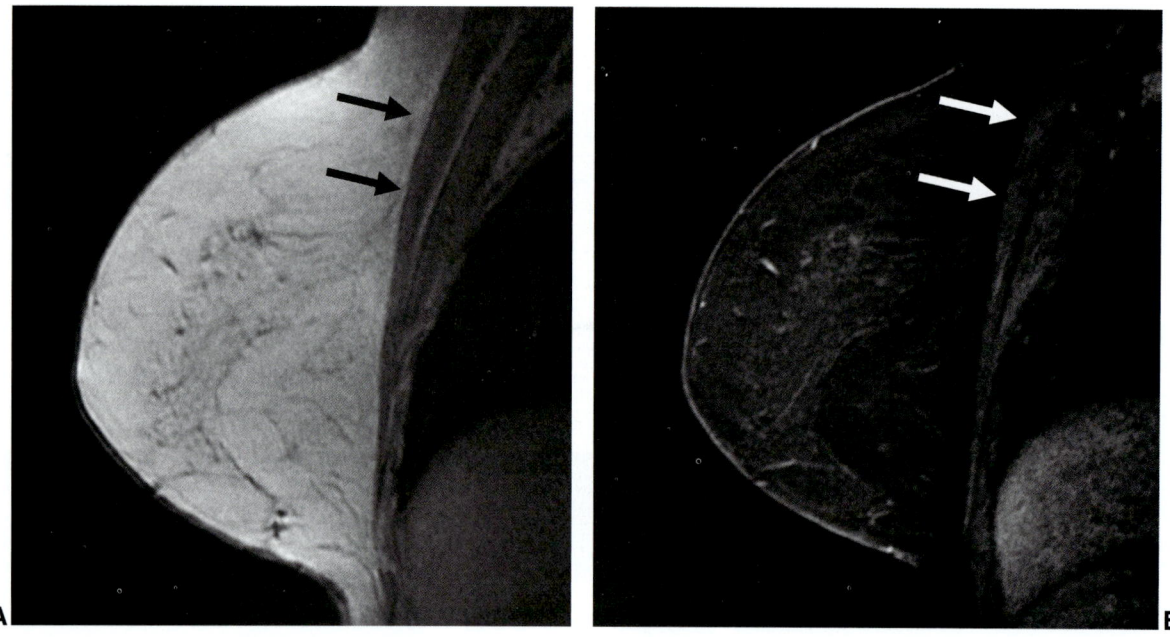

Fig. 2-38. Os músculos peitorais apresentam superfície lisa e sinal homogêneo em todas as sequências (setas). (**A**) Sagital T1. (**B**) Sagital T1 com supressão de gordura e gadolínio.

Dessa forma, fazendo relação com a mama, temos os músculos peitoral maior e menor, serrátil anterior e intercostais.

Os músculos peitorais apresentam superfície lisa e sinal homogêneo em todas as sequências (Fig. 2-38).

Raramente, em mamas flácidas podemos notar discreta ondulação anterior, não patológica, provavelmente relacionada com o posicionamento da paciente em decúbito ventral (Fig. 2-39).

Os músculos apresentam sinal tipicamente isointenso em T1 e hipointenso em T2, sem impregnação pelo meio de contraste (Fig. 2-40).

Uma variação anatômica muscular identificada na parede torácica medial é o músculo esternal. O seu conhecimento é importante, principalmente, para a mamografia, pois parte deste músculo pode ser puxada e incluída no estudo mamográfico, simulando nódulo no quadrante inferior interno. Na ressonância magnética ele é facilmente identificado como uma estrutura alongada paralela e lateral ao esterno e anterior à musculatura peitoral, com a mesma intensidade de sinal das demais estruturas musculares (Fig. 2-41).

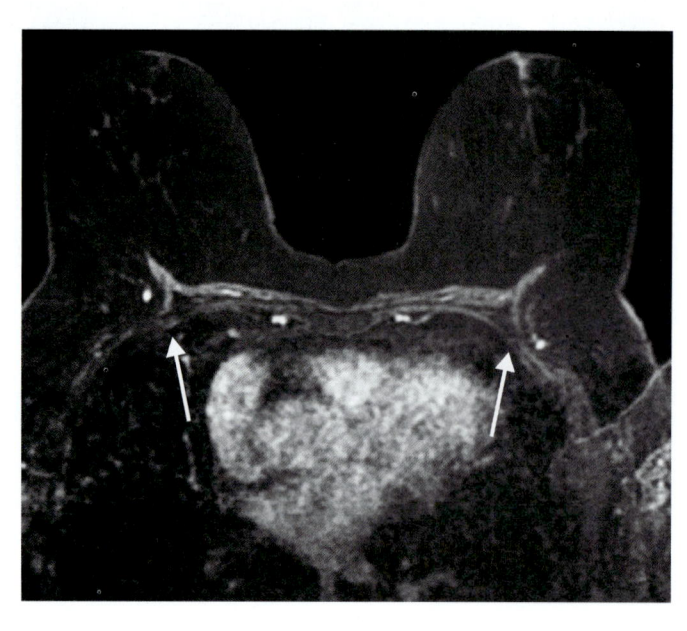

Fig. 2-39. Mamas flácidas. Notar discreta ondulação anterior, não patológica, relacionada com o posicionamento em decúbito ventral (setas).

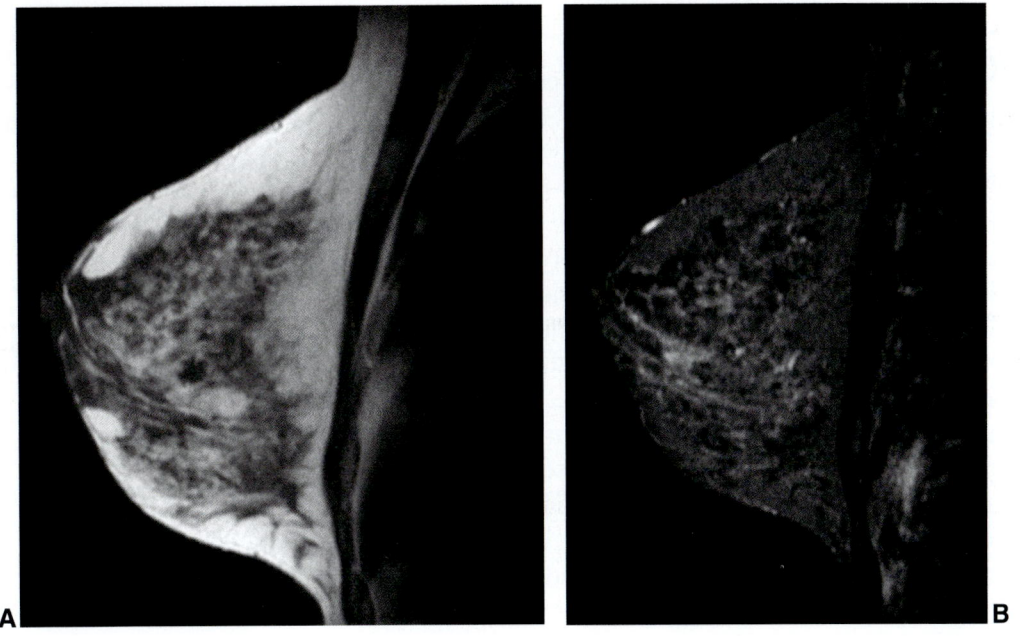

Fig. 2-40. Os músculos apresentam sinal tipicamente isointenso em T1 (**A**) e hipointenso em T2 (**B**), sem impregnação por meio de contraste.

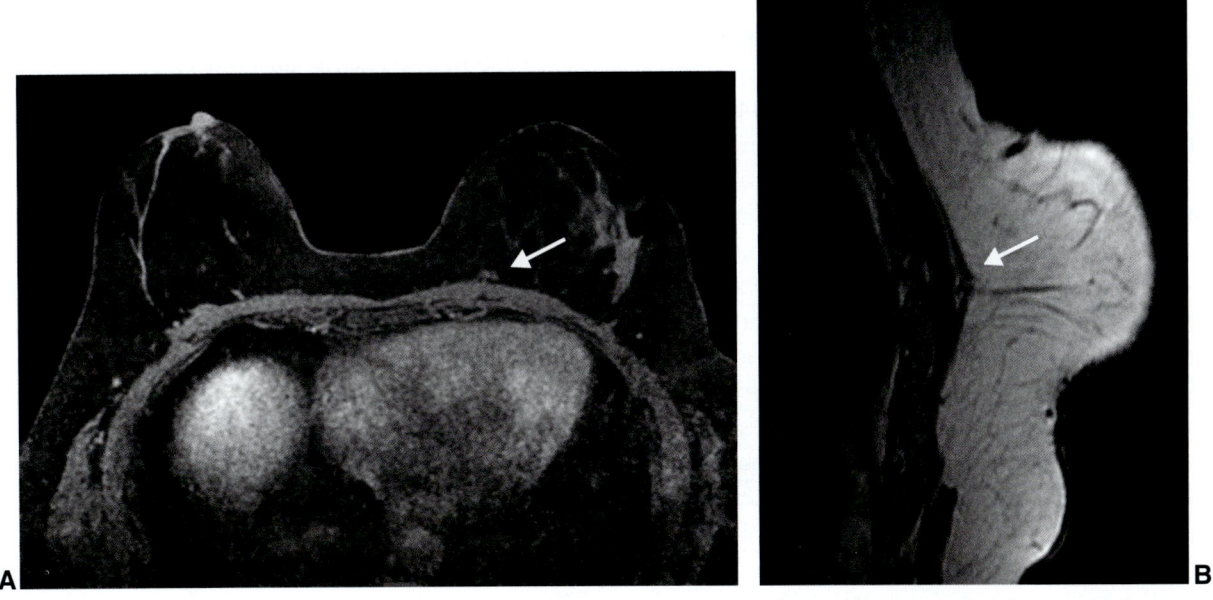

Fig. 2-41. Músculo esternal. Estrutura alongada paralela e lateral ao esterno e anterior à musculatura peitoral, com a mesma intensidade de sinal das estruturas musculares (setas). (**A**) Axial T1 com supressão de gordura e gadolínio. (**B**) Sagital T1. (Agradecimento à Dra. Fabiola Kestelman).

PARÊNQUIMA MAMÁRIO E INFLUÊNCIA HORMONAL

ANATOMIA FISIOLÓGICA

Ciclo menstrual

O parênquima mamário sofre mudanças durante o ciclo menstrual. Essas mudanças são refletidas predominantemente nos ductos lobulares e no estroma intralobular. Diferentes lóbulos dentro da mesma mama podem variar na aparência. Os ductos lobulares tornam-se cada vez mais numerosos durante a fase estrogênica do ciclo, tendo como resultado um aumento do tamanho lobular. As figuras de mitoses são vistas, caracteristicamente, no epitélio lobular do ducto neste período (Fig. 2-42).

A fase progestacional do ciclo é caracterizada pelo aumento lobular, embora as mudanças possam variar em diferentes regiões da mama. O estroma intralobular torna-se menos colagenoso e parece ser menos celular. Durante a semana final do ciclo apócrino, a secreção é evidente nas células epiteliais do lúmen, associadas, geralmente, à distensão do lúmen ductal, e o estroma intralobular parece edemaciado (Fig. 2-43).

As mitoses são raras durante a fase secretória precoce do ciclo, são mais numerosas pré-menstrualmente, e o edema estromal intralobular e a congestão vascular são proeminentes (Fig. 2-43).

Uma limitação da ressonância magnética das mamas é esta flutuação hormonal que ocorre no ciclo menstrual, que influi diretamente na impregnação pelo meio de contraste no parênquima normal. Este padrão pode dificultar a interpretação, quando intensa, ou simular lesão, ou seja, induzir a um falso-positivo.

Desde o início do método vários autores procuraram estudar a fase ideal de realização do estudo a fim de evitar estes inconvenientes. Delille *et al.* identificaram que a fase de menor influência hormonal foi a folicular, entre os dias 3 e 14 do ciclo menstrual (Fig. 2-43).

Muller-Schimpfle *et al.* também avaliaram a fase de maior impregnação pelo parênquima em voluntárias e compararam a intensidade de impregnação no parênquima durante as duas fases do ciclo menstrual. Além disso, separaram as pacientes pela faixa etária (com menos de 35 anos, entre 35 e 50 anos e acima de 50 anos). A maior intensidade de impregnação ocorreu na quarta semana e foi moderada na primeira semana, ou seja, entre o 21º e 6º dias do ciclo menstrual. A menor intensidade de impregnação foi observada na segunda e terceira semanas.

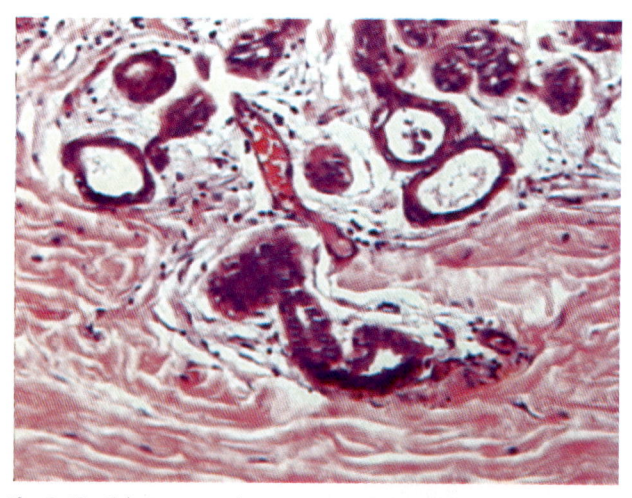

Fig. 2-42. Ciclo menstrual – Fase estrogênica. Os ductos lobulares tornam-se cada vez mais numerosos durante a fase estrogênica do ciclo, tendo como resultado o aumento do tamanho lobular. As figuras de mitoses são vistas, de forma característica, no epitélio lobular do ducto neste período. (Agradecimento ao Dr. Leon Cardeman.)

Estes autores justificam o padrão de impregnação utilizando critérios histológicos obtidos em um estudo de Vogel de mamas em cinco fases específicas do ciclo menstrual:

1. Fase proliferativa (dias 3 a 7).
2. Fase folicular (dias 8 a 14).
3. Fase lútea (dias 15 a 20).
4. Fase secretória (dias 21 a 27).
5. Fase menstrual (dias 28 a 2).

Nas fases entre o 21º e 6º dias do ciclo menstrual observou-se secreção apócrina de células epiteliais promovendo distensão luminal (fase secretória), estroma celular com células inflamatórias (fase menstrual) e mitose celular e infiltrado de células plasmáticas (fase proliferativa). Todas estas características representam maior metabolismo celular e, consequentemente, maior perfusão. A presença de infiltrado de células mononucleares nas fases menstrual e proliferativa é um marcador histológico de processo inflamatório, que está diretamente relacionado com a maior impregnação pelo meio de contraste.

> Anatomia fisiológica:
> - *Fase estrogênica:* ductos lobulares tornam-se mais numerosos, fase em que é observado grande número de mitoses.
> - *Fase progestacional:* aumento lobular.
> - *Período pré-menstrual:* congestão vascular proeminente.

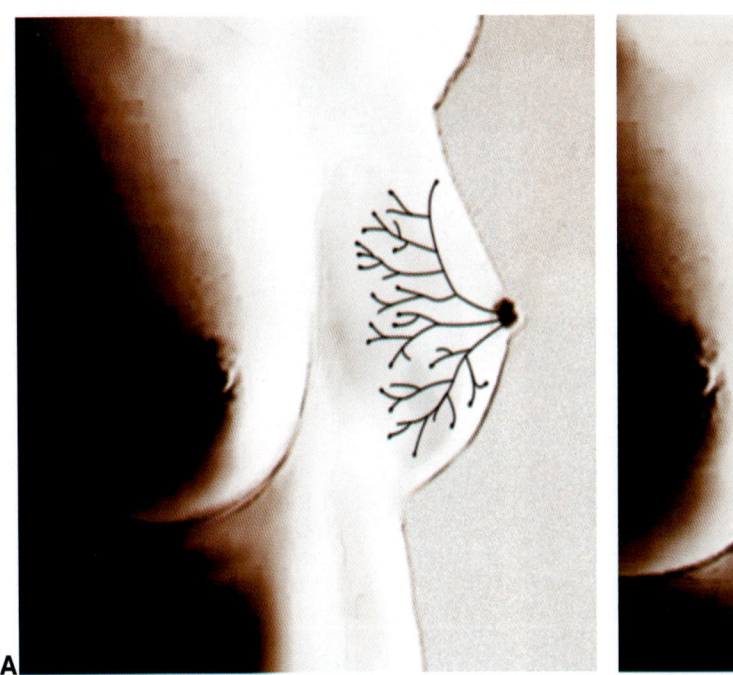

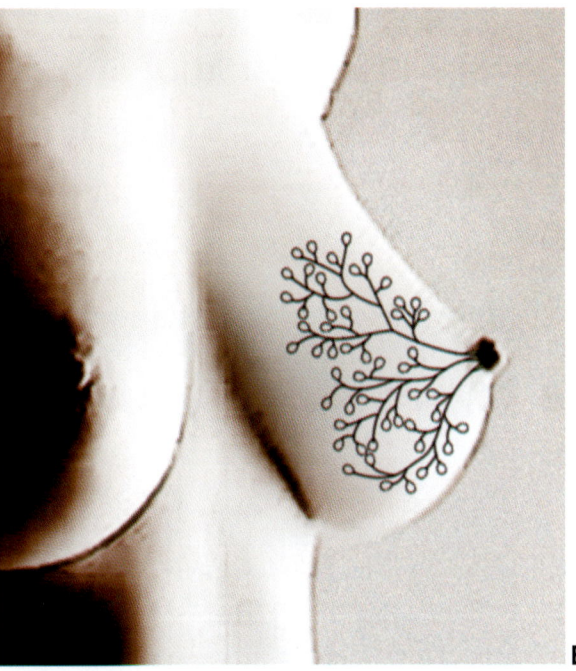

Fig. 2-43. Ciclo menstrual. Fase progestogênica. Aumento lobular. O estroma intralobular torna-se menos colagenoso, a secreção é evidente nas células epiteliais do lúmen, associados à distensão do lúmen ductal e estroma intralobular edemaciado. As mitoses são raras durante a fase secretória precoce do ciclo, são mais numerosas pré-menstrualmente, e o edema estromal intralobular e a congestão vascular são proeminentes. (**A**) Mama no período estrogênico. (**B**) Mama no período progestogênico. (Agradecimento ao Dr. Leon Cardeman.)

Além disso, determinadas patologias benignas podem apresentar uma variação da intensidade de impregnação de contraste de acordo com a fase do ciclo menstrual. Muller-Schimpfle *et al.* identificaram que a intensidade de impregnação nas áreas de alteração fibrocística foi menor na segunda e terceira semanas do ciclo menstrual.

Por estas razões, o estudo contrastado deve ser realizado fora da primeira e quarta semanas do ciclo menstrual, sendo a fase ideal de realização do exame entre o 7º e 16º dias, segundo os trabalhos de Kuhl e Muller, quando há uma menor probabilidade de impregnação anômala pelo gadolínio no parênquima normal. Pode também ocorrer variação entre um ciclo menstrual e o outro.

Atualmente há uma tendência do exame a ser realizado entre o 5º e o 12º-15º dias do ciclo menstrual, visando a reduzir ainda mais a impregnação funcional do parênquima mamário (Fig. 2-44).

Esta regra só não é respeitada nas pacientes em avaliação da extensão tumoral, em razão da necessidade de programação da terapêutica.

- O exame não deve ser realizado na 1ª semana ou na última semana do ciclo menstrual.
- Exceção: pacientes em avaliação da extensão tumoral.
- Tendência atual: realizar exame entre o 5º e 12-15º dias do ciclo menstrual.

Deve-se saber que poderá ocorrer variação entre um ciclo menstrual e o próximo. Na nossa experiência, em ciclos menstruais diferentes pode ser observada mudança no padrão de impregnação de contraste de nódulos, com modificação da intensidade de impregnação nas fases precoce e do padrão de curva. Notamos variação da curva tipo I para II, ou seja, ascendente para platô (Fig. 2-45).

É frequente a impregnação pelo gadolínio na periferia da glândula mamária de forma simétrica e bilateral, principalmente nos quadrantes externos, e, geralmente, mais intensa na fase tardia, daí a importância da realização do exame de forma comparativa, reduzindo os falso-positivos (Fig. 2-46).

Impregnação periférica notadamente nos quadrantes externos, mais intensa na fase tardia, é frequente, e quando simétrica, é típica de impregnação funcional.

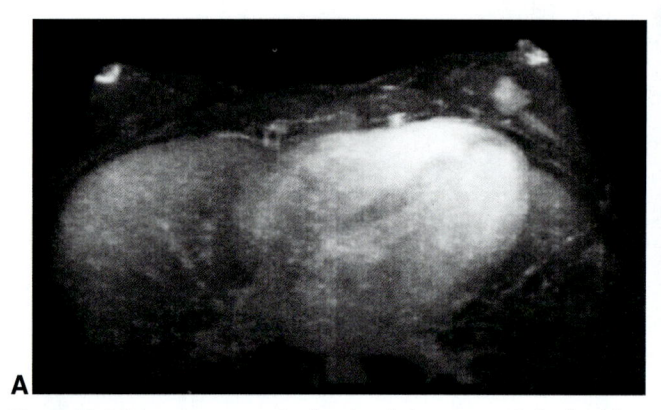

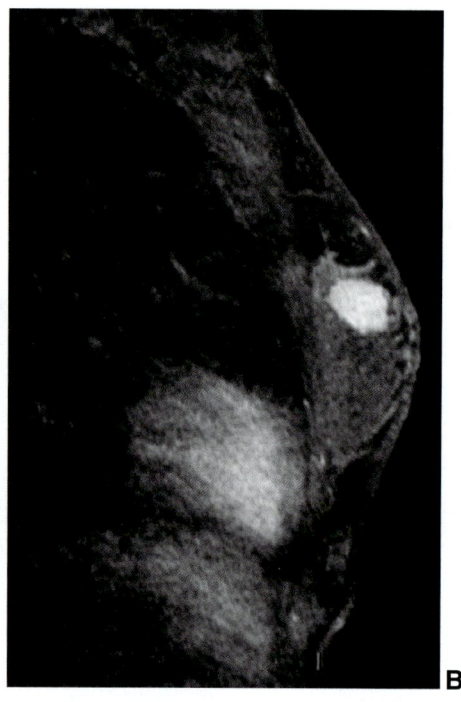

Fig. 2-44. Mínima impregnação funcional. Exame no 7º dia do ciclo menstrual. Paciente jovem em avaliação de nódulo palpável na mama esquerda. (**A**) MIP axial. (**B**) Sagital T1 com gadolínio e supressão de gordura.

Também observamos impregnação difusa com aspecto leitoso de forma bilateral e simétrica, que pode variar de mínima, leve, moderada a intensa.

A impregnação moderada e intensa pode ocultar pequeninas lesões que tenham o mesmo padrão de impregnação pelo gadolínio. Cerca de 10% das mulheres podem apresentar este padrão de impregnação, caracterizando as mamas "densas" da ressonância magnética (Fig. 2-47).

> Impregnação funcional moderada e intensa pode ocultar lesões pequeninas, caracterizando as mamas densas da ressonância magnética.

Outro aspecto mais difícil é quando a impregnação apresenta-se de forma assimétrica, seja ela unifocal, multifocal ou com impregnação linear, segmentar ou regional. A vasta maioria tem cinética de impregnação, exibindo curva ascendente ou em platô. Este tipo de padrão por vezes é indistinguível de lesão suspeita, chamando atenção a arquitetura interna mais homogênea. Dessa forma, quando nos deparamos com uma alteração semelhante que não tenha correlação com os estudos adicionais da paciente ou exame clínico, e as pacientes não estiverem em rastreamento de alto risco ou avaliação de extensão tumoral, podemos usar como alternativa o controle com ressonância magnética a curto prazo em outra fase do ciclo (Fig. 2-48).

> Impregnação assimétrica em paciente sem alto risco e sem tumor conhecido – controle a curto prazo em outra fase do ciclo.

Segundo Kulh, neste grupo de pacientes deve-se pensar em alteração funcional e a conduta deverá ser o acompanhamento:

1. Pacientes em pré-menopausa ou em terapia hormonal.
2. Pacientes sem uso de terapia moduladora receptora de estrogênio (p. ex., tamoxifeno).
3. Lesões sem correlação com mamografia ou ultrassonografia.
4. Lesões com captação não relacionada com massa.
5. Lesões que não exibem curva *washout*.

Pacientes na pré-menopausa que não menstruam. Como proceder?

Este grupo é constituído por pacientes jovens que tenham sido submetidas, por algum motivo, à histerectomia, pacientes na pré-menopausa e com ciclo menstrual irregular (p. ex., ovários policísticos), ou, então, em uso de terapia hormonal, e as que se encontram na perimenopausa.

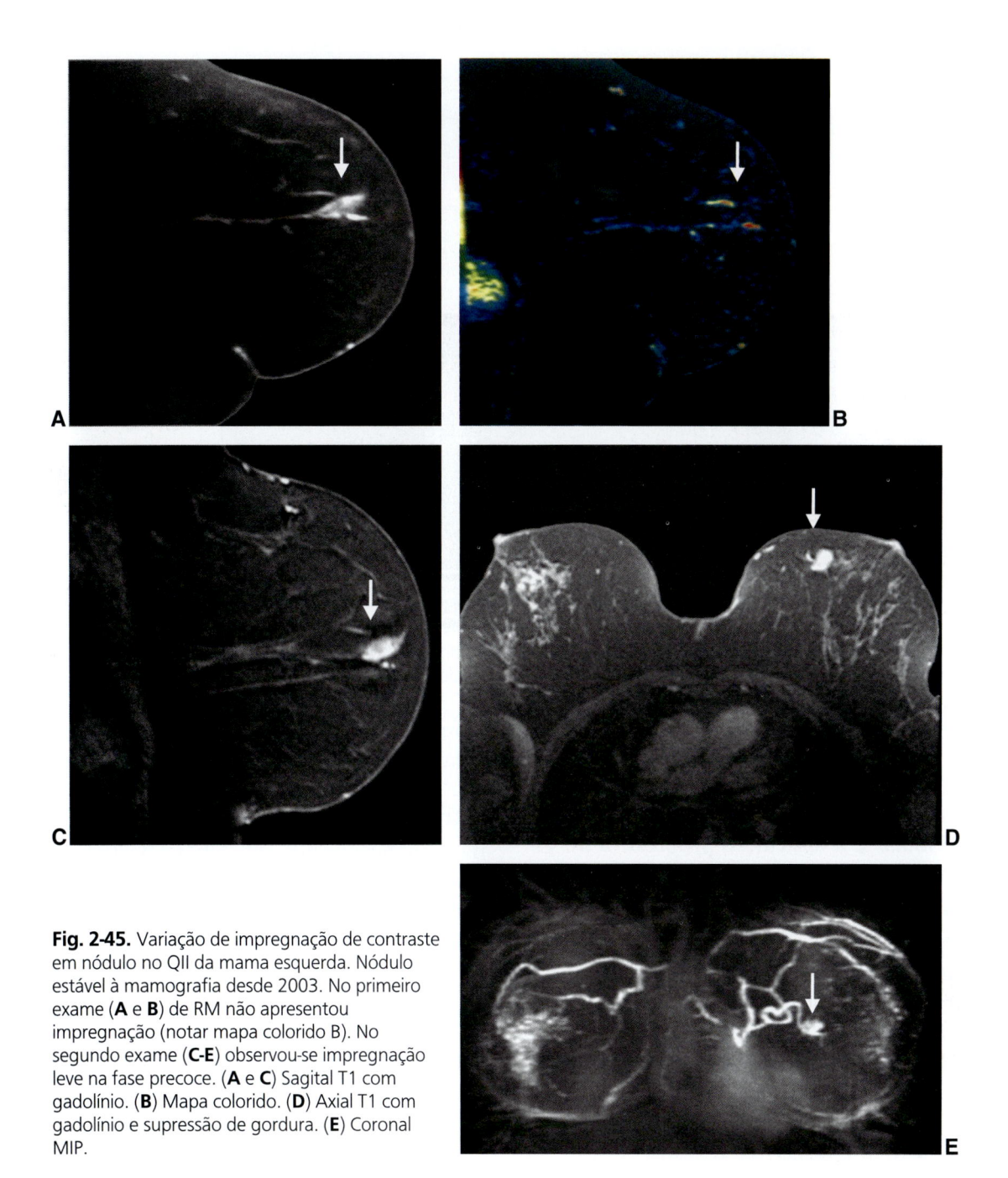

Fig. 2-45. Variação de impregnação de contraste em nódulo no QII da mama esquerda. Nódulo estável à mamografia desde 2003. No primeiro exame (**A** e **B**) de RM não apresentou impregnação (notar mapa colorido B). No segundo exame (**C-E**) observou-se impregnação leve na fase precoce. (**A** e **C**) Sagital T1 com gadolínio. (**B**) Mapa colorido. (**D**) Axial T1 com gadolínio e supressão de gordura. (**E**) Coronal MIP.

Nestas pacientes a identificação da data ideal para a realização da ressonância magnética contrastada é dificultada.

Na prática diária, estas pacientes realizam o exame sem data planejada, ou então, pode ser sugerida uma avaliação estimada da fase do ciclo menstrual por meio da modificação das mamas, evitando o período em que elas se apresentem túrgidas.

É claro que este tipo de conduta pode ser questionada. Recentemente Ellis sugeriu o uso da dosagem sérica de progesterona para identificar a fase folicular do ciclo menstrual, ideal para a realização do exame de ressonância magnética mamária. O nível sérico considerado ideal para o exame foi de < 1,5 ng/mL.

- Pacientes jovens que não menstruam: identificação do período ideal para realizar a ressonância magnética das mamas é dificultada.
- Pode-se realizar o exame sem data planejada ou evitar o período em que as mamas estão túrgidas.

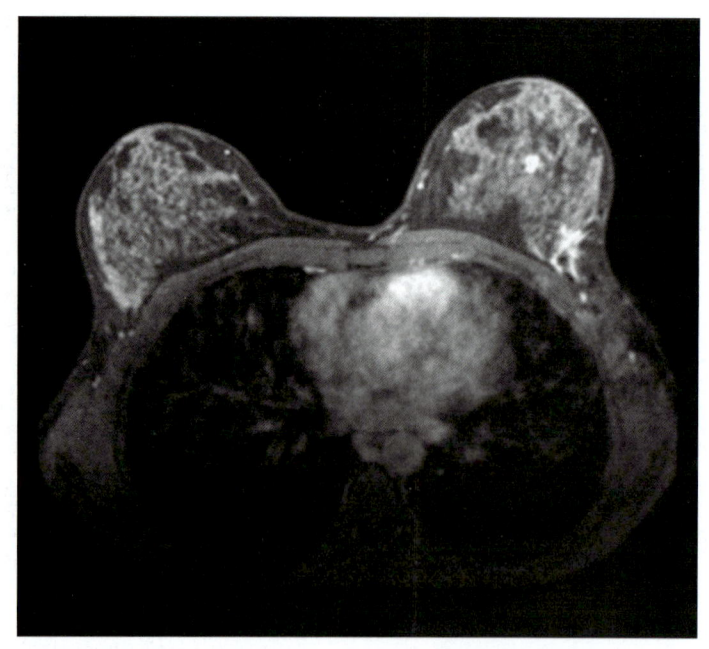

Fig. 2-46. Impregnação funcional. Maior na periferia, simétrica e bilateral, principalmente nos quadrantes externos. Notar nódulo na mama esquerda. Axial T1 com supressão de gordura e gadolínio.

Gravidez e lactação

O aumento mamário é atribuído à proliferação dos ductos lobulares terminais, tendo como resultado o aumento lobular e a destruição progressiva do estroma intralobular (Fig. 2-49).

Os achados da ressonância magnética refletem estas alterações, observando-se aumento da densidade mamária, inclusive nas regiões periféricas e posteriores da mama, assim como aumento uniforme da intensidade de sinal nas imagens ponderadas em T2 do parênquima mamário, refletindo um tempo prolongado de T2 que, por sua vez, está relacionado com o aumento da fração móvel da molécula de água dentro do leite materno (Fig. 2-50).

Também pode-se evidenciar ectasia de múltiplos ductos que apresentam conteúdo hiperintenso na sequência ponderada em T2 e variável nas imagens ponderadas em T1, podendo apresentar alto conteúdo proteico, promovendo hipersinal na sequência ponderada em T1 (Fig. 2-51).

Entretanto, segundo Espinosa *et al.*, o hipersinal na sequência ponderada em T1 nos ductos ectasiados não foi um achado comum, sugerindo que o leite materno não tem esta característica e se apresenta isointenso nesta sequência.

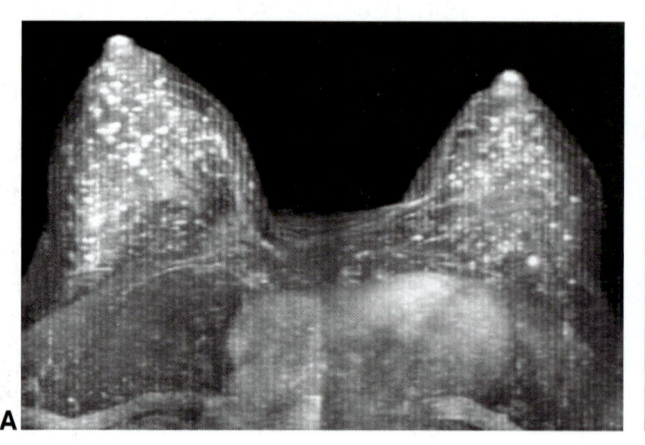

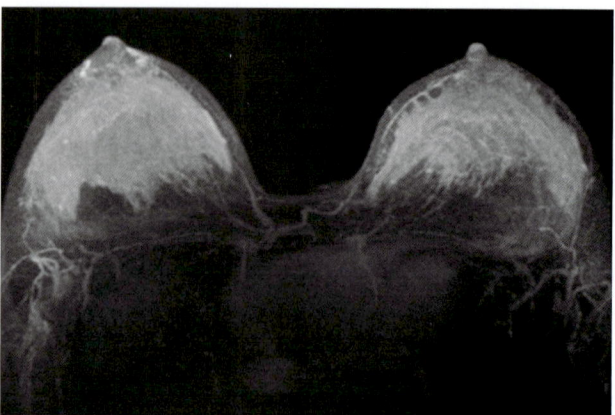

Fig. 2-47. Mamas "densas" da RM. A impregnação intensa pode ocultar pequeninas lesões que tenham o mesmo padrão de impregnação pelo gadolínio. (**A**) Intenso com padrão puntiforme. (**B**) Intenso com padrão homogêneo.

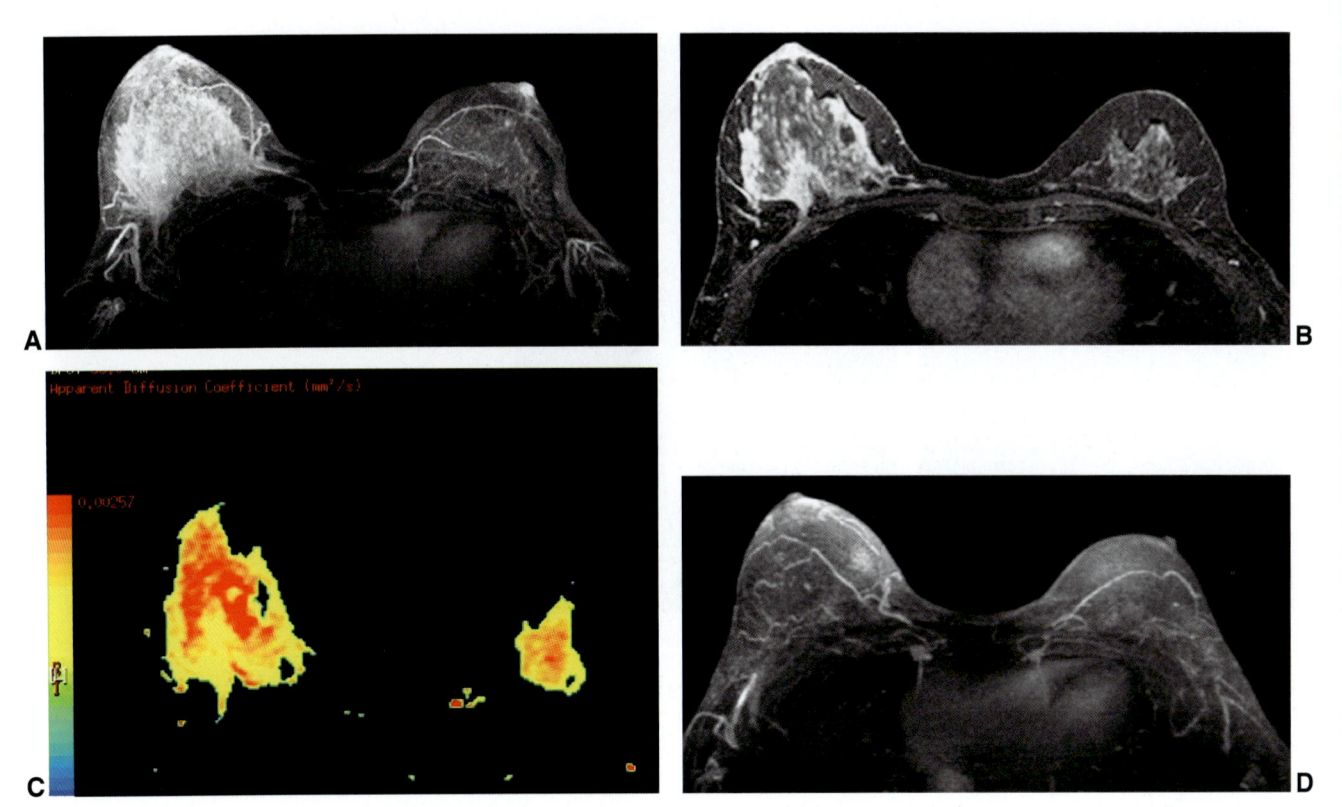

Fig. 2-48. Impregnação funcional assimétrica, bilateral e bem mais evidente na mama direita, com padrão homogêneo e mais evidente na periferia, sem difusão restrita. (**A**) MIP axial. (**B**) Axial T1 com gadolínio. (**C**) Coeficiente de difusão aparente. (**D**) Controle em 6 meses com normalização. MIP axial.

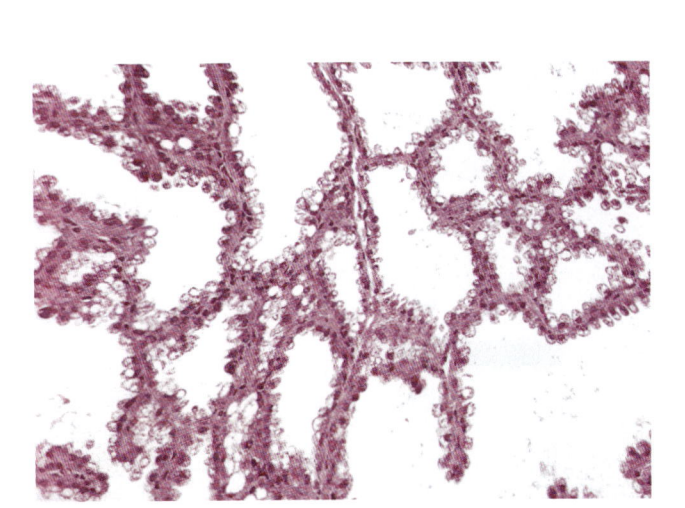

Fig. 2-49. Período gravídico. Gravidez. O aumento mamário é atribuído à proliferação dos ductos lobulares terminais, tendo como resultado aumento lobular e destruição progressiva do estroma intralobular. Presença de aspecto mucoso. (Agradecimento ao Dr. Leon Cardeman.)

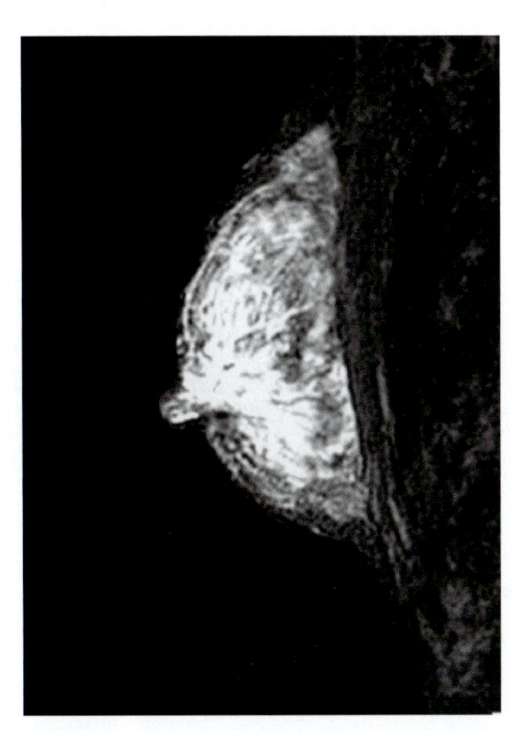

Fig. 2-50. Gestação e amamentação. Aspecto normal do parênquima na sequência ponderada em T2. Aumento uniforme de sinal T2 relacionado com o aumento da fração móvel da molécula de água dentro do leite materno.

Capítulo 2 ▪ Anatomia Mamária na Ressonância Magnética

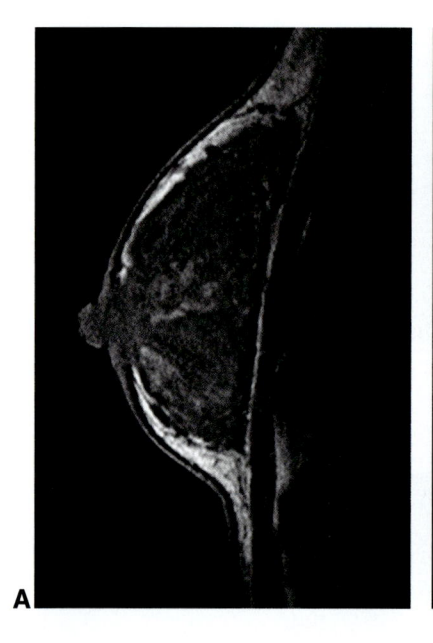

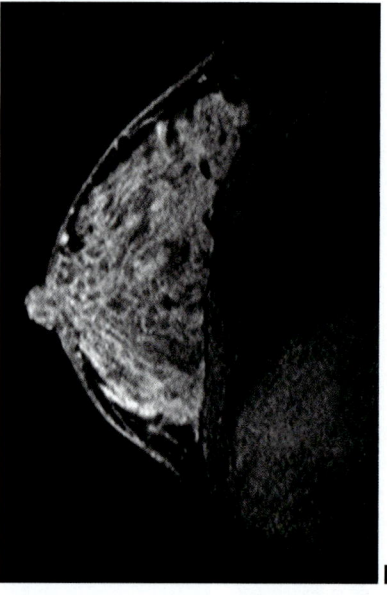

Fig. 2-51. Lactação e mama. Ectasia de ductos com conteúdo hiperintenso em T1 (**A**). Intensa impregnação de contraste no parênquima (**B**). Plano sagital.

Outro achado detectado por este autor foi a impregnação de gadolínio linear em ductos centrais retropapilares, evidenciada em 5 das 7 pacientes avaliadas na sequência contrastada.

O padrão de impregnação de gadolínio também reflete estas alterações com impregnação difusa no parênquima, que pode variar de leve, moderada à intensa. No trabalho deste autor apenas em uma paciente observou-se intensa impregnação de gadolínio, que foi caracterizada pelo aumento superior a 100% da intensidade de sinal na fase precoce. A impregnação de gadolínio progrediu durante as próximas sequências. Apenas em uma paciente foi observada curva do tipo *washout* ou tipo III quando redução da intensidade na fase tardia do estudo contrastado é observada. Nós também tivemos a mesma experiência nas pacientes analisadas por nós (Fig. 2-52).

> Gravidez e lactação:
> - Proliferação dos ductos lobulares resultando em aumento lobular e destruição progressiva do estroma intralobular.
> - Aumento da densidade mamária levando a aumento do sinal T2.
> - Comum impregnação linear em ductos centrais retropapilares.

A cinética de impregnação de gadolínio observada na lactação com curva em platô pode superpor-se à do carcinoma, podendo dificultar ou individualizar a lesão de permeio ao parênquima (Fig. 2-53).

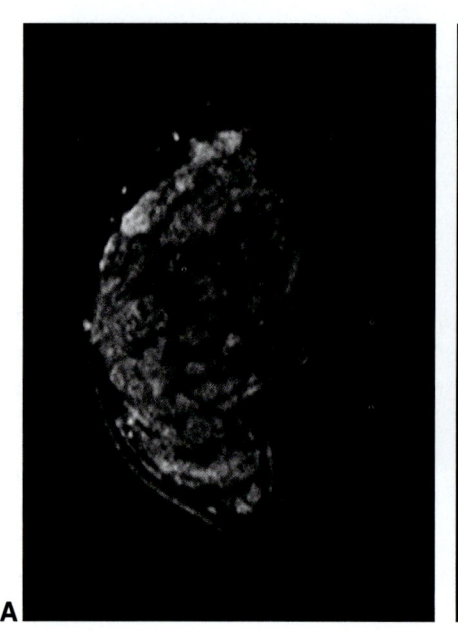

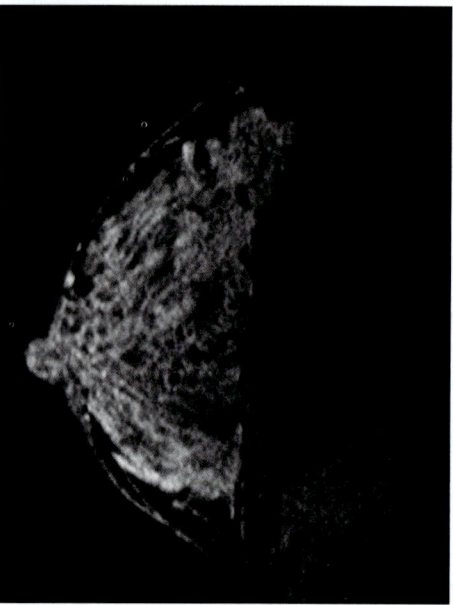

Fig. 2-52. Intensa impregnação difusa no parênquima mamário. (**A** e **B**) Sagital T1 com supressão de gordura e gadolínio.

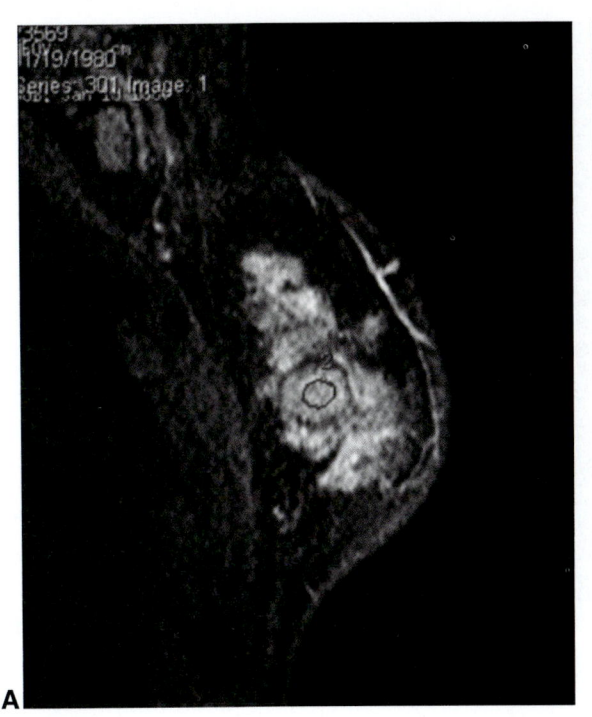

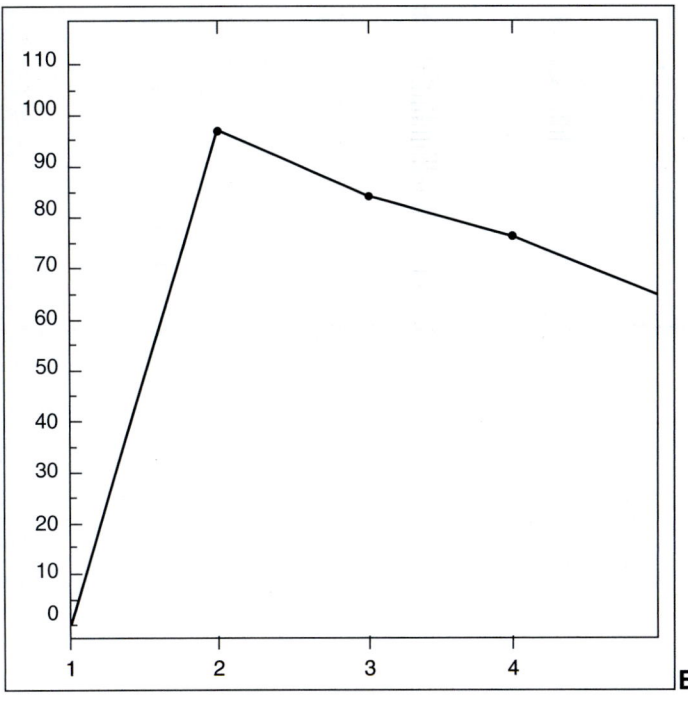

Fig. 2-53. Impregnação do meio de contraste no parênquima na gestação de intensidade semelhante à da neoplasia mamária na união dos quadrantes externos da mama esquerda. Notar padrão de curva na lesão do tipo III (**B**). (**A**) Sagital T1 com gadolínio e supressão de gordura.

Dados que podem ajudar são: – o sinal hipointenso do tumor na sequência ponderada em T2 comparado com o parênquima; o maior aumento da intensidade de impregnação de gadolínio na fase precoce, geralmente maior que 100%. Entretanto, sabemos que alguns tumores podem apresentar menor angiogênese e, dessa forma, podem passar despercebidos de permeio ao parênquima hipercaptante, como sugere Talele *et al.* (Fig. 2-54).

Além disso, existem lesões específicas da gestação e que podem mimetizar neoplasia, que serão descritas no Capítulo sobre patologia benigna, como o adenoma da lactação (Fig. 2-55).

Com o término da lactação, a mama retorna ao seu estado de repouso.

Não é mais necessário interromper a amamentação após o uso do meio de contraste para o estudo contrastado com ressonância. Antigamente, após a utilização do gadolínio, orientava-se suspender a amamentação por 24 horas e que durante este período o leite materno fosse retirado manualmente a fim de evitar a passagem do contraste ao lactante. Observou-se que a dose de gadolínio eliminada no leite materno é muito pequena, e a absorvida pelo bebê, menor ainda.

Lactação:
- Impregnação aumentada com curva em platô podendo dificultar identificação de lesões.
- Dados que facilitam: tumor tem sinal hipointenso em T2 quando comparado ao parênquima e maior aumento de impregnação na fase precoce.
- Não é necessário suspender a amamentação.

Anticoncepcional

Impregnação anômala pelo gadolínio nas pacientes em uso de anovulatório oral não foi registrada na literatura.

Terapia de reposição hormonal (TRH)

Existem poucos artigos dissertando sobre o efeito da TRH no parênquima mamário durante a avaliação dinâmica contrastada da RM, mas há um consenso de que ela pode induzir impregnação anômala pelo gadolínio, podendo interferir no diagnóstico clínico.

Parece também haver diferença entre a TRH combinada e a que utiliza apenas o estrogênio, com maior impregnação anômala de gadolínio no primeiro grupo. Segundo Heywang, o menor índice de impregnação pelo gadolínio foi observado com a tibolona.

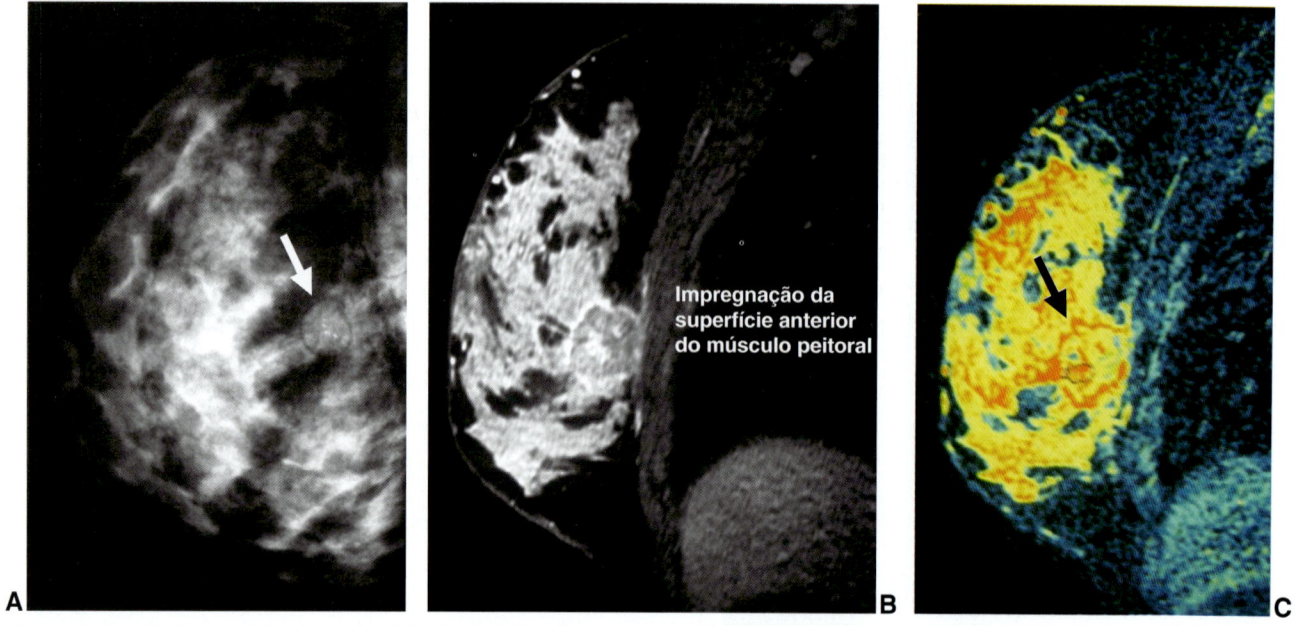

Fig. 2-54. Neoplasia mamária e lactação. (**A**) Microcalcificações à mamografia. (**B** e **C**) Estudo contrastado. Nódulo irregular com intensa impregnação na periferia e central, profundo, comprometendo músculo peitoral.

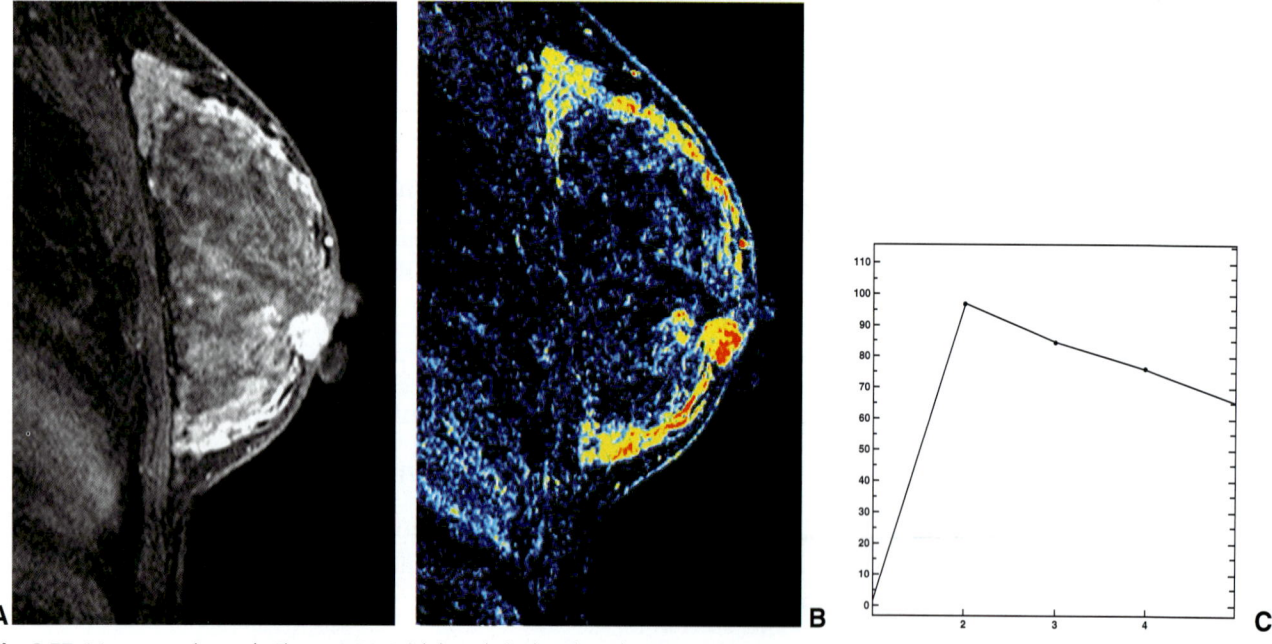

Fig. 2-55. Mesma paciente da Figura 2-51. Nódulo palpável periareolar esquerdo, circunscrito, com curva tipo III. Adenoma da lactação. (**A**) T1 com gadolínio. (**B**) Mapa colorido. (**C**) Cinética de impregnação.

O padrão de impregnação anômalo é variável, podendo ser discreto a importante, unifocal, multifocal ou, então, áreas de impregnação segmentar, regional e ductal (Fig. 2-56).

Nestas pacientes deve ser sugerida uma nova RM após quatro semanas de suspensão da medicação (Fig. 2-57).

Entretanto, quando o padrão de impregnação apresenta-se na forma de focos bilaterais e simétricos, habitualmente consideramos este achado como benigno e não recomendamos acompanhamento (Fig. 2-58).

TRH:
- Pode induzir impregnação anômala podendo interferir no diagnóstico clínico.
- Maior impregnação na TRH combinada.
- Padrão anômalo induzido pela TRH é variável.
- Em caso de dúvida, realizar nova RM, 4 semanas após suspensão da medicação.

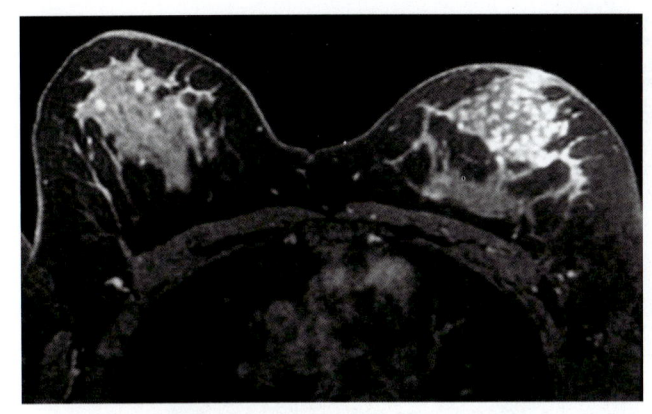

Fig. 2-56. RM e terapia de reposição hormonal. Padrão de impregnação multifocal, assimétrico, maior à esquerda. Axial T1 com gadolínio e supressão de gordura.

Impregnação após menopausa

Com o envelhecimento, observam-se, tanto no estudo anatomopatológico como na mamografia, alterações involutivas na mama, com substituição do parênquima por tecido gorduroso. Estas alterações também podem ser observadas na ressonância magnética. Entretanto, como este exame é um estudo funcional dinâmico, ele permite a identificação das modificações do padrão de impregnação de contraste.

São poucos os estudos que avaliam a relação idade e padrão de impregnação de contraste. Muller-Schimpfle *et al.* avaliaram este aspecto em voluntárias e compararam a intensidade de impregnação no parênquima em diferentes faixas etárias (com menos de 35 anos, entre 35 e 50 anos e acima de 50 anos). Na faixa etária entre 35 e 50 anos ocorreram maior intensidade e variação do padrão de impregnação pelas modificações histológicas que ocorrem neste período referidas anteriormente (fases do ciclo menstrual).

Dessa forma, a impregnação funcional não é exclusiva da paciente jovem, pois a diminuição da função ovariana, própria desta fase, é gradual. Temos observado que pacientes na pós-menopausa também podem apresentar focos bilaterais e simétricos de impregnação de contraste, mais evidentes na fase tardia, semelhantes aos identificados nas pacientes da pré-menopausa (Fig. 2-59).

Geralmente são menos numerosos e estão, em nossa experiência, diretamente relacionados com a quantidade de parênquima mamário residual.

Inicialmente realizávamos controle destes achados por considerá-los não compatíveis com a faixa etária. Mas após identificá-los em tantas pacientes e o controle não demonstrar modificação, atualmente consideramos estes focos achados benignos.

> *Pós-menopausa:* focos de impregnação menos numerosos, proporcionais ao parênquima residual, podendo ser, muitas vezes, considerados como achados benignos.

Tratamento antiestrogênico

Em algumas pacientes o tratamento antiestrogênico induz uma redução da intensidade de impregnação de gadolínio pelo parênquima normal, conforme relatado por Schwabe *et al.* e, posteriormente, confirmado por Heywang. Houve redução da impregnação de gadolínio pelo parênquima em 6 das 9 pa-

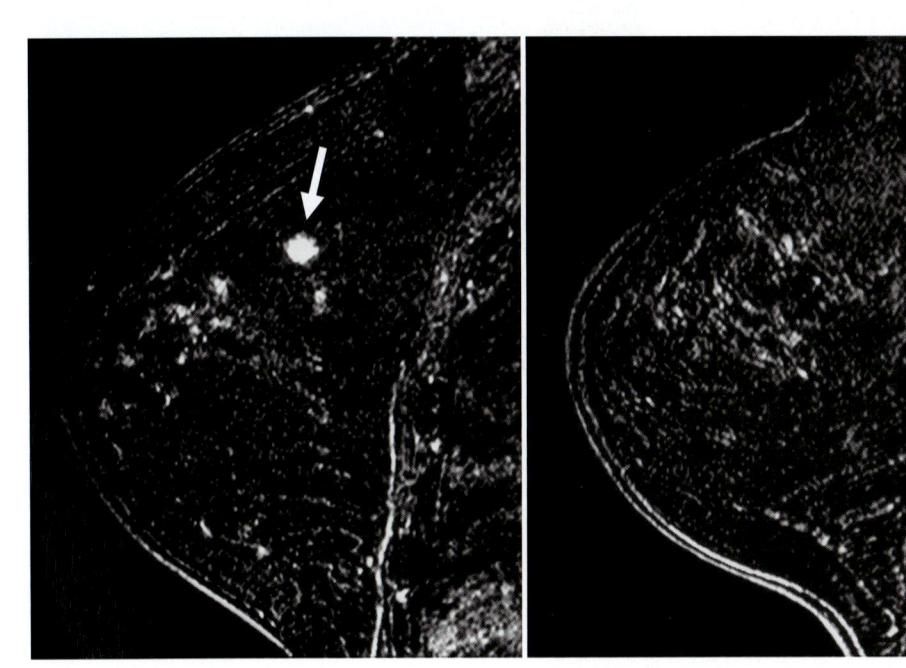

Fig. 2-57. Impregnação focal em quadrante superior da mama direita. Notar, ainda, impregnação difusa em parênquima residual. Controle após suspensão de TRH. Subtração.

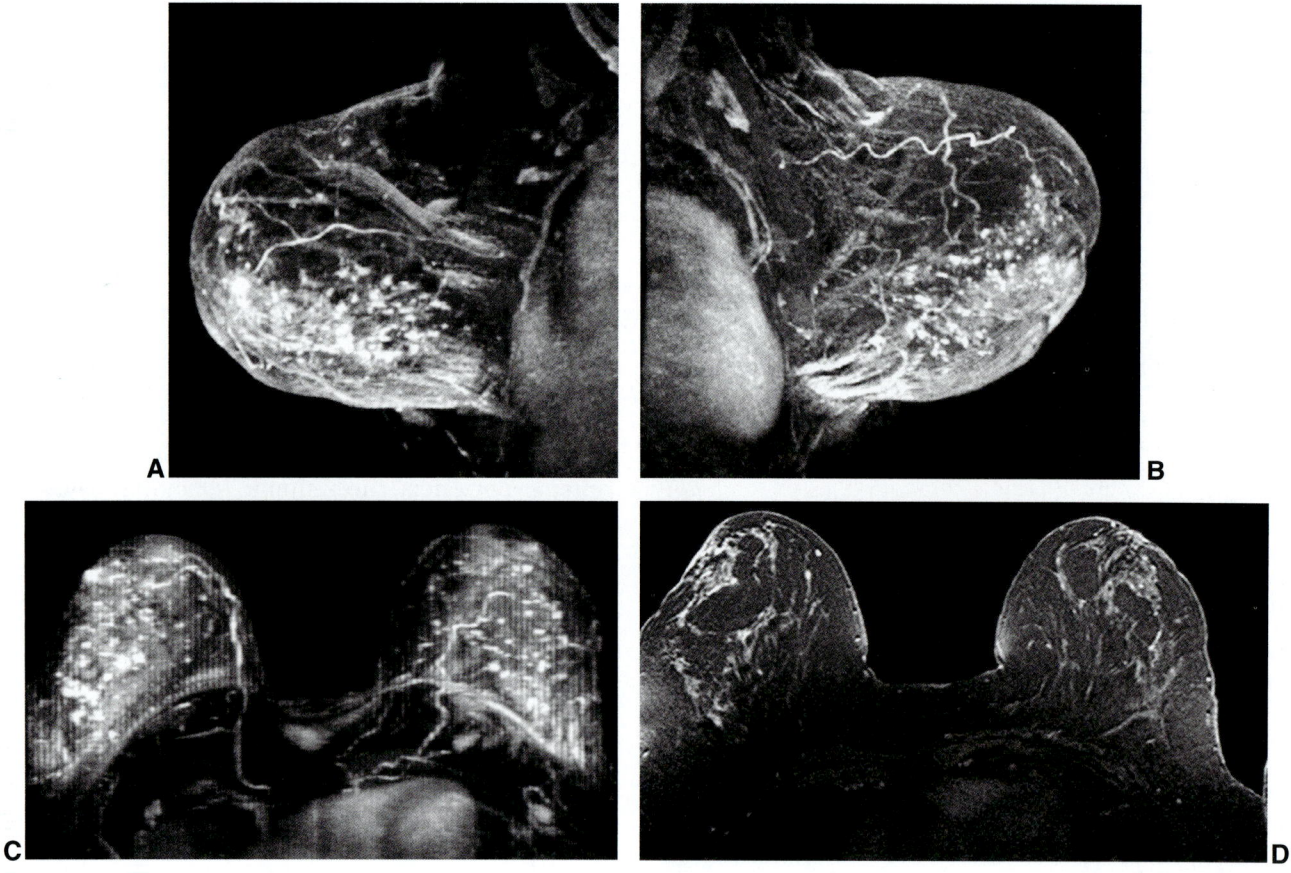

Fig. 2-58. TRH e focos bilaterais e simétricos. (**A** e **B**) Sagital T1 MIP. (**C**) Axial T1 MIP. (**D**) Axial T1 com gadolínio e supressão de gordura.

cientes estudadas antes e após a utilização de tamoxifeno (30 mg).

Outro achado interessante também obtido por Heywang *et al.*, no estudo denominado GERPIN, é que este tratamento não alterou, de forma significativa, a impregnação pelo gadolínio das lesões neoplásicas em 19 pacientes submetidas a uma terapia curta de 2 a 4 semanas. Entretanto, a autora conclui que, apesar de serem promissores estes tratamentos, é necessária maior experiência.

> Tratamento antiestrogênico:
> - Geralmente há redução da impregnação do parênquima.
> - Impregnação das lesões neoplásicas não se altera de forma significativa.

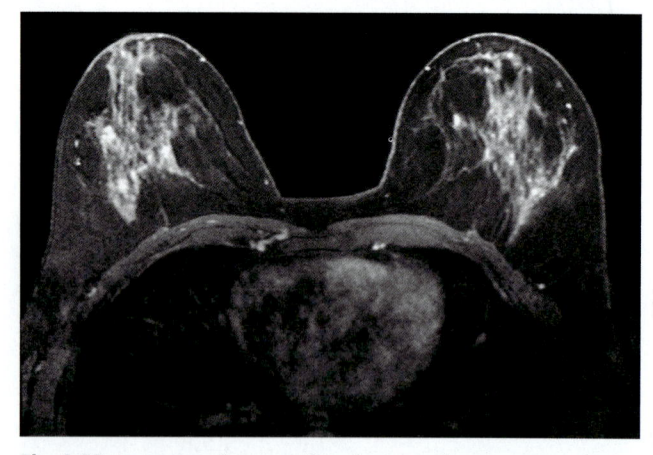

Fig. 2-59. Impregnação no parênquima na pós-menopausa. Focos bilaterais e simétricos.

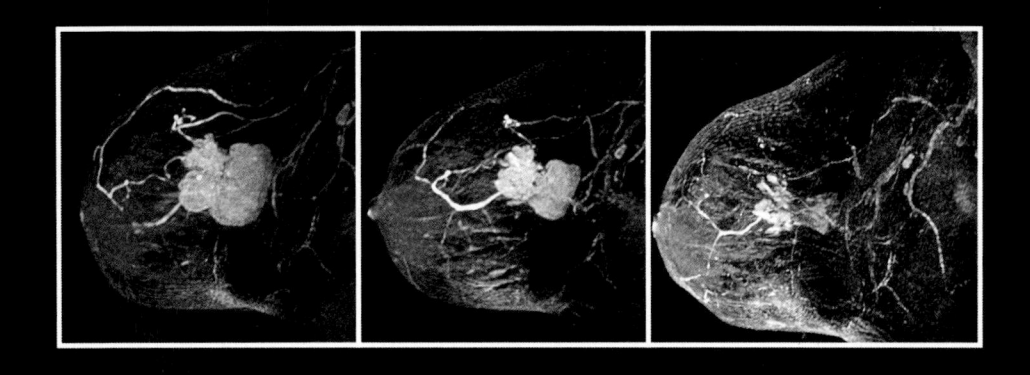

COMO INTERPRETAR A
RM MAMÁRIA

Como Interpretar a RM Mamária

3

Alice Brandão

A análise do estudo da ressonância magnética mamária baseia-se na avaliação simultânea da morfologia das lesões e do seu padrão de impregnação de contraste.

A maioria das lesões neoplásicas tem um comportamento de sinal semelhante ao do parênquima mamário nas sequências sem contraste. Por outro lado, algumas lesões benignas apresentam-se com hipersinal na sequência ponderada em T1, como a esteatonecrose e outras em T2, como os cistos. Dessa forma, o estudo completo inclui a avaliação da fase sem contraste seguida da contrastada.

A análise destes achados permitiu a possibilidade de determinar um padrão arquitetural para as lesões benignas e malignas pela correlação com o valor preditivo positivo de cada achado dado pela literatura.

Por outro lado, antes de interpretar a imagem de ressonância é importante identificar a população estudada. O valor preditivo positivo dos achados da ressonância magnética em pacientes pesquisando achados inconclusivos nos estudos convencionais é diferente daqueles obtidos em pacientes de alto risco ou nas pacientes em avaliação da extensão tumoral com lesão próxima à principal, correspondendo, respectivamente, a 24, 34 e 89,1%.

Ainda com relação às pacientes estudadas, apesar de a ressonância não ser prejudicada pela densidade do parênquima mamário, seus achados têm maior especificidade nas pacientes na pós-menopausa, pois há menor impregnação relacionada com a variação hormonal (impregnação funcional) (Fig. 3-1).

Por último, um aspecto que parece óbvio, mas muito importante: observar se as imagens adquiridas têm uma boa qualidade e se houve uma administração adequada do meio de contraste. A falha na injeção do meio de contraste é uma causa de falso-negativo na ressonância (ver mais detalhes neste mesmo Capítulo, na seção sobre erros de interpretação) (Fig. 3-2).

Antes de seguirmos para a interpretação da ressonância mamária deve-se lembrar que o radiologista deve incluir na sua análise a avaliação das estruturas adjacentes à área de interesse. Especificamente na mama, deve-se ter atenção com a parede torácica, inclusive a estrutura óssea para detectar metástase ou achados acidentais que, por vezes, são a causa da sintomatologia da paciente. Por exemplo, paciente mastectomizada evolu-

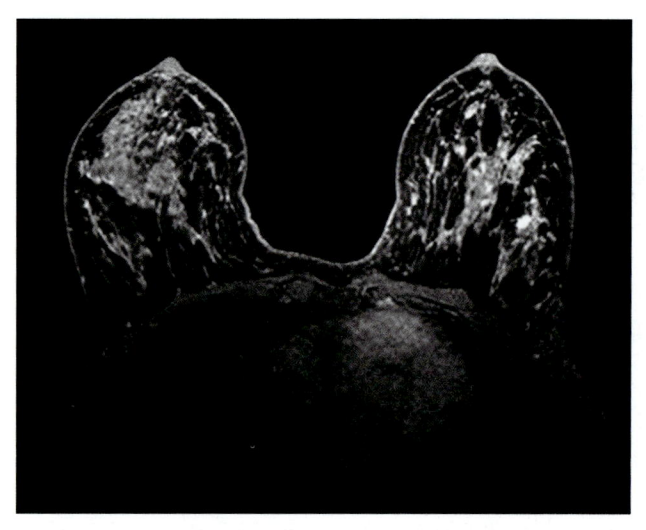

Fig. 3-1. Maior especificidade na pós-menopausa, pois há menor impregnação relacionada com a variação hormonal. Raros focos de impregnação bilaterais. Axial T1 com gadolínio e supressão de gordura.

indo com mastalgia por fratura de arcos costais ou inflamação costocondral (Fig. 3-3).

Outra região que merece nossa atenção é a região supra e infraclavicular, em que podem ser detectadas linfonodomegalias por disseminação da neoplasia.

SEQUÊNCIAS SEM CONTRASTE

Tradicionalmente são realizadas duas sequências antes de iniciar-se o estudo contrastado:

1. Sequência ponderada em T1.
2. Sequência ponderada em T2.

Essas sequências ajudam a caracterizar algumas lesões, especialmente as benignas, como os cistos e a esteatonecrose.

A intensidade da lesão é comparada com a do parênquima mamário.

Sequência ponderada em T1

As lesões podem comportar-se como isointensas, hipointensas e hiperintensas ao parênquima mamário nesta sequência (Quadro 3-1).

As lesões benignas têm comportamento variável na sequência ponderada em T1. Entretanto,

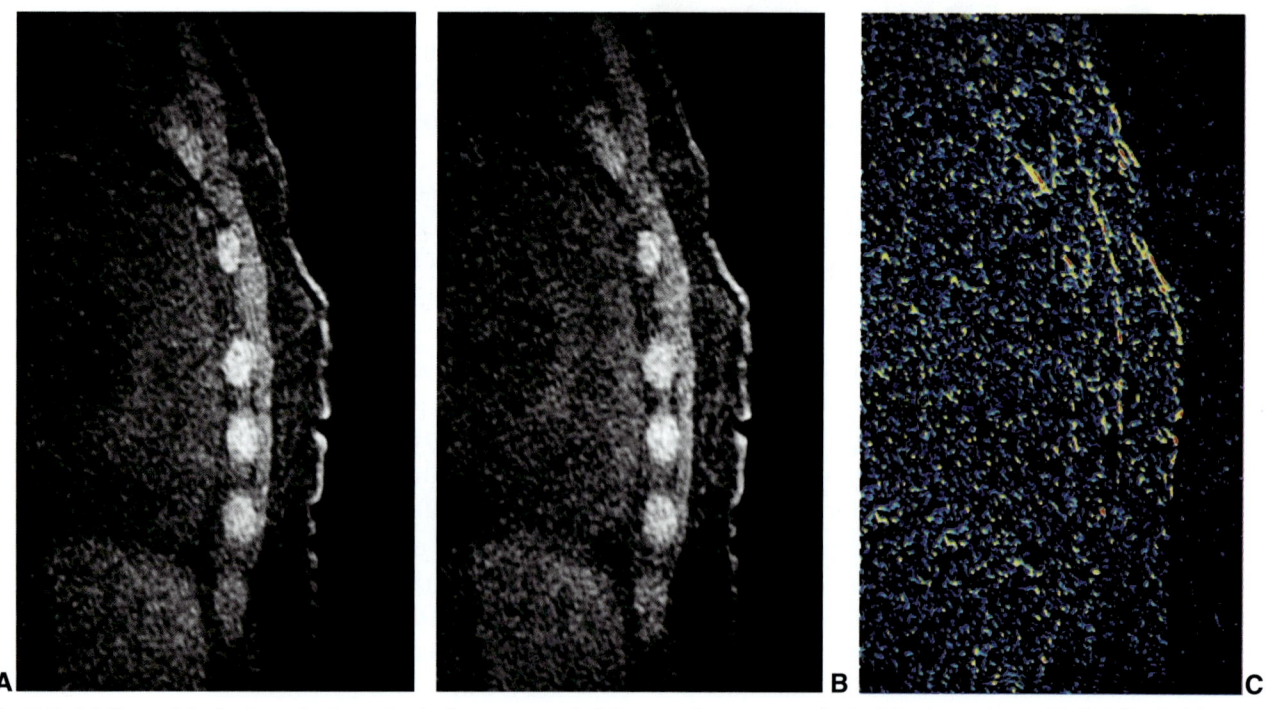

Fig. 3-2. A falha na injeção do meio de contraste é uma causa de falso-negativo na ressonância. Mesma paciente. (**A-C**) Falha da injeção.

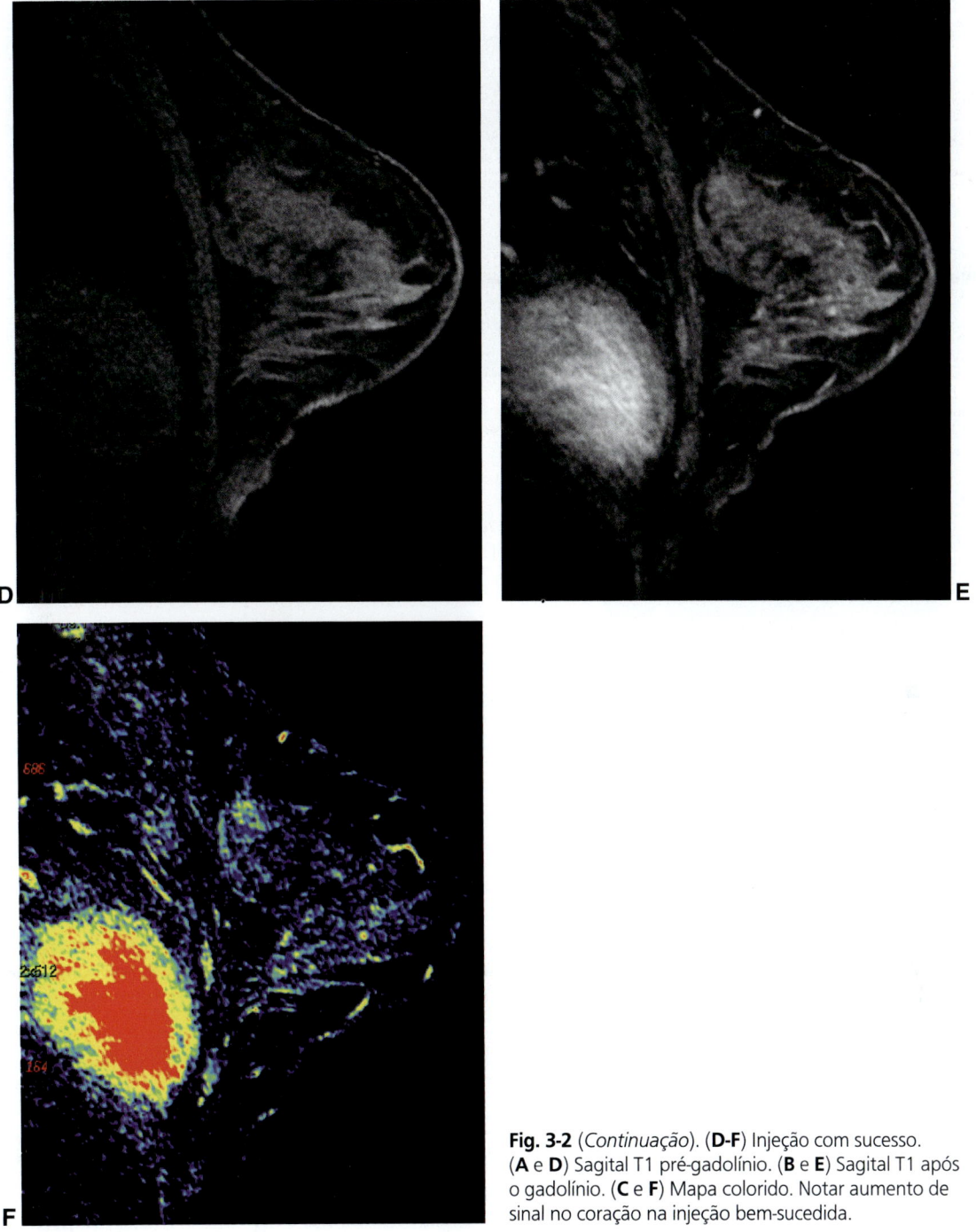

Fig. 3-2 (*Continuação*). (**D-F**) Injeção com sucesso. (**A** e **D**) Sagital T1 pré-gadolínio. (**B** e **E**) Sagital T1 após o gadolínio. (**C** e **F**) Mapa colorido. Notar aumento de sinal no coração na injeção bem-sucedida.

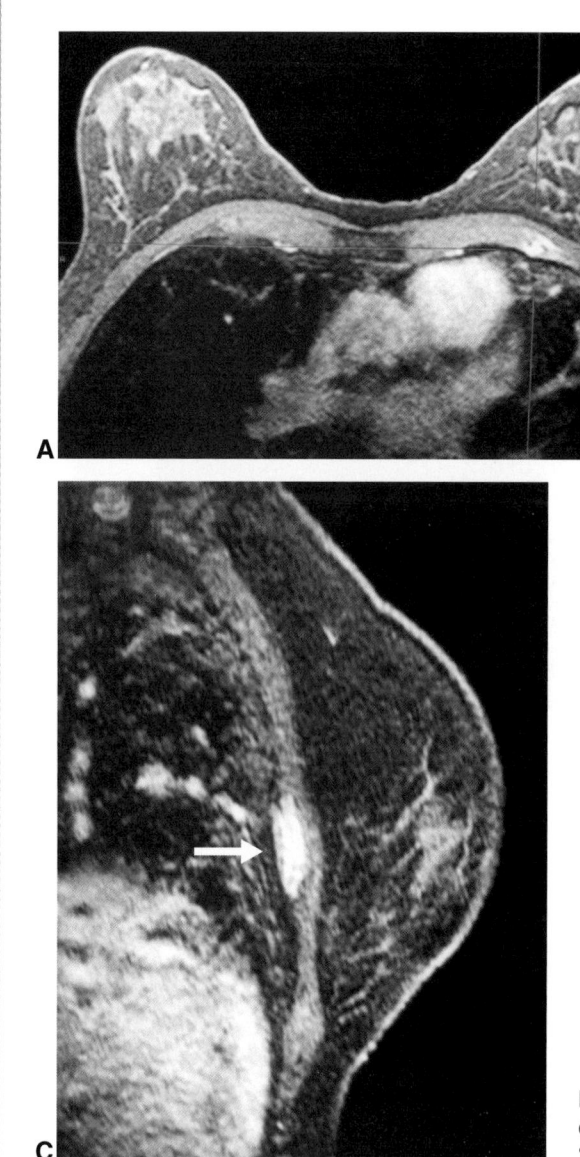

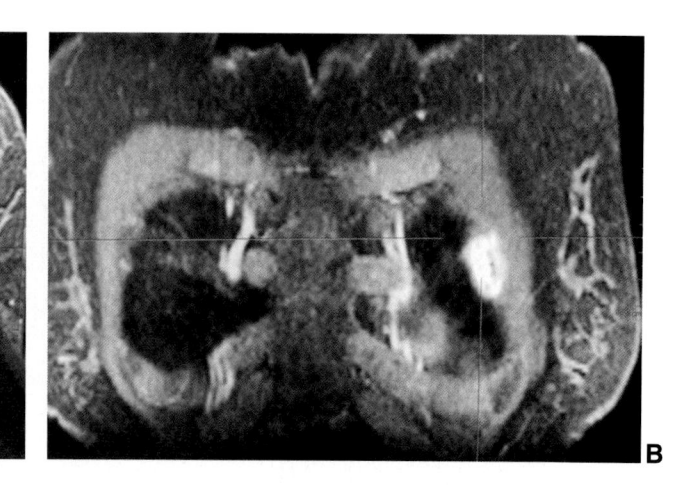

Fig. 3-3. Mastalgia por fratura de arco costal esquerdo. Intensa impregnação de contraste (marcação em verde). (**A**) Axial. (**B**) Coronal. (**C**) Sagital. Sequência ponderada em T1 com supressão de gordura e gadolínio.

Quadro 3-1 Comportamento das lesões na sequência ponderada em T1

Hiperintenso
1. Cisto com alto conteúdo proteico ou hemorrágico
2. Ectasia ductal com alto conteúdo proteico ou hemorrágico
3. Esteatonecrose
4. Lipoma
5. Sangramento (hematoma pós-cirúrgico ou pós-punção)
6. Neoplasia papilífera

Isointenso
1. Carcinoma invasor
2. Carcinoma intraductal

Hipointenso
1. Fibroadenoma fibroso
2. Carcinoma invasor
3. Hematoma antigo

uma lesão hiperintensa nesta sequência tem maior possibilidade de benignidade, como a esteatonecrose, os cistos com alto conteúdo proteico e hemorrágico, assim como o lipoma, o hamartoma, o hematoma e algumas coleções antigas (Fig. 3-4).

O comportamento mais comum das lesões malignas é a isointensidade de sinal ao parênquima mamário, sendo, por esta razão, indispensável o uso do contraste endovenoso paramagnético (Fig. 3-5).

Bartella *et al.* demonstraram em uma série que as lesões neoplásicas malignas não apresentam hipersinal em T1. A única exceção, segundo eles, é a metástase de melanoma. Nós já identificamos hipersinal em tumor filoide maligno e carcinoma ductal infiltrante com sangramento (Fig. 3-6).

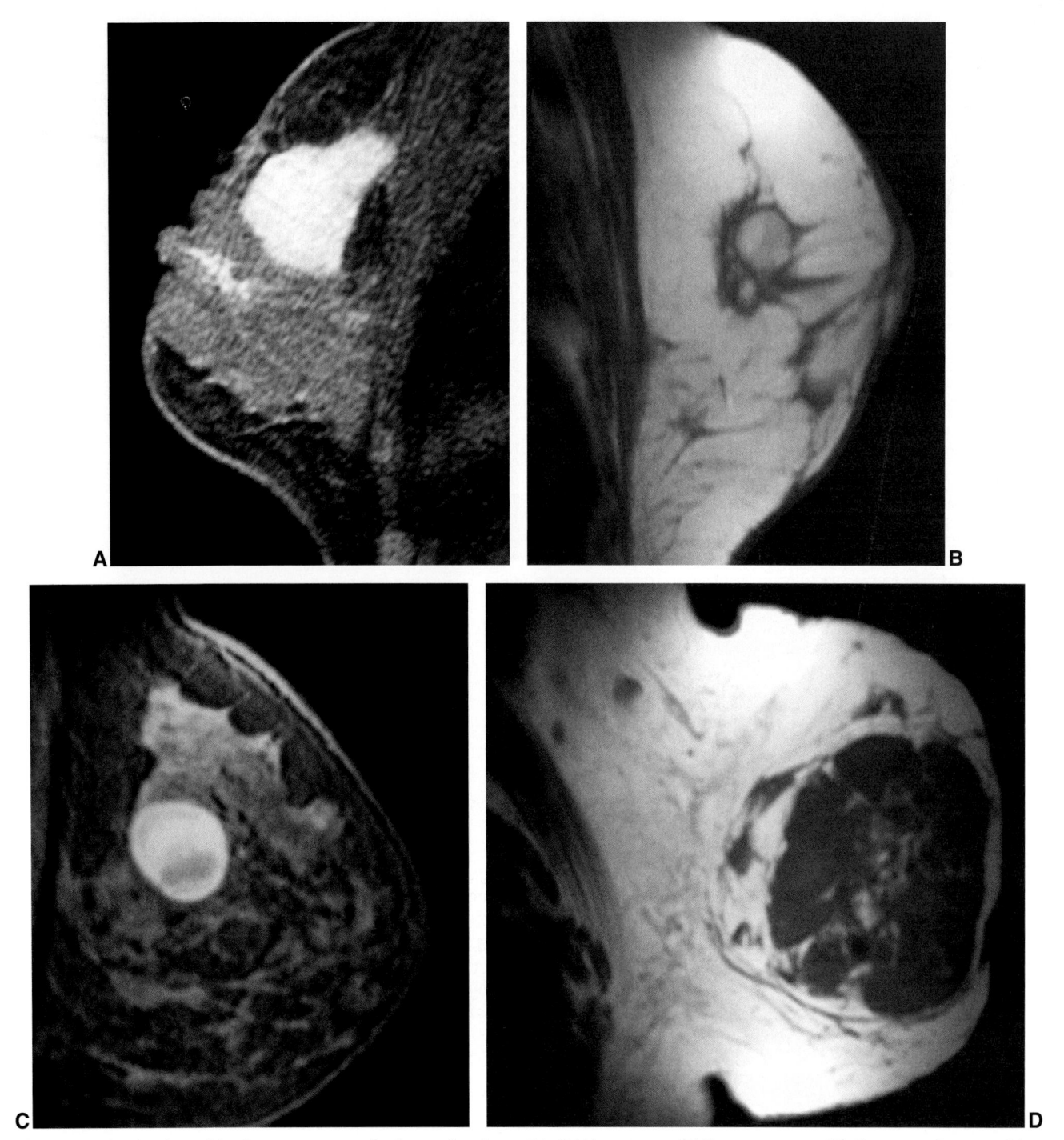

Fig. 3-4. Lesões benignas hiperintensas na sequência ponderada em T1. (**A**) Hematoma. (**B**) Esteatonecrose. (**C**) Cisto com alto conteúdo proteico ou sangue. (**D**) Hamartoma (focos hiperintensos dentro do nódulo).

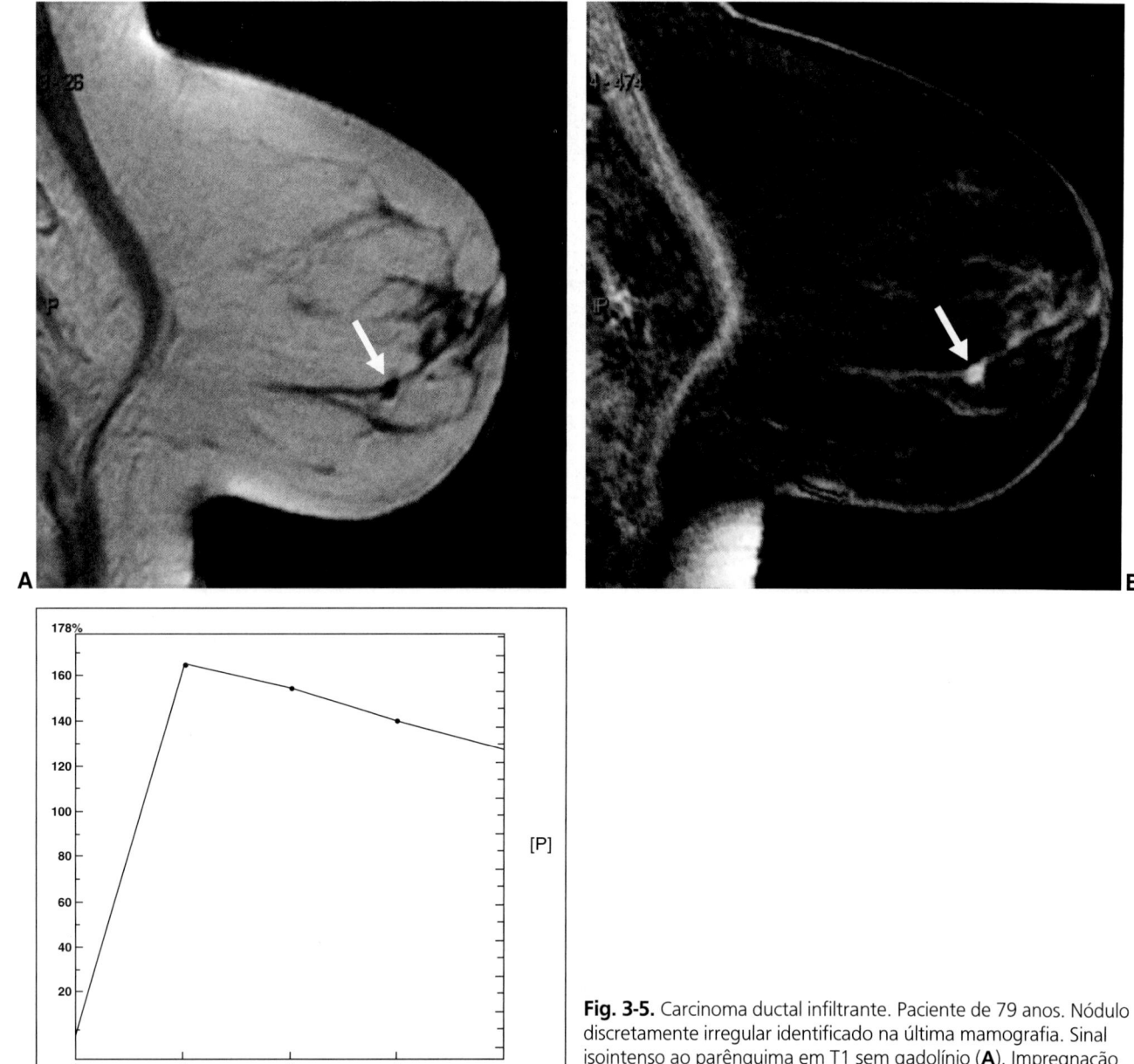

Fig. 3-5. Carcinoma ductal infiltrante. Paciente de 79 anos. Nódulo discretamente irregular identificado na última mamografia. Sinal isointenso ao parênquima em T1 sem gadolínio (**A**). Impregnação intensa e curva tipo III (**B** e **C**).

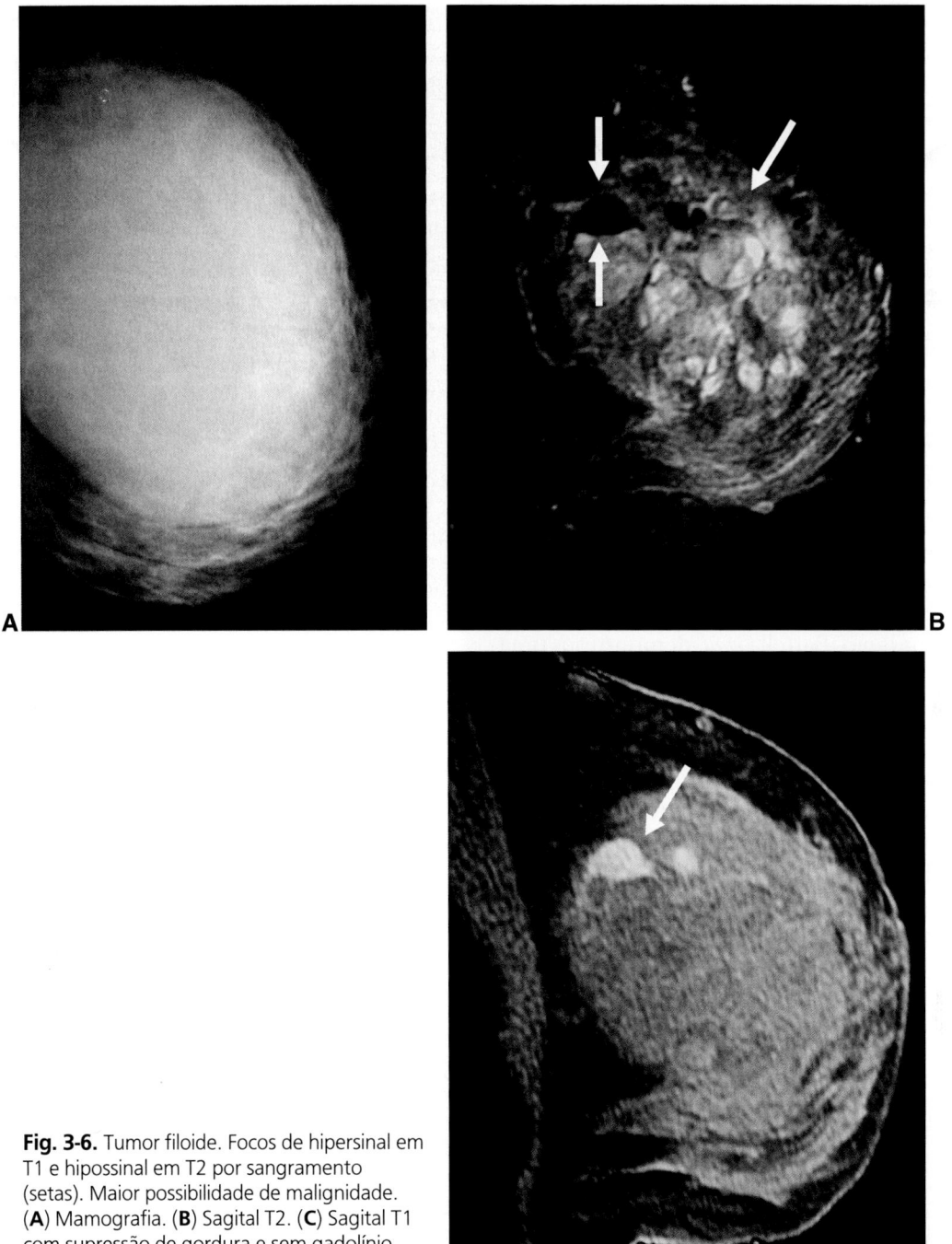

Fig. 3-6. Tumor filoide. Focos de hipersinal em T1 e hipossinal em T2 por sangramento (setas). Maior possibilidade de malignidade. (**A**) Mamografia. (**B**) Sagital T2. (**C**) Sagital T1 com supressão de gordura e sem gadolínio. Volumosa massa heterogênea.

Sequência ponderada em T2

A sequência ponderada em T2 propicia a identificação de lesões com alto conteúdo de líquido, proteína, mucina e sangramento recente que se apresentam hiperintensas, destacando-as do parênquima mamário, especialmente se for realizada com a adição do pulso de supressão de gordura (Quadro 3-2).

Os cistos são bastante hiperintensos nesta sequência pelo valor longo de T2 e a alta densidade de hidrogênio (Fig. 3-7).

A mucina também confere hipersinal na sequência ponderada em T2. Pode-se suspeitar de carcinoma invasor dos tipos mucinoso e medular quando um nódulo com impregnação de contraste suspeita tem hipersinal em T2 (Fig. 3-8).

Poucos autores estudaram as características das lesões mamárias na sequência ponderada em T2. Segundo a literatura, as lesões hiperintensas mais frequentemente são benignas, conforme relatado por Kulh. Entretanto, Bartella *et al.* demonstram uma porcentagem substancial de neoplasia invasora com hipersinal nesta sequência (24%) e 12% com intensidade de sinal intermediária.

Dentre as lesões malignas, as que se apresentam mais hiperintensas nesta sequência são o carcinoma mucinoso, carcinoma com necrose, lipossarcoma e carcinoma inflamatório (Fig. 3-9).

Algumas lesões malignas apresentam hipossinal na sua porção central na sequência ponderada em T2, refletindo a presença de fibrose central. A presença do foco de fibrose central está correlacionada com maior agressividade tumoral e recorrência precoce, sendo relatado como um marcador de angiogênese. A periferia da lesão pode ser isointensa ou hiperintensa nesta sequência. No estudo contrastado o nódulo tem impregnação não homogênea de gadolínio, intensa na fase precoce na periferia, ca-

> **Quadro 3-2** Comportamento das lesões na sequência ponderada em T2
>
> **Bastante hiperintenso**
> 1. Cisto
> 2. Ectasia ductal
> 3. Carcinoma mucinoso puro
>
> **Hiperintenso**
> 1. Fibroadenoma mixoide
> 2. Esteatonecrose (sequência sem supressão de gordura)
> 3. Linfonodo
> 4. Ruptura extracapsular do implante de silicone
> 5. Carcinoma medular
> 6. Carcinoma inflamatório
>
> **Isointenso**
> 1. Carcinoma invasor
> 2. CDIS
>
> **Hipointenso**
> 1. Fibroadenoma fibroso
> 2. Carcinoma invasor
> 3. Hematoma antigo
> 4. Esteatonecrose (sequência com supressão de gordura)
> 5. Ectasia ductal com conteúdo espesso antigo

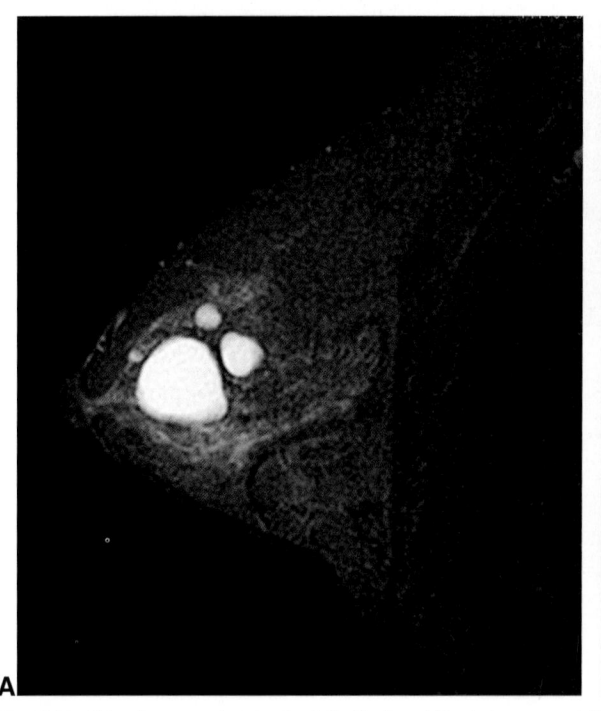

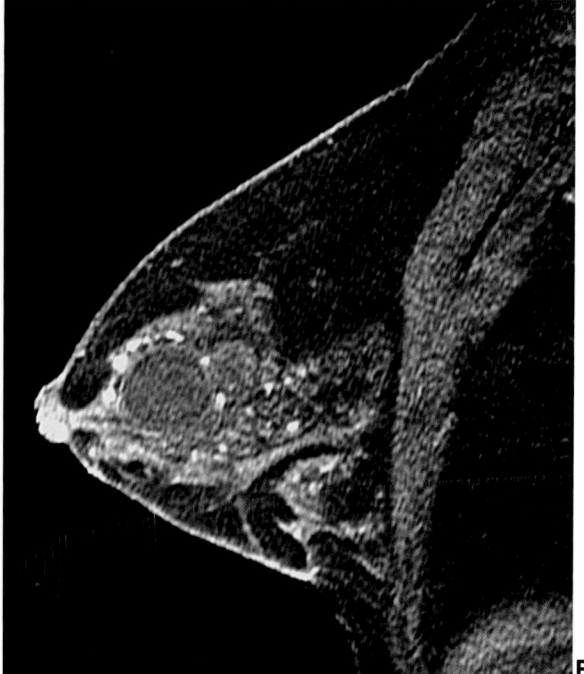

Fig. 3-7. Cisto. Imagem bastante delimitada e hiperintensa em T2 (**A**), sem impregnação (**B**). (**A**) Sagital T2 com supressão de gordura. (**B**) Sagital T1 com gadolínio e supressão de gordura.

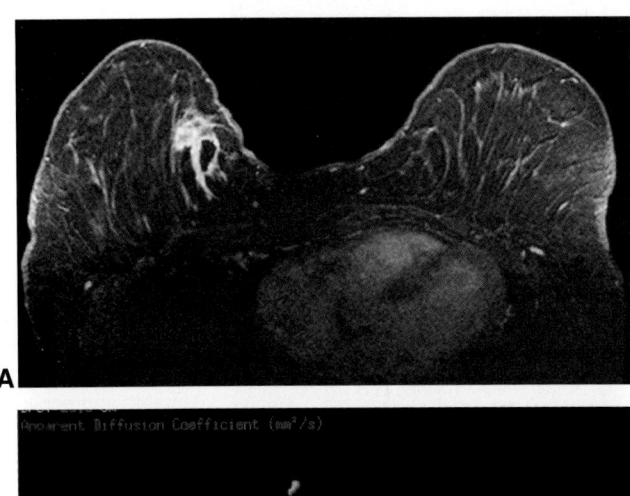

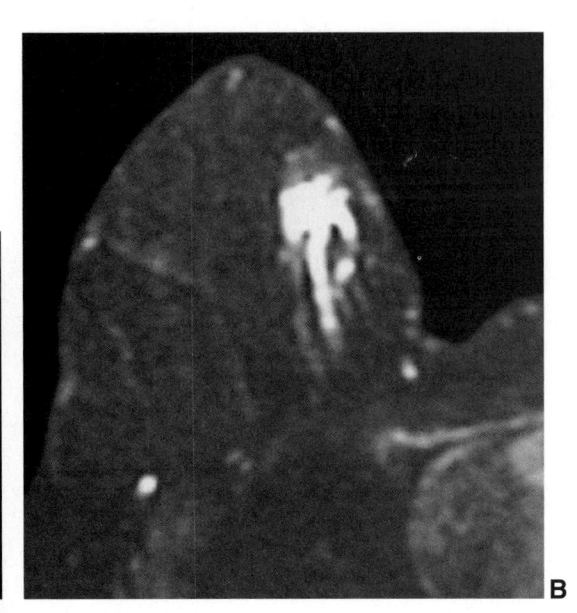

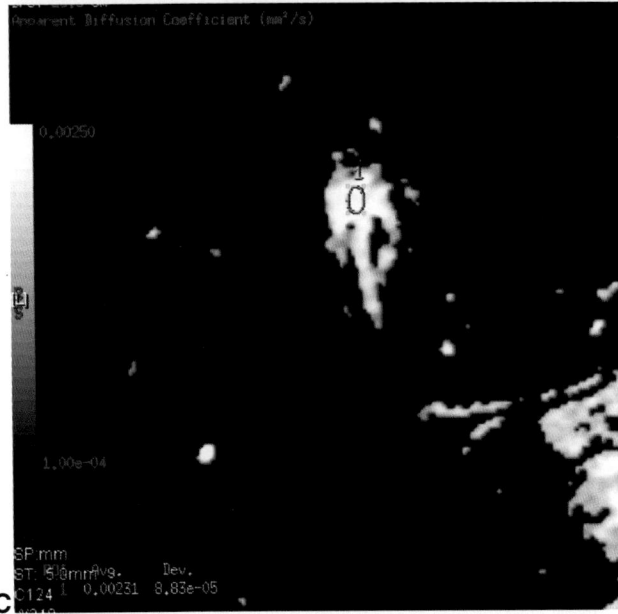

Fig. 3-8. Carcinoma mucinoso. Nódulo irregular com hipersinal na sequência ponderada em T2 (**B**), impregnação não homogênea (**A**) e difusão facilitada (**C**). Valor do ADC −2,31 × 10^{-3} mm²/s.

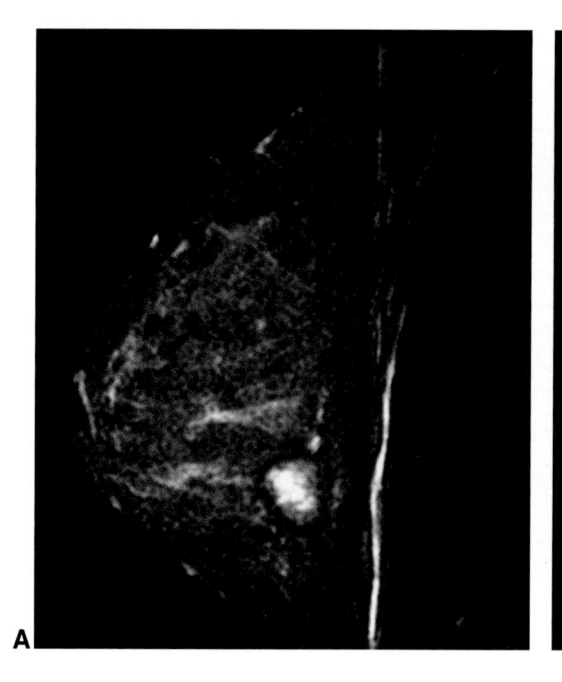

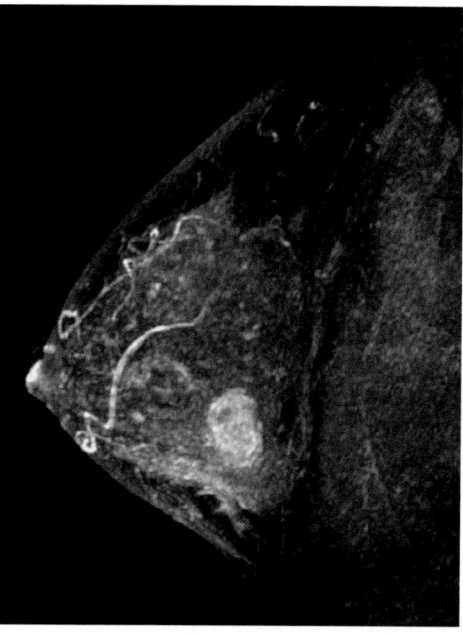

Fig. 3-9. Nódulo irregular hiperintenso em T2 (**A**). Carcinoma mucinoso. Intensa impregnação precoce (**B**).

racterizando o sinal do halo, e no foco fibrótico há impregnação discreta e tardia pelo meio de contraste (Fig. 3-10).

Outras lesões apresentam hipersinal na porção central na sequência ponderada em T2, provocado por degeneração necrótica. O padrão de impregnação em halo também será observado porque a porção central da lesão será hipovascularizada (Fig. 3-11).

A análise quantitativa das lesões na imagem obtida na sequência ponderada em T2 também foi realizada por Kelcz e comparada com a análise visual, que é o dia a dia do radiologista. O autor não encontrou diferença significativa, embora a análise tenha sido obtida na sequência com supressão química da gordura e as lesões tenham sido comparadas à gordura. Novos estudos são necessários, talvez com a compara-

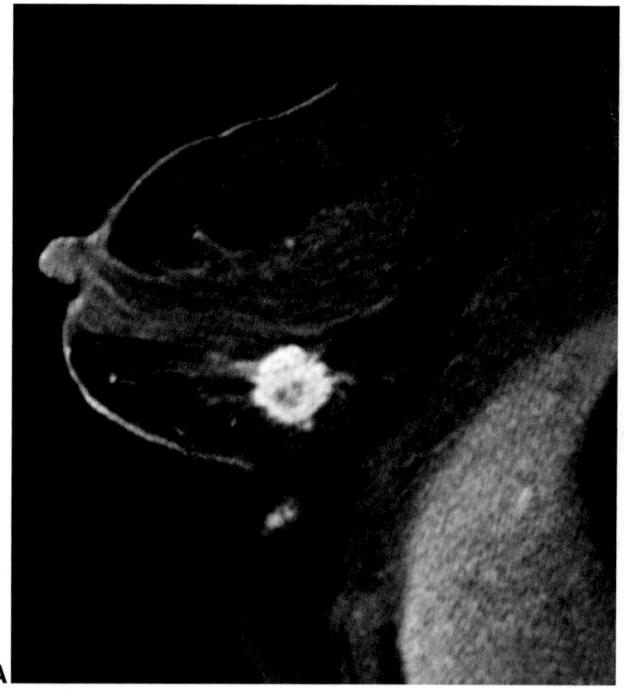

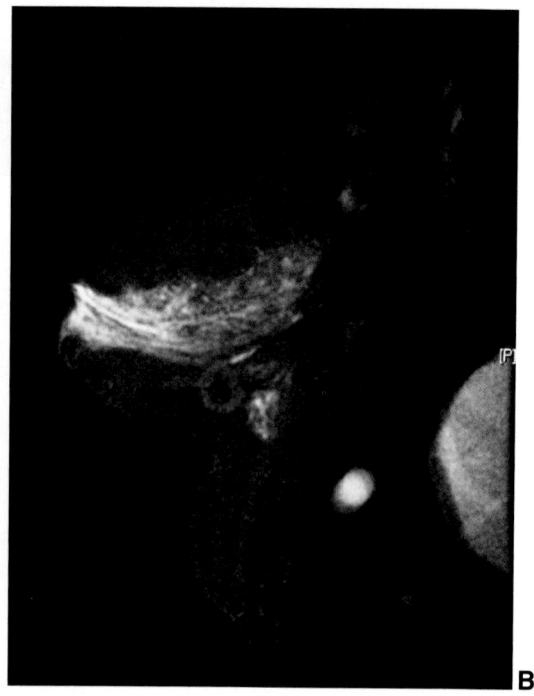

Fig. 3-10. Carcinoma. Hipossinal central na sequência ponderada em T2 (**B**) refletindo a presença de fibrose central, com impregnação não homogênea na periferia (sinal do halo), havendo discreta impregnação no foco fibrótico (**A**). (**A**) Sagital T1 com gadolínio e supressão de gordura. (**B**) Sagital T2 com supressão de gordura.

Fig. 3-11. Necrose central. Hipersinal na porção central na sequência ponderada em T2 (**A**), com ausência de impregnação (impregnação em halo) (**B** e **C**). (**B**) Sagital T1 com supressão de gordura e gadolínio. (**C**) Axial T1 com supressão de gordura e gadolínio.

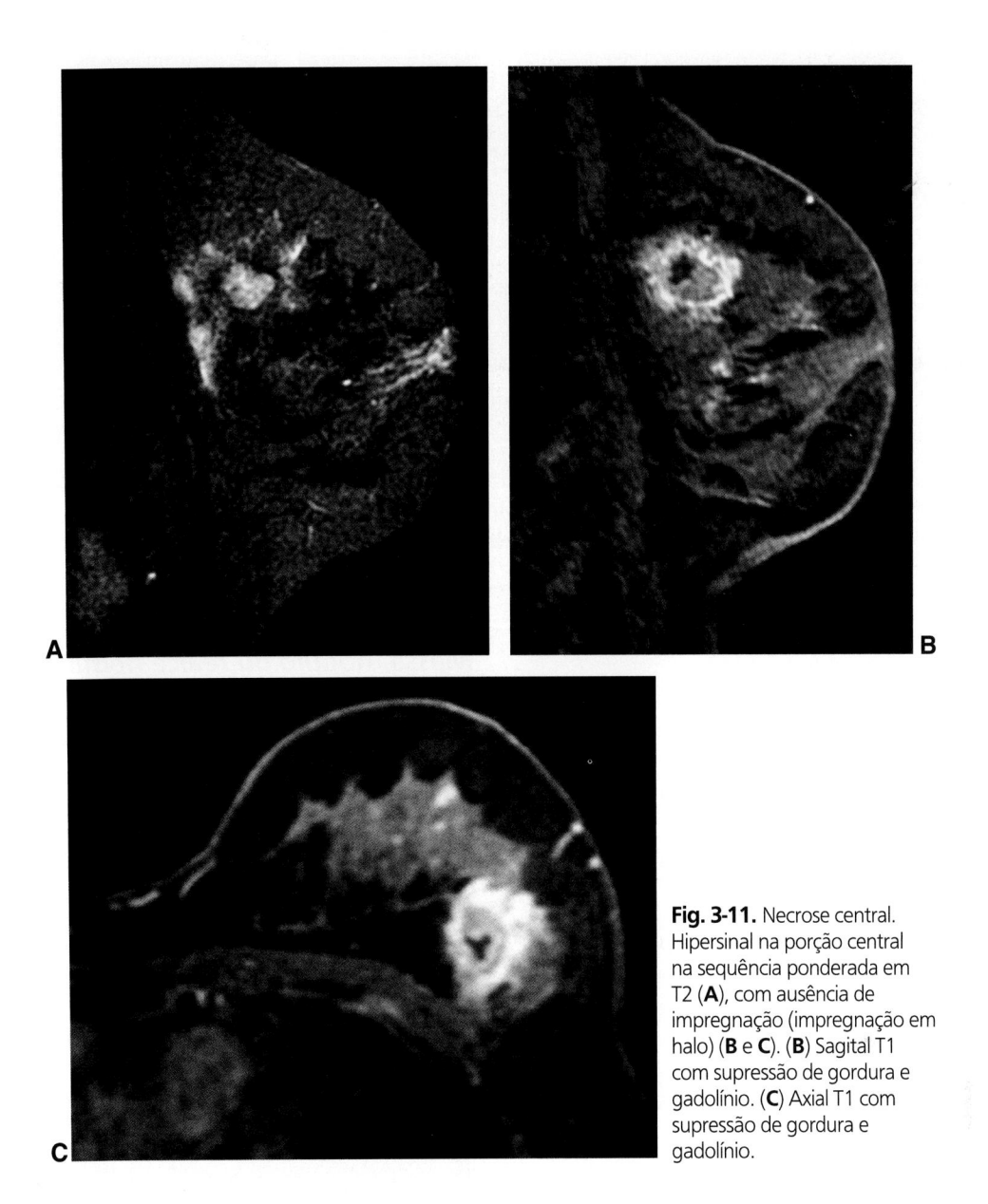

ção com a intensidade de sinal do parênquima mamário ou do músculo peitoral.

Entretanto, atualmente a sequência ponderada em T2 está sendo mais valorizada na análise das lesões suspeitas. Um dos sinais referidos na literatura é o sinal do edema perilesional. Diferentes tipos de edema foram analisados na sequência ponderada em T2 por Yang. Este sinal representaria reação inflamatória ou congestão peritumoral, pois ocorre um aumento de células inflamatórias na presença de arteriogênese e linfangiogênese tumoral (Fig. 3-12).

Neste trabalho, este sinal foi analisado em 1.129 lesões. As lesões benignas correspondiam a 454 delas, e as malignas 675; destas, 581 eram carcinomas invasores. As pacientes foram separadas de acordo com a presença do edema e classificadas em comprometimentos unilateral, multifocal e difuso. O edema foi identificado em 11,4% das lesões benignas e 42,9% das malignas, sendo a diferença estaticamente significativa. O edema foi mais identificado entre a lesão e o músculo peitoral.

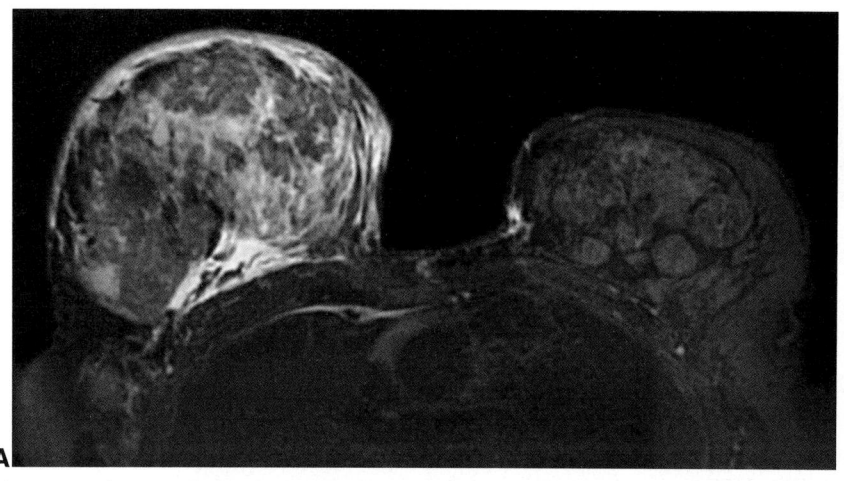

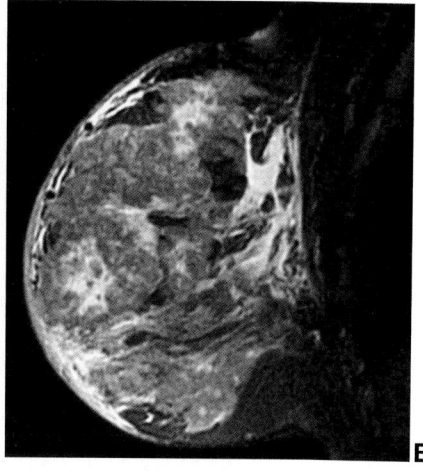

Fig. 3-12. Edema perilesional. Reação inflamatória ou congestão peritumoral por aumento de células inflamatórias relacionado com a arteriogênese e linfangiogênese tumoral. (**A**) Axial. (**B**) Sagital. Sequência ponderada em T2 com supressão de gordura.

ESTUDO CONTRASTADO

O estudo contrastado da ressonância magnética é muito sensível para o câncer de mama, permitindo identificar tumores ocultos no exame físico, mamografia e ultrassonografia. Dessa forma, a análise da fase dinâmica contrastada é a mais importante da ressonância mamária.

Quando se analisa a fase contrastada dinâmica o primeiro passo é identificar uma lesão. Ela deve-se destacar do restante do parênquima em virtude do aumento da intensidade de sinal nas lesões com maior número de vasos (densidade vascular) e/ou vasos anômalos (permeabilidade) que têm maior chance de malignidade e que irão tornar-se hiperintensas com relação ao restante do parênquima, facilmente destacadas na primeira fase do estudo dinâmico (Fig. 3-13).

Como a angiogênese não é a mesma para todas as lesões malignas, e não é patognomônica de neoplasia, além de avaliarem-se intensidade e padrão de impregnação, deve ser avaliada a morfologia da lesão, ou seja, o seu padrão arquitetural, visando à melhor especificidade do método.

Morfologia da lesão

Após a identificação da lesão, temos que caracterizá-la como massa, foco e impregnação não relacionada com massa, segundo os critérios definidos pelo Colégio Americano de Radiologia na publicação do tutorial do BI-RADS® (ver detalhes no Capítulo sobre aplicação do BI-RADS® na ressonância magnética).

Massa, nódulo ou realce nodular

O nódulo focal costuma ter uma correlação com as imagens T1 e T2 pré-contraste, pois é uma lesão tridimensional que ocupa espaço, podendo deslocar ou retrair o tecido adjacente. Um nódulo geralmente é maior do que 5 milímetros (Fig. 3-14).

Deverá ser determinada a sua morfologia, caracterizando-se a forma e a margem, o padrão de arquitetura interna e sua intensidade de sinal nas imagens não contrastadas, referidas anteriormente.

Com relação à borda ela pode ser redonda, oval, lobulada, irregular e espiculada (Fig. 3-15).

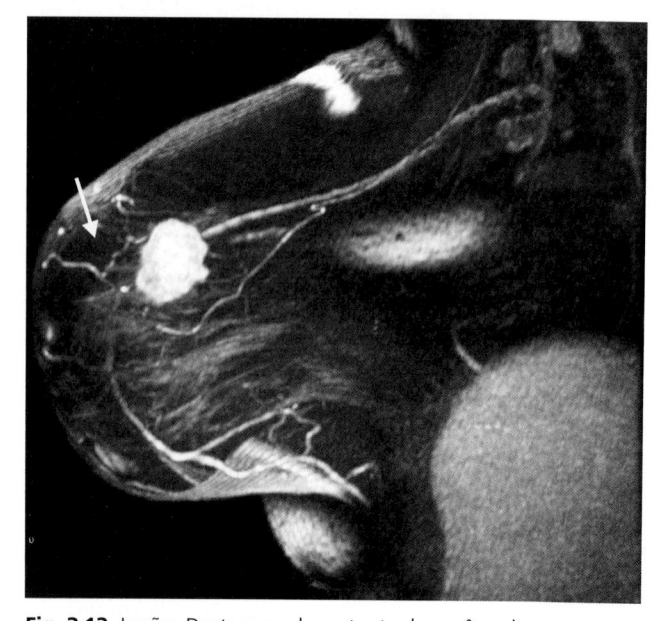

Fig. 3-13. Lesão. Destaca-se do restante do parênquima em virtude do aumento da intensidade de sinal nas lesões com maior número de vasos (seta).

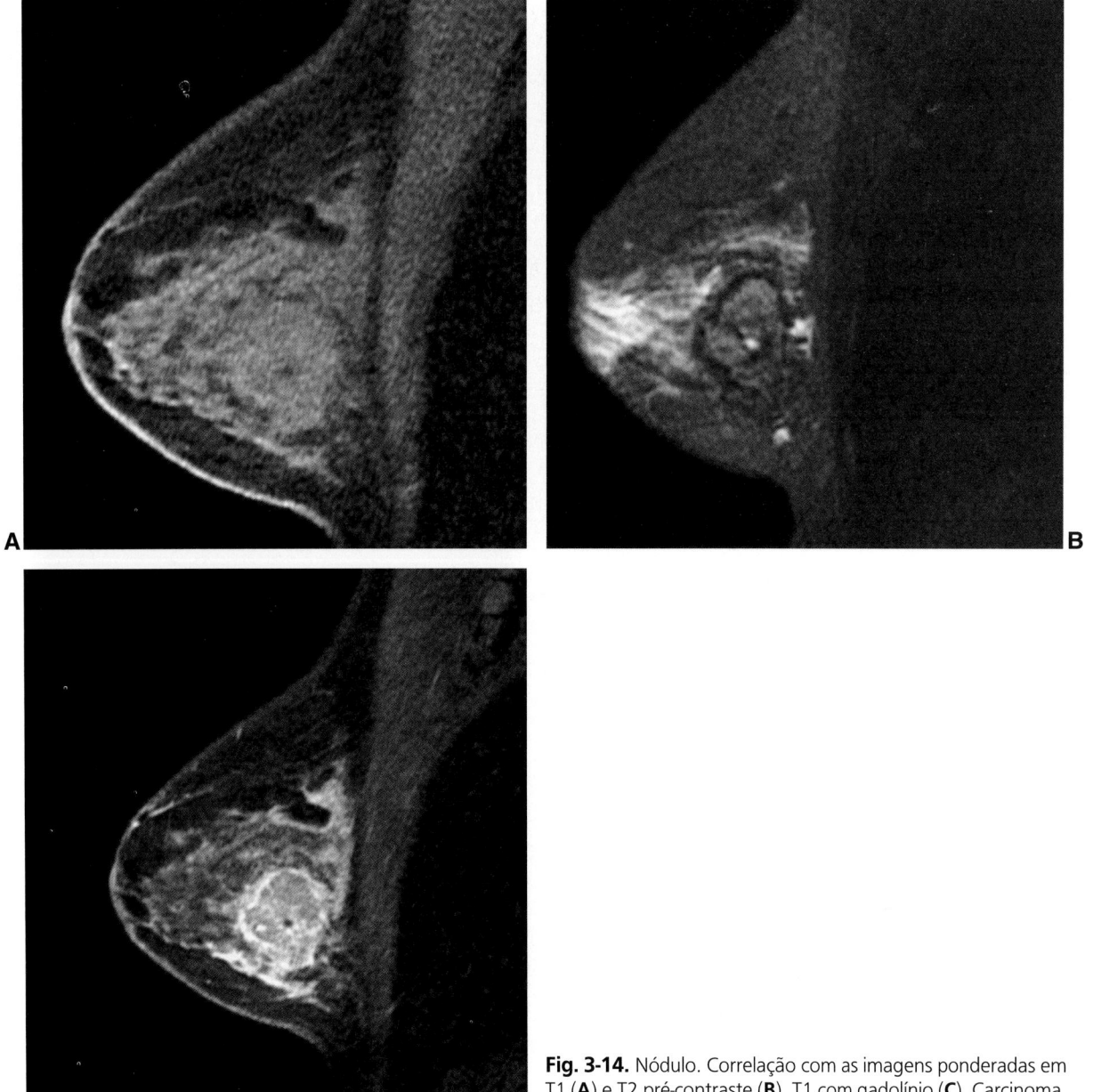

Fig. 3-14. Nódulo. Correlação com as imagens ponderadas em T1 (**A**) e T2 pré-contraste (**B**). T1 com gadolínio (**C**). Carcinoma ductal infiltrante na mama direita.

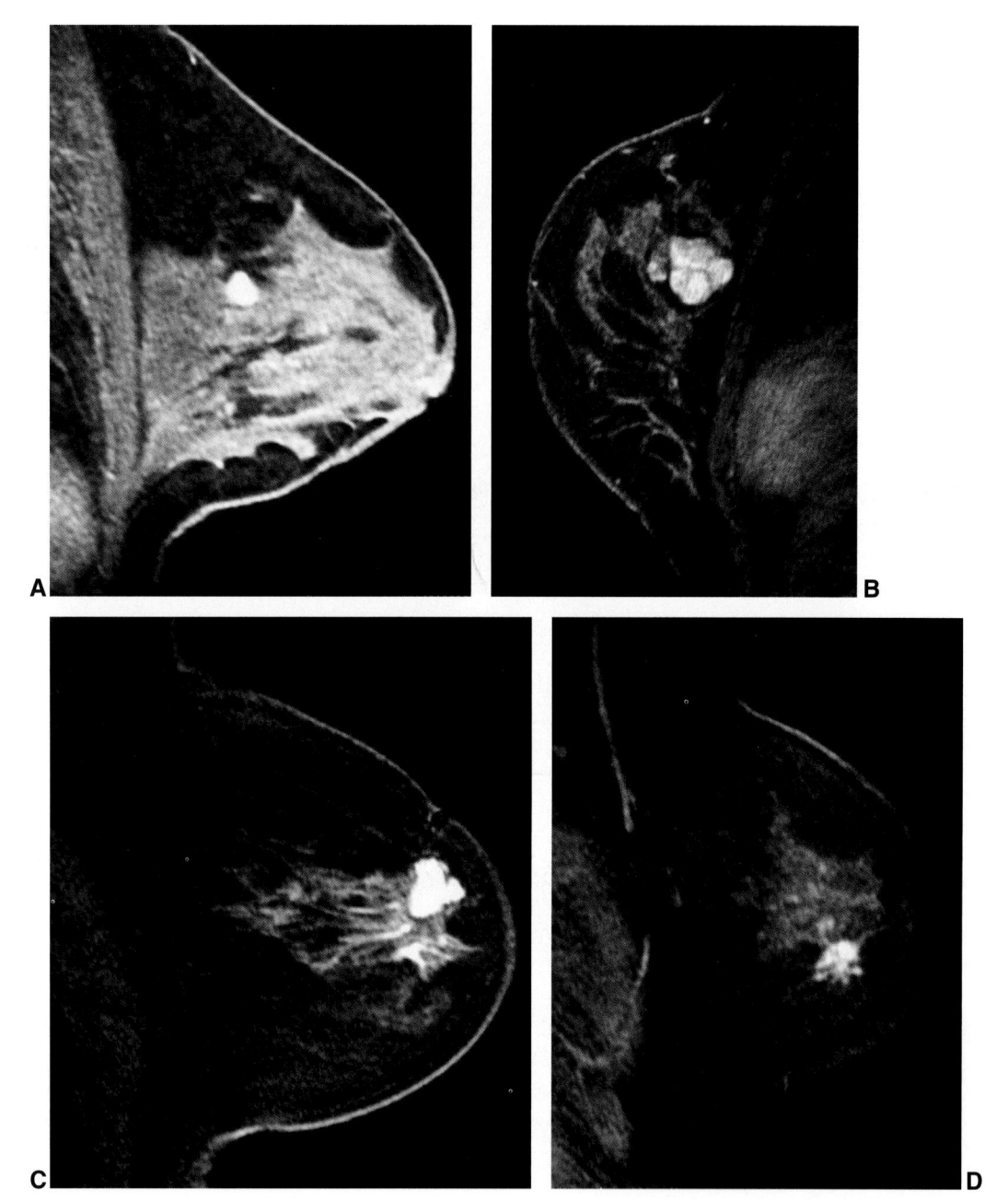

Fig. 3-15. Borda. Oval (**A**), lobulada (**B**), irregular (**C**) e espiculada (**D**). Sequência ponderada em T1 com supressão de gordura e gadolínio.

A margem pode ser regular, irregular e espiculada, e a arquitetura interna, homogênea e heterogênea (Fig. 3-16).

> Morfologia da lesão:
> - *Borda:* redonda, oval, lobulada, irregular, espiculada.
> - *Margem:* regular, irregular, espiculada.
> - *Arquitetura interna:* homogênea e heterogênea.

A possibilidade de determinar um padrão arquitetural para a lesão benigna e maligna é possível pela correlação com o valor preditivo positivo de cada achado.

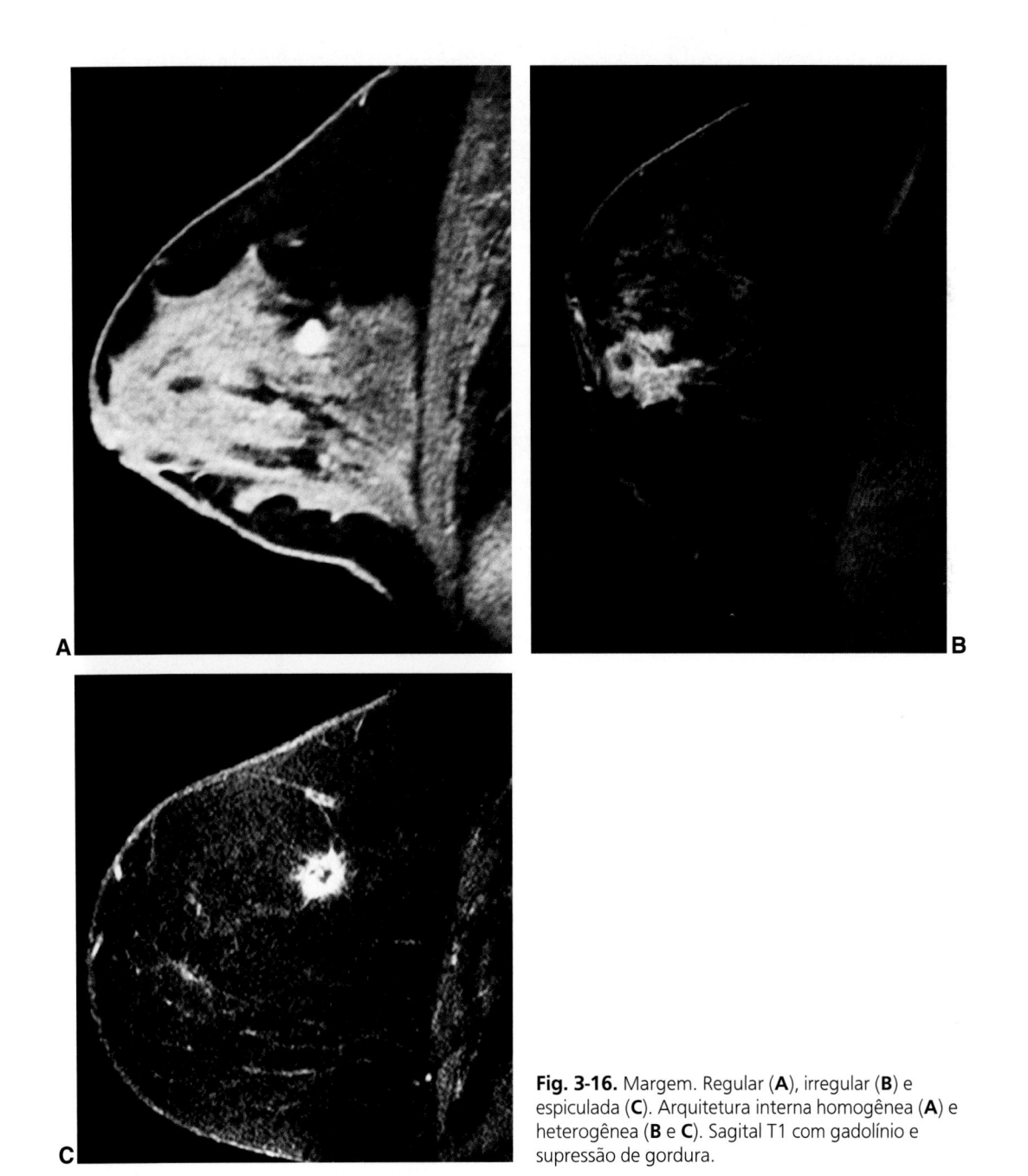

Os padrões arquiteturais sugestivos de lesão maligna incluem borda e margem irregular e espiculada e arquitetura interna heterogênea, especialmente com padrão de impregnação do tipo em halo (Fig. 3-17).

> - *Lesão benigna:* nódulo regular, ausência de impregnação de contraste.
> - *Lesão maligna:* borda e margem irregulares e espiculadas, arquitetura interna heterogênea, impregnação com halo na periferia.

Fig. 3-16. Margem. Regular (**A**), irregular (**B**) e espiculada (**C**). Arquitetura interna homogênea (**A**) e heterogênea (**B** e **C**). Sagital T1 com gadolínio e supressão de gordura.

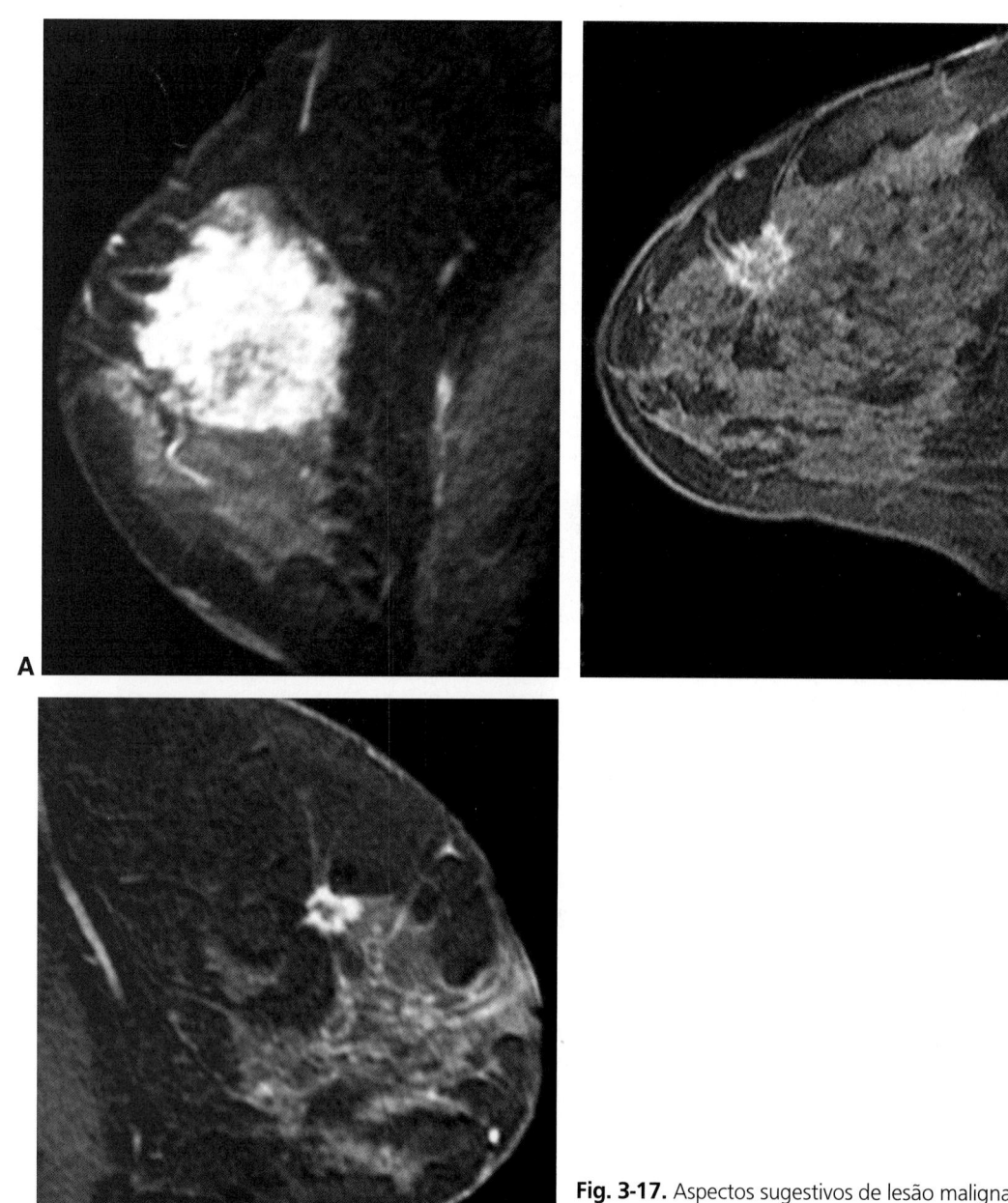

Fig. 3-17. Aspectos sugestivos de lesão maligna incluem borda e margem irregulares (**A**) e espiculadas (**B** e **C**), arquitetura interna heterogênea (**A-C**), com padrão de impregnação em halo (**C**). Sagital T1 com supressão de gordura e gadolínio.

Os aspectos mais sugestivos das lesões benignas incluem nódulo regular e ausência de impregnação de contraste (Fig. 3-18).

> Sinal na sequência ponderada em T2:
> - *Isointenso ou hipointenso:* sugere lesão maligna
>   Exceção: neoplasia medular, mucinosa, carcinoma inflamatório.
> - *Hiperintenso:* sugere lesão benigna.
>   Exceção: fibroadenoma esclerótico

Nos nódulos analisamos, também, o sinal nas imagens ponderadas em T2. Lesões malignas tendem a ter sinal isointenso ou hipointenso com relação ao parênquima nesta sequência, com exceção dos tipos medular e mucinoso. Fibroadenomas mixoides e linfonodos intramamários mostram hipersinal, e fibroadenomas escleróticos são hipointensos (Fig. 3-19).

A presença de septações internas hipointensas em T2 e não captantes em uma lesão sem outras características de malignidade é sugerida na literatura como achado benigno e habitual do fibroadenoma, segundo Nunes *et al*. Entretanto, são relatados casos de neoplasia com este aspecto (Fig. 3-20).

Os nódulos ou massas devem ser avaliados ainda pelo padrão de impregnação de contraste a ser descrito inferiormente. Isto porque lesões com crescimento rápido, como neoplasia invasora de alto grau

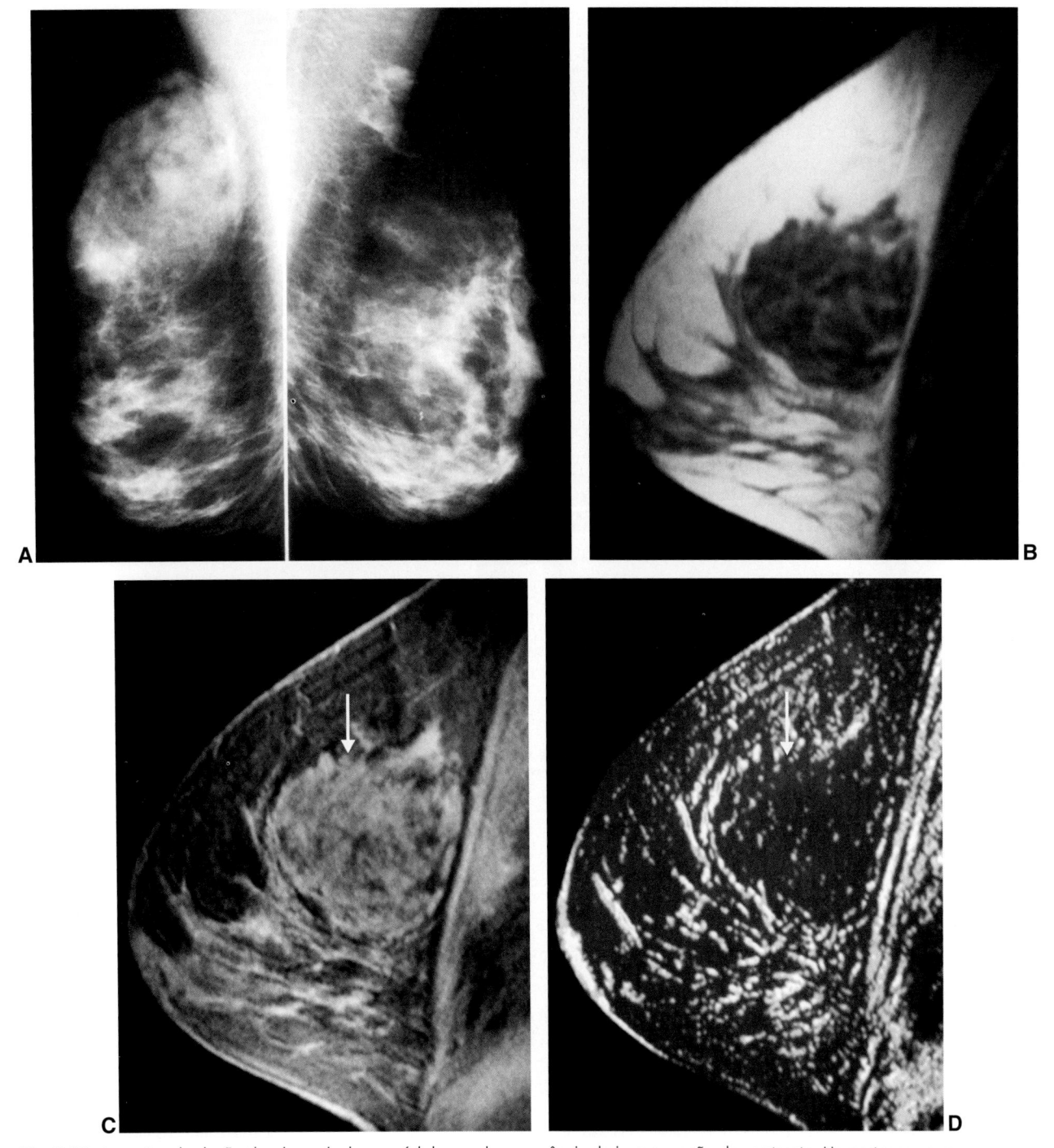

Fig. 3-18. Aspectos das lesões benignas incluem nódulo regular e ausência de impregnação de contraste. Hamartoma na mama direita. (**A**) Mamografia. (**B**) Sagital T1. T1 com gadolínio e supressão de gordura (**C**) e mapa colorido (**D**).

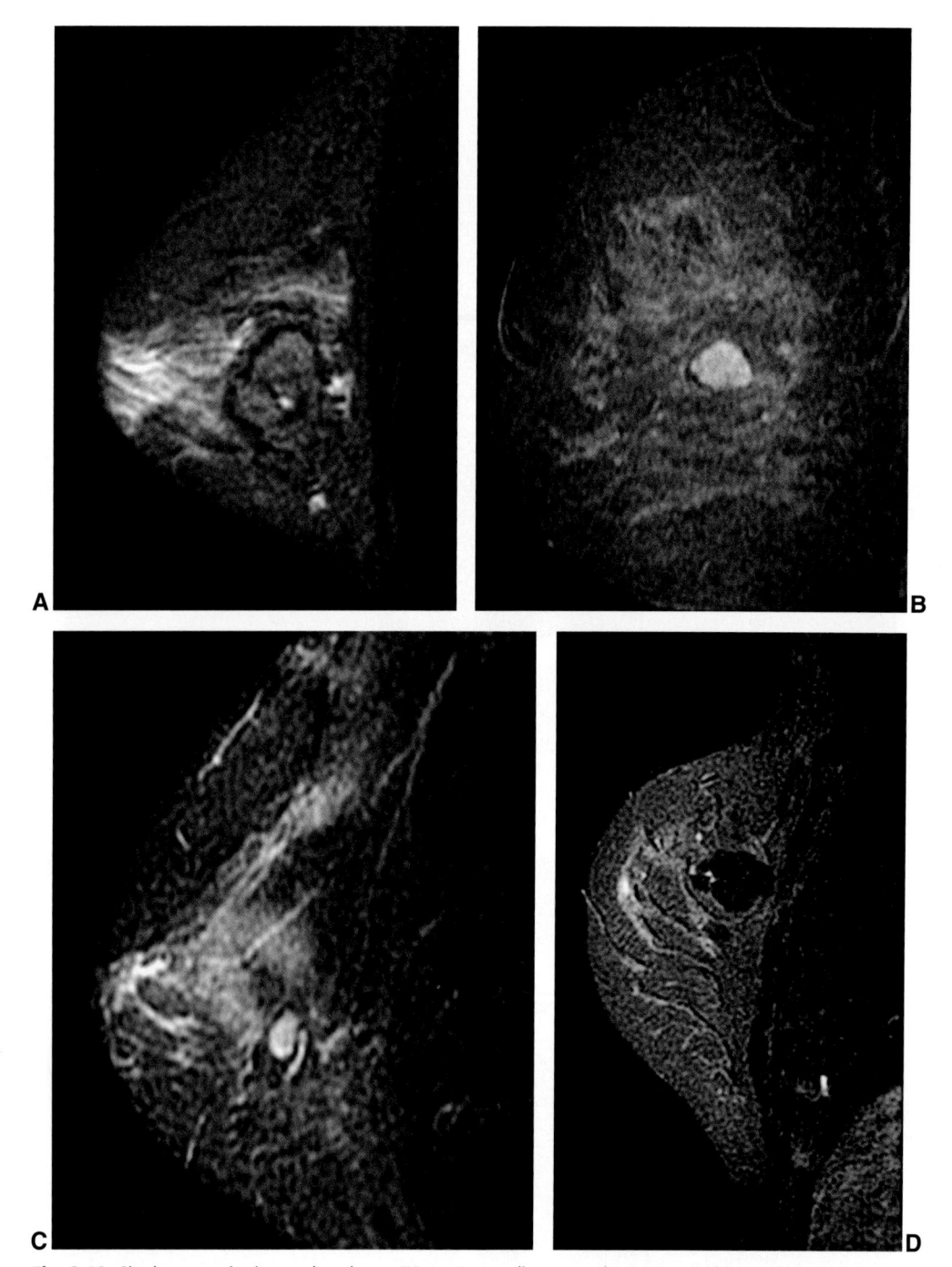

Fig. 3-19. Sinal na sequência ponderada em T2. Lesões malignas tendem a ter sinal iso ou hipointenso (**A**). Fibroadenoma mixoide (**B**) e linfonodo intramamário com hipersinal (**C**). Fibroadenomas escleróticos são hipointensos (**D**).

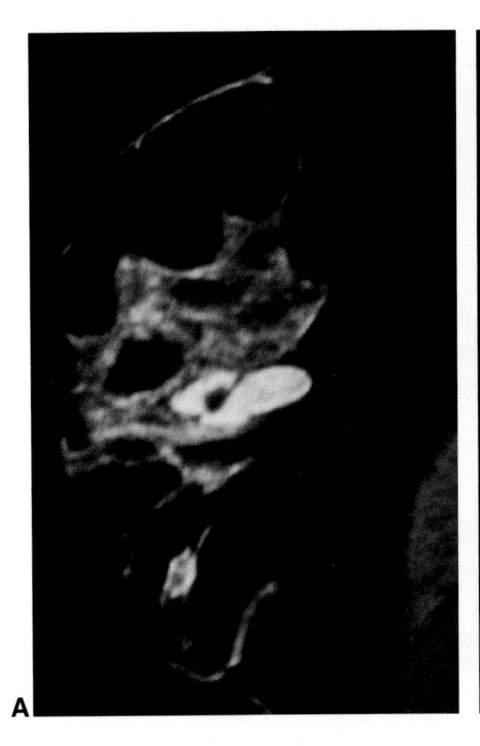

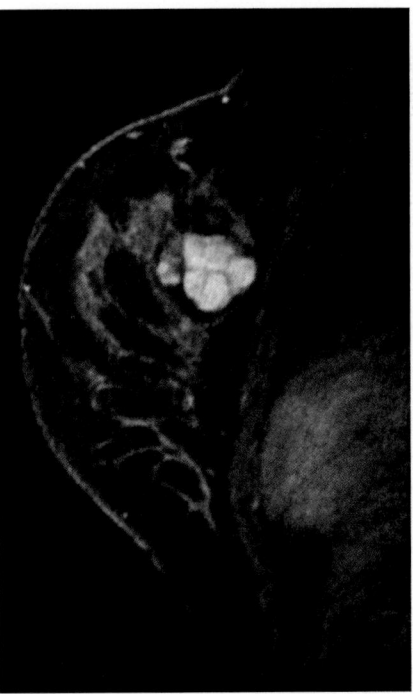

Fig. 3-20. Septações internas hipointensas em T2 (**A**), não captantes (**B**). Fibroadenoma.

ou neoplasia medular atípica podem apresentar morfologia benigna, mas aspecto suspeito na curva de impregnação. É o nódulo *fibroadenoma-like* que a literatura descreve, mais comum nas pacientes com alto risco de desenvolver câncer de mama.

Foco

O foco é um pequenino ponto de impregnação, menor ou igual a 5 mm, tão pequeno a ponto de não ser possível a sua caracterização morfológica (Fig. 3-21).

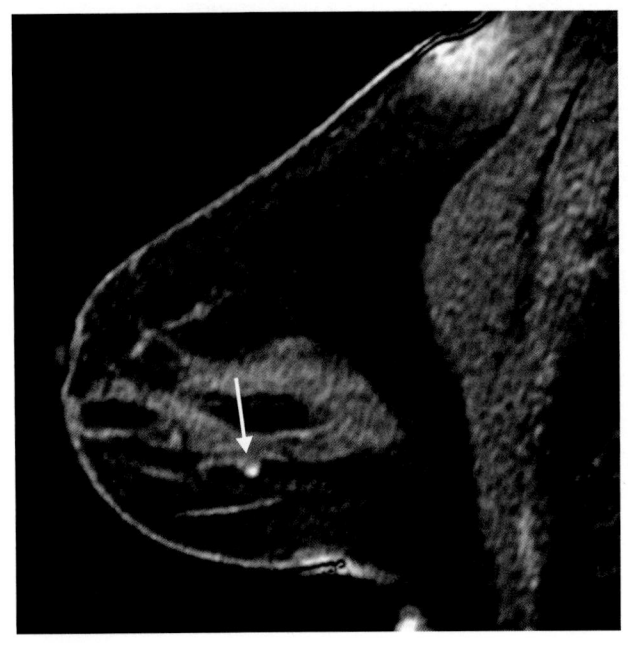

Fig. 3-21. Foco de impregnação (seta). Sagital T1 com gadolínio e supressão de gordura.

O foco frequentemente representa uma lesão incidental, com maior probabilidade de lesão benigna e alteração funcional, conforme será referido a seguir.

A análise do foco pode ser completada pela aquisição da curva de impregnação e ainda pode ser dividida em apresentação isolada ou difusa (Quadro 3-3).

O foco com apresentação isolada e curva de impregnação do tipo ascendente ou platô pode ser acompanhado com a ressonância por 6 meses, exceto nos casos de focos adjacentes à lesão com diagnóstico de neoplasia, em que o valor preditivo positivo aumenta (Fig. 3-22).

O foco com padrão de curva *washout* indica prosseguimento da investigação em decorrência do alto valor preditivo positivo para malignidade deste padrão de curva (Fig. 3-23).

Quadro 3-3

Interpretação de focos	Significado	Conduta
Bilaterais e simétricos	Aspecto benigno	
Bilateral assimétrico	Provavelmente benigno	Acompanhamento 6 meses
Foco isolado	Provavelmente benigno	Acompanhamento 6 meses
Foco isolado próxima à lesão com o BI-RADS® 6	Suspeito	Prosseguir

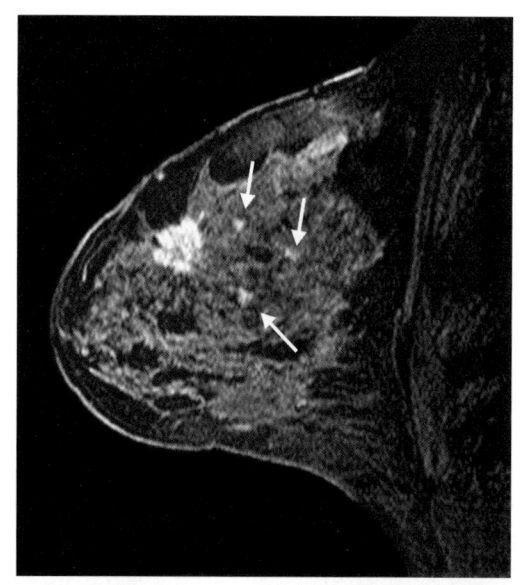

Fig. 3-22. Focos adjacentes à neoplasia (setas). Valor preditivo positivo de malignidade aumentado. Sagital T1 com gadolínio e supressão de gordura.

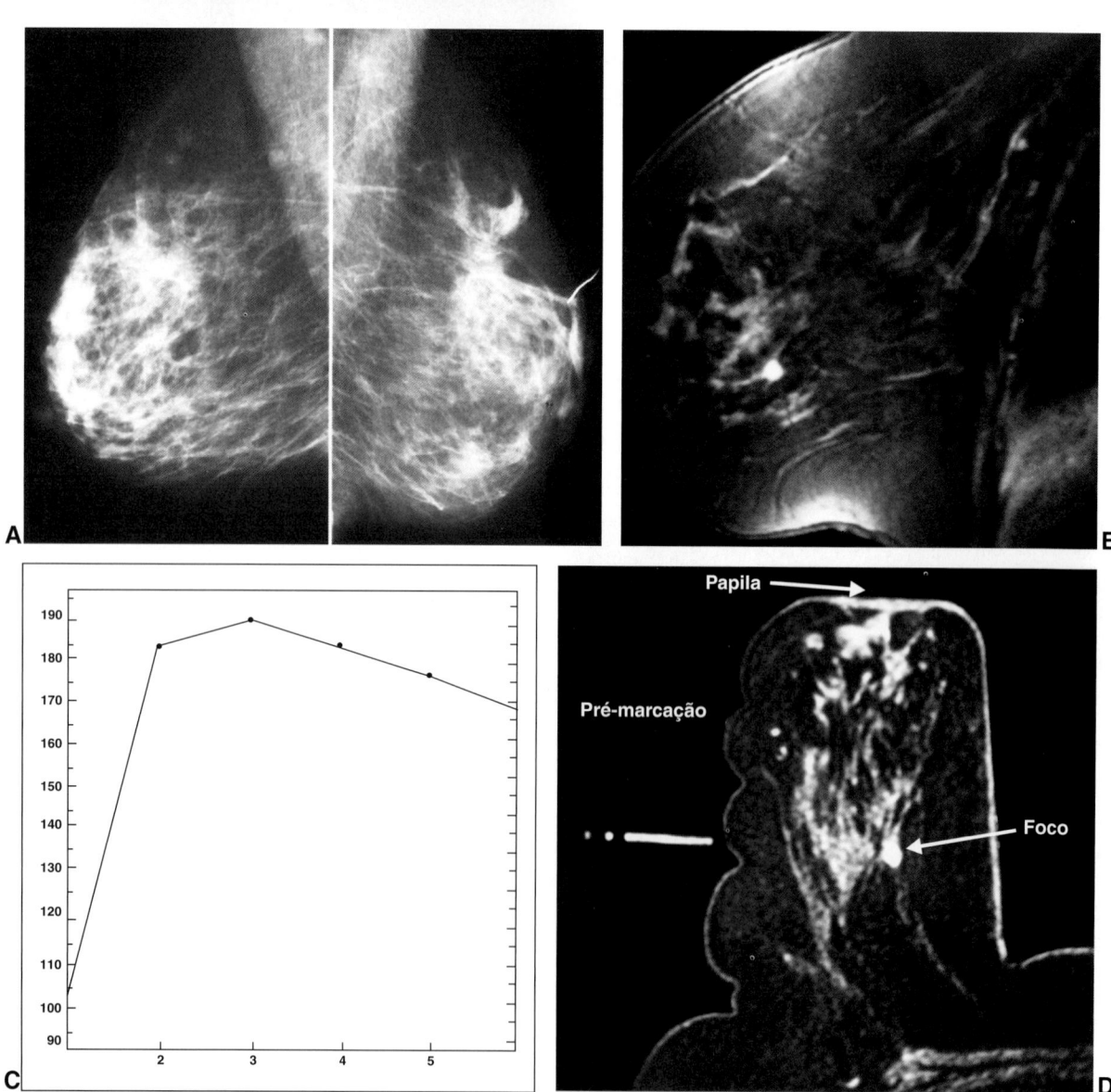

Fig. 3-23. Foco com curva *washout*. Cirurgia conservadora na mama esquerda. Rastreamento identificando foco na mama direita. Carcinoma intraductal. Mamografia (**A**). Sagital T1 com gadolínio (**B**), curva *washout* (**C**) e marcação pré-cirúrgica (**D**).

Nas pacientes avaliadas para a extensão da lesão o foco poderá ser valorizado de acordo com sua disposição, assim como padrão de curva. Segundo Hidetake, foco individualizado no mesmo quadrante e com padrão *washout* deve ser valorizado, ao contrário de foco identificado em outro quadrante e com curva ascendente.

É importante, quando analisando a cinética no foco, observar se a paciente saiu da posição o que provocaria a presença do padrão de curva *washout* (Fig. 3-24).

A presença de múltiplos focos a ser descrita inferiormente é mais comum nas patologias benignas ou, então, representa alteração funcional (Fig. 3-25).

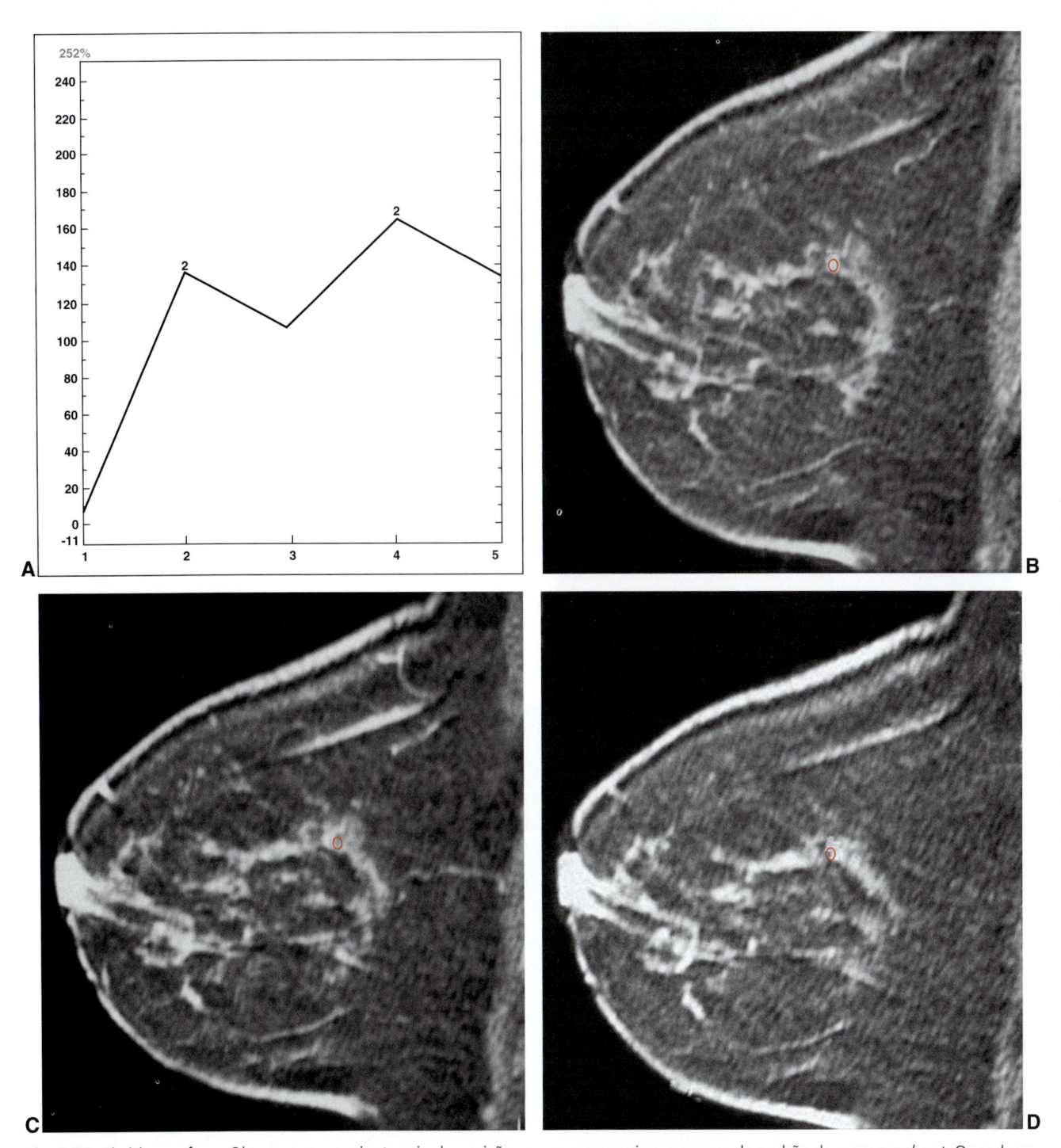

Fig. 3-24. Cinética no foco. Observar se a paciente saiu da posição, o que provocaria a presença do padrão de curva *washout*. Quando se sai da posição, a curva sobe e desce porque o ponto já não é o mesmo em todo o estudo dinâmico. (**A**) Curva de impregnação. (**B-D**) Sagital T1 com gadolínio e supressão de gordura – ROI no foco.

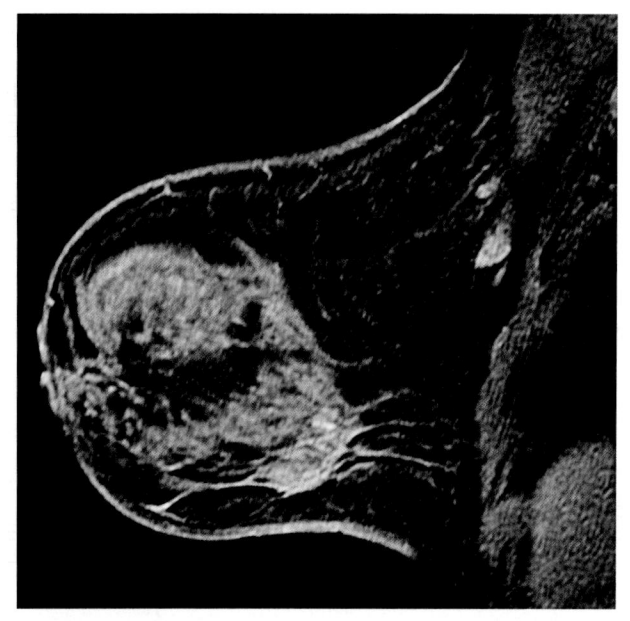

Fig. 3-25. Múltiplos focos. Mais comum em patologias benignas ou impregnação funcional.

Impregnação anômala ou realce não nodular

É definida como uma área de impregnação mais intensa do que a do parênquima mamário, destacando-se dele e geralmente sem expressão nas imagens pré-contraste (Fig. 3-26).

Nela não é possível a análise da forma e bordas, como no nódulo. A sua interpretação é dividida entre morfologia e o padrão interno de impregnação, semelhante à realizada com as microcalcificações (Fig. 3-27).

A sua morfologia é definida pela distribuição em focal, multifocal, difusa, regional, segmentar, linear, ramificada, e a arquitetura interna, em homogênea e heterogênea (Fig. 3-28 e Quadro 3-4).

A morfologia ductal e segmentar segue a distribuição do sistema ductal. O padrão ductal corresponde à impregnação de um ou mais ductos assumindo um aspecto ramificado. A impregnação segmentar tem uma forma triangular, com o ápice apontando para o complexo areolopapilar. Estas duas lesões são suspeitas de patologia intraductal, como o carcinoma ductal *in situ* e Liberman *et al.* referiram um valor preditivo positivo da impregnação ductal de 26% (Fig. 3-29).

O valor preditivo positivo do padrão ductal pode, ainda, ser dividido na presença de tumor sincrônico, quando é de 50% e não sincrônico em 22%.

Segundo estes autores, o diagnóstico diferencial da impregnação ductal inclui carcinoma, especialmente intraductal, hiperplasia ductal típica e atípica, carcinoma lobular *in situ*, doença fibrocística e fibrose.

Se a impregnação não seguir um padrão ductal, é referida como linear, área focal, regional ou difusa.

A impregnação linear representa uma linha de realce pós-contraste. Pode ainda ser classificada pela sua superfície, como regular e irregular. A importância disso é que a impregnação linear com superfície regular é mais comum nas lesões benignas e pode ser acompanhada pela ressonância magnética. Já a impregnação linear com superfície irregular, contínua

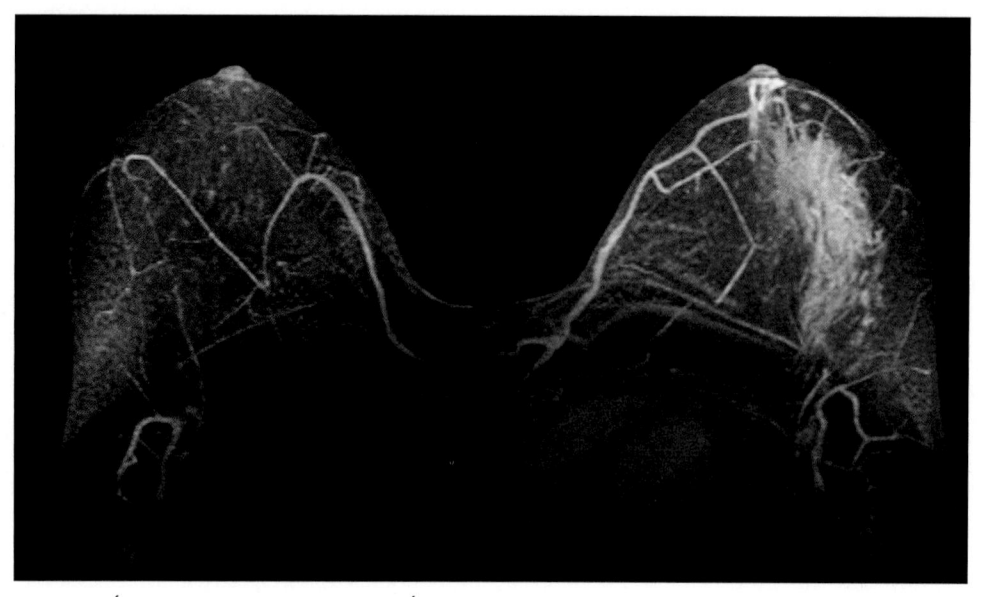

Fig. 3-26. Área de impregnação anômala. Área de impregnação mais intensa que a do parênquima mamário nos quadrantes externos à esquerda. Axial MIP.

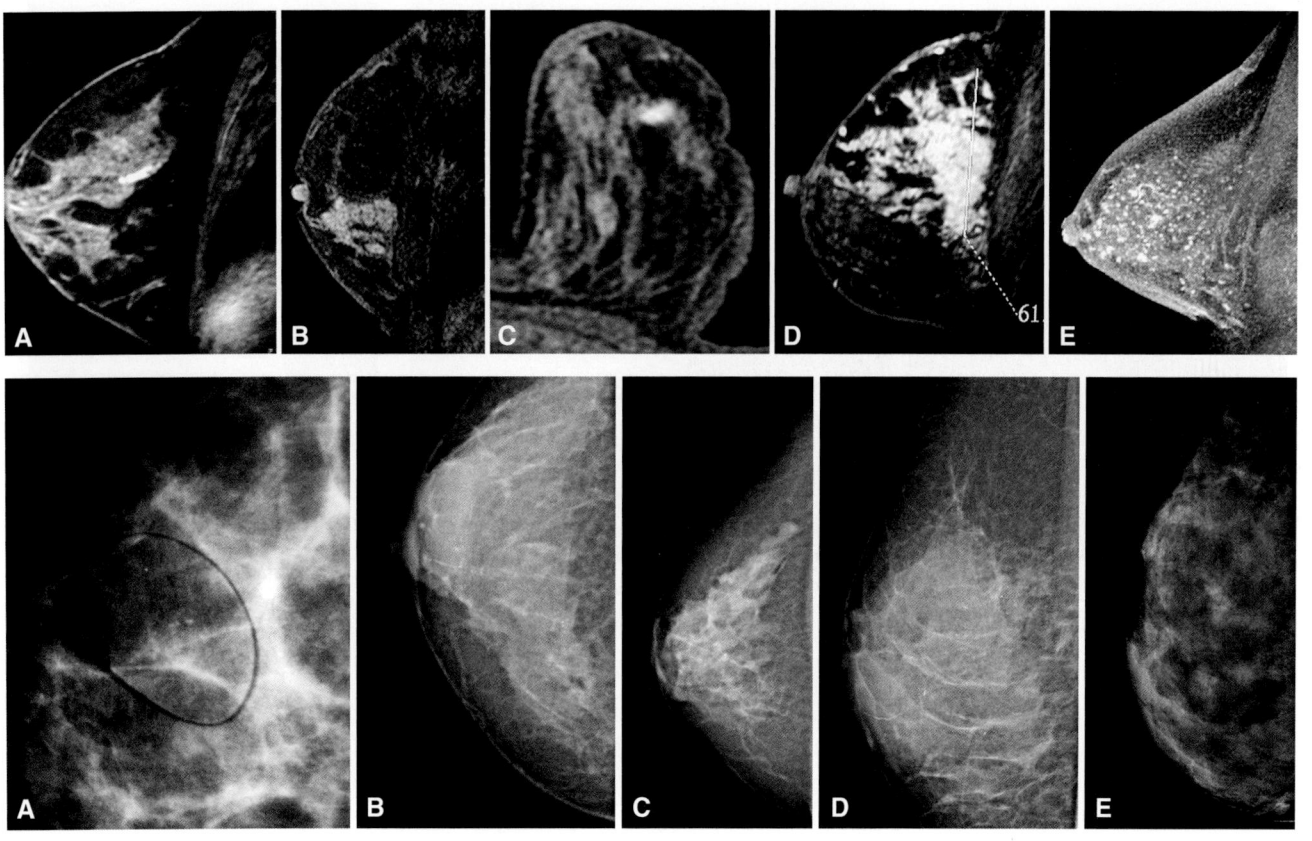

Fig. 3-27. Impregnação anômala. Interpretação – morfologia e padrão interno de impregnação. Correlação com microcalcificações. Mamografias. (Agradecimento à Dra. Fabiola Kestelman.) (**A**) Linear. (**B**) Segmentar. (**C**) Focal. (**D**) Regional. (**E**) Difuso.

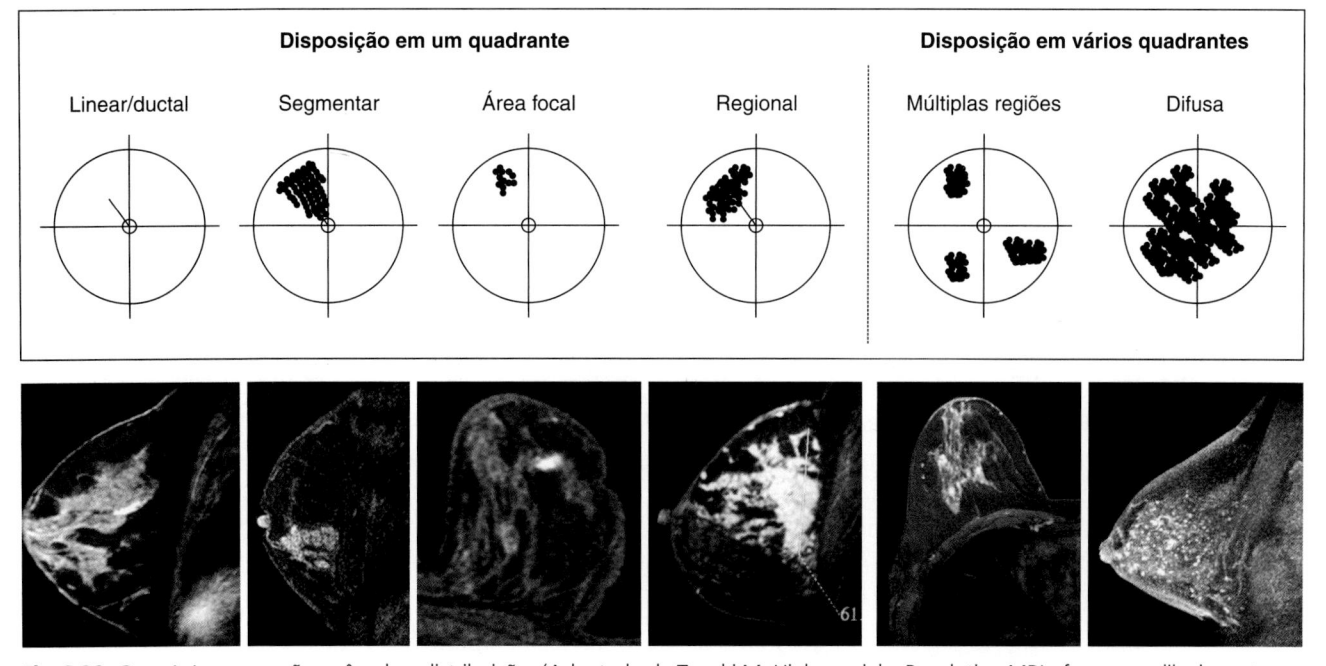

Fig. 3-28. Caso 1. Impregnação anômala e distribuição. (Adaptado de Tozaki M. High-spacial – Resolution MRI of non-masslike breast lesions: interpretation model based on BI-RADS® MRI descriptors. *AJR* 2006;187(2):330-7.) (*Continua*)

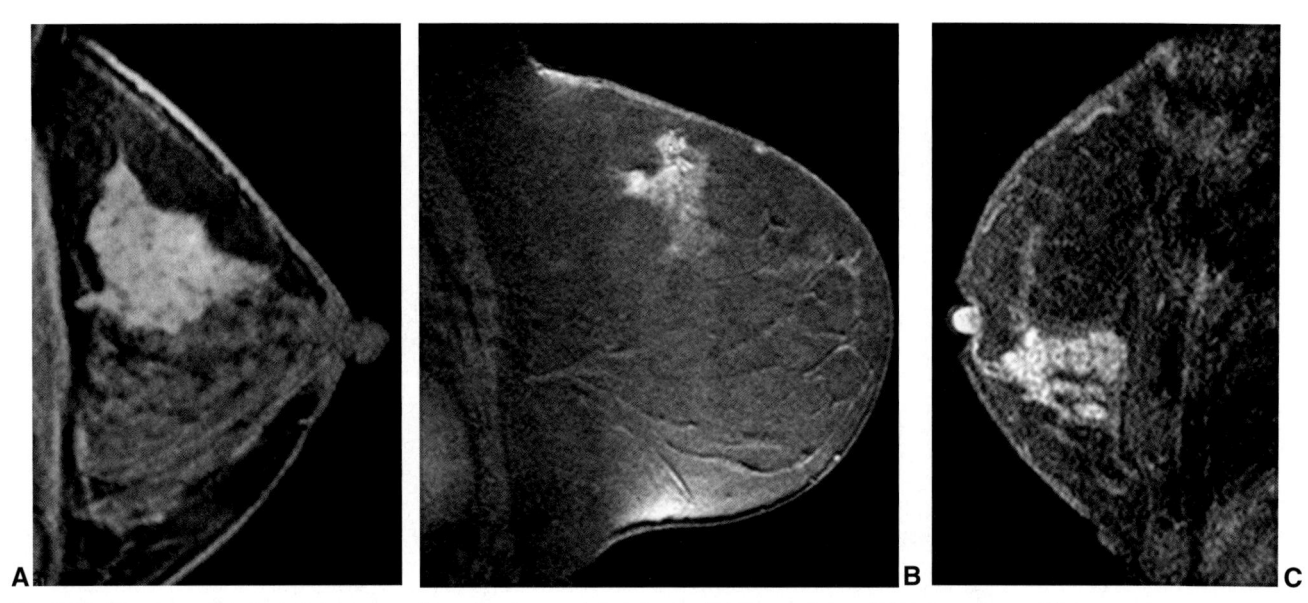

Fig. 3-28 (*Continuação*). Caso 2. Impregnação anômala – padrão interno. (**A**) Homogêneo. (**B**) Heterogêneo. (**C**) Agrupado.

ou descontínua, é mais suspeita de neoplasia intraductal (Fig. 3-30).

A impregnação focal é definida como uma impregnação anômala que ocupa menos que um quarto de quadrante, e a regional como uma impregnação geográfica de uma área maior que não respeita um quadrante (Fig. 3-31).

A impregnação focal foi a forma de apresentação mais comum do realce anômalo sem massa em pacientes com alto risco genético para neoplasia mamária, segundo Kuhl.

A impregnação difusa, seja com padrão homogêneo ou puntiforme, geralmente representa alteração funcional ou doença fibrocística e é comparada por alguns autores com as microcalcificações difusas. O padrão puntiforme representa múltiplos ou incontáveis focos de impregnação com 1 a 2 mm dispersos em uma área que não representa um padrão de distribuição ductal ou, então, em toda a mama (Fig. 3-32).

Após essa análise, definimos o padrão arquitetural interno de impregnação de contraste em homogêneo ou heterogêneo.

O padrão homogêneo é mais comum em alterações benignas, ao contrário do heterogêneo. Um exemplo disso é a impregnação segmentar isolada. Quando homogênea, pode ser acompanhada pela ressonância magnética por 6 meses por um período de 2 anos. O padrão segmentar heterogêneo é mais suspeito com um valor preditivo positivo para malignidade de 76% (Fig. 3-33).

O padrão heterogêneo pode ser dividido em agrupado, puntiforme e em paralelepípedo (Fig. 3-34).

O padrão paralelepípedo representa a presença de ductos neoplásicos dilatados, com um valor preditivo positivo de 63% (Fig. 3-35).

Pode ser avaliado ainda no realce anômalo o padrão de impregnação de contraste na fase precoce e o tipo de curva de impregnação, descritos adiante. Entretanto, esta análise tem menor valor, pois as lesões que têm esta forma de apresentação, como o carcinoma intraductal, costumam apresentar menor angiogênese que o carcinoma invasor, e a curva de impregnação pode não ser suspeita. Portanto, a conduta deve basear-se sempre na morfologia e no padrão interno de impregnação (Fig. 3-36).

Quadro 3-4 Padrão de impregnação anômala

Disposição ductal	Disposição não ductal
Impregnação ductal	Impregnação linear
Impregnação segmentar	Impregnação focal
	Impregnação regional
	Impregnação difusa

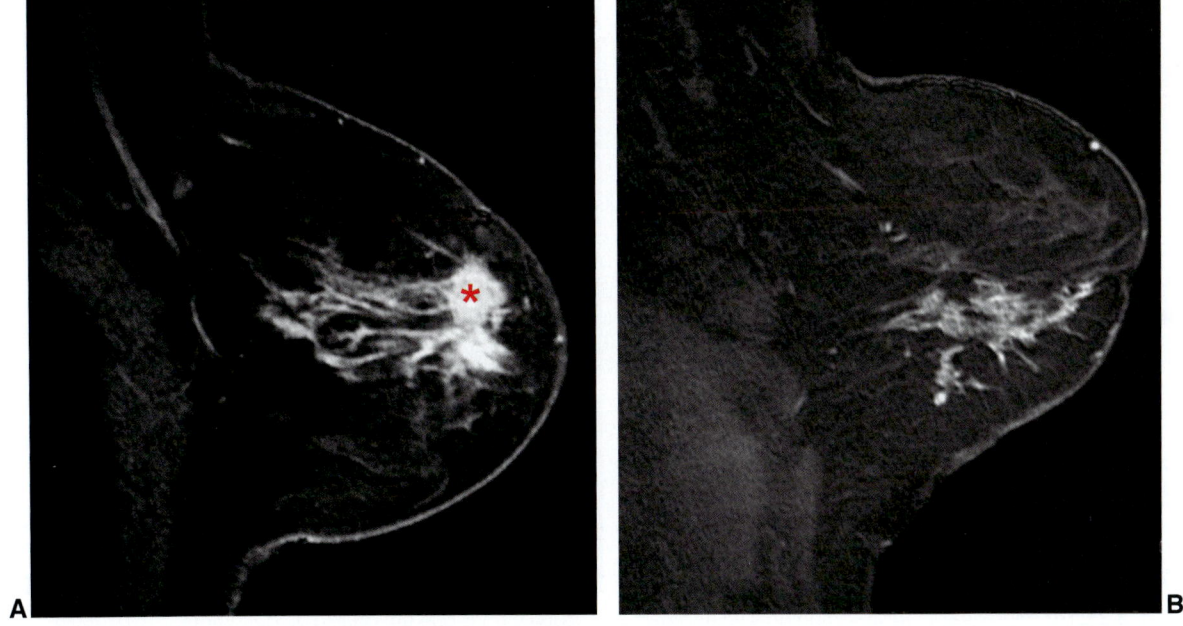

Fig. 3-29. Morfologia ductal e segmentar seguem a distribuição do sistema ductal. (**A**) O padrão ductal corresponde à impregnação de um ou mais ductos, assumindo um aspecto ramificado. Hematoma pós-biópsia anterior (*). (**B**) A impregnação segmentar tem forma triangular, com o ápice apontando para o complexo areolopapilar. Sagital T1 com gadolínio e supressão de gordura.

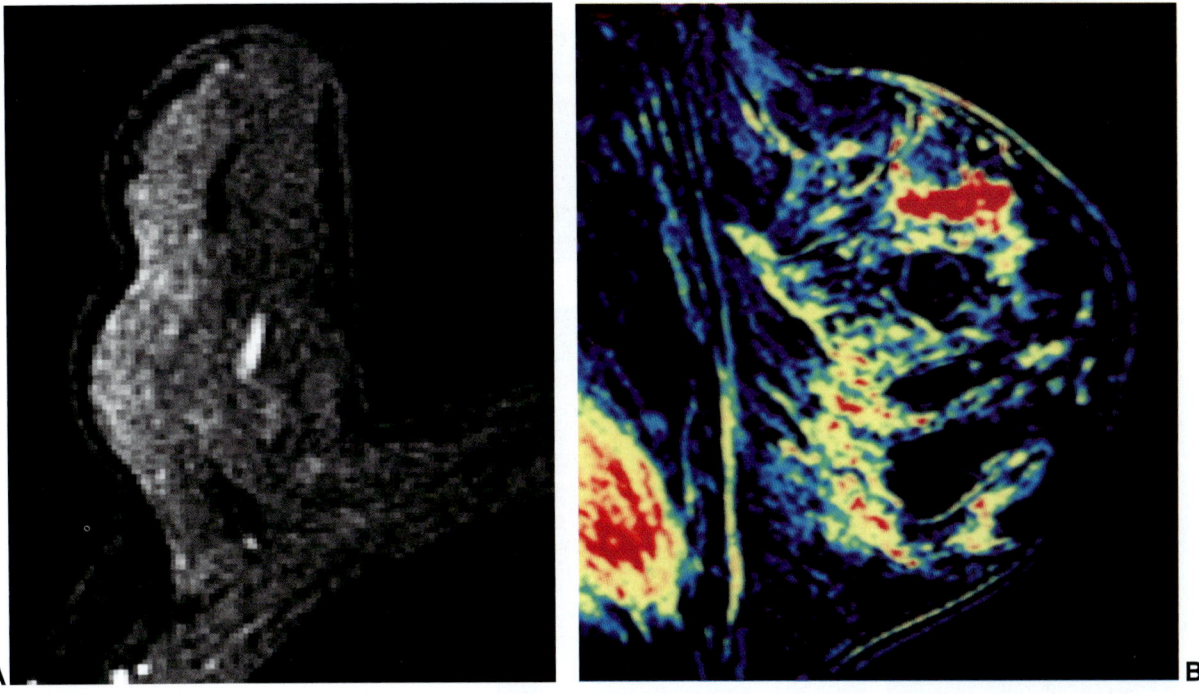

Fig. 3-30. Impregnação linear. Linha de realce pós-contraste. Superfície regular (**A** – hemangioma) e irregular (**B** – carcinoma intraductal). (**A**) Axial T1 com supressão de gordura e gadolínio para marcação pré-cirúrgica. (**B**) Mapa colorido.

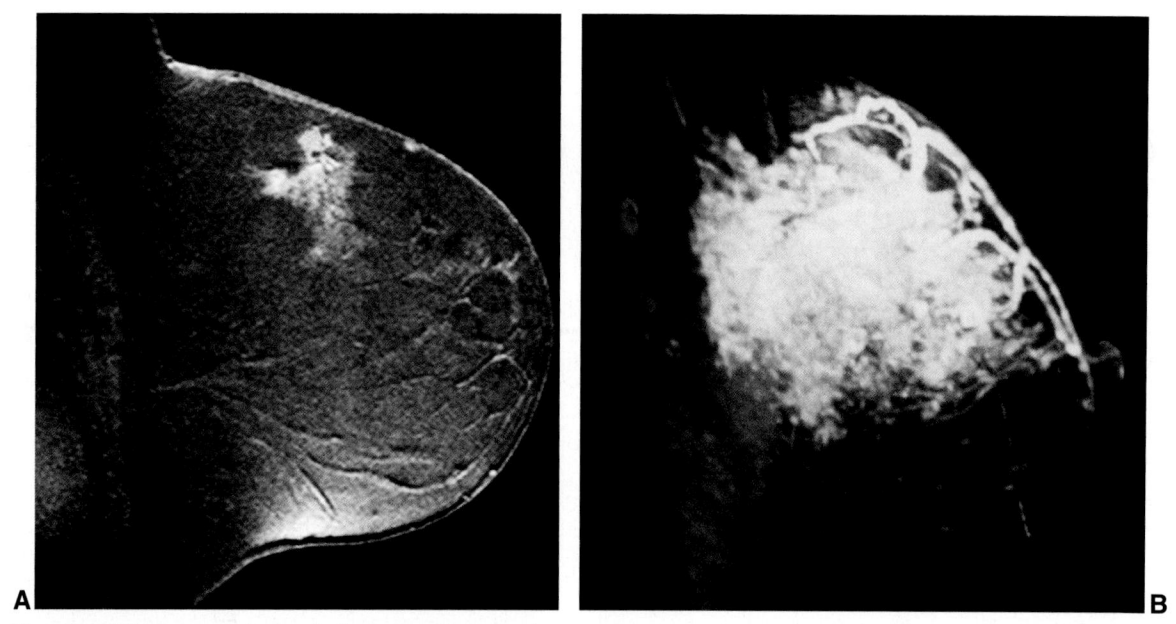

Fig. 3-31. (A) Impregnação focal – impregnação anômala que ocupa menos que um quarto de quadrante.
(B) Impregnação regional – área maior que não respeita um quadrante. **(A)** Sagital T1 com supressão de gordura e gadolínio.
(B) Sagital MIP.

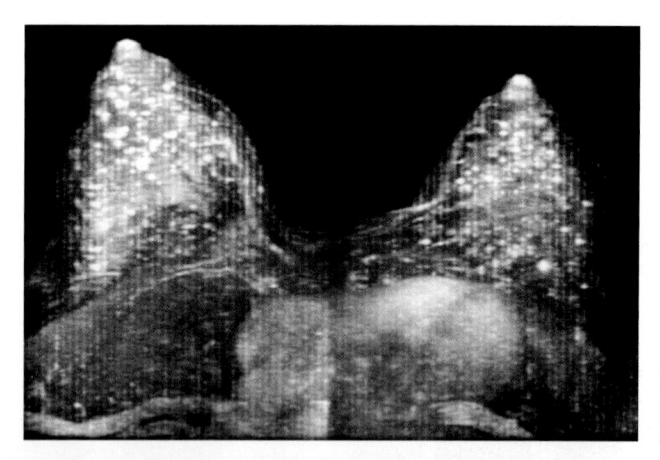

Fig. 3-32. Impregnação difusa puntiforme, bilateral e simétrica. Axial MIP.

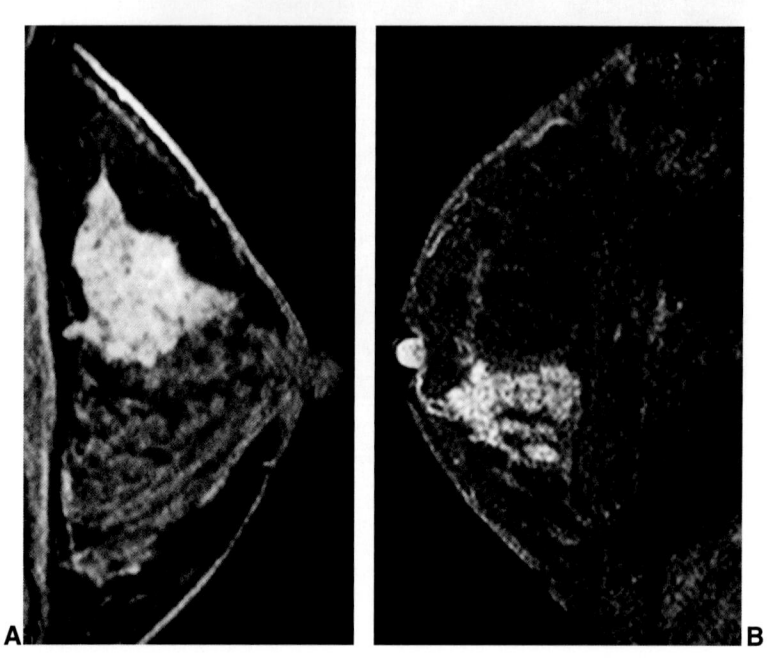

Fig. 3-33. Padrão interno homogêneo é mais comum em alterações benignas (**B**). Suspeita-se de impregnação segmentar com padrão interno heterogêneo (**A**). Sagital T1 com supressão de gordura e gadolínio.

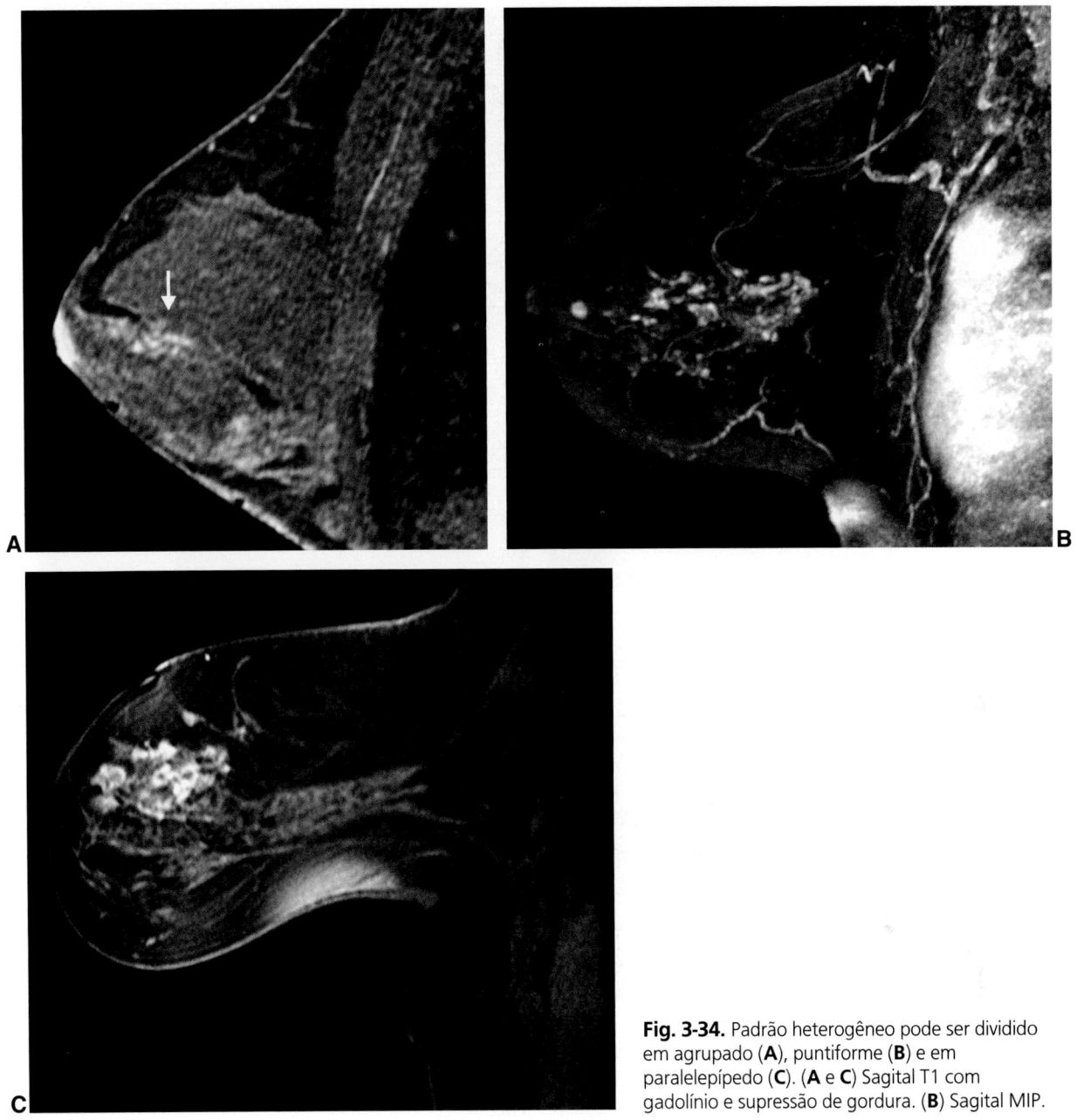

Fig. 3-34. Padrão heterogêneo pode ser dividido em agrupado (**A**), puntiforme (**B**) e em paralelepípedo (**C**). (**A** e **C**) Sagital T1 com gadolínio e supressão de gordura. (**B**) Sagital MIP.

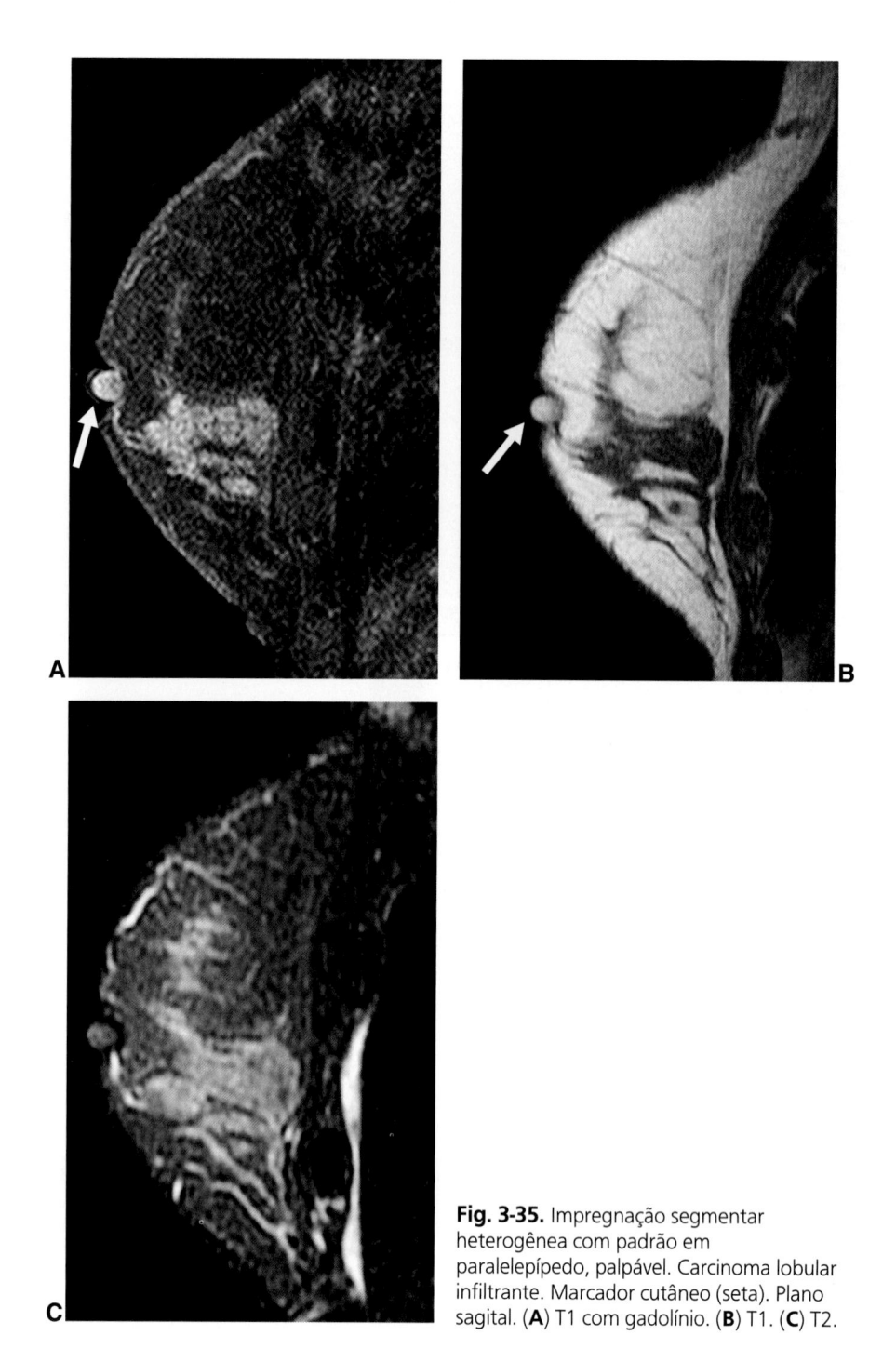

Fig. 3-35. Impregnação segmentar heterogênea com padrão em paralelepípedo, palpável. Carcinoma lobular infiltrante. Marcador cutâneo (seta). Plano sagital. (**A**) T1 com gadolínio. (**B**) T1. (**C**) T2.

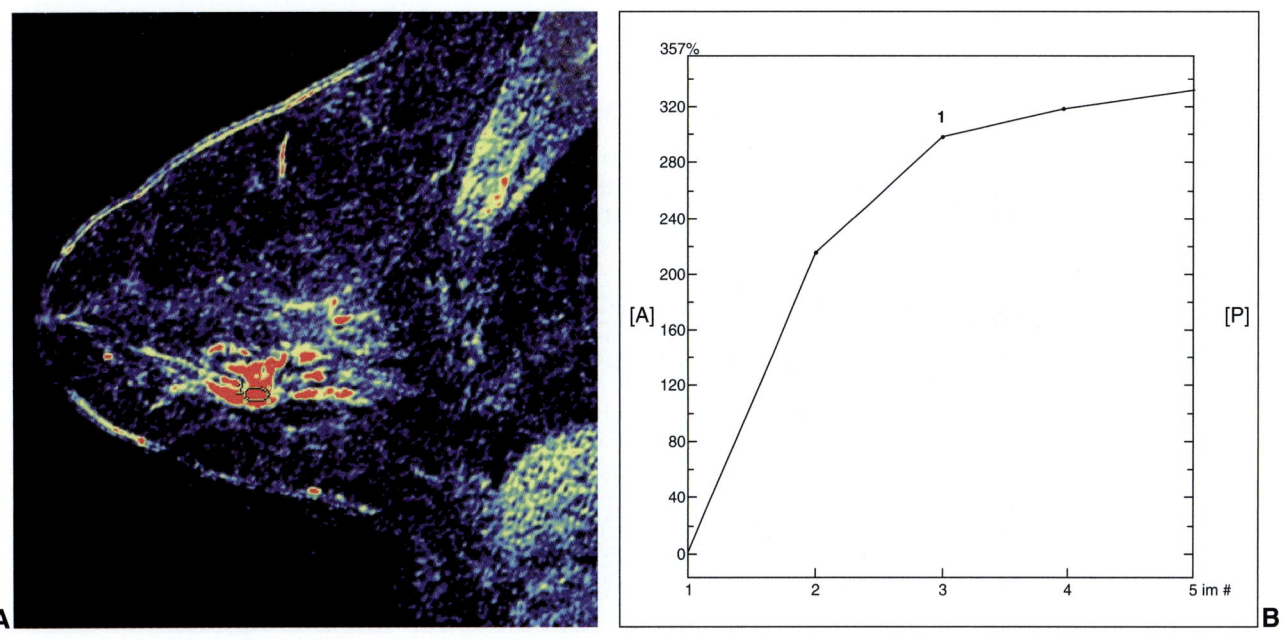

Fig. 3-36. (**A** e **B**) Realce anômalo e curva de impregnação. Realce segmentar heterogêneo e curva tipo I (ascendente). Independe da curva, deve ser investigado por sua morfologia e padrão interno de impregnação.

CINÉTICA DA CAPTAÇÃO

O estudo da cinética da impregnação de contraste das lesões mamárias é muito importante, pois ele aumenta a especificidade da ressonância magnética quando estas informações são somadas aos aspectos morfológicos.

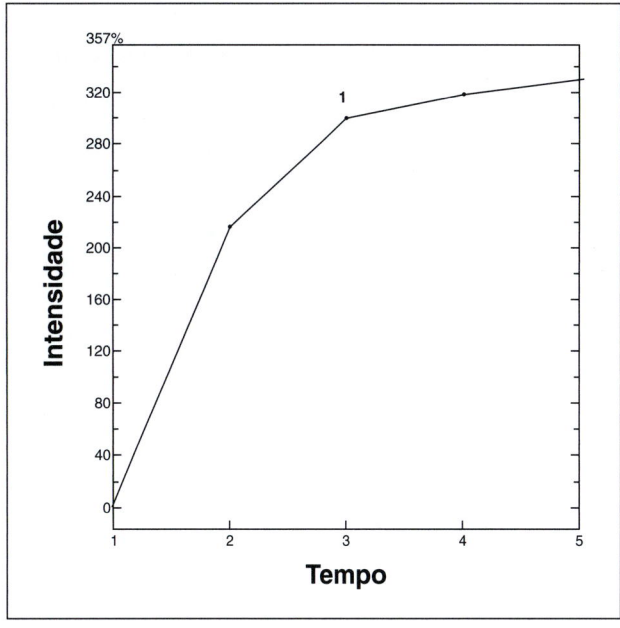

A cinética de impregnação analisa o aumento da intensidade de sinal após a administração de contraste com relação à linha de base, que representa o tempo do estudo contrastado dinâmico (Fig. 3-37).

A cinética de impregnação de contraste é útil na diferenciação dos nódulos, em que o padrão de captação é definitivo para a conduta no caso das lesões com comportamento morfológico benigno, já que nas lesões com morfologia suspeita, irregular e espiculada, independente do padrão de curva, ela deve ser investigada (Fig. 3-38).

Com relação à impregnação anômala, o mais importante é o padrão de distribuição e de sua arquitetura interna, já que muitas lesões que têm esta forma apresentam menor angiogênese e, portanto, a curva de impregnação de contraste não terá aspecto suspeito (Fig. 3-39).

O aumento da densidade vascular é representado pelo aumento do fluxo de contraste na lesão refletido na RM, como um maior *washin*, e a maior permeabilidade da parede vascular pelo maior extravasamento de contraste que é expresso como um maior *washout* (Fig. 3-40).

- Maior densidade vascular = maior *washin*.
- Maior permeabilidade vascular = maior *washout*.

Cinética:

- Lesões malignas: captação exuberante e rápida com aumento de 90% ou mais no 1º minuto pós-contraste.

Fig. 3-37. A cinética de impregnação analisa o aumento da intensidade de sinal após a administração de contraste em relação à linha de base que representa o tempo de estudo contrastado dinâmico.

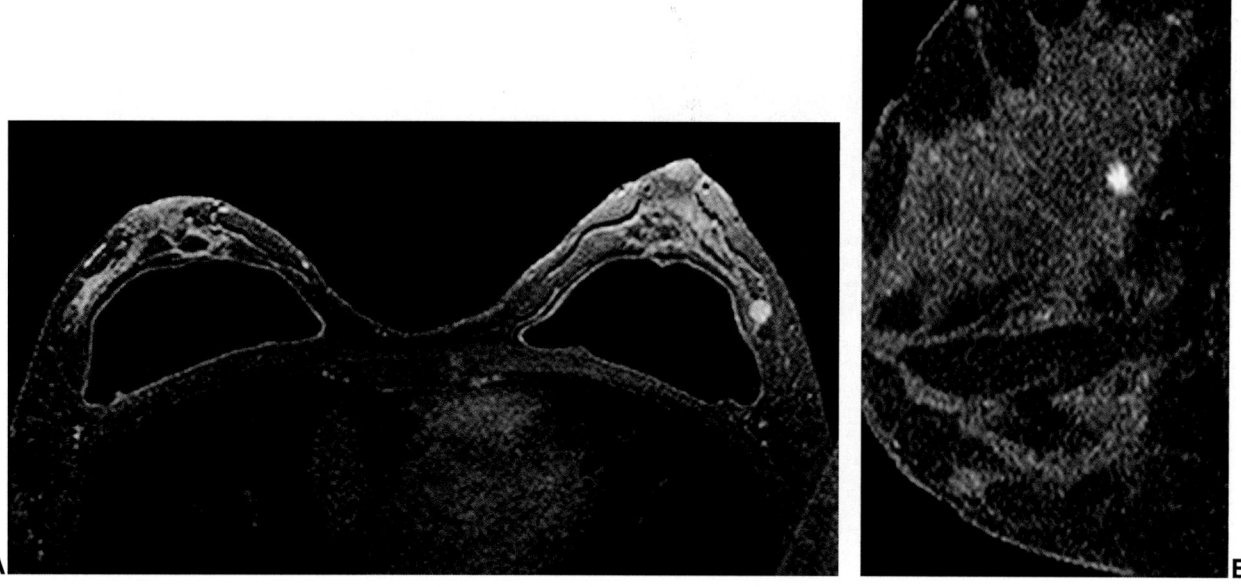

Fig. 3-38. (**A**) Nódulo oval circunscrito captante (precisa ver a curva de impregnação). (**B**) Nódulo espiculado (não precisa ver o padrão de impregnação para prosseguir investigação). (**A**) Axial T1 com supressão de gordura e gadolínio. (**B**) Sagital T1 com gadolínio e supressão de gordura.

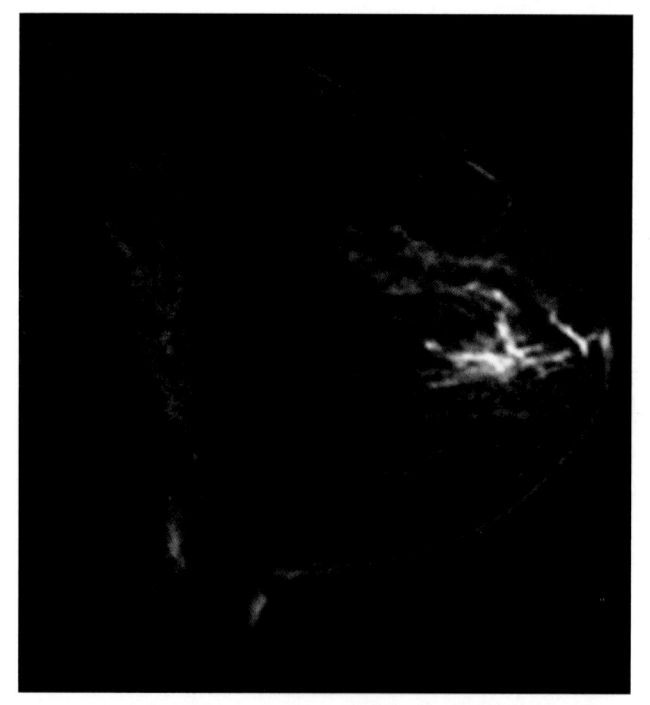

Fig. 3-39. Impregnação anômala. Mais importante é o padrão de distribuição e sua arquitetura interna. Impregnação ductal heterogênea na mama esquerda. Sagital T1 com supressão de gordura e gadolínio.

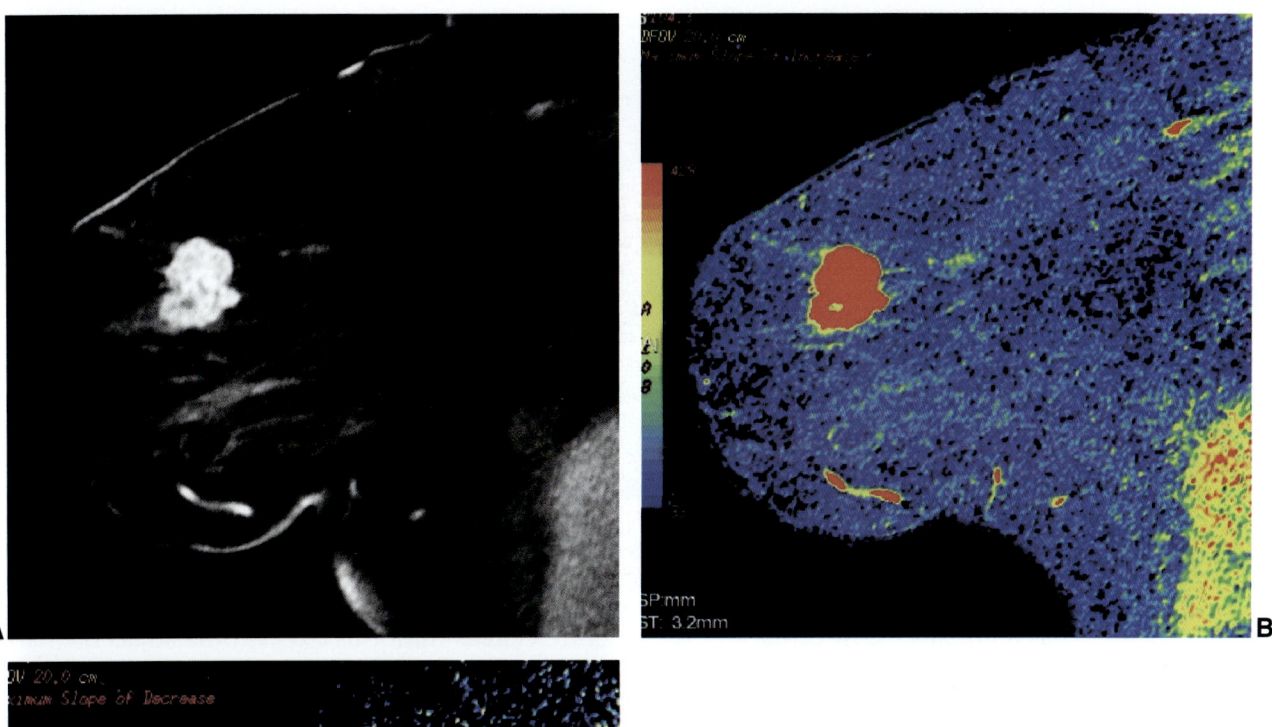

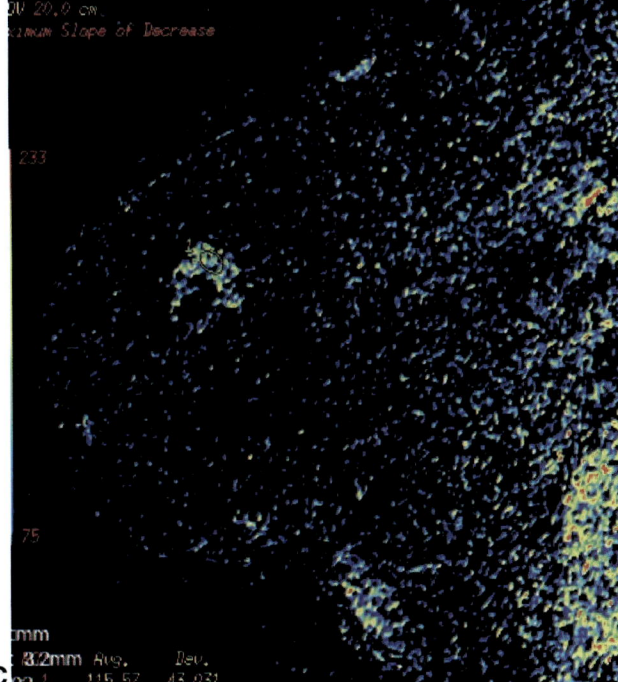

Fig. 3-40. Aumento do fluxo de contraste na lesão (maior *washin*) e maior permeabilidade da parede vascular pelo maior extravasamento de contraste (maior *washout*). (**A**) Sagital T1 3D com gadolínio e supressão de gordura. (**B**) Mapa colorido do *washin*. (**C**) Mapa colorido do *washout*.

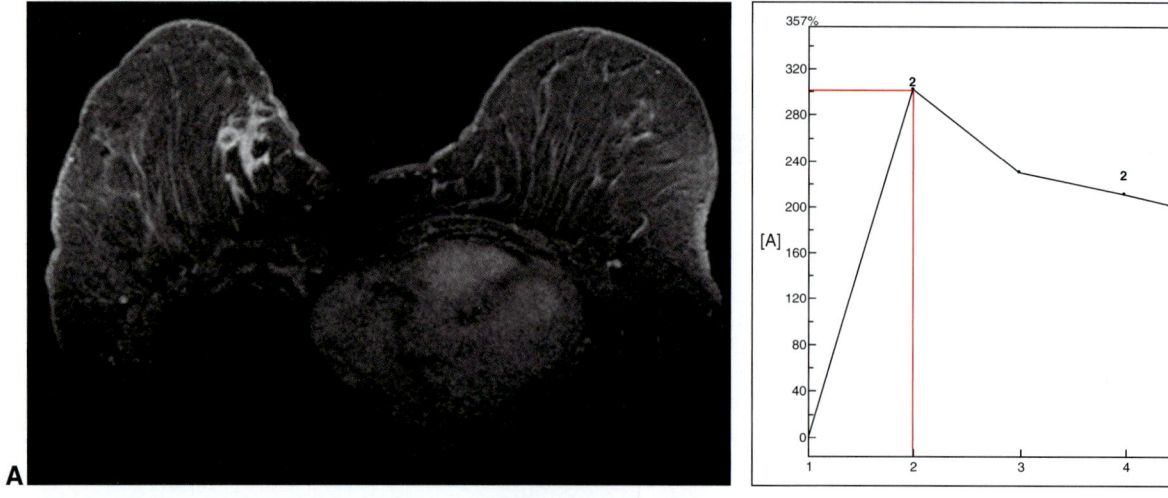

Fig. 3-41. (**A** e **B**) Carcinoma ductal infiltrante. Nódulo irregular com intensa impregnação (> 100%) e curva tipo III. (**A**) Axial T1 com gadolínio e supressão de gordura. (**B**) Curva de impregnação.

Lesões malignas tendem a exibir captação exuberante e rápida, com aumento de 90% ou mais no primeiro minuto pós-contraste, e ela é mais intensa nas lesões invasoras que apresentam maior agressividade refletida pela impregnação pelo meio de contraste, mais intensa e precoce. Por outro lado, nas lesões de menor agressividade há uma menor densidade vascular, como no carcinoma ductal *in situ* e neoplasia lobular (Fig. 3-41).

O grau de atividade angiogênica, que parece ser pré-requisito para a invasão tecidual e crescimento tumoral maligno, parece não ser o habitual para o carcinoma ductal *in situ*, em que a interação entre células tumorais e o estroma adjacente não é sempre encontrada.

Para o estudo da cinética será discutido o que é a região de interesse e o seu posicionamento, e as diferentes fases e padrões da curva de impregnação de contraste.

ROI – Definição, posicionamento e tamanho

Para a análise da cinética de captação da lesão no estudo contrastado dinâmico, uma região de interesse (ROI) é posicionada seletivamente dentro da lesão (Fig. 3-42).

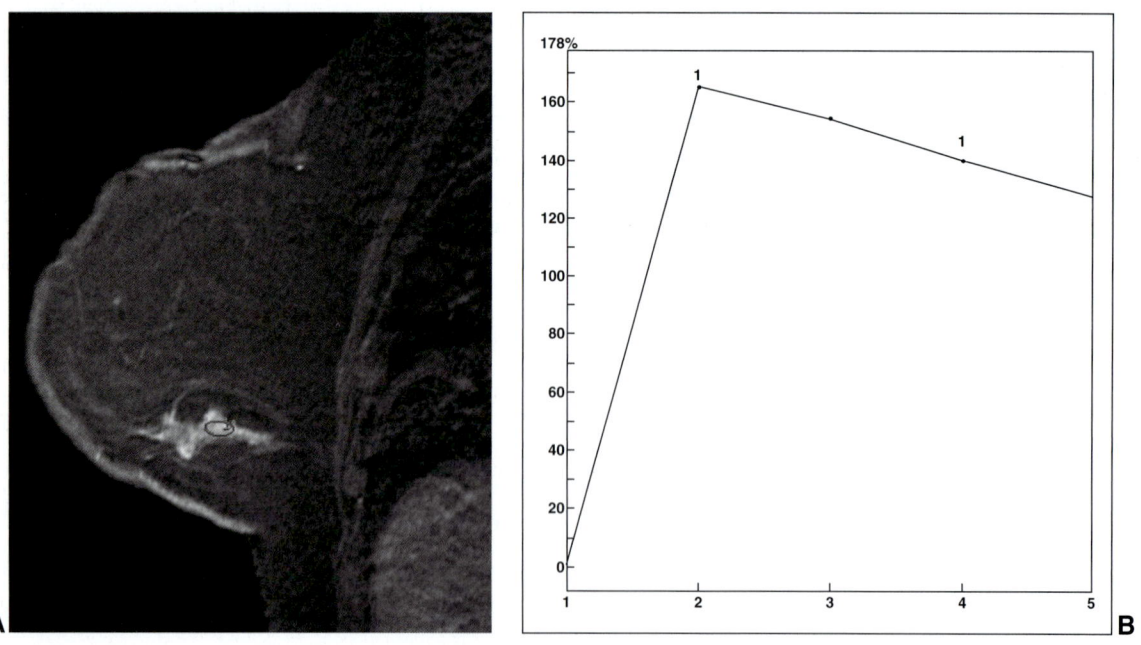

Fig. 3-42. Região de interesse (ROI) posicionada, seletivamente, dentro da lesão. Nódulo irregular no quadrante inferior direito com curva tipo III. (**A**) Sagital T1 com gadolínio e supressão de gordura. (**B**) Curva de impregnação.

O ideal é usar pequenos ROI, sem incluir o tecido não captante. Entretanto, o ROI não pode ser muito pequeno porque ele perde a confiabilidade, o que pode acontecer em focos muito pequenos. Segundo Morris, o menor tamanho ROI é de 4 mm² (Fig. 3-43).

> ROI:
> - Pequeno, porém com tamanho superior a 4 mm².
> - Deve ser posicionado na parte da lesão com captação mais forte e rápida.
> - Deve estar dentro da lesão durante todo o estudo dinâmico.
> - Movimentação da paciente pode produzir falso fenômeno de washout.

Como referimos anteriormente, o câncer de mama é heterogêneo, e isto também vai expressar-se no estudo contrastado. É importante identificar a parte da lesão com captação mais forte e mais rápida e localizar o ROI seletivamente nesta área. A meta é obter uma cinética de captação das partes mais vitais do tumor, informação útil para o diagnóstico diferencial. Isto é facilmente identificado no mapa de *washin* que reflete as áreas na lesão com maior entrada de fluxo na fase precoce do estudo (Fig. 3-44).

A identificação do mapa do *washout*, dada pelo aparelho, permite a localização imediata da área de maior lavagem de contraste e posicionamento imediato do ROI. Toda lesão deve ser avaliada pelo seu pior tipo de curva, conforme referido nas recomendações do léxico publicadas no ACR BI-RADS®. Qualquer *washout* deve ser mais valorizado mesmo em uma lesão com predomínio de outro padrão de curva (Fig. 3-45).

É necessário certificar-se de que o ROI está dentro da lesão durante todo o estudo dinâmico. Se o paciente mover-se, há a possibilidade de a lesão sair do ROI, o que pode produzir um falso fenômeno de *washout* (Fig. 3-46).

Com a introdução da leitura automática pelo sistema CAD (*Computer AID Assistance*) na ressonância magnética não se precisa do posicionamento do ROI para identificar o padrão de impregnação de contraste no estudo dinâmico em uma lesão. Os dados são obtidos de forma automática pelo computador e têm-se mostrado confiáveis na análise da fase dinâmica contrastada, conforme será discutido adiante (Fig. 3-47).

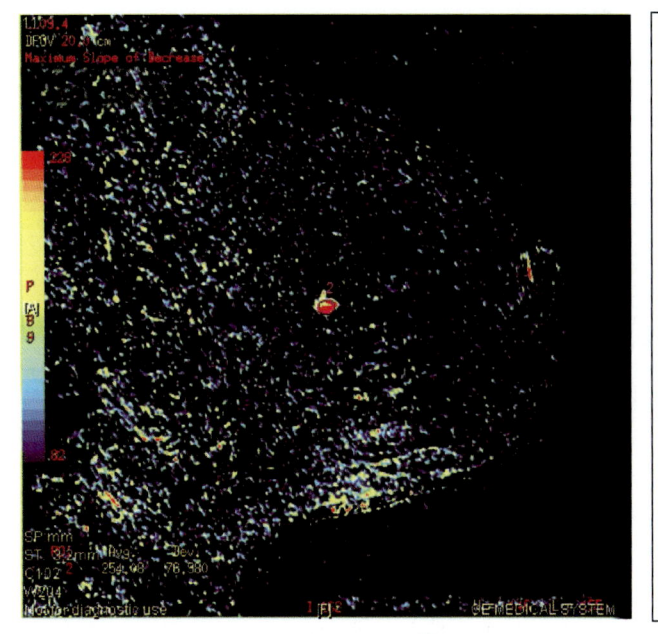

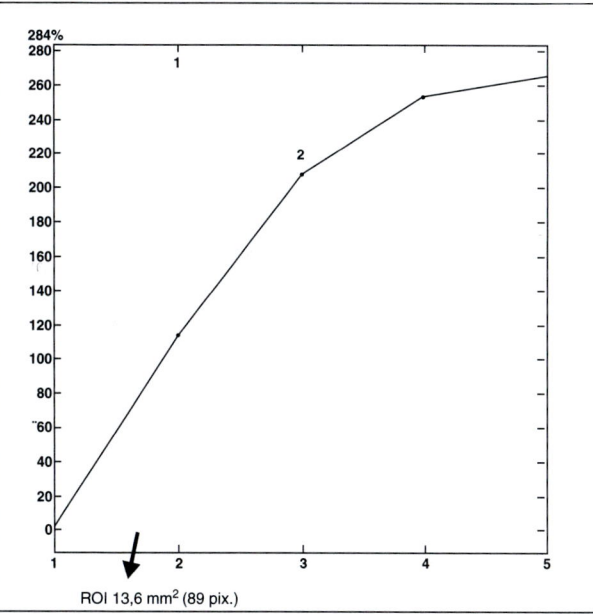

Fig. 3-43. Tamanho do ROI. O menor tamanho ROI é de 4 mm². O tamanho deste ROI foi de 13,6 mm² (seta).

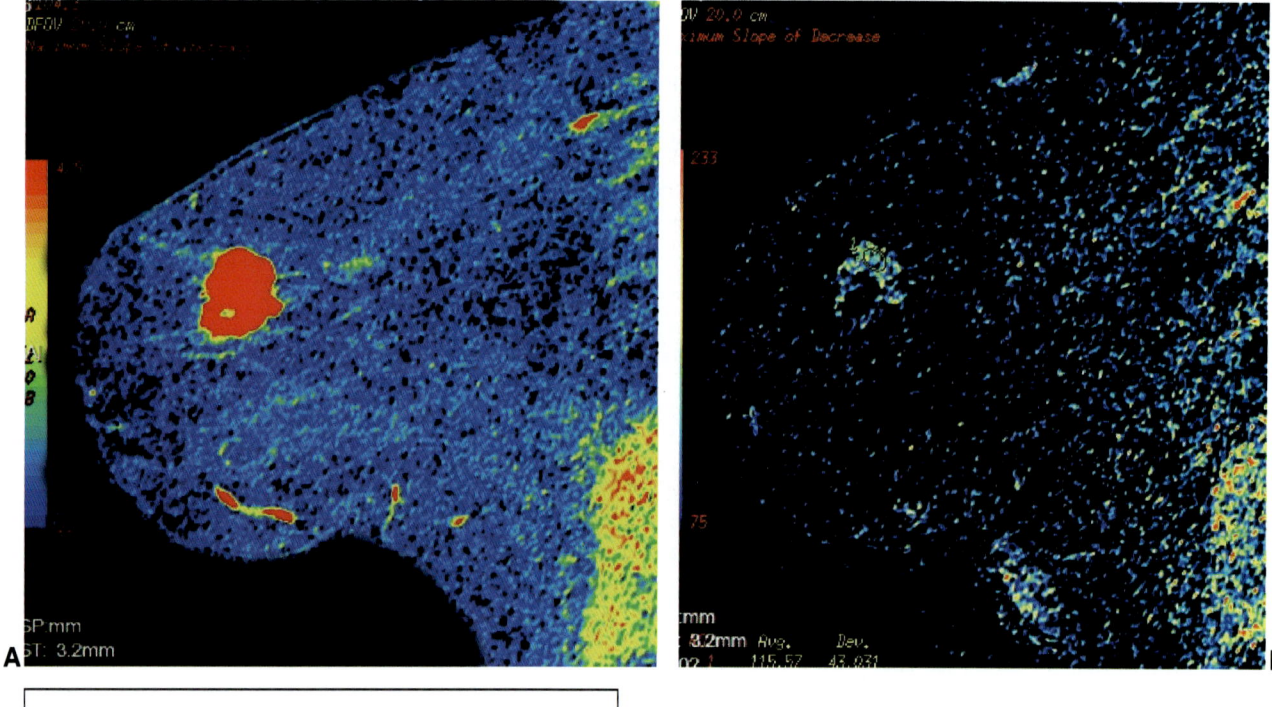

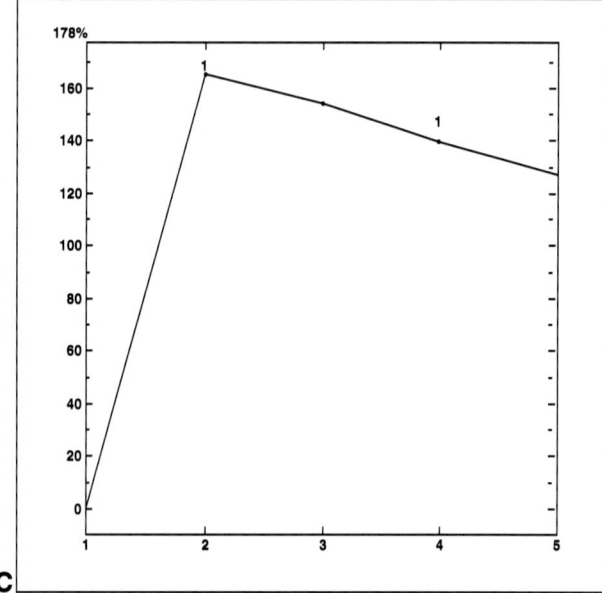

Fig. 3-44. Câncer de mama heterogêneo no estudo contrastado. (**A**) Mapa colorido do *washin*. Nódulo irregular com intensa impregnação na fase precoce. (**B**) Mapa colorido do *washout*. Identificar área de maior impregnação superior do nódulo por lavagem precoce. (**C**) Curva de impregnação obtida com ROI posicionada nesta área. Curva *washout* (tipo III).

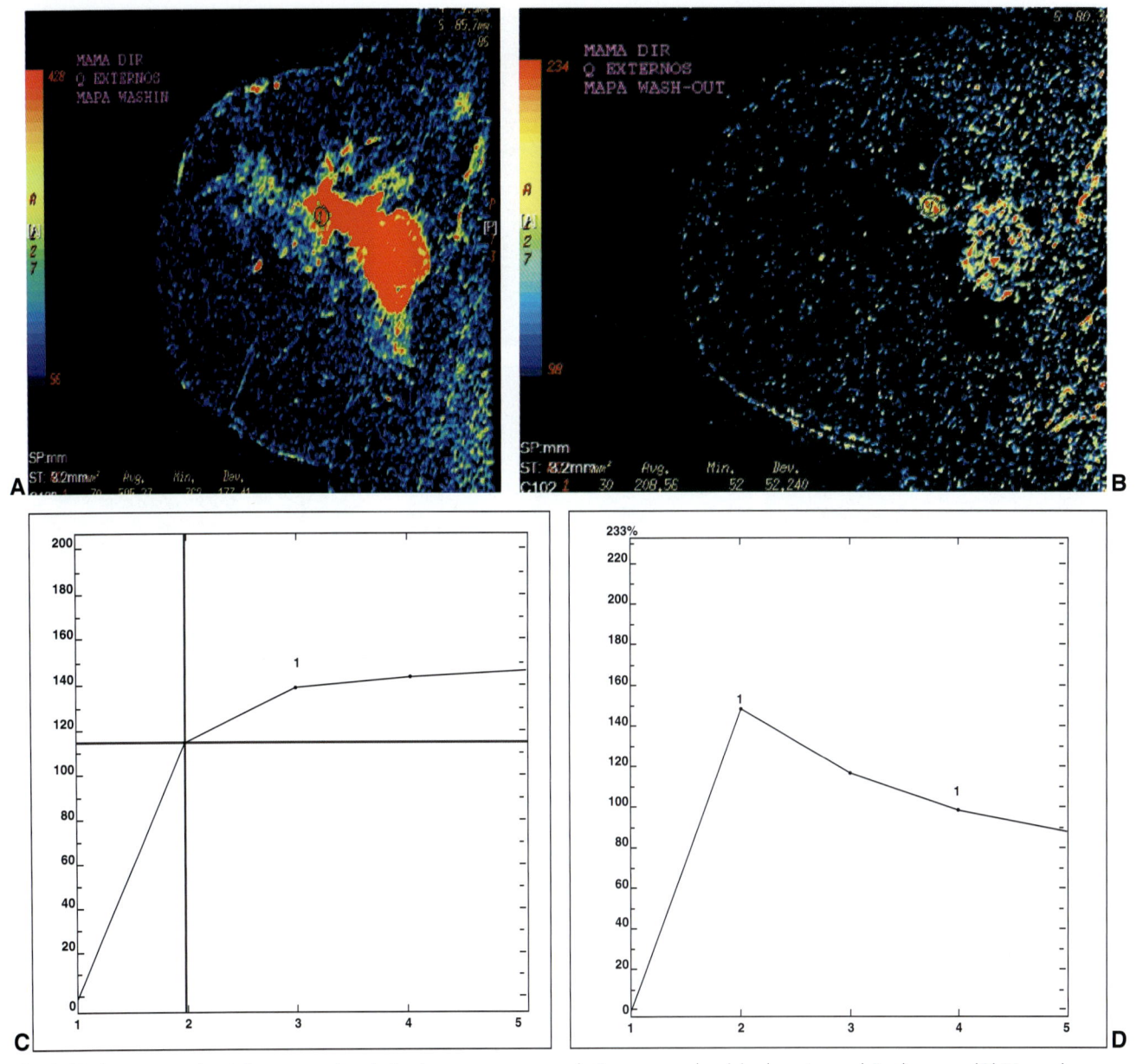

Fig. 3-45. A curva *washout* deve ser mais valorizada mesmo em uma lesão com predomínio de outro padrão de curva. (**A**) Mapa de *washin*. Volumoso nódulo irregular com intensa impregnação. (**B**) A maior parte da lesão some no mapa de *washout*. (**C**) Curva de impregnação dominante (tipo I). (**D**) Curva tipo III posterior.

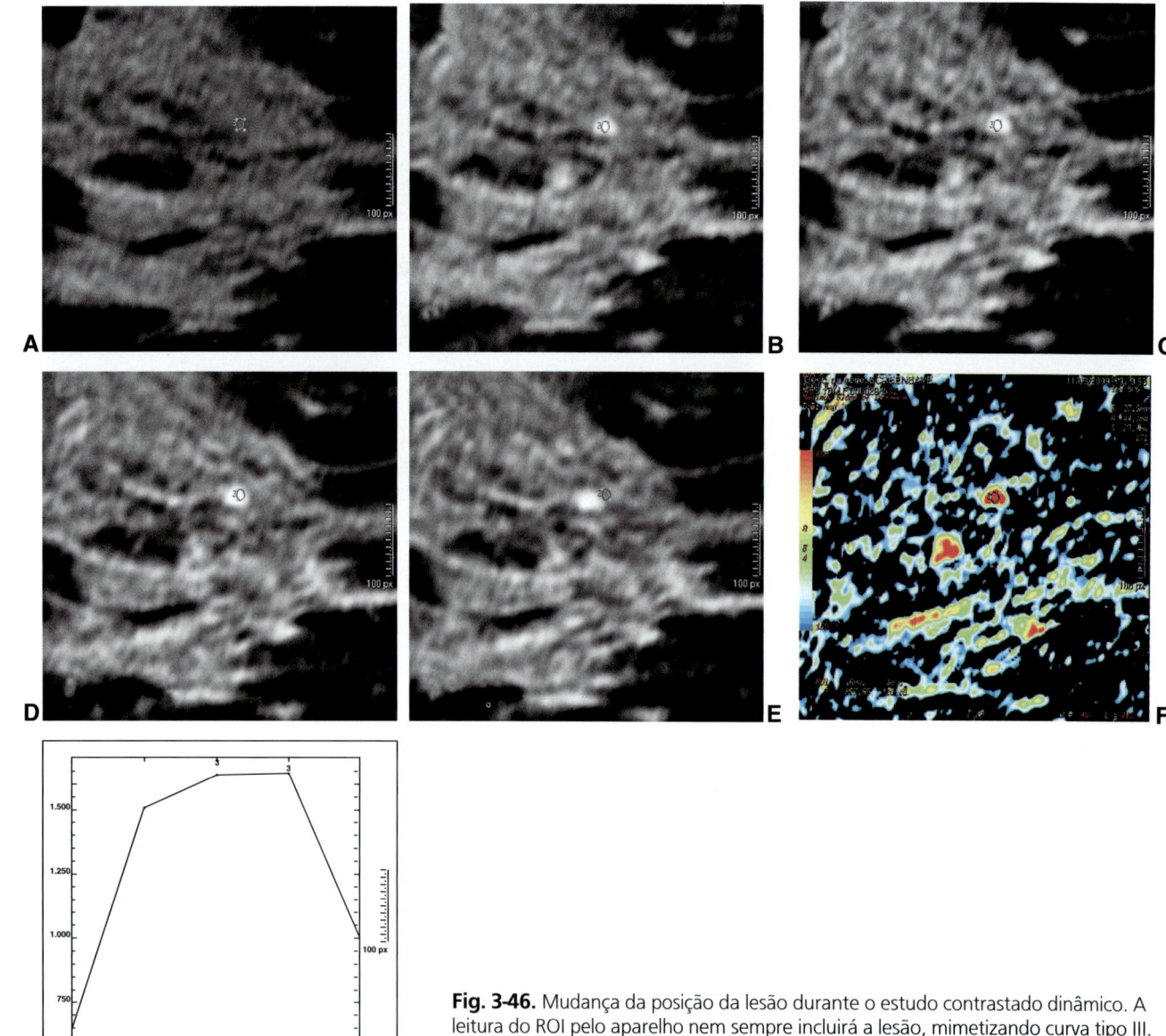

Fig. 3-46. Mudança da posição da lesão durante o estudo contrastado dinâmico. A leitura do ROI pelo aparelho nem sempre incluirá a lesão, mimetizando curva tipo III. (**A-E**) Estudo dinâmico contrastado. (**F**) Mapa colorido. (**G**) Curva de impregnação. (Agradecimento à Dra. Fabiola Kestelman.)

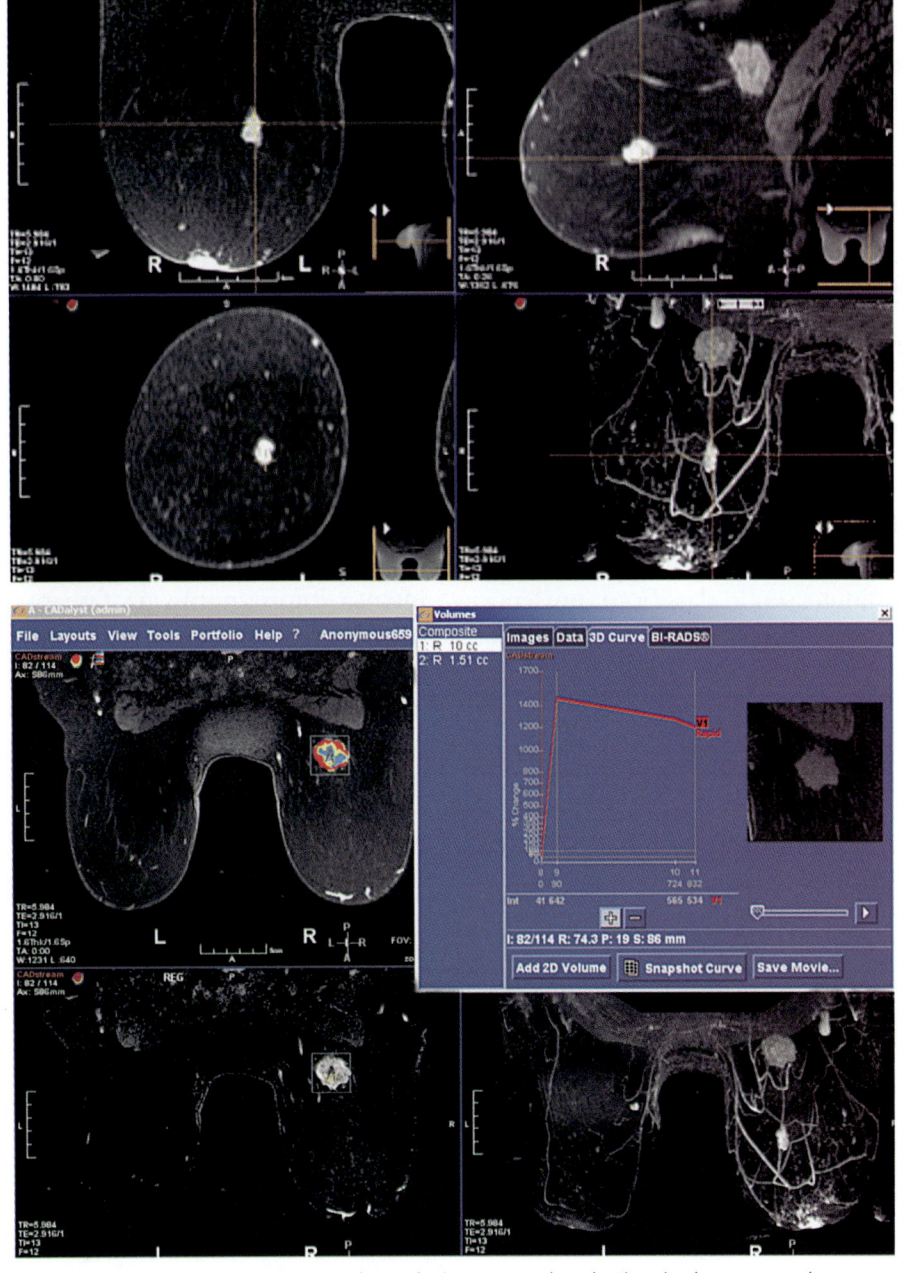

Fig. 3-47. Avaliação utilizando CAD. (Agradecimento a Eduardo Figueiredo, gerente de aplicação avançada da GE *Healthcare*.)

Curva de impregnação

A curva de impregnação corresponde a uma relação entre a intensidade de realce de contraste na vertical e ao tempo do estudo dinâmico, representado na horizontal (Fig. 3-48).

Considerando-se o padrão de captação de contraste durante as séries dinâmicas, duas diferentes fases podem ser distinguidas:

- Fase precoce, definida como o tempo entre a injeção do contraste até o segundo minuto pós-contraste.
- Fase tardia, definida como a fase após o segundo minuto, podendo-se estender até 6 minutos (Fig. 3-48).

Interpretação da fase precoce

Na fase precoce é avaliada a subida da intensidade de sinal no segundo minuto, sendo classificada em lenta, intermediária e rápida ou leve, moderada e intensa. Uma lesão com impregnação lenta apresenta um aumento da intensidade menor do que 50%, moderada de 50 a 100% e intensa maior do que 100% (Fig. 3-49).

Estes valores podem ser modificados pela sequência de pulso, modo de administração do meio de contraste, frequência de pulso e tipo de equipamento. Dessa forma é importante determinar os parâmetros adequados de realização do estudo no próprio serviço.

Estes valores podem ser oferecidos automaticamente pelo computador, seja no FUNCTOOL ou no CAD (*computer assistance detection*) de mama (Fig. 3-50).

A análise da fase precoce da curva é refletida no mapa de *washin*, de forma qualitativa e quantitativa (Fig. 3-51).

Pode ser também quantificado o grau de captação usando-se a seguinte equação:

$$\frac{\text{SI pós-contraste} - \text{SI pré-contraste}}{\text{SI pré-contraste}} \times 100$$

Nesta equação, SI pós-contraste é a intensidade de sinal (SI) da lesão na 1ª imagem pós-contraste, e SI pré-contraste é a SI da lesão antes do contraste. Este valor corresponde a uma percentagem relativa de aumento da SI da lesão que é obtida dentro da fase pós-contrate precoce.

A maioria das neoplasias invasoras apresenta intensa impregnação na fase precoce. Mas, algumas destas lesões apresentam menor angiogênese, como a lesão lobular, e podem apresentar-se com impregnação leve na fase precoce.

Entretanto, recentemente Wang *et al.* avaliaram qual seria o critério da fase dinâmica contrastada com maior valor preditivo positivo para malignidade. Nesta publicação, a avaliação da intensidade de impregnação na fase precoce não mostrou diferença significativa entre as lesões benignas e malignas, mesmo quando separadas entre aumento da intensidade de sinal na fase precoce menor ou maior que 100%. O valor das lesões malignas variou entre 82 e 478% e de 71 a 350% nas benignas (Fig. 3-52).

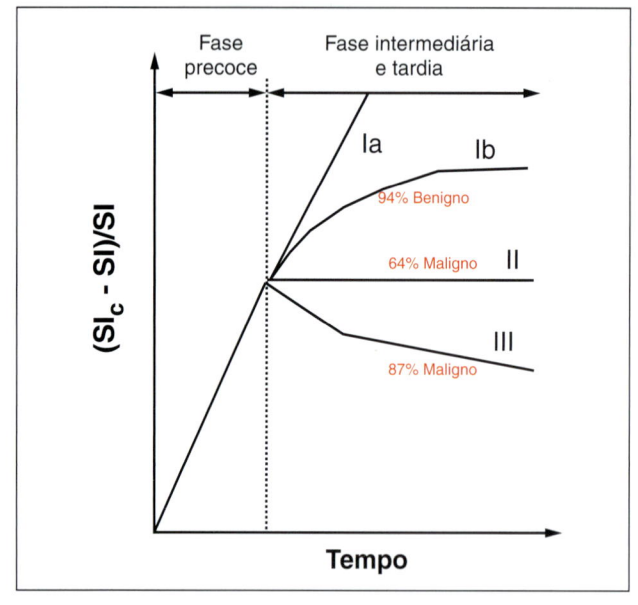

Fig. 3-48. Curva de impregnação. Relação entre a intensidade de realce de contraste na vertical e o tempo do estudo dinâmico, representado na horizontal. (Retirado de Kuhl CK. *Radiology* 1999;211:101-110.)

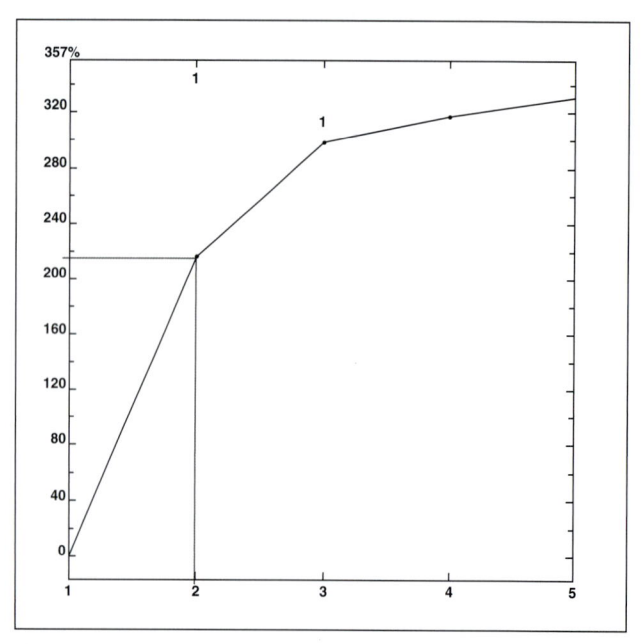

Fig. 3-49. Fase precoce. Subida rápida ou intensa (> 200%).

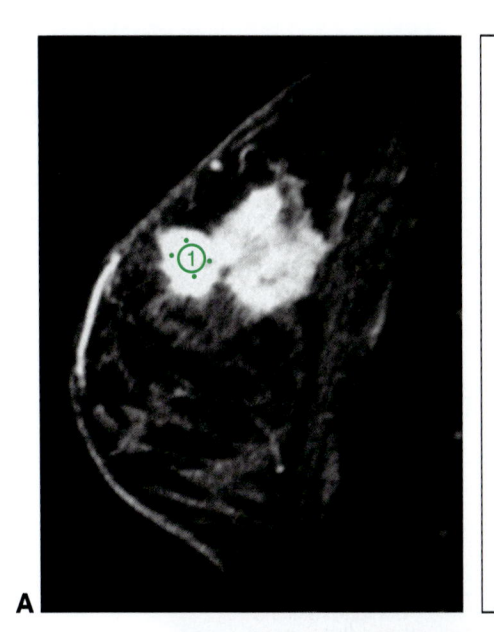

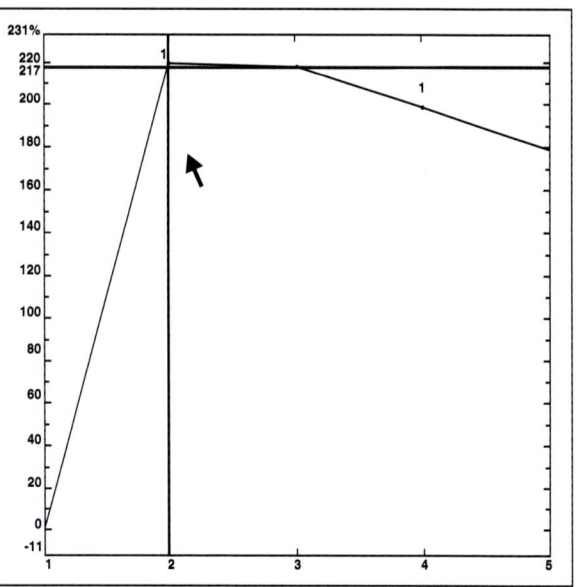

Fig. 3-50. Valor na fase precoce. (**A**) Nódulo irregular na mama direita (BI-RADS® 6). Notar posicionamento da ROI. (**B**) Curva de impregnação. Notar que, com o posicionamento da barra (preta ao lado da seta) na fase precoce, obtém-se, à esquerda, o valor da intensidade de sinal (217%).

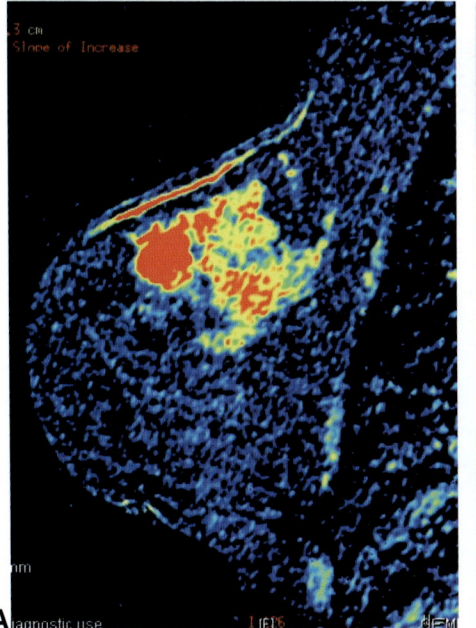

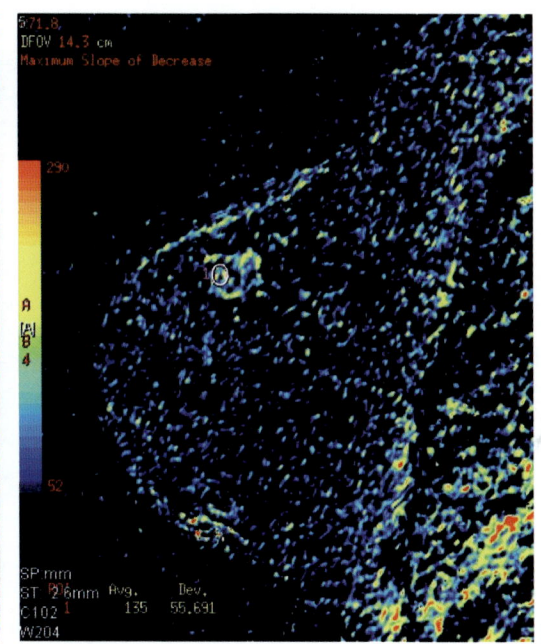

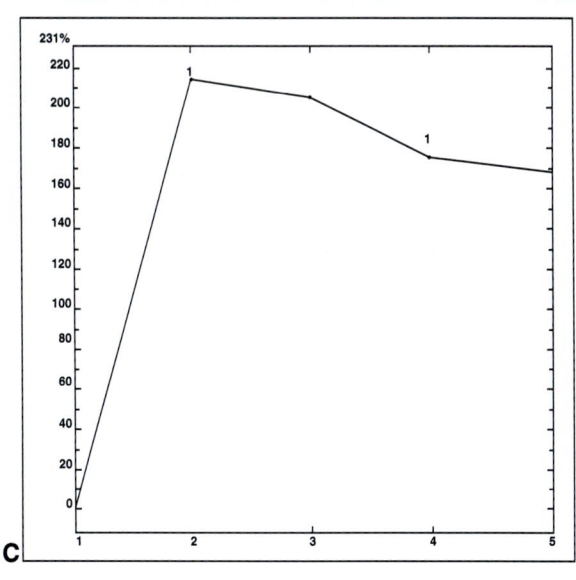

Fig. 3-51. A análise da fase precoce da curva é refletida no mapa de *washin*, de forma qualitativa e quantitativa. (**A**) Mapa *washin*. Análise qualitativa. (**B**) Mapa do *washout*. (**C**) Curva de impregnação – análise quantitativa (aumento da intensidade de sinal > 200% em relação à fase pré-contrastada).

Capítulo 3 ■ COMO INTERPRETAR A RM MAMÁRIA

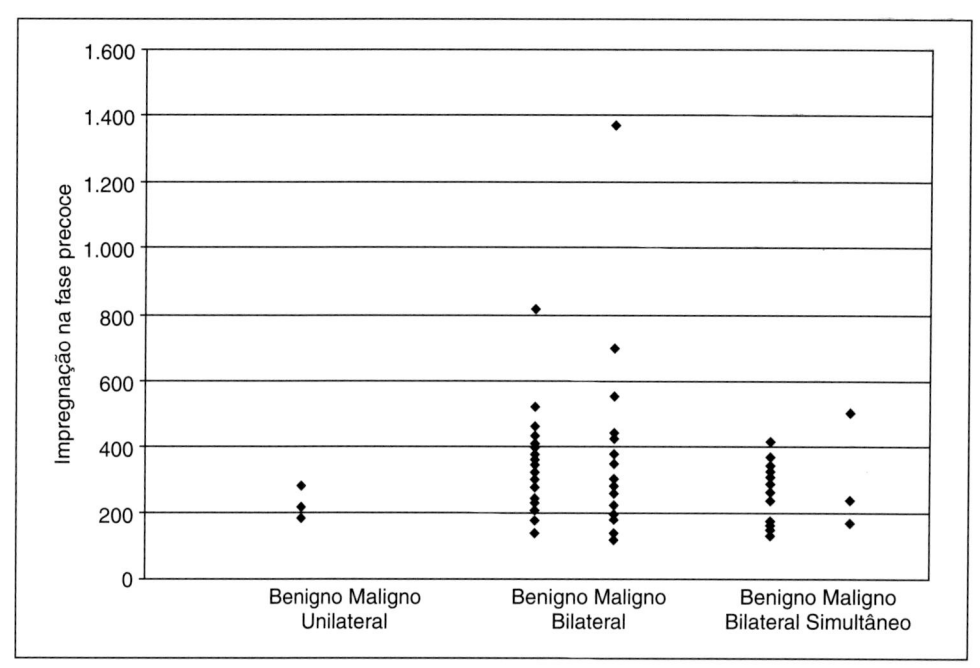

Fig. 3-52. Fase dinâmica precoce. Intensidade de impregnação na fase precoce. O valor das lesões malignas variou entre 82 e 478%, e de 71 a 350% nas benignas. (Retirado de *Radiology* 2007 July;244(1).)

Também não se observou diferença estatística neste trabalho entre as lesões intraductais e invasoras na fase precoce da análise do estudo dinâmico contrastado, entre lesões benignas e o carcinoma intraductal e quando comparado à forma de apresentação da lesão, do nódulo ou da impregnação anômala.

Interpretação da fase tardia

Enquanto a fase pós-contraste inicial é avaliada quantitativamente, a fase tardia é avaliada qualitativamente, pela visualização da morfologia da curva (Quadro 3-5).

As curvas são classificadas por Kuhl em ascendente, platô e *washout* (Figs. 3-48 e 3-53).

> Fase precoce (primeiros 2 minutos):
> - *Impregnação lenta:* aumento inferior a 50%.
> - *Impregnação moderada:* aumento entre 50 e 100%.
> - *Impregnação intensa:* aumento superior a 100%.
>
> Fase tardia:
> - *Curva ascendente:* captação contínua após a fase precoce.
> - *Curva platô:* captação se mantem após a fase precoce.
> - *Curva washout*: captação decresce após a fase precoce.

- *Curva ascendente também denominada persistente ou tipo I:* a captação continua ao longo de toda a série dinâmica. A curva é mais ou menos uma linha reta que pode ser dividida em:
  - Tipo 1a: corresponde à definição da curva ascendente, com o pico de captação na fase tardia.
  - Tipo 1b: a captação continua por quase todo o período dinâmico, com uma redução durante a fase tardia, resultando em achatamento/aplainamento da curva (Fig. 3-53).
- *Curva platô ou tipo 2:* a captação mantém um estado regular após a fase precoce. O pico de captação é atingido logo após a fase precoce (Figs. 3-53 e 3-54).
- *Curva washout ou tipo 3:* a captação decresce novamente, imediatamente após a fase precoce. O pico de captação ocorre na fase precoce pós-contraste (Fig. 3-53).

Algumas lesões apresentam curva com padrão intermediário, próximo da curva platô, ou seja, curva ascendente que se assemelha a platô e curva platô que se assemelha a *washout*. Considera-se para curva platô ou tipo II uma variação para cima e para baixo de até 10% (Fig. 3-54).

Quadro 3-5 Tipo de curva de impregnação

Curva ascendente	Tipo Ia Tipo Ib
Curva platô	Tipo II
Curva *washout*	Tipo III

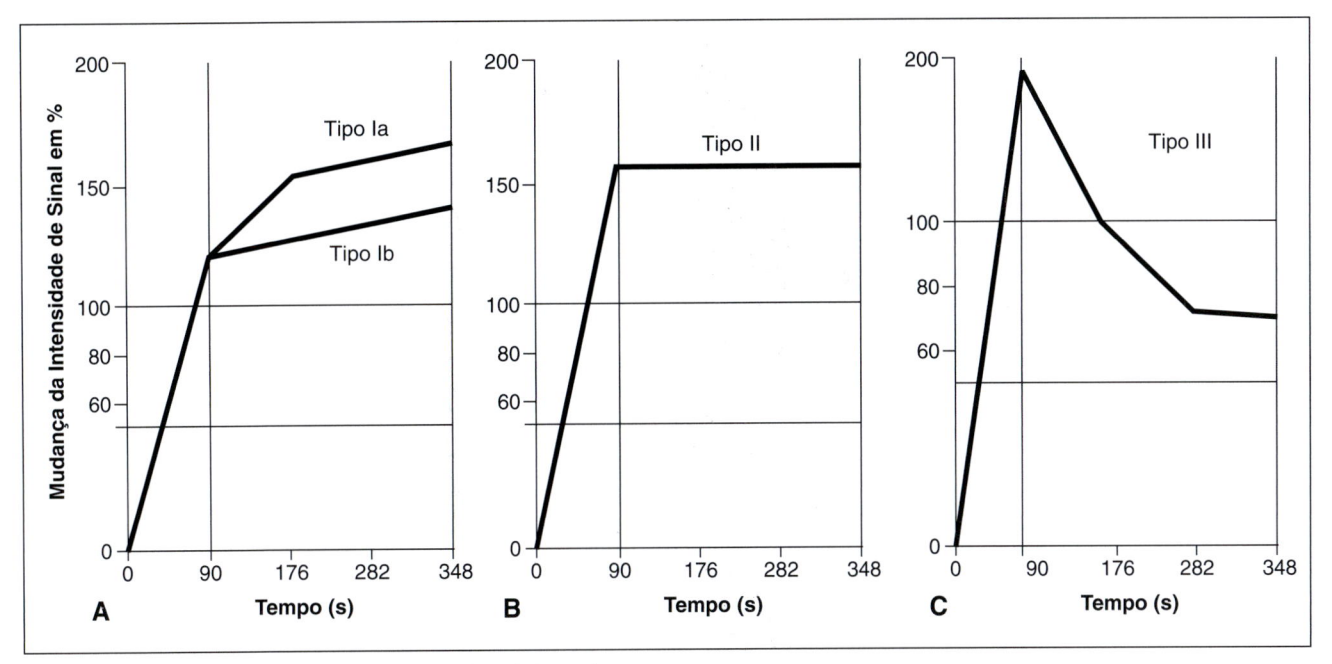

Fig. 3-53. Tipo de curvas. (**A**) Ascendente. (**B**) Platô. (**C**) *Washout*.

Schnall e Kuhl descreveram que o tipo de curva de impregnação revelou-se um critério importante no diagnóstico diferencial entre lesões benignas e malignas na ressonância magnética.

Segundo Kuhl, o padrão de curva ascendente foi mais comum nas lesões de natureza benigna (94%), enquanto o padrão *washout* correspondeu em 87% à lesão maligna (Fig. 3-55).

Schnall descreveu achados semelhantes, identificando malignidade em 76% das lesões que apresentaram curva *washout*.

O padrão de curva platô ou tipo II é considerado suspeito por alguns autores, sendo identificado por Kulh em 64% das lesões malignas. Entretanto, na nossa experiência, este padrão de curva é inespecífico, e quando uma lesão apresenta este aspecto procuramos definir a suspeição de acordo com o aspecto morfológico.

Wang *et al.* realizaram uma análise da cinética de impregnação em um grupo de lesões a fim de investigar, entre outros parâmetros, o valor preditivo positivo das curvas de impregnação de contras-

Fig. 3-54. Curva platô. Variação para cima e para baixo de até 10%.

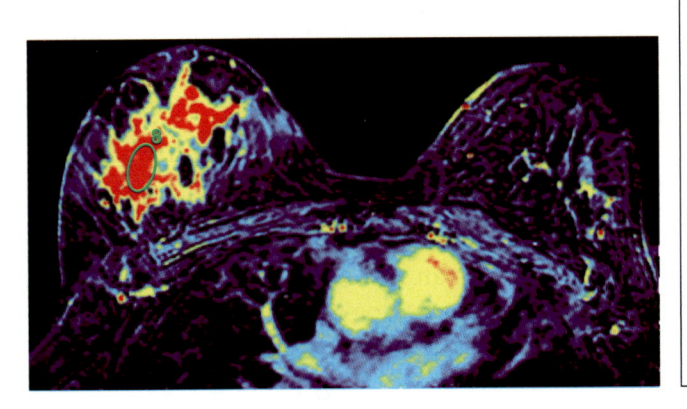

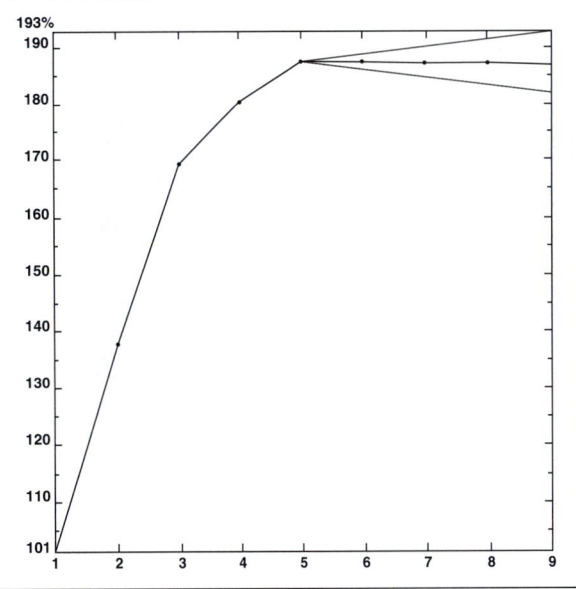

Capítulo 3 ■ COMO INTERPRETAR A RM MAMÁRIA 121

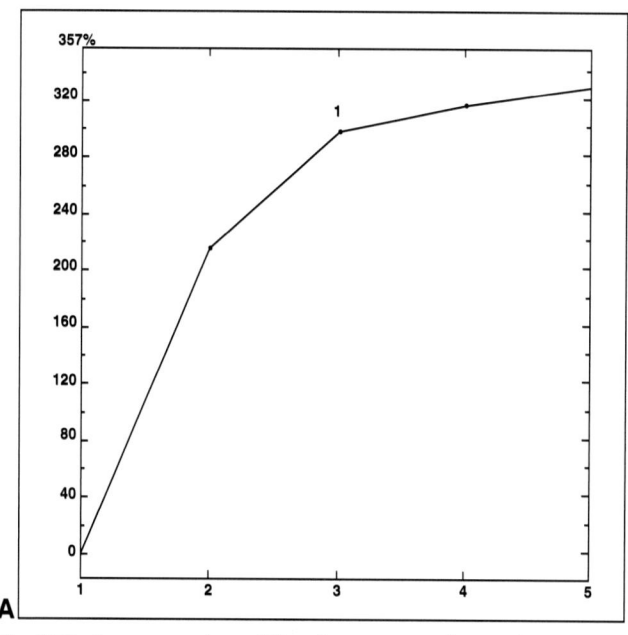

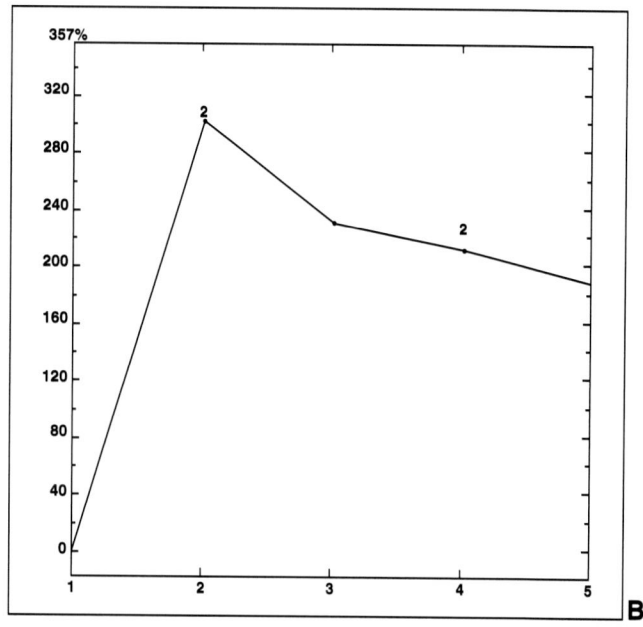

Fig. 3-55. Curva ascendente (**A**) mais comum nas lesões de natureza benigna (94%) e padrão *washout* (**B**) em 74 a 87% da lesão maligna.

te. Eles observaram que não houve diferença estática entre os tipos de curva quando analisadas separadamente. A malignidade foi observada em 30,6% das lesões apresentando curva tipo I, 46,7% curva tipo II e 41,7% curva tipo III.

Entretanto, foi observada uma diferença significativa entre o padrão de curva de lesões benignas e malignas quando elas foram separadas pelo aspecto mais suspeito. As curvas tipos I e II foram mais frequentes no grupo de lesões benignas, e a curva *washout* no grupo de lesões malignas, corroborando o nosso achado na prática clínica.

Quanto ao tipo histológico, Wang *et al.* encontraram uma diferença estatisticamente significativa entre as lesões intraductais e invasoras. Notaram que a curva tipo III *(washout)* foi muito mais comum nas neoplasias invasoras do que na intraductal pura (80 e 20% respectivamente).

Atualmente a análise da curva de impregnação não é só qualitativa. Com o sistema CAD (*Computer Aid Assistance*) na interpretação da ressonância magnética, o processamento da imagem e da análise da cinética é automático. Pode ser definido o percentual de cada tipo de curva que uma lesão apresenta. Sabemos que a angiogênese tumoral é heterogênea e, dessa forma, uma lesão pode ter áreas diferentes, refletindo esta heterogeneidade na apresentação das curvas.

A análise automática permitiu identificar na publicação de Wang que tipo de lesão maligna apresentou apenas o padrão de curva ascendente ou tipo I. As duas lesões, representando 4,8% dos casos, foram carcinoma lobular invasor apresentando-se como impregnação anômala, e carcinoma mucinoso, apresentando-se como nódulo irregular.

Khouli *et al.* publicaram recentemente que a análise quantitativa do tipo de curva no estudo dinâmico contrastado é mais confiável no diagnóstico diferencial das lesões malignas e benignas quando comparada à análise qualitativa tradicional.

Interpretação da sequência difusão

A sequência ponderada em difusão pode ser uma nova ferramenta no estudo da neoplasia mamária, aumentando o contraste tecidual entre o mesmo e o tecido glandular.

Ela se baseia na análise do movimento das moléculas da água nos tecidos, e já existem vários trabalhos na literatura mostrando a sua importância no estudo das patologias cerebrais, sendo um método fundamental na definição diagnóstica do infarto vascular cerebral agudo (Fig. 3-56).

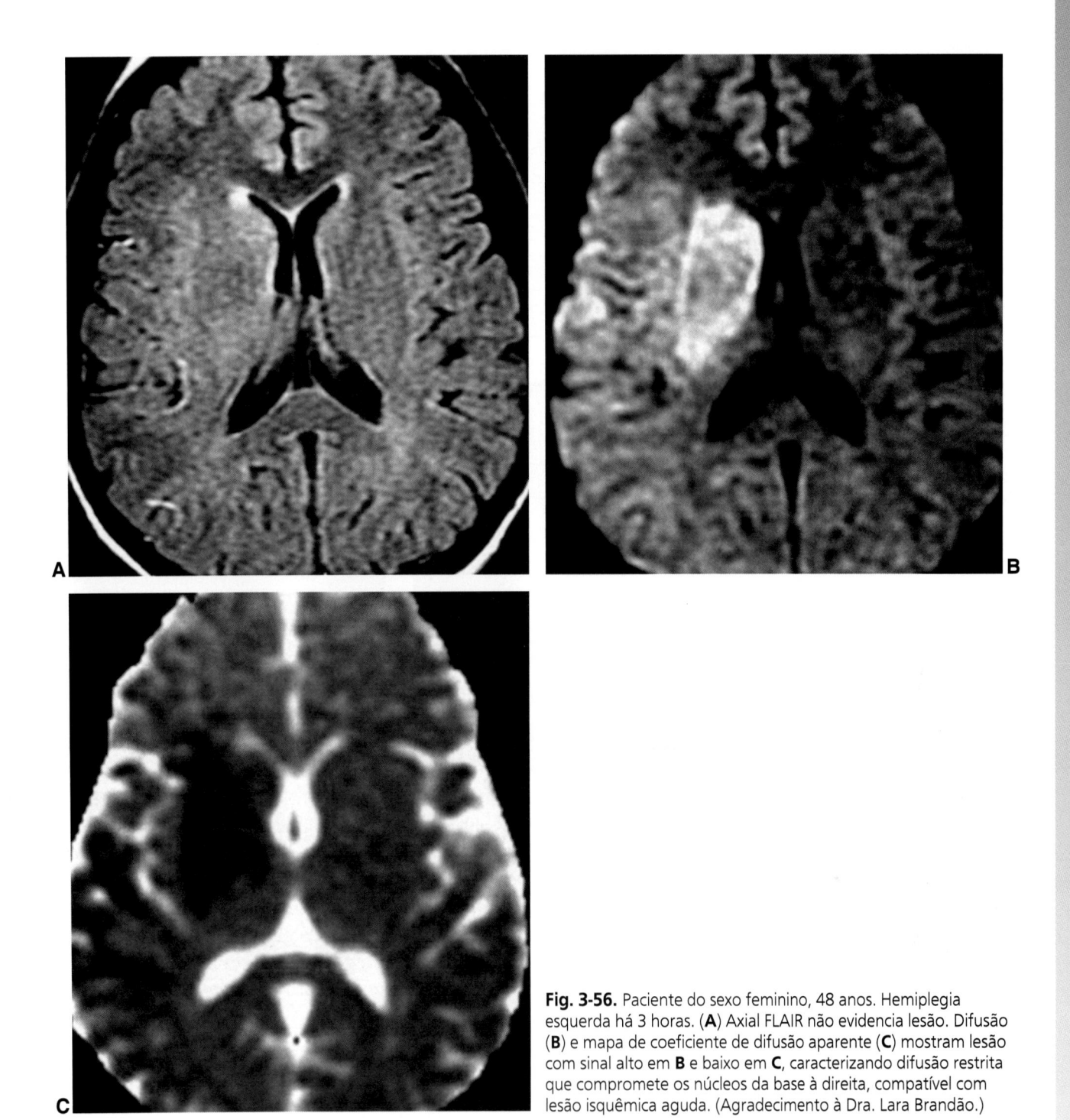

Fig. 3-56. Paciente do sexo feminino, 48 anos. Hemiplegia esquerda há 3 horas. (**A**) Axial FLAIR não evidencia lesão. Difusão (**B**) e mapa de coeficiente de difusão aparente (**C**) mostram lesão com sinal alto em **B** e baixo em **C**, caracterizando difusão restrita que compromete os núcleos da base à direita, compatível com lesão isquêmica aguda. (Agradecimento à Dra. Lara Brandão.)

Nesta patologia, há redução do movimento das moléculas da água pelo edema celular. Mas a difusão também é importante no estudo das neoplasias cerebrais, em que o maior volume celular restringe o movimento das moléculas, como ocorre no linfoma (Fig. 3-57).

> Difusão:
> - *Câncer de mama:* diminuição do espaço intersticial e intracelular promovendo restrição à movimentação das moléculas de água.

Com base nestes fatos, a literatura vem demonstrando que no câncer de mama também ocorre redução da movimentação das moléculas de água pela restrição do espaço intersticial e intracelular, produzindo um maior contraste tecidual com o tecido glandular normal (Fig. 3-58).

Esta sequência está descrita com maiores detalhes no Capítulo sobre sequências funcionais (Cap. 17).

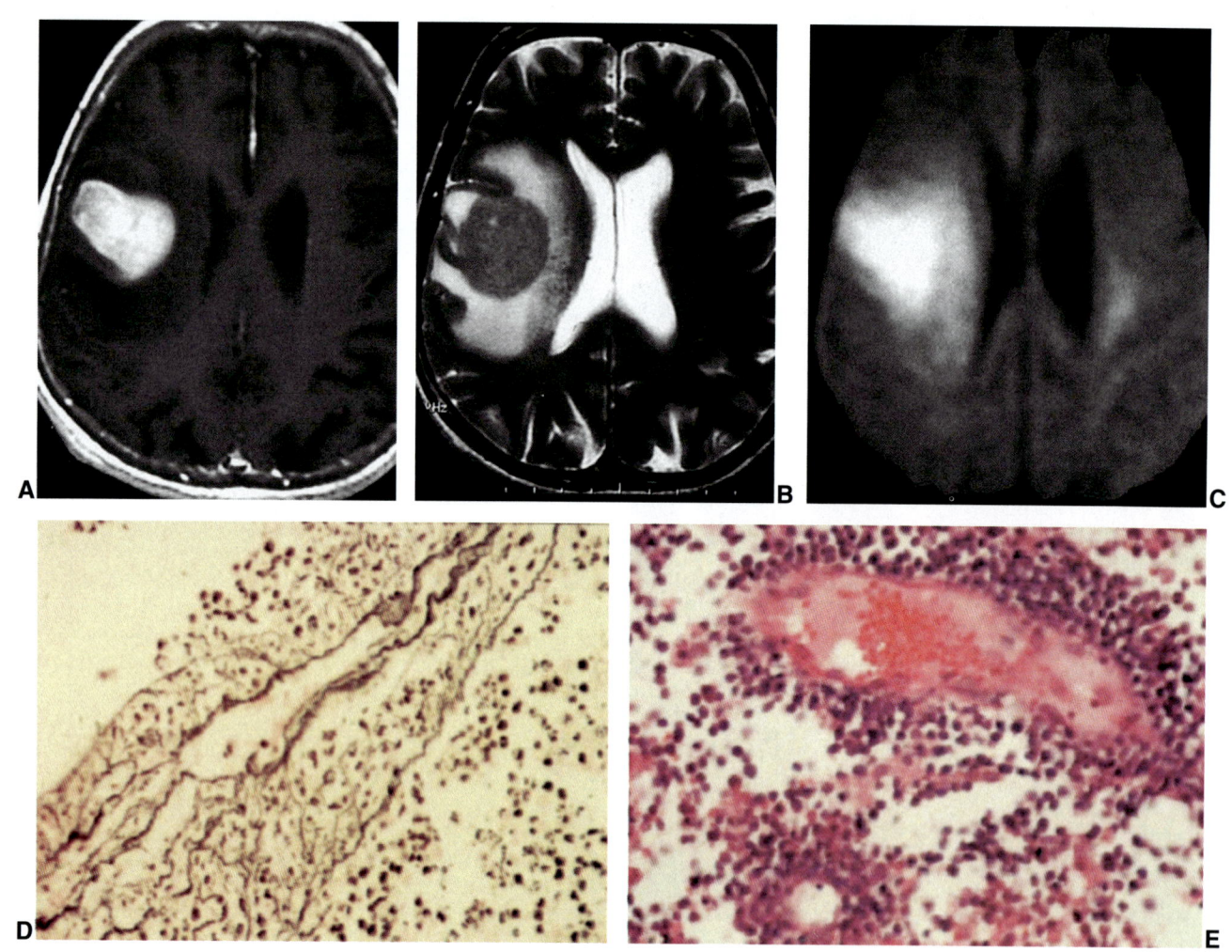

Fig. 3-57. Lesão expansiva sólida captante de contraste (**A** – axial T1 com gadolínio), isointensa em T2 (**B**) e com sinal alto na difusão (**C**), traduzindo difusão restrita. Patologia confirmou linfoma (**D**); coloração pela prata mostrando trama de reticulina entre os vasos e células; (**E**) infiltrado linfocitário perivascular. (Agradecimento à Dra Lara Brandão.)

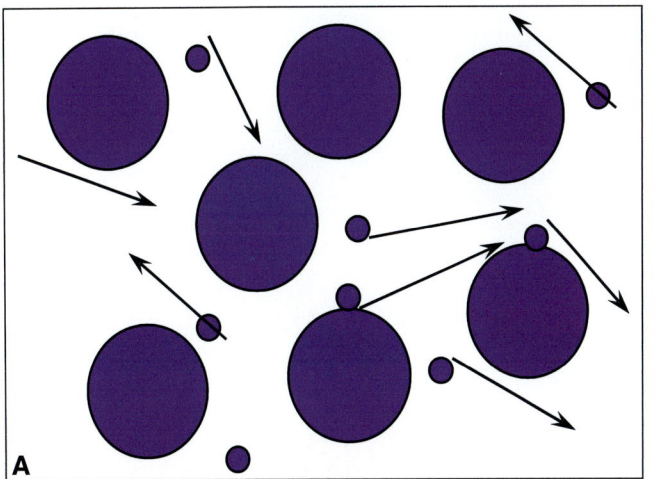

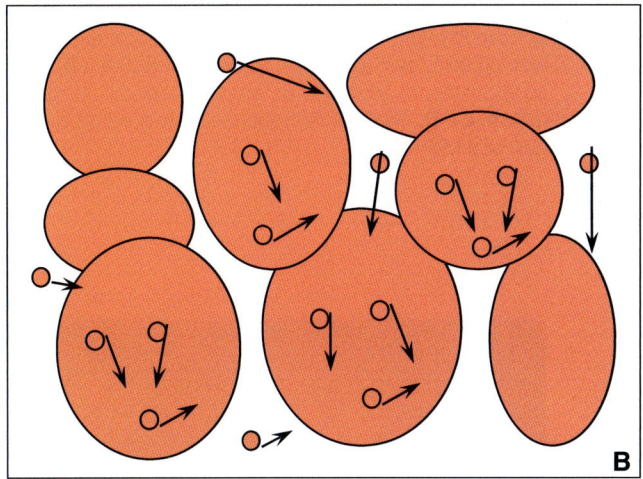

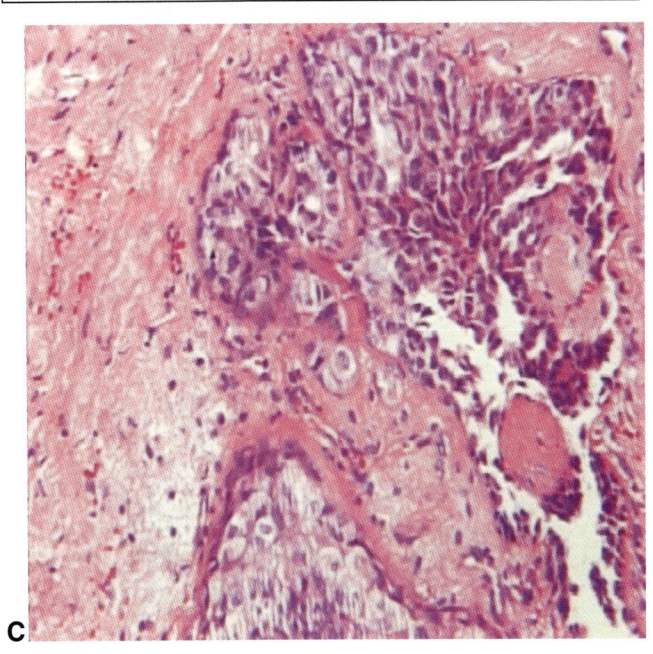

Fig. 3-58. Câncer de mama. Redução da movimentação das moléculas de água pela restrição do espaço intersticial e intracelular. (**A**) Tecido normal (esquema). (**B**) Tecido com neoplasia (esquema). (**C**) Patologia do carcinoma lobular infiltrante. (Agradecimento ao Dr. Leon Cardeman.)

ERROS COMUNS DE INTERPRETAÇÃO

A ressonância magnética mamária é um método dinâmico e particularmente suscetível a erros de interpretação, pois depende muito da cooperação da paciente. É fundamental o conhecimento dos principais erros de interpretação a fim de otimizarmos o nosso estudo e, consequentemente, a confiabilidade do método.

O erros comuns de interpretação podem estar relacionados com o paciente, a técnica de imagem e com o aparelho de RM.

Os erros mais comuns são os relacionados com o posicionamento e com o movimento da paciente, voluntário ou involuntário.

Posicionamento

O posicionamento inadequado, seja provocado por patologia da paciente, como a cifose e a escoliose, seja pela técnica, é uma das causas de erro de interpretação (Fig. 3-59).

O posicionamento adequado é essencial para uma supressão de gordura homogênea e já foi relatado anteriormente em técnica do exame (Fig. 3-60).

A paciente deve estar posicionada de forma simétrica na bobina, e deve ser checado se todo o parênquima esteja incluído na mesma. O quadrante externo em mamas grandes, se não verificado pelo(a) técnico(a) ou enfermeiro(a), pode ficar fora do centro da bobina e dificultar a supressão de gordura (Fig. 3-60).

Fig. 3-59. Posicionamento inadequado da mama direita, simulando mama reduzida com retração do complexo areolopapilar, sem expressão no exame físico (**A** e **B**). Com o posicionamento adequado observamos aspecto normal da mama (**C** e **D**). (**A-C**) T1 com supressão de gordura e gadolínio. (**D**) Axial MIP.

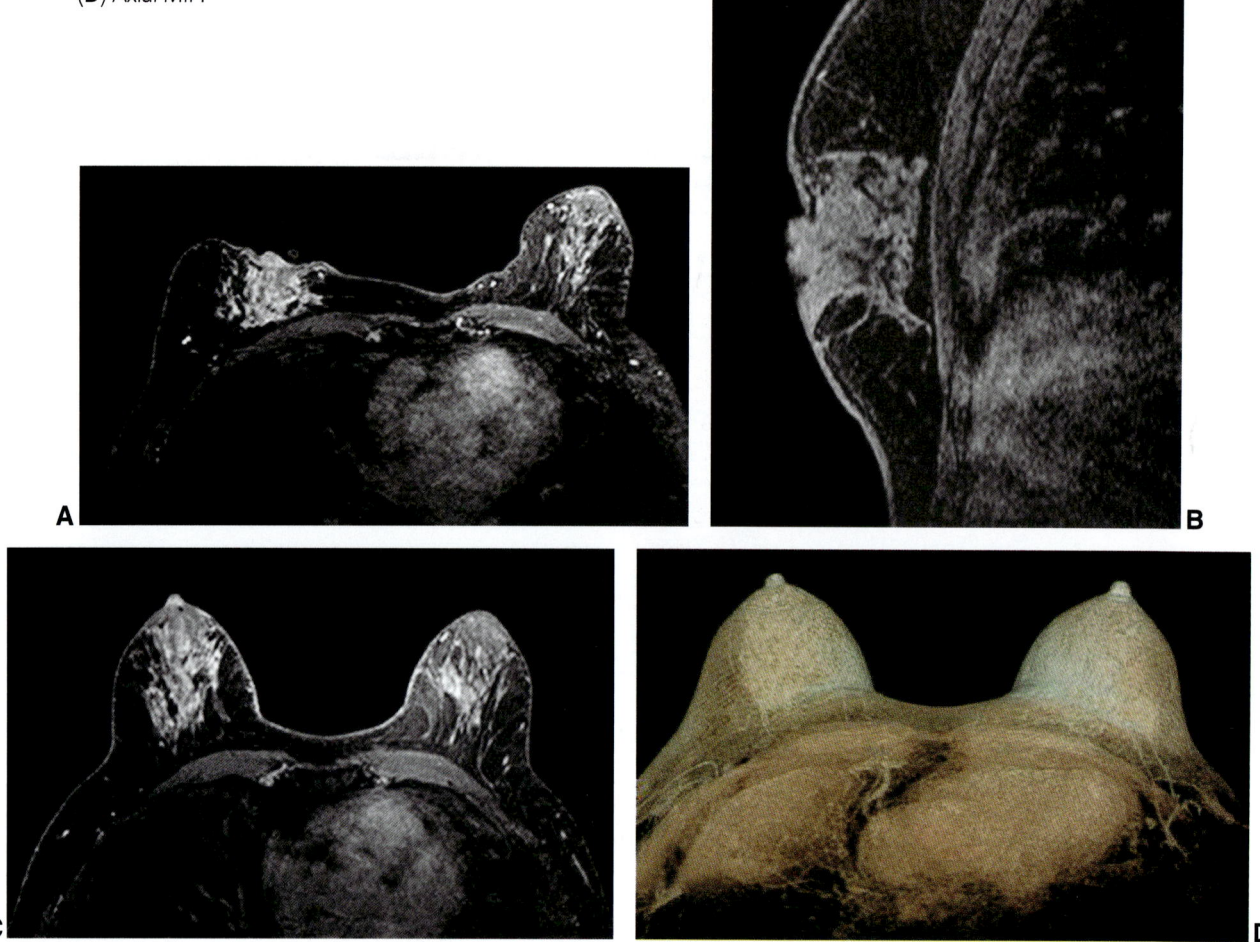

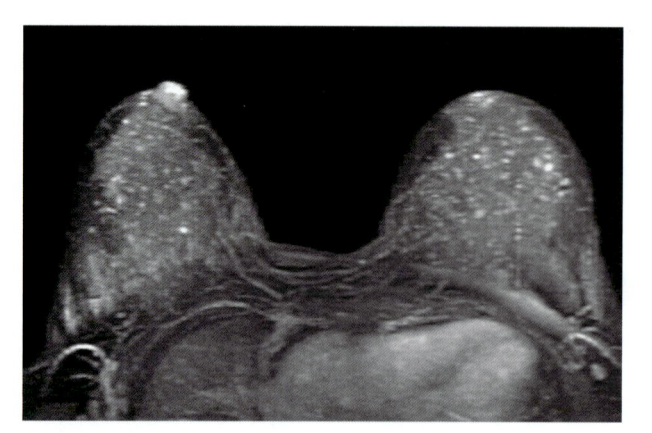

Fig. 3-60. Posicionamento adequado e supressão de gordura homogênea. Notar a posição das papilas. Axial MIP.

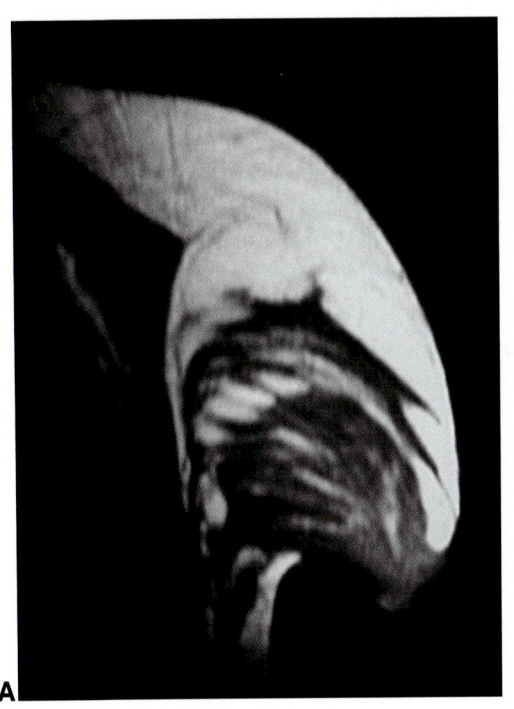

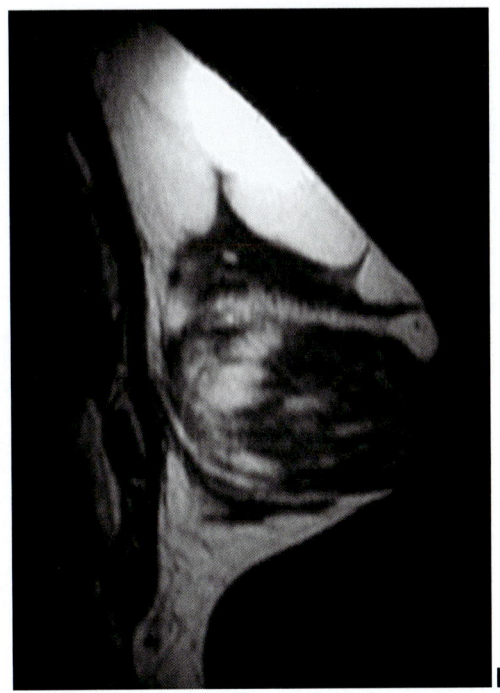

Fig. 3-61. Visualização inadequada dos quadrantes inferiores, assumindo um aspecto de pêndulo. (**A**) Posição inadequada. (**B**) Reposicionamento. Sagital T1.

Outro erro de posicionamento é a visibilização inadequada dos quadrantes inferiores que ficam "escondidos" atrás na porção inferior da bobina, assumindo um aspecto de pêndulo. Dessa forma, orientamos o(a) responsável pelo posicionamento, que confira manualmente, caso a bobina seja fechada nas laterais, ou visualmente, se aberta, a fim de assegurar a melhor cobertura das mamas (Fig. 3-61).

O técnico de radiologia também pode participar, checando a posição na sequência localizadora. Caso o erro seja detectado, é necessário o reposicionamento, pois pode prejudicar a interpretação do exame e, inclusive, reduzir a possibilidade de detecção de lesões, porque a compressão acentuada da mama diminui o fluxo de sangue naquela região e, consequentemente, a impregnação pelo meio de contraste.

Em mamas volumosas haverá maior contato com a bobina, gerando artefatos na sequência com supressão de gordura. A superfície ficará hiperintensa com relação ao restante do parênquima. São chamados os artefatos de ponto de contato e podem ser reparados, colocando-se um anteparo entre a paciente e a bobina, como um tecido. Outra possibilidade é uma supressão de gordura manual adequada, que, nos aparelhos atuais, tornou-se mais prática e eficaz (Fig. 3-62).

Movimentos

- Fisiológicos.
  - Respiratórios.
  - Cardíacos.
- Paciente.

Movimentos fisiológicos

Representam os movimentos originados da respiração e dos batimentos cardíacos e são a maior fonte de artefato.

> Artefatos da respiração e do coração podem causar artefatos no plano axial nos quadrantes externos e no plano sagital nos quadrantes superiores.

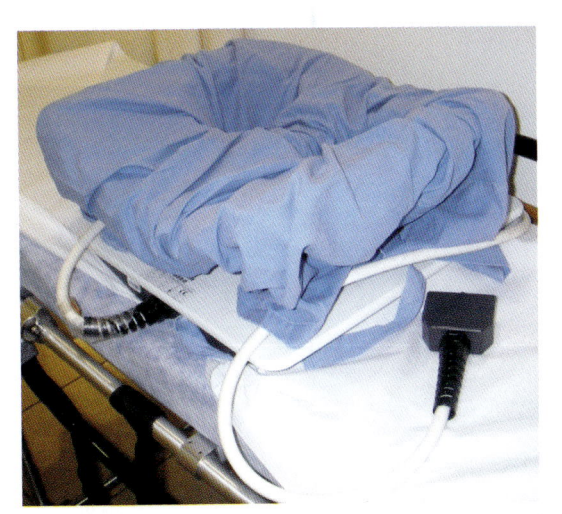

Fig. 3-62. Redução dos artefatos de ponto de contato, colocando-se um anteparo entre a paciente e a bobina, como um tecido.

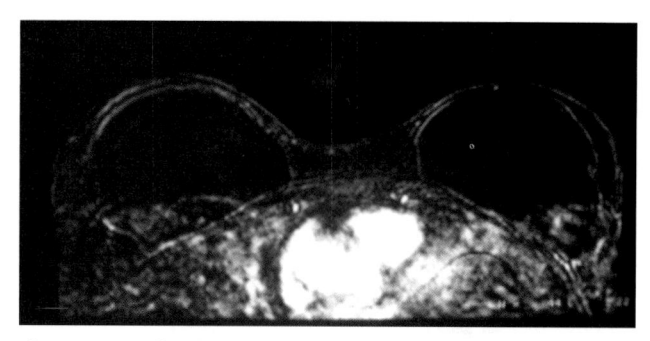

Fig. 3-63. Artefatos no plano axial nos quadrantes externos. Axial T1 com gadolínio e subtração.

Propagam-se na imagem, na direção da aquisição da fase. A direção da aquisição da fase na imagem deve estar de acordo com a localização da lesão para não prejudicar sua identificação, por exemplo, no plano axial a direção da fase deve ser lateral, e no plano sagital a direção da fase é craniocaudal.

Podem ocorrer artefatos no plano axial nos quadrantes externos, que poderão dificultar a identificação de pequenas lesões (Fig. 3-63).

No plano sagital, se a paciente não for posicionada de forma adequada e a porção superior da parede torácica anterior não tocar a bobina, seja por dor local, seja por outros problemas, como cervicalgia, a porção superior da mama fica mais posterior e os artefatos dos batimentos cardíacos aí se projetam (Fig. 3-64).

Movimentos da paciente

Artefatos de movimento gerados pela paciente representam um problema na ressonância magnética. Para minimizá-los, a paciente deve ser orientada a ficar tranquila durante o exame e escolher a posição mais confortável. Isto por que estes artefatos podem gerar lesão no estudo dinâmico contrastado, ou vice-versa, deixá-las menos perceptíveis. Isto pode ser bem identificado na análise no mapa paramétrico colorido e, principalmente, na subtração (Fig. 3-67).

No mapa paramétrico colorido estes artefatos promovem a formação de "pele dupla", pois a paciente estará em posição diferente nas diferentes fases do estudo dinâmico contrastado (Fig. 3-65).

Este tipo de alteração também pode ser identificada em todo o parênquima, formando linhas adicionais que acompanham o contorno dos ligamentos de Cooper, do parênquima e até da musculatura peitoral. É fundamental o seu conhecimento a fim de evitar interpretações errôneas (Fig. 3-66).

Na técnica de subtração, que também é adquirida pelo aparelho, a lesão pode estar em posição diferente antes e depois da administração do contraste, dificultando sua identificação e a análise da sua morfologia (Fig. 3-67).

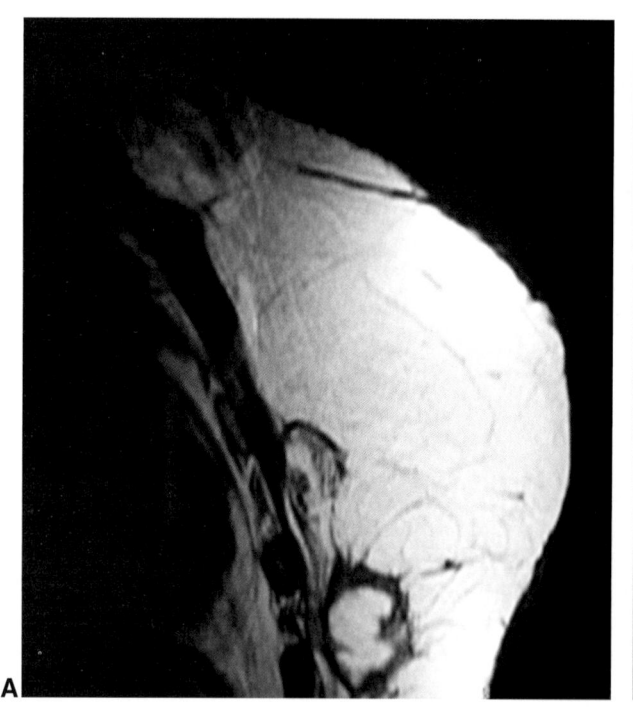

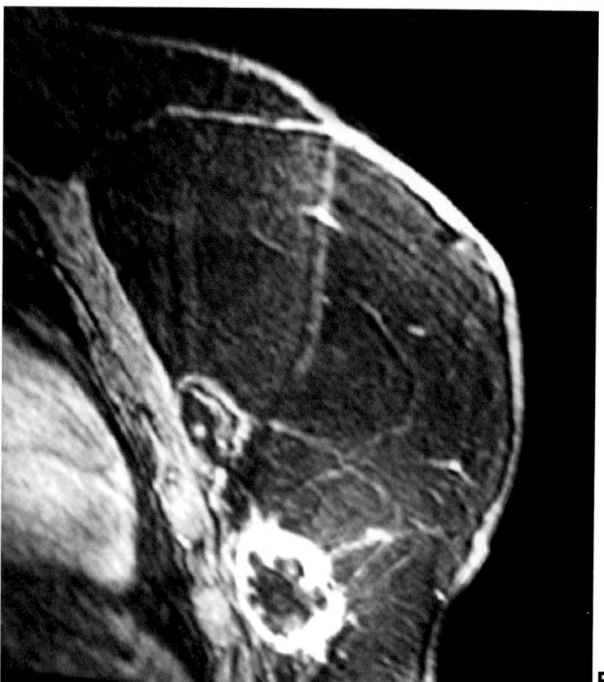

Fig. 3-64. Artefatos no plano sagital. Porção superior da mama fica mais posterior e os artefatos dos batimentos cardíacos aí se projetam (setas). Esteatonecrose nos quadrantes internos da neomama. (**A**) Sagital T1 sem supressão de gordura. (**B**) T1 após gadolínio e supressão de gordura.

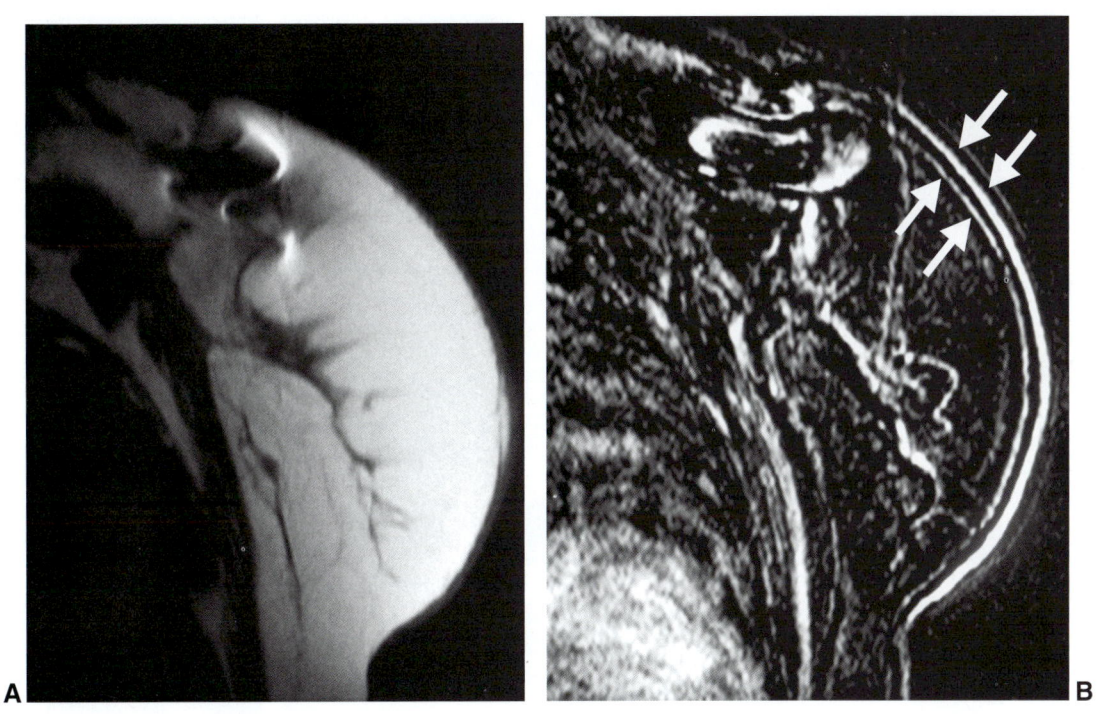

Fig. 3-65. Pele dupla na subtração (setas). Paciente está em posição diferente nas diferentes fases do estudo dinâmico contrastado. Tem 55 anos e encontra-se em tratamento para recidiva de câncer com cateter de quimioterapia (artefato). Sagital T1 (**A**) e subtração após o gadolínio (**B**).

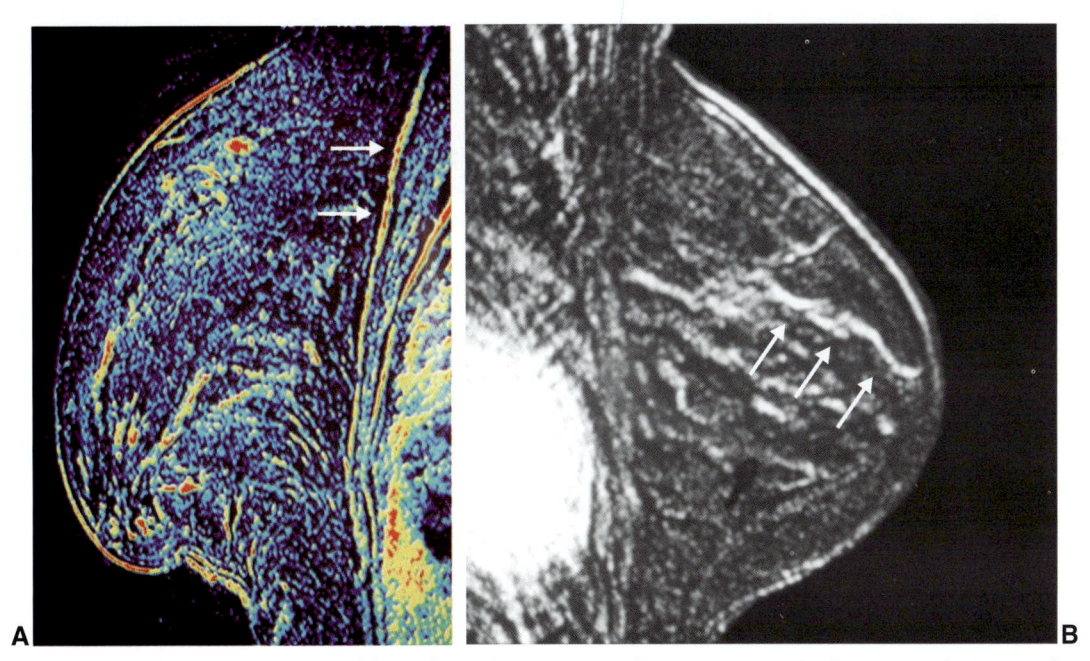

Fig. 3-66. Artefatos de movimento. Linhas adicionais que acompanham o contorno dos ligamentos de Cooper, do parênquima e até da musculatura peitoral (setas). (**A**) Mapa colorido. (**B**) Sagital T1 com gadolínio e subtração.

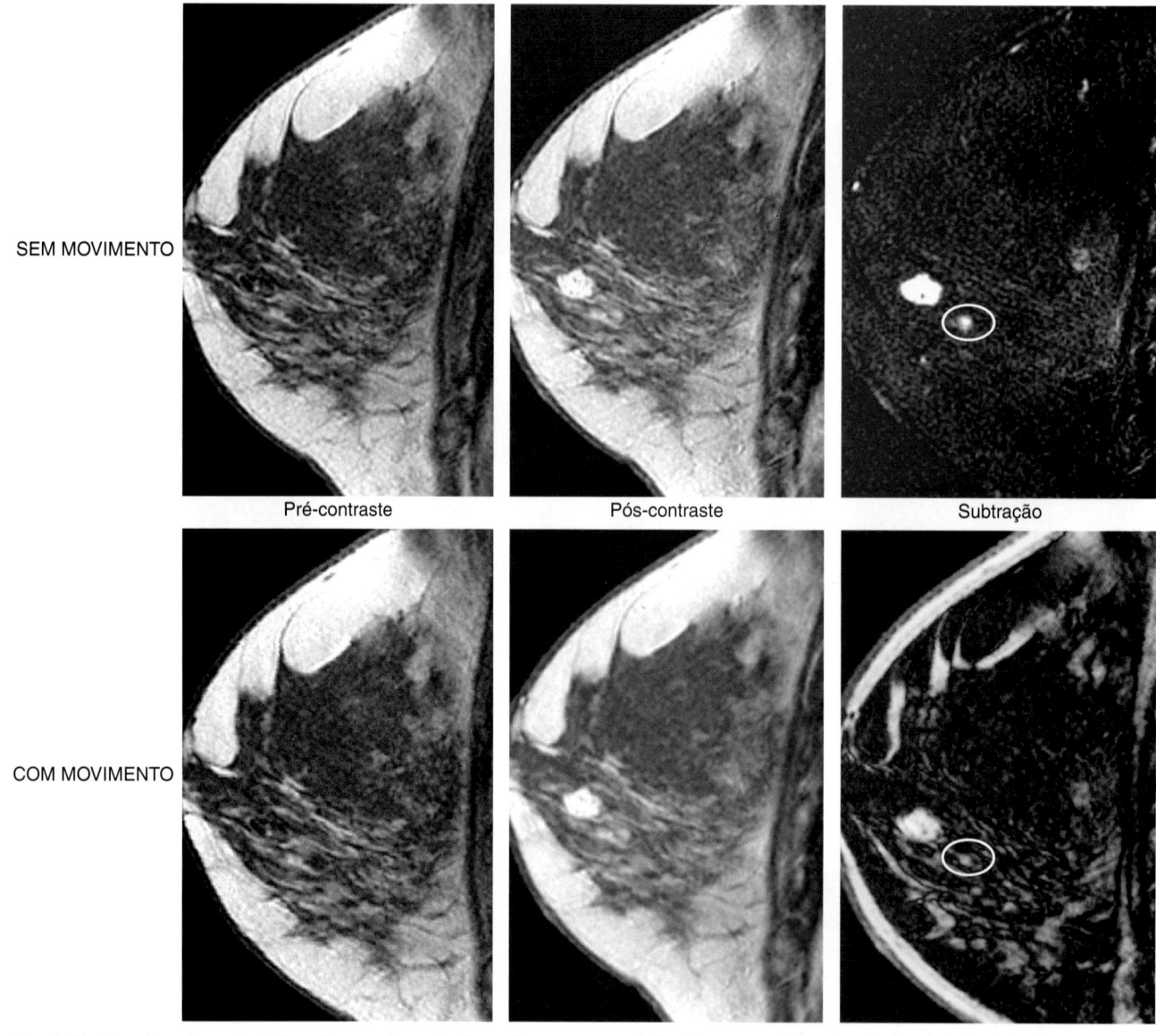

Fig. 3-67. Na subtração, adquirida pelo aparelho, a lesão pode estar em posição diferente antes e depois da administração do contraste, dificultando sua identificação e a análise da sua morfologia. (Agradecimento ao Eduardo Figueiredo, gerente de aplicação avançada da GE *Healthcare*.)

Além disso, este tipo de artefato pode expressar-se na análise da curva de impregnação de contraste, podendo simular *washout*, ou então, curva com padrão aleatório, que desce e sobe (Fig. 3-68).

Para evitar este tipo de erro, o radiologista deve analisar a curva e, simultaneamente, a imagem nas diversas fases, para identificar a mudança da posição. O programa FUNCTOOL ajuda muito neste aspecto pois possibilita a visibilização simultânea do mapa colorido, da curva de impregnação e de todas as sequências dinâmicas do estudo contrastado (Fig. 3-69).

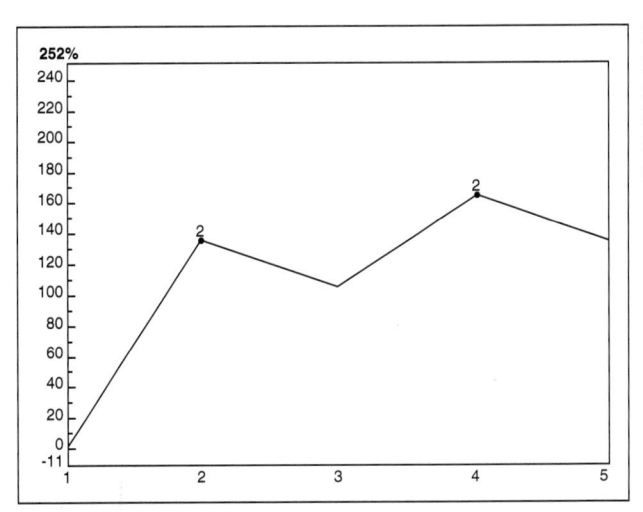

Fig. 3-68. Artefato de movimento que se expressa na análise da curva de impregnação de contraste. Curva com padrão aleatório, que desce e sobe.

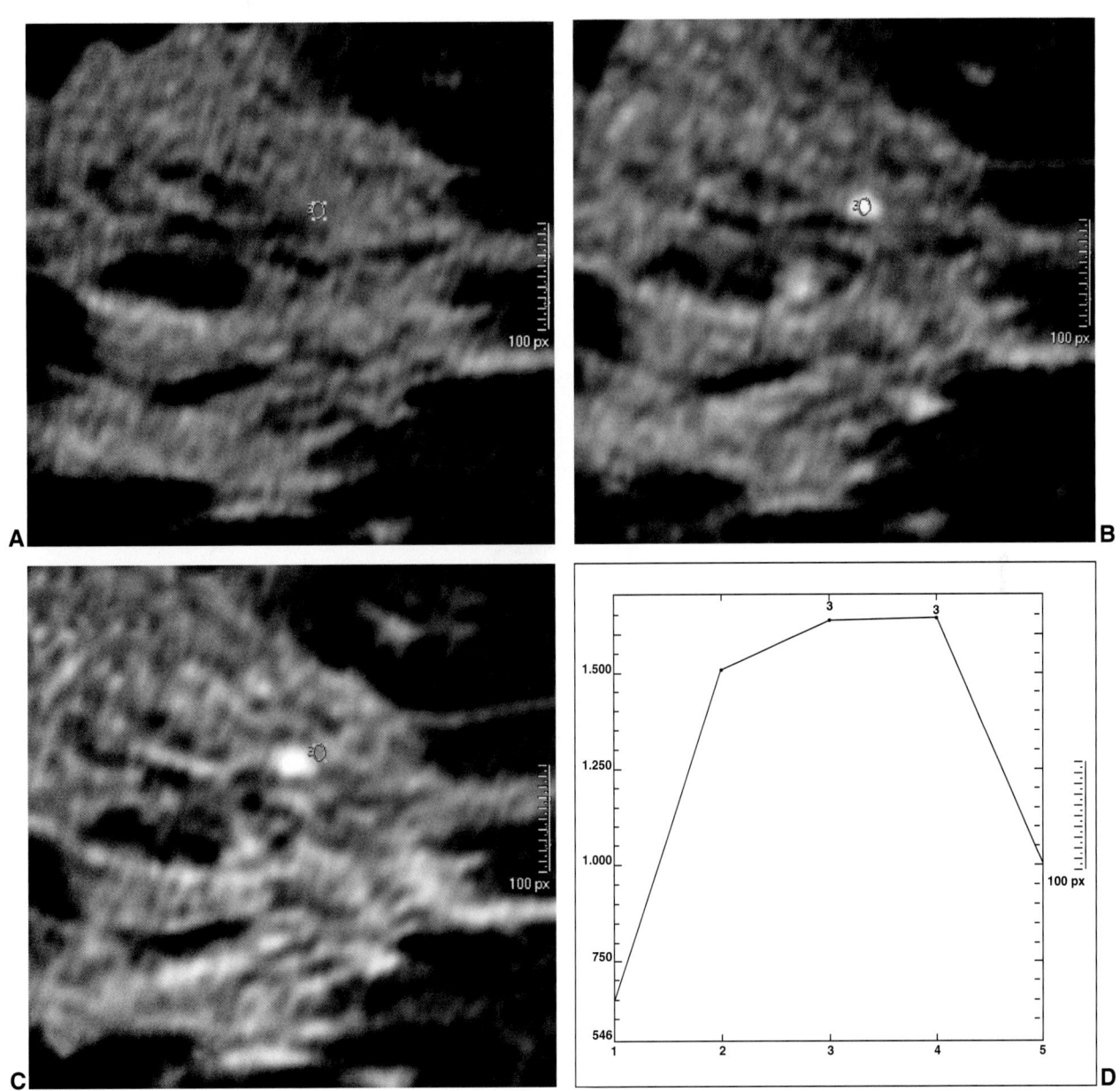

Fig. 3-69. Análise conjunta da imagem (curva e visual) nas diversas fases, para identificar a mudança da posição, permitindo identificar curva tipo III falso-positiva. Sagital T1 com gadolínio em todas as fases do estudo. (**A** – sem contraste, **B** e **C** – sequências com contraste, **D** – curva de impregnação). (Agradecimento à Dra. Fabiola Kestelman.)

Artefatos induzidos pela supressão de gordura

Este tipo de artefato é pouco comum, mas é muito importante, pois pode simular um falso-negativo na ressonância magnética e está relacionado com a supressão química de gordura. A área com uma maior supressão química pode ficar mais negra que o restante do parênquima e ficar muito suprimida durante o estudo contrastado, anulando a impregnação de contraste (Fig. 3-70).

O radiologista deve estar atento a este artefato, a fim de evitar uma interpretação negativa. Na nossa experiência, este artefato aconteceu em duas pacientes com mamas pequenas. Uma causa poderia ser a não homogeneidade do campo magnético que poderia ser provocada, por exemplo, pela presença de metal no aparelho. A supressão de gordura da mama geralmente é a primeira afetada quando há heterogeneidade do campo magnético (Fig. 3-71).

- Artefatos da supressão de gordura: mamas muito pequenas em campo magnético não homogêneo.
- Alteração da posição da paciente durante o estudo dinâmico pode causar artefato na subtração, podendo mimetizar lesões inexistentes ou não caracterizar lesões.

Outro artefato induzido pela supressão de gordura inadequada está relacionado com a subtração, que é uma supressão de gordura realizada pelo aparelho. Se ocorrer alteração do posicionamento da paciente durante o estudo dinâmico, pode ser mimetizada impregnação anômala, ou por outro lado, ela não ficar caracterizada. Geralmente, nestas pacientes, observa-se a presença do sinal da pele dupla, ou seja, como ela estava em posição diferente nas fases do estudo dinâmico, a subtração não consegue corrigir a posição e mostra a posição da mama (pele) em todas as fases (Fig. 3-72).

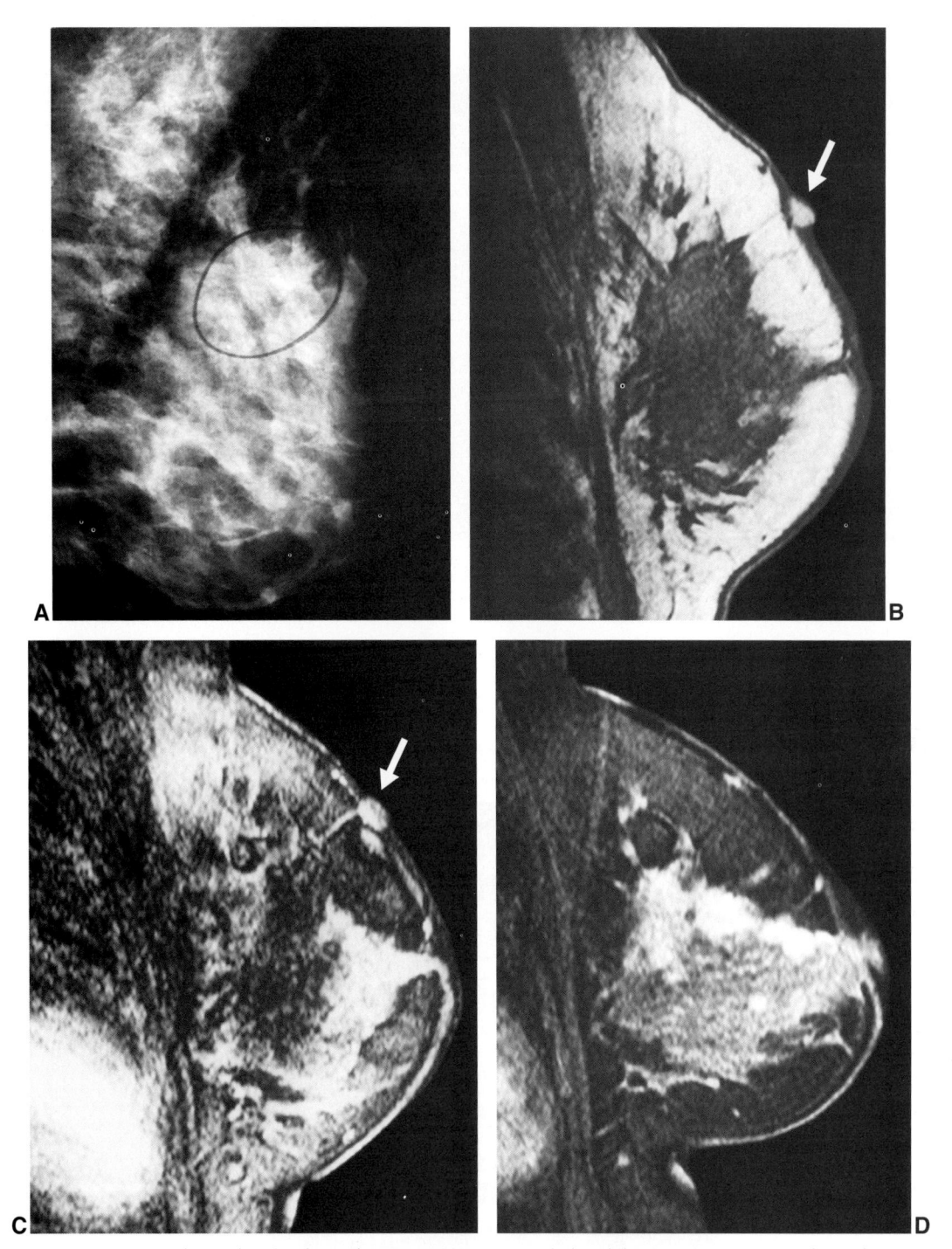

Fig. 3-70. Supressão de gordura inadequada. Mama pequena. Sagital T1 (**B**) e T1 sem supressão adequada. (**C**) Sagital T1 com supressão de gordura com grande área com maior supressão química, fazendo com que a mama fique negra, ou seja, totalmente suprimida. Nova tentativa de sagital T1 com supressão de gordura adequada (**D**), identificando a lesão em correspondência com alteração palpável e achado mamográfico (distorção arquitetural). (**A**) Mamografia. (**B**) Sagital T1 (notar marcador) (seta). (**C** e **D**) Sagital T1 com gadolínio e supressão de gordura.

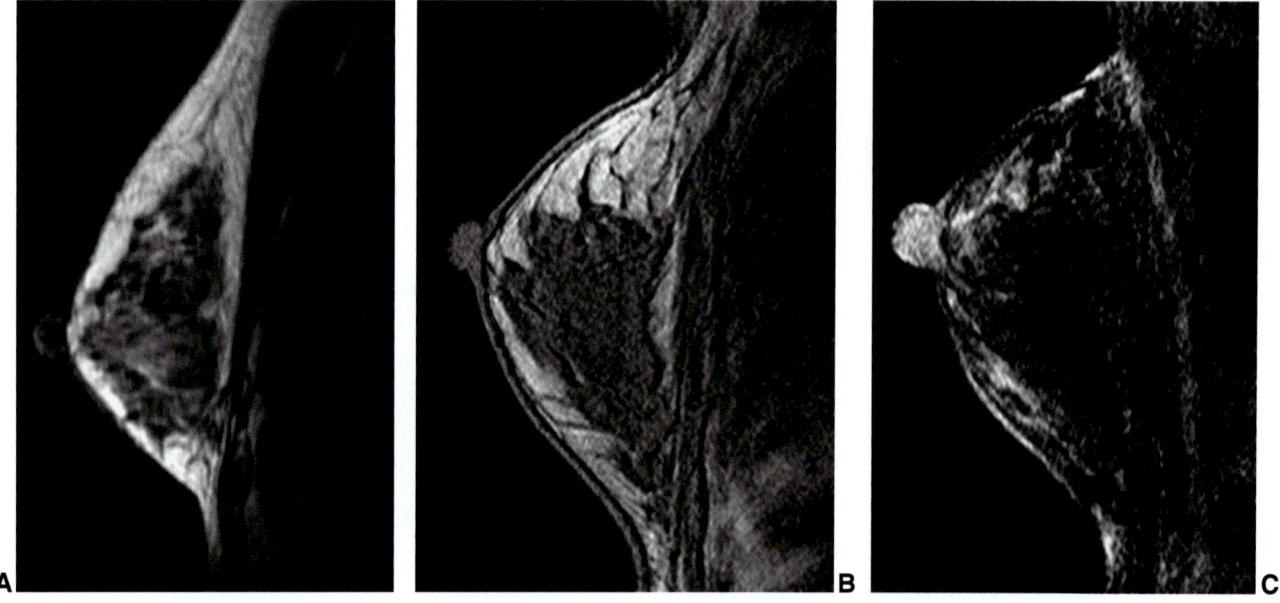

Fig. 3-71. Supressão de gordura inadequada. Mama pequena. Sagital T2 (**A**) e T1 sem supressão (**B**) adequada. Sagital T1 com supressão de gordura (**C**) com grande área com maior supressão química, fazendo com que a mama fique negra, ou seja, totalmente suprimida.

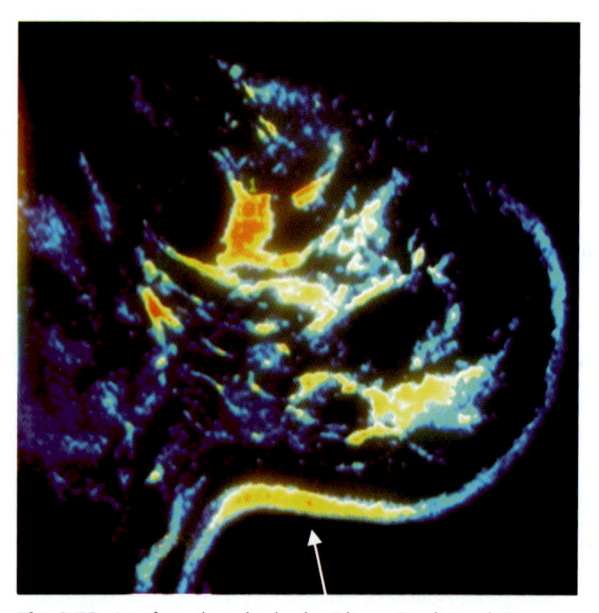

Fig. 3-72. Artefato de pele dupla. Alteração da posição no estudo dinâmico (seta).

Dose inadequada do meio de contraste

Sabemos que o tumor tem maior vascularização que o parênquima, e o meio de contraste aumenta a intensidade de sinal na lesão pelo seu acúmulo. Quando a dose do meio de contraste (gadolínio) é inadequada, pode não ocorrer impregnação na lesão neoplásica (Fig. 3-73).

Existem várias formas de evitar este problema. Desde o início, o acesso venoso deve ser adequado à administração dinâmica do meio de contraste. Segundo, observar qualquer queixa da paciente durante a administração venosa, seja dor por extravasamento com infiltração do tecido subcutâneo, seja saída do meio de contraste por falha na conexão do jelco com o conector. Por último, o técnico e o radiologista devem verificar, após a fase dinâmica, se a administração do meio de contraste foi adequada. A forma mais fácil é olhando a chegada do meio de contraste ao coração (Fig. 3-74).

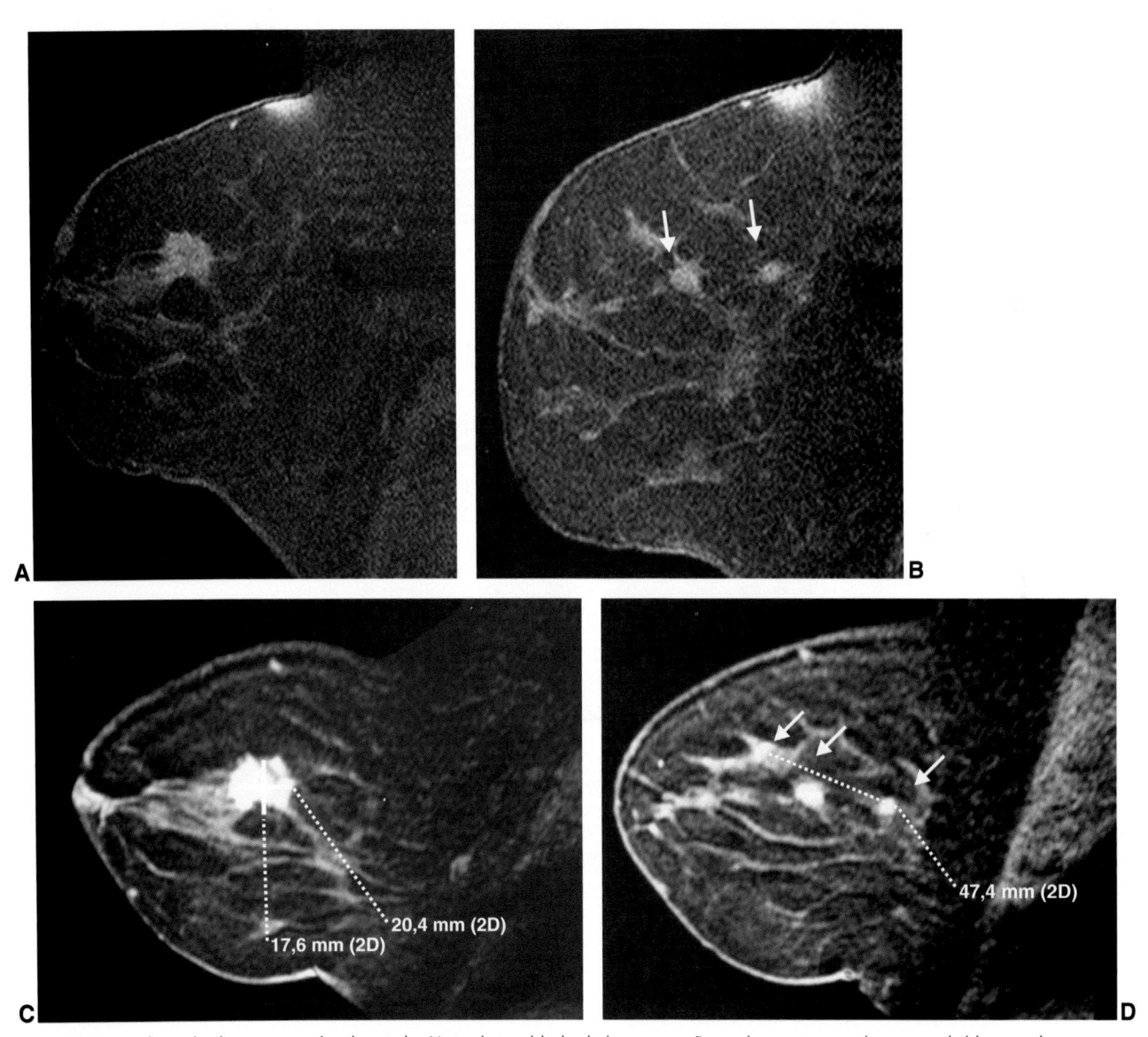

Fig. 3-73. Dose do meio de contraste inadequada. Notar intensidade de impregnação muito menor nas imagens obtidas no plano sagital (**A** e **B**) do que as do segundo exame em outra data (**C** e **D**). Mesma paciente em estadiamento de neoplasia infiltrante na mama direita. Sagital T1 com supressão de gordura e gadolínio.

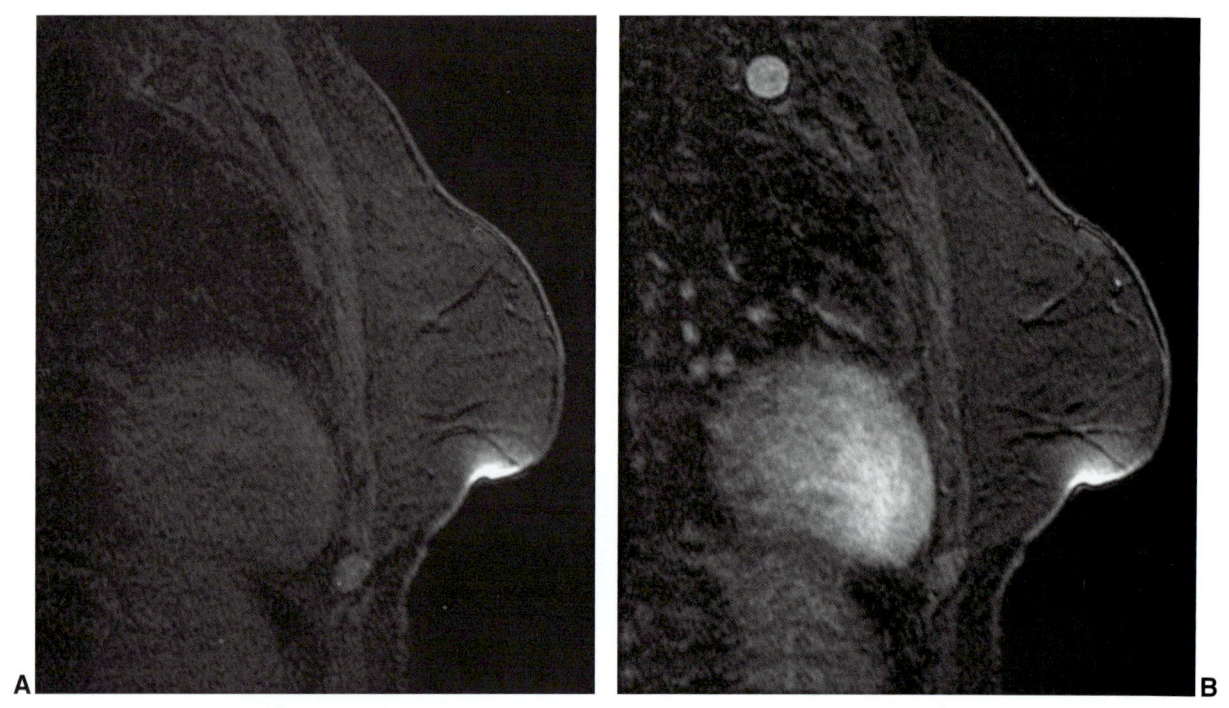

Fig. 3-74. Chegada do meio de contraste no coração. (**A**) Sagital T1 pré-contraste. (**B**) Sagital T1 pós-contraste, fase precoce.

Dessa forma, uma causa de RM negativa em uma neoplasia é a ausência de contraste endovenoso. Durante a interpretação do exame, o radiologista deve sempre avaliar o coração para confirmar a entrada de contraste (Fig. 3-75).

Outra causa de contraste inadequado é a compressão excessiva das mamas. Alguns serviços na literatura posicionam em torno das mamas pequenas almofadas, que podem comprimir o parênquima. Mas a causa mais provável é durante o procedimento mamário por RM, que necessita compressão, a fim de reduzir a movimentação da mama. A compressão excessiva pode reduzir o fluxo na mama, por compressão vascular, e consequentemente, a chegada do meio de contraste endovenoso (Fig. 3-76).

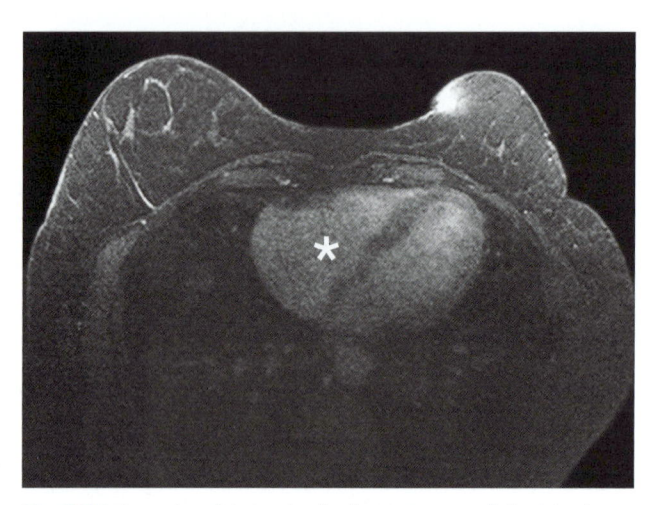

Fig. 3-75. Durante a interpretação do exame, o radiologista deve avaliar o coração para confirmar a entrada de contraste. (*) Axial T1 com gadolínio e supressão de gordura.

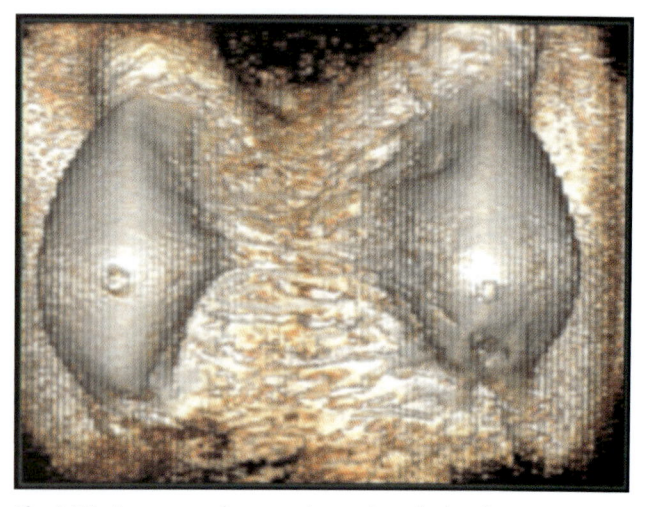

Fig. 3-76. A compressão excessiva pode reduzir o fluxo na mama. A reformatação de superfície da imagem permite melhor visualização do posicionamento da paciente. Notar maior compressão no quadrante inferior interno direito.

Artefatos de suscetibilidade magnética

Estes artefatos podem prejudicar a análise do estudo, mas frequentemente não provocam falso-positivos ou negativos, pois são de fácil identificação.

Podem estar relacionados com o procedimento cirúrgico anterior, como grampos esternais (cirurgia cardíaca) que dificultam a visibilização do esterno e cateter Portocat para a administração de quimioterapia endovenosa (Fig. 3-77).

O cateter para quimioterapia venosa geralmente é posicionado fora da mama, nas partes moles da parede torácica anterior e superior. Ele pode, entretanto, dificultar a supressão química de gordura, especialmente nas áreas próximas a ele (Fig. 3-78).

Mas há um tipo de expansor com dispositivo de metal para localizar o ponto do seu preenchimento, que promove tanto artefato na parede torácica que impossibilita a realização do exame da mama reconstruída como dificulta a supressão adequada de gordura da mama contralateral (Fig. 3-79).

Nestes expansores pode ocorrer alteração da sua posição em razão da exposição do campo magnético, e alguns autores contraindicam a realização da ressonância magnética nestas pacientes, especialmente se forem expansores permanentes. Na nossa opinião, expansores permanentes deste tipo não deveriam ser utilizados, pois impossibilitam o rastreamento da paciente na mama reconstruída e o dificulta na outra mama (Fig. 3-80).

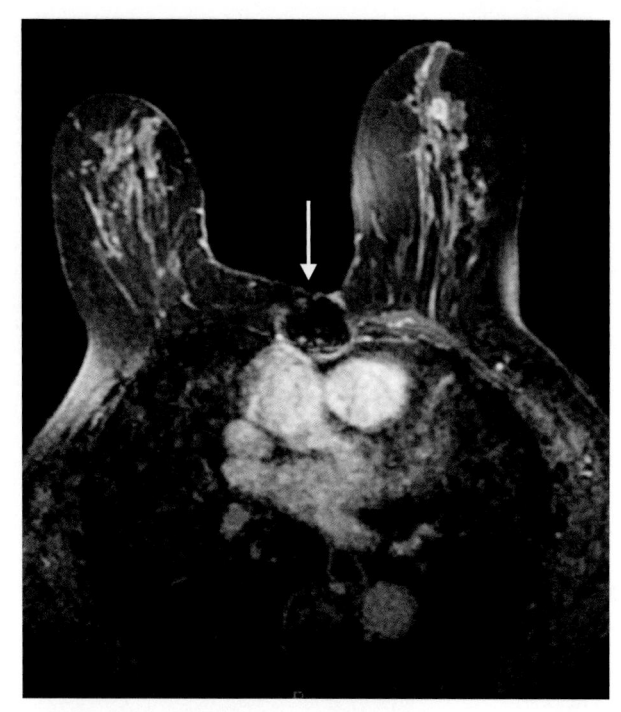

Fig. 3-77. Caso 1. Artefato promovido por grampos de cirurgia cardíaca (seta). Axial T1 com gadolínio e supressão de gordura. (*Continua*)

Talco, desodorante e creme podem promover artefatos na pele e em grande quantidade impossibilitam a realização do exame. A paciente deve ser retirada do campo magnético e encaminhada para lavagem do material. Por vezes é necessário transferir a realização do exame para outra data, particularmente com cremes (Fig. 3-81).

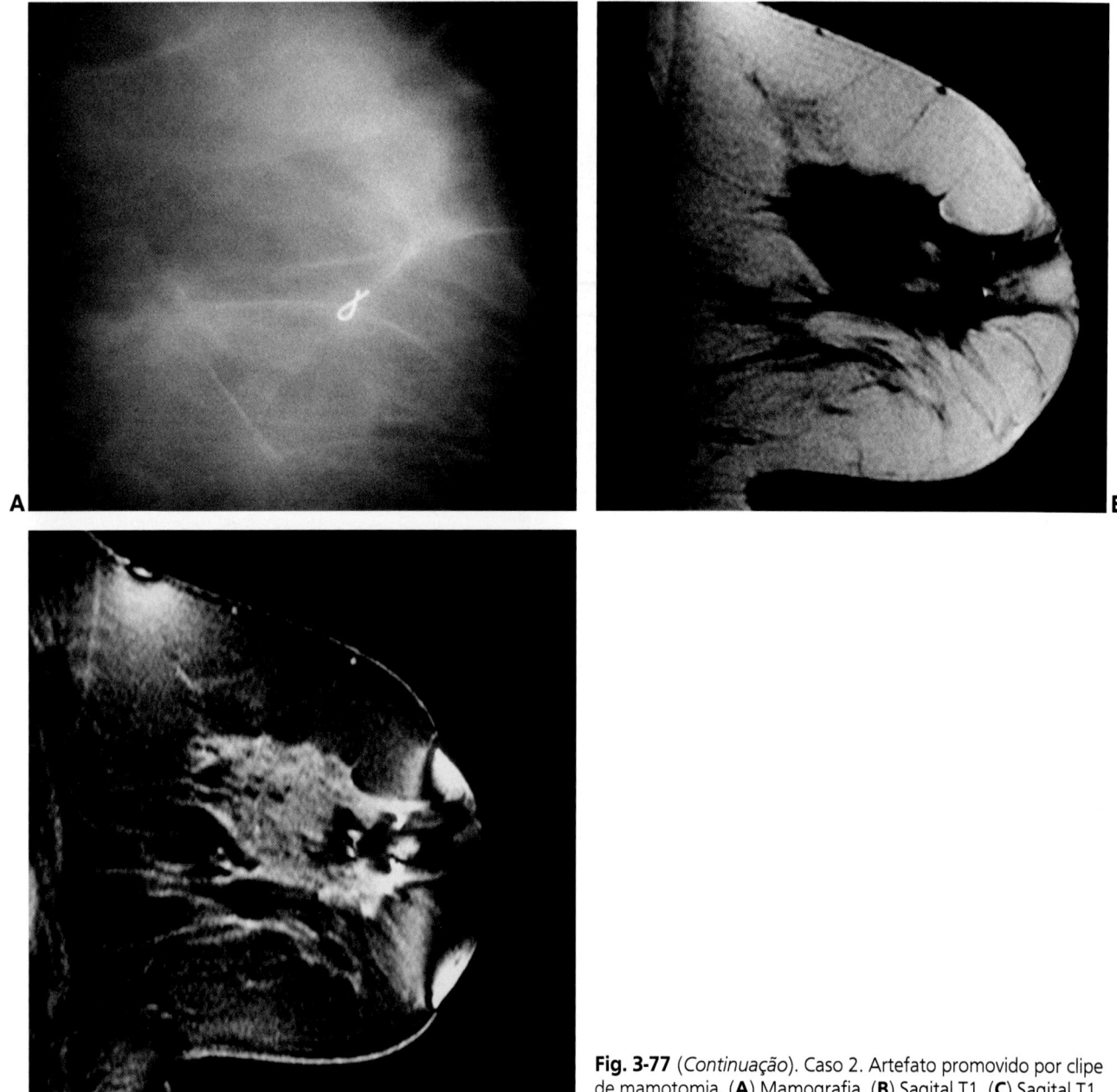

Fig. 3-77 (*Continuação*). Caso 2. Artefato promovido por clipe de mamotomia. (**A**) Mamografia. (**B**) Sagital T1. (**C**) Sagital T1 com supressão de gordura e gadolínio.

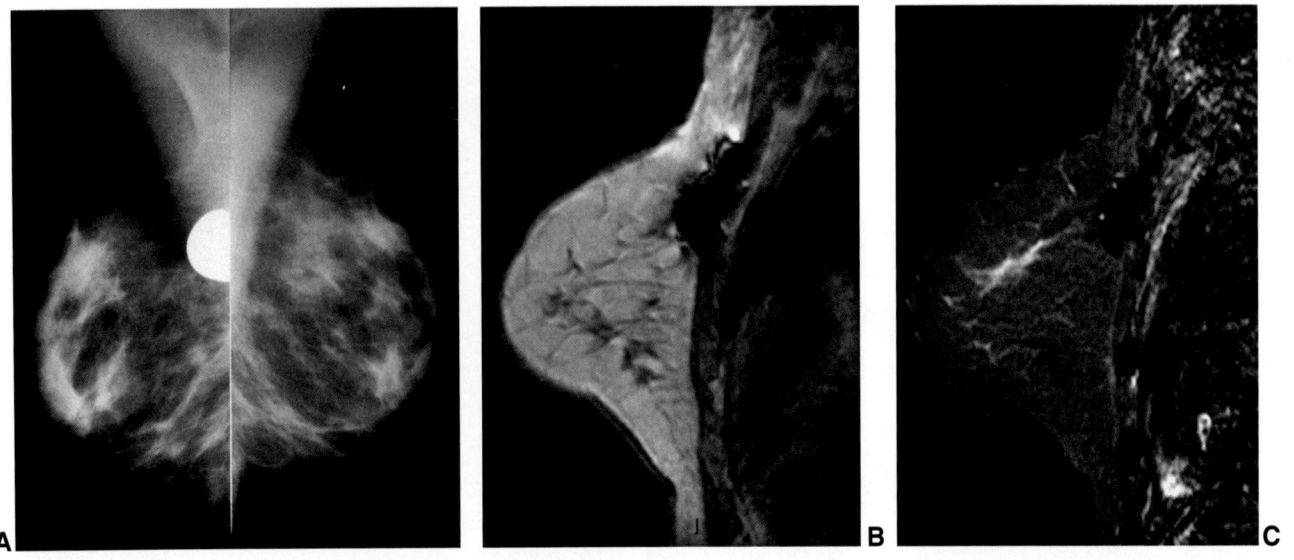

Fig. 3-78. Cateter para quimioterapia venosa promovendo área de ausência de sinal profunda no quadrante superior interno. (**A**) Mamografia. (**B**) Sagital T1. (**C**) Sagital T2 com supressão de gordura.

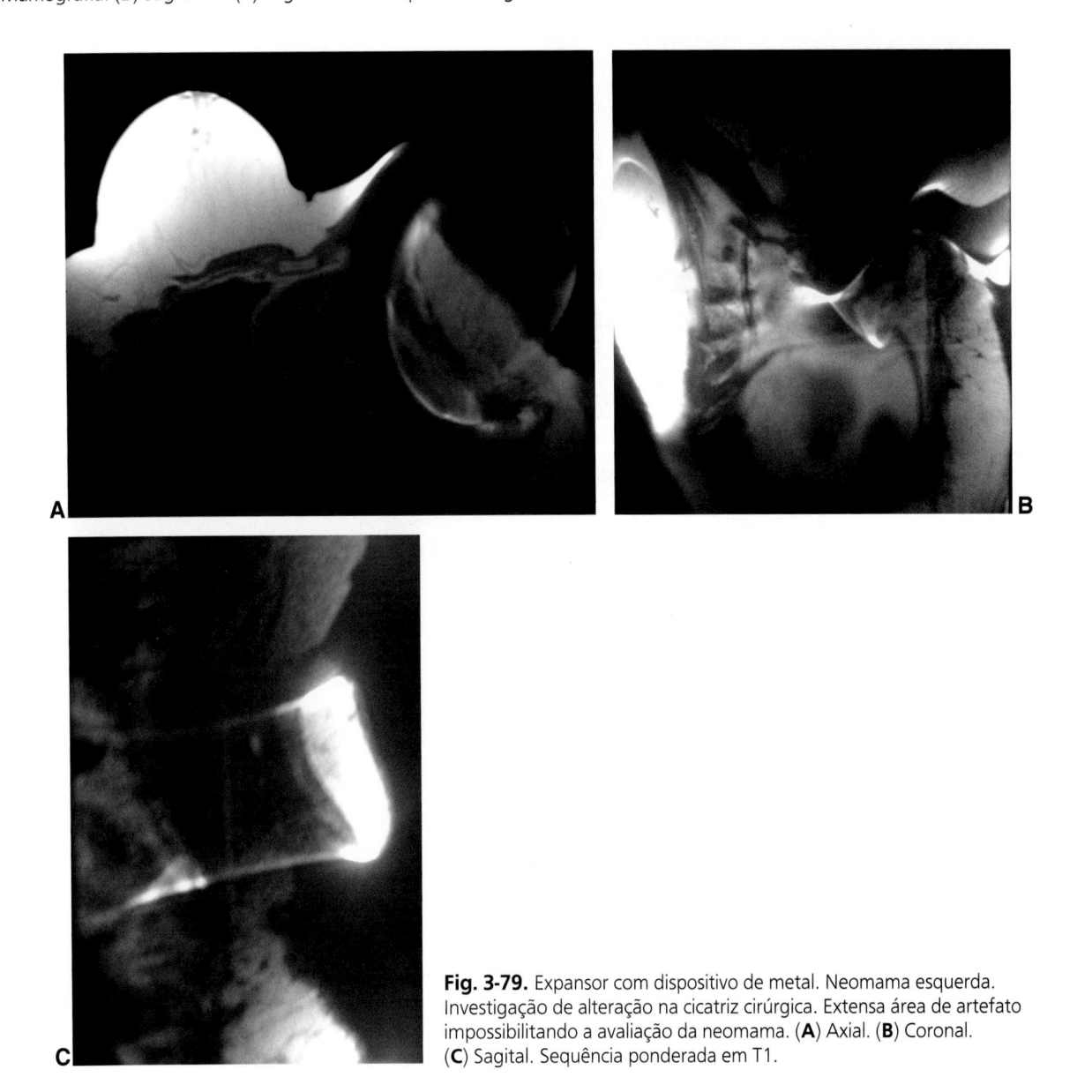

Fig. 3-79. Expansor com dispositivo de metal. Neomama esquerda. Investigação de alteração na cicatriz cirúrgica. Extensa área de artefato impossibilitando a avaliação da neomama. (**A**) Axial. (**B**) Coronal. (**C**) Sagital. Sequência ponderada em T1.

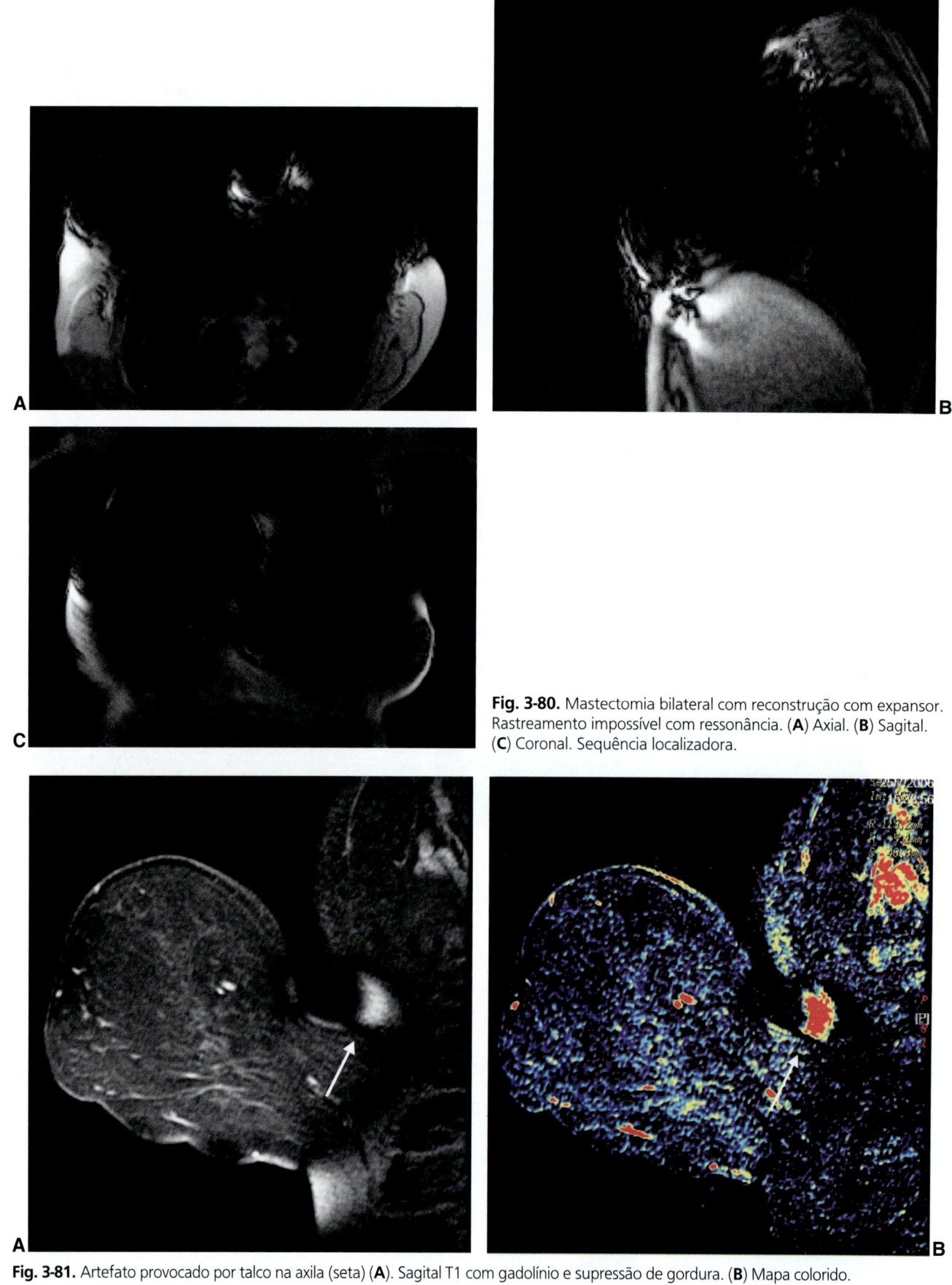

Fig. 3-80. Mastectomia bilateral com reconstrução com expansor. Rastreamento impossível com ressonância. (**A**) Axial. (**B**) Sagital. (**C**) Coronal. Sequência localizadora.

Fig. 3-81. Artefato provocado por talco na axila (seta) (**A**). Sagital T1 com gadolínio e supressão de gordura. (**B**) Mapa colorido.

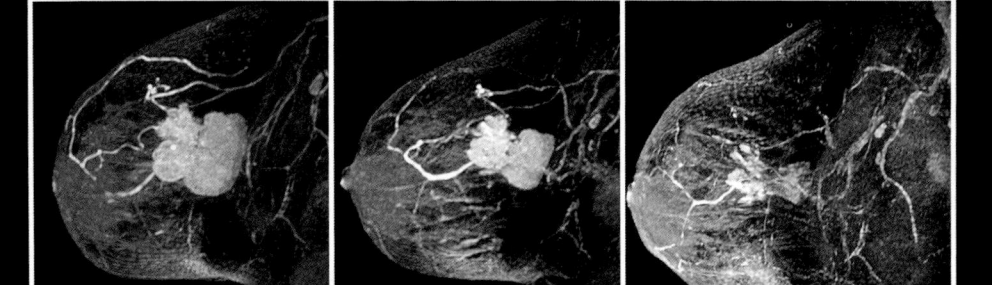

Relatório da Ressonância Magnética segundo o BI-RADS

Relatório da Ressonância Magnética segundo o BI-RADS®

4

Alice Brandão

O BI-RADS® *(Breast Imaging and Reporting Data System)* é um sistema padronizado de laudos e registros de dados de imagem da mama.

Ele foi criado pelo Colégio Americano de Radiologia, em um trabalho conjunto com o NCI *(National Cancer Institute)*, o CDC *(Centers for Disease Control and Prevention)*, a FDA *(Food and Drug Administration)*, o Colégio Americano de Cirurgiões e o Colégio Americano de Patologistas.

Sua finalidade principal é uniformizar a terminologia utilizada nos laudos radiológicos mamários.

Uma descrição clara, menos intuitiva dos achados de imagem facilita a compreensão, entre os não radiologistas e mastologistas, do significado clínico do achado radiológico e cria categorias para classificá-los, cada uma com uma conduta adequada.

Outra utilidade do BI-RADS® é a possibilidade de controle de qualidade dos dados provenientes do exame radiológico, facilitando a revisão dos resultados do diagnóstico radiológico prévio, ou seja, a monitorização do resultado final do exame.

Inicialmente concebido para a mamografia, a quarta edição do BI-RADS®, publicada em 2004, incluiu a primeira edição da ressonância magnética.

É importante observar que o ACR BI-RADS® é um sistema dinâmico, que tende a modificar-se constantemente com o surgimento de novos conhecimentos nas doenças da mama e necessidades clínicas. Ele é considerado um documento vivo, propenso a modificações que, certamente, ocorrerão com o passar dos anos, especialmente para a ressonância magnética. Por isso, mudanças são esperadas com a nova edição a ser lançada em breve.

A sistematização de interpretação do BI-RADS® do laudo de ressonância leva em conta os seguintes parâmetros:

- Aspectos técnicos e informações clínicas.
- Terminologia (interpretação do exame).

- Padrão da mama.
- Descrição dos achados.
- Comparação com exames anteriores.
- Impressão diagnóstica (categoria).
- Recomendação da conduta

A interpretação deve utilizar os achados da morfologia e da cinética de impregnação de contraste descritos anteriormente e, a partir deles, deve-se sugerir a categoria do achado radiológico.

Recomenda-se que o laudo deve ser conciso e organizado, respeitando a formatação sugerida anteriormente, detalhada a seguir.

> BI-RADS®: interpretação deve usar os achados de morfologia e de cinética da impregnação de contraste.

ASPECTOS TÉCNICOS E INFORMAÇÕES CLÍNICAS

História clínica

Deve-se levar em conta os dados clínicos que podem influenciar a interpretação do exame, tais como:

- Idade.
- Cirurgia/biópsia prévia (histopatológico e data).
- Alteração clínica (p. ex., descarga papilar suspeita).
- Data da última menstruação.
- Terapia de reposição hormonal (TRH).
- História familiar e pessoal para câncer de mama.

Dados técnicos (descrição detalhada de como foi realizado o exame)

- Tipo de sequência contrastada: bidimensional ou tridimensional.
- Tipo de saturação de gordura: supressão química, subtração.
- Plano de aquisição: axial, sagital ou coronal.
- Pós-processamento: MIP (projeção da intensidade máxima), mapa colorido, CAD.
- Artefatos.
- Marcador cutâneo: usamos em nosso serviço cápsula de vitamina E em correspondência com cicatriz cirúrgica ou alteração palpável.

TERMINOLOGIA (INTERPRETAÇÃO DO EXAME – DETALHADA NO CAPÍTULO DE INTERPRETAÇÃO DA RM)

O sistema BI-RADS® tem como objetivo padronizar os termos descritivos a serem utilizados no laudo da ressonância magnética.

A interpretação da RM deve incluir e constar no laudo:

- Padrão da mama (para RM o mais importante é o padrão de impregnação funcional).
- Descrição dos achados (morfologia e cinética de impregnação).
- Comparação com exames anteriores.

Padrão da mama

Deve-se fazer uma descrição sucinta da composição das mamas, que está relacionada com a quantidade relativa de tecido adiposo e fibroglandular.

Pode ser dividida de acordo com quatro padrões estabelecidos, usando os critérios do BI-RADS®:

1. Mamas adiposas.
2. Padrão fibroglandular difuso.
3. Predominantemente fibroglandular.
4. Fibroglandular (Fig. 4-1).

Deve-se lembrar que o padrão de composição da mama não altera a interpretação da ressonância magnética, ao contrário da mamografia. O que pode modificar a sensibilidade do método é o padrão de impregnação funcional moderado e intenso, equivalente dos padrões 3 e 4 da mamografia (mama densa e heterogênea e muito densa) (Fig. 4-2).

A impregnação funcional do parênquima mamário é tão importante que deverá ser incluída na próxima edição do BI-RADS®.

A impregnação funcional pode ser:

- Ausente.
- Mínima.
- Leve.
- Moderada.
- Intensa.

> Terminologia – Composição das mamas:
> 1. Mamas adiposas.
> 2. Padrão fibroglandular difuso.
> 3. Predominantemente fibroglandular.
> 4. Fibroglandular.

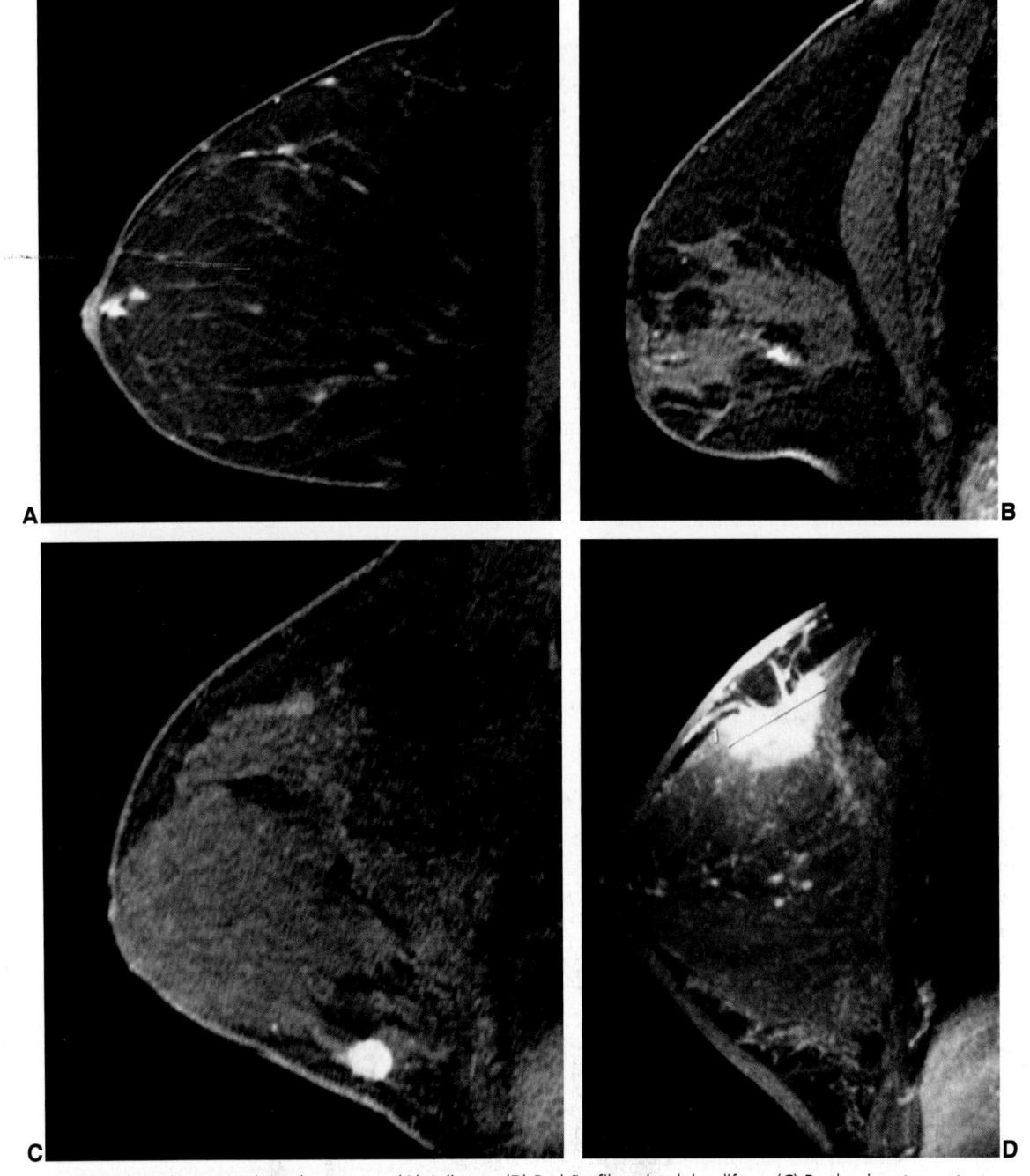

Fig. 4-1. Padrão de composição das mamas. (**A**) Adiposa. (**B**) Padrão fibroglandular difuso. (**C**) Predominantemente fibroglandular. (**D**) Fibroglandular.

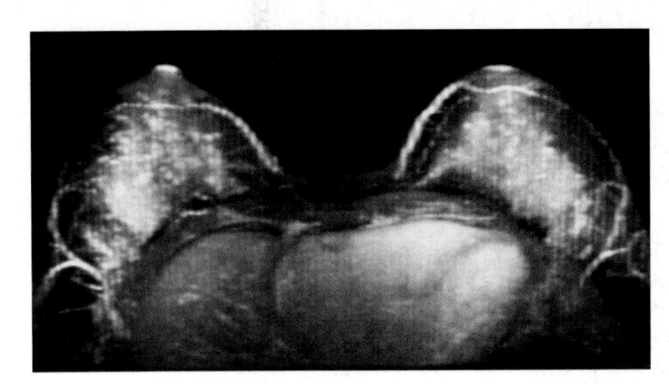

Fig. 4-2. Mamas "densas" na ressonância. Moderada impregnação funcional.

DESCRIÇÃO DOS ACHADOS

Os achados devem ser descritos de acordo com o léxico, que constitui uma espécie de regulamentação dos termos a serem utilizados para cada tipo de lesão, com um vocabulário específico para a descrição dos achados morfológicos e do padrão de impregnação de contraste (cinética) das lesões mamárias.

A descrição do achados da ressonância magnética já foi realizada no capítulo anterior. Entretanto, apresenta-se, a seguir, um resumo da caracterização dos achados.

Foco

Definido com um ponto de impregnação menor que 5 mm.

Em razão de suas dimensões, não é possível avaliar sua forma e margem (Fig. 4-3).

Sem expressão nas imagens pré-contraste.

Focos

Múltiplos pontos de impregnação de contraste (Fig. 4-4).

São conhecidos como lesões captantes incidentais.

Massa ou nódulo ou realce nodular

Lesão tridimensional, que pode deslocar ou retrair o tecido adjacente (Fig. 4-5).

Caracterização:
- Forma.
- Margem.
- Padrão de impregnação interno.

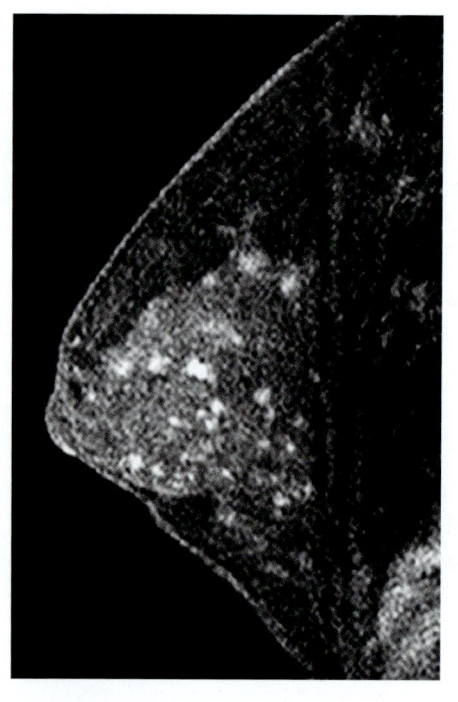

Fig. 4-4. Focos. Sagital T1 com gadolínio e supressão de gordura.

Forma:
- Redonda.
- Oval.
- Lobulada.
- Irregular.

Margem:
- Lisa.
- Irregular.
- Espiculada.

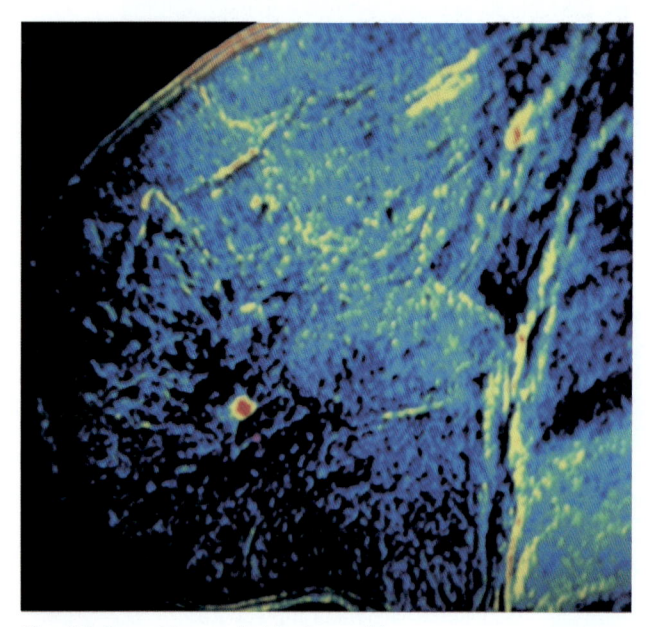

Fig. 4-3. Foco. Mapa colorido do *washin*.

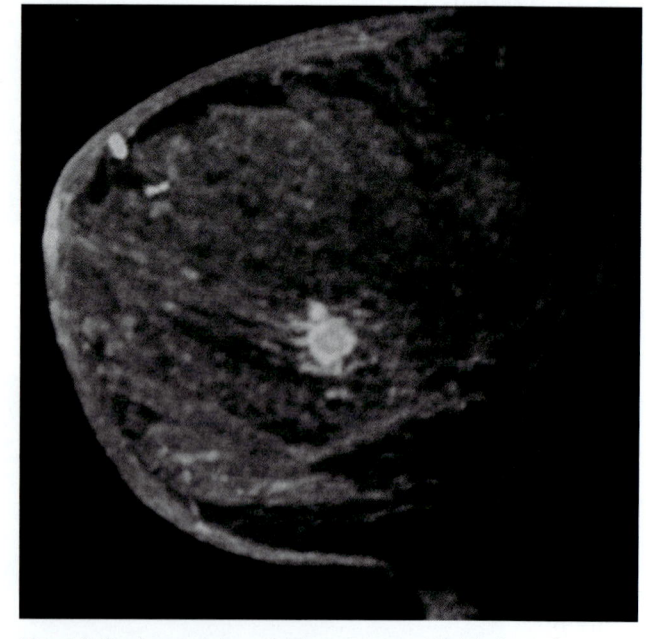

Fig. 4-5. Realce nodular, nódulo ou massa. Nódulo irregular com impregnação heterogênea predominantemente central. Recidiva. Sagital T1 com gadolínio e supressão de gordura.

Padrão interno de impregnação do nódulo
- Homogênea.
- Heterogênea.
  - Impregnação em halo.
  - Impregnação central.
  - Septações não captantes.
  - Septações captantes.

Área anômala de impregnação de contraste

Definida como uma área de impregnação de contraste mais intensa do que o restante do parênquima mamário, destacando-se dele e, geralmente, sem expressão nas sequências anteriores ao estudo contrastado (Fig. 4-6).

Classificada de acordo com o padrão de distribuição e padrão interno de impregnação pelo meio de contraste.

> - *Foco:* ponto de impregnação menor que 5 mm, sem expressão nas imagens pré-contraste.
> - *Nódulo:* lesão tridimensional, que pode deslocar ou retrair o tecido adjacente.
> - *Área anômala:* área de impregnação mais intensa que o restante do parênquima, geralmente sem expressão na fase pré-contraste.

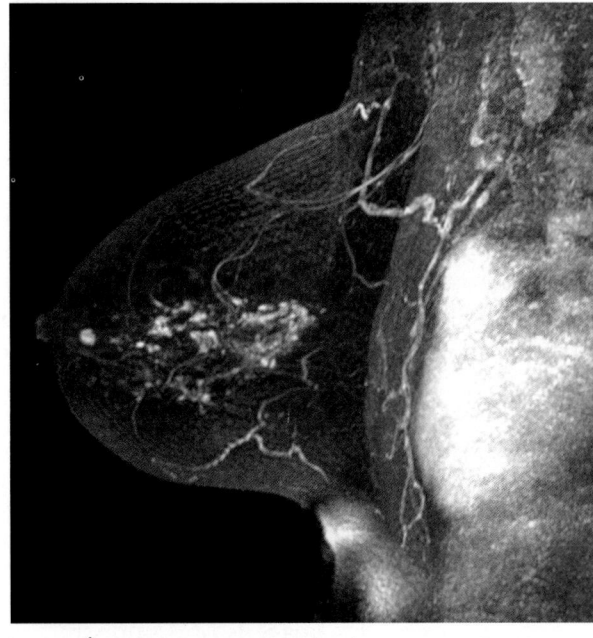

Fig. 4-6. Área de impregnação anômala. Impregnação segmentar heterogênea com padrão agrupado.

A) Distribuição:
- Focal.
- Linear.
- Ductal.
- Segmentar.
- Regional.
- Múltiplas áreas de captação.
- Impregnação difusa.

B) Padrão de impregnação interna:
- Homogênea.
- Heterogênea.
- Puntiforme.
- Agrupadas.
- Reticulares/dendríticas.
- Paralelepípedo.

C) Simetria:
- Simétrico.
- Assimétrico.

AVALIAÇÃO DA CINÉTICA DE CAPTAÇÃO

Morfologia da curva (Fig. 4-7)
- Fase inicial: 2 minutos ou quando a curva muda.
- Fase tardia a partir de 2 minutos.
  - Ascendente ou tipo I.
  - Platô ou tipo II.
  - *Washout* ou tipo III.

Fig. 4-7. Morfologia da curva. (**A**) Curva ascendente. (**B**) Curva platô. (**C**) Curva *washout*.

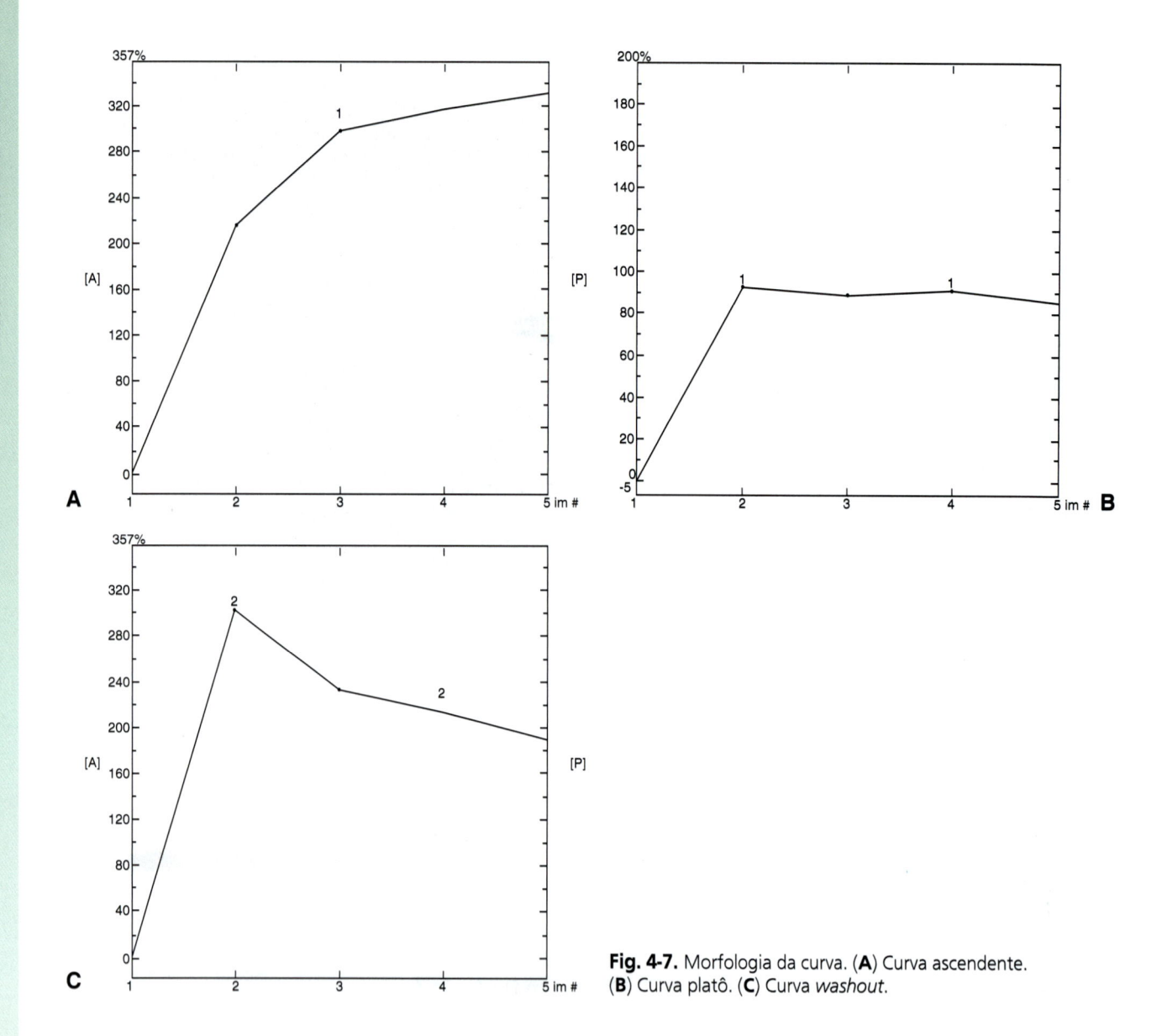

CASOS ESPECIAIS

- Ducto único dilatado.
- Linfonodo intramamário.

ACHADOS ASSOCIADOS

Devem ser descritos, assim como na mamografia, quando associados a nódulo ou impregnação anômala ou isolados, como:

- Linfonodomegalia (Fig. 4-8).
- Espessamento cutâneo (Fig. 4-9).
- Retração cutânea (Fig. 4-10).
- Retração do complexo areolopapilar (Fig. 4-11).
- Espessamento dos ligamentos de Cooper (Fig. 4-12).
- Comprometimento da parede torácica (músculo e osso) (Fig. 4-13).
- Lesões cutâneas (Fig. 4-14).

Linfonodomegalia

Já descrevemos o aspecto habitual dos linfonodos no capítulo de anatomia mamária.

Linfonodos suspeitos, com perda da forma e sinal habituais, sem conteúdo gorduroso e aumentados de volume (> 2 cm), devem ser descritos (Fig. 4-10).

A linfonodopatia não tem categoria específica no BI-RADS®, porque não são considerados integrantes da mama.

O comitê do ACR BI-RADS® poderá incluir na próxima edição a seguinte classificação:

- *Linfonodopatia associada à artrite reumatoide e sarcoidose:* BI-RADS® 2.
- *Linfonodopatia relacionada com a lesão que precisa de outro método para caracterização (US):* BI-RADS® 0.
- *Linfonodopatia relacionada com lesão que necessita biópsia:* BI-RADS® 4.
- *Linfonodopatia com outra patologia já conhecida (linfoma e leucemia):* BI-RADS® 6.

Lesão cutânea

Os nódulos cutâneos são incluídos na categoria BI-RADS® 1 ou 2 (Fig. 4-14).

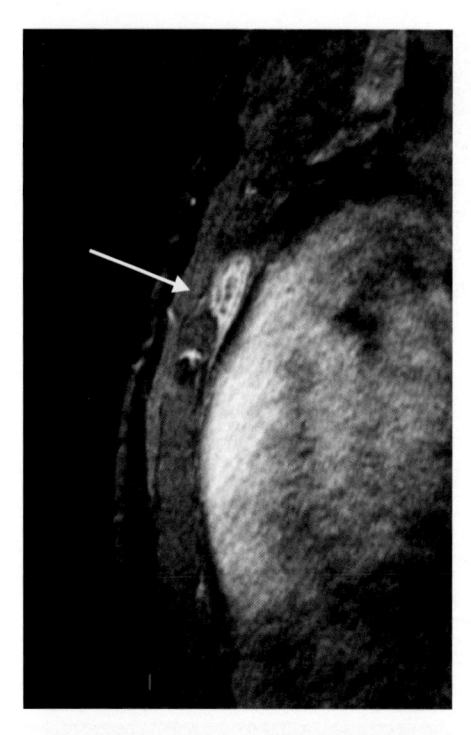

Fig. 4-8. Linfonodomegalia heterogênea na cadeia mamária interna (seta).

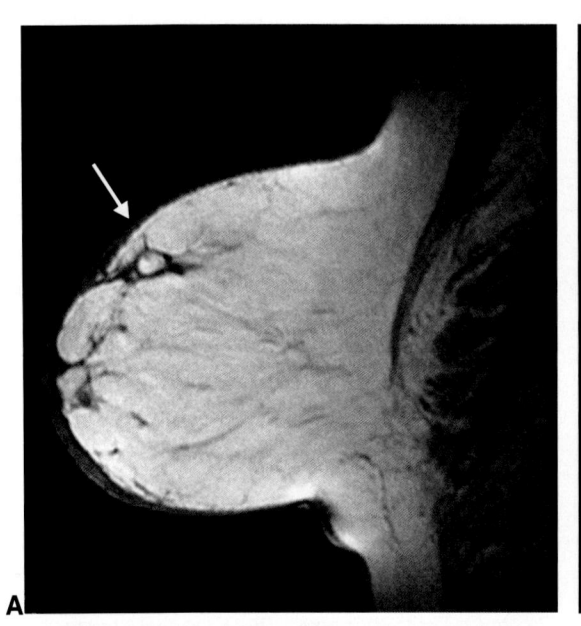

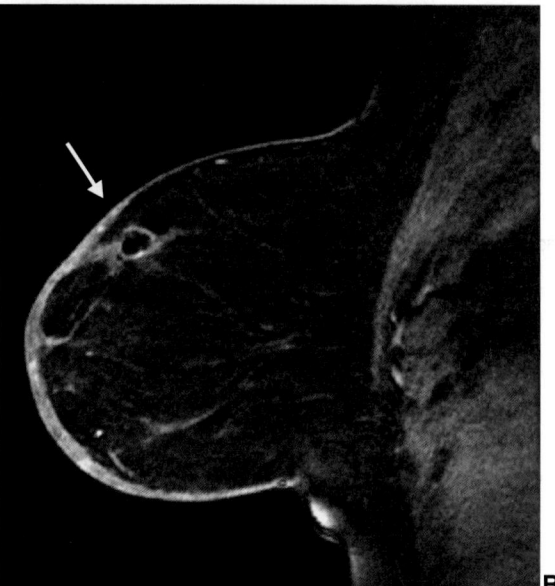

Fig. 4-9. Espessamento cutâneo difuso não captante pós-cirúrgico com esteatonecrose (seta). (**A**) Sagital T1. (**B**) T1 com gadolínio e supressão de gordura.

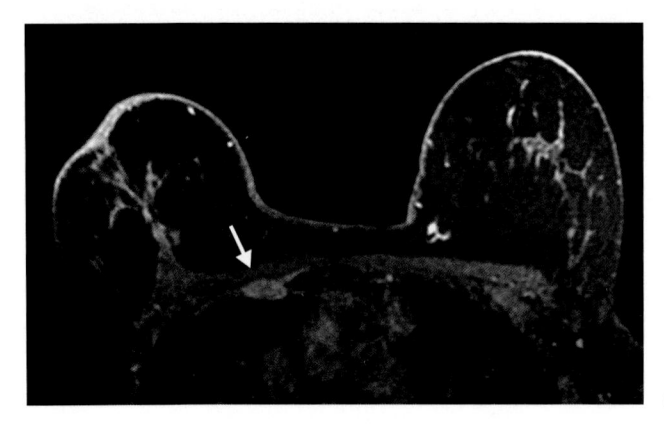

Fig. 4-10. Retração cutânea na mama direita. Notar linfonodomegalia em cadeia mamária interna (seta). Axial T1 com gadolínio e supressão de gordura.

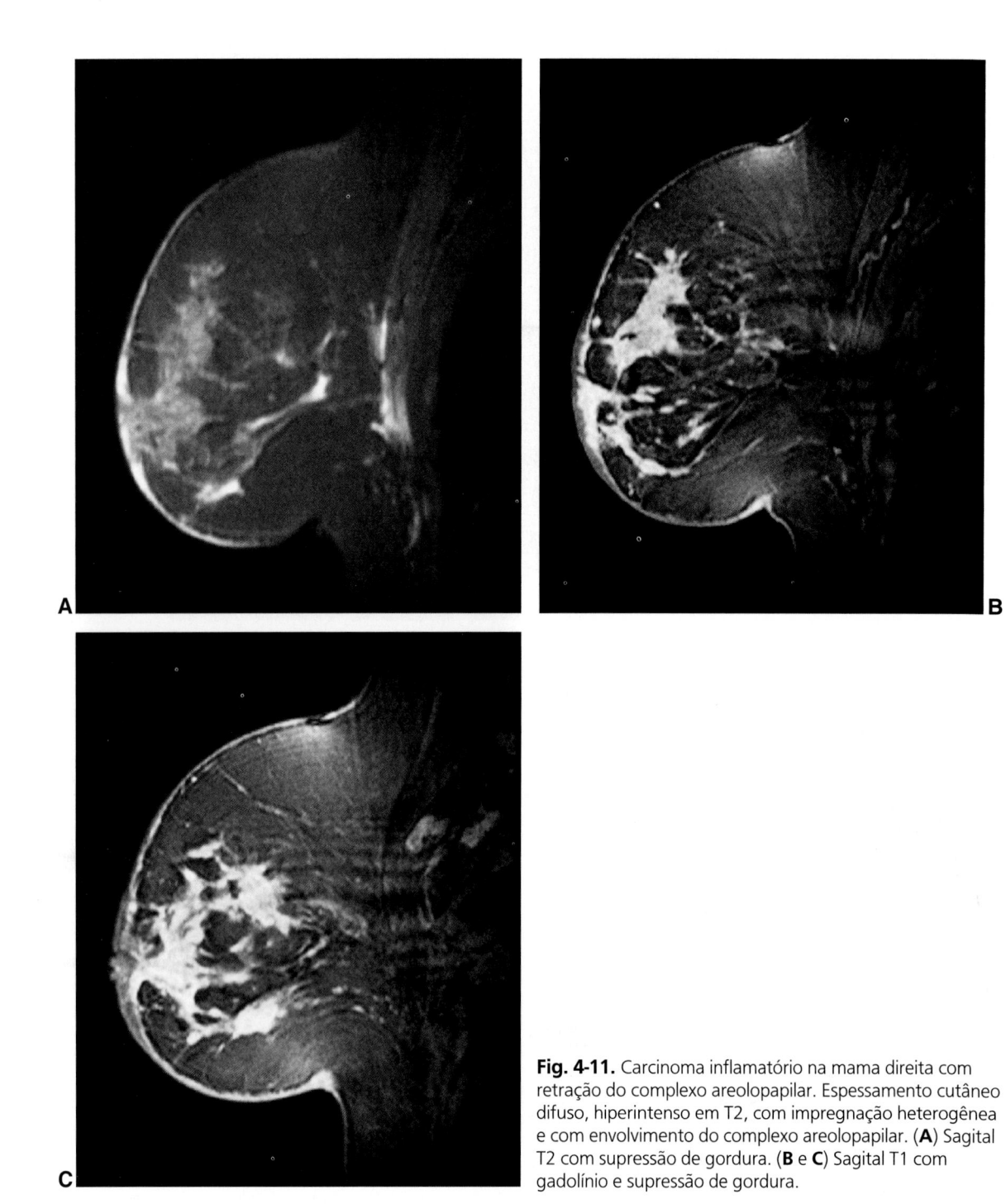

Fig. 4-11. Carcinoma inflamatório na mama direita com retração do complexo areolopapilar. Espessamento cutâneo difuso, hiperintenso em T2, com impregnação heterogênea e com envolvimento do complexo areolopapilar. (**A**) Sagital T2 com supressão de gordura. (**B** e **C**) Sagital T1 com gadolínio e supressão de gordura.

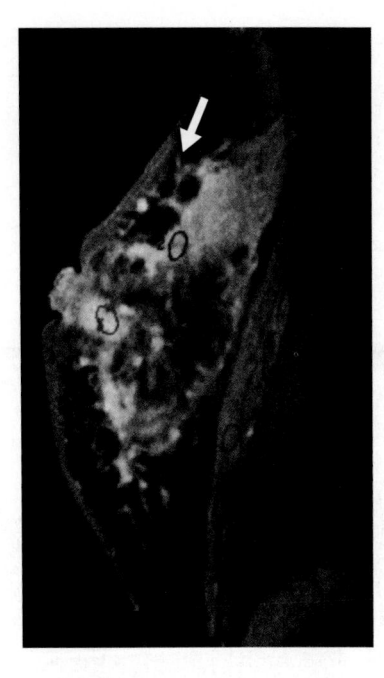

Fig. 4-12. Espessamento dos ligamentos de Cooper. Carcinoma inflamatório na mama direita. Sagital T1 com gadolínio e supressão de gordura.

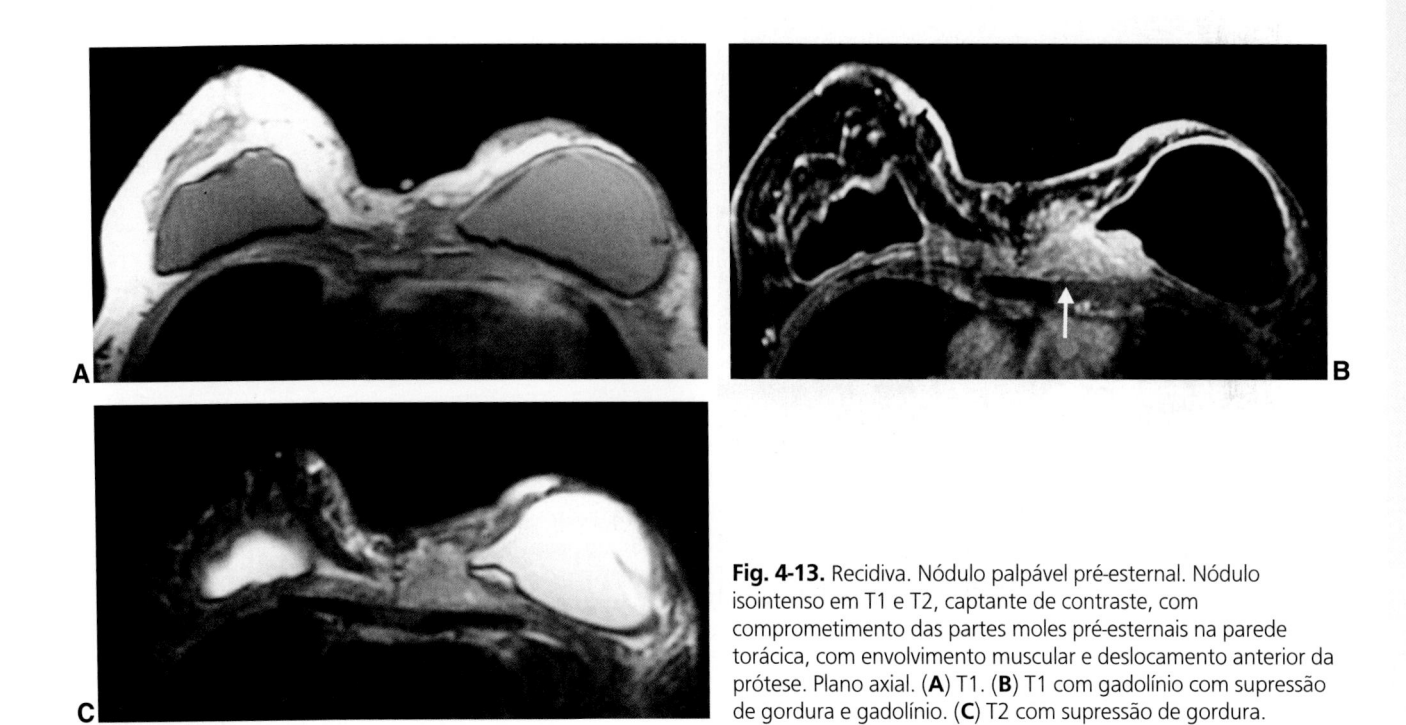

Fig. 4-13. Recidiva. Nódulo palpável pré-esternal. Nódulo isointenso em T1 e T2, captante de contraste, com comprometimento das partes moles pré-esternais na parede torácica, com envolvimento muscular e deslocamento anterior da prótese. Plano axial. (**A**) T1. (**B**) T1 com gadolínio com supressão de gordura e gadolínio. (**C**) T2 com supressão de gordura.

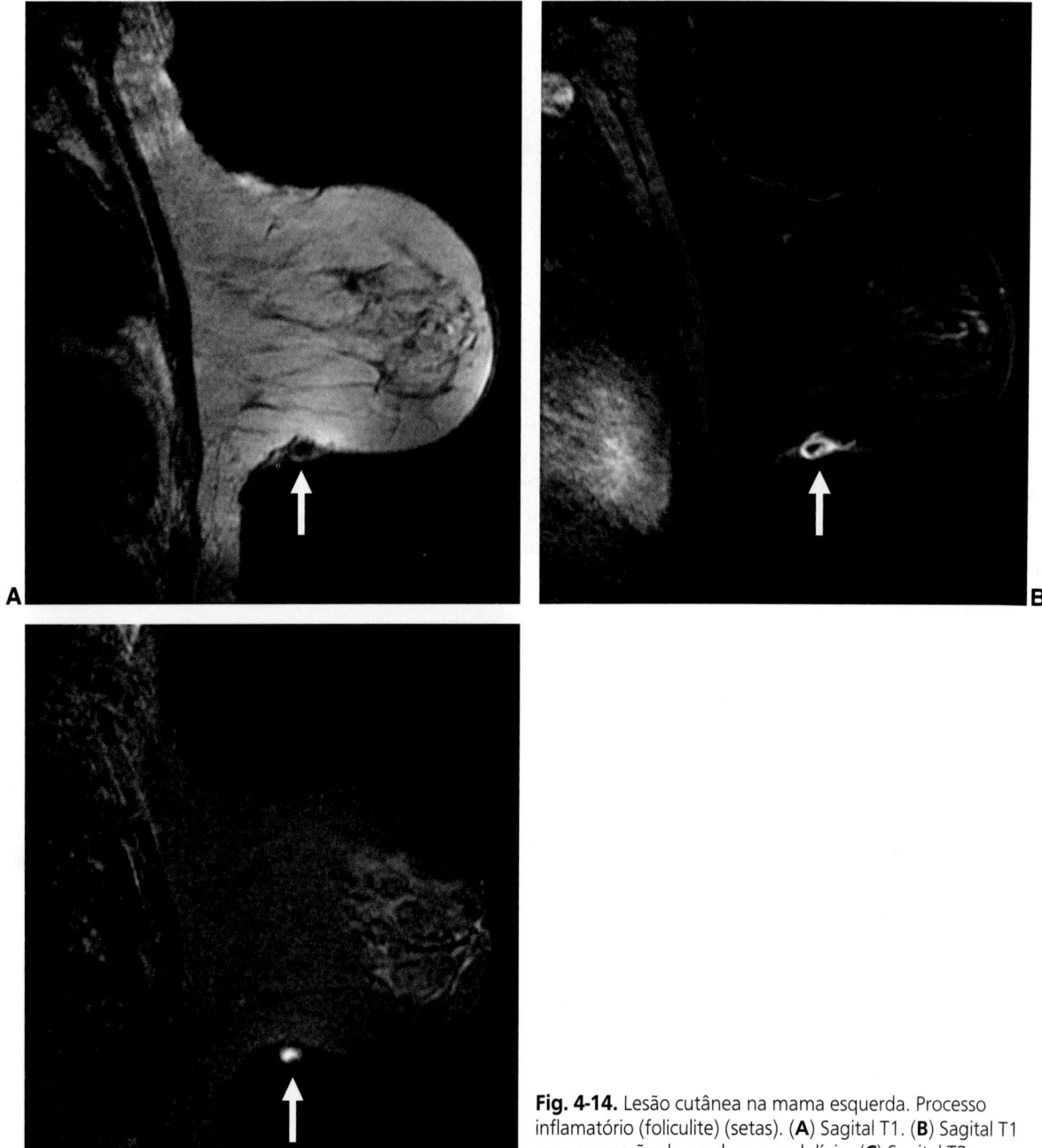

Fig. 4-14. Lesão cutânea na mama esquerda. Processo inflamatório (foliculite) (setas). (**A**) Sagital T1. (**B**) Sagital T1 com supressão de gordura e gadolínio. (**C**) Sagital T2 com supressão de gordura.

DEFINIR LOCALIZAÇÃO DA ALTERAÇÃO

É muito importante a localização da lesão encontrada na mama, tanto para o acompanhamento como para o prosseguimento da investigação. Isto porque a alternativa mais econômica e rápida é a ultrassonografia direcionada e, como os métodos são realizados de forma diferente, alguns parâmetros são essenciais para a identificação. Os principais são a profundidade da lesão e sua morfologia (ver mais detalhes no Capítulo sobre ultrassonografia direcionada).

1. Localização da lesão na mama: quadrante, retroareolar, central, prolongamento axilar (Fig. 4-15).
2. Descrição da profundidade da lesão: terços anterior, médio e posterior (Fig. 4-16).
3. Distância da lesão para papila, parede torácica ou superfície cutânea (Fig. 4-17).

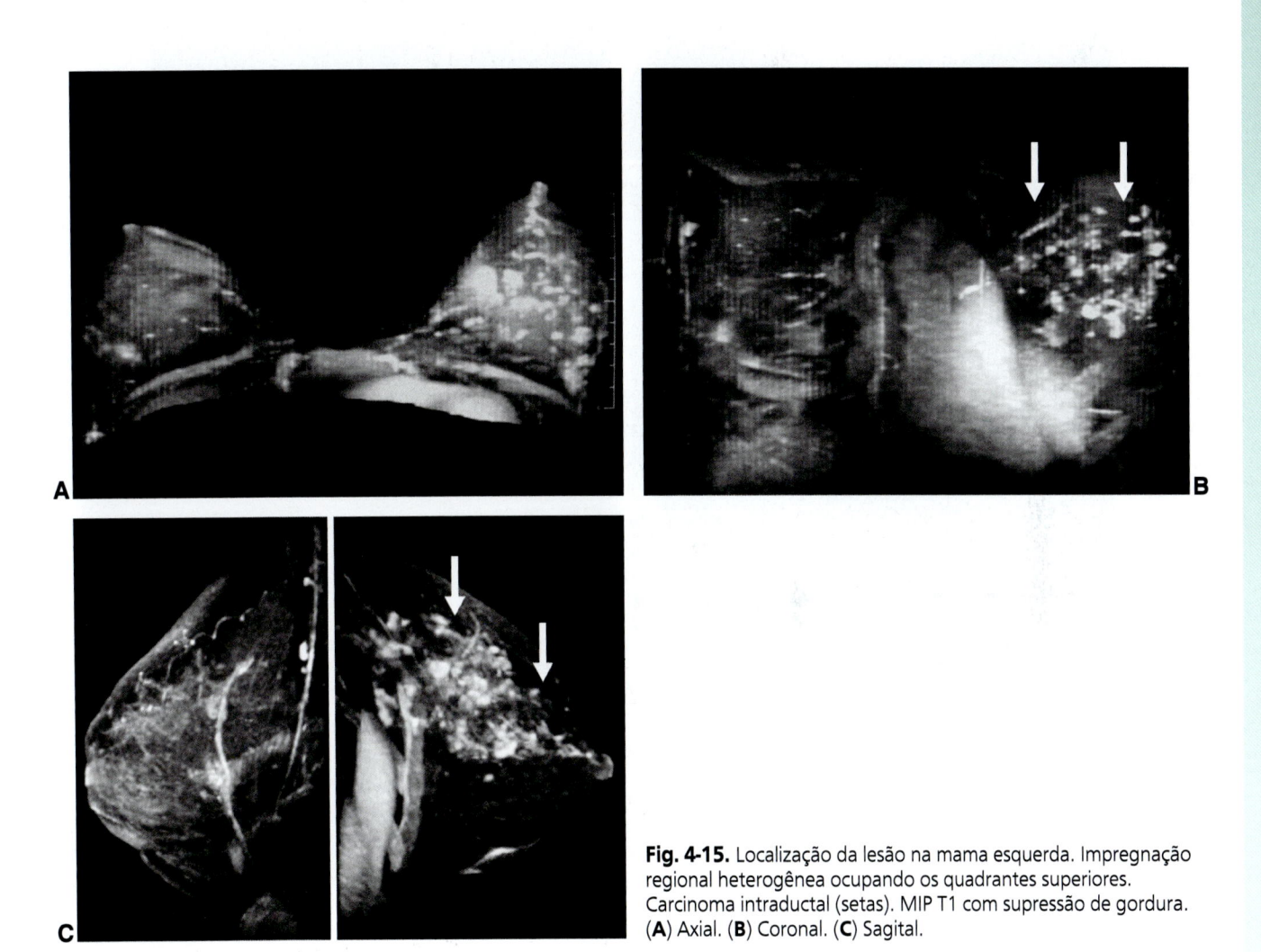

Fig. 4-15. Localização da lesão na mama esquerda. Impregnação regional heterogênea ocupando os quadrantes superiores. Carcinoma intraductal (setas). MIP T1 com supressão de gordura. (**A**) Axial. (**B**) Coronal. (**C**) Sagital.

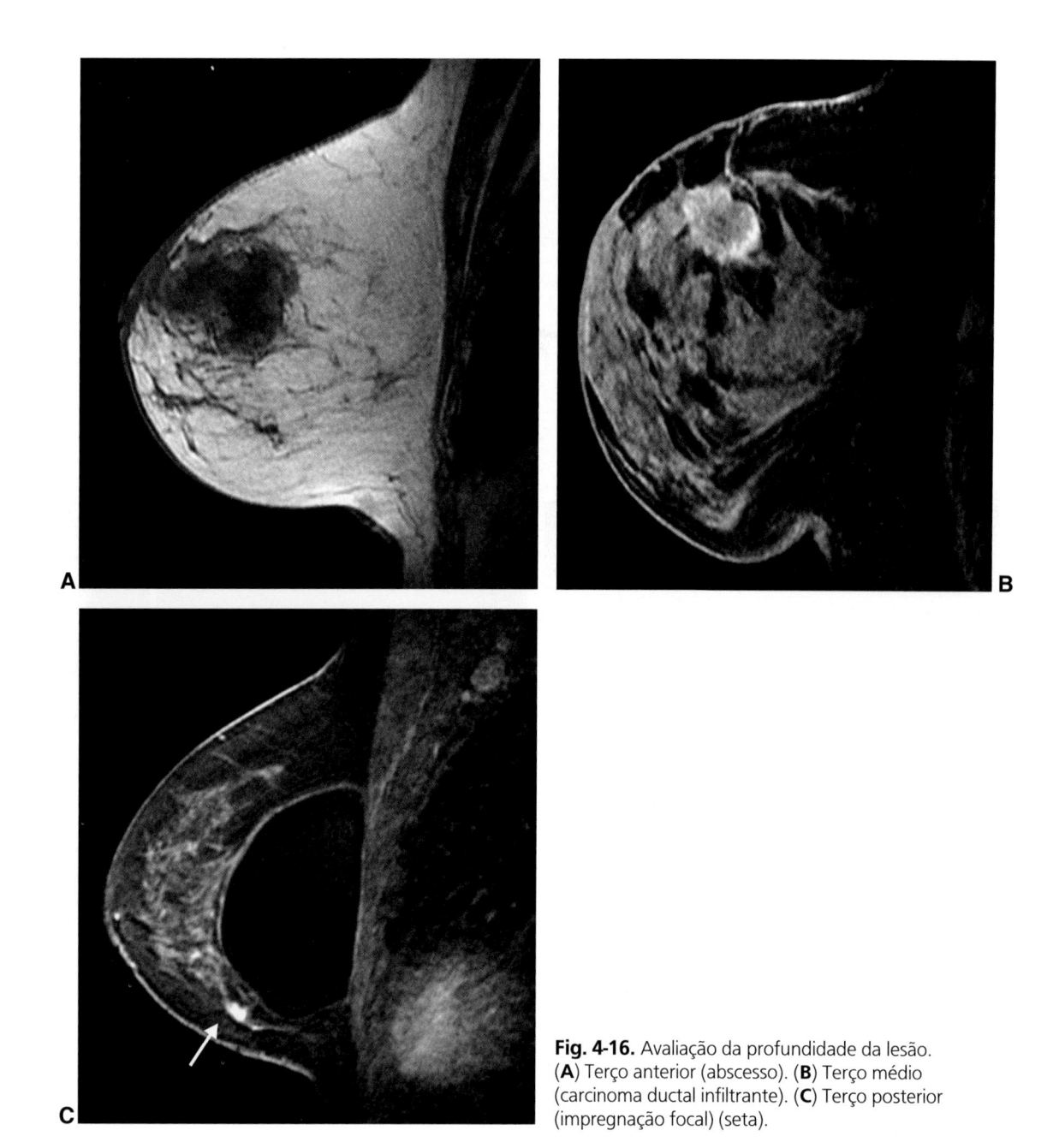

Fig. 4-16. Avaliação da profundidade da lesão. (**A**) Terço anterior (abscesso). (**B**) Terço médio (carcinoma ductal infiltrante). (**C**) Terço posterior (impregnação focal) (seta).

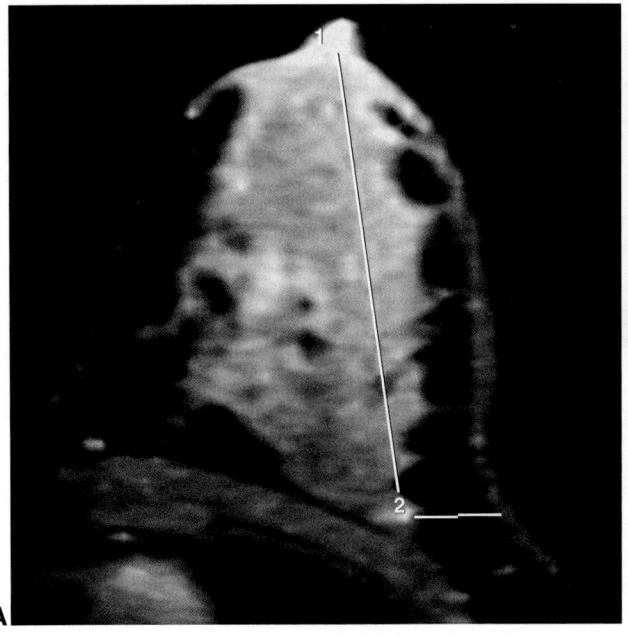

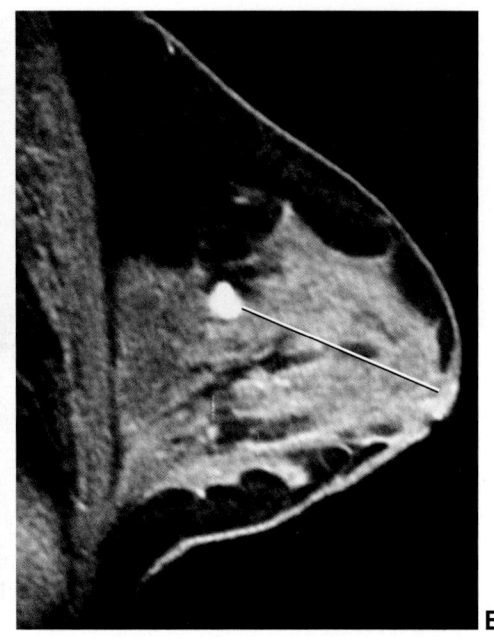

Fig. 4-17. Distância da lesão para a papila e a superfície cutânea. (**A**) Axial T1 com supressão de gordura e gadolínio. (**B**) Sagital T1 com supressão de gordura e gadolínio.

IMPRESSÃO DIAGNÓSTICA (CATEGORIA)

Após a interpretação dos achados radiológicos, prossegue-se para a impressão final, em que é descrita a categorização dos achados. Esta é uma parte importante do laudo, pois está diretamente relacionada com a conduta. Além disso, a ressonância magnética é um método relativamente novo para os não radiologistas, dessa forma, em alguns casos, pode ser a parte de maior destaque para quem vai receber o laudo.

Infelizmente o ACR BI-RADS® só deixou claro na sua primeira edição a categoria de alguns achados, como as lesões benignas. Nas demais categorias pode ocorrer variação de interpretação.

Na nossa prática diária procuramos definir a categoria da lesão identificada de acordo com o valor preditivo positivo.

Descrição das categorias:

1. **Categoria 0:** Estão incluídas nesta categoria:
   - Imagens tecnicamente insatisfatórias.
   - Artefatos de movimento voluntário.
   - Estudo cinético não realizado.
   - Necessidade de mais informações.

   Entretanto, raramente usamos esta categoria.

   Na nossa opinião, acreditamos que as imagens consideradas tecnicamente insatisfatórias devem ser repetidas, em virtude da importância do método e da possibilidade de falso-negativos e falso-positivos relacionados com artefato de movimento.

   Outra causa seria a ausência do meio de contraste endovenoso por solicitação da paciente ou impossibilidade de utilizá-lo (Fig. 4-18).

   Procuramos não realizar o exame nas pacientes que não permitem a utilização do meio de contraste, já que a maioria das lesões é isointensa ao parênquima no estudo sem o meio de contraste e, portanto, sem expressão.

   Fazemos TRÊS exceções a esta regra:
   I. Investigação da integridade dos implantes mamários.
   II. Investigação de paciente com insuficiência renal moderada e grave que estejam na categoria BI-RADS® 6, em avaliação de comprometimento da parede torácica e resposta à

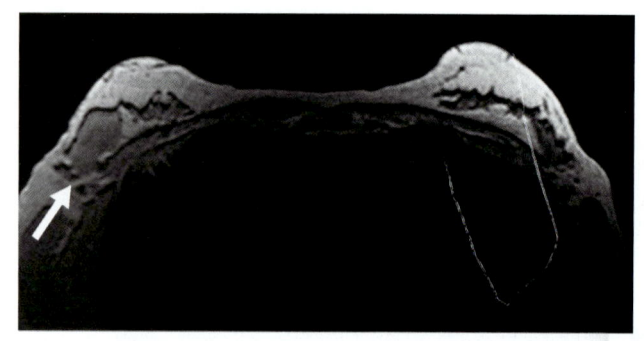

Fig. 4-18. Categoria BI-RADS® 0. Ausência do meio de contraste endovenoso. Paciente com insuficiência renal. Exame para estadiamento e definir a relação da lesão com a musculatura peitoral. Axial T1 (seta).

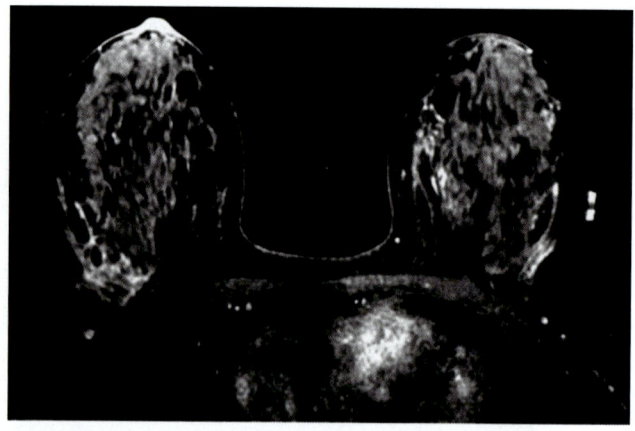

Fig. 4-19. Categoria BI-RADS® 1. Axial T1 com supressão de gordura pós-gadolínio.

quimioterapia neoadjuvante. Nesta, utilizamos a técnica de difusão e deixamos claro ao médico assistente e à paciente que o exame será incompleto.

III. Paciente grávida com diagnóstico de câncer com suspeita de comprometimento de musculatura peitoral. A interpretação e o cuidado com o esclarecimento dos achados são os mesmos da paciente com insuficiência renal (Fig. 4-18).

2. **Categoria 1:** considerada como um exame negativo para malignidade, com ausência de lesão na RM (Fig. 4-19).

Em correspondência a um achado mamográfico, ultrassonográfico ou palpável, tem um alto valor preditivo positivo para um achado benigno, mas não afasta lesão neoplásica com baixa angiogênese.

3. **Categoria 2:** nesta categoria são incluídos achados que merecem ser mencionados, mas são tipicamente benignos.

Estão incluídos nesta categoria:
- Linfonodo intramamário.
- Fibroadenoma com calcificação.

É necessária a correlação mamográfica, pois a identificação de calcificação na ressonância pode não ser possível. Por vezes uma macrocalcificação pode ser identificada como uma área de ausência de sinal dentro do nódulo. Mas para chegarmos a esta conclusão é necessária a correlação com as imagens mamográficas (Fig. 4-20).
- Alteração pós-cirúrgica e alteração actínica (Fig. 4-21).
  - Esteatonecrose.
  - Coleção pós-cirúrgica.
  - Implante.
  - Retalho miocutâneo.
- Hamartoma (Fig. 4-22).
- Nódulo com características morfológicas benignas sem impregnação de gadolínio (Fig. 4-23).
- Cistos (Fig. 4-24).

4. **Categoria 3:** nesta categoria estão incluídas as lesões provavelmente benignas, lesões que possuem alta probabilidade de serem benignas. Neste tipo de achado não se espera alteração durante o período de observação, que pode variar de 2 a 3 anos.

O objetivo do período de observação é certificar a sua estabilidade.

As lesões não devem ser palpáveis.

Também devem ser lesões sem exames anteriores, exceto as que estão classificadas nesta categoria e permanecem estáveis no período de acompanhamento.

Como as lesões desta categoria não são especificadas no ACR BI-RADS® seguem adiante nossas sugestões com base na literatura.

Incluídas nesta categoria estão:
- Nódulo.
  - Morfologia benigna.
  - Curva ascendente ou platô (Fig. 4-25).
- Impregnação anômala.
  - Padrão segmentar, focal e regional com arquitetura interna homogênea (Fig. 4-26).
  - Especialmente em paciente sem história familiar ou diagnóstico de câncer de mama.
  - Padrão linear com superfície regular (Fig. 4-27).

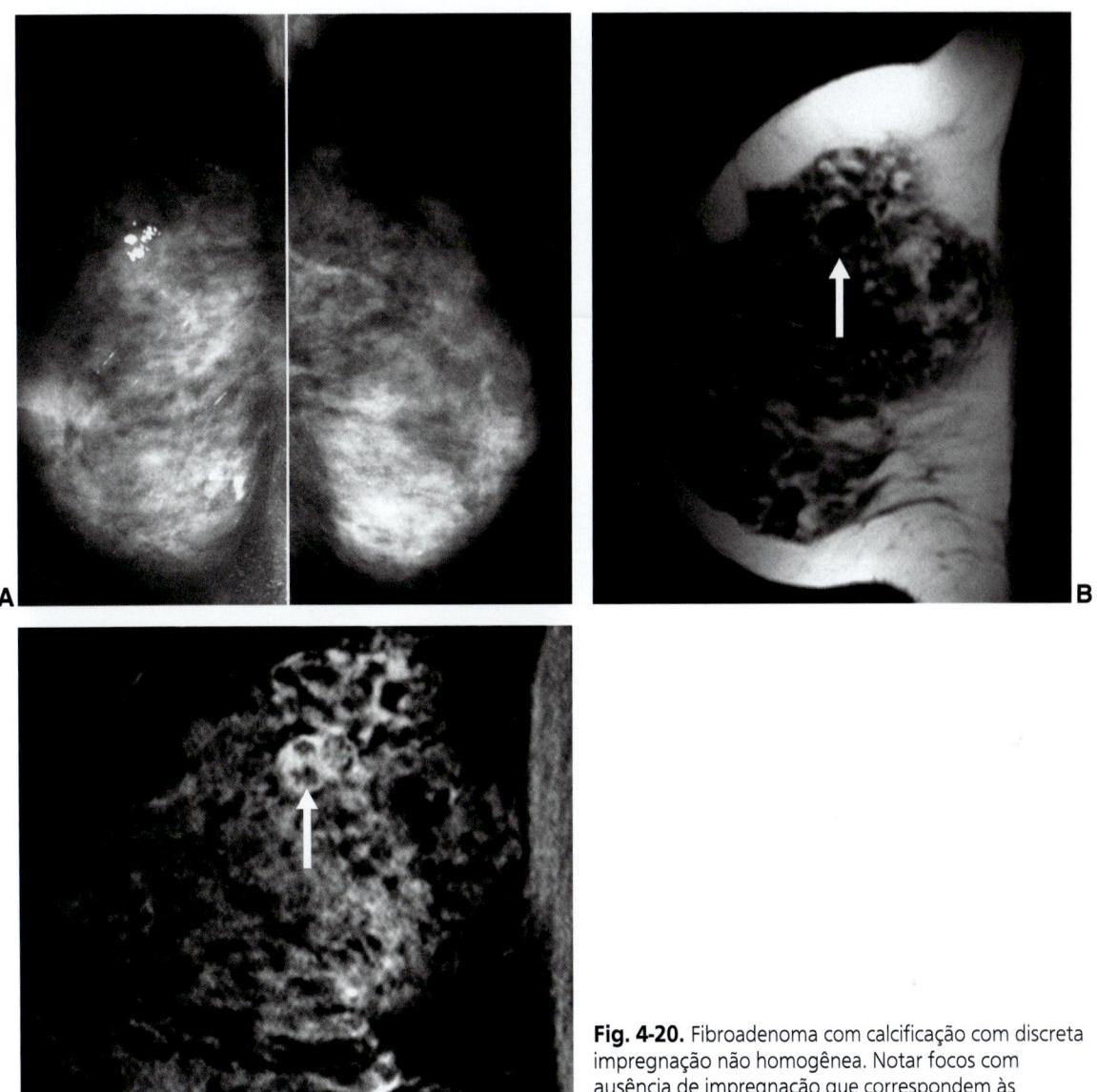

Fig. 4-20. Fibroadenoma com calcificação com discreta impregnação não homogênea. Notar focos com ausência de impregnação que correspondem às macrocalcificações (seta). (**A**) Mamografia. (**B**) Sagital T1. (**C**) Sagital T1 com gadolínio e supressão de gordura.

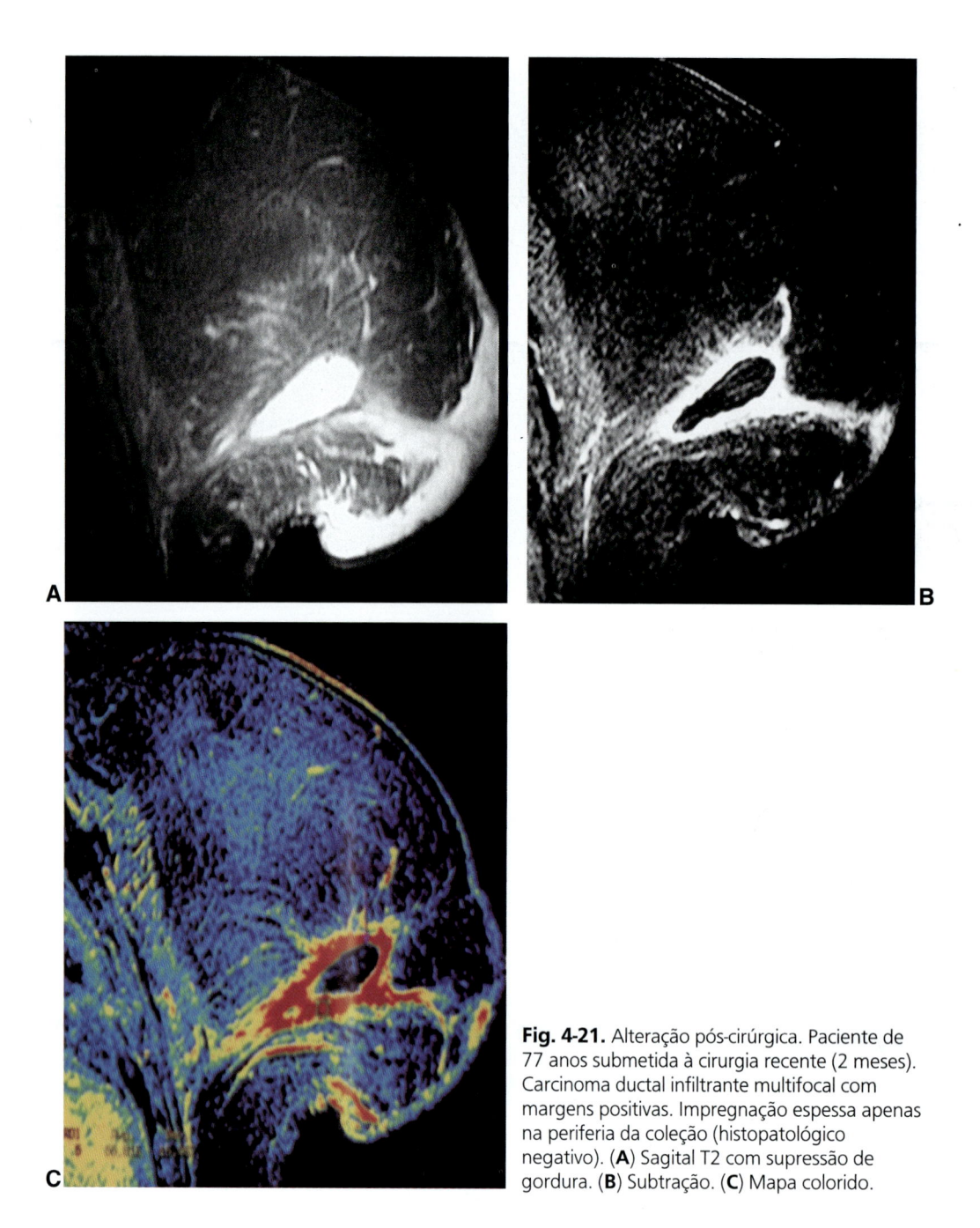

Fig. 4-21. Alteração pós-cirúrgica. Paciente de 77 anos submetida à cirurgia recente (2 meses). Carcinoma ductal infiltrante multifocal com margens positivas. Impregnação espessa apenas na periferia da coleção (histopatológico negativo). (**A**) Sagital T2 com supressão de gordura. (**B**) Subtração. (**C**) Mapa colorido.

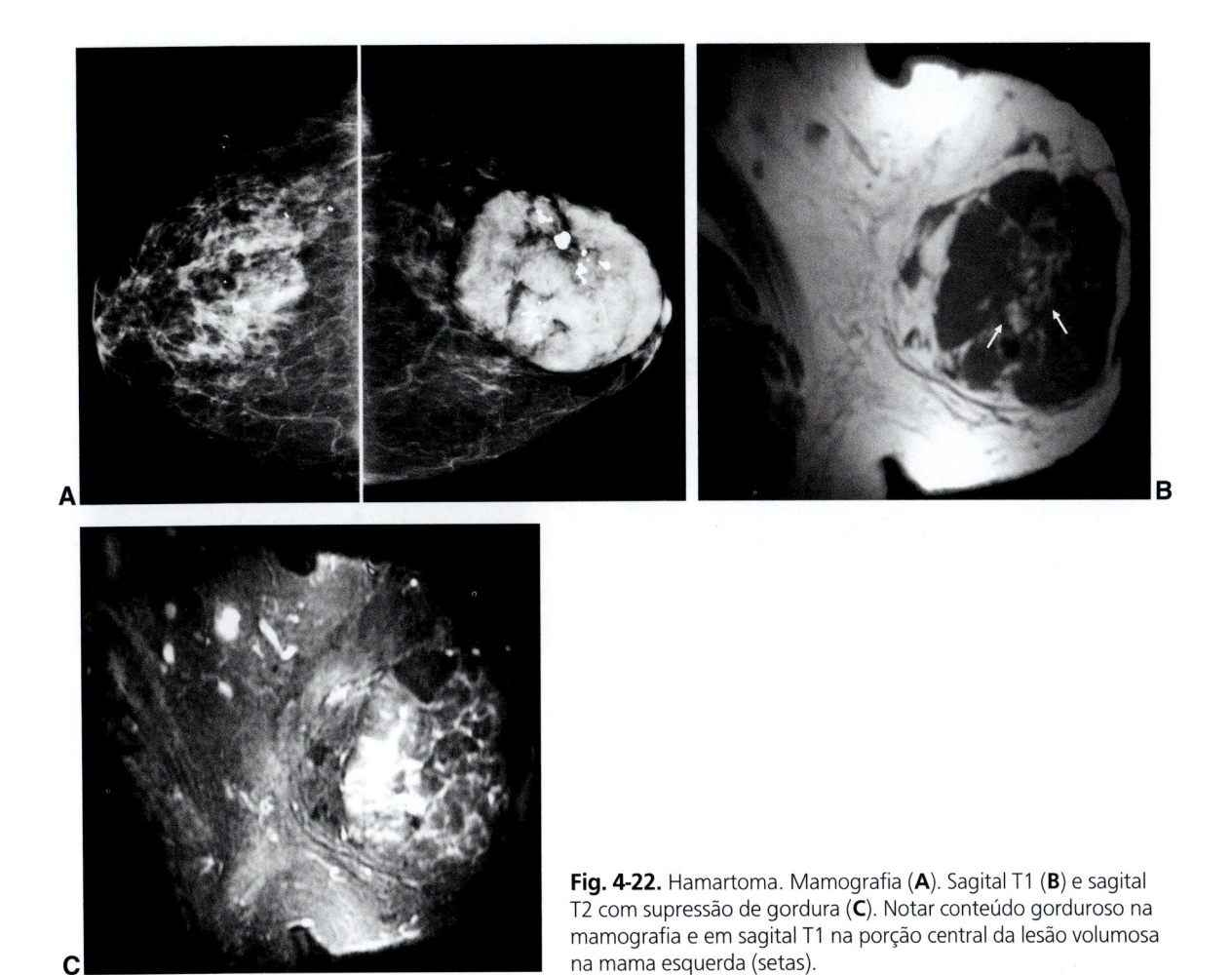

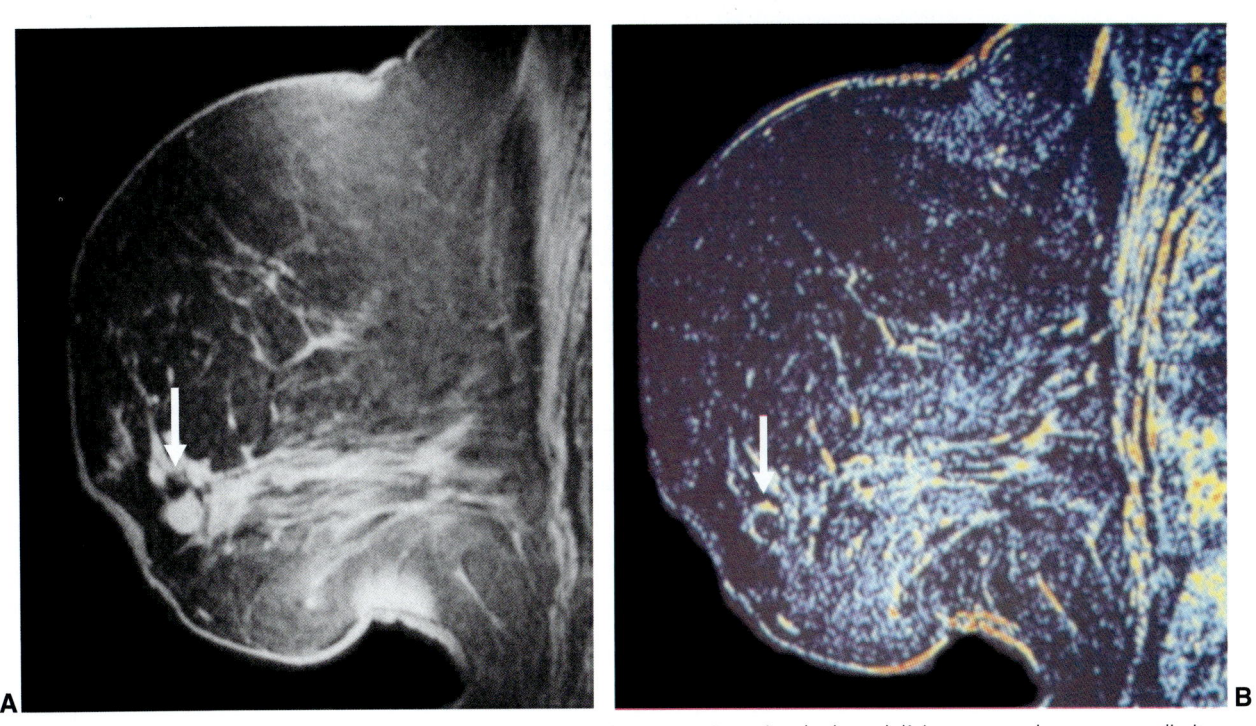

Fig. 4-22. Hamartoma. Mamografia (**A**). Sagital T1 (**B**) e sagital T2 com supressão de gordura (**C**). Notar conteúdo gorduroso na mamografia e em sagital T1 na porção central da lesão volumosa na mama esquerda (setas).

Fig. 4-23. Nódulo com características morfológicas benignas sem impregnação anômala de gadolínio, retroareolar na mama direita. (**A**) Sagital T1 com supressão de gordura e gadolínio. (**B**) Mapa colorido.

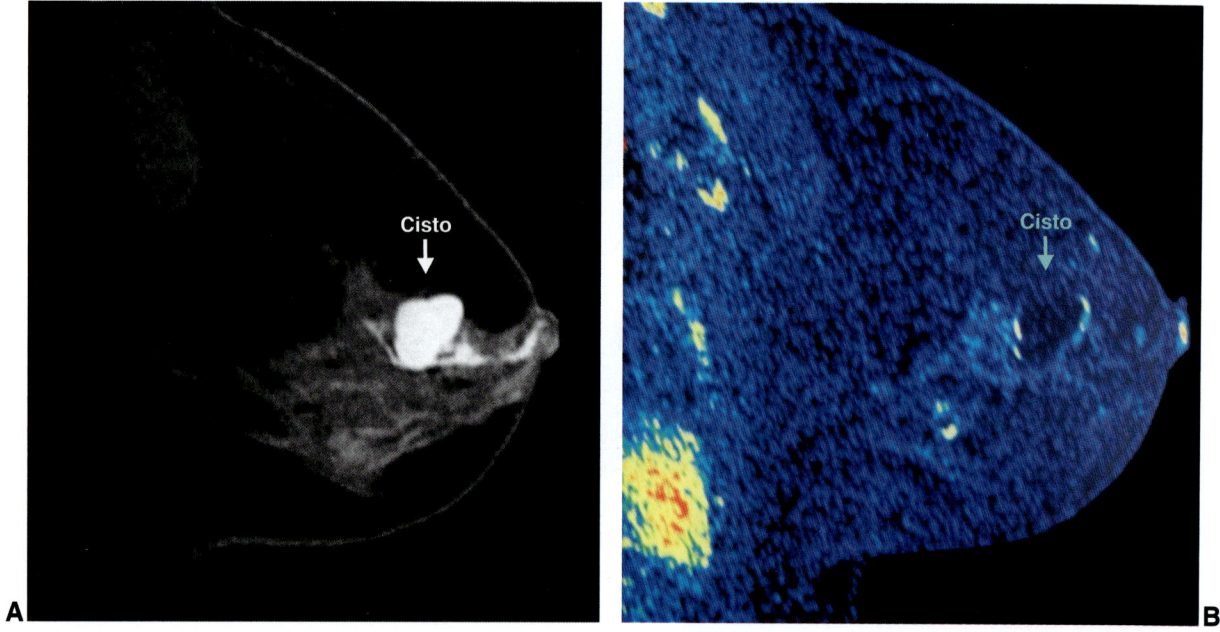

Fig. 4-24. (**A**) Cisto hiperintenso em T1, assim como ductos retroareolares, por alto conteúdo proteico ou hemorrágico. (**B**) Mapa colorido mostrando ausência de impregnação de contraste.

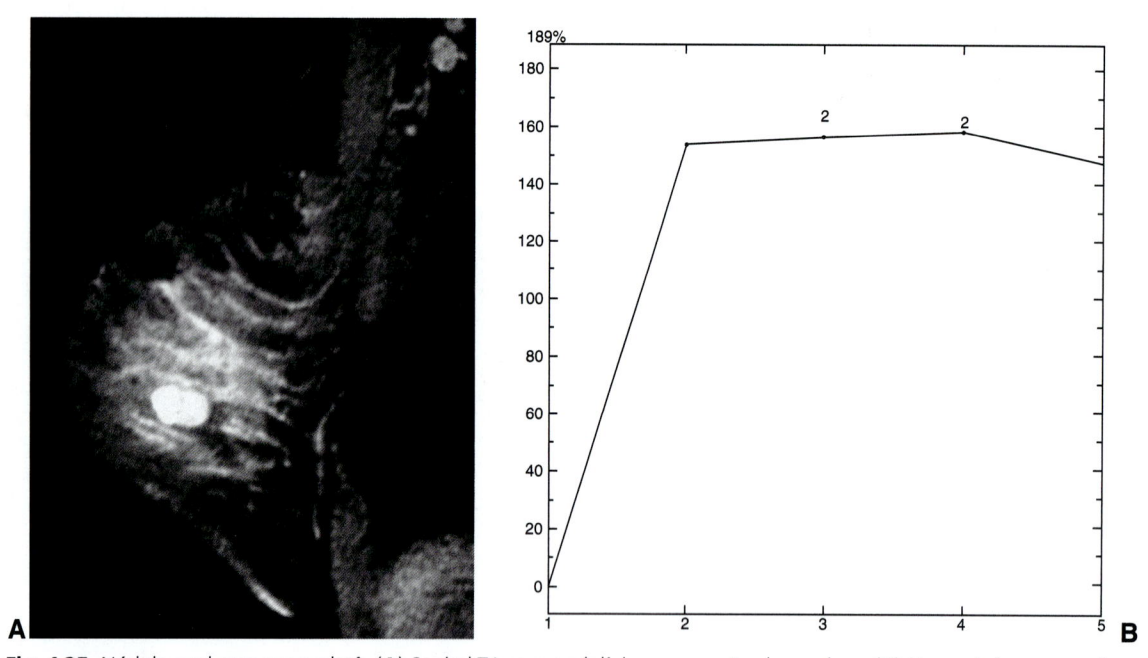

Fig. 4-25. Nódulo oval com curva platô. (**A**) Sagital T1 com gadolínio e supressão de gordura. (**B**) Curva de impregnação.

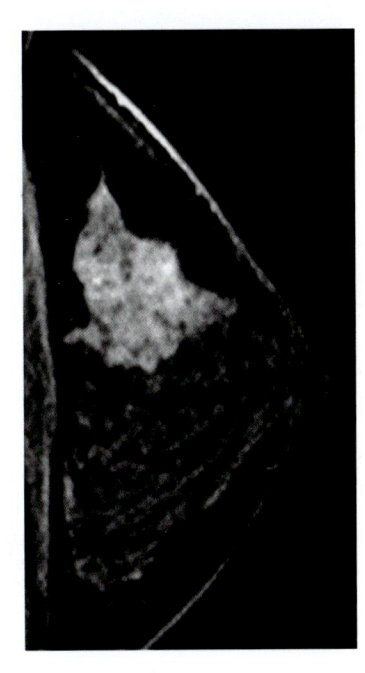

Fig. 4-26. Padrão segmentar com arquitetura interna homogênea. Sagital T1 com gadolínio e supressão de gordura.

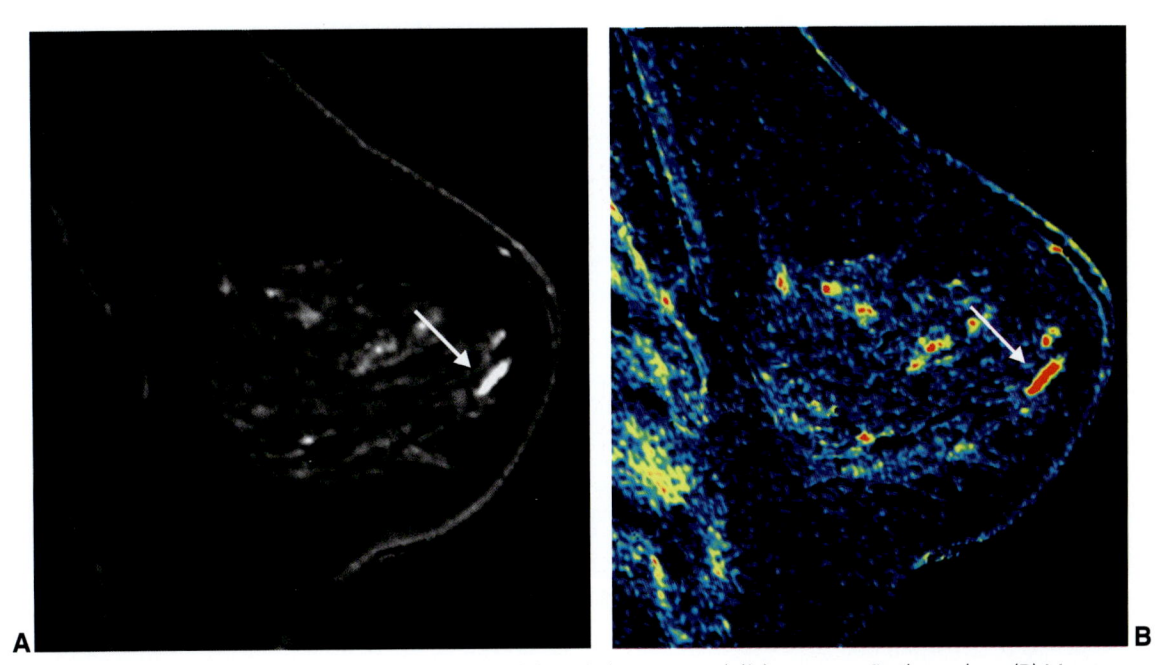

Fig. 4-27. Padrão linear com superfície regular (setas). (**A**) Sagital T1 com gadolínio e supressão de gordura. (**B**) Mapa colorido. Notar leve impregnação funcional.

5. **Categoria 4 – achados suspeitos:** nesta categoria estão incluídas lesões que não possuem características morfológicas típicas da neoplasia mamária, mas têm probabilidade de serem malignas e, portanto, devem ser investigadas com correlação anatomopatológica.

    Como inclui lesões com valores preditivos positivos variáveis, o resultado histopatológico esperado pode ser positivo ou negativo.

    Incluídas nesta categoria estão:
    - Nódulo.
        - Morfologia benigna com curva *washout* ou tipo III (Fig. 4-28).
        - Morfologia suspeita irregular e arquitetura interna heterogênea com curva ascendente e platô (Fig. 4-29).
    - Impregnação anômala.
        - Padrão segmentar com arquitetura interna heterogênea (Fig. 4-30).
        - Padrão ductal (Fig. 4-31)
        - Independe da curva e padrão interno. Se o padrão interno for heterogêneo, aumenta o valor preditivo positivo.
        - Padrão linear com superfície irregular (Fig. 4-32).

6. **Categoria 5 – achados altamente suspeitos:** estas são lesões que têm alta probabilidade de ser câncer e, portanto, devem ser investigadas. Espera-se que o resultado da biópsia seja positivo.

    Incluídas nesta categoria estão:
    - Nódulo.
        - Morfologia suspeita irregular e arquitetura interna heterogênea com curva *washout* (Fig. 4-33).
        - Tipicamente maligna – espiculada e impregnação em halo (Fig. 4-34).
        - Independe da cinética de captação.

7. **Categoria 6 – comprovação de malignidade:** nesta categoria estão incluídos dois tipos de pacientes. Paciente com diagnóstico de câncer de mama, realizando avaliação da extensão do tumor local e mama contralateral e outra em avaliação da resposta à quimioterapia neoadjuvante (Fig. 4-35).

    Não deve ser usada para fins de auditoria.

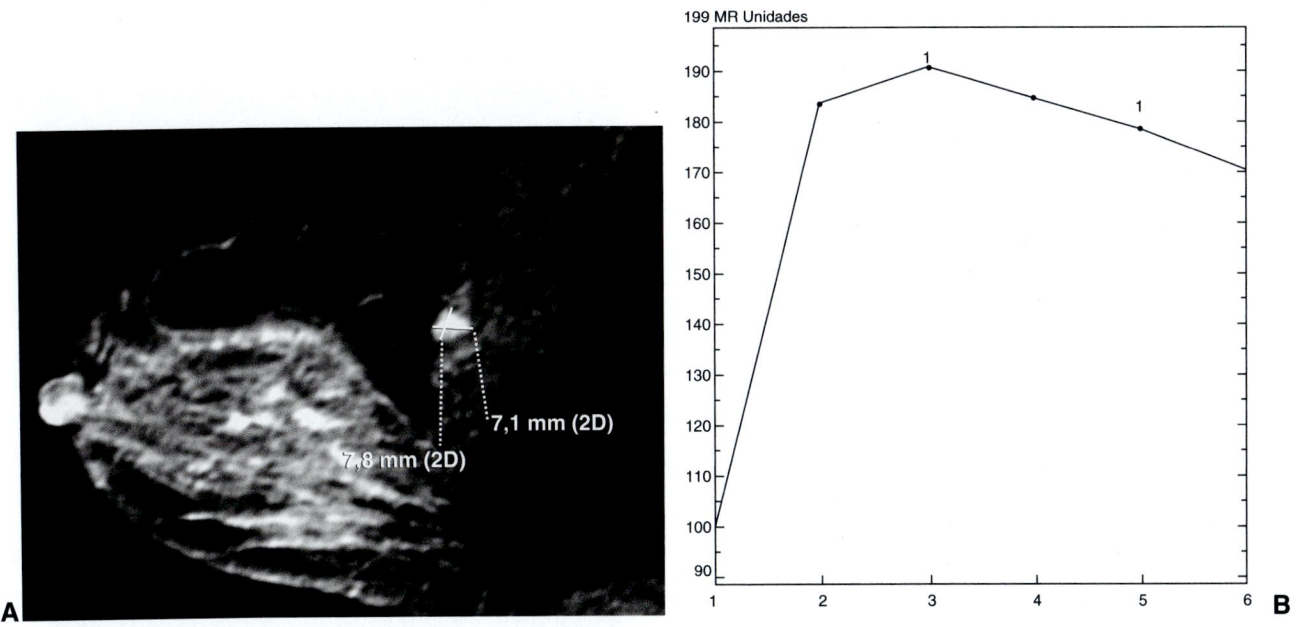

Fig. 4-28. Nódulo oval, circunscrito, com curva *washout*. (**A**) Sagital T1 com gadolínio e supressão de gordura. (**B**) Curva de impregnação.

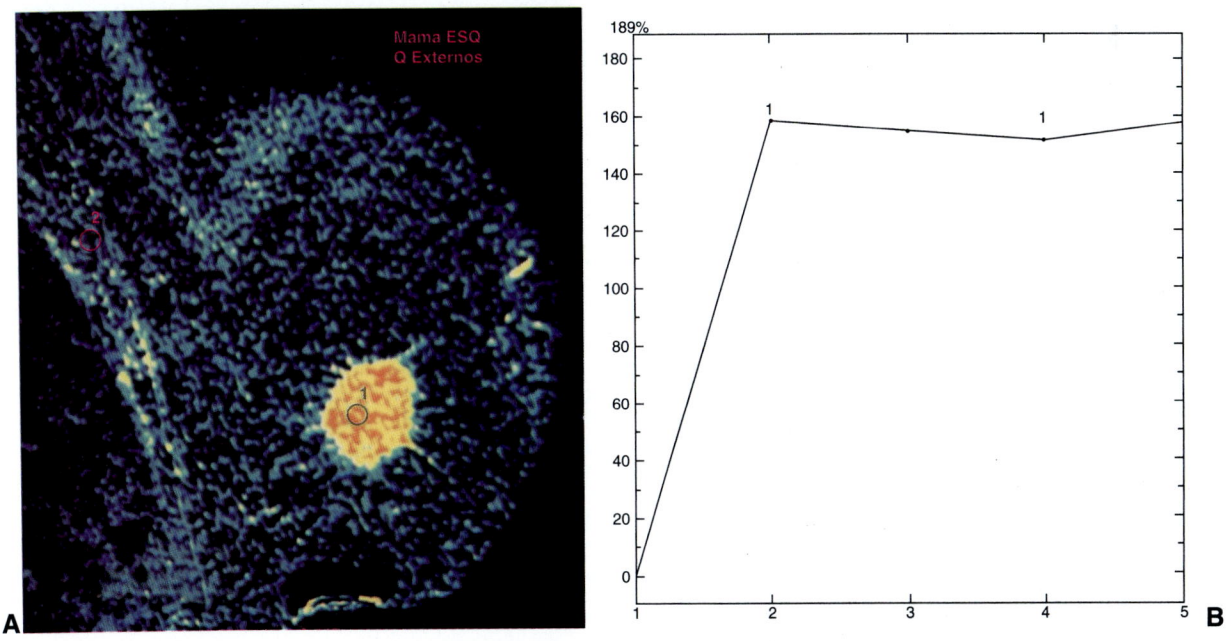

Fig. 4-29. Nódulo irregular com curva platô. (**A**) Mapa colorido (*washin*). (**B**) Curva de impregnação.

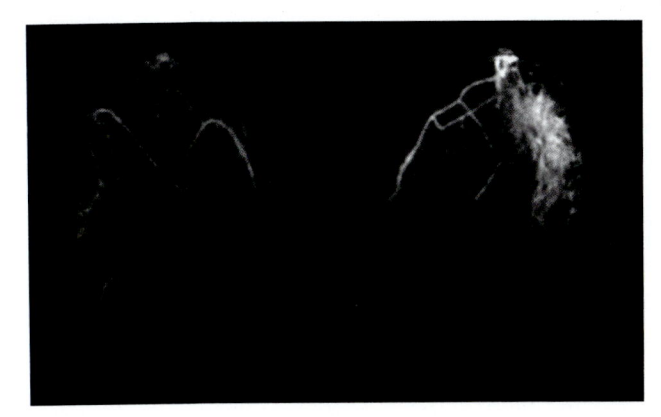

Fig. 4-30. Padrão segmentar com arquitetura interna heterogênea. Carcinoma lobular infiltrante. MIP axial T1.

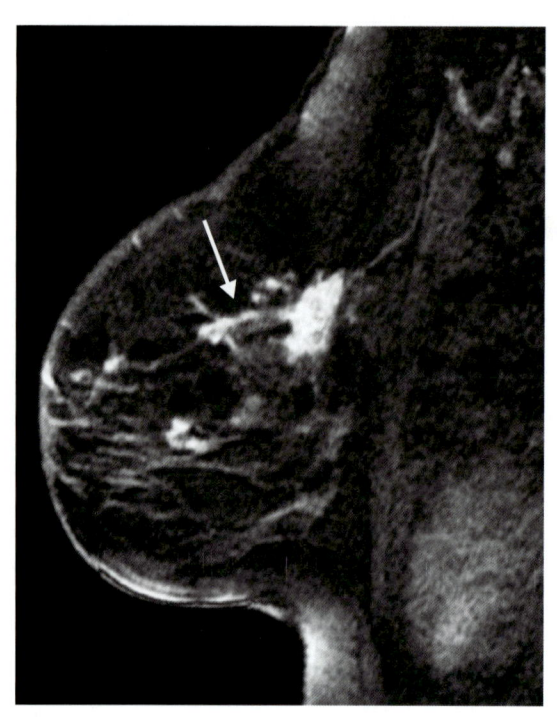

Fig. 4-31. Padrão ductal indicando extensão intraductal anterior à lesão principal (seta). Sagital T1 com contraste e supressão de gordura.

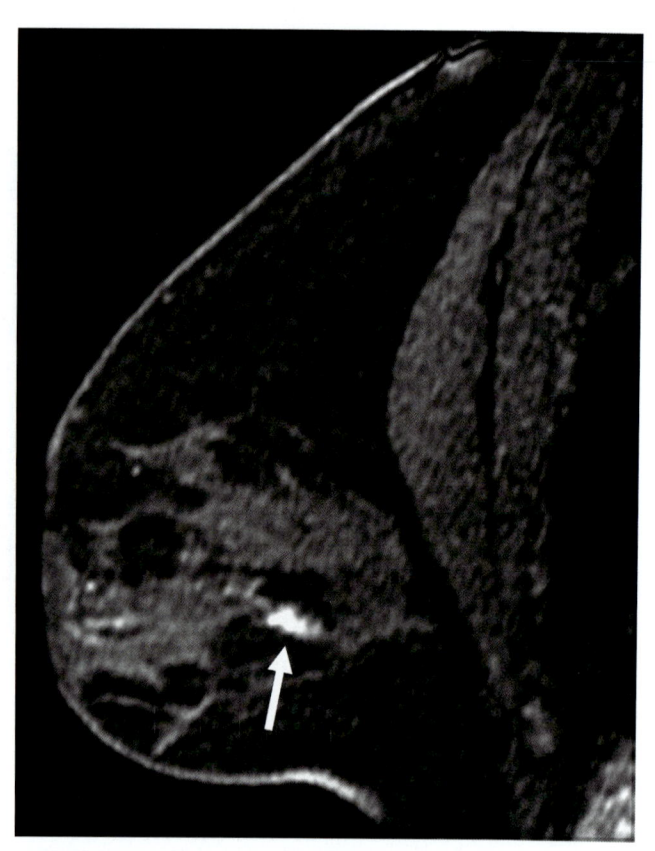

Fig. 4-32. Padrão linear com superfície irregular (seta). Sagital T1 com gadolínio e supressão de gordura.

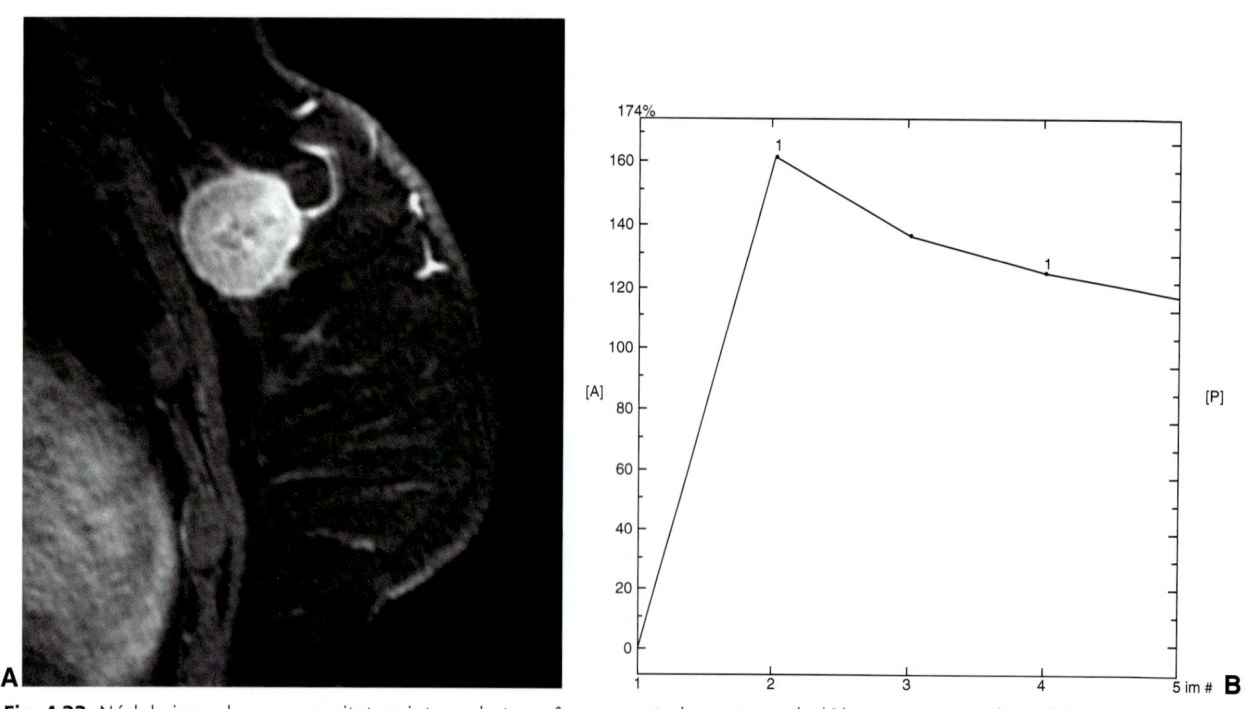

Fig. 4-33. Nódulo irregular com arquitetura interna heterogênea no estudo contrastado (**A**) com curva *washout* (**B**).

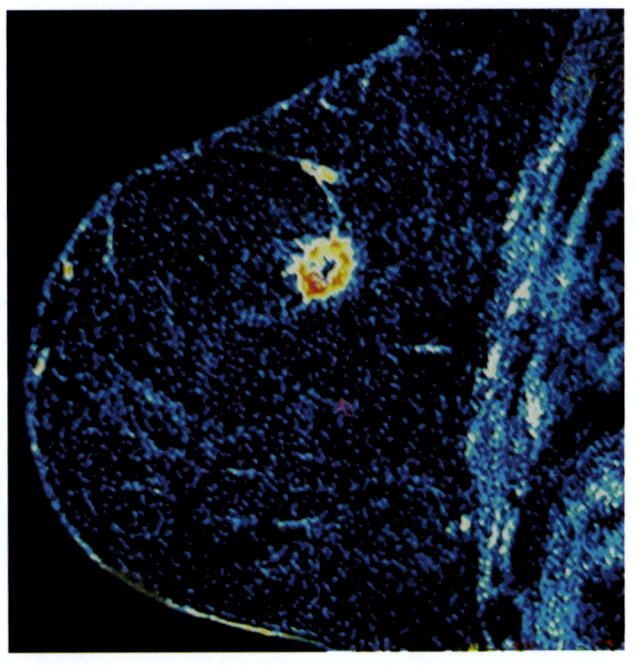

Fig. 4-34. Nódulo espiculado com impregnação em halo. Mapa colorido.

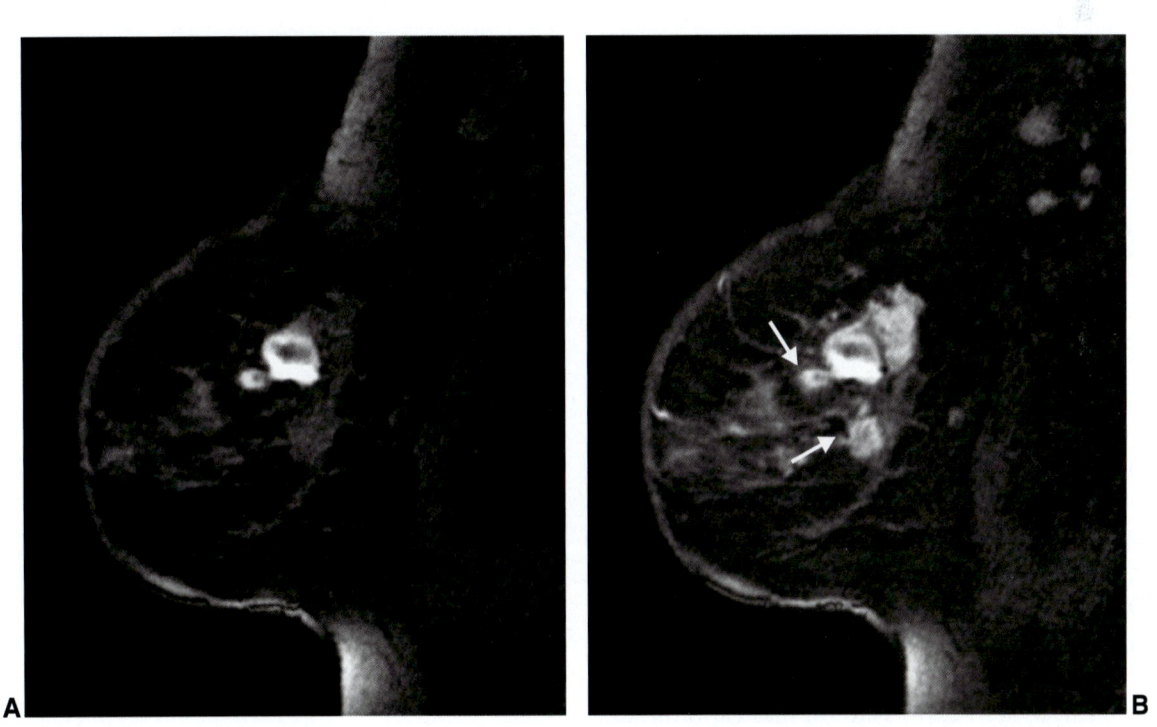

Fig. 4-35. Nódulo irregular com intensa impregnação, posterior ao hematoma. Observar nódulos adicionais anterior e inferior ao hematoma (setas). (**A**) Sagital T1 pré-contraste. (**B**) Sagital T1 após gadolínio com supressão de gordura.

RECOMENDAÇÃO DE CONDUTA

Após a categorização dos achados devem ser realizadas as recomendações pertinentes.

Para cada categoria existe uma conduta recomendável, definida pelo valor preditivo de malignidade do achado da ressonância magnética, que será descrito no próximo capítulo.

A seguir são descritas as categorias e a conduta para cada uma delas.

Categoria	Conduta
0. Incompleta	Obter informações de outras modalidades de imagem. Repetir RM satisfatória
1. Negativo	Acompanhamento mamográfico anual de rotina. Pode ser incluído acompanhamento anual com ressonância nas pacientes com alto risco de desenvolver câncer de mama que fazem rastreamento com este método
2. Benigna	Acompanhamento mamográfico anual de rotina
3. Provavelmente benigna	Controle em 6, 12, 24 e 36 meses
4. Suspeita	Biópsia percutânea e correlação imagem – patologia
5. Altamente suspeita	Biópsia percutânea e correlação imagem – patologia
6. Malignidade já comprovada	Conduta de acordo com o tumor

DICAS IMPORTANTES

1. É importante a correlação com exames anteriores e achados clínicos e definir a conduta de acordo com o pior achado.

    Dessa forma, uma lesão não captante, mas suspeita na mamografia ou ultrassonografia, deve ser investigada.

    O mesmo parâmetro deve ser utilizado para uma lesão sem expressão na ressonância.

    Um achado clínico, mamográfico ou ultrassonográfico sem expressão ou não captante de contraste na ressonância tem baixa probabilidade de neoplasia, especialmente invasora. Entretanto, não afasta a possibilidade de malignidade.

2. O controle da categoria BI-RADS® 3 é semelhante ao da mamografia, exceto pelo fato de ser bilateral. Não há radiação neste método, e o exame bilateral é essencial para a correta interpretação.

3. Para facilitar o acompanhamento de uma lesão, pode ser sugerida a ultrassonografia direcionada. É um método mais barato e de mais fácil acesso do que a ressonância magnética.

4. Para prosseguir a investigação de uma lesão sem expressão nos exames anteriores com estudo anatomopatológico, deve-se sempre sugerir como primeiro método de biópsia percutânea a ultrassonografia direcionada, porque o procedimento é mais rápido, mais barato e de mais fácil acesso do que o da ressonância magnética.

Resumo do relatório

1. História clínica (pode ser ocultada no laudo)
2. Técnica do exame
3. Caracterização dos achados
    Morfologia e cinética de captação
    Achados associados
    Comparação com exames anteriores
    Localização da alteração
4. Categoria
5. Recomendação

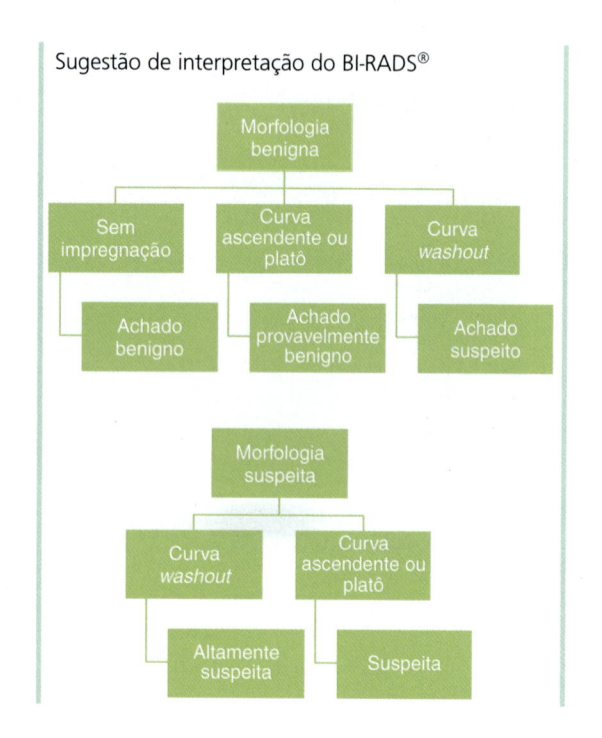

Sugestão de interpretação do BI-RADS®

- Morfologia benigna
    - Sem impregnação → Achado benigno
    - Curva ascendente ou platô → Achado provavelmente benigno
    - Curva washout → Achado suspeito
- Morfologia suspeita
    - Curva washout → Altamente suspeita
    - Curva ascendente ou platô → Suspeita

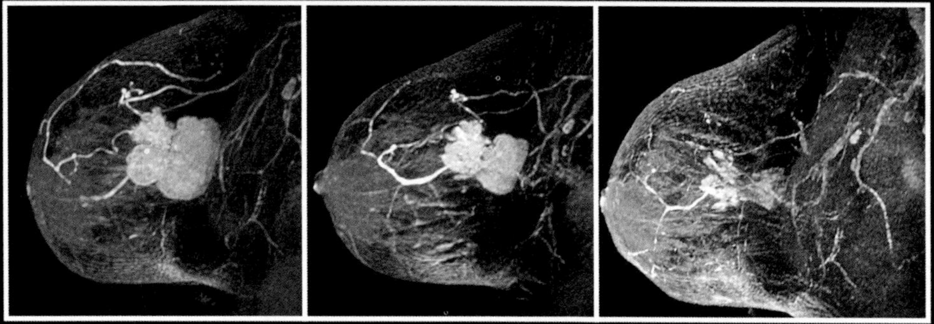

Valor Preditivo dos Achados da Ressonância Magnética

Valor Preditivo dos Achados da Ressonância Magnética

Alice Brandão

A RM das mamas tem sido cada vez mais usada como um método coadjuvante à mamografia e ultrassonografia, e, por vezes, como método principal, a fim de detectar precocemente a neoplasia mamária, na caracterização de lesões e na avaliação de resposta ao tratamento.

O valor preditivo dos achados da ressonância magnética está diretamente ligado às características do método (sensibilidade e especificidade), de como é realizado e a população estudada.

Além disso, como todo método que estuda a patologia mamária, as lesões podem ser agrupadas em categorias de acordo com o potencial de malignidade. Dessa forma, cada categoria BI-RADS® vai apresentar um valor preditivo para neoplasia. Com isto, o radiologista pode sugerir uma conduta adequada, como, por exemplo, acompanhamento ou prosseguimento de investigação de um nódulo.

Como método diagnóstico, a RM tem apresentado uma alta sensibilidade e especificidade, como demonstrada por Lehman *et al.* Esta autora identificou uma sensibilidade de 99% e especificidade de 88% em lesões identificadas em pacientes com diagnóstico prévio de câncer de mama.

Infelizmente, a especificidade tem sido variável na literatura. Especificidade de 37 a 100% foi relatada. Este comportamento de baixa especificidade relativa traz resultados negativos ao método, fazendo com que alguns médicos assistentes questionem a sua utilidade.

A fim de melhorar este comportamento variável da especificidade, o comitê de acreditação do Colégio Americano de Radiologia definiu critérios mais rigorosos para a realização do exame, que são:

1. Realização em aparelho de ressonância magnética com campo igual ou maior a 1,5 T.
2. Sequência do estudo contrastado com alta resolução espacial (espessura fina).
3. Sequência do estudo contrastado com alta resolução temporal (menor que 2 minutos).
4. Utilizar alguma técnica de supressão de gordura no estudo dinâmico contrastado, seja subtração, seja supressão química.
5. Possibilidade de biópsia guiada por ressonância magnética.

Assim, um controle maior na realização dos exames tornará mais homogêneo o resultado dos exames. Isso foi conseguido no trabalho publicado por Lehman *et al.*; foram realizados exames em diversos serviços, mantendo apenas como necessários estes critérios, e o resultado foi homogêneo, confirmando a reprodutibilidade do método. Neste estudo a especificidade foi de 88%.

Esperamos que as próximas publicações de RM demonstrem uma especificidade mais estável, ainda mais porque o método se difundiu, e há uma maior experiência dos radiologistas mamários.

A experiência necessária para o radiologista estar habilitado a laudar RM mamária, solicitada pelo Colégio Americano de Radiologia, é muito menor do que para a mamografia. Isto também pode explicar o resultado das publicações iniciais com a RM e esta variação da especificidade.

Em nossa experiência, acreditamos ser necessário um tempo maior de aprendizado do método a fim de permitir:

- Amplo conhecimento sobre o normal.
- Amplo conhecimento sobre aspectos característicos das lesões benignas.
- Amplo conhecimento sobre aspectos característicos das lesões malignas.
- Ver um número maior de exames, propiciando a criação de matriz mental, ou seja, base de memória dos achados morfológicos e cinética de impregnação.
- Conhecimento dos artefatos que podem ocorrer no exame.

A inclusão da RM no léxico publicado pelo Colégio Americano de Radiologia introduziu, na prática clínica do radiologista mamário, critérios específicos de interpretação para a descrição da morfologia e características de impregnação do contraste, facilitando a homogeneização na interpretação dos exames. Estes padrões foram discutidos nos capítulos anteriores.

O estudo dos valores preditivos positivo e negativo dos achados da RM é muito importante, pois influenciará diretamente no laudo do radiologista.

O valor preditivo positivo (VPP) corresponde à possibilidade da lesão suspeita e altamente suspeita, detectada por ressonância magnética, corresponder à neoplasia, ou seja, a porcentagem de câncer de mama diagnosticada pelo método. No trabalho publicado por Lehman, utilizando o método como diagnóstico, o VPP encontrado foi de 40%. Já o estudo EVA, publicado por Kuhl mostra um VPP da biópsia de lesões identificadas no rastreamento de lesão em paciente de alto risco maior que o da mamografia, de 48%.

Por outro lado, o valor preditivo negativo é a probabilidade de um resultado negativo obtido com um determinado instrumento ser de fato negativo, ou seja, representa a possibilidade de uma RM mamária negativa ser de fato negativa. Este valor varia na literatura entre 94 a 100% para neoplasia invasora e 88% para qualquer tipo de tumor, conforme referido por Schnall *et al.* (Quadro 5-1).

VALOR PREDITIVO DE ACORDO COM A POPULAÇÃO ESTUDADA

O valor preditivo de um achado da RM pode variar antes mesmo de a paciente iniciar o seu exame. Isto porque pacientes de alto risco genético, que apresentam diagnóstico de neoplasia mamária (categoria BI-RADS® 6), ou apresentam achados na mamografia ou ultrassonografia suspeitos ou altamente suspeitos (categoria BI-RADS® 4 e 5), têm maior probabilidade de um achado suspeito na RM ser realmente positivo (Quadro 5-2).

O valor preditivo também pode variar de acordo com a idade da paciente. Na população pós-menopausa, Lehman *et al.* encontraram uma maior especificidade quando comparado com as pacientes na menarca (91% contra 84%), independente do padrão mamário.

VALOR PREDITIVO DA CURVA DE IMPREGNAÇÃO DE CONTRASTE

Segundo Schnall *et al.*, o achado diagnóstico mais preditivo para malignidade foi o padrão de curva de impregnação. Setenta e seis porcento das curvas com padrão *washout* ou tipo III estavam associadas ao diagnóstico de câncer.

Quadro 5-1

Valor preditivo positivo = possibilidade da lesão suspeita e altamente suspeita representar neoplasia

Valor preditivo negativo = probabilidade de uma ressonância negativa ser realmente negativa

Quadro 5-2 Valor preditivo positivo e população estudada

Pacientes de alto risco em rastreamento – 34%
Achado suspeito ou altamente suspeito prévio – 72%
Achado oculto na mamografia sem alto risco – 24%
Paciente com diagnóstico de câncer de mama, com impregnação adjacente ao nódulo principal – 89,1%

Isso também foi descrito por Kulh em sua primeira publicação sobre o padrão de curvas da RM mamária.

Neste trabalho, as curvas foram distribuídas da seguinte forma:

- *Curva tipo I ou ascendente:* VPP 9%.
- *Curva tipo II ou platô:* VPP 64%.
- *Curva tipo III ou* washout: VPP 87%.

O risco relativo para câncer de uma lesão com padrão de curva *washout*, quando comparado com a curva de padrão persistente é de, aproximadamente, 5 para 1, uma diferença importante, para este autor.

Segundo Teifke, a curva tipo III é o melhor critério de atividade proliferativa neoplásica.

Entretanto, 45% das curvas com padrão ascendente ou persistente (tipos I e II) também estavam associadas à malignidade. Isso explicou os 26% dos 258 cânceres avaliados pelo estudo dinâmico. Deste modo, excluir câncer com base exclusivamente na curva de impregnação persistente pode levar a um resultado falso-negativo (Fig. 5-1).

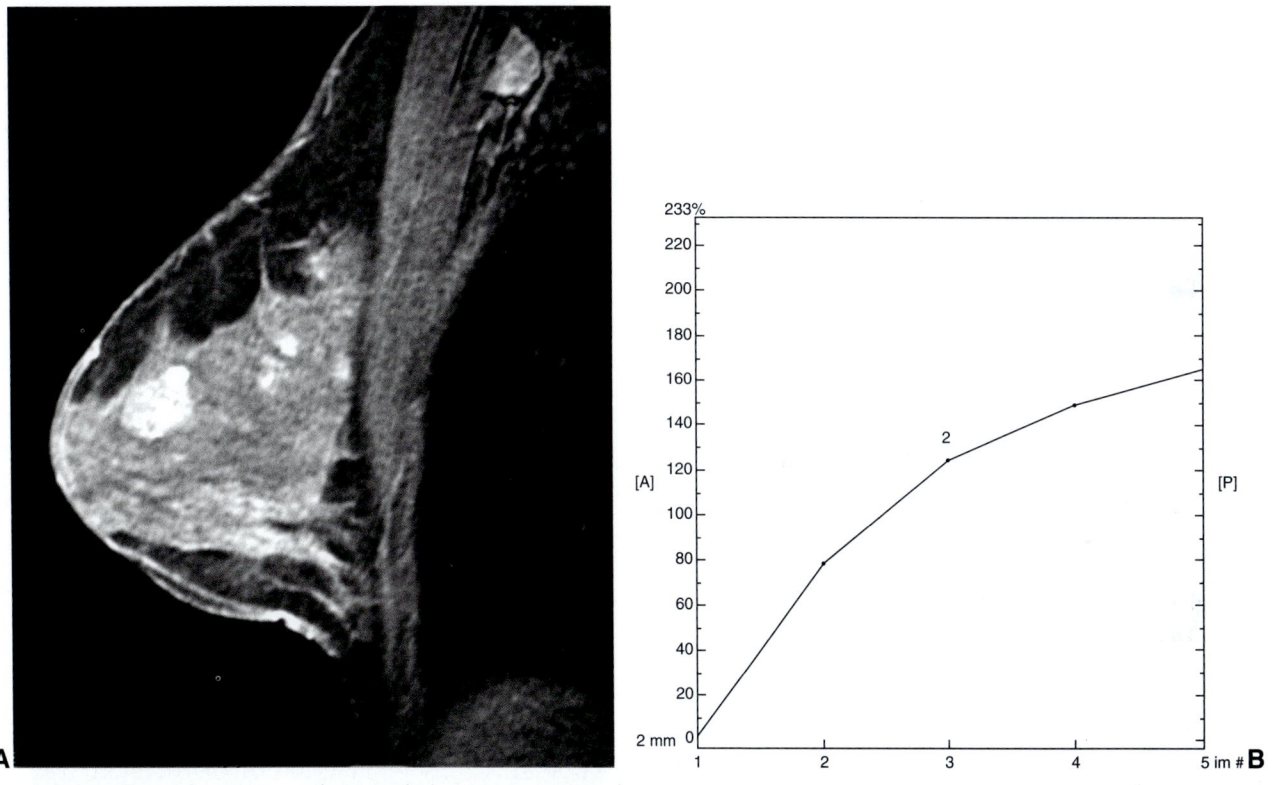

Fig. 5-1. (A e B) Excluir câncer com base, exclusivamente, na curva de impregnação persistente pode levar a um resultado falso-negativo. Carcinoma mucinoso na mama direita. Nódulo com impregnação heterogênea com curva tipo I.

VALOR PREDITIVO DE CADA CATEGORIA BI-RADS®

Categoria BI-RADS® 1

A ausência de impregnação de contraste em um estudo de RM tem um valor preditivo negativo entre 88 a 100% (Fig. 4-19).

Tumores diagnosticados nesta categoria da RM são pequenos ou sem componente invasor, distribuídos da seguinte forma, segundo Macura: 48% de carcinoma intraductal e 52% de carcinoma invasor.

De acordo com o tipo histológico, para Schnall *et al.*, o valor preditivo negativo para o carcinoma intraductal é de 88% e para o carcinoma invasor, 94%. Dos 25 tumores identificados em 995 casos foram 12 carcinomas intraductais e 13 invasores. Os tumores invasores apresentaram componente invasor menor que 5 mm.

Também foi identificado que a ausência de impregnação é um fator fortemente preditivo de benignidade. Das 208 lesões identificadas com essa característica, apenas 25 eram câncer, mas a sua ausência não exclui neoplasia.

Neste trabalho foi justificada a ausência de impregnação de contraste em alguns tumores em virtude do fato de não apresentar componente invasor.

A literatura atual demonstra que o carcinoma intraductal apresenta impregnação de contraste, mas com padrão diferente, menos intenso e mais evidente na fase tardia (Fig. 5-2).

Portanto, a interpretação de RM com o fim de detectar tanto lesão invasora quanto intraductal deve ser cuidadosa, procurando inicialmente lesão com grande destaque na fase precoce para a neoplasia invasora e com menor intensidade de impregnação, mas com distribuição ductal característica, como o realce anômalo segmentar, para lesão intraductal (Fig. 5-2).

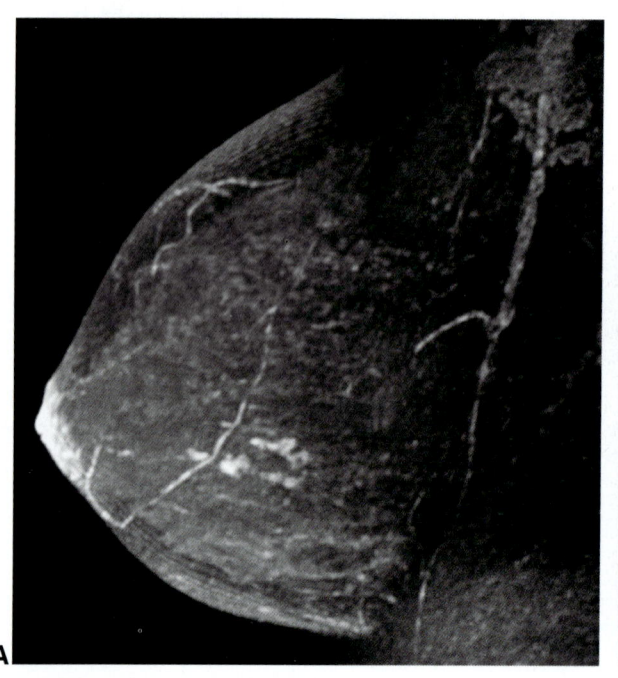

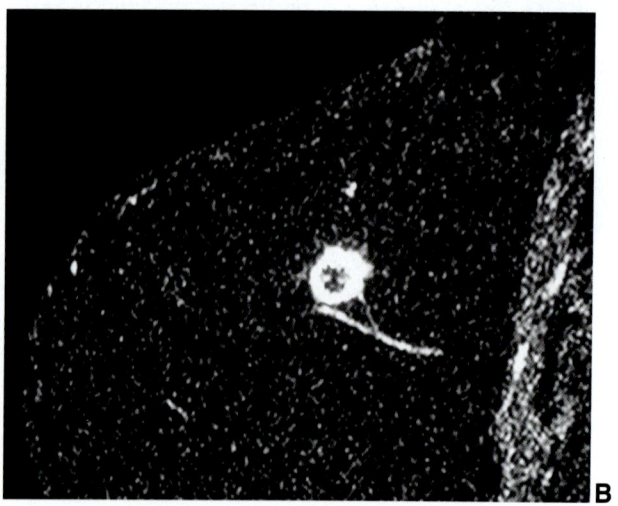

Fig. 5-2. (**A**) Carcinoma intraductal apresenta impregnação de contraste, mas com padrão diferente, menos intenso e mais evidente na fase tardia. (**B**) Para comparação, observar carcinoma ductal infiltrante com intensa impregnação na fase precoce.

Deve-se realçar que a ausência de impregnação de contraste em paciente com lesão palpável ou alteração mamográfica sugere menor probabilidade de malignidade. Entretanto, a conduta pode ser definida de acordo com o pior achado.

Ainda neste tópico, a literatura questiona a utilidade da RM em pacientes com achados com categoria BI-RADS® 3 na ultrassonografia ou mamografia. Nestas pacientes, a possibilidade de neoplasia é menor de 3% e se questiona o fato de que a utilização do método possa aumentar o número de biópsias. Esta é uma questão importante, que afeta o dia a dia do mastologista, especialmente nas pacientes que apresentam várias lesões bilaterais. Ainda não sabemos como lidar com este aspecto, mas achamos que o maior problema na utilização da ressonância magnética é o de adição de custo na caracterização da lesão.

Entretanto, nas pacientes de alto risco com diagnóstico na mamografia ou ultrassonografia de uma lesão com categoria BI-RADS® 3, Boetes afirma que deve ser utilizada a RM a fim de caracterizar melhor a lesão. A razão desta conduta é que essas pacientes apresentam maior possibilidade de neoplasia de alto grau com crescimento rápido ou neoplasia medular, que podem mimetizar o fibroadenoma (Fig. 5-3).

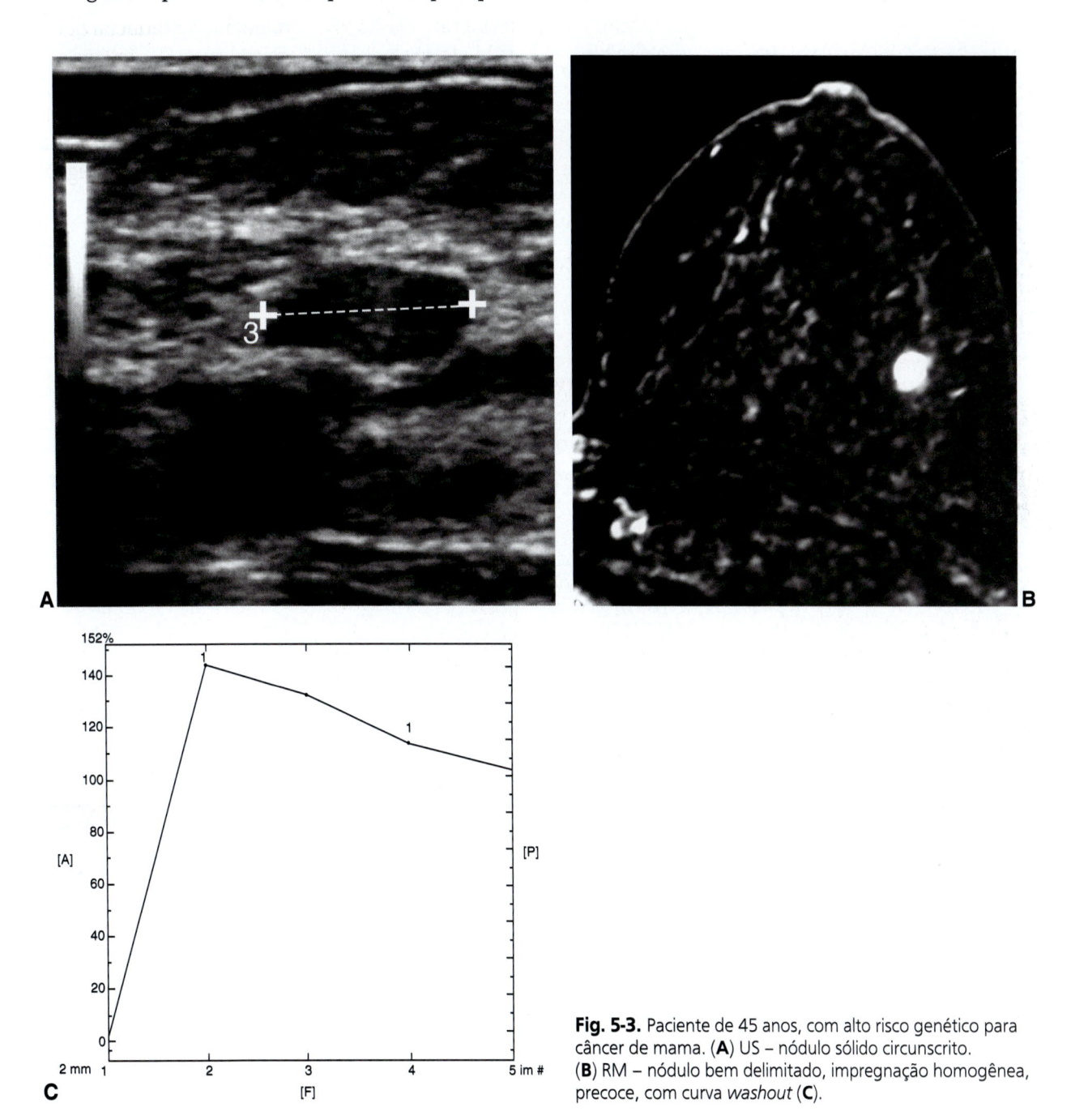

Fig. 5-3. Paciente de 45 anos, com alto risco genético para câncer de mama. (**A**) US – nódulo sólido circunscrito. (**B**) RM – nódulo bem delimitado, impregnação homogênea, precoce, com curva *washout* (**C**).

Categoria BI-RADS® 2

O VPP para os achados desta categoria é de 100%, segundo Schnall e Macura.

Um achado interessante de uma publicação de um estudo retrospectivo em 1.336 exames em um período de 2 anos mostrou que todas as lesões que apresentaram hipersinal na sequência ponderada em T1 pertencentes a esta categoria foram benignas.

As lesões que apresentam hipersinal na sequência ponderada em T1 são hematoma, cisto com alto conteúdo proteico ou sangue, hamartoma e esteatonecrose. Podem ocorrer algumas exceções a estas regras, como a metástase de melanoma e lesões com sangramento, como tumor filoide e carcinoma mamário (Fig. 5-4).

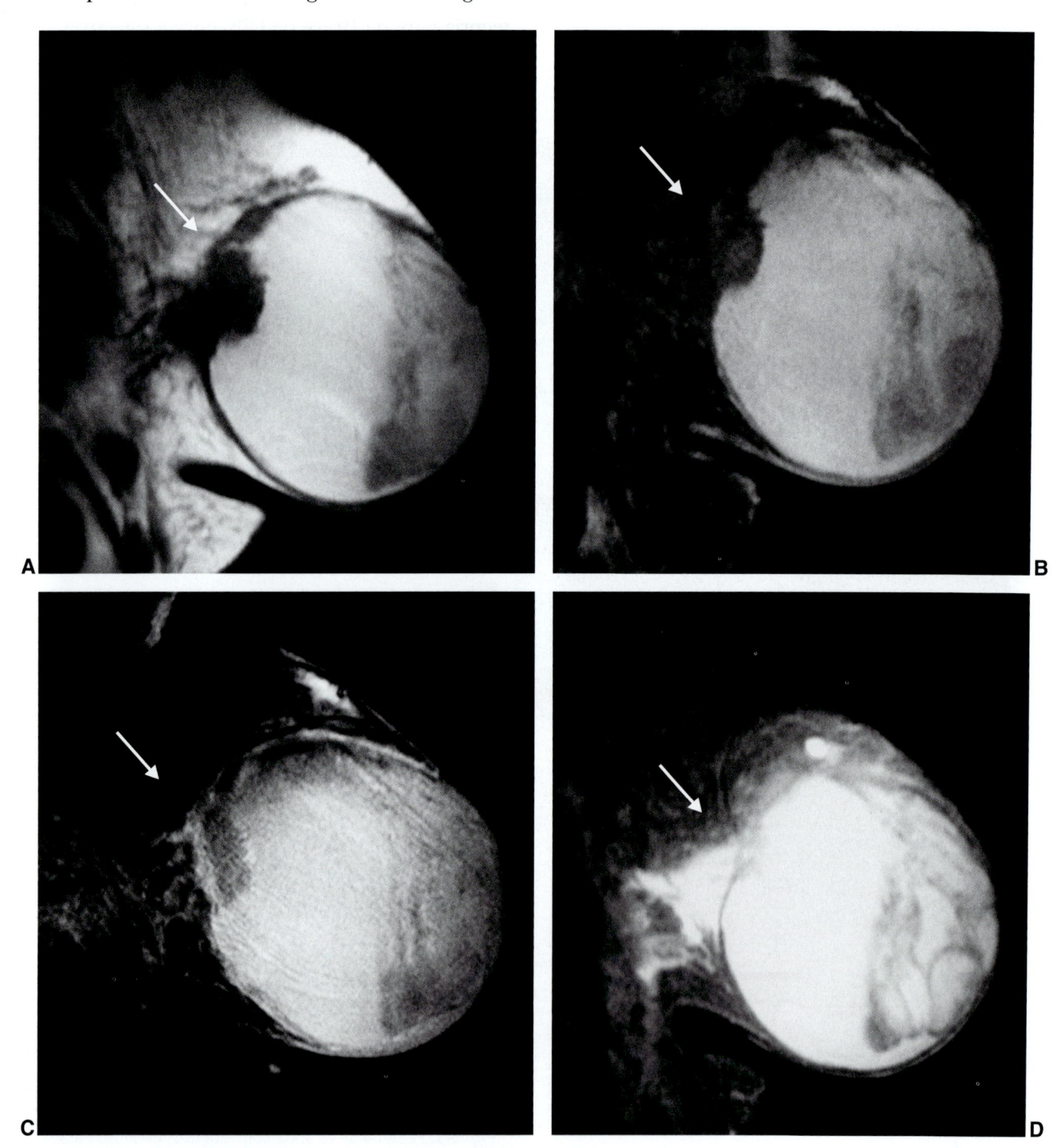

Fig. 5-4. Idosa com nódulo palpável. Lesão com hipersinal em T1, sugerindo alto conteúdo proteico. Carcinoma papilífero. (**A**) T1. (**B**) T1 com supressão de gordura. (**C**) T1 com supressão de gordura e gadolínio. (**D**) T2 com supressão de gordura. Notar componente sólido captante do contraste posterior (setas).

Categoria BI-RADS® 3

O valor preditivo positivo desta categoria foi descrito, inicialmente, por Goethem como superior ao da mamografia, 7 a 10% contra 3%. Mas, estudos recentes mostram um valor muito menor, menor que 1%, segundo Menell. A razão do alto valor inicial pode ter sido estudos iniciais com menor resolução espacial, dificultando a análise morfológica.

Categoria BI-RADS® 4 e 5

Consideradas nesta categoria lesões irregulares, espiculadas, com impregnação heterogênea em halo, com padrão de curva tipo III e realce anômalo com distribuição ductal (ductal e segmentar heterogêneo) (Fig. 5-5).

Em um trabalho publicado por Liberman, em pacientes com estas lesões, sem expressão clínica ou na mamografia e ultrassonografia, o VPP para a categoria 4 foi de 19% e de 67% para a categoria 5.

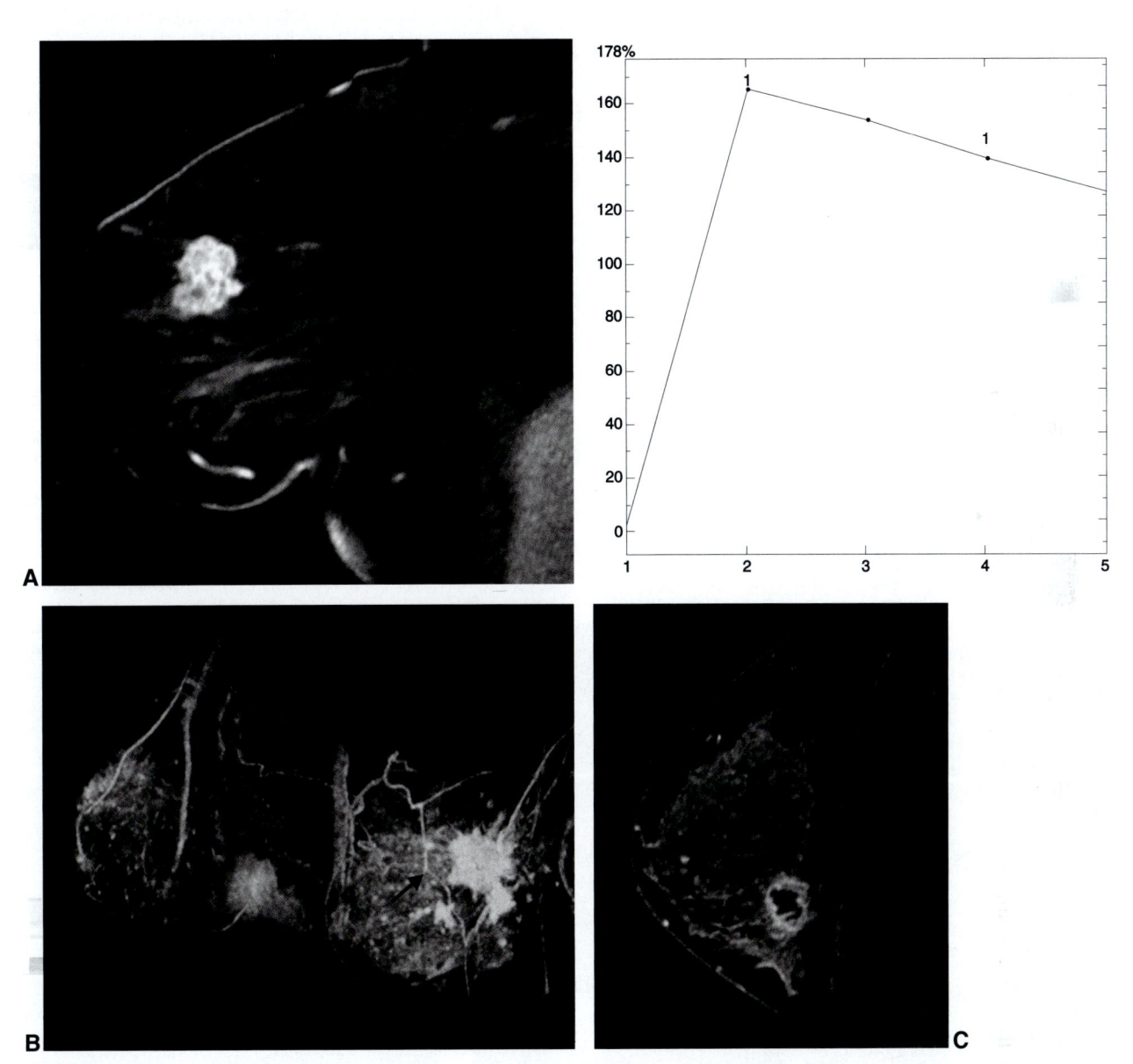

Fig. 5-5. (**A**) Nódulo irregular com curva 3. (**B**) Nódulo espiculado. (**C**) Impregnação em halo.

VALOR PREDITIVO DOS ACHADOS MORFOLÓGICOS

Nódulo e realce anômalo

É fundamental a análise do VPP dos achados morfológicos da ressonância, independente do padrão de impregnação de contraste.

Os modelos inicias de interpretação da ressonância magnética desenvolvidos por Nunes e Schnall avaliaram o valor preditivo dos achados morfológicos das lesões. Estes trabalhos basearam-se em lesões previamente documentadas e caracterizadas na mamografia.

Recentemente, Gutierez *et al.* avaliaram o valor preditivo positivo de nódulos e das áreas de realce anômalo, ocultos no exame clínico e na mamografia, de acordo com os critérios do ACR BI-RADS®.

Nódulos

Na publicação de Schnall, os nódulos puderam ser separados de acordo com o VPP, sendo observada maior relação com malignidade nos nódulos espiculados, irregulares, com impregnação em halo, e que apresentaram curva tipo III no estudo dinâmico (Quadro 5-3).

Macura *et al.* identificaram um maior VPP para nódulos com impregnação em halo, de 84%.

A impregnação em halo, além de apresentar alto VPP, é considerada um critério prognóstico. Segundo Teifke, pacientes que apresentaram este padrão de impregnação tinham lesão com pior grau tumoral, receptor hormonal negativo e pior estado linfonodal.

Reforçando estes achados, Gutierez identificou que, em nódulos maiores que 1 cm com impregnação heterogênea, a probabilidade de malignidade foi 24 vezes maior quando comparado com nódulos com impregnação homogênea.

Nódulos espiculados na RM, assim como na mamografia, apresentam alto VPP em vários trabalhos. O maior diagnóstico diferencial se faz com a cicatriz radial (Fig. 5-6).

A literatura mostra que os critérios com menor probabilidade de malignidade para nódulo são margem circunscrita e impregnação homogênea. Ao contrário, os de maior probabilidade são de margem irregular e espiculada e impregnação heterogênea (Quadro 5-4).

O tamanho do nódulo também é um importante critério morfológico com relação ao VPP. Liberman e Gutierez identificaram que o VPP é peque-

Quadro 5-3 Relação nódulo e valor preditivo positivo para malignidade

Nódulo	VPP
Espiculado	80%
Irregular	32%
Impregnação em halo	40%
Curva tipo III	76%

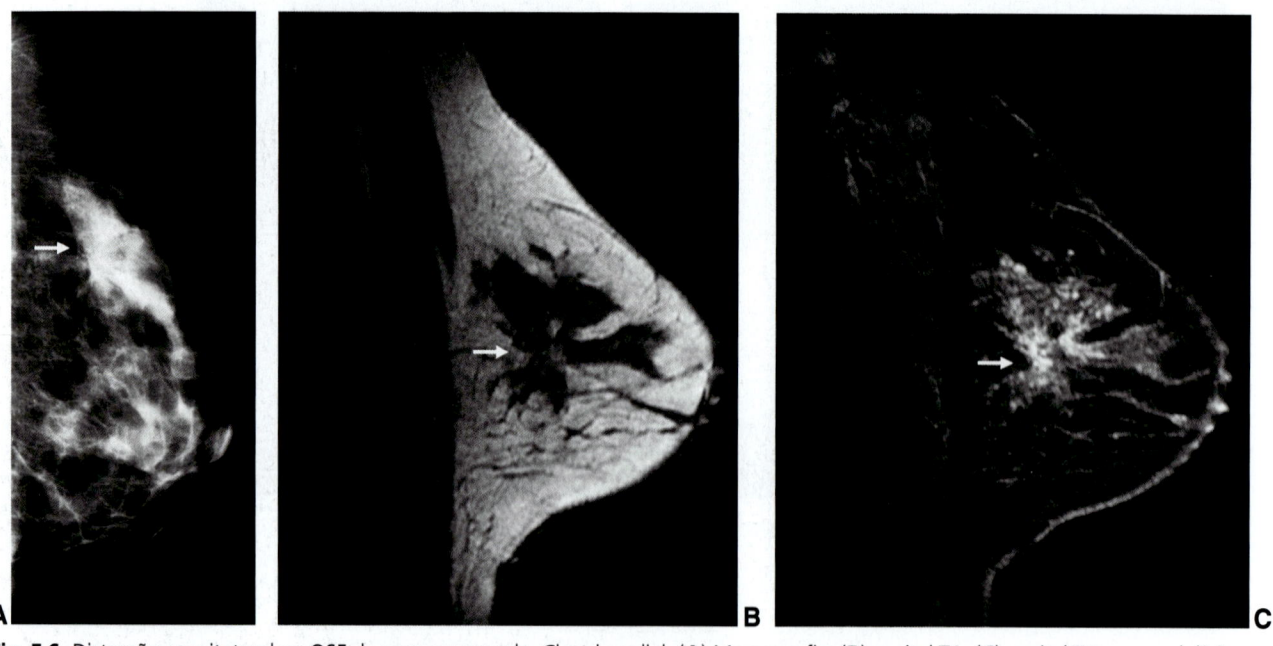

Fig. 5-6. Distorção arquitetural no QSE da mama esquerda. Cicatriz radial. (**A**) Mamografia; (**B**) sagital T1; (**C**) sagital T1 com gadolínio e supressão de gordura. (Agradecimento à Dra. Fabiola Kestelman.)

Quadro 5-4 Valor preditivo positivo dos nódulos com base no tamanho e morfologia da lesão (tabela retirada do artigo de Gutierez)

Tamanho	Padrão interno	Margem	VPP
< 1 cm	Heterogêneo; Halo	Lisa	0,11
	Homogêneo	Lisa	0,16
	Heterogêneo; Halo	Irregular ou espiculada	0,29
	Homogêneo	Irregular ou espiculada	0,37
> 1 cm	Homogêneo	Lisa	0,03
	Homogêneo	Irregular ou espiculada	0,08
	Heterogêneo; Halo	Lisa	0,40
	Heterogêneo; Halo	Irregular ou espiculada	0,68

Quadro 5-5 Distribuição do VPP de acordo com o padrão de realce anômalo, segundo Schnall

Realce anômalo	VPP
Impregnação ductal	31 a 58,5%
Impregnação segmentar	67 a 78%
Impregnação regional	21%

no em lesões menores que 0,5 cm (3%) e maior nas maiores que 1 cm (28 a 34%) (Quadro 5-4).

Realce ou impregnação anômala

O realce anômalo com distribuição ductal apresenta maior VPP, com relação aos demais, correspondendo a impregnação ductal e segmentar (Quadro 5-5 e Fig. 5-7).

Segundo Liberman, a impregnação ductal apresentou um VPP de 26%, mas quando as pacientes foram separadas de acordo com a presença de tumor, notou-se uma diferença. Nas pacientes com tumor sincrônico o VPP foi de 50% e nas outras de 22% (Fig. 5-8).

Em um estudo realizado por Tozaki, nas lesões que apresentaram um padrão de impregnação linear, fora de trajeto ductal, não foi encontrada nenhuma neoplasia. Dessa forma, sugere-se acompanhamento da lesão, semelhante às lesões da categoria 3 (Fig. 5-9).

O VPP da impregnação segmentar pode variar de acordo com o padrão interno. Este tipo de impregnação pode ser observado de forma transitória nas mamas e representar impregnação funcional. Estas apresentam, segundo nossa experiência, padrão interno homogêneo e podem ser acompanhadas. Ao contrário, as lesões suspeitas com padrão interno heterogêneo apresentaram um VPP de 74% (Fig. 5-10).

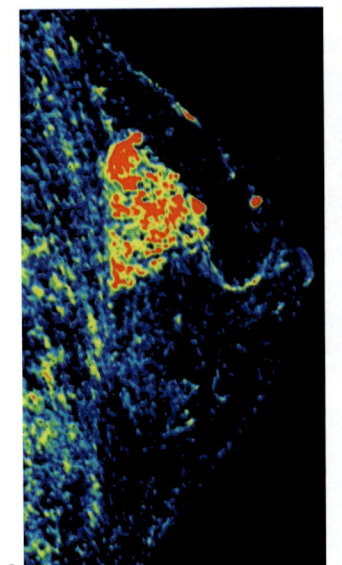

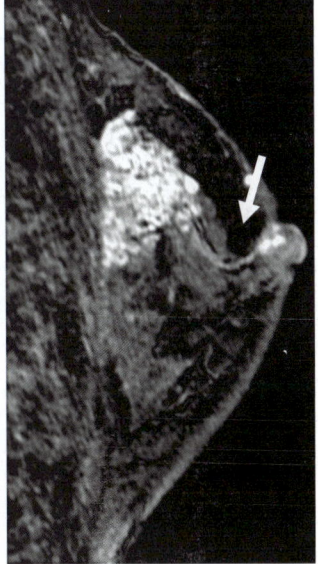

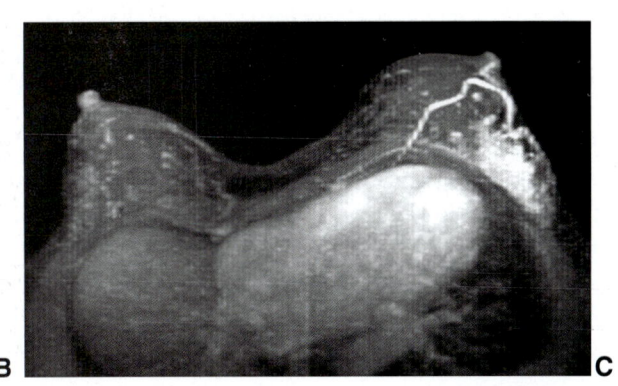

Fig. 5-7. Investigação de descarga papilar suspeita. Impregnação anômala com distribuição segmentar e padrão interno heterogêneo no quadrante superior externo esquerdo. Notar impregnação ductal até a papila (seta). (**A**) Mapa colorido. (**B**) Sagital T1 com gadolínio. (**C**) Axial MIP.

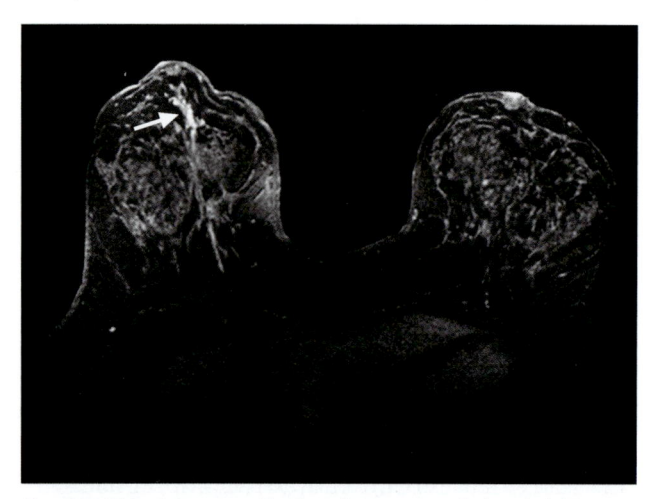

Fig. 5-8. RM – Impregnação ductal em mama direita. Axial T1 com gadolínio e supressão de gordura (seta).

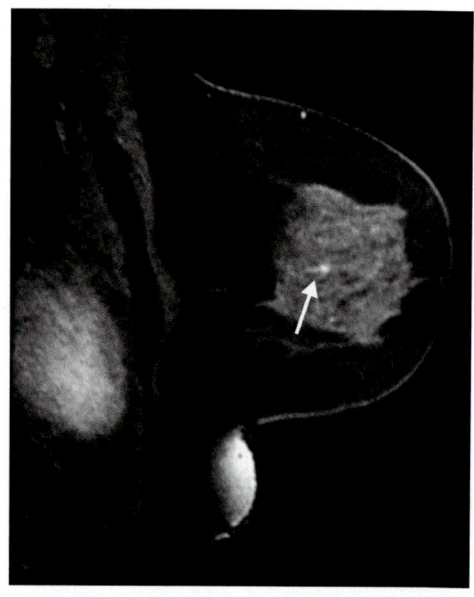

Fig. 5-9. Impregnação linear regular (seta). Sagital T1 com gadolínio e supressão de gordura.

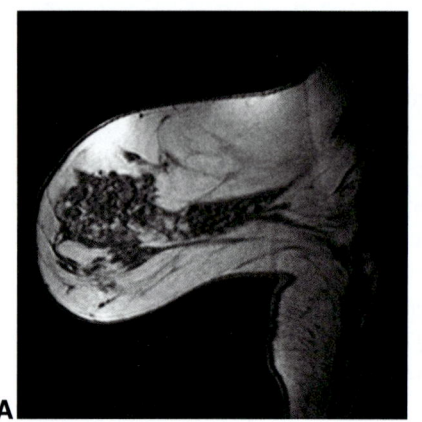

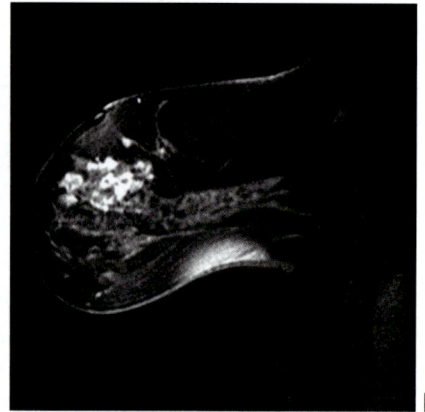

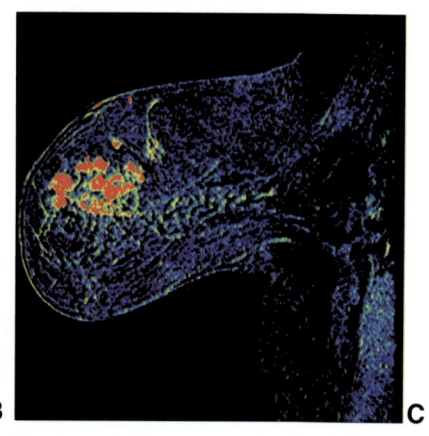

Fig. 5-10. Impregnação segmentar com padrão interno heterogêneo. (**A**) Sagital T1. (**B**) Sagital T1 com gadolínio e supressão de gordura. (**C**) Mapa colorido *(washin)*.

Foco e focos

O foco representa um achado incidental e tem um valor preditivo positivo de 3%, segundo Liberman, especialmente se isolado.

Este valor não pode ser considerado para foco adjacente a uma lesão com categoria BI-RADS® 6, pois pode representar multifocalidade (Fig. 5-11).

Segundo Hidetake, o VPP aumenta quando o foco se encontra no mesmo quadrante da lesão e apresenta curva tipo III (Fig. 5-12).

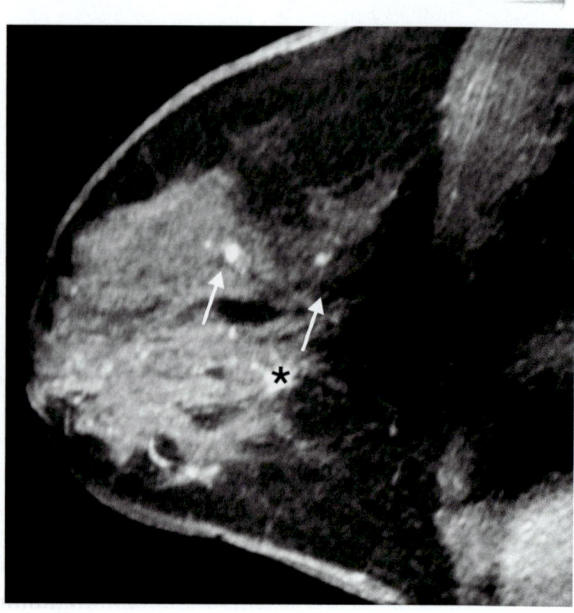

Fig. 5-11. Focos adjacentes a nódulo espiculado (categoria BI-RADS® 6 (*) (setas). Sagital T1 com gadolínio e supressão de gordura.

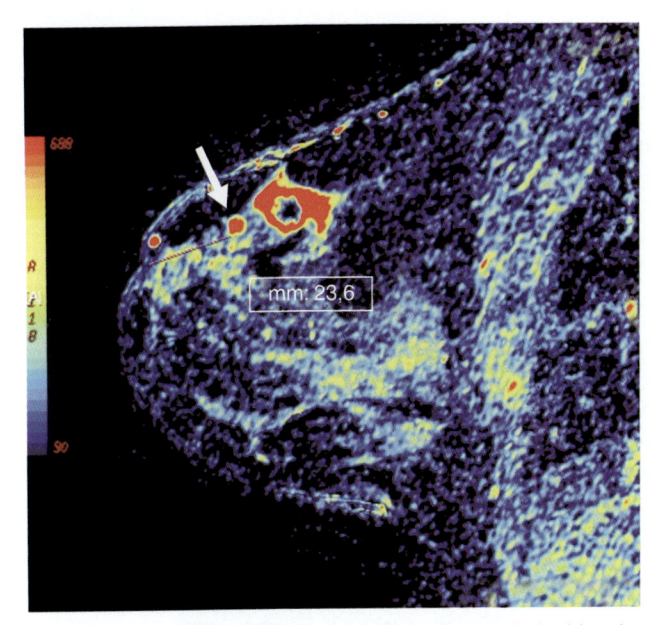

Fig. 5-12. Foco adicional anterior e próximo à lesão principal (seta). Mapa colorido.

VALOR PREDITIVO E DESENVOLVIMENTO DE NOVAS TÉCNICAS

Atualmente, procura-se uma melhora da especificidade das lesões identificadas na RM. Tem-se investido no desenvolvimento de novos meios de contraste, com macromoléculas que permanecem mais tempo no vaso, propiciando uma sequência contrastada com maior resolução espacial, além de contraste específico para a angiogênese tumoral.

A espectroscopia de prótons, uma biópsia mamária indireta, tem demonstrado um alto VPP (90%), segundo Tse *et al.*, especialmente em aparelhos com campo magnético maior que 1,5 T. A espectroscopia identifica a presença do pico de um metabólito, a colina, marcador da multiplicação celular, mais comum nas neoplasias (Fig. 5-13).

Uma outra sequência que vem sendo muito estudada, inclusive por nós, é a sequência ponderada em difusão que estuda o movimento das moléculas de água, que nos parece muito promissora. Teremos um capítulo especial para seu estudo (Cap. 17) (Fig. 5-14).

Consideramos que a maior vantagem da difusão sobre a espectroscopia é a capacidade de ser realizada em lesões pequenas, permitindo uma maior utilização na prática clínica.

Savannah *et al.* avaliaram a possibilidade de a sequência ponderada em difusão aumentar o valor preditivo positivo para malignidade e concluíram que esta sequência tem essa capacidade independe do tamanho da lesão. As 31 neoplasias apresentaram valores de ADC significativamente menores ($1,30 \pm 0,27 \times 10^{-3}$ mm^2/s) que 52 lesões benignas ($1,70 \pm 0,44 \times 10^{-3}$ mm^2/s, $p < 0,001$).

Se os critérios de suspeição da difusão fossem levados em conta (valor do ADC), 33% das lesões benignas não teriam sido biopsiadas (Fig. 5-15).

Mais detalhes no Capítulo 17.

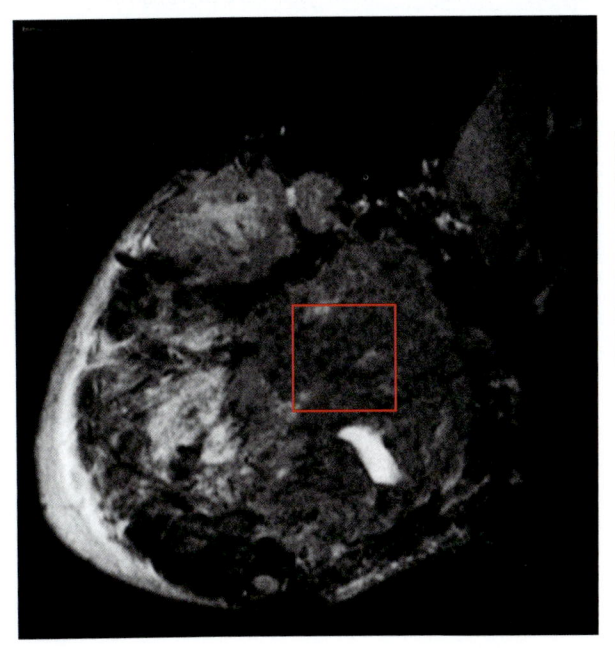

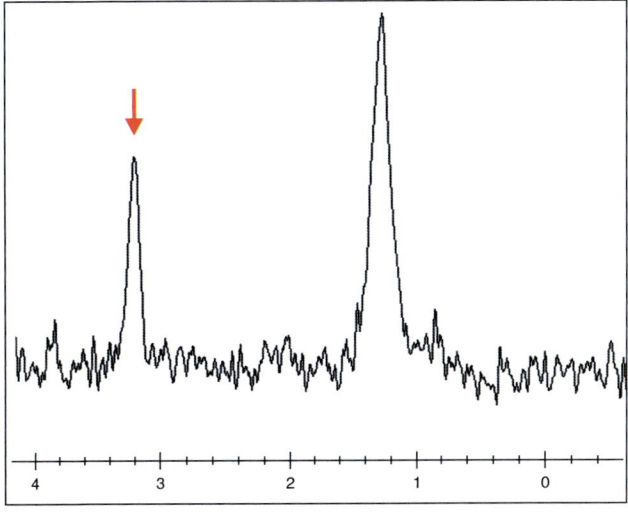

Fig. 5-13. Espectroscopia de prótons em lesão localmente avançada com linfonodomegalias e comprometimento cutâneo, demonstrando alto pico de colina, típico das neoplasias (seta vermelha).

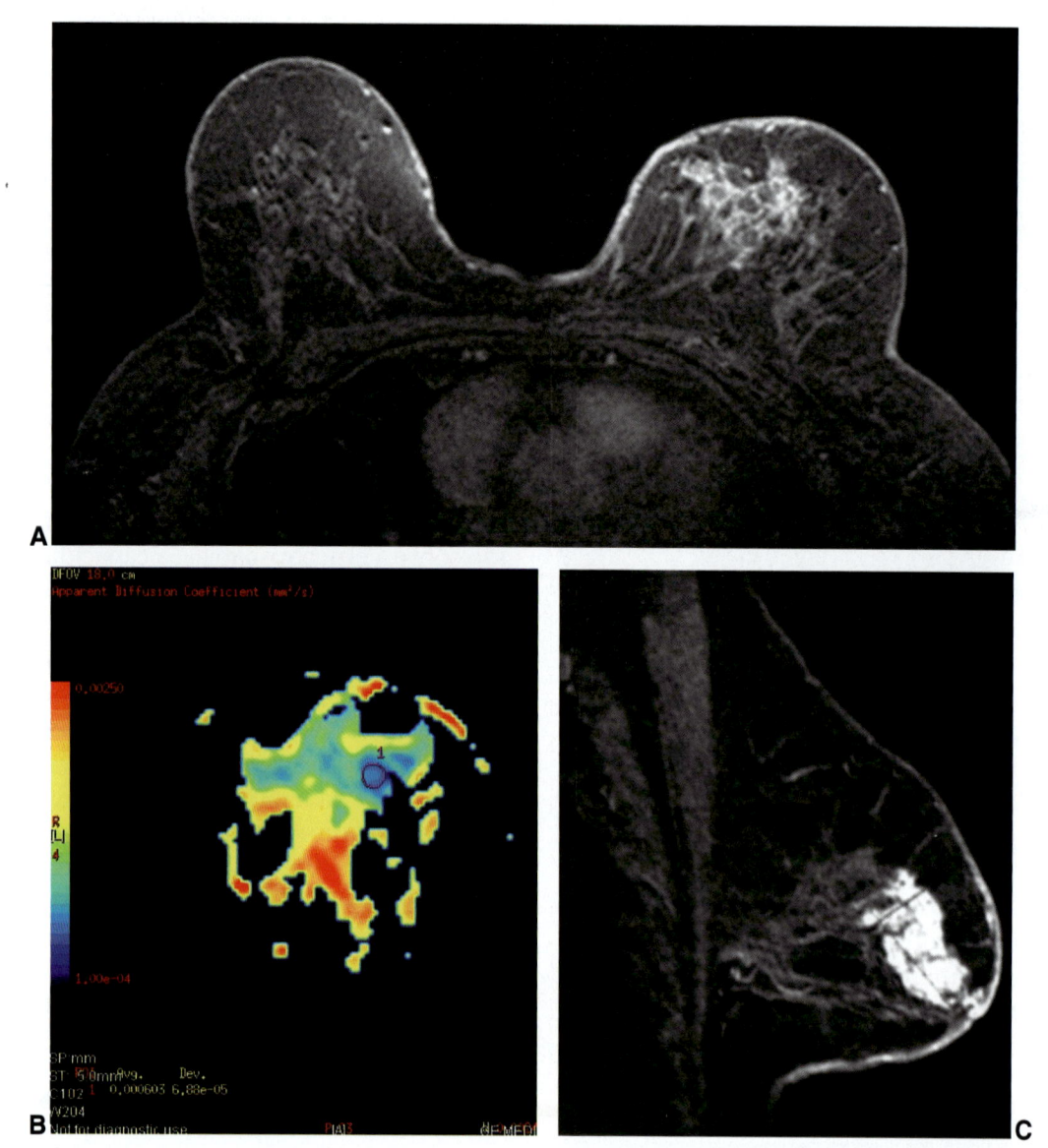

Fig. 5-14. Sequência ponderada em difusão. Impregnação segmentar heterogêna na mama esquerda. Carcinoma lobular infiltrante com difusão restrita ($0{,}6 \times 10^{-3}$ mm^2/s). (**A**) Axial T1 com gadolínio e supressão de gordura. (**B**) Mapa ADC (análise qualitativa e quantitativa – ROI). (**C**) Sagital T1 com gadolínio e supressão de gordura.

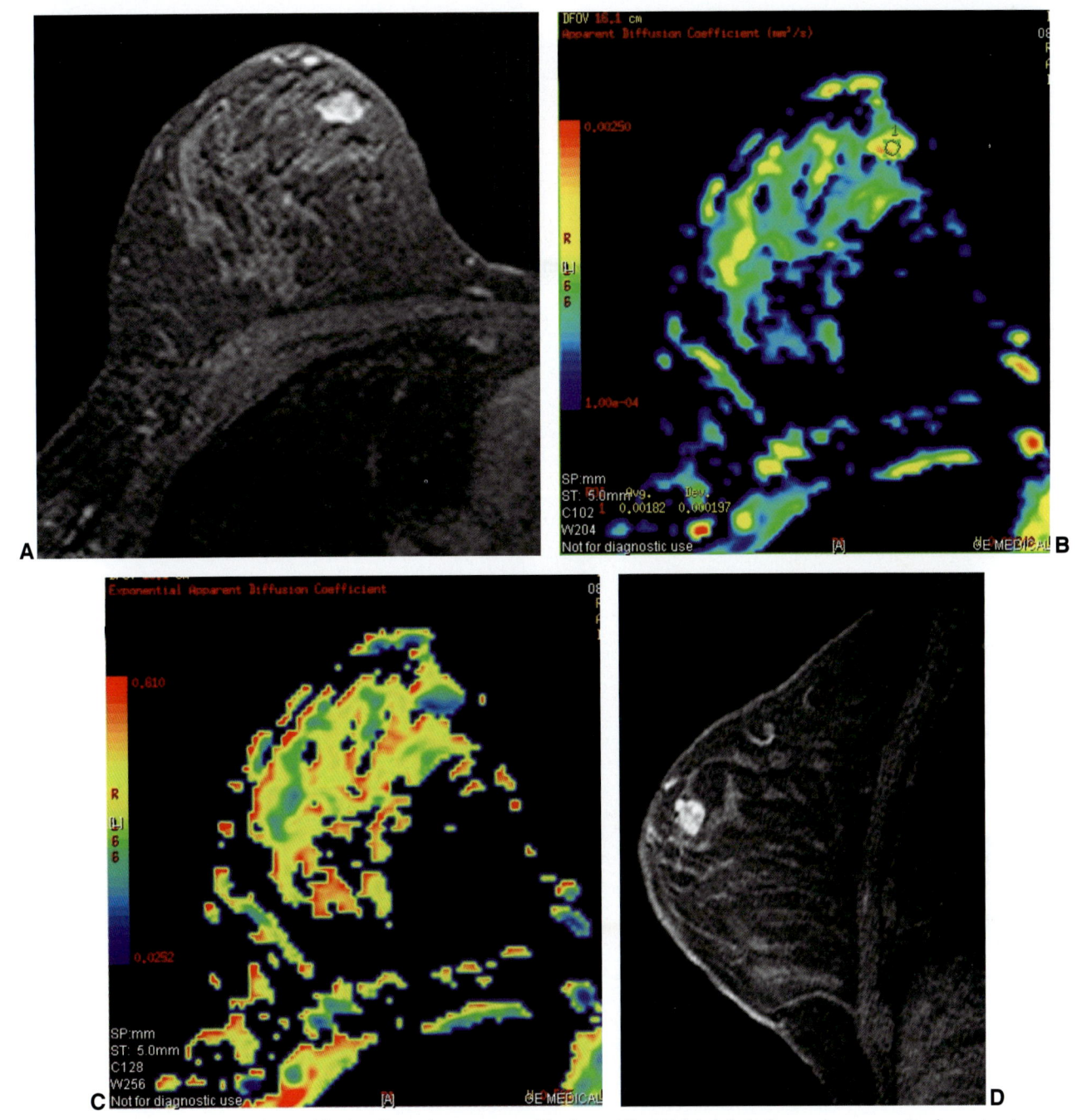

Fig. 5-15. Sequência ponderada em difusão. Fibroadenoma sem difusão restrita. Nódulo lobulado com impregnação de contraste. (**A**) Axial T1 com gadolínio e supressão de gordura. (**B**) Coeficiente de difusão aparente (valor da difusão 1,82 mm^2/s). (**C**) Coeficiente de difusão exponencial. (**D**) Sagital T1 com gadolínio e supressão de gordura.

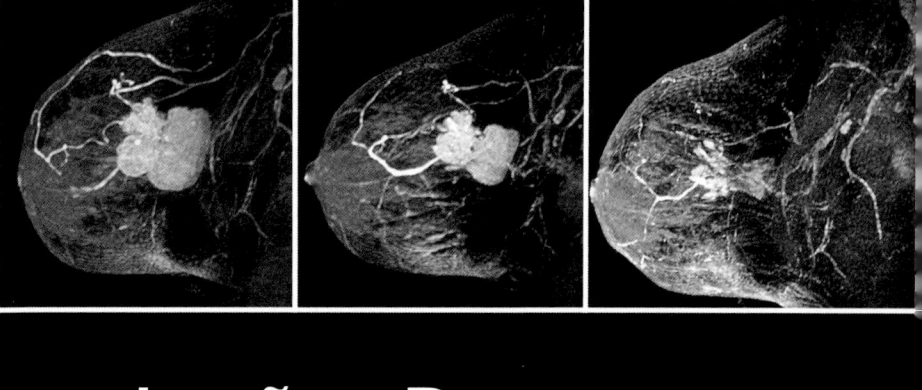

LESÕES BENIGNAS

Lesões Benignas

Alice Brandão ⋄ *Renata C. Leão*

LESÕES CONFIGURANDO MASSA

FIBROADENOMA

É a neoplasia mais comum da mama e ocorre em qualquer faixa etária, sendo mais comum em mulheres jovens, com pico de incidência em torno dos 30 anos. Pode ser múltiplo ou solitário (Fig. 6-1).

São nódulos bem delimitados com eixo longo paralelo aos ligamentos de Cooper (Fig. 6-2). Histologicamente, são compostos por elementos epiteliais e estromais circundados por uma pseudocápsula. A predominância entre um destes componentes varia com a faixa etária, sendo o elemento epitelial predominante nas mulheres jovens e o estromal nas mulheres pós-menopausa (Fig. 6-3). O achado de imagem costuma ser diferente nestes dois subtipos.

Os fibroadenomas, independente do tipo histológico, costumam apresentar sinal isointenso nas imagens em T1, sendo, muitas vezes, difícil diferenciá-los do parênquima glandular adjacente e, geralmente, são arredondados, ovalados ou lobulados, com margens circunscritas, bem definidas (Fig. 6-4).

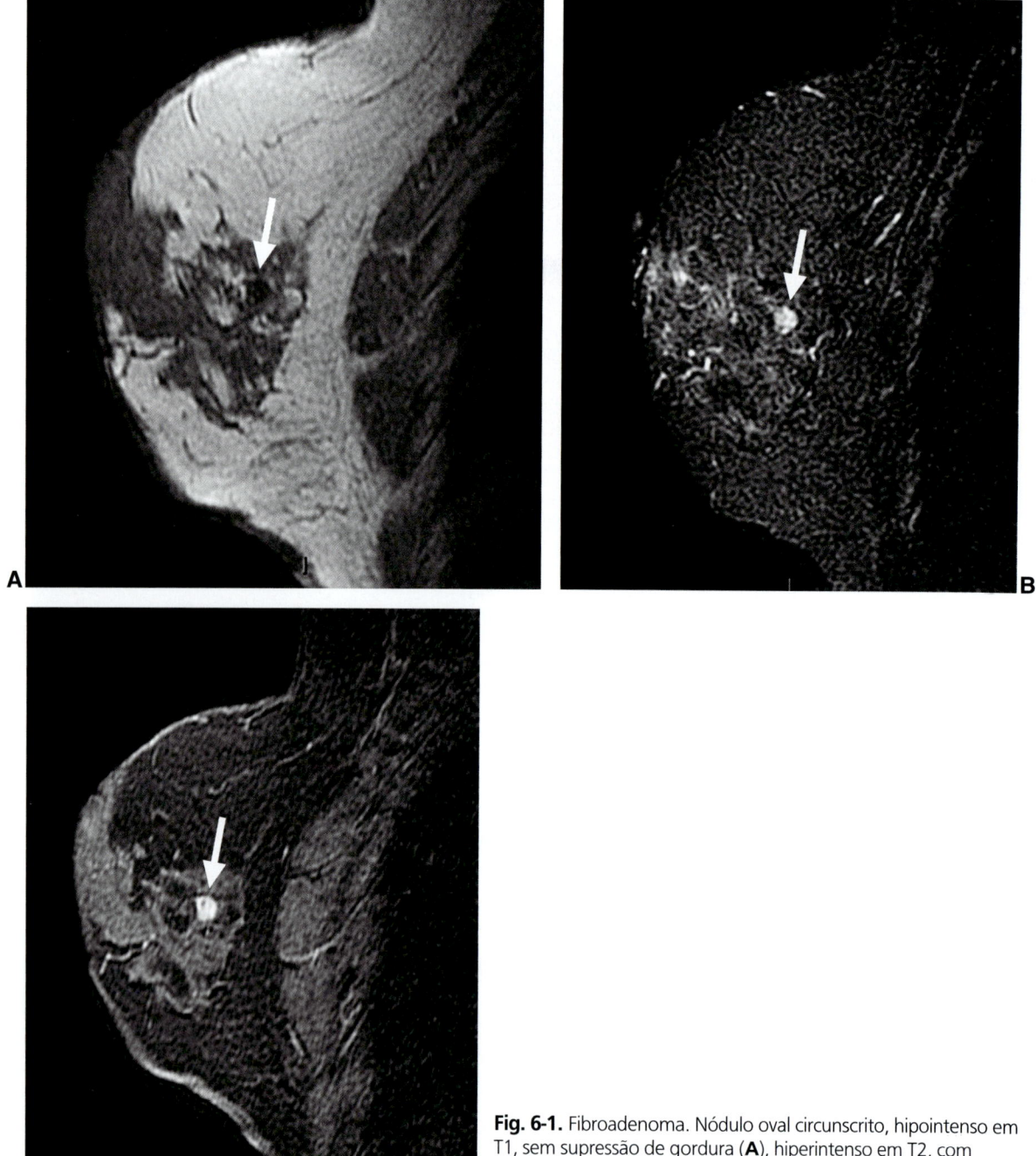

Fig. 6-1. Fibroadenoma. Nódulo oval circunscrito, hipointenso em T1, sem supressão de gordura (**A**), hiperintenso em T2, com supressão de gordura (**B**), e impregnação homogênea por gadolínio (**C**).

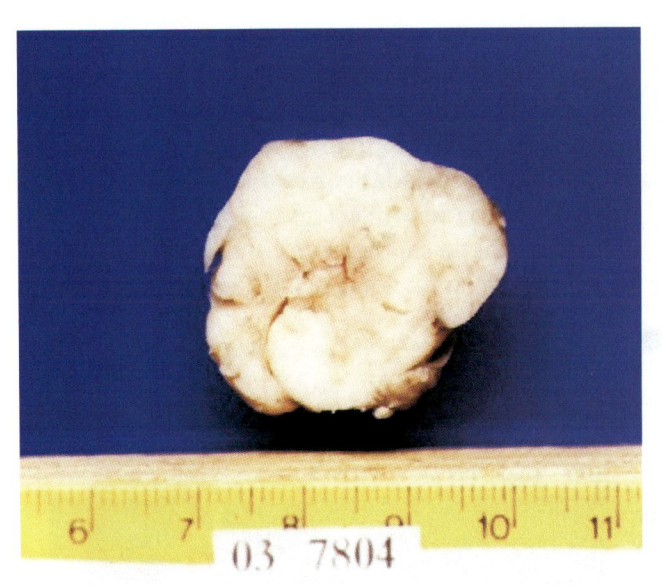

Fig. 6-2. Fibroadenoma pericanalicular com tecido conectivo denso e áreas de degeneração hialina. As estruturas glandulares ductais apresentam-se comprimidas dentro do tecido fibroso. (Agradecimento ao Dr. Leon Cardeman.)

Fig. 6-3. Histologicamente, eles são compostos por elementos epiteliais colapsados envoltos por tecido fibroso frouxo e estromal, circundados por uma pseudocápsula.
(**A**) Fibroadenoma pericanalicular. (**B**) Intracanalicular. Os tecidos periglandulares são frouxos e corados em cores mais claras pela HE. (Agradecimento ao Dr. Leon Cardeman.)

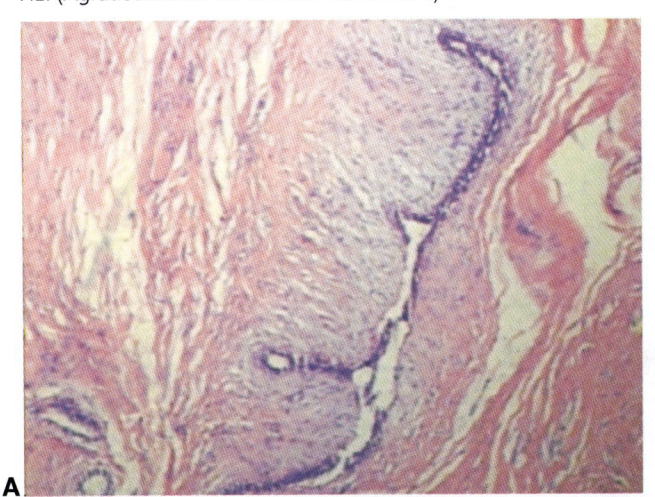

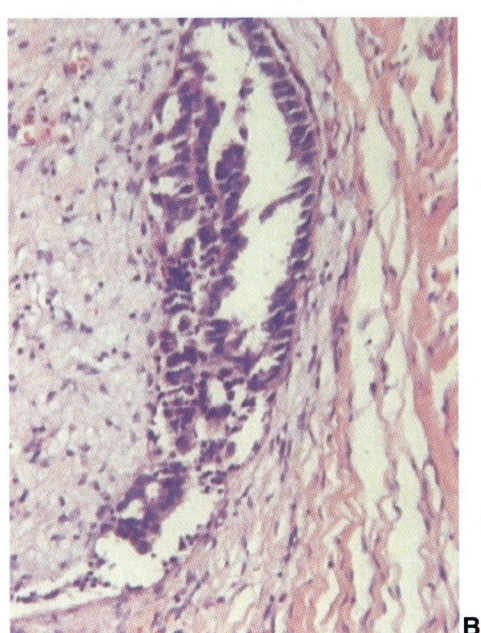

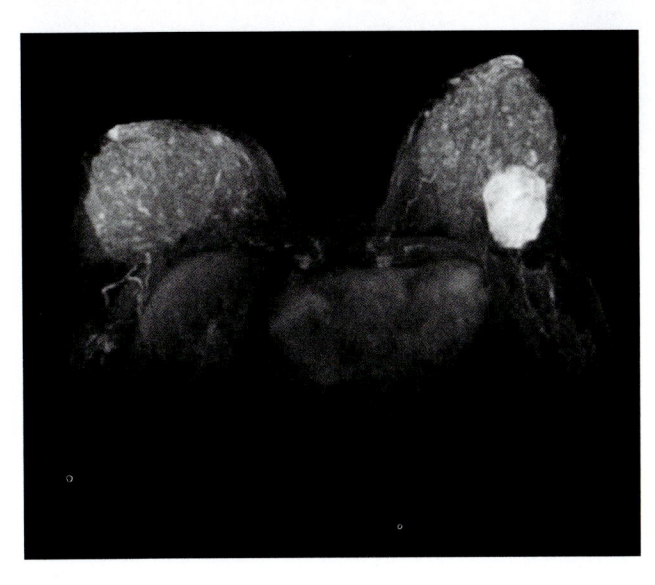

Fig. 6-4. Fibroadenoma. Nódulo lobulado, com margem circunscrita, bem definida na mama esquerda. MIP axial T1 com supressão de gordura pós-gadolínio.

Fibroadenoma celular ou mixoide

O fibroadenoma com predomínio epitelial também é chamado de fibroadenoma celular ou mixoide e costuma apresentar hipersinal nas imagens em T2 em razão de seu alto conteúdo líquido (Fig. 6-5).

Além disso, este tipo de fibroadenoma costuma apresentar uma impregnação uniforme e homogênea de contraste, progressiva (Fig. 6-6).

Em até 50% dos casos podem ser observadas septações internas não captantes de contraste, as quais são diagnósticas de fibroadenoma benigno com mais de 95% de acurácia. Estas septações podem estar relacionadas com a distribuição pericanicular do fibroadenoma (Figs. 6-4 e 6-7).

A cinética de captação de contraste tende a mostrar curva ascendente ou platô (Fig. 6-8).

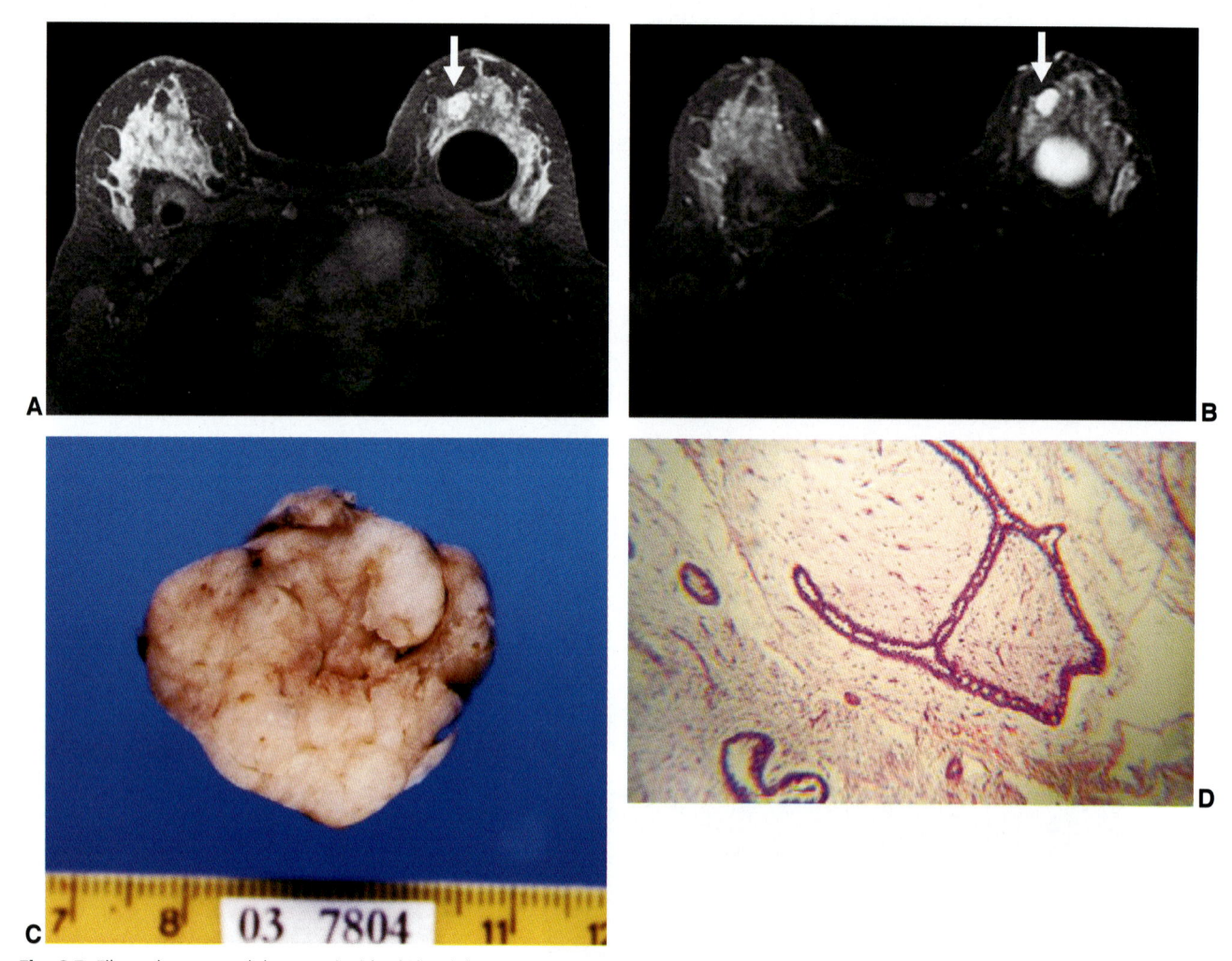

Fig. 6-5. Fibroadenoma celular ou mixoide. (**A**) Axial T1 com supressão de gordura e gadolínio. (**B**) Axial T2 com supressão de gordura. Nódulo com hipersinal nas imagens em T2 em razão de seu alto conteúdo líquido, circunscrito com realce homogêneo (setas). (**C**) Macroscopia de fibroadenoma celularizado pericanalicular. Notar alinhamento linear. (**D**) Microscopia. A luz glandular é comprimida em forma de fenda. (Agradecimento ao Dr. Leon Cardeman.)

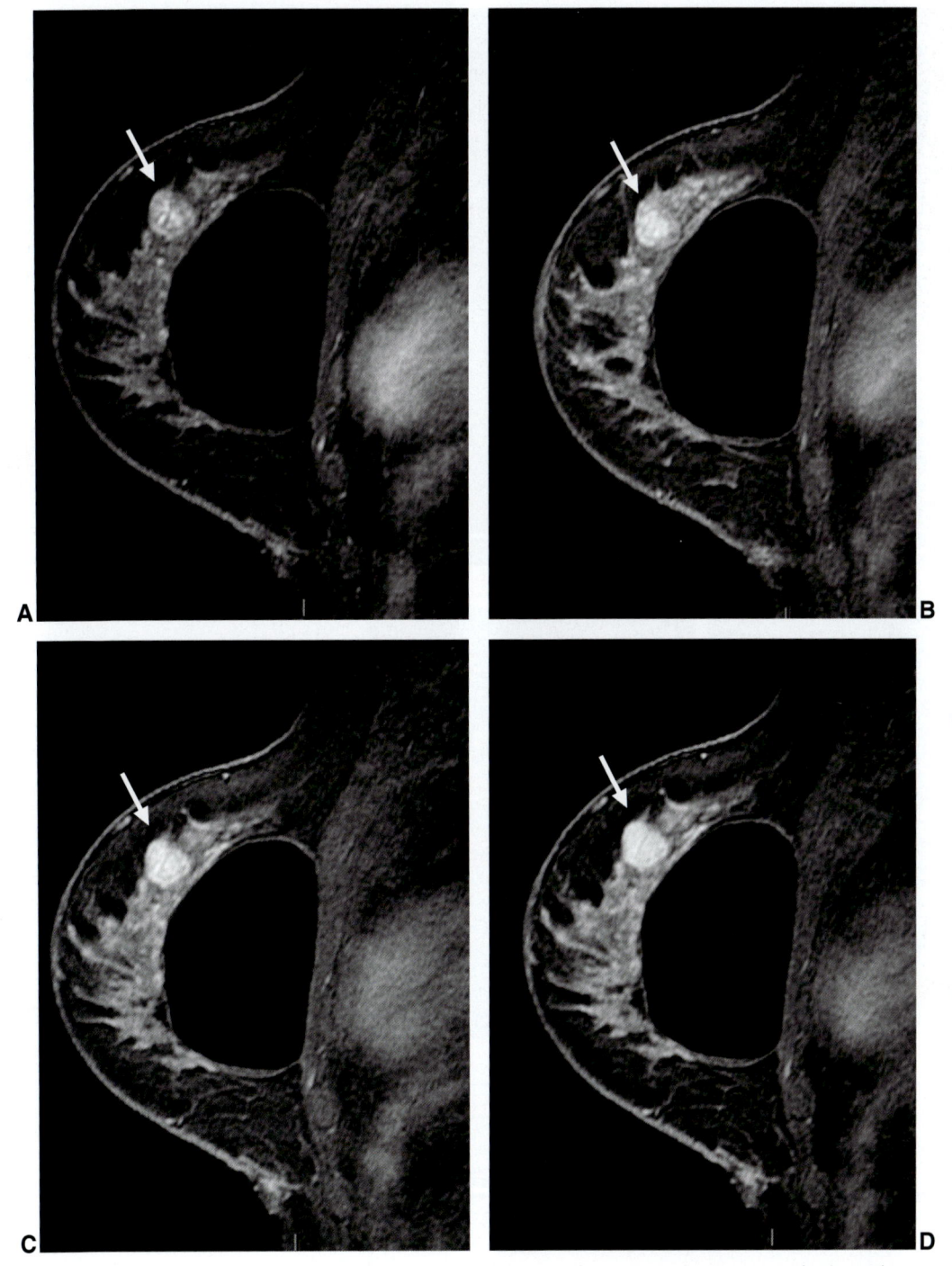

Fig. 6-6. (**A-C**) Nódulo com impregnação uniforme e homogênea de contraste (mesmo caso da Fig. 6-5), progressiva mais evidente no final do estudo controlado (**D**). Estudo dinâmico sagital T1 com supressão de gordura.

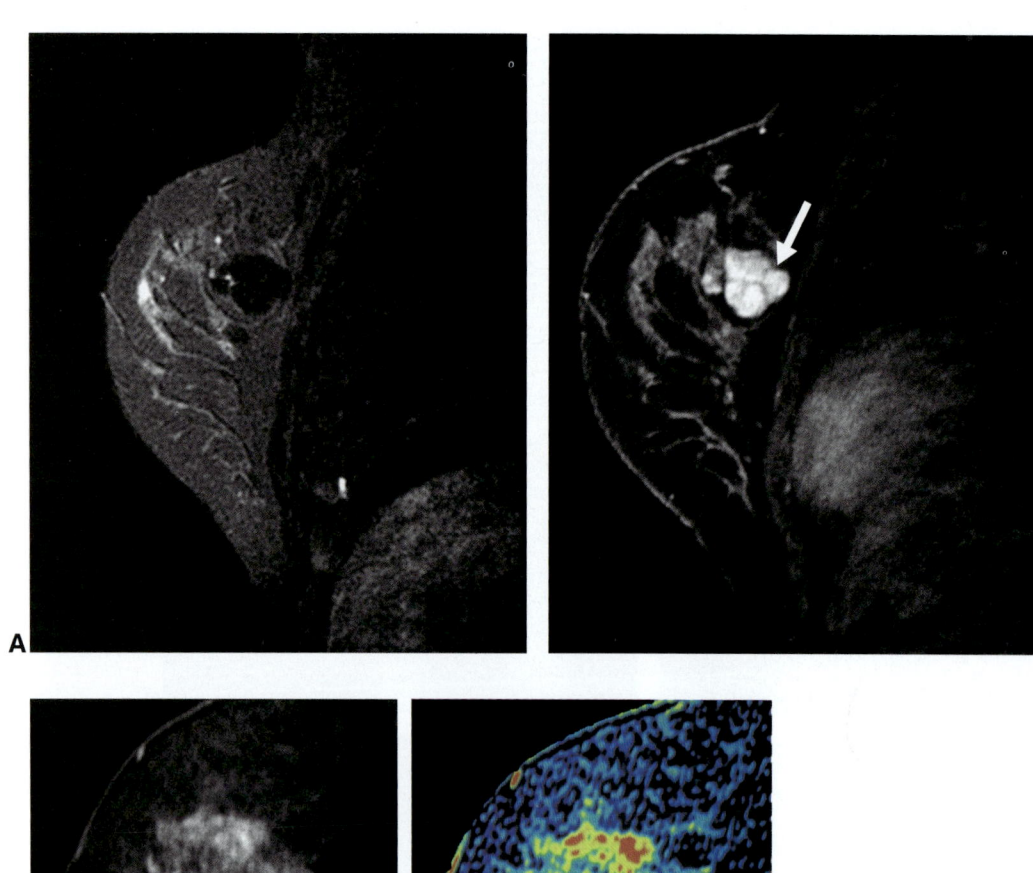

Fig. 6-7. Fibroadenoma. Nódulo lobulado, apresentando hipossinal em T2 com supressão de gordura (**A**) e impregnação não homogênea com septações não captantes (**B**) (seta).

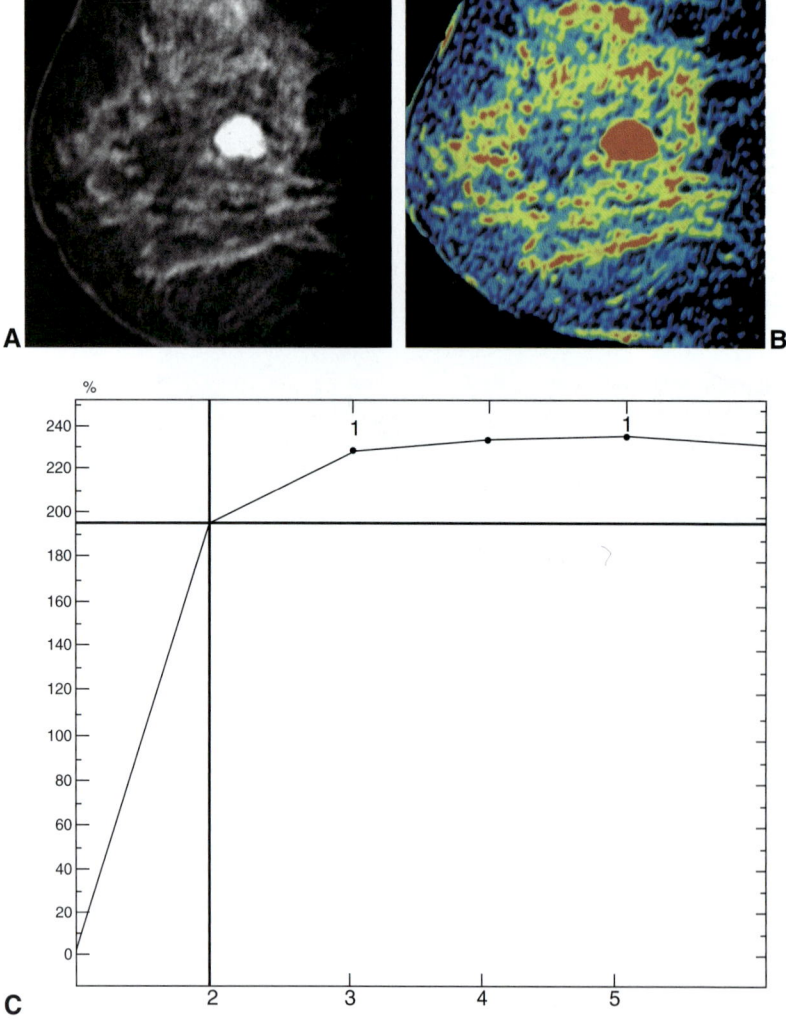

Fig. 6-8. Nódulo oval, circunscrito, com impregnação homogênea (**A** – T1 com supressão de gordura e com gadolínio e **B** – mapa colorido) com curva ascendente (tipo Ib) (**C**).

Fibroadenoma esclerótico

O fibroadenoma com predomínio estromal geralmente é chamado de acelular ou esclerótico (Fig. 6-9) e pode apresentar sinal isointenso ou hipointenso na sequência ponderada em T2 em razão do baixo conteúdo líquido (Fig. 6-10).

Eles costumam impregnar pouco, ou não impregnar, pelo contraste, e podem captar em apenas uma parte da lesão. À mamografia podem ser identificadas calcificações características (Fig. 6-11).

Quando não há nenhuma captação de contraste, o valor preditivo para benignidade é de, praticamente, 100% (Fig. 6-12).

Uma variante do fibroadenoma comum é o fibroadenoma juvenil ou gigante. Tumor típico da adolescência, de crescimento rápido, pode atingir grande volume, resultando em macromastia. O principal diagnóstico diferencial é com o tumor filodes (Fig. 6-4).

> Fibroadenoma:
> - Neoplasia mais comum da mama.
> - Elementos epiteliais e estromais circundados por cápsula
> - Sinal isointenso em T1.
> - Geralmente arredondado, oval ou lobulado, com margens circunscritas.
> - Fibroadenoma celular: costuma apresentar hipersinal em T2 e impregnação uniforme e homogênea de contraste.
> - Fibroadenoma de predomínio estromal: costuma apresentar hipossinal em T2 com leve impregnação pelo contraste ou ausência de impregnação.

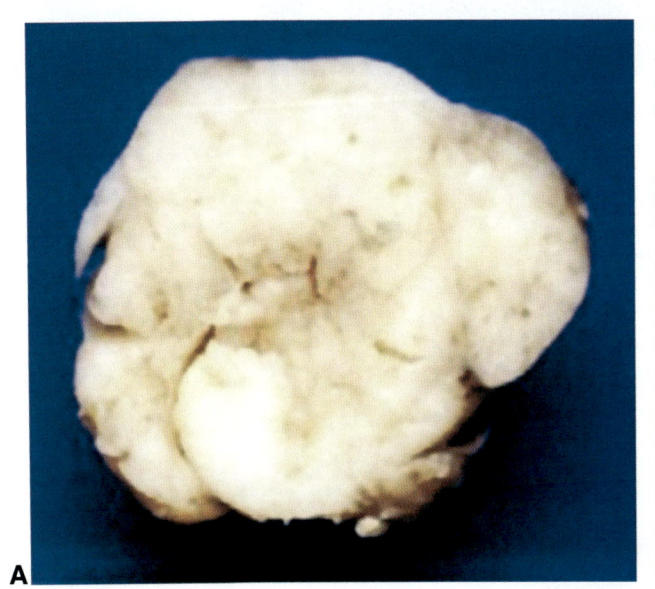

Fig. 6-9. (**A**) Macroscopia. Fibroadenoma esclerótico, mostrando aspecto fibrótico, hialinizado. (**B**) Microscopia com fibrose e degeneração hialina intersticial. (Agradecimento ao Dr. Leon Cardeman.)

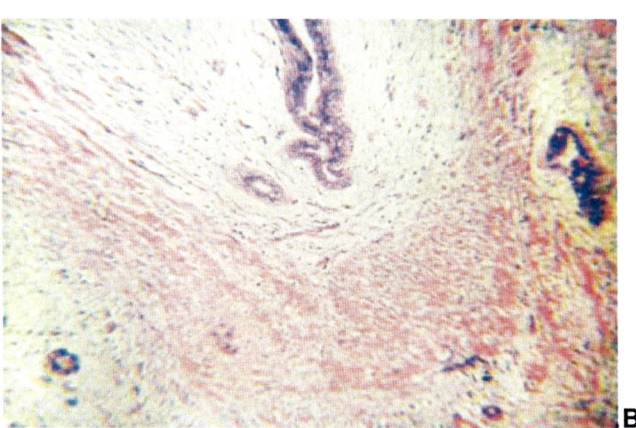

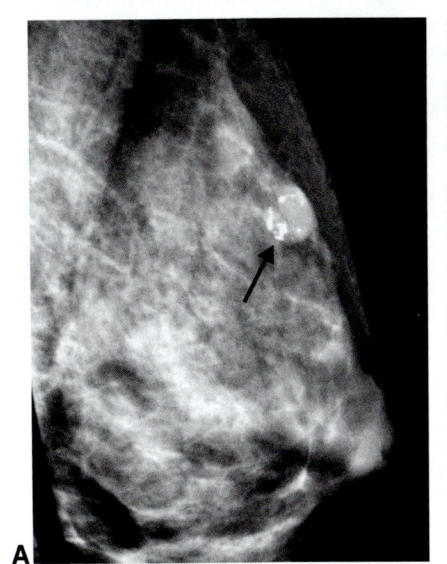

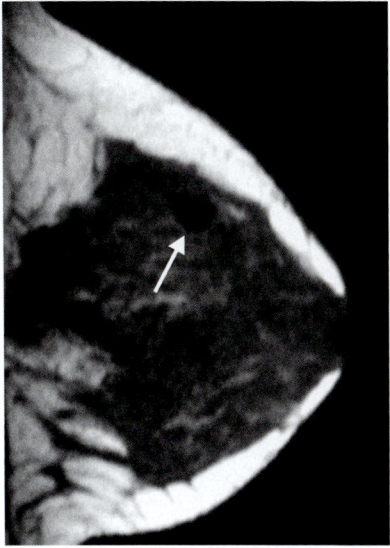

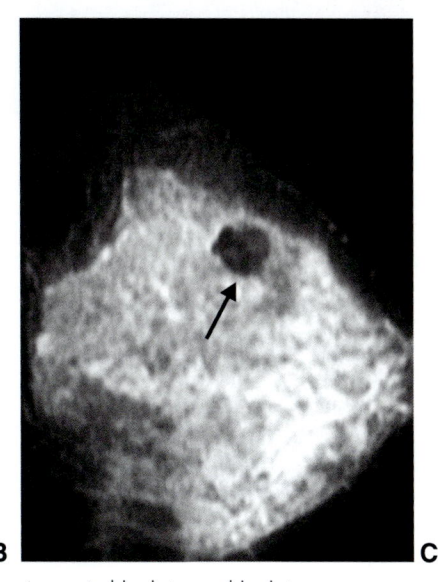

Fig. 6-10. Fibroadenoma com predomínio estromal. Nódulo heterogêneo em T1, predominantemente hipointenso, hipointenso na sequência ponderada em T2 em decorrência de baixo conteúdo líquido, com macrocalcificações na mamografia (**A**). Sagital T1 (**B**) e sagital T2 com supressão de gordura (**C**).

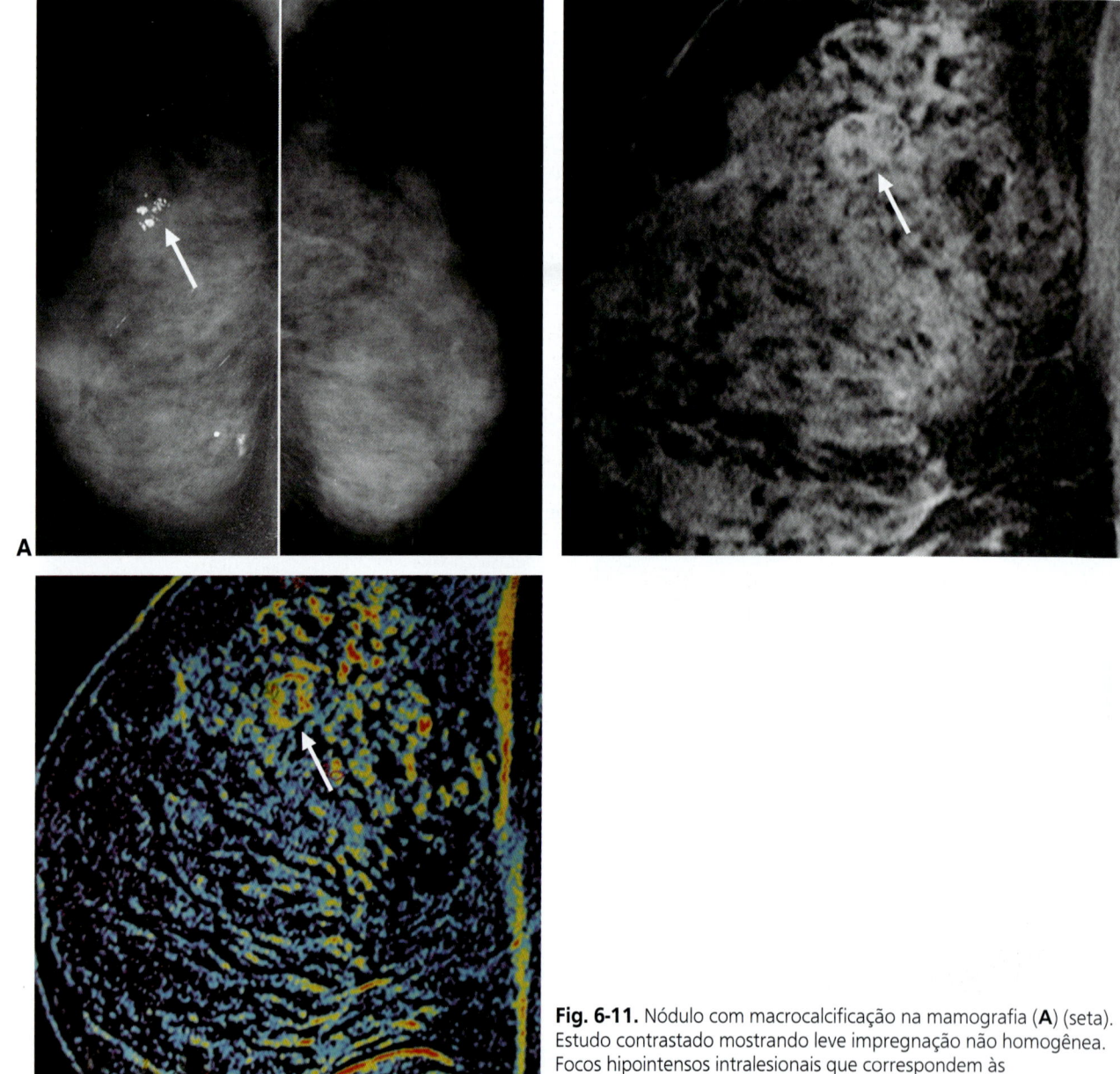

Fig. 6-11. Nódulo com macrocalcificação na mamografia (**A**) (seta). Estudo contrastado mostrando leve impregnação não homogênea. Focos hipointensos intralesionais que correspondem às macrocalcificações (seta). (**B**) Sagital T1 com supressão de gordura com gadolínio. (**C**) Mapa colorido.

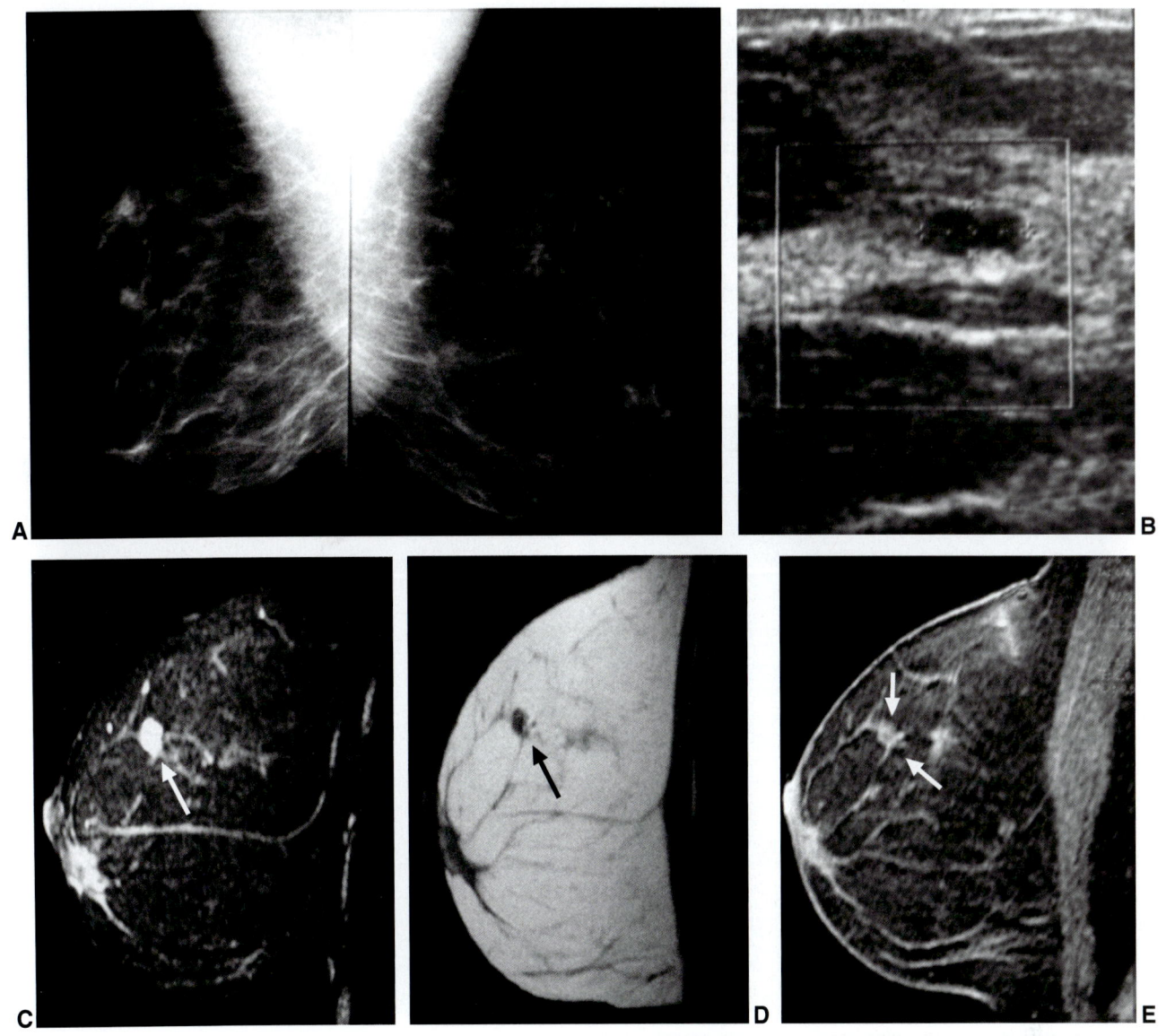

Fig. 6-12. Nódulo não captante na mama direita (setas). (**A**) Mamografia; (**B**) ultrassonografia com doppler colorido; (**C**) sagital T2 com supressão de gordura; (**D**) sagital T1; (**E**) sagital T1 com supressão de gordura e gadolínio.

PAPILOMA

Os papilomas são lesões benignas comuns da mama, podem ser múltiplos ou solitários e são a causa mais comum de descarga papilar.

Quando solitários, são mais frequentes em mulheres entre 30 e 55 anos, na maioria das vezes menores que 1 a 1,5 cm e localizados nos ductos lactíferos maiores, próximos ao complexo areolopapilar (Fig. 6-13).

Estão associados à ectasia ductal em mais de 50% dos casos, e à descarga papilar sanguinolenta em até 80% deles (Fig. 6-14).

Quando múltiplos, costumam situar-se perifericamente, originando-se, aparentemente, da unidade terminal ductolobular e, consequentemente, é menos comum cursar com descarga papilar sanguinolenta. Raramente pode apresentar-se com nódulo palpável. Há relatos controversos de que esta condição esteja relacionada com maior incidência de câncer (Fig. 6-15).

Histologicamente, os papilomas consistem em papilas com nutrição vascular central, quase sempre conectadas à parede ductal por um fino pedículo. Eles podem sofrer fibrose ou infarto (Fig. 6-16).

Os métodos de imagem convencionais têm utilidade limitada no diagnóstico dos papilomas em decorrência de suas pequenas dimensões e localização central.

Na ressonância magnética sem contraste, a maioria dos papilomas é oculta, exceto quando há dilatação ductal, permitindo a visibilização de nódulo intraluminal, que, normalmente, apresenta sinal intermediário ou hipointenso em T2 com supressão de gordura e hipointenso em T1 (Fig. 6-17).

Após o contraste, o papiloma costuma impregnar-se intensamente pelo contraste, aparecendo como um nódulo arredondado e bem circunscrito, frequentemente pequeno e na região retroareolar. É importante lembrar que a dilatação ductal pode ter alto conteúdo proteico e/ou sangue, apresentando alto sinal em T1 (Figs. 6-17 e 6-18).

> Papiloma:
> - Geralmente entre mulheres de 30 a 55 anos, quando únicos.
> - Grande associação a ectasia ductal.
> - Oitenta por cento provocam descarga papilar sanguinolenta.

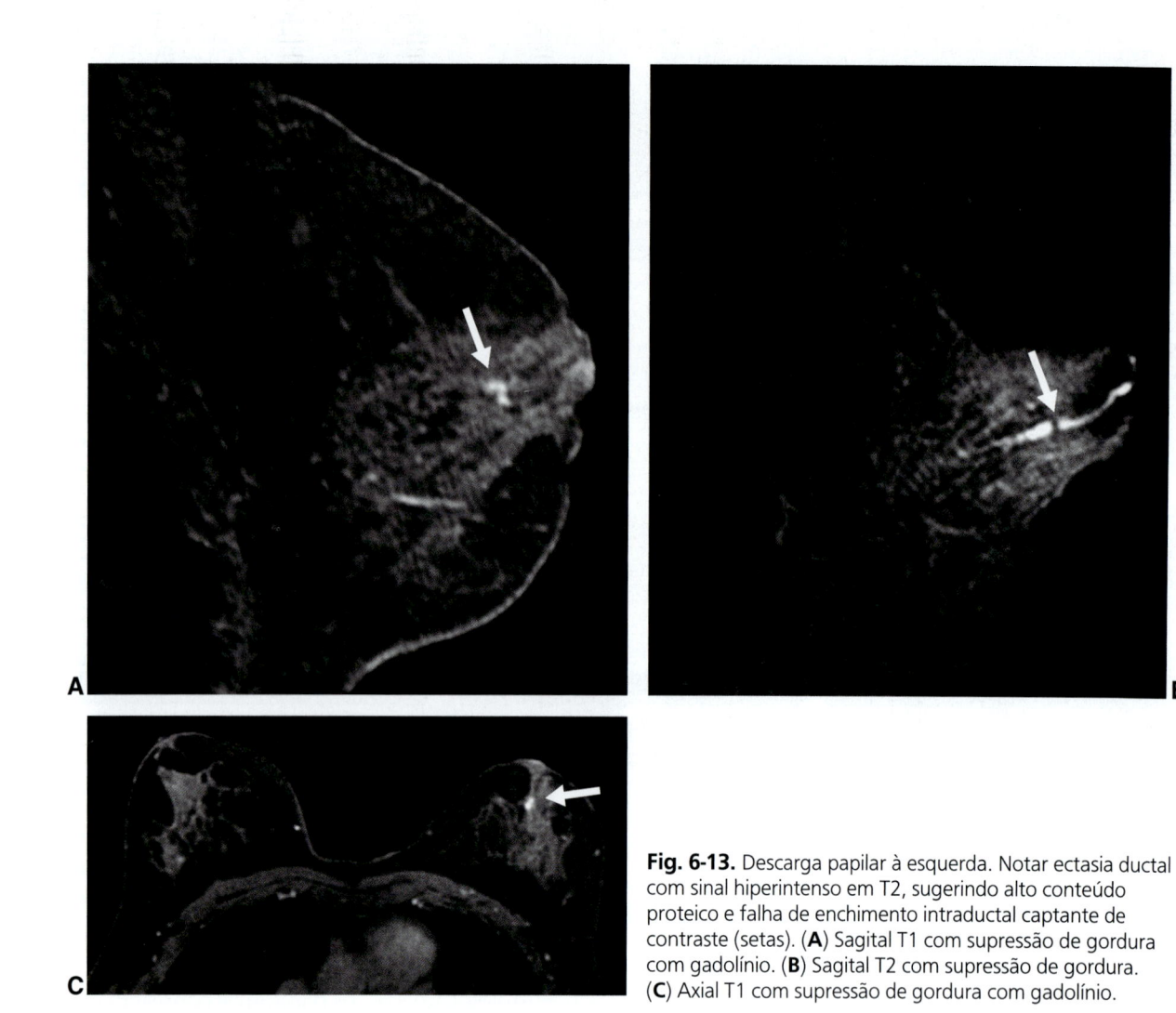

Fig. 6-13. Descarga papilar à esquerda. Notar ectasia ductal com sinal hiperintenso em T2, sugerindo alto conteúdo proteico e falha de enchimento intraductal captante de contraste (setas). (**A**) Sagital T1 com supressão de gordura com gadolínio. (**B**) Sagital T2 com supressão de gordura. (**C**) Axial T1 com supressão de gordura com gadolínio.

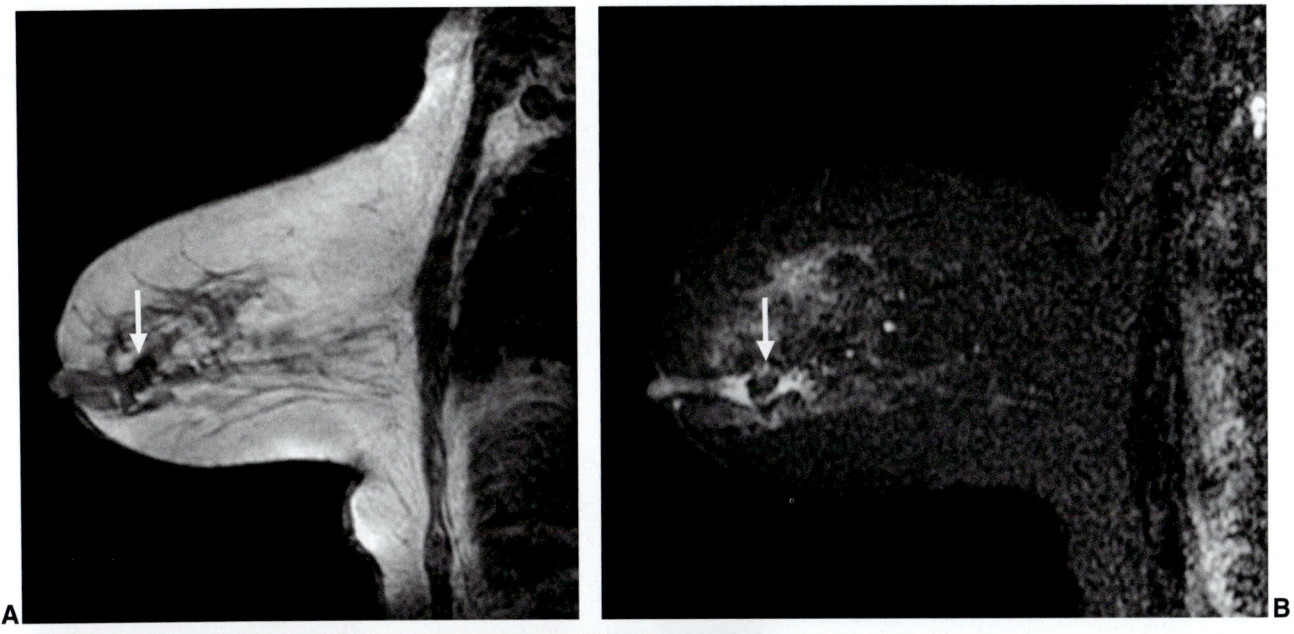

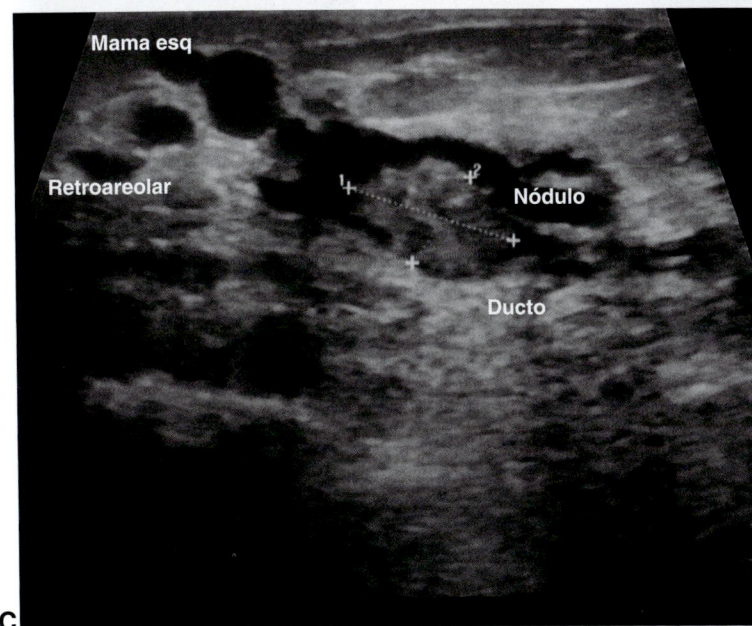

Fig. 6-14. Papiloma intraductal, localização central, próximo ao complexo areolopapilar. Nódulo oval, intraductal, hipointenso em T1 e em T2 (setas). Notar dilatação ductal hiperintensa em T2. (**A**) Sagital T1. (**B**) Sagital T2 com supressão de gordura. (**C**) Ultrassonografia. (Agradecimento à Dra. Fabiola Kestelman.)

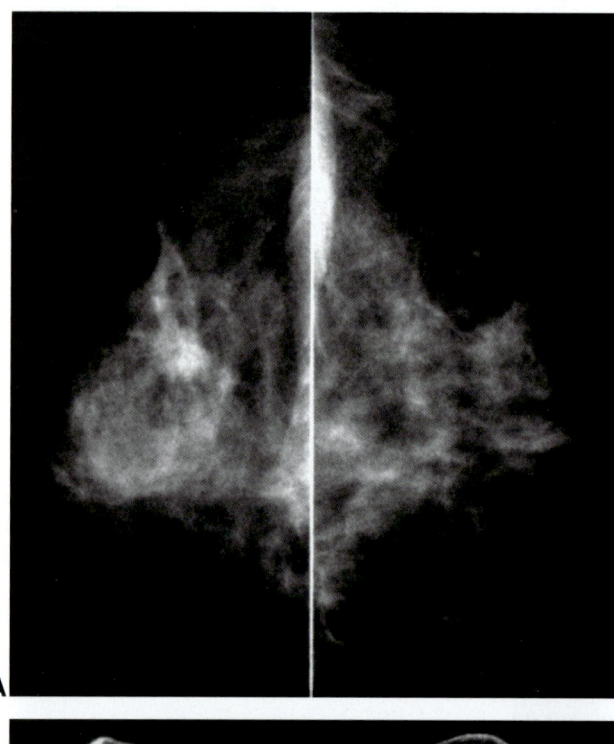

Fig. 6-15. Paciente em avaliação de extensão tumoral (BI-RADS® 6 mama direita) identificou, à RM, nódulo oval nos quadrantes externos da mama esquerda (BI-RADS® 3). Marcação pré-cirúrgica. (**A**) Mamografia. (**B** e **C**) Axial T1 com gadolínio e subtração. (**D** e **E**) Papiloma periférico.

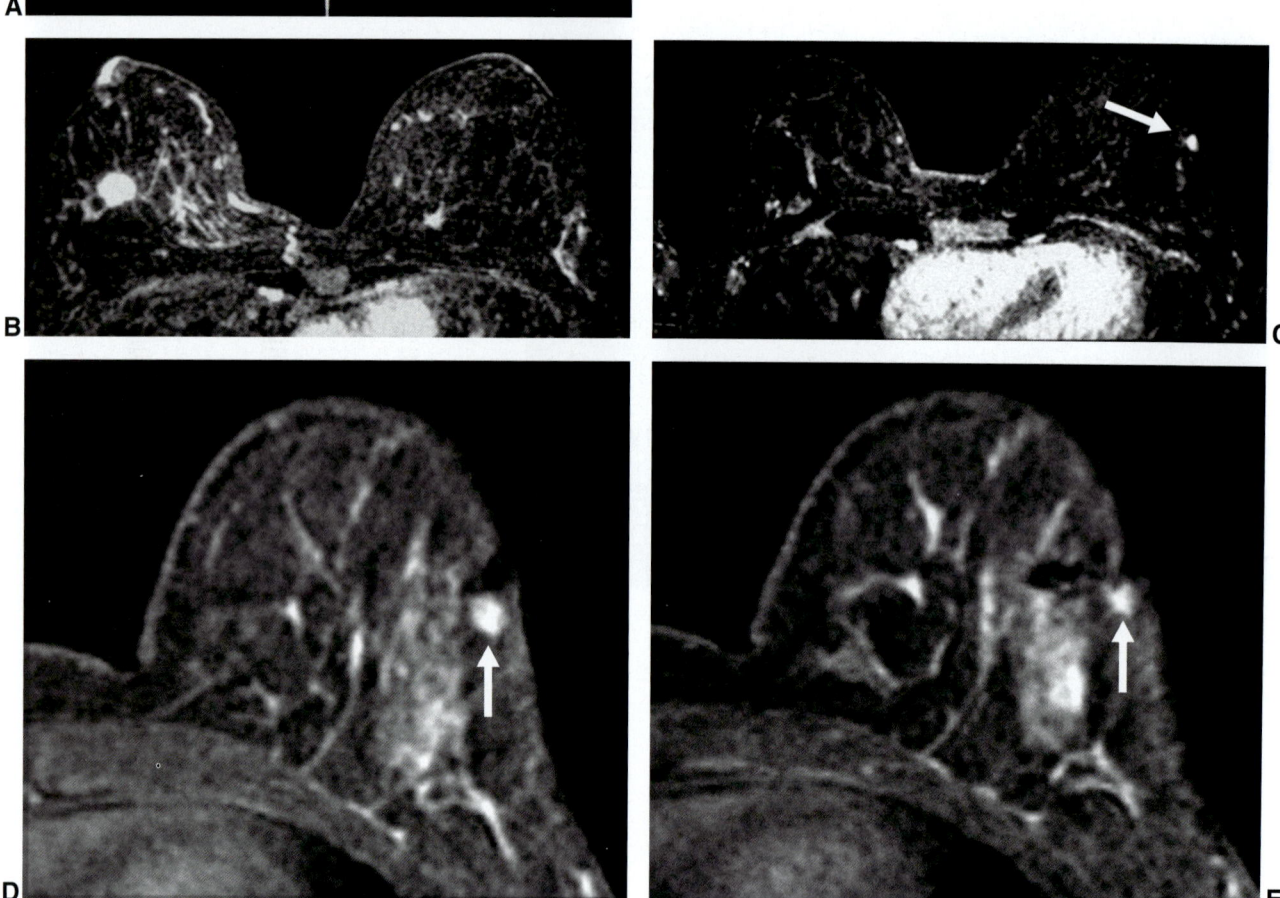

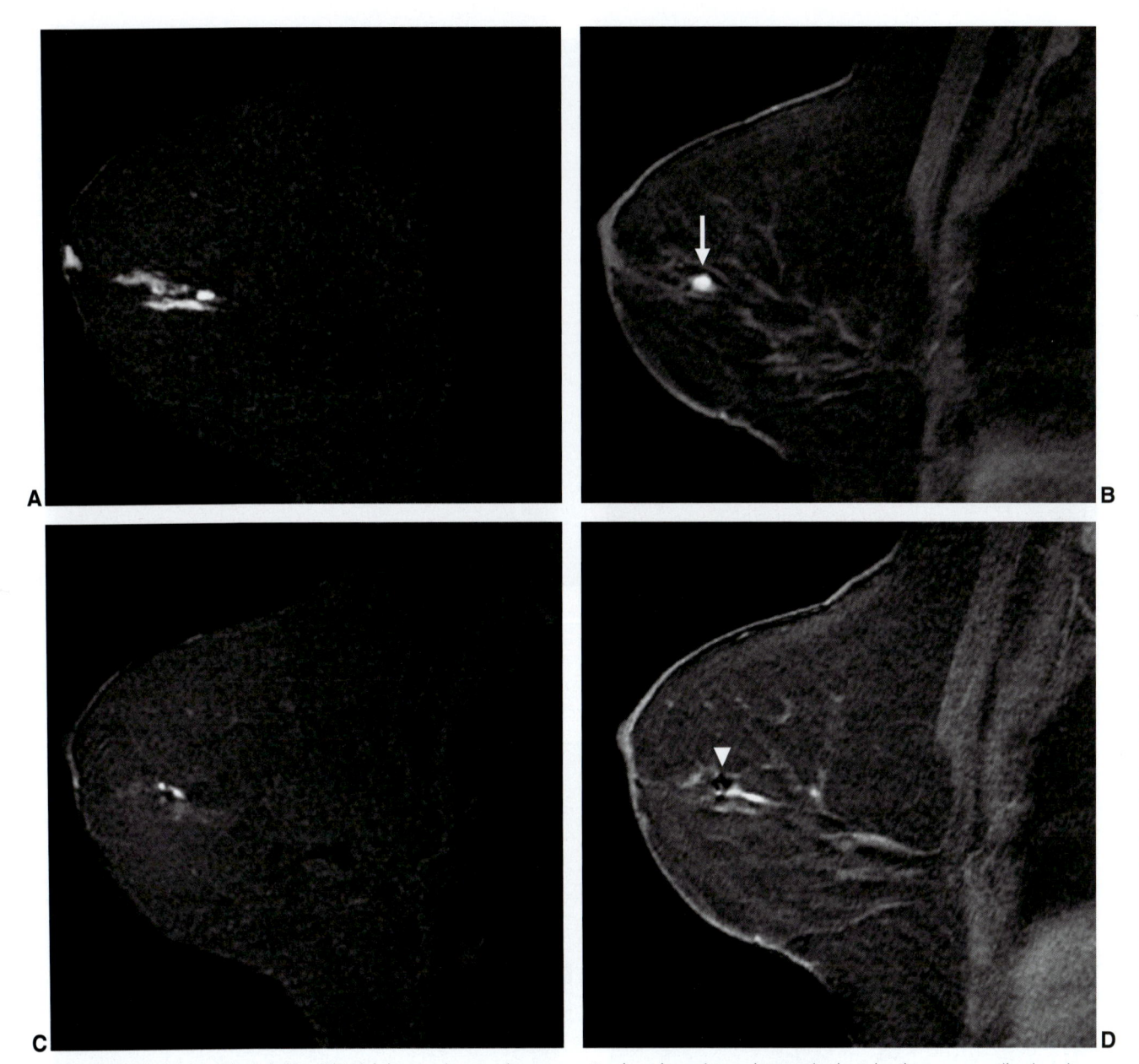

Fig. 6-16. Papiloma intraductal. (**A** e **B**) Nódulo com intensa impregnação ductal ocasionando ectasia ductal e descarga papilar (seta). (**C** e **D**) Biópsia com mamotomia e RM posterior. Importante redução da ectasia ductal com artefato promovido por clipe (ponta de seta). (**A** e **C**) Sagital T2 com supressão de gordura. (**B** e **D**) Sagital T1 com gadolínio e supressão de gordura.

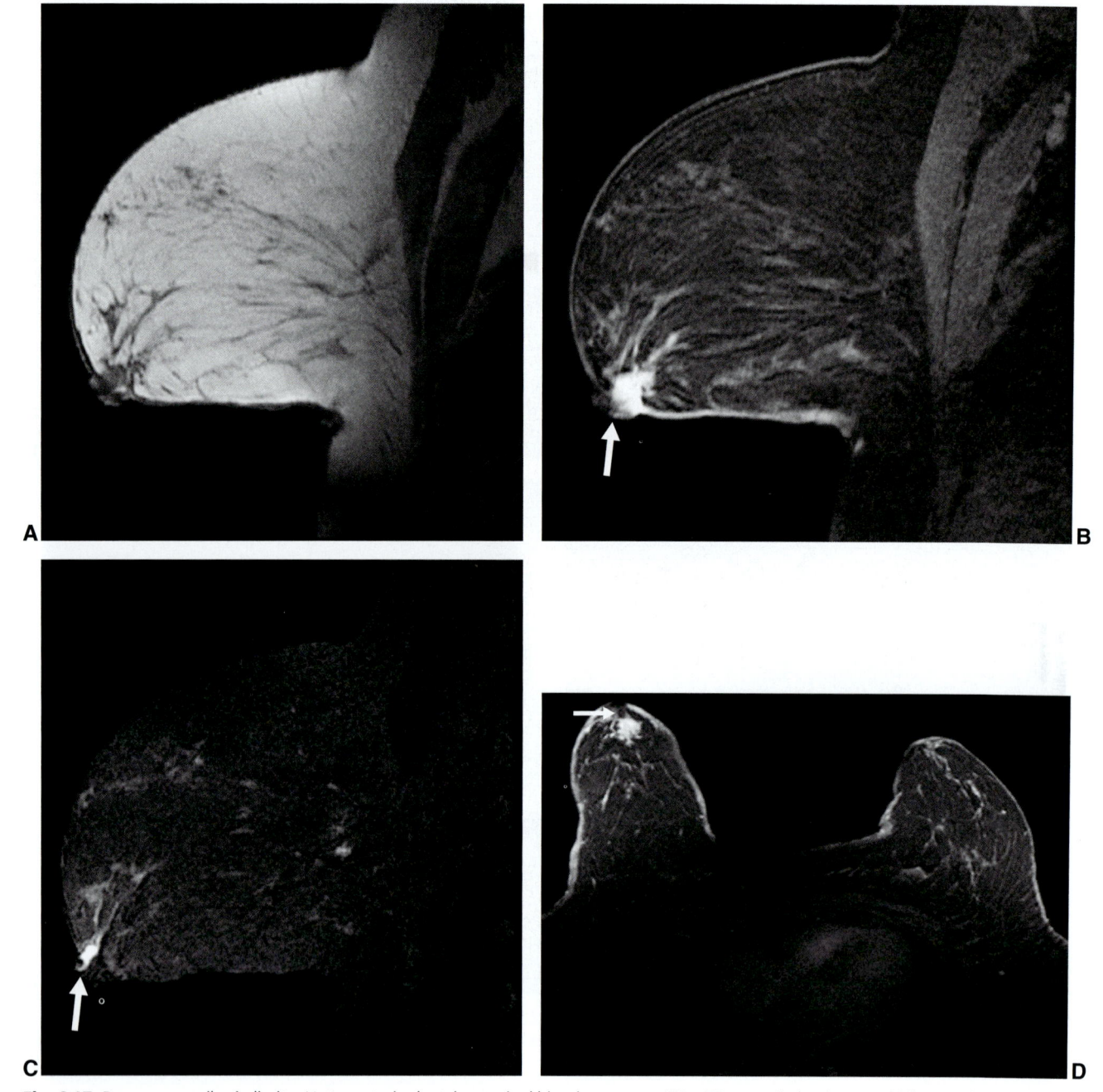

Fig. 6-17. Descarga papilar à direita. Notar ectasia ductal com sinal hiperintenso em T1 e T2, sugerindo alto conteúdo proteico. Falha de enchimento intraductal na papila, hipocaptante (seta). (**A**) Sagital T1. (**B**) Sagital T1 com supressão de gordura e gadolínio. (**C**) Sagital T2 com supressão de gordura. (**D**) Axial T1 com gadolínio.

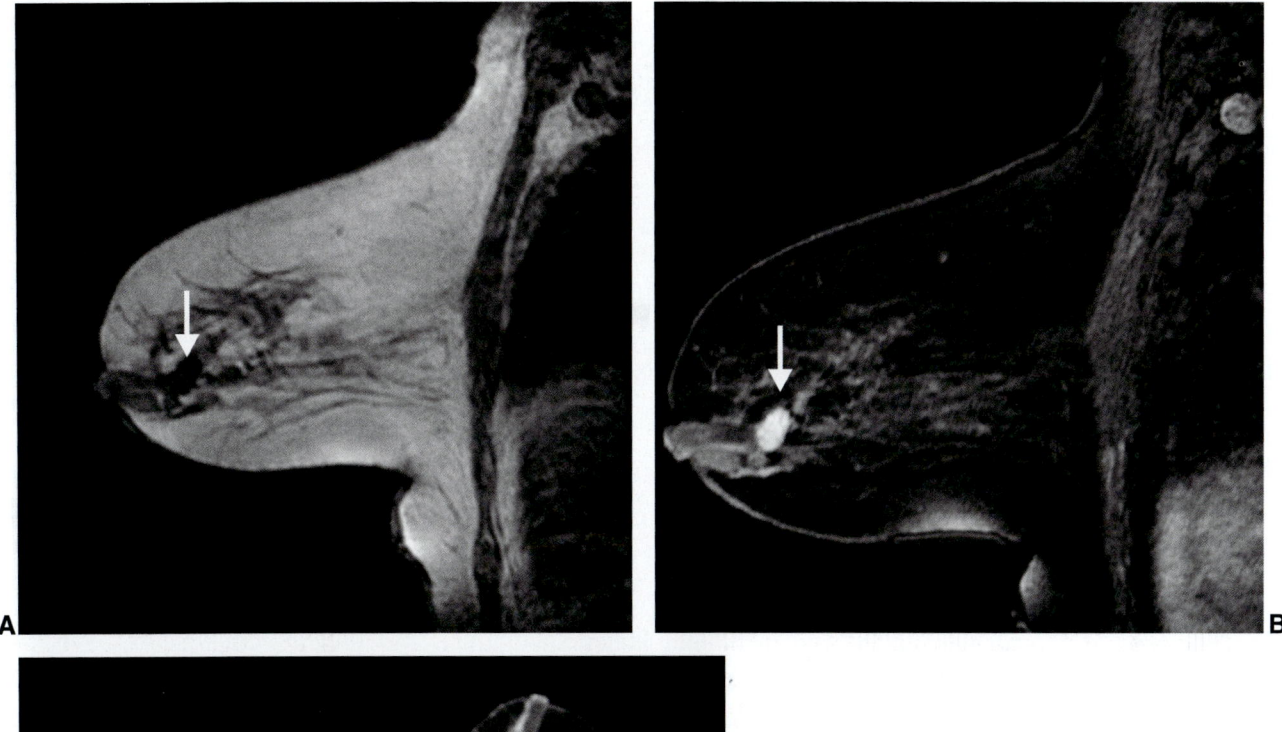

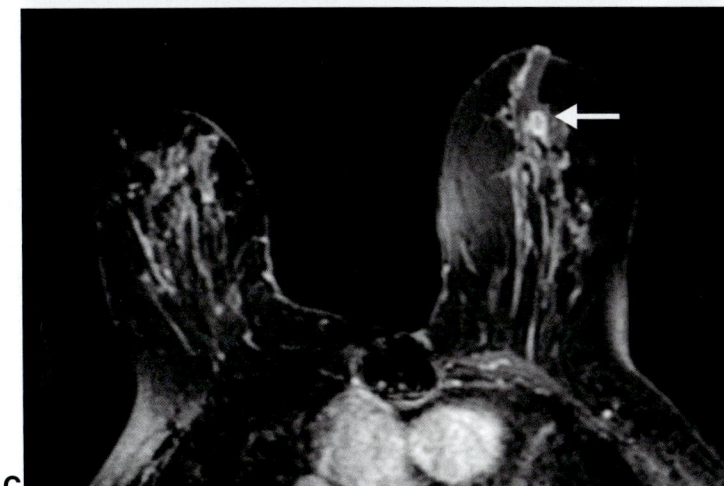

Fig. 6-18. Papiloma, localização central próxima ao complexo areolopapilar (caso Fig. 6-14). Nódulo oval, intraductal, hipointenso em T1 hipercaptante de contraste (setas). (**A**) Sagital T1. (**B**) Sagital T1 com supressão de gordura e com gadolínio. (**C**) Axial T1 com supressão de gordura com gadolínio. (Agradecimento à Dra. Fabiola Kestelman.)

CISTO

Os cistos mamários são muito comuns, sendo a lesão mais encontrada na RM. São comumente múltiplos, de tamanho variável e com comportamento variando de acordo com a fase do ciclo menstrual. São mais encontrados em mulheres entre 45 e 55 anos.

Histologicamente, consistem em dilatações focais dos ductos, observando-se, então, uma coleção líquida circundada por uma fina lâmina de epitélio apócrino (Fig. 6-19).

O cisto contém, mais comumente, líquido límpido, porém, pode complicar com hemorragia intracística ou inflamação, levando a alto conteúdo proteico, podendo, ainda, apresentar espessamento parietal quando há inflamação crônica (Fig. 6-20).

Na RM o cisto simples é arredondado, bem delimitado, com paredes finas e apresenta sinal homogeneamente hipointenso em T1 e bastante hiperintenso em T2, sem impregnação de contraste (Fig. 6-20).

> Cisto:
> - Lesão mais encontrada na RM.
> - Cisto simples – hipointenso em T1, hiperintenso em T2, sem impregnação de contraste.
> - Cisto complicado com hemorragia ou alto conteúdo proteico – hiperintenso em T1, variável em T2, podendo apresentar impregnação periférica e regular.

Já o cisto complicado com hemorragia ou alto conteúdo proteico apresenta sinal hiperintenso em T1 e pode apresentar impregnação periférica de contraste (em halo). Deve-se ter cuidado para não confundir com carcinoma com impregnação em halo. O cisto tem halo de impregnação fino e suave, sem evidência de impregnação central (Figs. 6-21 e 6-22).

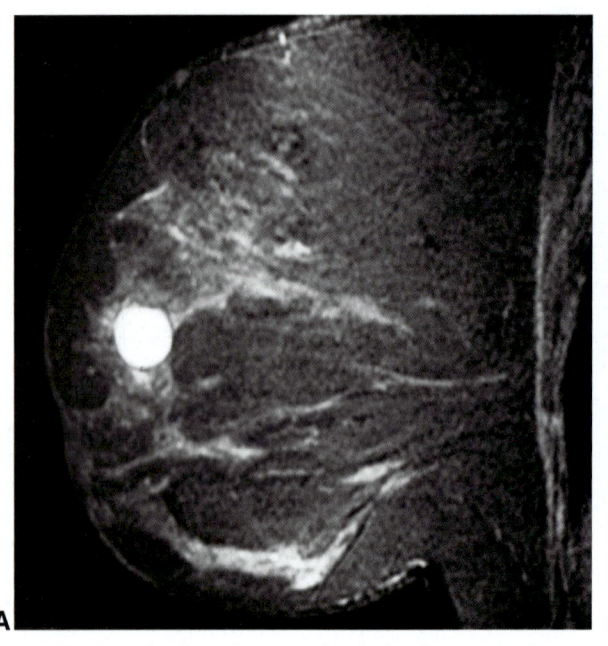

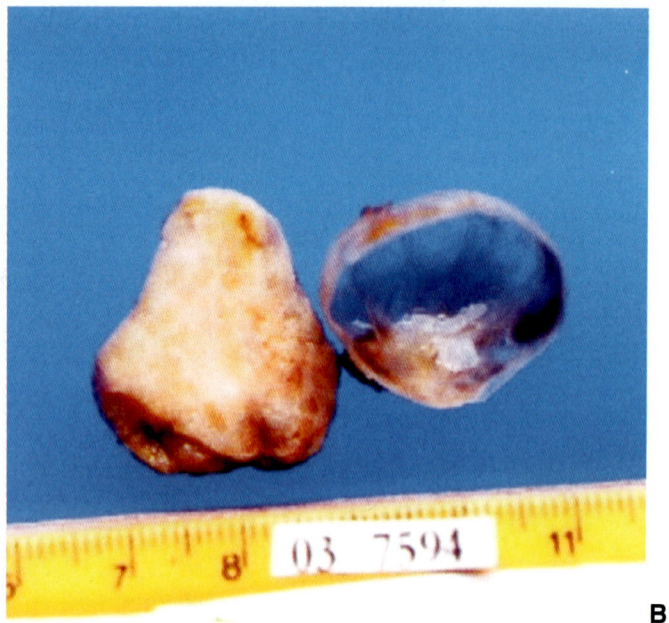

Fig. 6-19. Cisto simples. Dilatações focais dos ductos com formação de coleção líquida circundada por uma fina lâmina de epitélio apócrino. (**A**) Sagital T2 com supressão de gordura. (**B**) Peça da patologia. (Agradecimento ao Dr. Leon Cardeman.)

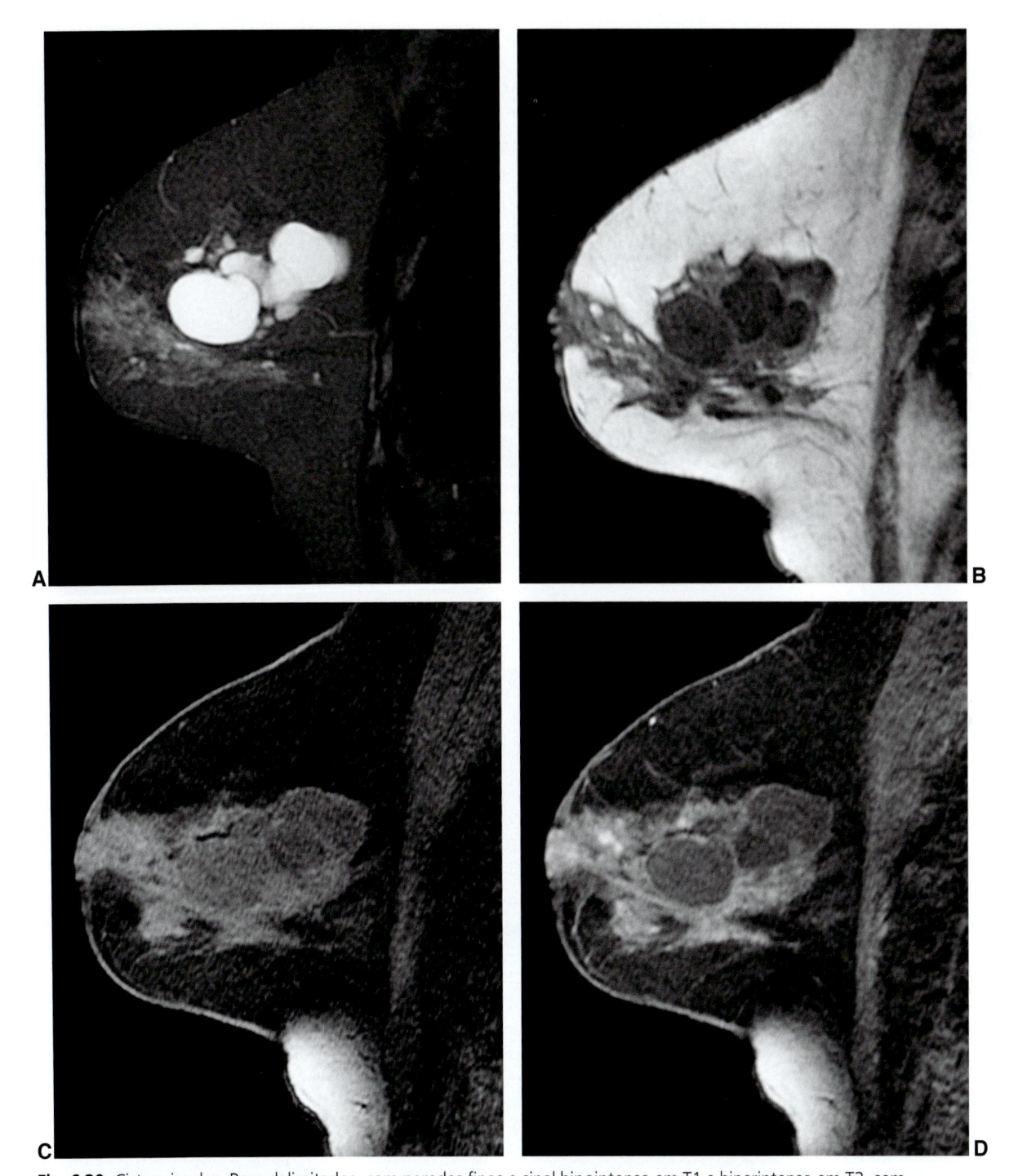

Fig. 6-20. Cistos simples. Bem delimitados, com paredes finas e sinal hipointenso em T1 e hiperintenso em T2, sem impregnação de contraste. (**A**) Sagital T2 com supressão de gordura. (**B**) Sagital T1. (**C**) Sagital T1 com supressão de gordura. (**D**) Sagital T1 com supressão de gordura e gadolínio.

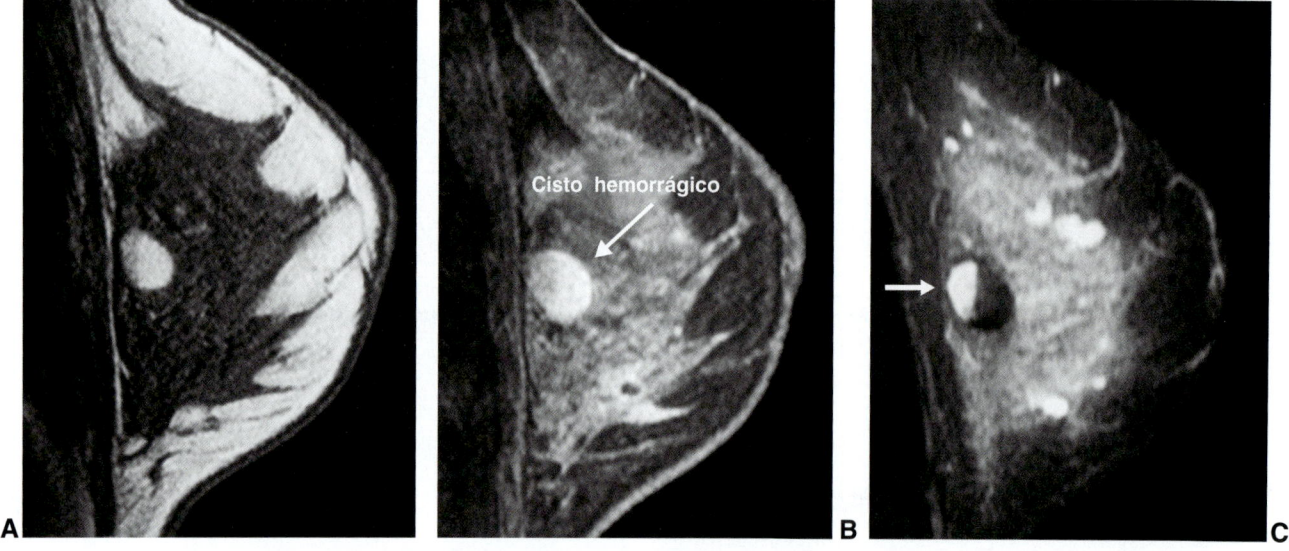

Fig. 6-21. Caso 1. Cisto com conteúdo hemorrágico. (**A** e **B**) Sagital T1 sem e com supressão de gordura mostrando hipersinal no cisto. (**C**) Sagital T2 com hipossinal com nível hemático, que é anterior pela posição em decúbito ventral.

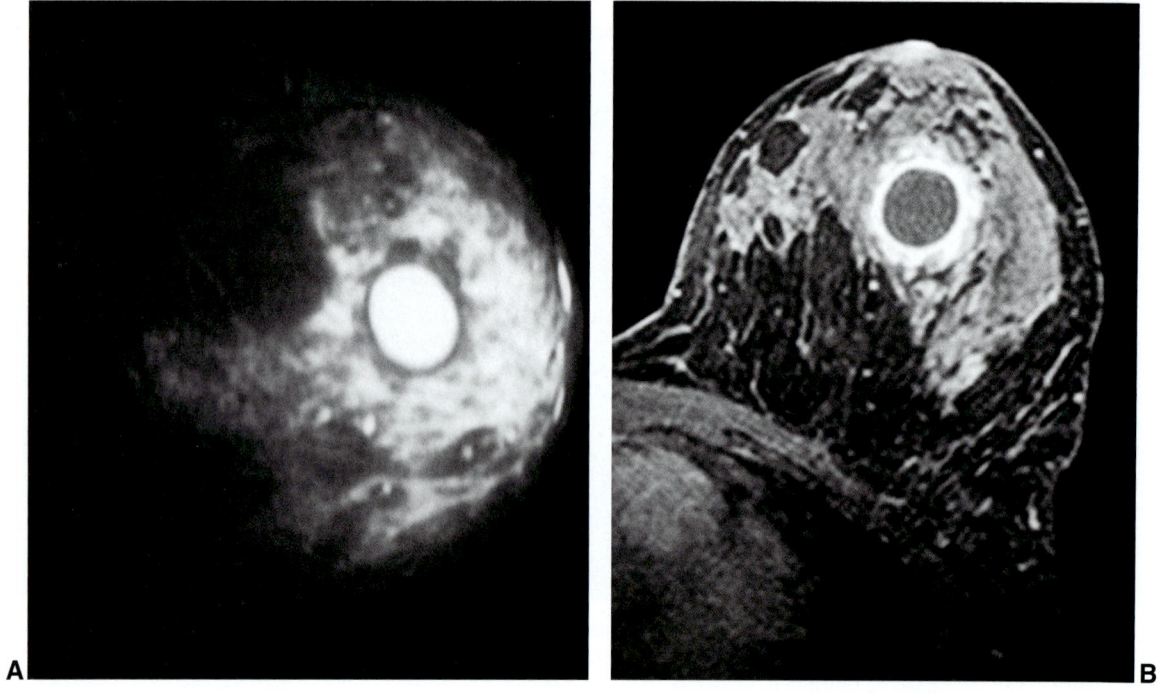

Fig. 6-21 (*Continuação*). Caso 2. Cisto complicado com impregnação periférica de contraste (em halo), fina, sem impregnação central. (**A**) Sagital T2 com supressão de gordura. (**B**) Axial T1 com supressão de gordura após gadolínio.

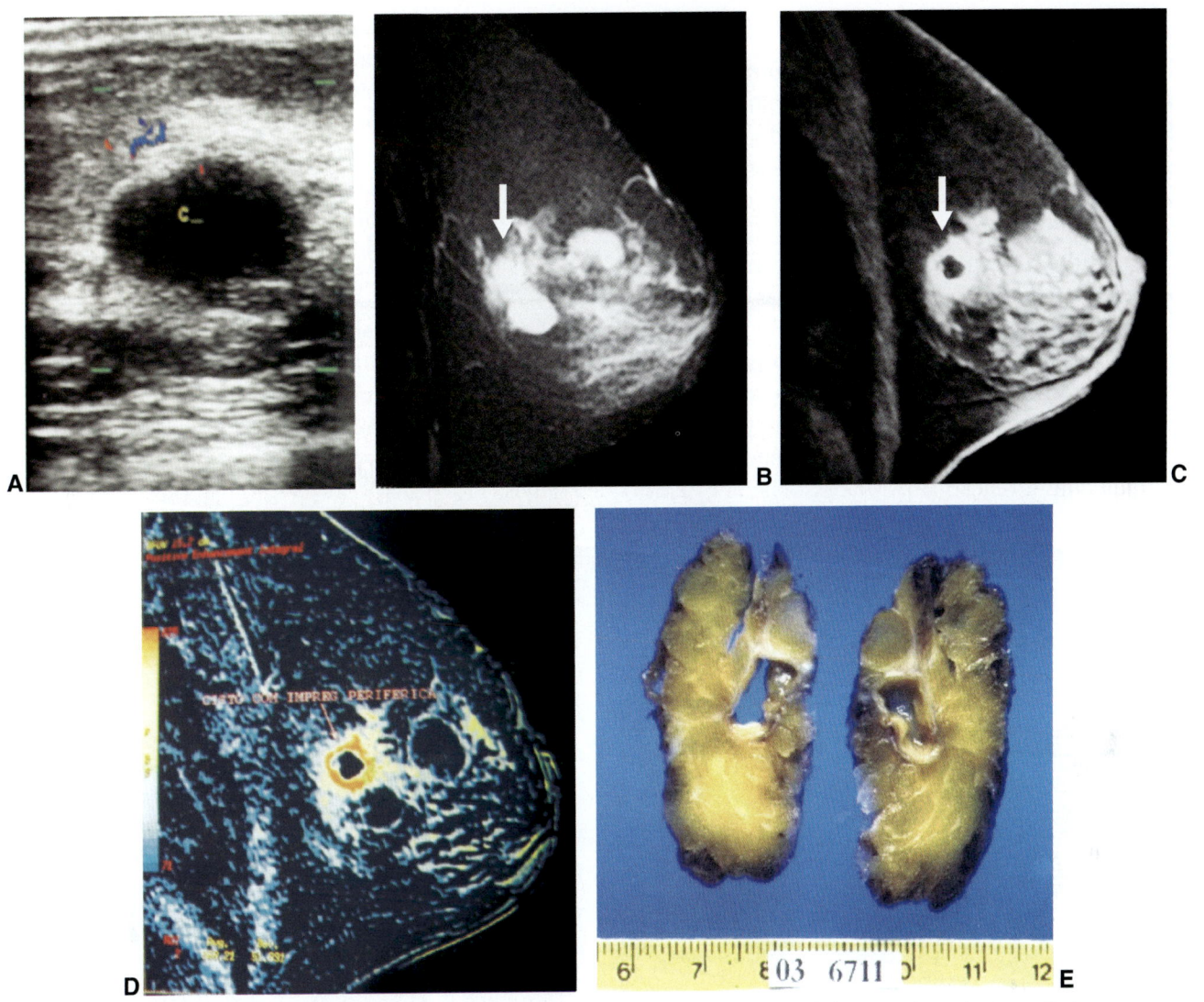

Fig. 6-22. Cisto complicado com impregnação periférica de contraste (em halo), um pouco mais intensa e irregular na periferia, mas sem impregnação central. Patologia de outra lesão mostrando cisto com alteração inflamatória nos tecidos adjacentes. (**A**) USG. (**B**) Sagital T2 com supressão de gordura. (**C**) Sagital T1 com supressão de gordura e gadolínio. (**D**) Mapa colorido. (**E**) Macroscopia. (Agradecimento ao Dr. Leon Cardeman.)

NECROSE GORDUROSA

A esteatonecrose é uma entidade comum na radiologia mamária, e seu estudo é importante porque, algumas vezes, ela pode mimetizar neoplasia. Decorre da necrose das células gordurosas em função da perda do aporte vascular consequente a cirurgia, radiação, trauma, entre outros.

Quando sintomática, pode apresentar-se clinicamente como nódulo palpável indolor e, raramente, causar retração cutânea.

Na patologia, inicialmente é observada uma área de sangramento na gordura que evolui com espessamento e formação de nódulo bem delimitado.

A aparência na imagem está diretamente relacionada com a reação fibrótica associada. Quando esta reação é muito discreta ou ausente, pode ser observada degeneração cística com formação de cavidade com conteúdo gorduroso líquido secundário à necrose gordurosa que corresponde ao cisto oleoso.

Ao contrário, quando a reação fibrótica é intensa, produz-se nódulo irregular ou espiculado.

Histologicamente possui três estágios principais:

- *Fase recente:* consiste em coleção de células inflamatórias com macrófagos fagocitando gordura, histiócitos e hemorragia (Fig. 6-23).
- *Fase de maturação:* o tecido necrótico torna-se envolto por células gigantes granulomatosas reacionais (Fig. 6-24).

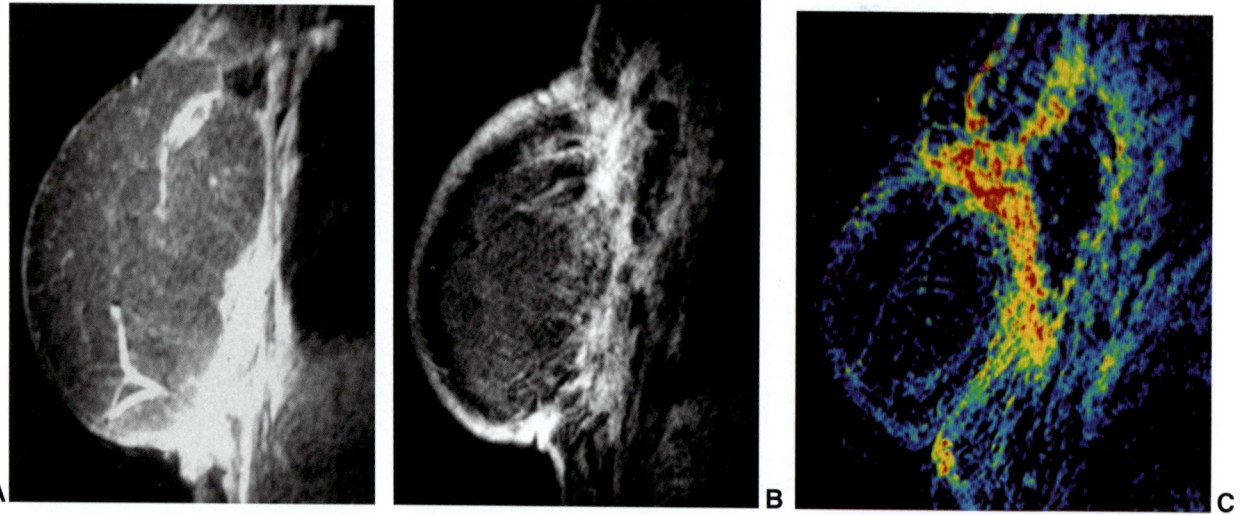

Fig. 6-23. Esteatonecrose. Fase recente. Neomama reconstruída recentemente com reto abdominal. Notar edema significativo em correspondência com cicatriz cirúrgica, maior no quadrante superior, com intensa impregnação de contraste. (**A**) Sagital T2 com supressão de gordura. (**B**) Sagital T1 com supressão de gordura com gadolínio. (**C**) Mapa colorido.

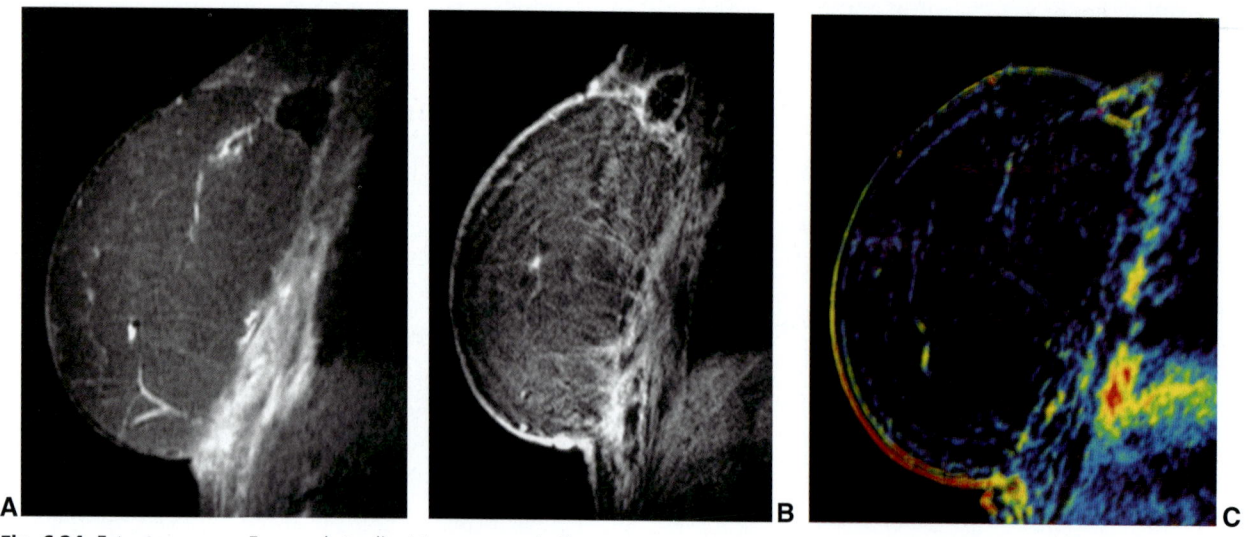

Fig. 6-24. Esteatonecrose. Fase mais tardia. Mesmo caso da Figura 6-23. Controle em 6 meses. Organização do processo com formação de nódulo que acompanha o sinal da gordura em todas as sequências, agora palpável. Notar redução da impregnação. (**A**) Sagital T2. (**B**) Sagital T1 com gadolínio e supressão de gordura. (**C**) Mapa colorido.

- *Fase de resolução:* presença de fibrose, saponificação da gordura pode ocorrer, levando à calcificação (Fig. 6-25) (Aspecto histopatológico na seção 10 – Acompanhamento terapêutico – Alteração pós-cirúrgica).

Pode haver variação de acordo com cada fase histológica da esteatonecrose na ressonância magnética, especialmente no estudo contrastado, assim como ocorre na mamografia e na ultrassonografia, explicando o espectro variado de apresentação desta patologia. Quando nas fases de desenvolvimento e maturação, os achados na RM podem ser floridos, tornando-se impossível, às vezes, diferenciar a esteatonecrose de lesão maligna.

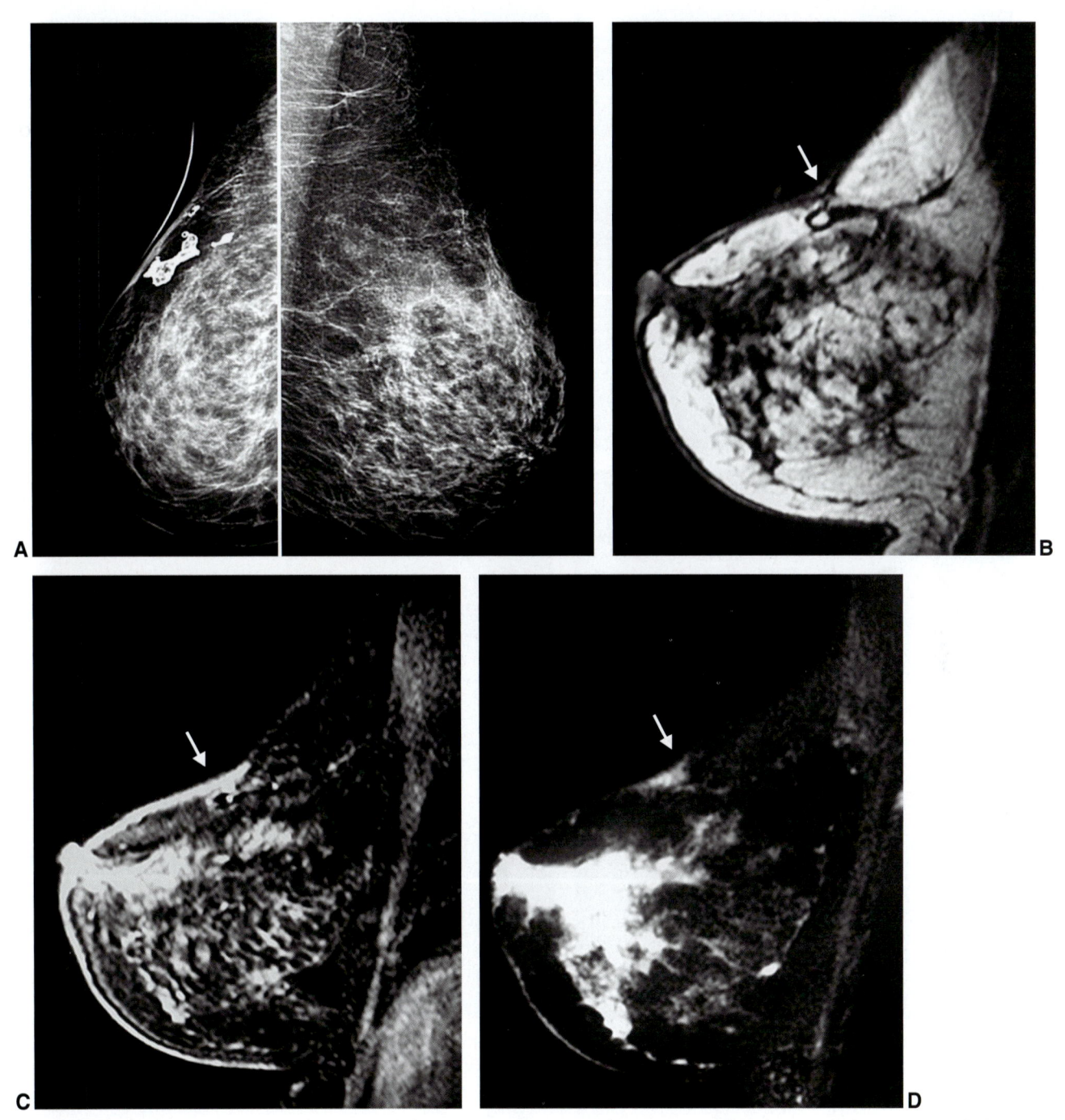

Fig. 6-25. Esteatonecrose. Fase tardia com macrocalcificações grosseiras. Controle em 6 meses. Cirurgia conservadora na mama direita. Mamografia (**A**) identifica calcificações típicas da esteatonecrose. RM demonstrando desorganização arquitetural pós-cirúrgica com pequena área de esteatonecrose central alongada (seta). (**B**) Sagital T1. (**C**) Sagital T1 com supressão de gordura com gadolínio. (**D**) Sagital T2 com supressão de gordura.

O diagnóstico é confirmado na RM quando se vê um nódulo de forma variável, com área central apresentando sinal hiperintenso na sequência T1 sem supressão de gordura, com perda deste sinal quando realizado o pulso de supressão de gordura (Figs. 6-25 e 6-26).

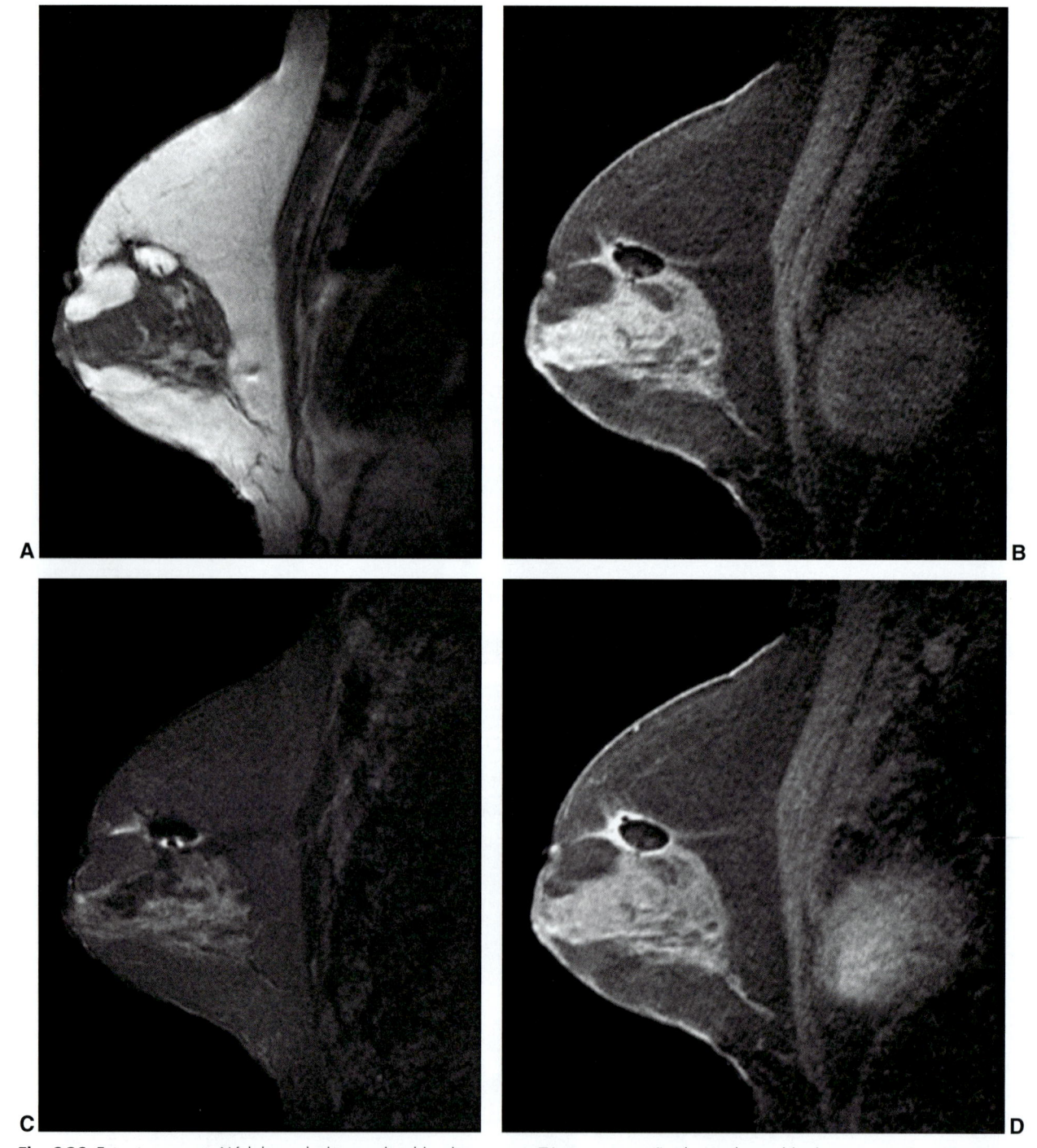

Fig. 6-26. Esteatonecrose. Nódulo oval, circunscrito, hiperintenso em T1 sem supressão de gordura e hipointenso em T1 e T2 com supressão de gordura. (**A**) Sagital T1. (**B**) Sagital T1 com supressão de gordura. (**C**) Sagital T2 com supressão de gordura. (**D**) Sagital T1 com supressão de gordura com gadolínio.

Calcificações grosseiras podem ser identificadas na ressonância magnética como focos com ausência de sinal em todas as sequências. Fibrose e desorganização arquitetural podem acompanhar os achados.

O comportamento após a injeção do contraste é variável em função dos diversos estágios e vai depender da intensidade do processo inflamatório. Ele pode ser focal, difuso, homogêneo ou heterogêneo. Também pode haver variação na cinética de impregnação e, por vezes, uma curva tipo III pode ser observada.

O padrão típico é a ausência de impregnação, habitual da fase tardia. Outro padrão comum é a impregnação fina, por vezes descontínua na periferia da lesão, representando discreto processo inflamatório associado.

Quando a impregnação é heterogênea, começam as dificuldades no diagnóstico. Ela pode apresentar-se como nódulo irregular, espiculado, com impregnação em halo irregular e espessa e porção central não captante. Septações captantes de permeio podem ser observadas (Fig. 6-27).

Nos casos de dúvida, quando a impregnação de contraste é heterogênea, deve-se procurar na lesão algum foco pequeno de gordura. Daí a importância da sequência ponderada em T1 sem supressão de gordura aliada ao estudo contrastado, que, no nosso serviço, também é tridimensional, semelhante ao estudo contrastado, permitindo a comparação corte por corte (Fig. 6-28).

Se identificarmos foco de gordura na lesão, optamos por colocá-la na categoria BI-RADS® 3 e sugerimos acompanhamento com ressonância por 6 meses. Temos vários casos de regressão da impregnação no acompanhamento (Fig. 6-29).

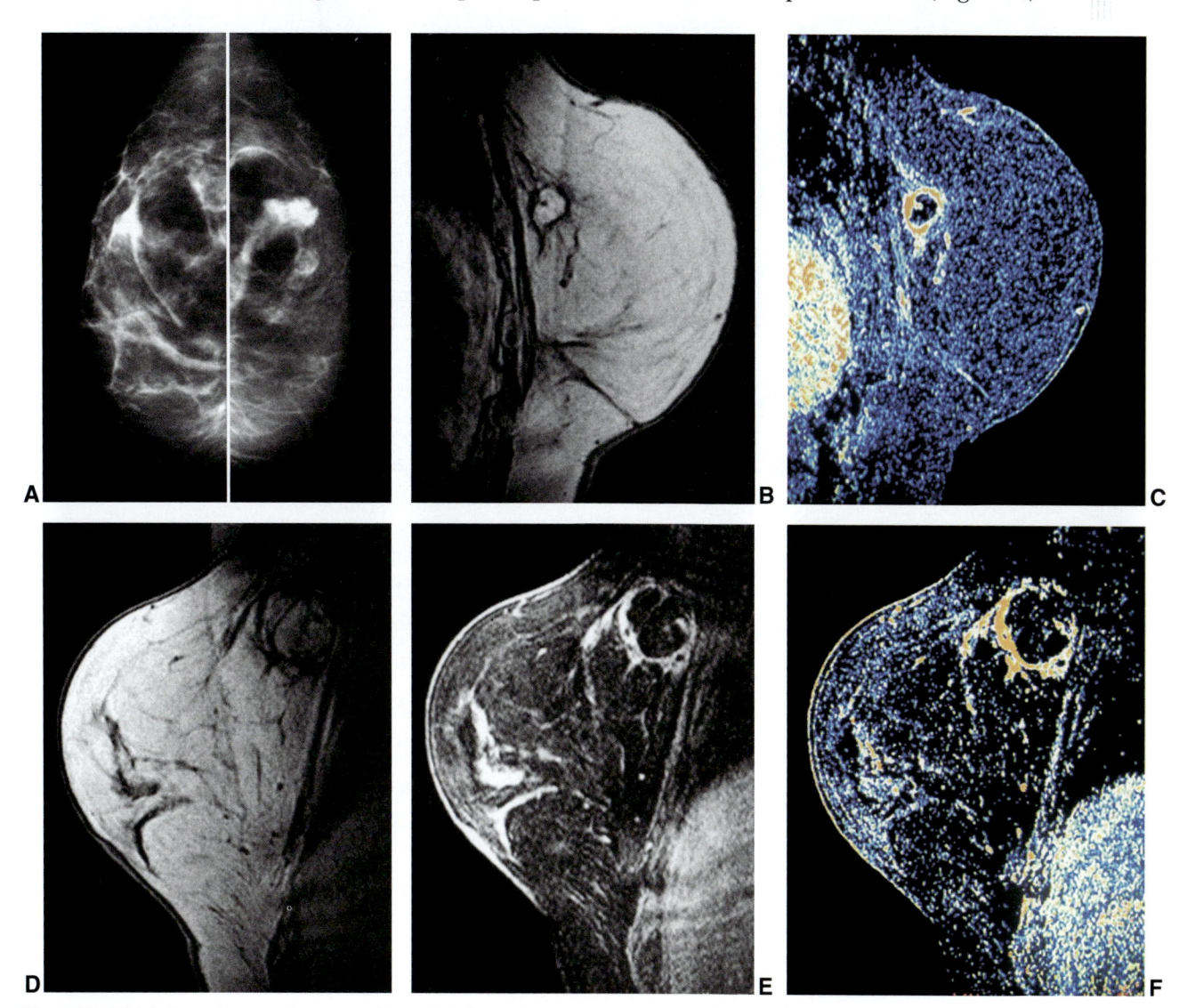

Fig. 6-27. Nódulo irregular, com impregnação em halo irregular e espesso, com porção central não captante, bilateral. Pós-mamoplastia. (**A**) Mamografia. (**B** e **D**) Sagital T1. (**E**) Sagital T1 com supressão de gordura após gadolínio. (**C** e **F**) Mapa colorido.

Fig. 6-28. Neomama reconstruída com músculo reto abdominal. Múltiplas áreas de esteatonecrose, com impregnação heterogênea, a maior e mais grosseira no quadrante superior interno. Observar os múltiplos focos pequenos de gordura. (**A**) Sagital T1. (**B**) Sagital T1 com supressão de gordura após o gadolínio. (**C**) Axial T1 com supressão de gordura com gadolínio.

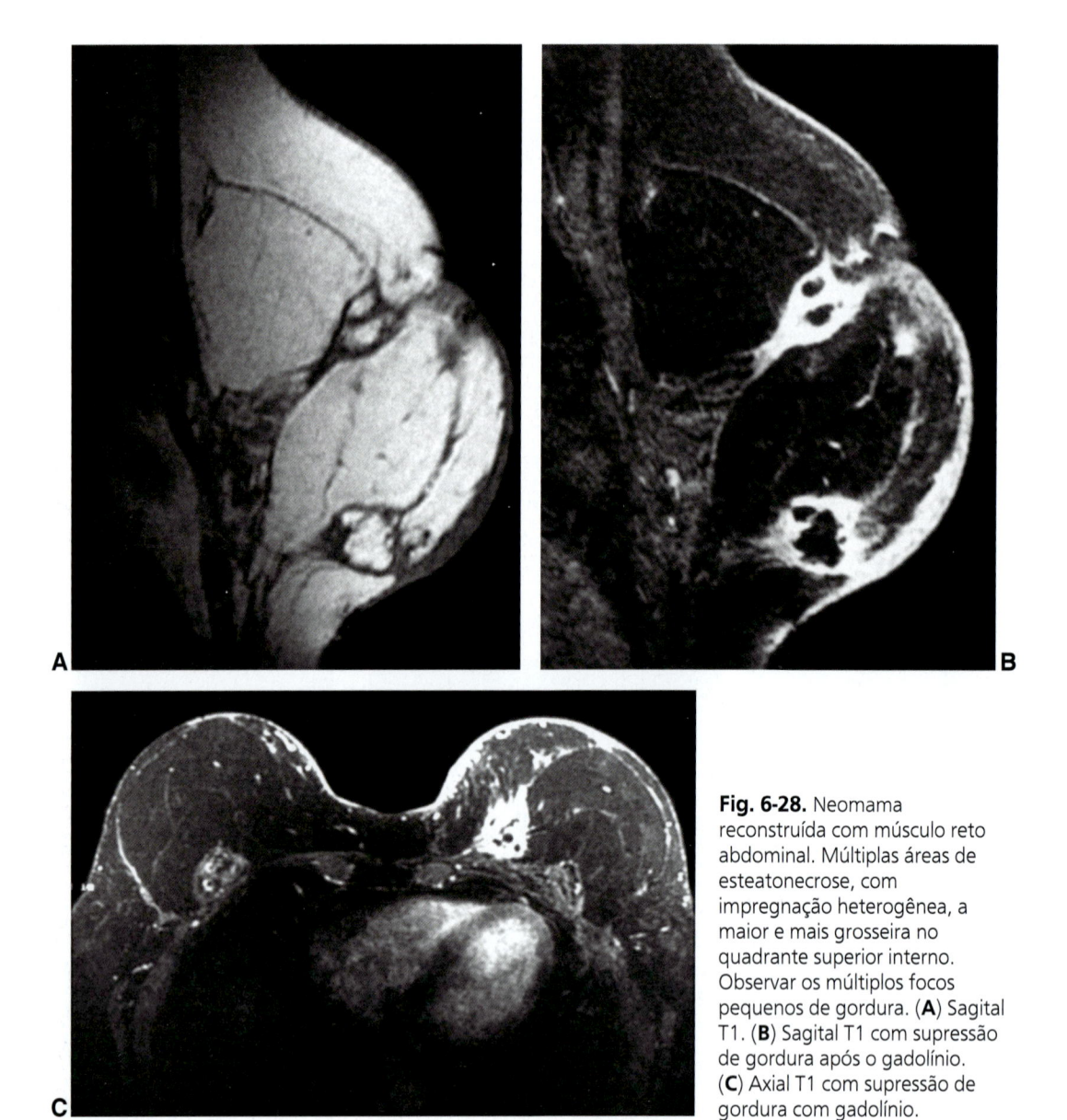

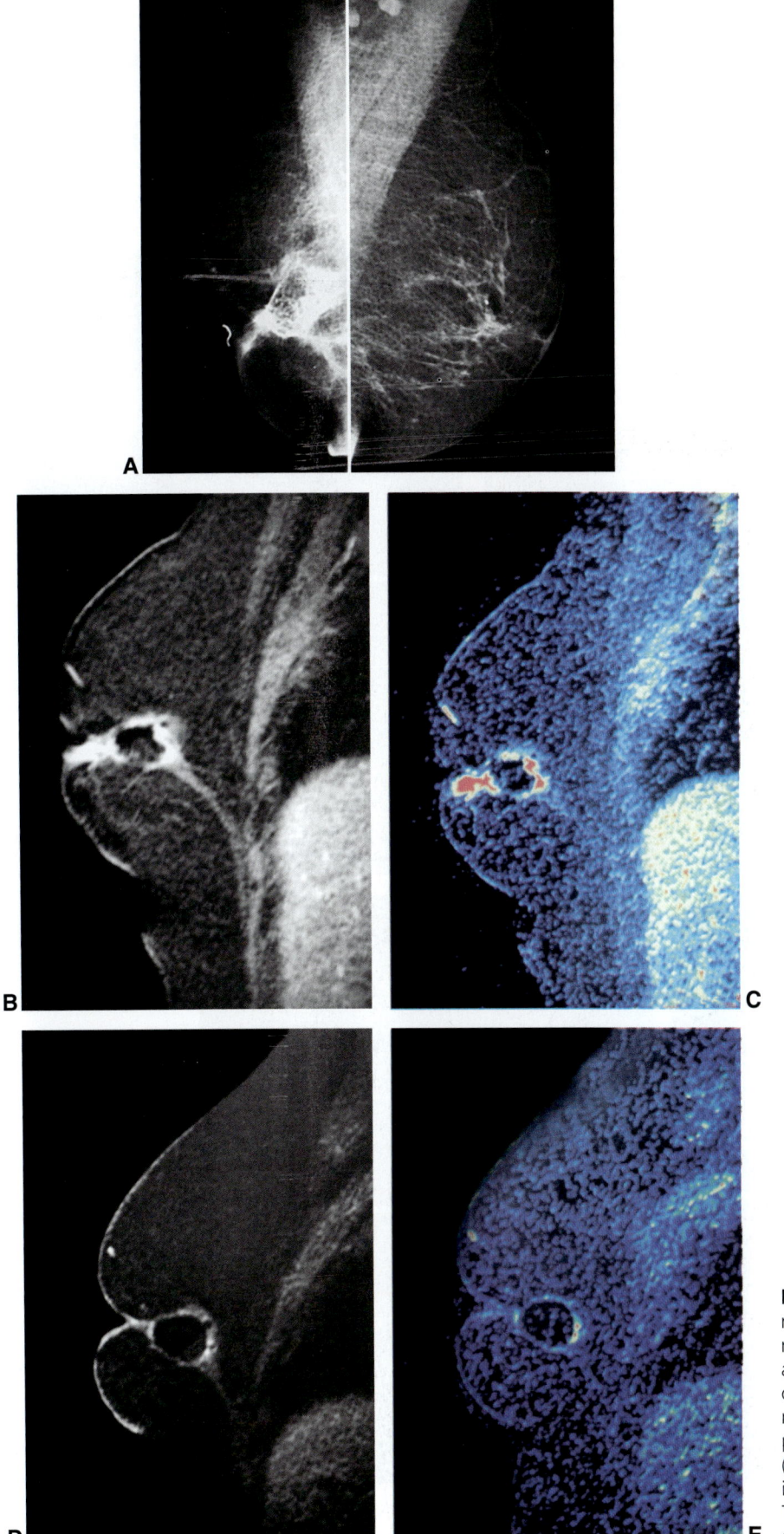

Fig. 6-29. Rastreamento de câncer de mama genético. Cirurgia conservadora na mama direita. (**A**) Mamografia com achados pós-cirúrgicos, sugerindo a fase de saponificação. (**B** e **C**) Primeiro exame mostrando impregnação irregular na periferia da esteatonecrose. (**D** e **E**) Segundo exame já sem impregnação de contraste. (**B** e **D**) Sagital T1 com supressão de gordura com gadolínio. (**C** e **E**) Mapa colorido.

Capítulo 6 ■ Lesões Benignas

A maior dificuldade é quando o processo reparador fibrótico associado à esteatonecrose é tão intenso que as áreas de gordura de permeio à lesão não são mais observadas, com formação de um nódulo irregular ou espiculado sem conteúdo gorduroso. É quando a esteatonecrose mimetiza o carcinoma da mama (Fig. 6-30).

Necrose gordurosa:
- Causada por cirurgia, radiação, trauma.
- Na RM – nódulo de forma variável, com área central hiperintensa em T1 que perde sinal na supressão de gordura.
- Comportamento variável no pós-contraste.

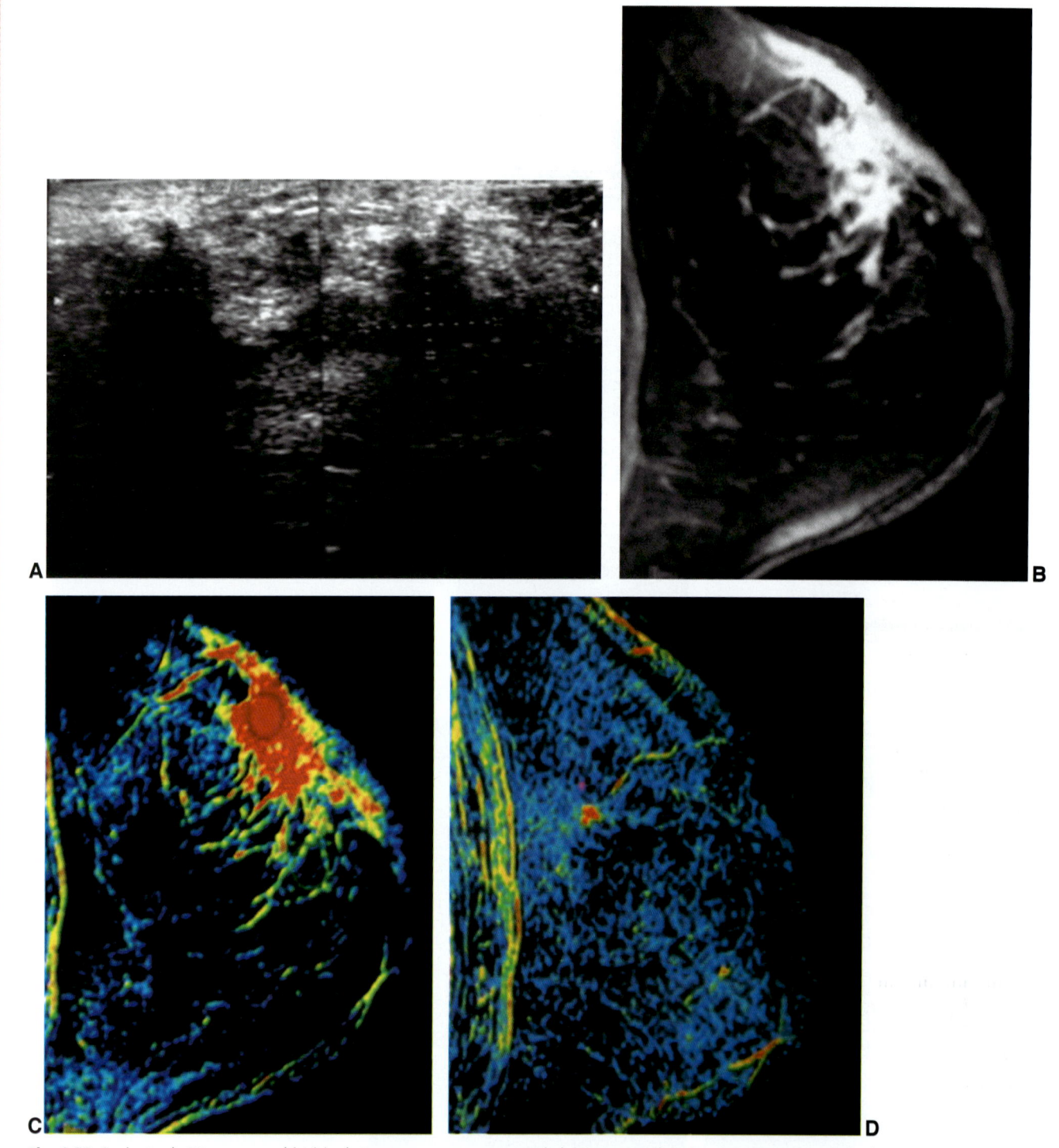

Fig. 6-30. Paciente de 51 anos com história de trauma na mama esquerda há 1 ano, evoluindo com alteração palpável e retração e espessamento cutâneo. (**A**) Ultrassonografia. Nódulo hipoecoico irregular. (**B**) Sagital T1 com supressão de gordura com gadolínio. (**C**) Mapa paramétrico colorido. Nódulo espiculado com intensa impregnação heterogênea. (**D**) Controle pós-cirúrgico precoce.

LINFONODO

Os linfonodos fazem parte da anatomia normal da mama, sendo frequentemente encontrados na axila e no prolongamento axilar. Também costumam ser vistos na mama, notadamente no quadrante superior externo, quando são, então, referidos como linfonodos intramamários. Podem ser únicos ou múltiplos, uni ou bilaterais.

Linfonodos intramamários normais possuem, em geral, até 1,0 cm, têm aspecto riniforme, apresentam gordura na região hilar e se localizam próximos a estruturas vasculares (Fig. 6-31).

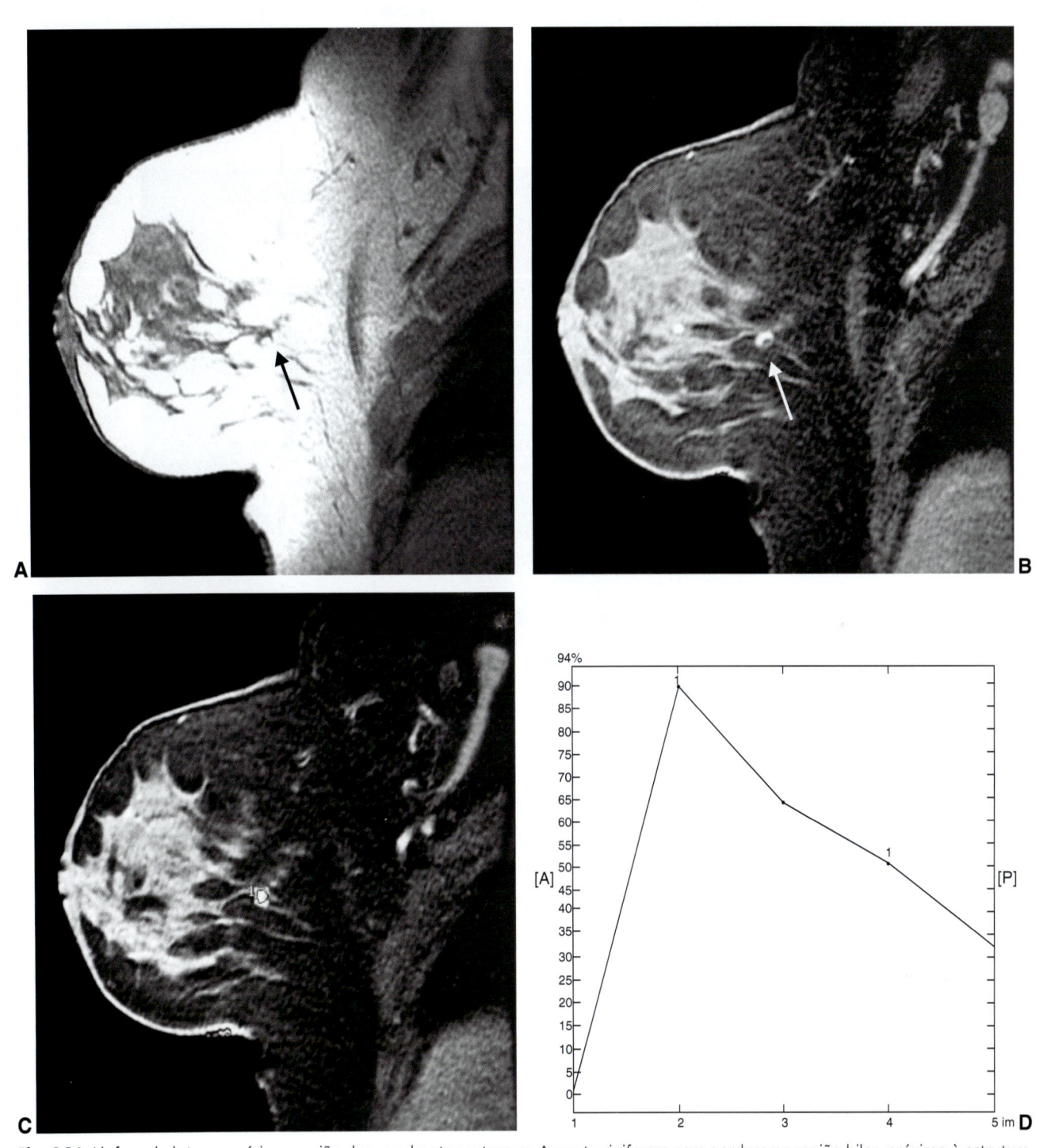

Fig. 6-31. Linfonodo intramamário na união dos quadrantes externos. Aspecto riniforme com gordura na região hilar, próximo à estrutura vascular, com curva de impregnação típica tipo III. (**A**) Sagital T1. (**B**) Sagital T1 com supressão de gordura com gadolínio. (**C**) Sagital T1 com supressão de gordura com gadolínio com ROI no seu interior. (**D**) Curva de impregnação.

O aspecto característico na RM de linfonodos normais é de imagem nodular bem delimitada, hiperintensa em T2 e com hilo gorduroso hiperintenso em T1, apresentando intensa impregnação precoce de contraste e curva do tipo *washout*. Por vezes é possível ver o hilo central não captante (Fig. 6-32).

Linfonodos hiperplásicos e inflamatórios não podem ser distinguidos dos metastáticos. Ambos apresentam-se aumentados de volume, sem hilo gorduroso, arredondados ou irregulares (Fig. 6-33).

A RM não tem boa sensibilidade para pequenas áreas de envolvimento nodal nem para micrometástase. O linfonodo sentinela é o melhor método de diagnóstico.

> Linfonodos:
> - Intramamários, geralmente, no quadrante superior externo.
> - Imagem nodular bem delimitada, com hipersinal em T2, hilo gorduroso hiperintenso em T1 e impregnação intensa com curva *washout*.
> - Linfonodo axilar aumentado de volume, irregular e sem hilo – linfonodopatia.

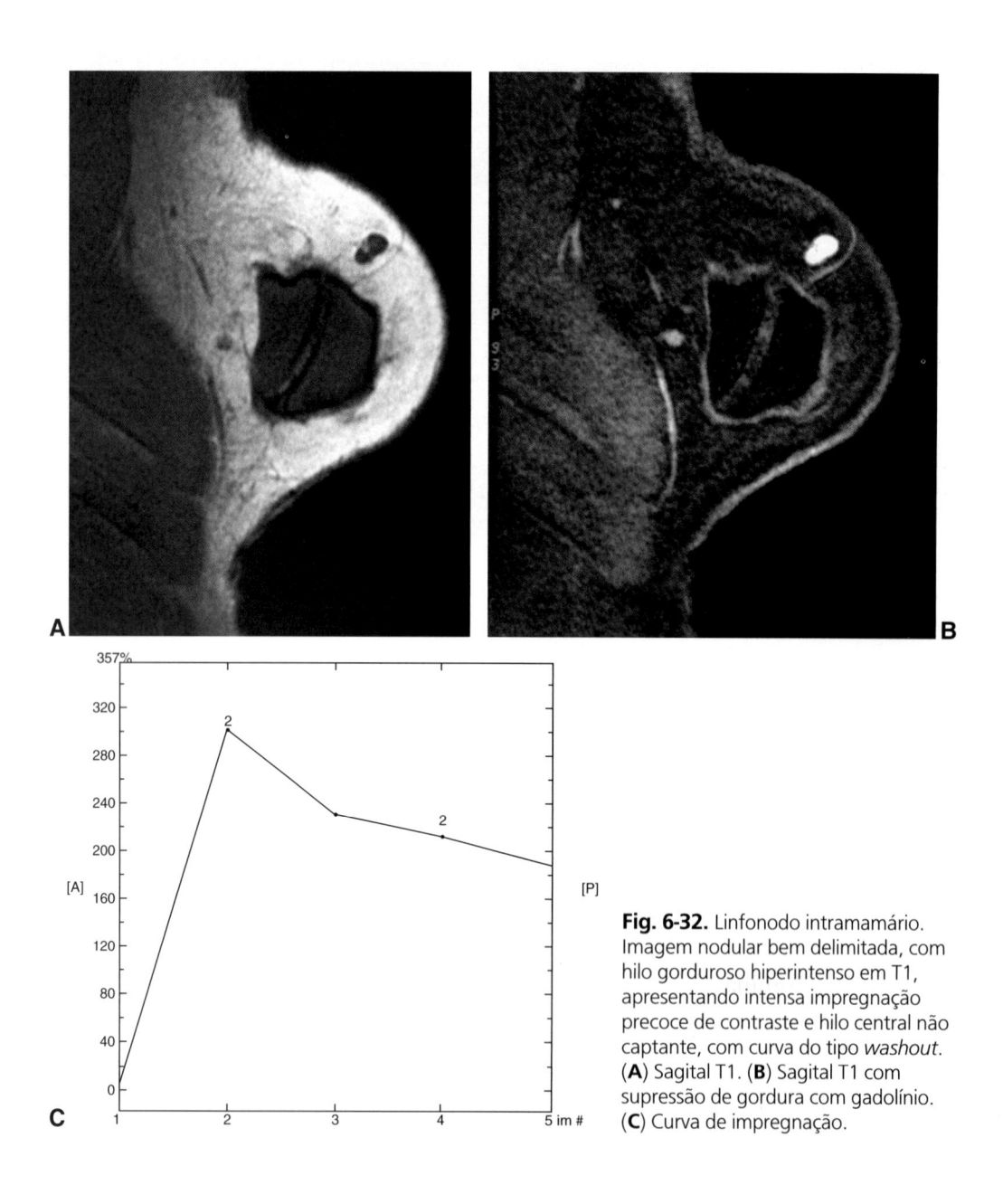

Fig. 6-32. Linfonodo intramamário. Imagem nodular bem delimitada, com hilo gorduroso hiperintenso em T1, apresentando intensa impregnação precoce de contraste e hilo central não captante, com curva do tipo *washout*. (**A**) Sagital T1. (**B**) Sagital T1 com supressão de gordura com gadolínio. (**C**) Curva de impregnação.

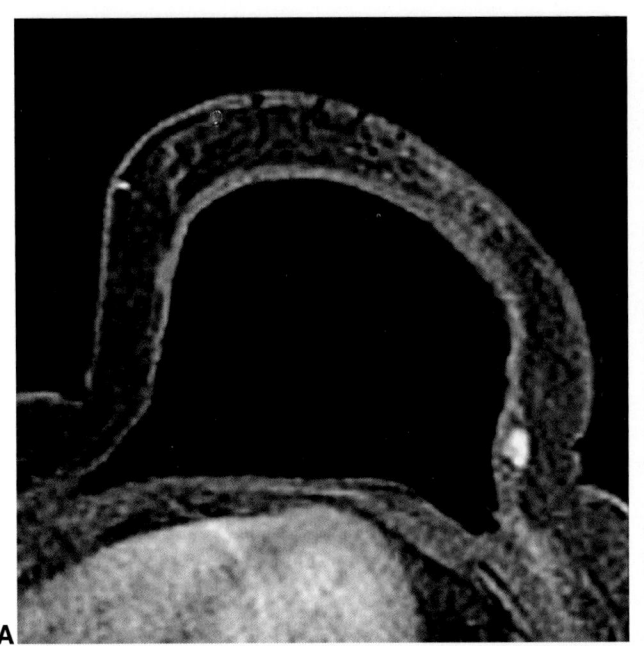

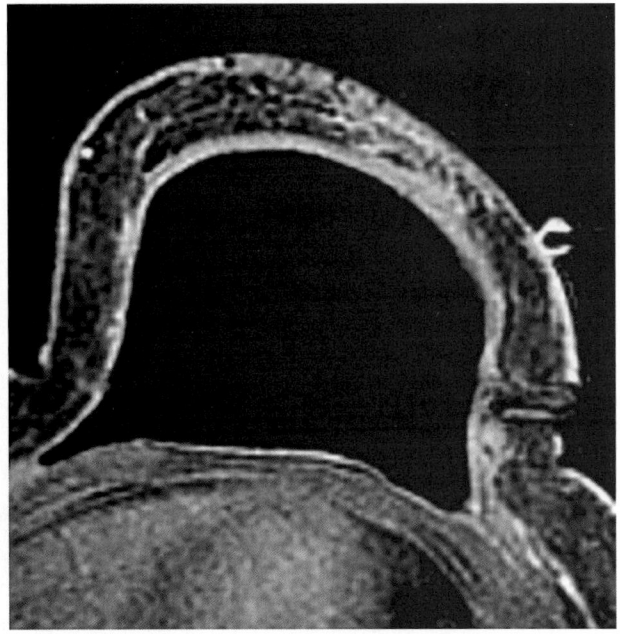

Fig. 6-33. Linfonodo reacional. Paciente com mama reconstruída em avaliação pré-operatória para mastectomia redutora de risco à direita. (**A**) Axial T1 com supressão de gordura com gadolínio. Nódulo lobulado com intensa impregnação de contraste de permeio ao ventre muscular do grande dorsal. (**B**) Marcação pré-cirúrgica guiada por RM. (Agradecimento à Dra. Fabiola Kestelman.)

HAMARTOMA

Também é chamado de adenofibrolipoma, fibroadenolipoma ou lipoadenofibroma, dependendo do componente histológico dominante.

É uma malformação benigna rara, em geral solitária, caracterizada pela presença de quantidades variáveis de tecido mamário normal, tecidos adiposo, muscular e conectivo, circundados por uma fina pseudocápsula (Fig. 6-34).

O aspecto mamográfico é, na maioria das vezes, diagnóstico, não sendo necessário qualquer outro tipo de exame (Fig. 6-35).

A RM fica reservada para os casos atípicos, nos quais os componentes conectivos ou glandulares sejam dominantes a ponto de não permitir a identificação do componente gorduroso de permeio. Nestes casos, a RM permite a identificação de diminutos focos de gordura e mostra apenas leve realce de contraste, além de poder demonstrar a fina capa de gordura na sequência T1 sem supressão de gordura (Fig. 6-36).

Hamartoma:
- Quantidade variável de tecido mamário normal, tecido adiposo, tecidos conectivo e muscular circundados por pseudocápsula.
- Mamografia geralmente diagnóstica.

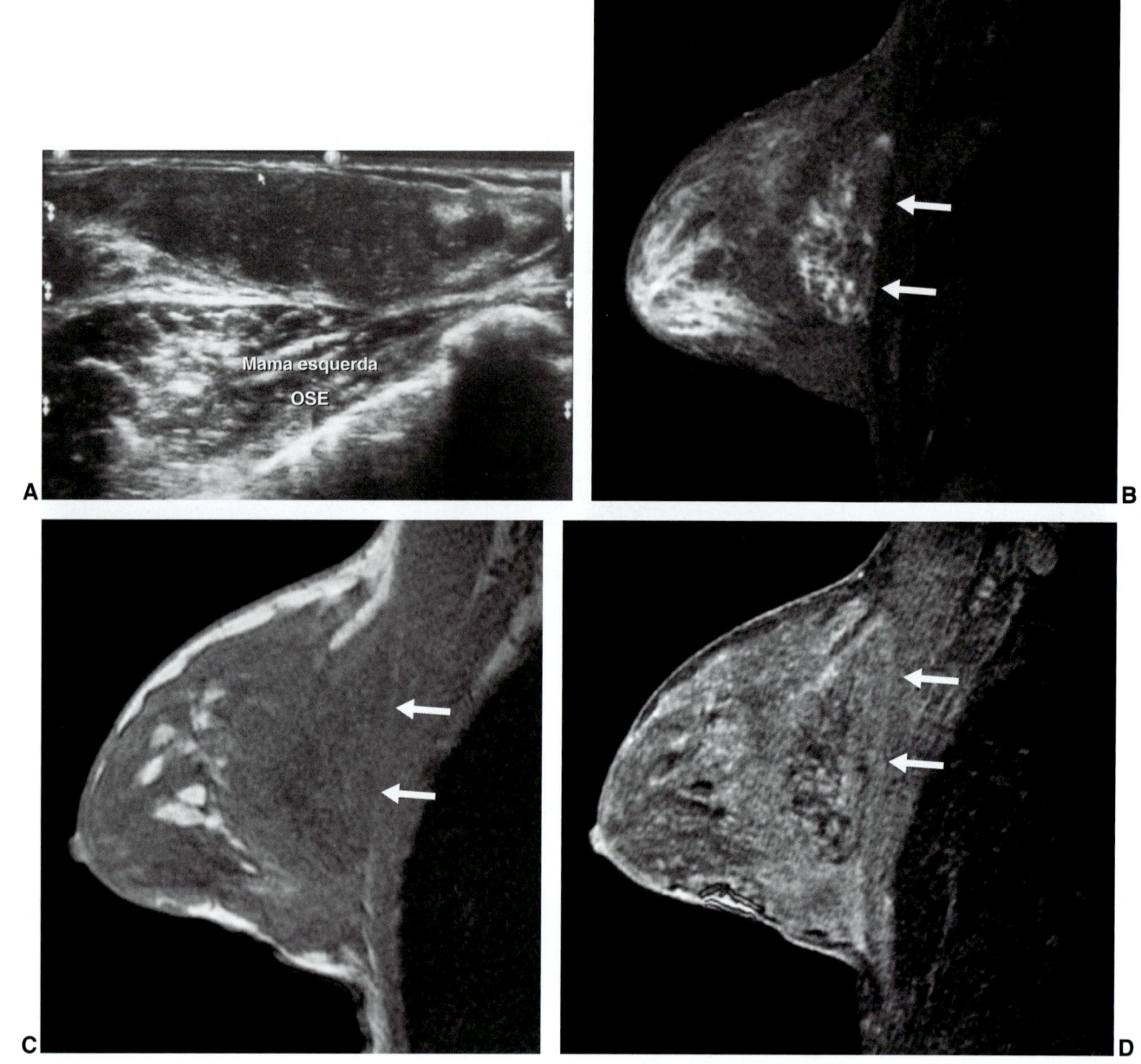

Fig. 6-34. Hamartoma. Nódulo oval, circunscrito, volumoso (5,3 cm), identificado à ultrassonografia, não palpável na mama direita. Lesão acompanha o sinal do parênquima em todas as sequências e, dessa forma, sua medida foi mais bem definida à USG. (**A**) USG. (**B**) Sagital T2 com supressão de gordura. (**C**) Sagital T1. (**D**) Sagital T1 com gadolínio e supressão de gordura.

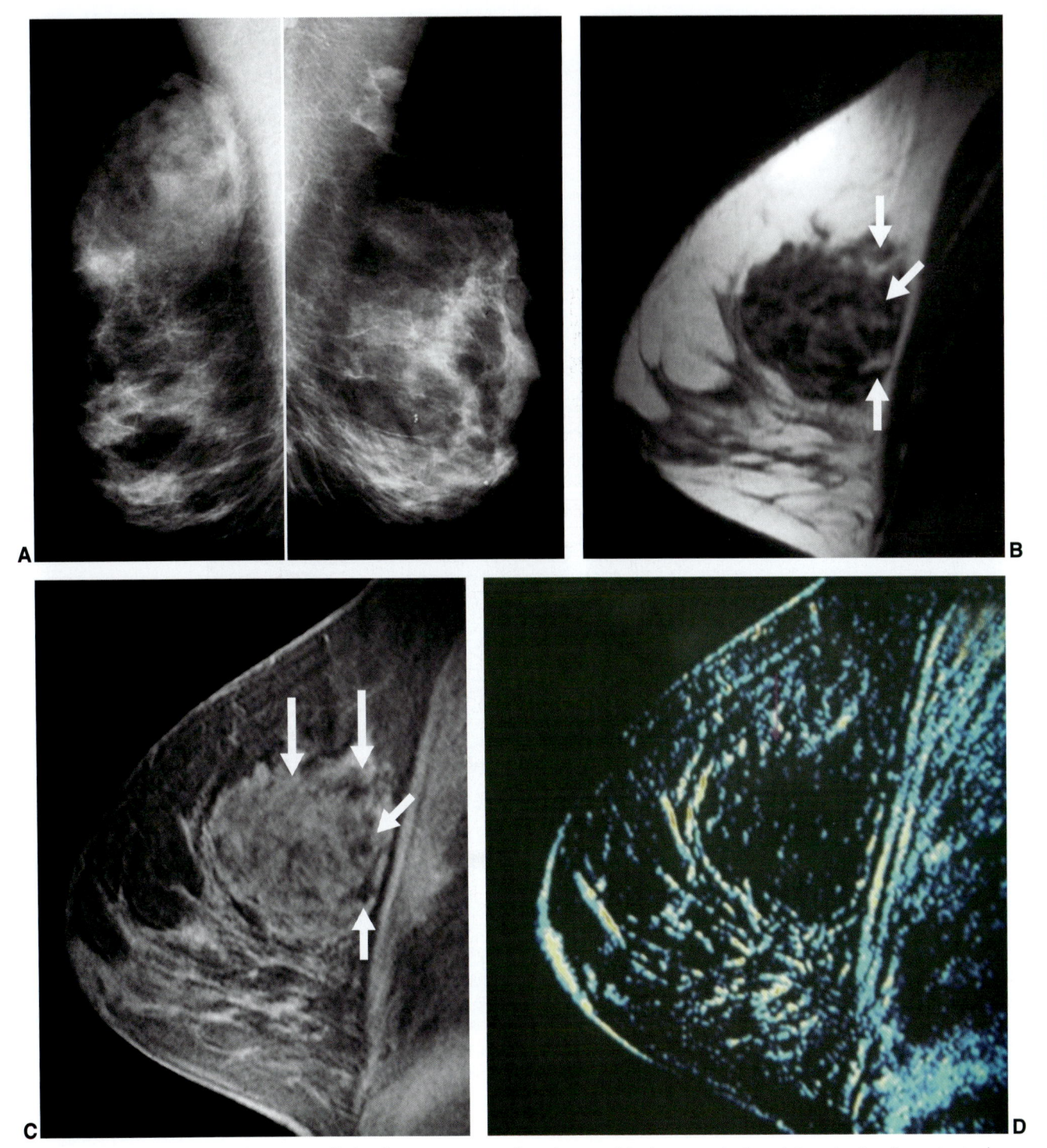

Fig. 6-35. Nódulo não palpável na mama direita visto em mamografia pré-operatória de mamoplastia redutora. Lesão não captante de contraste acompanhando o sinal do parênquima com focos de gordura hiperintensos em T1 e que perdem sinal com a supressão de gordura (setas). (**A**) Mamografia. (**B**) Sagital T1. (**C**) Sagital T1 com supressão de gordura. (**D**) Mapa paramétrico colorido demonstrando ausência de impregnação.

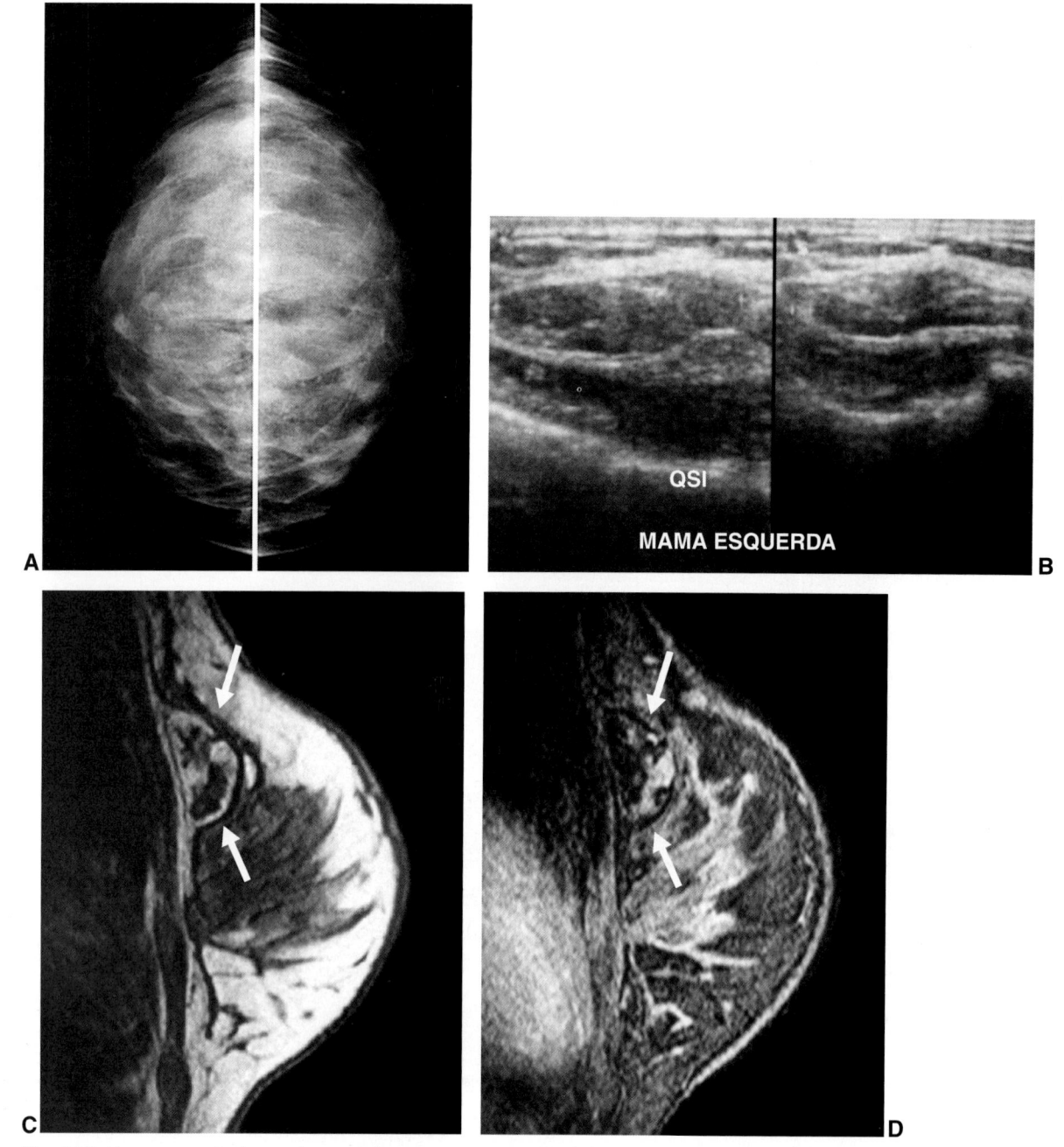

Fig. 6-36. Hamartoma. Pode ser observada impregnação em parte da lesão. Nódulo oval, circunscrito, palpável, heterogêneo, com focos de gordura, sem expressão na mamografia. (**A**) Mamografia. (**B**) USG. (**C**) Sagital T1. (**D**) Sagital T1 com supressão de gordura e gadolínio.

Fig. 6-36 (*Continuação*). (**E**) T2 com supressão de gordura (observar marcador cutâneo). (**F**) Mapa paramétrico colorido demonstrando impregnação não homogênea. (**G**) Axial T1 com gadolínio e supressão de gordura.

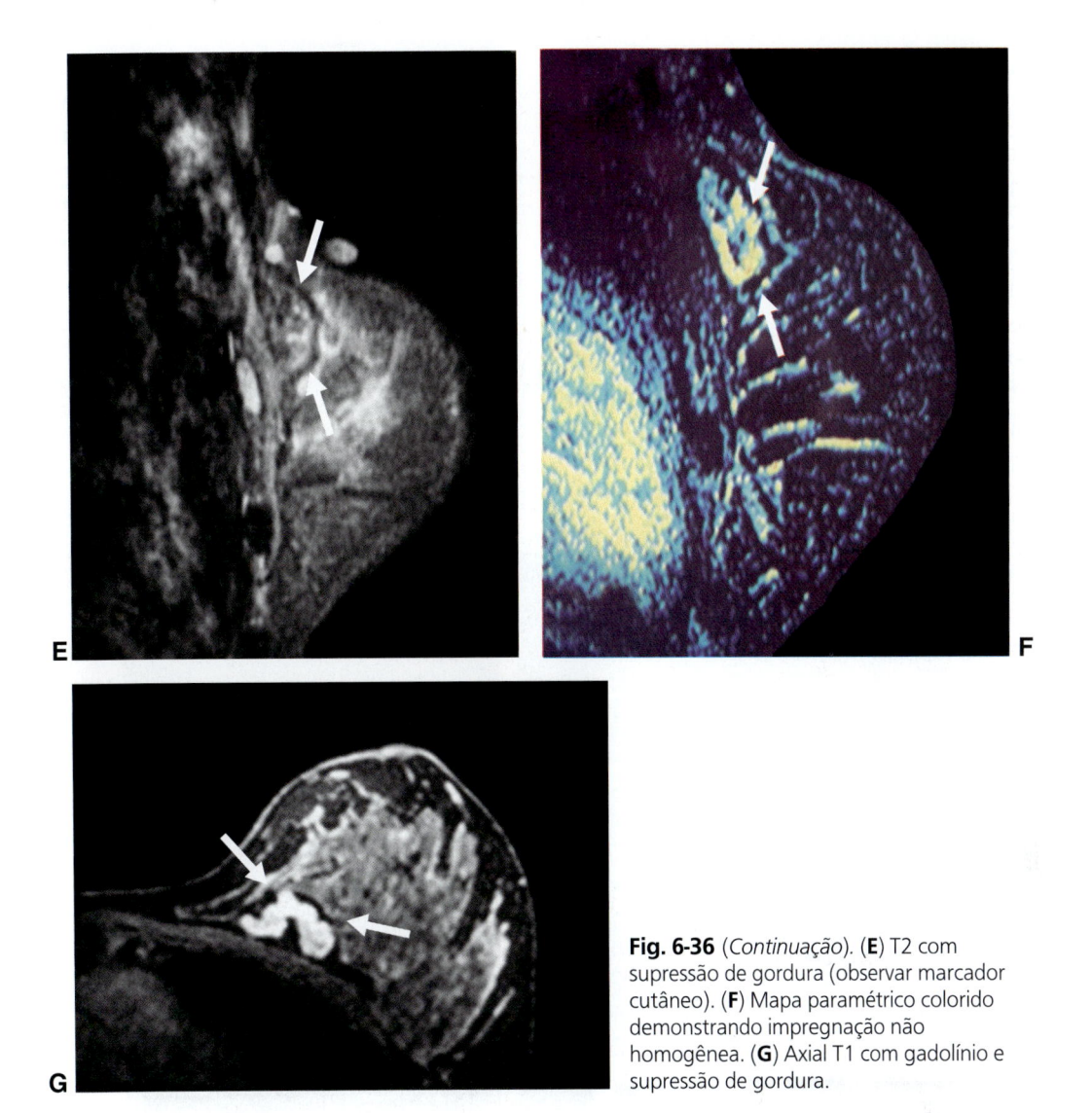

MAMA ACESSÓRIA

O tecido mamário acessório é um tecido residual que persiste do desenvolvimento embriológico normal, ocorrendo em 2 a 6% das mulheres.

O oco axilar é a localização mais comum.

Uma involução incompleta em qualquer local ao longo da linha lactífera pode resultar em tecido mamário acessório ou ectópico.

Na menarca podem iniciar-se sintomas álgicos em virtude da influência hormonal sofrida pelo tecido.

Geralmente o tecido acessório se apresenta como nódulo palpável, mal delimitado, por vezes doloroso.

Na RM apesar da descontinuidade com o restante do parênquima mamário, a área possui intensidade de sinal e padrão de captação de contraste semelhante (Fig. 6-37).

Alterações císticas ou adenomatosas no tecido acessório ou ectópico podem ser vistas (Fig. 6-38).

> Mama acessória:
> - Pode ser palpável.
> - Mais comum na região axilar.
> - Na RM – apesar de descontínuo com o parênquima, é um nódulo com intensidade de sinal e padrão de captação semelhante ao parênquima mamário.

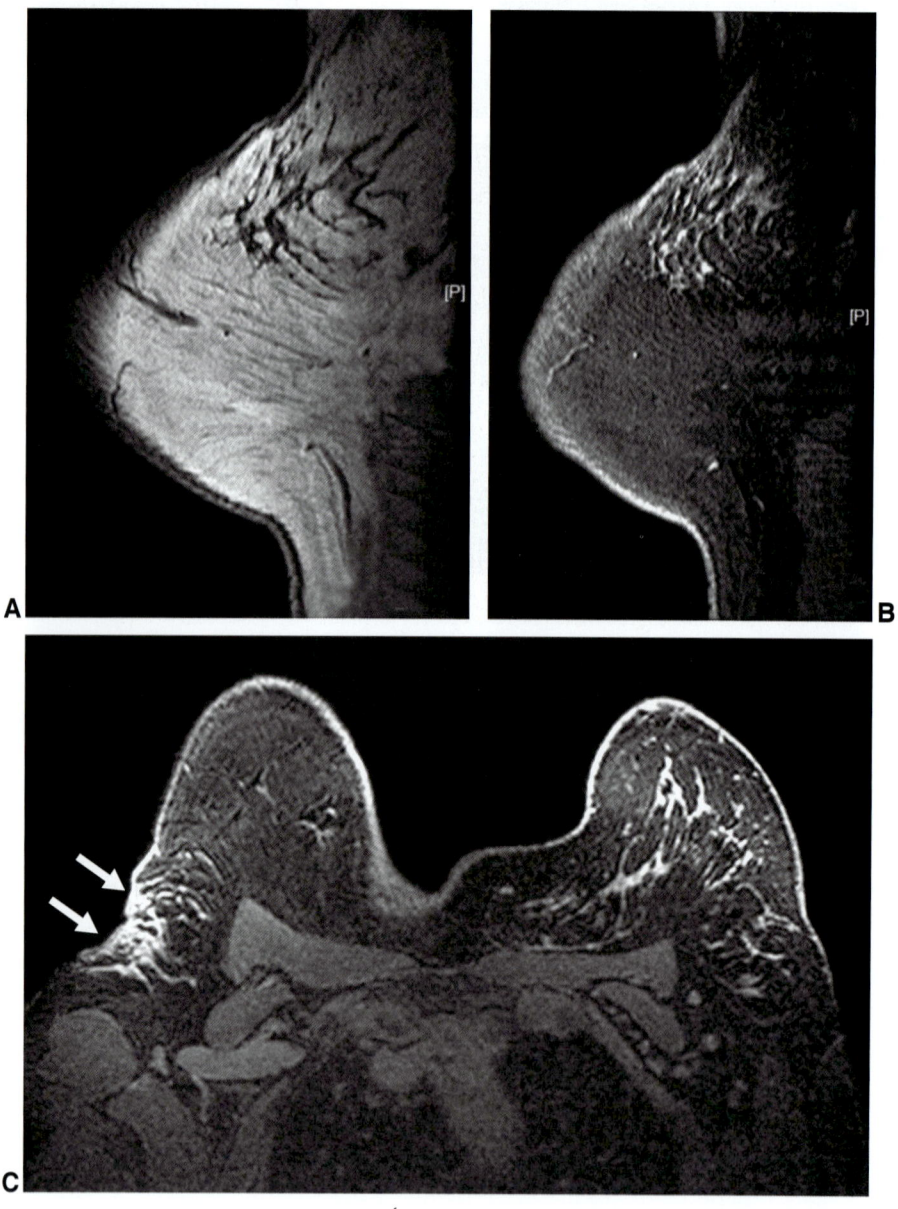

Fig. 6-37. Mama acessória na axila direita. Área possui intensidade de sinal e padrão de captação de contraste semelhante ao parênquima. Notar, inclusive, a presença de aréola (seta). (**A**) Sagital T1. (**B**) Sagital T1 com supressão de gordura e gadolínio. (**C**) Axial T1 com supressão de gordura com gadolínio.

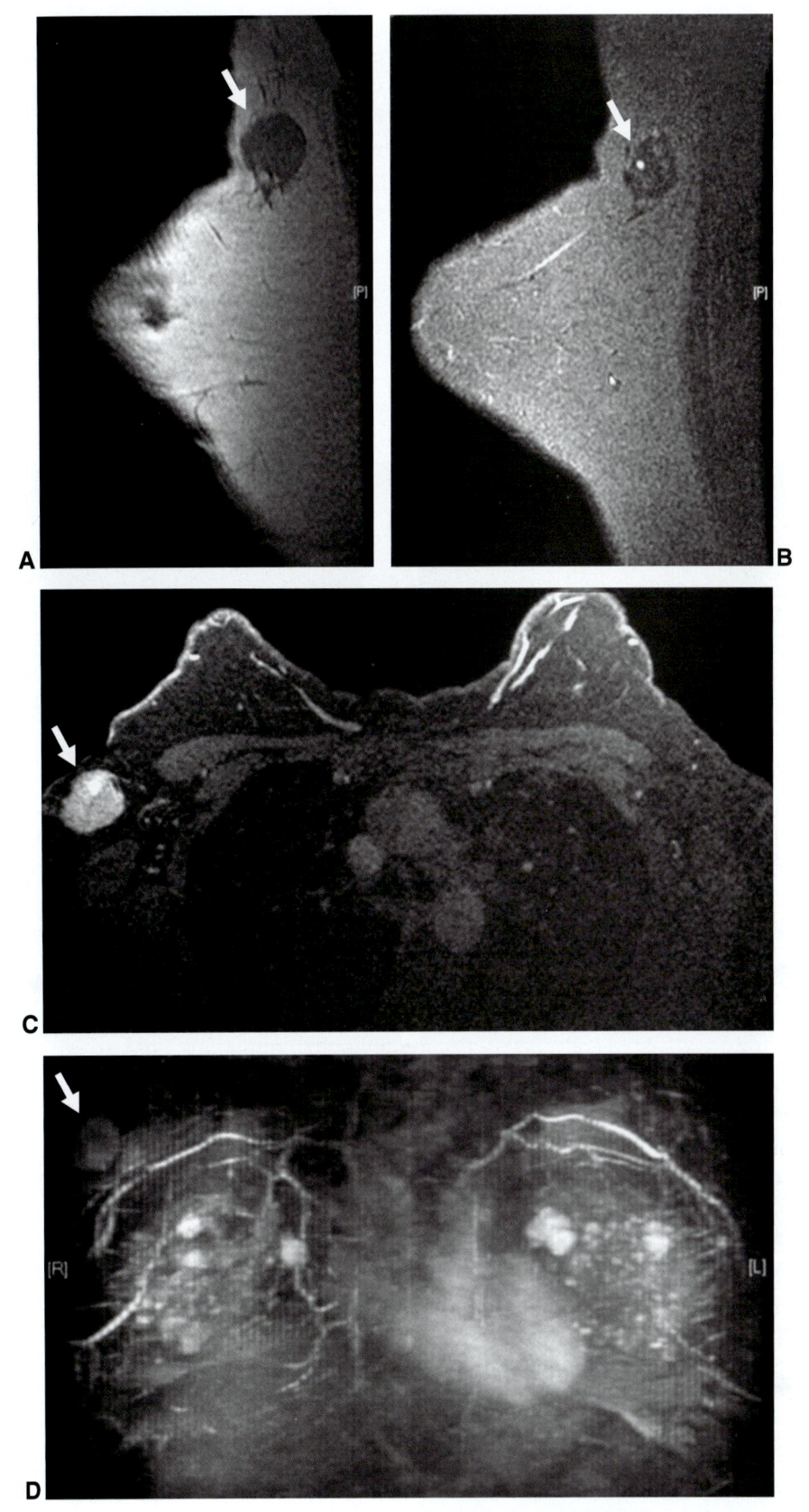

Fig. 6-38. Fibroadenoma em mama acessória na axila direita. Nódulo lobulado isointenso em T1, hipointenso em T2, captante de contraste. (**A**) Sagital T1. (**B**) Sagital T2 com supressão de gordura e gadolínio. (**C**) Axial T1 com supressão de gordura com gadolínio. (**D**) MIP coronal. Notar outros fibroadenomas bilaterais.

HEMATOMA E SEROMA

A RM geralmente não é necessária na avaliação por imagem de hematomas e seromas, cujo diagnóstico é feito, na maioria das vezes, por meio dos dados clínicos, mamográficos e ultrassonográficos associados. Porém, pode ajudar nos casos duvidosos.

O aspecto na RM dos seromas costuma ser o de uma coleção com hipossinal em T1 e hipersinal em T2, enquanto o do hematoma varia de acordo com a sua fase de evolução, sendo normalmente isointenso ou hiperintenso em T1 (Fig. 6-39).

Quando há o desenvolvimento de cápsula, tanto esta quanto o tecido circundante podem apresentar impregnação de contraste, em geral mínima a moderada na fase precoce e que se torna mais evidente na fase tardia (curva ascendente) (Fig. 6-40).

Mais detalhes na Parte VIII de indicações, na seção de achados pós-cirúrgicos.

> Hematoma e seroma:
> - A RM não é necessária, sendo reservada para os casos duvidosos.
> - Na RM uma coleção com hipossinal em T1 e hipersinal em T2 sugere seroma, enquanto coleção iso ou hiperintensa em T1 sugere hematoma.

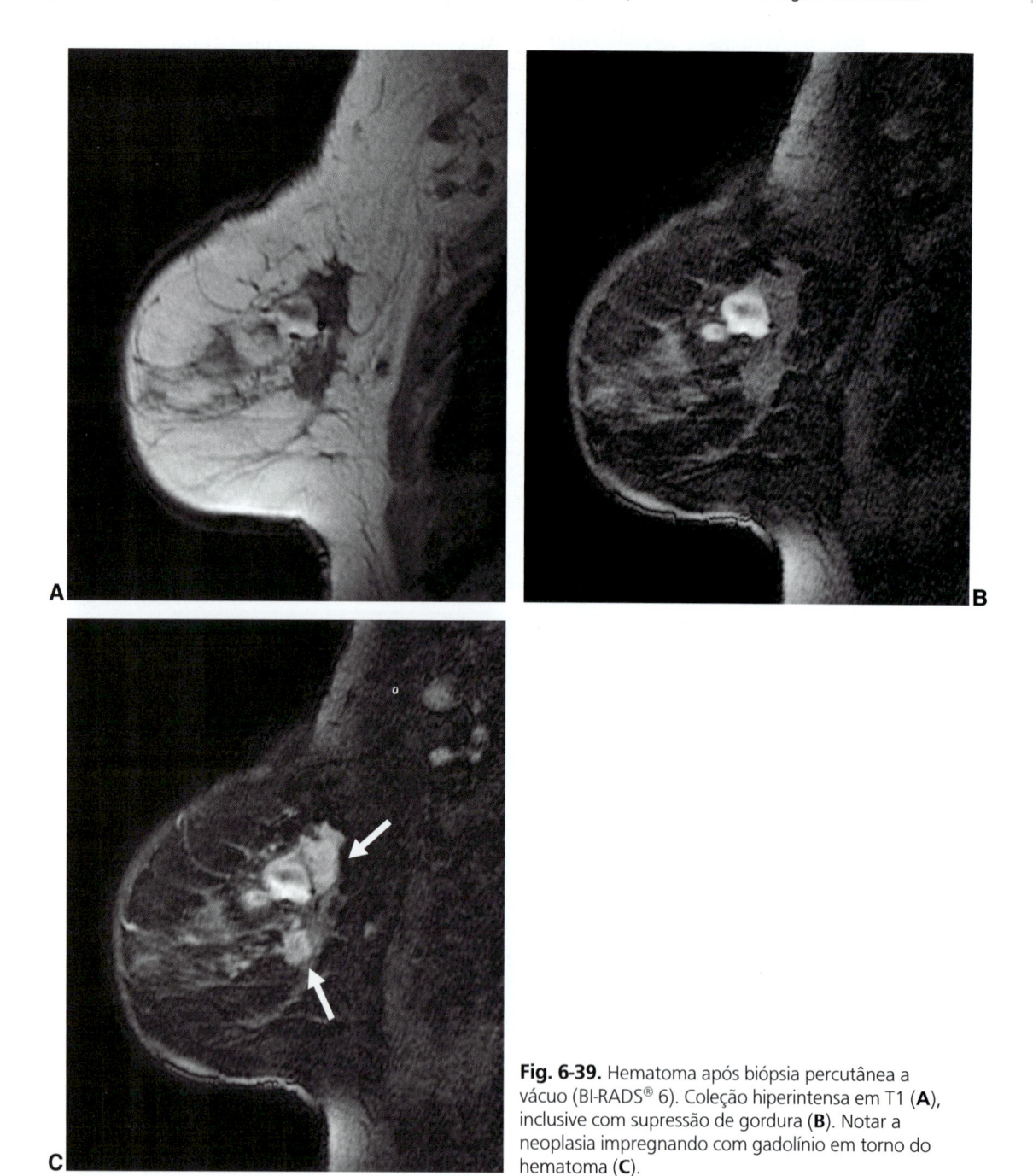

Fig. 6-39. Hematoma após biópsia percutânea a vácuo (BI-RADS® 6). Coleção hiperintensa em T1 (**A**), inclusive com supressão de gordura (**B**). Notar a neoplasia impregnando com gadolínio em torno do hematoma (**C**).

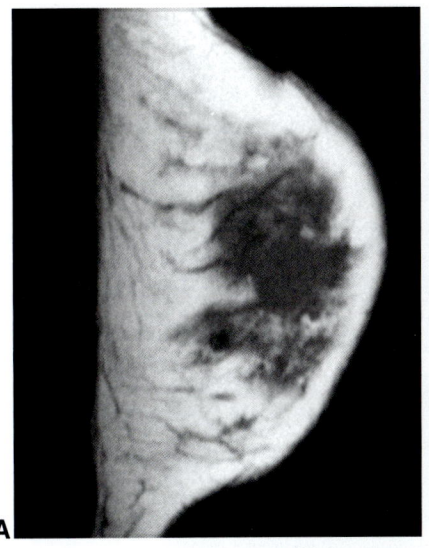

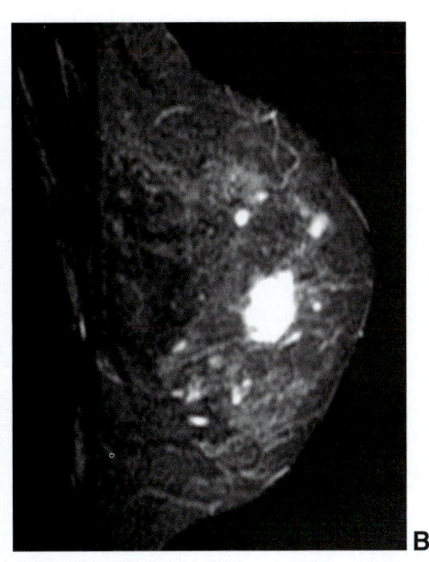

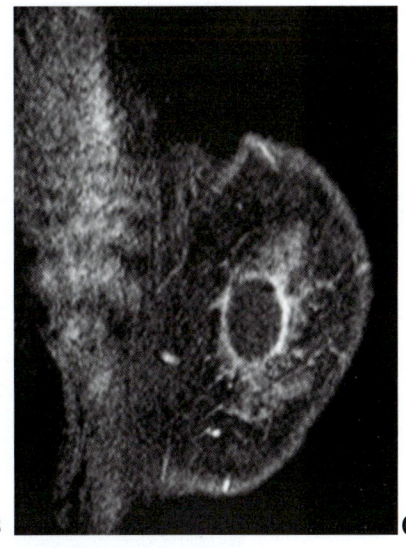

Fig. 6-40. Paciente com 54 anos; segmentectomia há 3 semanas. Avaliação de doença residual. Seroma. Coleção com hipossinal em T1 e hipersinal em T2, com impregnação de contraste discreta na periferia. (**A**) Sagital T1. (**B**) Sagital T2 com supressão de gordura. (**C**) Sagital T1 com gadolínio e supressão de gordura.

MASTITE

Alguns autores propõem a classificação das mastites em infecciosa e não infecciosa, o que nos parece bastante interessante do ponto de vista acadêmico, e utilizaremos nesta seção.

Mastite infecciosa

A mastite infecciosa é um processo inflamatório mamário, difuso ou focal, mais provocado pela infecção pelo *Staphylococcus aureus* e *Streptococcus*. Pode estar associada a um pseudotumor inflamatório (infiltração, abscesso, granuloma).

Da mesma forma que, clinicamente, ela pode mimetizar um carcinoma, nos métodos de imagem, isto também ocorre. Quando não resolver com o tratamento clínico, em razão de seu aspecto inespecífico, deve ser investigada com biópsia cutânea.

A mastite aguda não pode ser diferenciada do carcinoma inflamatório na RM pois as duas doenças apresentam-se com espessamento cutâneo e dos ligamentos de Copper, com hipersinal em T2 difuso no parênquima mamário e com impregnação difusa de contraste com cinética de captação variável (Fig. 6-41).

Segundo Renz *et al.* e nossa experiência, a avaliação do padrão interno de impregnação cutânea pode ajudar no diagnóstico diferencial entre mastite e carcinoma inflamatório, embora não seja um achado específico. A mastite apresenta impregnação homogênea, e o tumor, heterogênea, com múltiplos pontos de impregnação de permeio (*punched-out sign*). O valor preditivo positivo deste achado na ressonância foi de 76% neste trabalho (Fig. 6-42).

A presença de coleções favorece também o diagnóstico de mastite infecciosa e não infecciosa.

Mastite específica pela tuberculose

A infecção pela tuberculose é uma entidade rara, mais comum em mulheres jovens. Ela geralmente é secundária à disseminação hematogênica ou linfática ou invasão por contiguidade do processo pulmonar.

Apresenta duas formas:

- *Forma nodular:* com formação de abscesso não caseoso e fístulas.
- *Forma esclerosante:* com apresentação similar à neoplasia mamária (Fig. 6-43).

Mastite não infecciosa

São processos incomuns e de difícil diagnóstico diferencial com neoplasia. Alguns merecem ser destacados pois apresentam determinadas características morfológicas diferenciadas.

Mastite lobular granulosa

A mastite lobular granulosa é uma entidade rara, difícil de distinguir do carcinoma pelos métodos de imagem. É um processo inflamatório que tipicamente apresenta granulomas não caseosos, sem agente específico, com localização preferencial nos lóbulos, justificando sua denominação.

Fig. 6-41. Mastite aguda à direita. Aumento do volume da mama, espessamento cutâneo difuso e com hipersinal em T2 difuso no parênquima mamário, associado à impregnação difusa. Notar, ainda, coleção intracapsular volumosa, heterogênea e com septações. (**A**) Sagital T2 com supressão de gordura. (**B**) Sagital T1 com supressão de gordura e gadolínio. (**C**) Axial T1 com supressão de gordura e gadolínio. (**D**) Axial STIR com supressão de silicone.

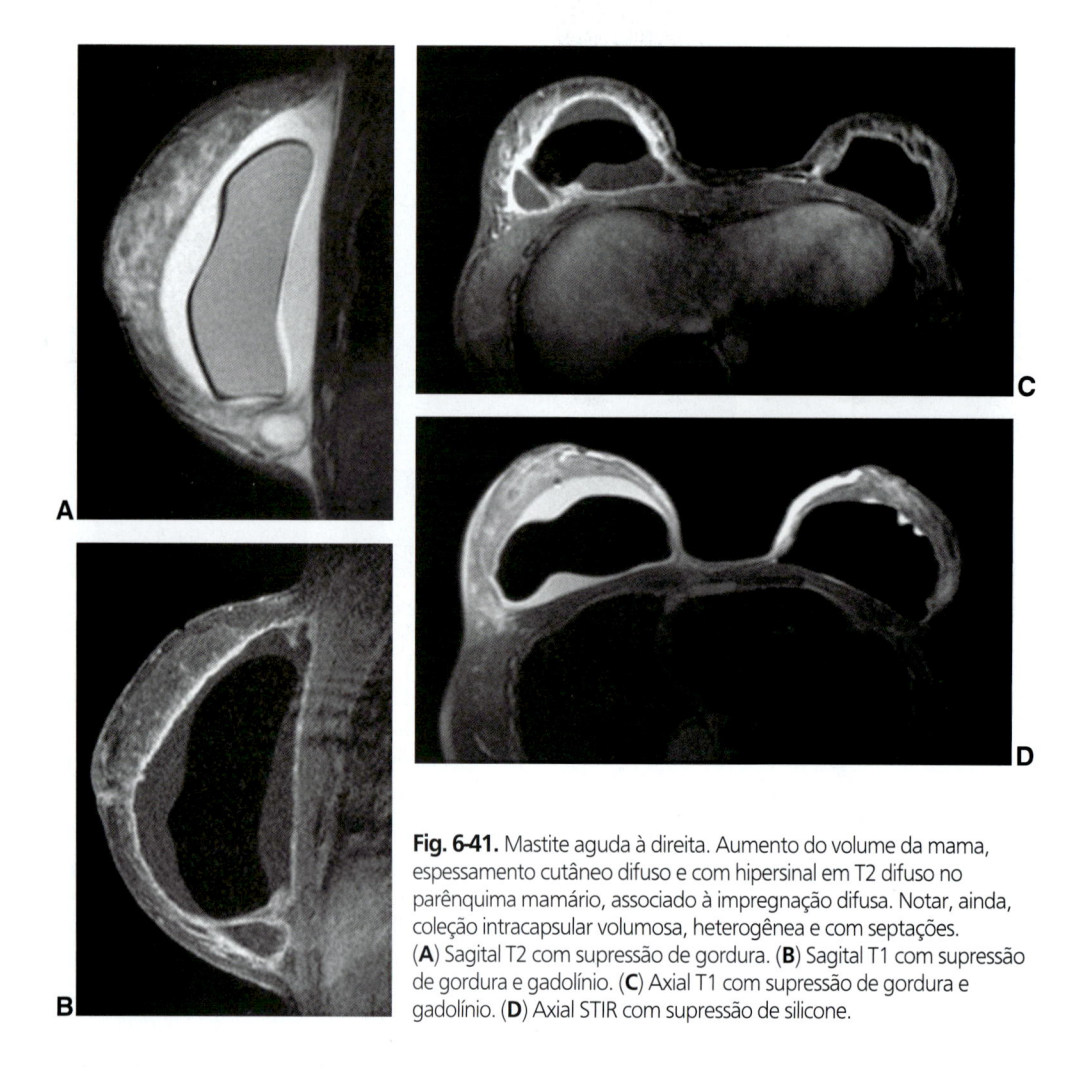

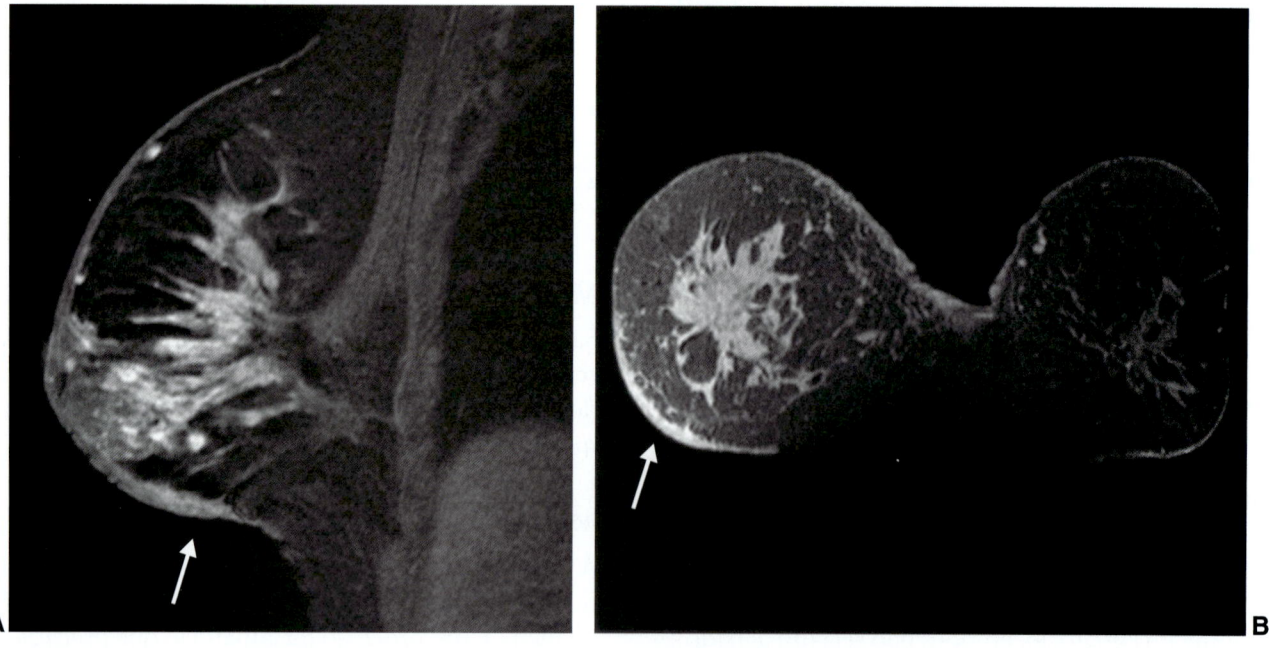

Fig. 6-42. Caso 1. Carcinoma inflamatório na mama direita. Espessamento cutâneo difuso com impregnação heterogênea. (**A**) Sagital T1 com supressão de gordura com gadolínio. (**B**) Coronal T1 com supressão de gordura com gadolínio.

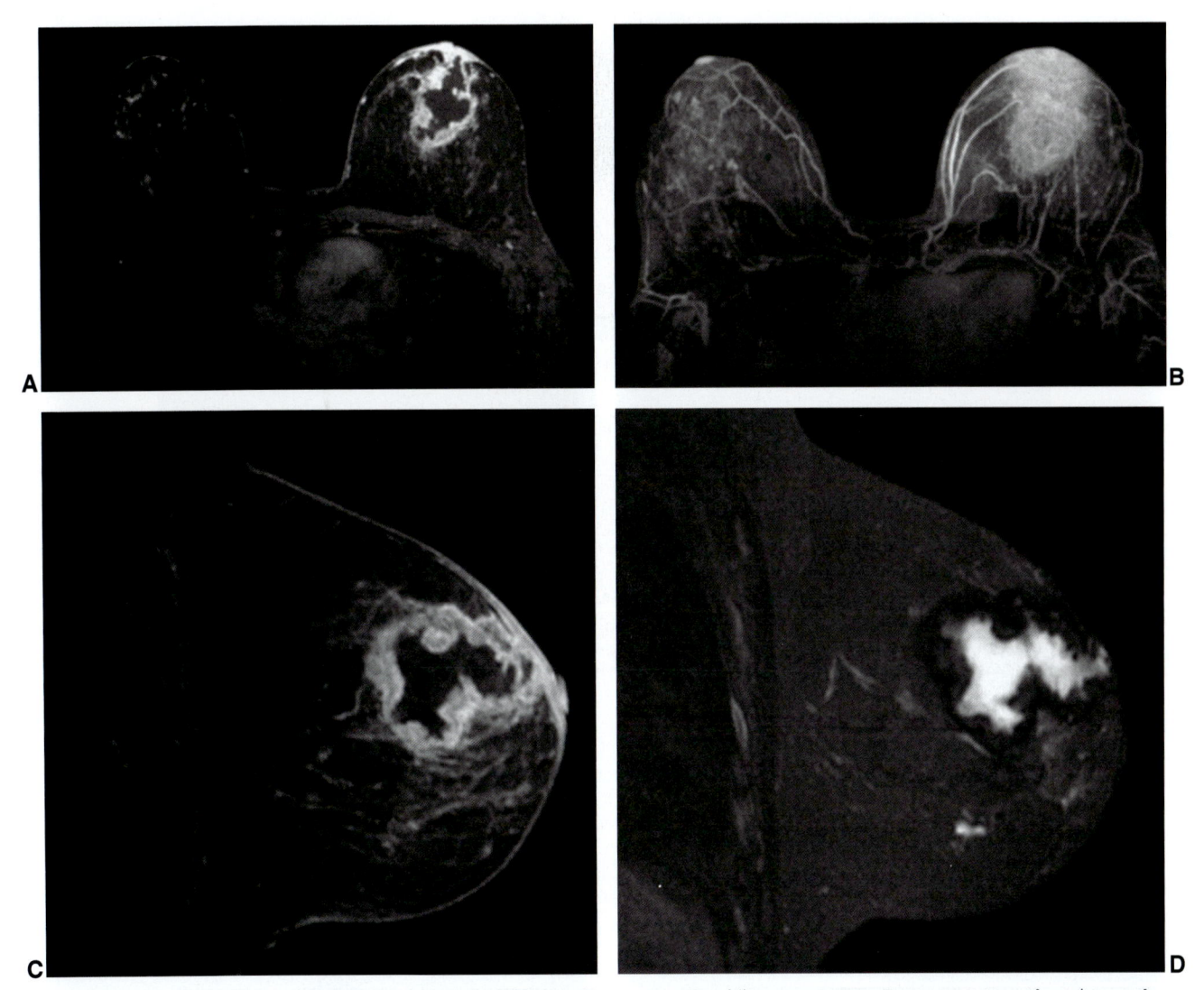

Fig. 6-42 (*Continuação*). Caso 2. Mastite à esquerda aguda com abscesso por *Staphilococcus aureus*. Espessamento cutâneo homogêneo periareolar e coleção de paredes espessas, anfractuosas, captante de contraste, estendendo-se até a pele, onde há fistulização. (**A**) Axial T1 com gadolínio e supressão de gordura. (**B**) Axial MIP. (**C**) Sagital T1 com supressão de gordura com gadolínio. (**D**) Sagital T2 com supressão de gordura.

Clinicamente pode ser palpável e afeta mulheres jovens com gestação recente ou usuárias de pílulas anticoncepcionais. Sua causa é desconhecida, mas, provavelmente, tem origem autoimune.

O diagnóstico costuma ser tardio, sendo necessárias a biópsia percutânea e a avaliação com o teste de reação em cadeia da polimerase. O tratamento atual inclui o uso de corticoide.

As alterações radiológicas são inespecíficas. Na RM pode ser observada alteração difusa, inclusive cutânea, associada a nódulos irregulares e à intensa impregnação heterogênea de contraste, por vezes periférica com impregnação em halo, por conta dos abscessos. Pode ser observada curva de captação do tipo *washout* (Fig. 6-44).

Podem ainda ser observadas linfonodomegalia axilar e fístulas cutâneas.

Ela deve ser diferenciada de outras causas de mastite crônica, como a granulomatose de Wegener, tuberculose, infecção fúngica, sarcoidose, mastite de células plasmáticas e mastite periductal.

Mastite linfocítica

A mastite linfocítica também é uma entidade rara, relatada em pacientes diabéticas e com doença autoimune. Sua forma de apresentação clínica e na imagem é indistinguível do carcinoma. Coleções também podem ser observadas.

A mastopatia diabética é similar à mastite linfocítica na apresentação clínica e na patologia e apresenta fibrose no estroma e infiltrado linfocítico perivascular e intralobular. Ocorre em pacientes insulino-dependentes.

Mastite periductal

A mastite periductal representa um processo inflamatório periductal frequentemente associado ao fumo. O efeito tóxico do cigarro produz uma lesão periductal. Pode ter apresentação aguda com mastite sem dilatação ductal ou crônica com ectasia ductal. Nos casos avançados, há fibrose periductal com distorção e esclerose da parede do ducto. Pode ocasionar retração papilar e um quadro de abscesso subareolar recidivante (Fig. 6-45).

> Mastite:
> - Processo inflamatório das mamas.
> - Difícil diferenciação com o carcinoma inflamatório.
> - Mastite granulomatosa: nodulações irregulares e com intensa impregnação de contraste (difícil diferenciar com neoplasia).

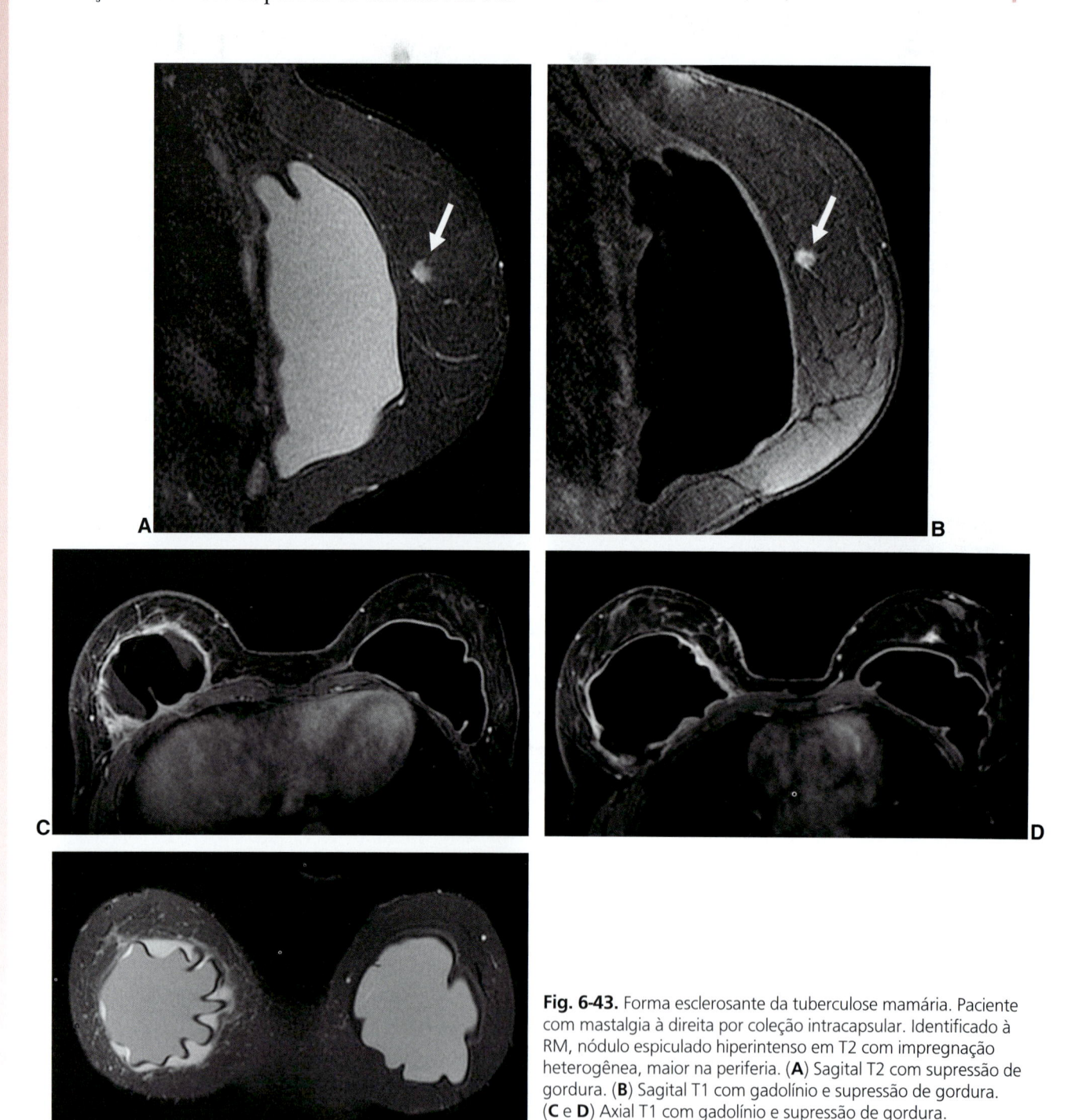

Fig. 6-43. Forma esclerosante da tuberculose mamária. Paciente com mastalgia à direita por coleção intracapsular. Identificado à RM, nódulo espiculado hiperintenso em T2 com impregnação heterogênea, maior na periferia. (**A**) Sagital T2 com supressão de gordura. (**B**) Sagital T1 com gadolínio e supressão de gordura. (**C** e **D**) Axial T1 com gadolínio e supressão de gordura. (**E**) Coronal STIR.

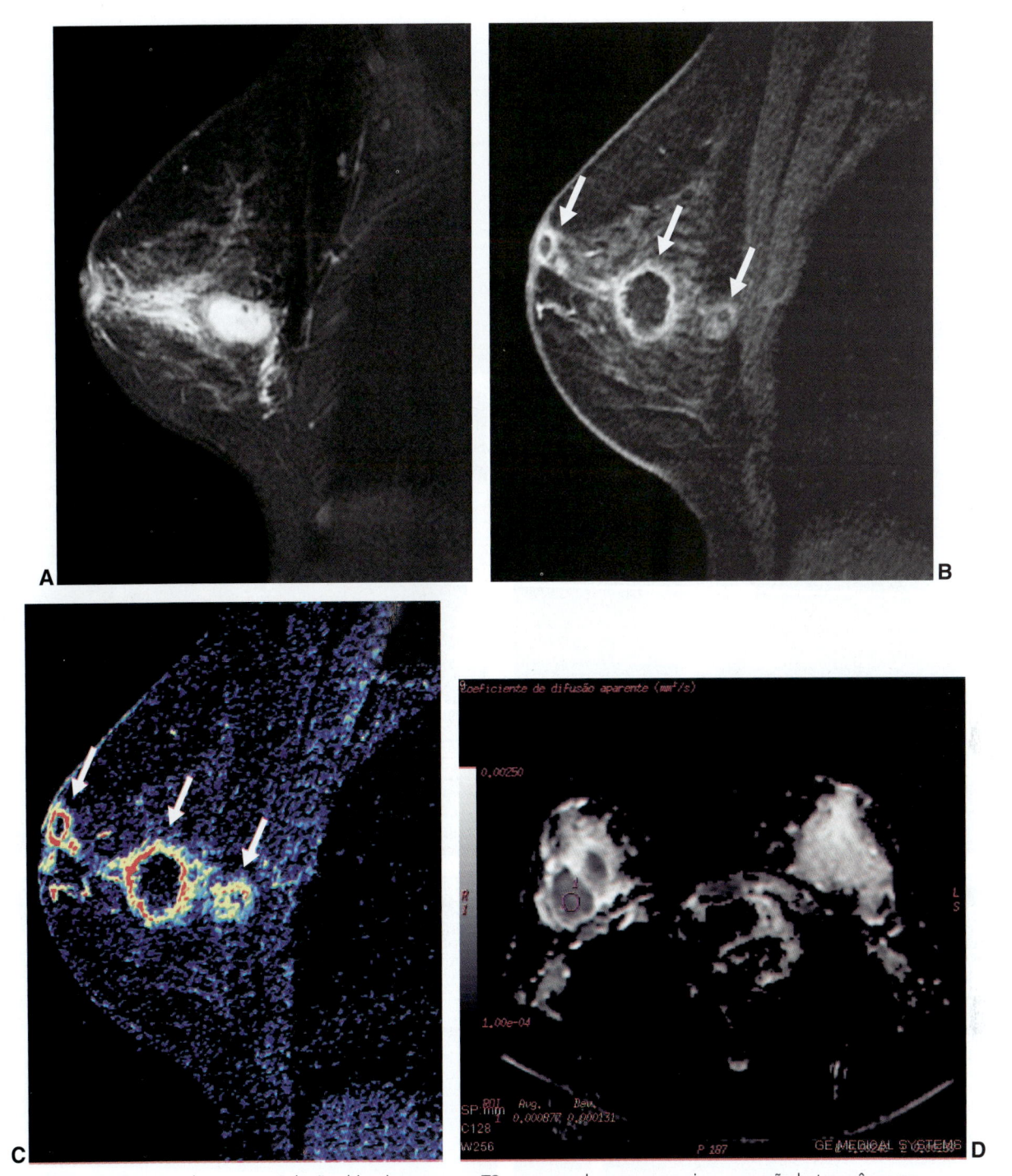

Fig. 6-44. Mastite granulomatosa. Coleções hiperintensas em T2 com paredes espessas e impregnação heterogênea na periferia. Notar difusão restrita, habitual nos abscessos ($0,8 \times 10^{-3}$ mm^2/s). (**A**) Sagital T2 com supressão de gordura. (**B**) Sagital T1 com supressão de gordura com gadolínio. (**C**) Mapa colorido. (**D**) Difusão.

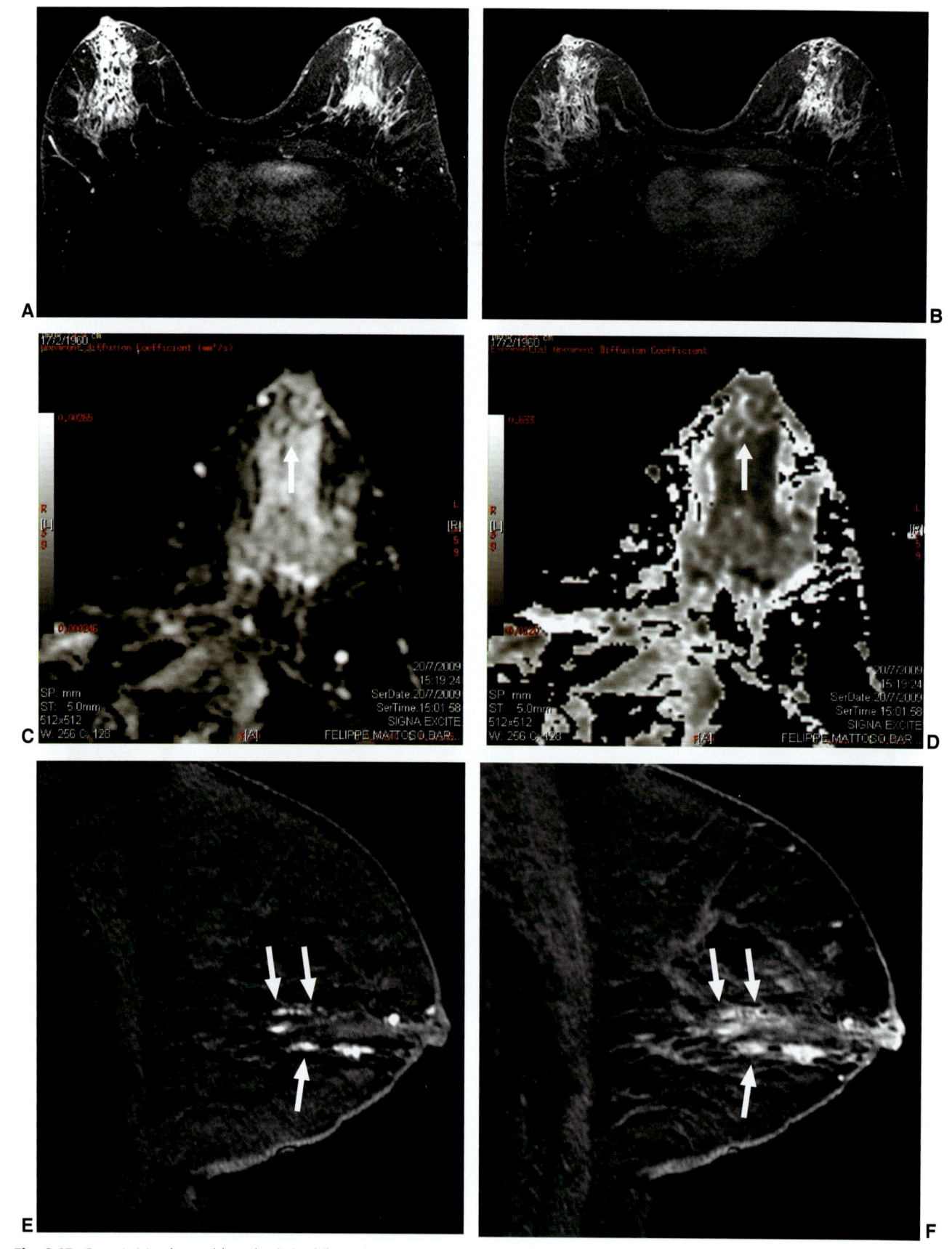

Fig. 6-45. Caso 1. Mastite periductal crônica bilateral. Ectasia ductal. Notar ectasia ductal bilateral com conteúdo hiperintenso em T1 (alto conteúdo proteico ou sangue) com discreta impregnação fina e regular na parede ductal *(tram line)* (setas). Difusão restrita pelo conteúdo espesso intraductal (seta). (**A** e **B**) Plano axial T1 com supressão de gordura e gadolínio. (**C** e **D**) Difusão. (**E** e **F**) Plano sagital T1 com supressão de gordura pré- e pós-gadolínio.

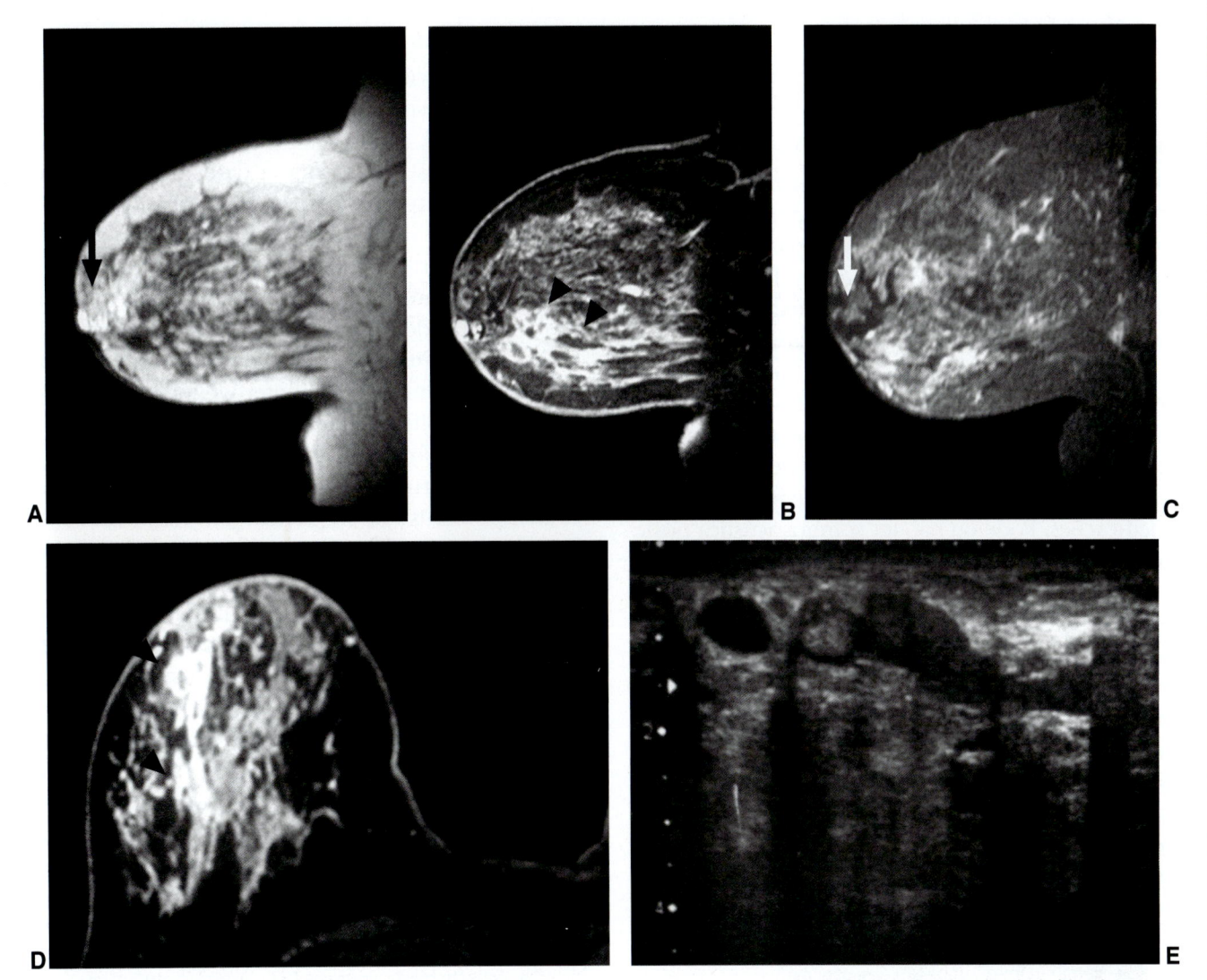

Fig. 6-45 (*Continuação*). Caso 2. Mastite periductal crônica bilateral. Ectasia ductal com conteúdo heterogêneo, na maioria hiperintenso em T1 e hipointenso em T2 (alto conteúdo proteico ou sangue) (setas). Espessamento e distorção da parede ductal com impregnação grosseira em ductos do quadrante inferior externo (pontas de seta). (**A**) Sagital T1. (**B**) Sagital T1 com gadolínio e supressão de gordura. (**C**) Sagital T2 com supressão de gordura. (**D**) Axial T1 pós-gadolínio com supressão de gordura. (**E**) USG.

OUTROS

Hemangioma

O hemangioma é um tumor vascular benigno caracterizado por espaços vasculares preenchidos por sangue, com paredes finas, separados por septos fibrosos, e tem como tipos principais o capilar e o cavernoso. O hemangioma da mama pode ser do tipo intra ou extralobular, dependendo se está situado no estroma intra ou interlobular. Sua incidência varia de 1,2 a 11%. A mamografia pode ser normal ou mostrar nódulo bem delimitado, com ou sem calcificações puntiformes. Na ultrassonografia pode apresentar-se como lesão hipo ou hiperecoica, bem ou mal delimitada e pode ter discretos ecos hiperecoicos que representam as calcificações. Pode ou não ter sombra acústica posterior, o que leva à necessidade de biópsia.

São raros os relatos na literatura sobre o aspecto do hemangioma mamário na ressonância magnética. A ressonância magnética pode ser utilizada para avaliar a extensão da lesão. O aspecto mais frequente do hemangioma é de um nódulo bem delimitado, com hipersinal em T2, provavelmente relacionado com fluxo sanguíneo lento e sinal hipointenso em T1. A impregnação de contraste é quase sempre heterogênea, intensa na fase precoce com curva tipos I e II. Entretanto, todos estes aspectos dependem de haver trombose parcial e calcificações (Fig. 6-46).

- Hemangioma: tumor vascular benigno.
- A ressonância é útil para avaliar extensão da lesão.
- Aspecto mais comum na RM – nódulo bem delimitado com hipersinal em T2, provavelmente relacionado com o fluxo sanguíneo lento e hipossinal em T1, com impregnação heterogênea.

Ectasia ductal

Ectasia ductal corresponde a ductos subareolares dilatados, com espessura superior a 3 mm, sendo, em geral, bilateral.

As manifestações clínicas da ectasia ductal podem ser descarga papilar, retração mamilar, alteração palpável e dor ou hipersensibilidade.

A mamografia pode mostrar estruturas tubulares retroareolares e, a ultrassonografia, ductos subareolares dilatados que podem estar preenchidos por líquido. Às vezes o líquido apresenta alto conteúdo proteico ou hemorrágico, heterogêneo, que pode simular lesão sólida intraductal.

Na ressonância o aspecto habitual da ectasia é de estruturas tubulares ramificadas dilatadas, com sinal hipointenso na sequência ponderada em T1 e hiperintenso em T2, que convergem em direção ao complexo areolopapilar (Fig. 6-47).

O sinal intraductal pode ser hiperintenso na sequência pondera em T1 e T2, quando apresenta alto conteúdo proteico. Pode, também, apresentar sinal hipointenso em T2 por conteúdo espesso antigo ou conteúdo hemorrágico (Fig. 6-48).

Este método é útil, principalmente, quando há dúvida se há lesão sólida intraductal ou não. Se presente, a lesão capta contraste, ao contrário do líquido que preenche a ectasia, que mesmo espesso não apresenta impregnação de contraste (Fig. 6-49).

- Ectasia ductal: ductos maiores que 3 mm.
- Aspecto mais comum na RM – estruturas tubulares ramificadas hipointensas em T1 e hiperintensas em T2 (mais comum), ou hiperintensas em T1 e T2 (alto conteúdo proteico), ou hipointenso em T2 (conteúdo espesso antigo ou hemorrágico).
- RM é útil para avaliar se há lesão intraductal associada.

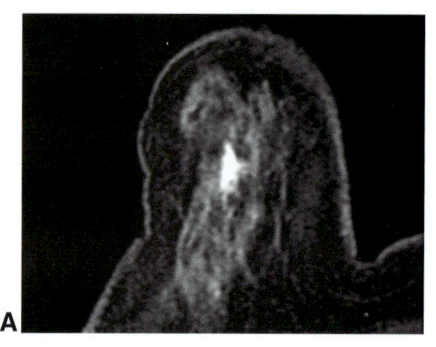

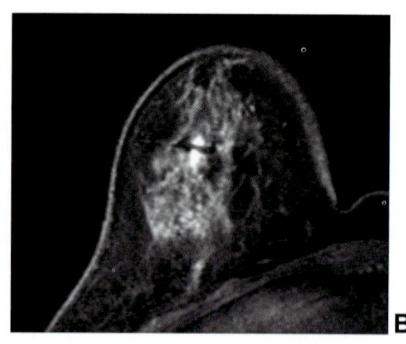

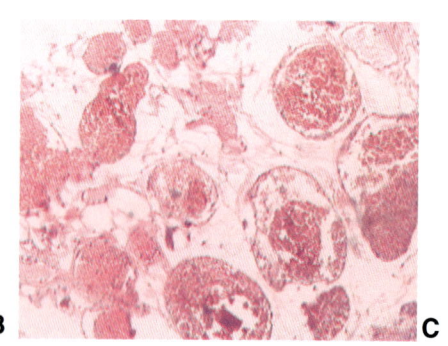

Fig. 6-46. Hemangioma. Impregnação linear irregular. (**A** e **B**) Axial T1 com supressão de gordura e gadolínio. Marcação pré-cirúrgica guiada por RM. (**C**) Microscopia. Hemangioma cavernoso constituído por canais vasculares dilatados, separados por estroma fibroso frouxo.

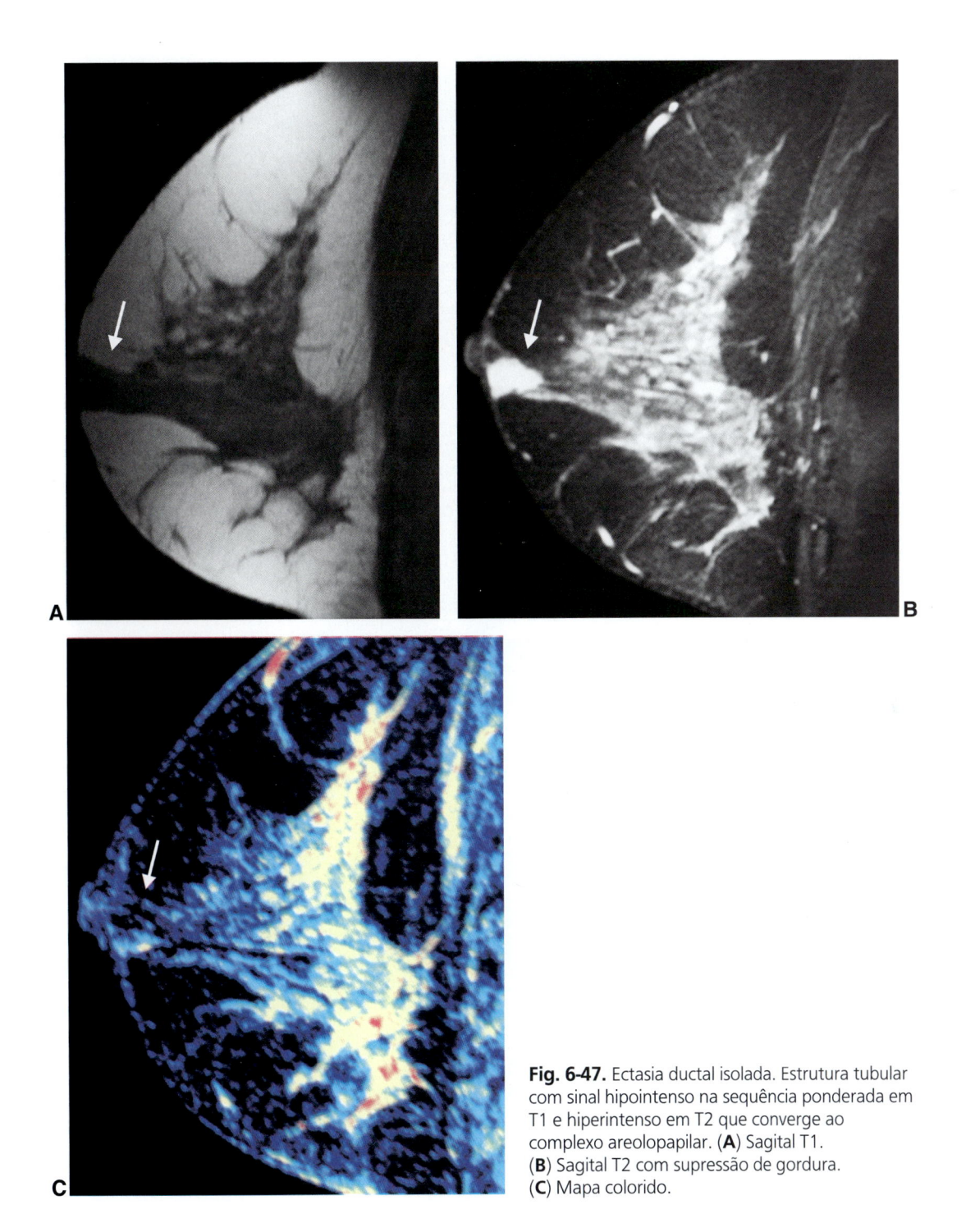

Fig. 6-47. Ectasia ductal isolada. Estrutura tubular com sinal hipointenso na sequência ponderada em T1 e hiperintenso em T2 que converge ao complexo areolopapilar. (**A**) Sagital T1. (**B**) Sagital T2 com supressão de gordura. (**C**) Mapa colorido.

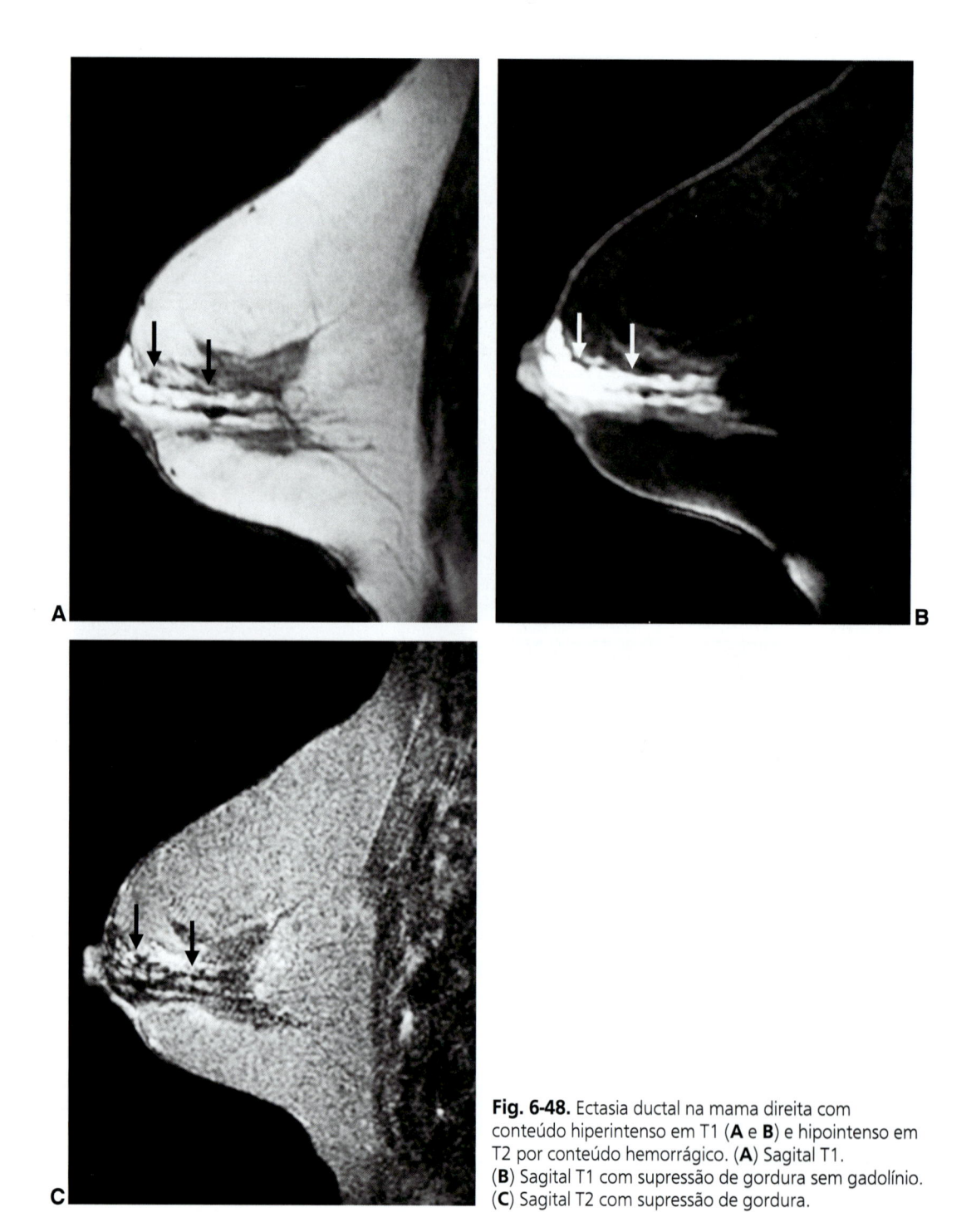

Fig. 6-48. Ectasia ductal na mama direita com conteúdo hiperintenso em T1 (**A** e **B**) e hipointenso em T2 por conteúdo hemorrágico. (**A**) Sagital T1. (**B**) Sagital T1 com supressão de gordura sem gadolínio. (**C**) Sagital T2 com supressão de gordura.

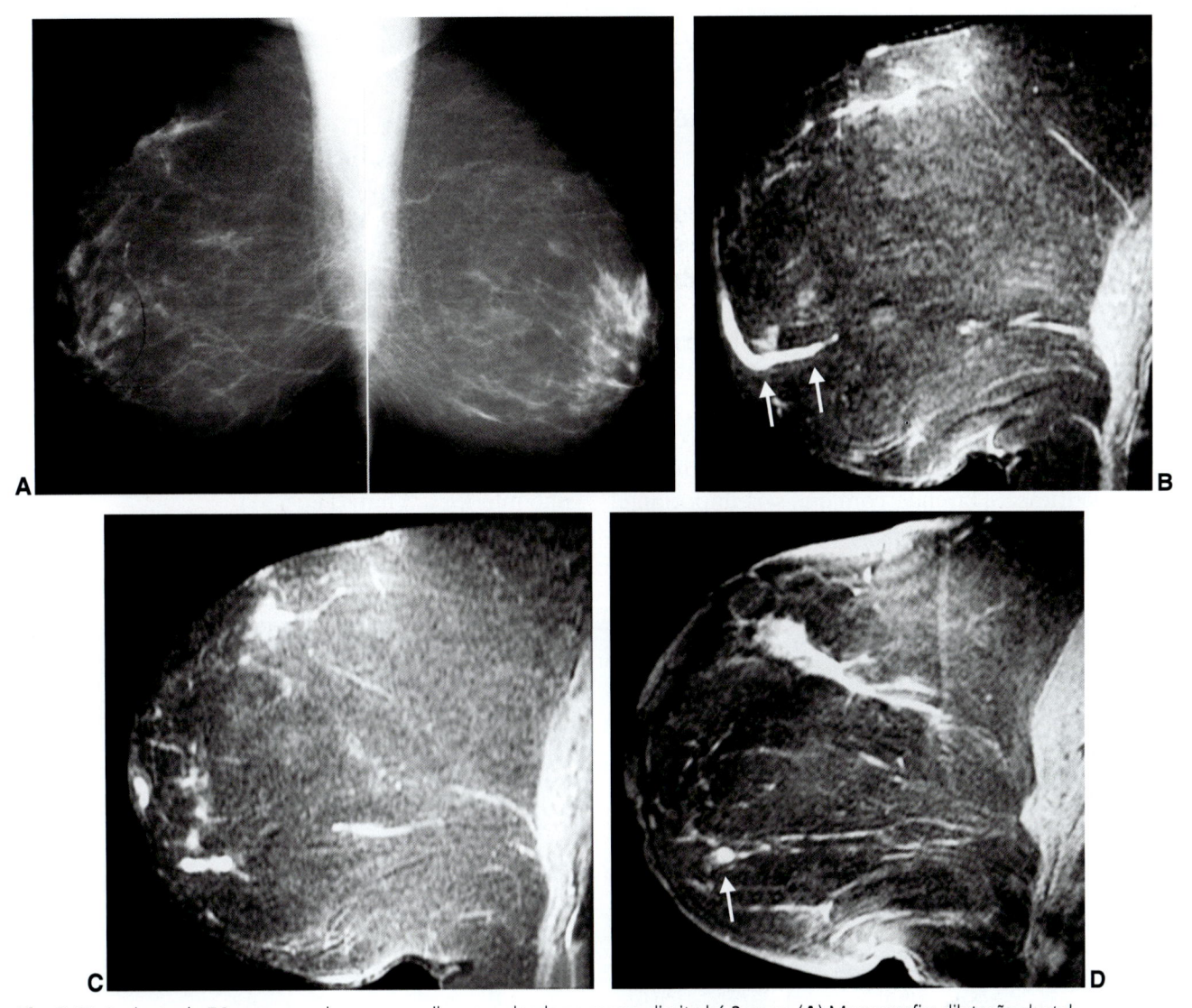

Fig. 6-49. Paciente de 56 anos com descarga papilar esverdeada na mama direita há 2 anos. (**A**) Mamografia: dilatação ductal.
(**B** e **C**) Sagital T2 com supressão de gordura: ducto dilatado com hipersinal (setas). (**D**) Sagital T1 com supressão de gordura e gadolínio: pequeno nódulo com impregnação de contraste em correspondência com o ducto dilatado (seta).

LESÕES QUE NÃO CONFIGURAM MASSA

ALTERAÇÕES FIBROCÍSTICAS DA MAMA

São as alterações mais comuns da mama, podendo afetar até 50% das mulheres, e têm um espectro variado de apresentação nos estudos de imagem, inclusive na ressonância magnética.

Resultam de uma resposta exagerada do epitélio ductal e do estroma às variações hormonais normais durante o ciclo menstrual (Fig. 6-50).

Embora não representem um fator de risco para o câncer de mama, podem simular ou dificultar a sua identificação, fazendo com que seja importante para o radiologista o conhecimento de suas formas de apresentação, inclusive na ressonância.

Podem ser proliferativas ou não. A forma não proliferativa consiste em cistos de tamanhos variados, fibrose estromal e metaplasia apócrina. Já a forma proliferativa inclui hiperplasia com ou sem atipia, papilomas e adenose esclerosante. As hiperplasias com atipia podem ser ductais ou lobulares e estão relacionadas com um discreto aumento do risco de câncer de mama.

O parênquima fibrocístico dificilmente é diferenciado do normal nas imagens em T1 e T2. Um dos achados que pode ajudar a diferenciar é a presença de pequenos cistos agrupados, em geral com tamanho inferior a 3 mm (Fig. 6-51).

Dois tipos de apresentação da mastopatia fibrocística que podem ser identificados na ressonância

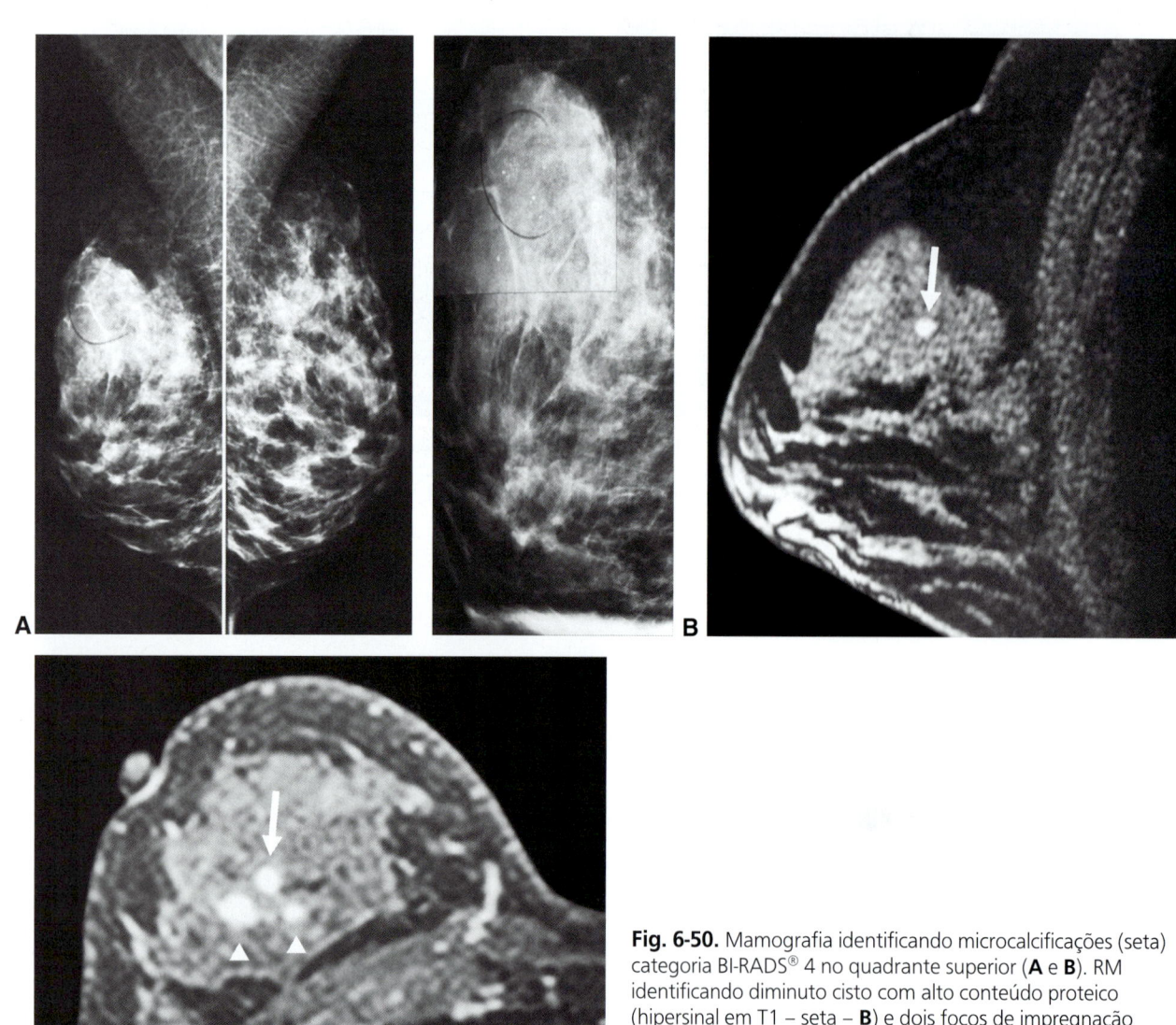

Fig. 6-50. Mamografia identificando microcalcificações (seta) categoria BI-RADS® 4 no quadrante superior (**A** e **B**). RM identificando diminuto cisto com alto conteúdo proteico (hipersinal em T1 – seta – **B**) e dois focos de impregnação adjacentes (pontas de seta). (**C**) Sagital T1 sem gadolínio com supressão de gordura. (**D**) Axial T1 com gadolínio e supressão de gordura.

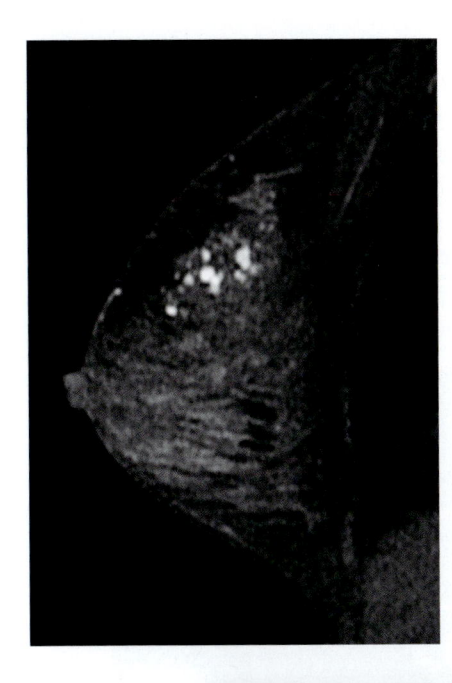

Fig. 6-51. Alteração fibrocística. Sagital T2 com supressão de gordura. Múltiplos pequenos cistos agrupados no quadrante superior da mama direita.

magnética foram descritos por Maurice *et al*. Na maioria das vezes tem uma forma de apresentação difusa e menos comumente tem apresentação na forma de nódulo.

Na forma difusa, a mastopatia fibrocística apresenta-se com impregnação anômala e podem ser observados focos de impregnação de contraste e áreas de realce regional e menos comumente linear, ductal e difuso (Fig. 6-52).

Nesta forma de apresentação não houve correlação adequada do tamanho da área de realce anômalo com os achados mamográficos e ultrassonográficos segundo Chen, e em todos houve suspeita de diagnóstico de benignidade.

Quando as alterações são proliferativas e focais, apresenta-se na forma de nódulo.

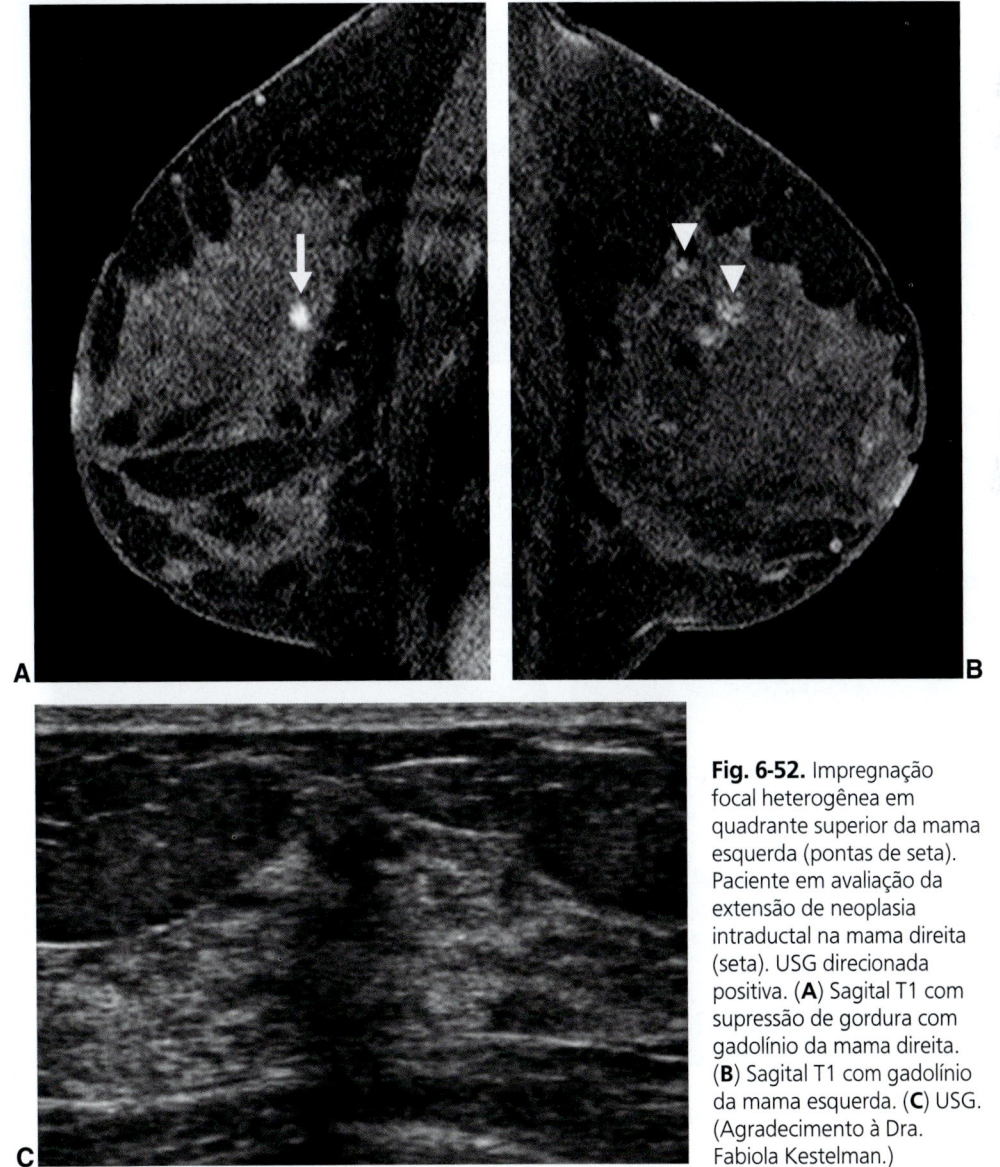

Fig. 6-52. Impregnação focal heterogênea em quadrante superior da mama esquerda (pontas de seta). Paciente em avaliação da extensão de neoplasia intraductal na mama direita (seta). USG direcionada positiva. (**A**) Sagital T1 com supressão de gordura com gadolínio da mama direita. (**B**) Sagital T1 com gadolínio da mama esquerda. (**C**) USG. (Agradecimento à Dra. Fabiola Kestelman.)

A morfologia do nódulo geralmente tem características de benignidade conforme referido no trabalho de Chen. Neste estudo das 11 lesões, 8 foram circunscritas e apenas 3 tinham margens irregulares ou espiculadas. O tamanho do nódulo variou entre 4 mm e 20 mm e houve uma boa correlação com os achados dos demais exames (Fig. 6-53).

Com relação ao estudo contrastado, a intensidade de impregnação de contraste pode variar com a fase do ciclo menstrual, conforme referido no capítulo sobre anatomia mamária, sendo menor na segunda e terceira semanas do ciclo.

O padrão de curva de captação também é variado, podendo ser intenso e apresentar curvas dife-

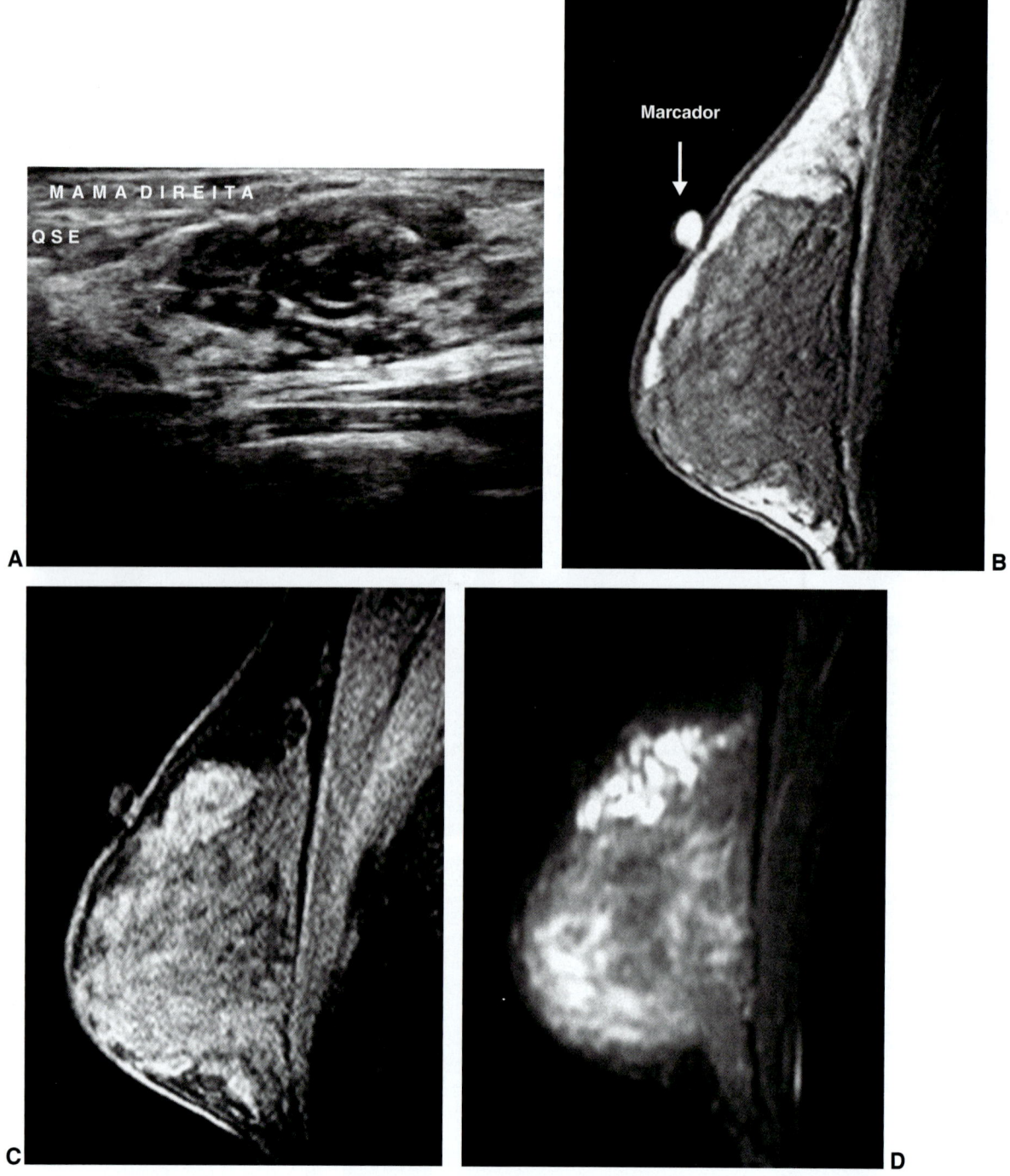

Fig. 6-53. Mastopatia fibrocística. Forma pseudonodular. Nódulo palpável. (**A**) USG. Nódulo hipoecogênico, lobulado. (**B**) RM T1 plano sagital. (**C**) Sagital T1 com supressão de gordura e gadolínio. (**D**) T2 sagital com supressão de gordura. Impregnação segmentar não homogênea, com pequenos espaços císticos de permeio em correspondência com o nódulo palpável (marcador).

rentes, sendo a mais comum a curva ascendente ou do tipo I (Fig. 6-54).

Dessa forma, os critérios morfológicos têm maior especificidade do que o padrão de impregnação de contraste, confirmado por Maurice e Chen.

Kim *et al.* estudaram o padrão da curva espectral na mastopatia fibrocística e identificaram a colina, que é um marcador bioquímico de metabolismo celular. Eles também identificaram a colina em outras patologias benignas, mas com pico inferior ao identificado no câncer de mama (ver capítulo sobre sequências funcionais).

> Doença fibrocística:
> - Resposta exagerada do parênquima às variações hormonais.
> - Difícil diferenciar do parênquima normal nas imagens em T1 e T2.
> - No estudo pós-contraste: focos e áreas de impregnação regional de contraste que podem coalescer.
> - Neste caso, é importante avaliar se há variação com o ciclo menstrual e avaliar a cinética de captação de contraste.

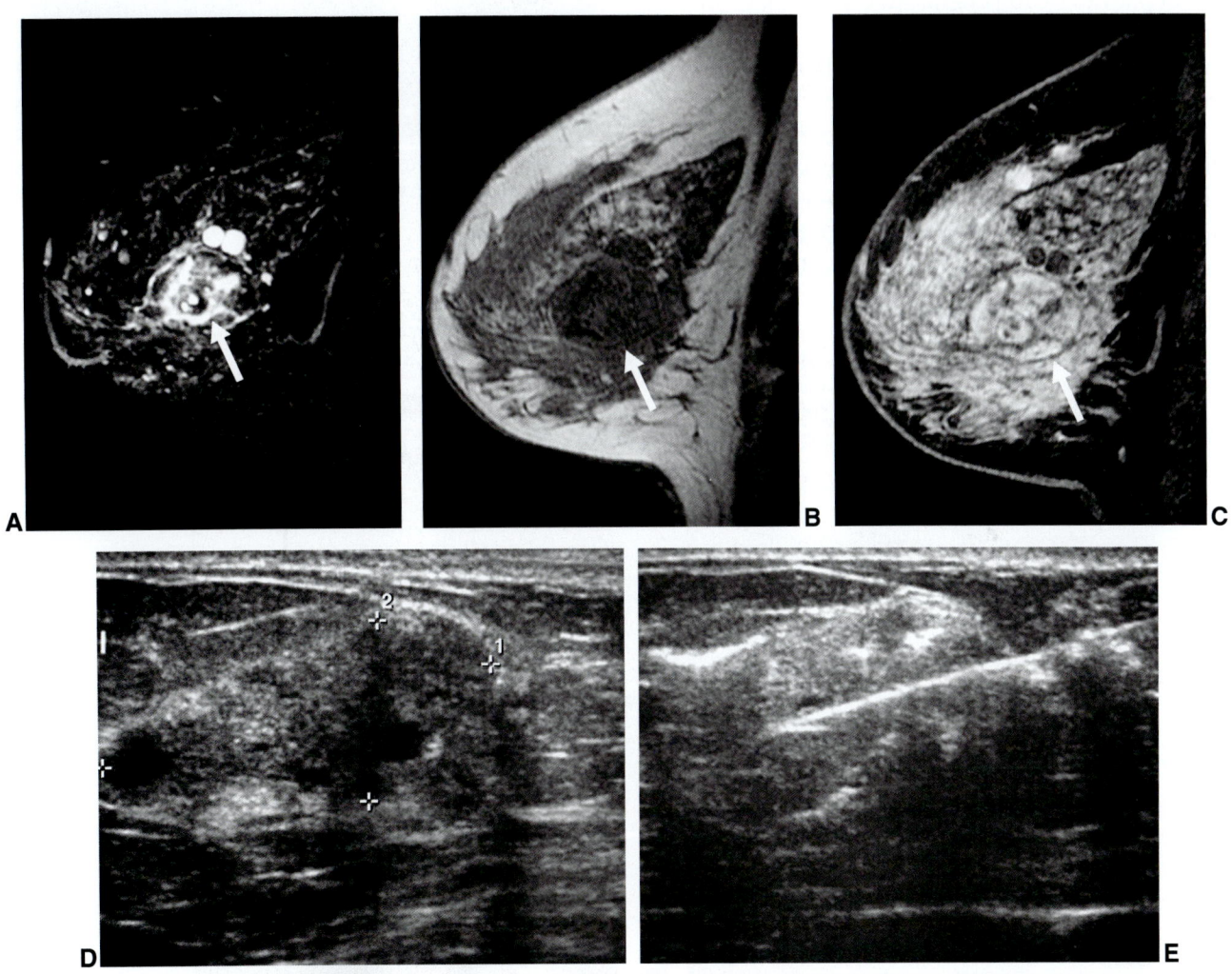

Fig. 6-54. Alteração fibrocística proliferativa. Nódulo oval, circunscrito, com impregnação heterogênea, com focos hiperintensos em T2 (pequenos espaços císticos). (**A**) Sagital T2 com supressão de gordura. (**B**) Sagital T1. (**C**) Sagital com gadolínio com supressão de gordura. (**D**) Ultrassonografia. (**E**) Biópsia percutânea.

ADENOSE ESCLEROSANTE

A adenose esclerosante é uma forma de alteração fibrocística, caracterizada histologicamente por uma proliferação desmoplásica das células epiteliais e mioepiteliais, podendo assumir um padrão infiltrativo. Pode estar associada a outras lesões benignas, como cicatriz radial, papilomas e fibroadenomas (Fig. 6-55).

Na mamografia pode mimetizar neoplasia, assim como na RM.

É uma das causas benignas de impregnação focal ou difusa de contraste na RM, podendo apresentar distribuição ductal.

O padrão de impregnação é variável, e em 10% dos casos é identificado o padrão *washout*, sendo uma das causas mais comuns de falso-positivo do método (Fig. 6-56).

Na apresentação de uma destas lesões com padrão ascendente e platô e sem correlação com exames anteriores ou outros fatores de risco, pode ser definida uma conduta de acompanhamento. Entretanto, na adenose focal, os focos podem ser persistentes.

Adenose esclerosante: causa benigna de impregnação focal ou difusa, pode ter curva *washout* (uma causa de falso positivo da RM).

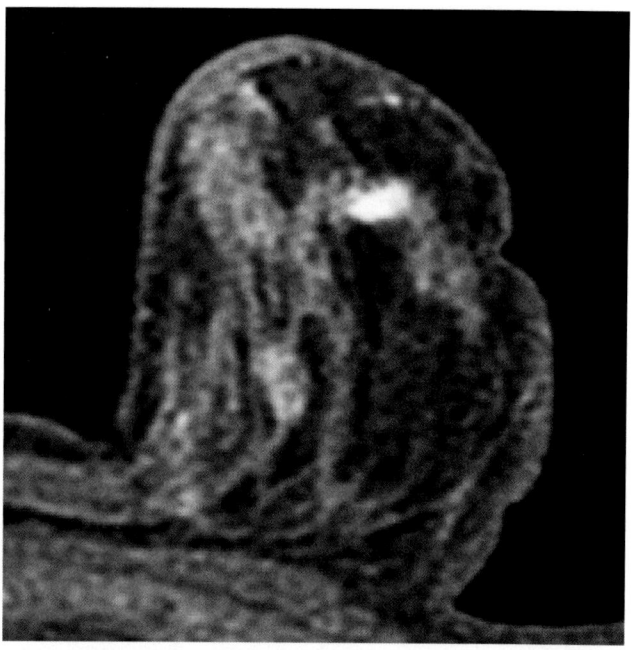

Fig. 6-55. Adenose esclerosante. Impregnação focal heterogênea. Sequência axial T1 com supressão de gordura para marcação pré-cirúrgica.

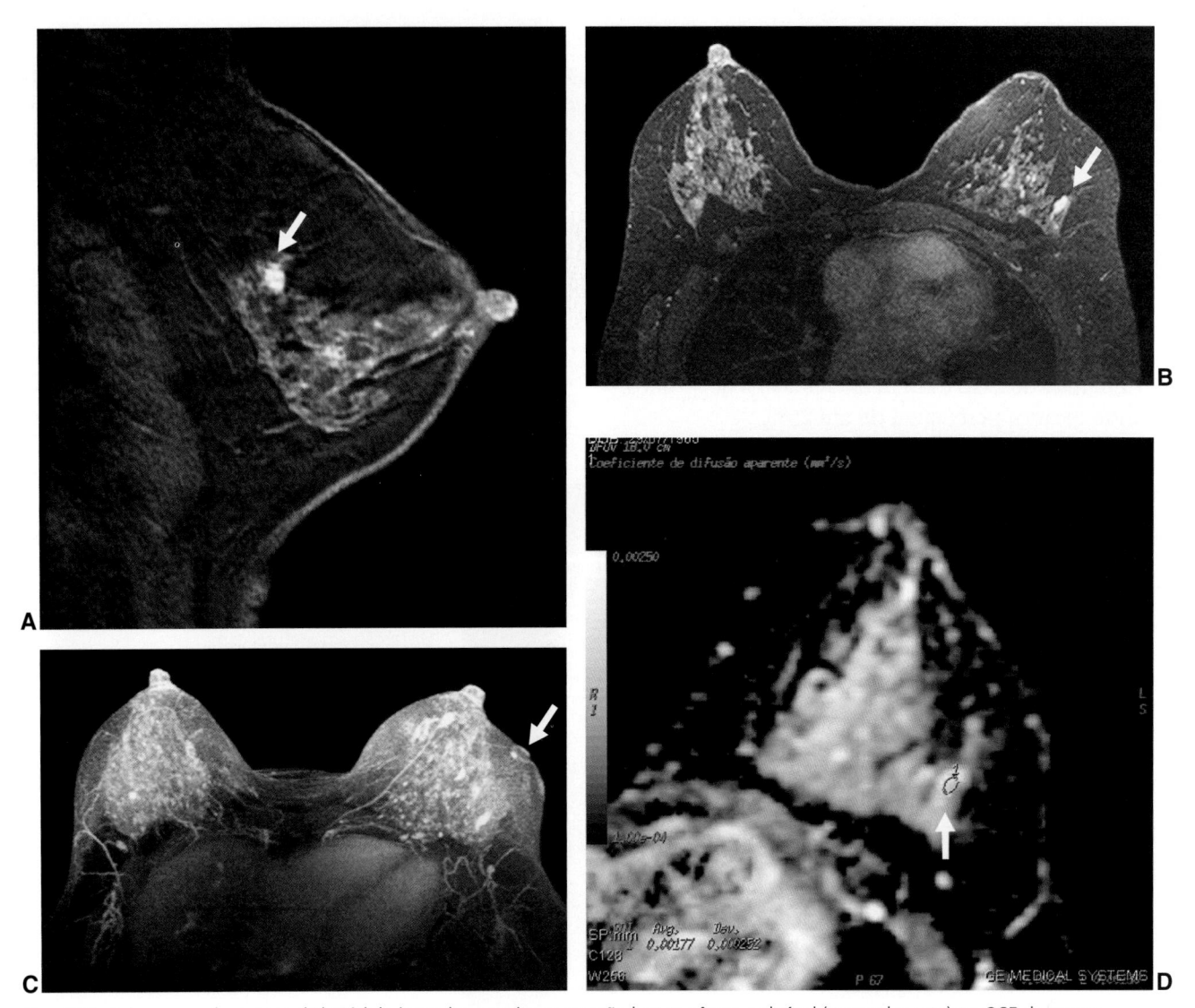

Fig. 6-56. Adenose esclerosante. (**A**) Nódulo irregular com impregnação heterogênea, palpável (marcador-seta) no QSE da mama esquerda. (**A**) Sagital T1 com supressão de gordura com gadolínio. (**B**) Axial T1 com supressão de gordura e gadolínio. (**C**) MIP axial. (**D**) Difusão normal (1,77 × 10^{-3} mm^2/s).

CICATRIZ RADIAL

Também conhecida como lesão radial esclerosante, histologicamente é caracterizada por uma área central fibroelástica esclerótica com configuração estrelada devido a presença de elementos proliferativos irradiando do mesmo do centro para a periferia, como, por exemplo, hiperplasia epitelial, papilomatose e adenose esclerosante (Fig. 6-57).

Há uma associação conhecida à malignidade, em geral carcinoma tubular, principalmente quando a lesão tem mais de 2 cm e em mulheres acima de 50 anos, quando alcança percentual de até 25%.

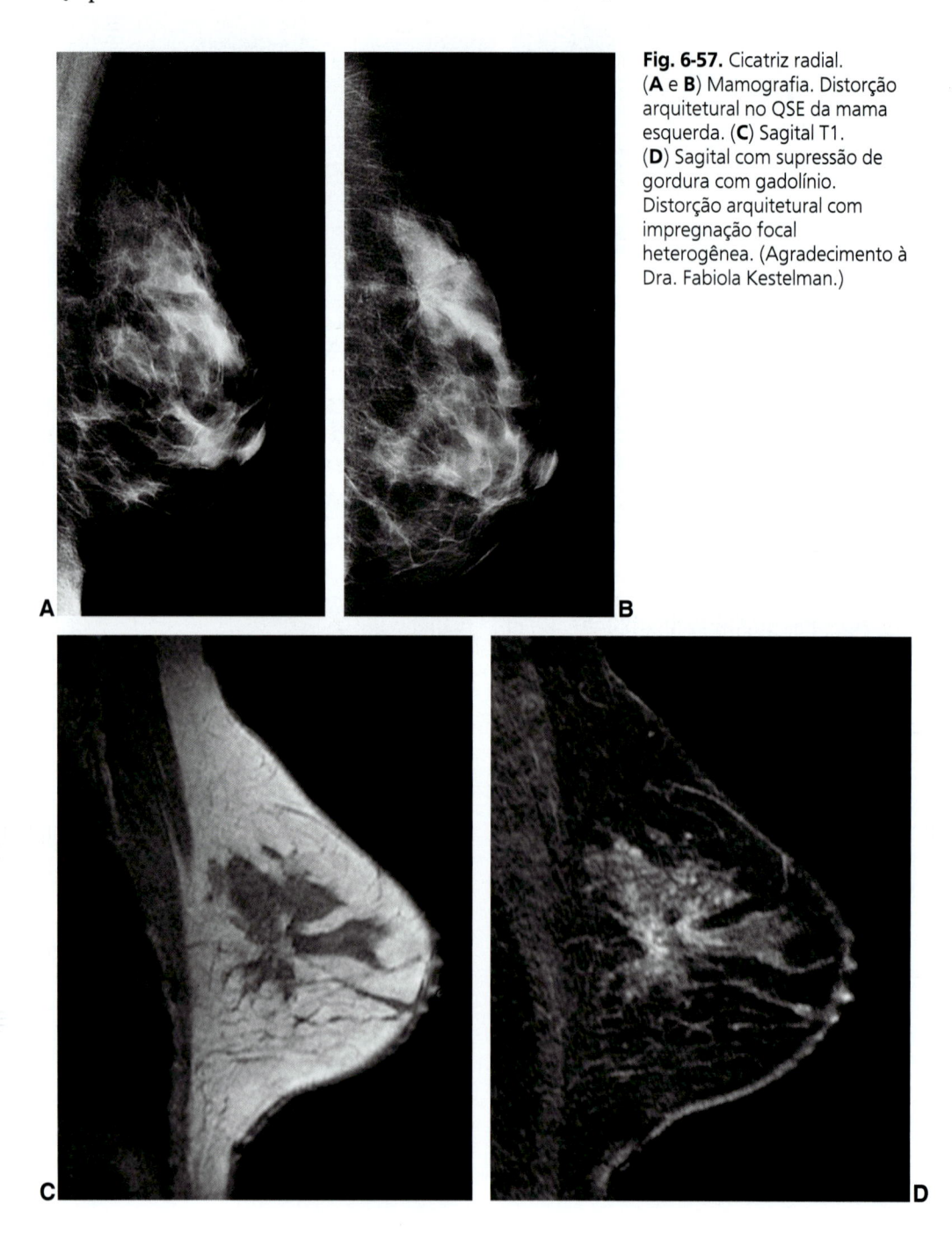

Na RM, é indistinguível morfologicamente do carcinoma invasivo, apresentando-se como nódulo espiculado ou irregular. Pode captar de forma heterogênea ou até mesmo não captar, mas em virtude da existência de carcinomas não captantes e da associação da cicatriz radial com malignidade, a biópsia cirúrgica é imperativa (Fig. 6-58).

Cicatriz radial:
- Associação a carcinoma tubular.
- Mulheres acima de 50 anos.
- Podem ter características morfológicas e padrão de captação indistinguíveis do carcinoma, exigindo biópsia.

Fig. 6-57. Cicatriz radial. (**A** e **B**) Mamografia. Distorção arquitetural no QSE da mama esquerda. (**C**) Sagital T1. (**D**) Sagital com supressão de gordura com gadolínio. Distorção arquitetural com impregnação focal heterogênea. (Agradecimento à Dra. Fabiola Kestelman.)

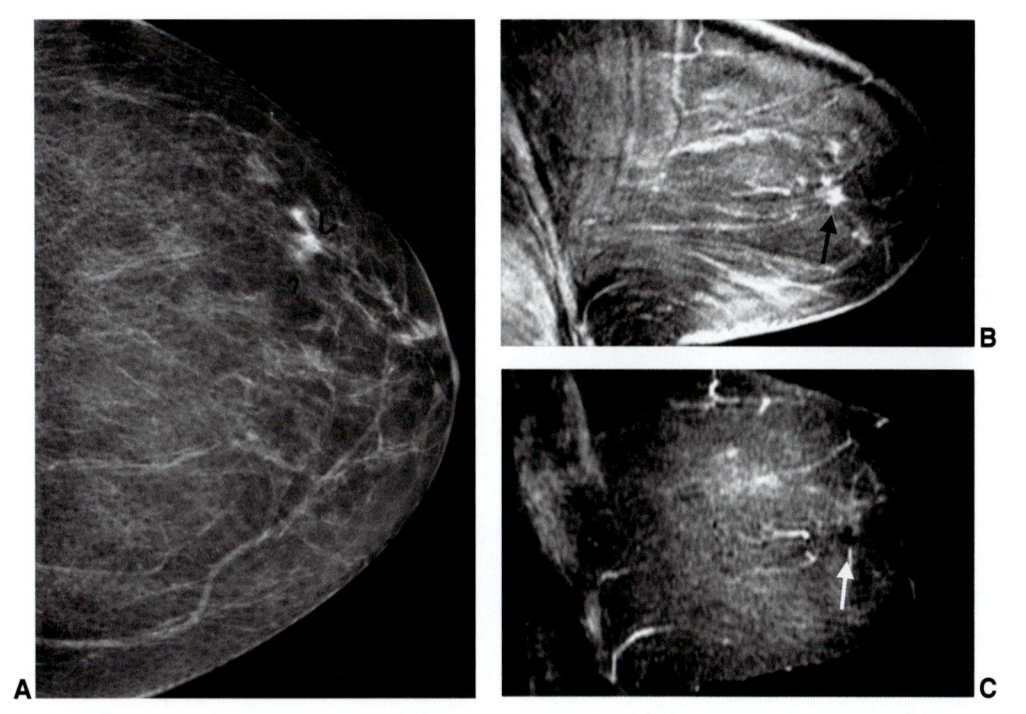

Fig. 6-58. Lesão indistinguível, morfologicamente, do carcinoma invasivo. Nódulo irregular com realce pelo contraste (setas). (**A**) Mamografia. (**B**) Sagital T1 com supressão de gordura com gadolínio. (**C**) Sagital T2 com supressão de gordura.

OUTRAS LESÕES COM APRESENTAÇÃO VARIÁVEL

Hiperplasia estromal pseudoangiomatosa (PASH)

É uma lesão benigna, caracterizada por espaços pseudovasculares fendiformes anastomosantes de permeio ao estroma que podem ser confundidos com estruturas vasculares (angiossarcoma de baixo grau).

Proliferação estromal benigna com aspecto semelhante às alterações fisiológicas encontradas no estroma na fase secretória do ciclo menstrual, sugerindo uma resposta exagerada à progesterona. Não há atipia, mitoses ou destruição do padrão arquitetural.

Pode-se apresentar na forma de nódulo ou impregnação anômala (Fig. 6-59).

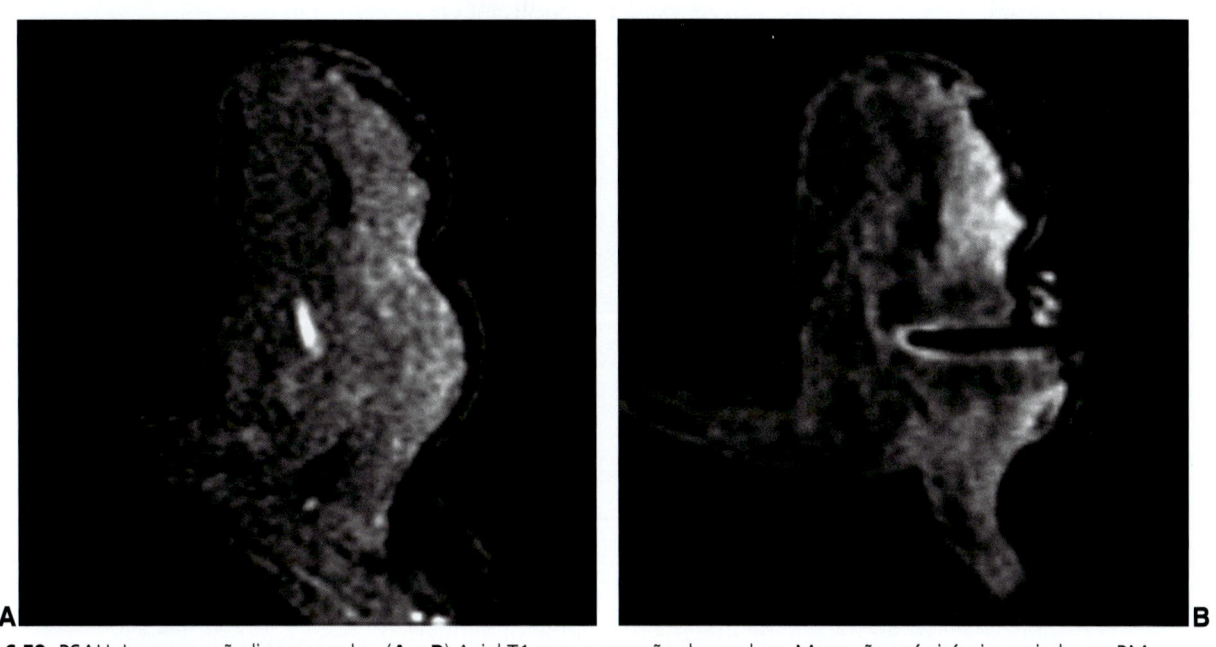

Fig. 6-59. PSAH. Impregnação linear regular. (**A** e **B**) Axial T1 com supressão de gordura. Marcação pré-cirúrgica guiada por RM. (Agradecimento à Dra. Fabiola Kestelman.)

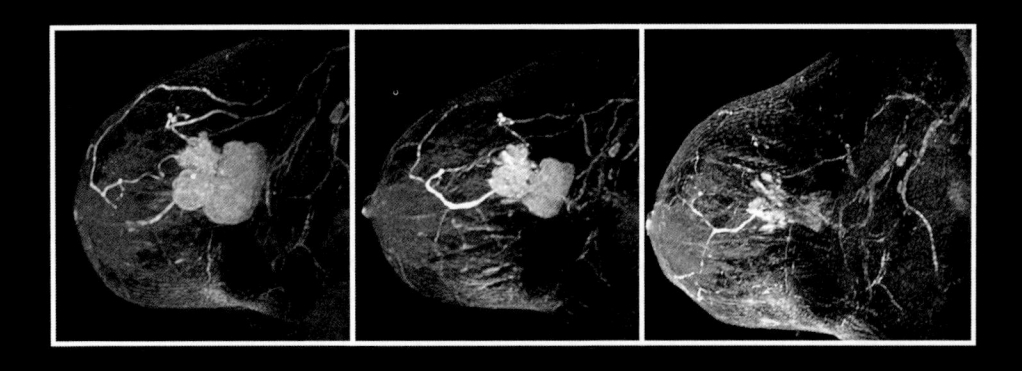

Lesões de Alto Risco e Neoplásicas

Lesões de Alto Risco

Alice Brandão

Consistem em lesões cujo diagnóstico indica um risco aumentado de desenvolvimento de câncer. São consideradas lesões precursoras e o risco para o câncer de mama aplica-se as mamas de forma semelhante e não apenas na mama em que a lesão foi detectada.

Mulheres que apresentam lesões precursoras têm um risco aumentado para desenvolver o câncer de mama.

As lesões precursoras são hiperplasia ductal atípica, hiperplasia lobular atípica e carcinoma lobular *in situ*. Estes dois últimos representam a neoplasia lobular (Fig. 7-1).

Pacientes com diagnóstico de hiperplasia ductal e lobular atípica têm um risco 5 vezes maior que a população em geral de desenvolver câncer de mama e aqueles com diagnóstico histopatológico de carcinoma lobular *in situ*, 10 vezes.

Está em aberto uma nova proposta para lesões intraepiteliais ductais (D) lobulares (L), que inclui as lesões precursoras e o carcinoma intraductal descritos no quadro abaixo (Quadro 7-1).

NEOPLASIA LOBULAR

Na mamografia, é geralmente um achado incidental de biópsia.

O valor da RM na avaliação destas lesões ainda está em avaliação. Entretanto, já se observou que uma das formas em que ela pode apresentar-se é de impregnação linear suspeita de contraste (Fig. 7-2).

Quadro 7-1 Nova terminologia para lesões intraepiteliais ductal e lobular

Neoplasias lobulares intraepiteliais		Neoplasias ductais intraepiteliais	
Entidade	Descrição	Entidade	Descrição
LIN_1	Hiperplasia lobular atípica	DIN_{1a}	Hiperplasia ductal sem atipia
		DIN_{1b}	Hiperplasia ductal atípica
LIN_2	CLIS tipo clássico	DIN_{1c}	Antigo CDIS grau I (cribriforme, micropapilar)
		DIN_2	Antigo CDIS grau II (cribriforme ou micropapilar com necrose ou atipia); também alguns tipos especiais
LIN_3	CLIS, alto grau/pleomorfismo	DIN_3	Antigo CDIS grau III (CDIS anaplásico com ou sem necrose)

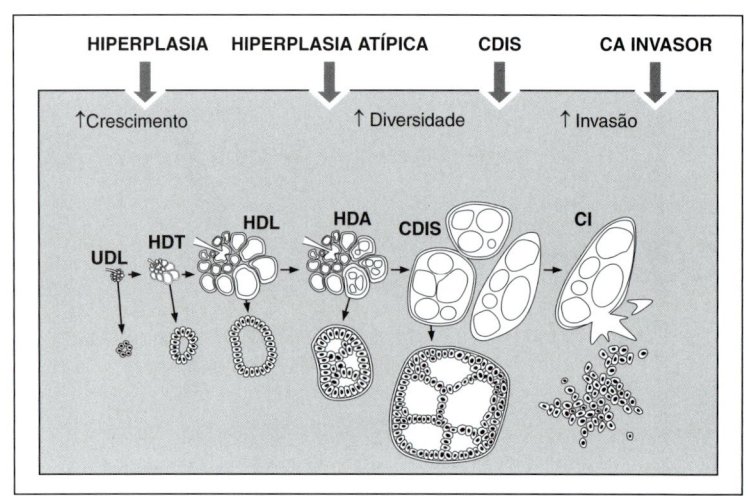

Fig. 7-1. Lesões precursoras. (Retirado de Wellings SR, Jensen HM. *J Natl Cancer Inst* 1975;50:1111-1118.)
UDL = Unidade ductolobular; HDT = hiperplasia ductal típica; HDA = hiperplasia ductal atípica;
HDL = unidade lobular com hiperplasia;
CI = carcinoma invasor.

Fig. 7-2. Neoplasia lobular. Rastreamento para neoplasia de mama. (**A**) Mamografia negativa. (**B** e **C**) RM. Nódulo irregular com impregnação heterogênea na porção central da mama direita, hiperintenso em T2 e impregnação focal na mama esquerda (círculo). (**D** e **E**) Marcação pré-cirúrgica por RM das duas lesões.

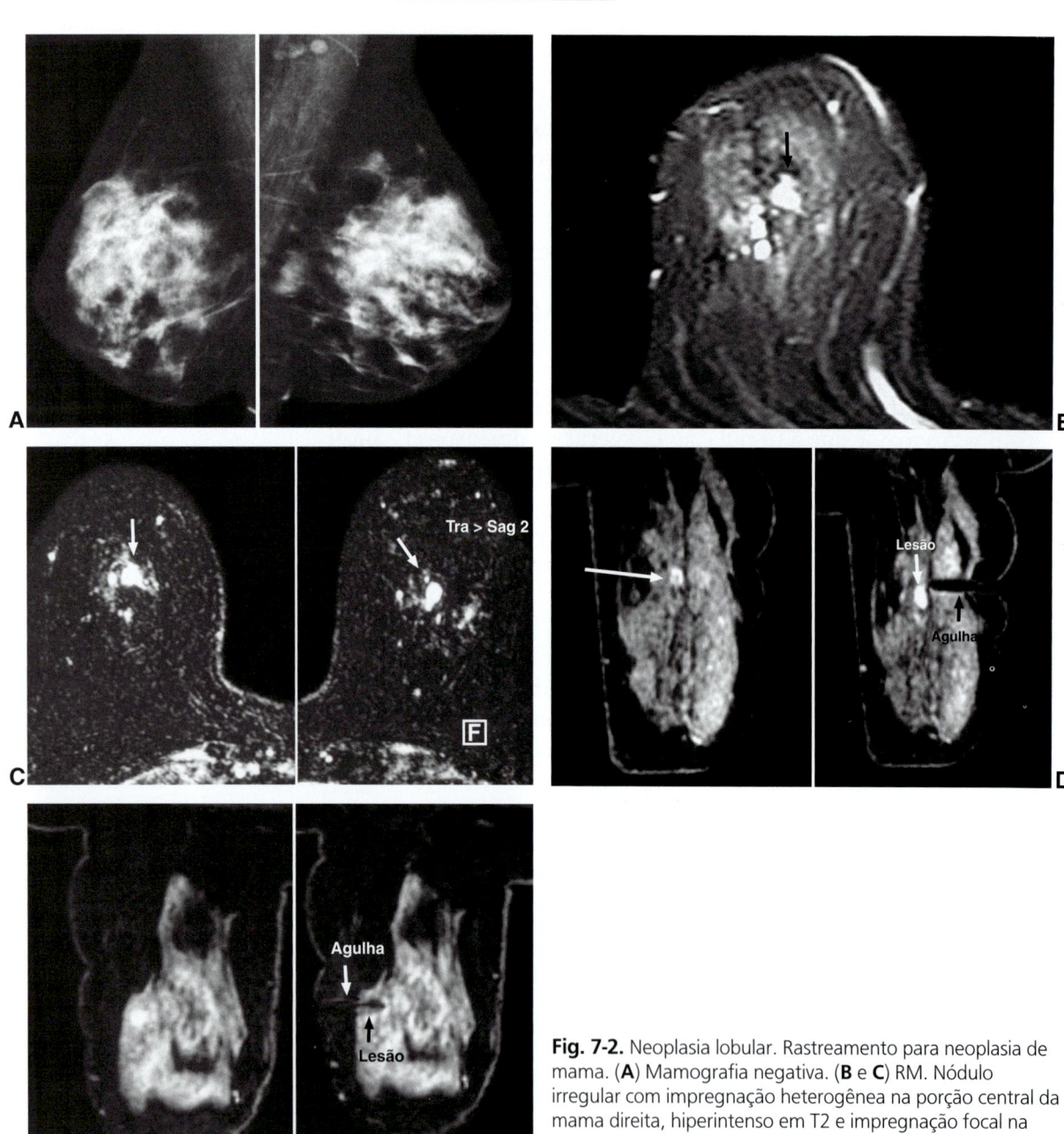

HIPERPLASIA DUCTAL ATÍPICA

Histologicamente apresenta muitas das características do carcinoma ductal *in situ*, mas não todas. Leva a um risco 5 vezes maior de câncer nas mulheres portadoras da mesma em comparação com a população em geral, sendo que se coexiste com história familiar positiva, este risco sobe para 11 vezes.

Uma das formas de manifestação na RM é como impregnação linear suspeita de contraste (Fig. 7-3).

> Hiperplasia ductal atípica:
> - Risco de câncer de mama aumentado 5 vezes quando comparado à população em geral e 11 vezes com história familiar positiva associada.
> - RM – impregnação linear.

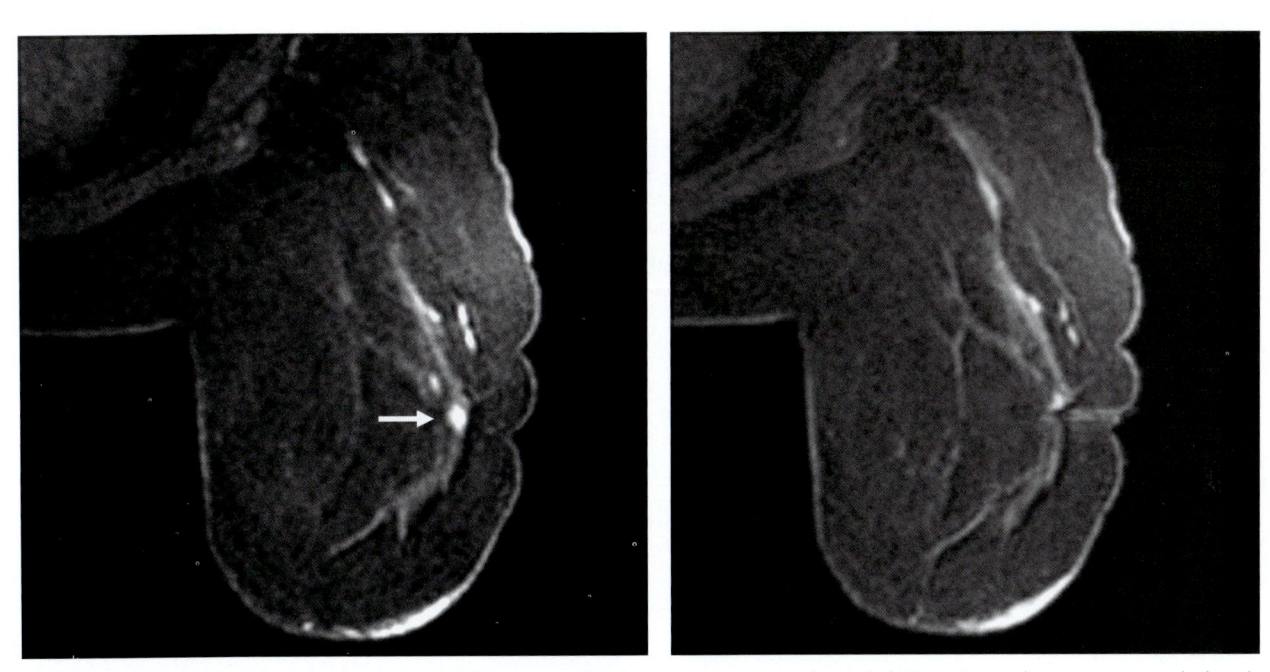

Fig. 7-3. Hiperplasia ductal atípica. Impregnação linear suspeita de contraste no quadrante inferior externo da mama esquerda (seta). Exame de marcação pré-cirúrgica. (Agradecimento à Dra. Fabiola Kestelman.)

Lesões Neoplásicas

Alice Brandão

CARCINOMA INTRADUCTAL

DEFINIÇÃO

O carcinoma ductal *in situ* (CDIS) corresponde a um grupo de lesões com comportamento heterogêneo morfológico, biológico e genético. Em comum, apresenta-se como uma lesão restrita à árvore ductal, denominado carcinoma *in situ* puro.

O carcinoma intraductal é um indicador de risco para o câncer invasor de mama, e pacientes com este diagnóstico apresentam um risco 8 a 10 vezes maior que a população em geral.

QUADRO CLÍNICO E DIAGNÓSTICO

A maioria das pacientes é assintomática, e o diagnóstico é realizado pelos métodos de imagem.

A mamografia é considerada o padrão-ouro de diagnóstico do carcinoma intraductal, e o achado típico é a microcalcificação presente em 90% dos casos (Fig. 8-1).

As microcalcificações correspondem ao componente calcificado do carcinoma ductal *in situ* e têm expressão na mamografia. Entretanto, o componente não calcificado pode não ter expressão na mamografia, dificultando a avaliação correta da extensão da lesão (Fig. 8-2).

De uma forma geral, estes tumores podem progredir para a forma invasora em cerca de 30-50% dos casos e dependendo do tipo histológico, este valor é maior. Por outro lado, somente 30-40% dos carcinomas invasores apresentam microcalcificação. Assim, é questionado se a ressonância magnética poderia identificar o tumor *in situ* com maior probabilidade de progressão (lesão de alto risco).

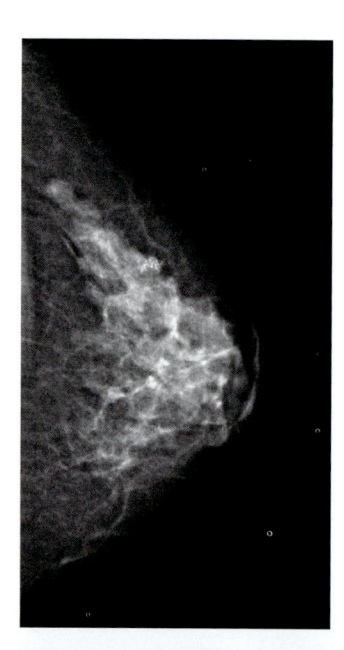

Fig. 8-1. Microcalcificações pleomórficas na mama esquerda com distribuição segmentar no quadrante externo. (Agradecimento à Dra. Fabiola Kestelman.)

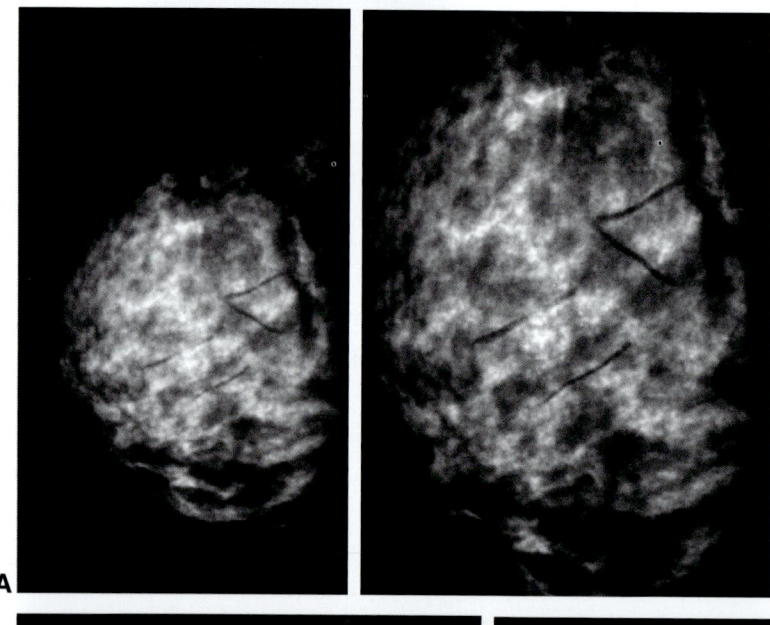

Fig. 8-2. Discrepância do tamanho da lesão na mamografia e RM. Paciente com diagnóstico de carcinoma intraductal. Microcalcificações na mama direita em quadrante superior interno. (**A**) Nódulo heterogêneo e impregnação regional, ocupando, ainda, a porção central da mama. (**B**) RM pós-gadolínio com supressão de gordura.

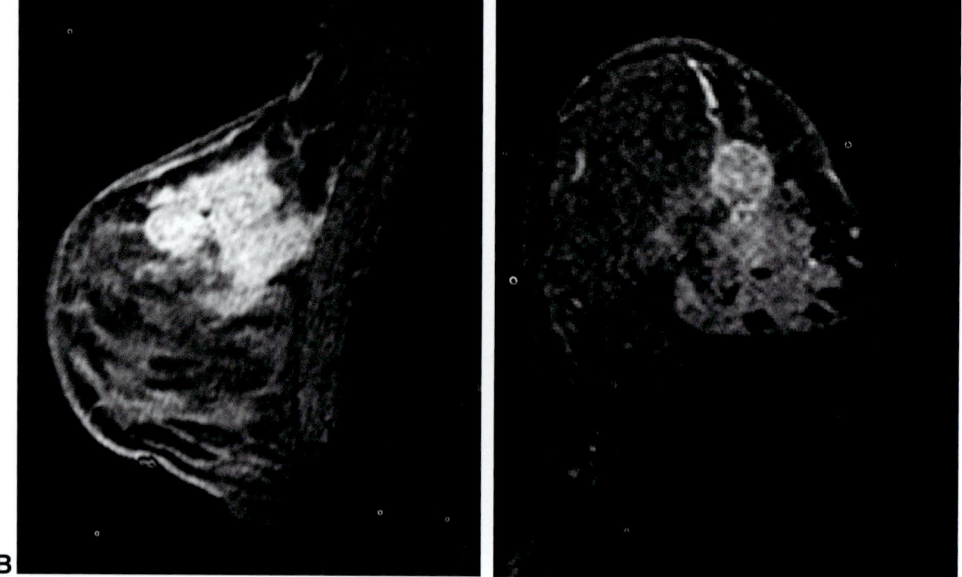

CDIS – GRAU NUCLEAR E PROGRESSÃO DA DOENÇA

A literatura atual tende a separar o carcinoma intraductal em duas lesões diferentes. Um grupo representado pelas lesões de baixo grau, e o outro, pelas de alto grau. Notou-se que a expressão gênica do CDIS de baixo grau é similar ao carcinoma invasor de baixo grau, enquanto a do CDIS de alto grau é similar ao carcinoma ductal invasor de alto grau, demonstrando um padrão de desenvolvimento diferente.

A progressão pode ocorrer lenta ou rapidamente, e nos carcinomas intraductais de baixo grau pode não ocorrer evolução da lesão.

Dessa forma, o risco de progressão dependerá do grau nuclear do carcinoma intraductal, ressaltando a importância da graduação nuclear, como marcador de agressividade tumoral.

Segundo Silverstein *et al.*, a taxa de recidiva em 8 anos em pacientes tratadas com cirurgia conservadora e radioterapia foi de 0% na lesão de baixo grau, 10% na de grau intermediário e 34% na de alto grau.

Os carcinomas de baixo grau apresentam composição nuclear uniforme e monótona, com padrão de crescimento intracanalicular em arcadas, cribriforme ou sólido. Núcleos são uniformes, e as mitoses, raras. O carcinoma intraductal de grau intermediário mostra, além destes achados, comedonecrose. As lesões de alto grau apresentam células atípicas com núcleos volumosos, irregulares, com comedonecrose frequente (Fig. 8-3).

CDIS E VOLUME TUMORAL

O planejamento adequado do tratamento do carcinoma intraductal depende da extensão da neoplasia no tecido mamário. Lesões menores que 2,5 cm têm um comportamento mais favorável. As demais tendem a um risco maior de recidiva, microinvasão oculta e metástase axilar.

No momento do diagnóstico, estas pacientes podem apresentar lesão adicional, seja multifocal, multicêntrica ou bilateral. Segundo Dershaw, 28% das pacientes vão desenvolver carcinoma ductal invasor, que já poderiam ser identificados no primeiro momento do diagnóstico, permitindo uma terapia adequada na fase inicial do tratamento (Fig. 8-4).

Assim, a literatura demonstra que a mamografia não é capaz de identificar toda a extensão do tumor. Isto ocorre porque nem toda a lesão apresenta microcalcificação, e o componente não calcificado não é identificado, conforme referido anteriormente (Fig. 8-5).

As lesões de baixo grau tendem a ter maior correlação entre patologia e mamografia, e as de alto grau, menor correlação.

A maior preocupação no tratamento conservador da neoplasia intraductal é o risco de recidiva, principalmente porque esta pode ser invasora. Ela gira em torno de 7 a 23% nos casos de ressecção completa (varia de acordo com o grau nuclear) e 42% nos com ressecção incompleta. A insuficiência das margens cirúrgicas é um dos maiores fatores determinantes na recidiva (Fig. 8-6).

A ressonância magnética possui a capacidade de identificar o componente não calcificado do carcinoma ductal *in situ*. Dessa forma, o método tem capacidade de detectar maior volume da lesão, especialmente nas lesões de alto grau nuclear (Fig. 8-7).

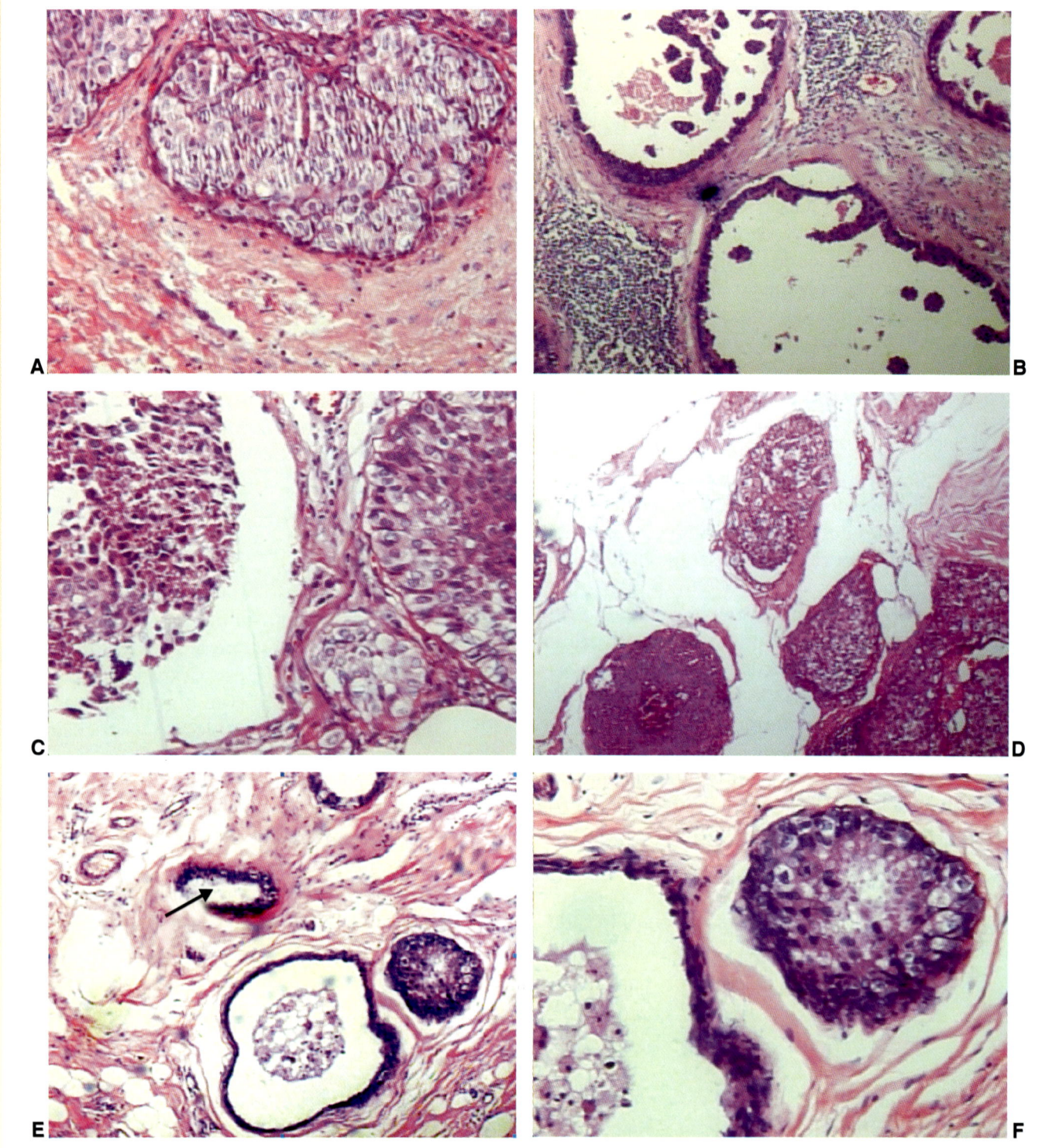

Fig. 8-3. Carcinoma intraductal na patologia. (**A** e **B**) Baixo grau – composição nuclear uniforme e monótona, com padrão de crescimento intracanalicular em arcadas. Os núcleos são uniformes e as mitoses, raras. (**B**) Variante micropapilar. (**C** e **D**) Grau intermediário com comedonecrose. (**E** e **F**) Lesões de alto grau – células atípicas com núcleos volumosos, irregulares, com comedonecrose frequente. (**F**) Em grande aumento (400×). (Agradecimento ao Dr. Leon Cardeman.)

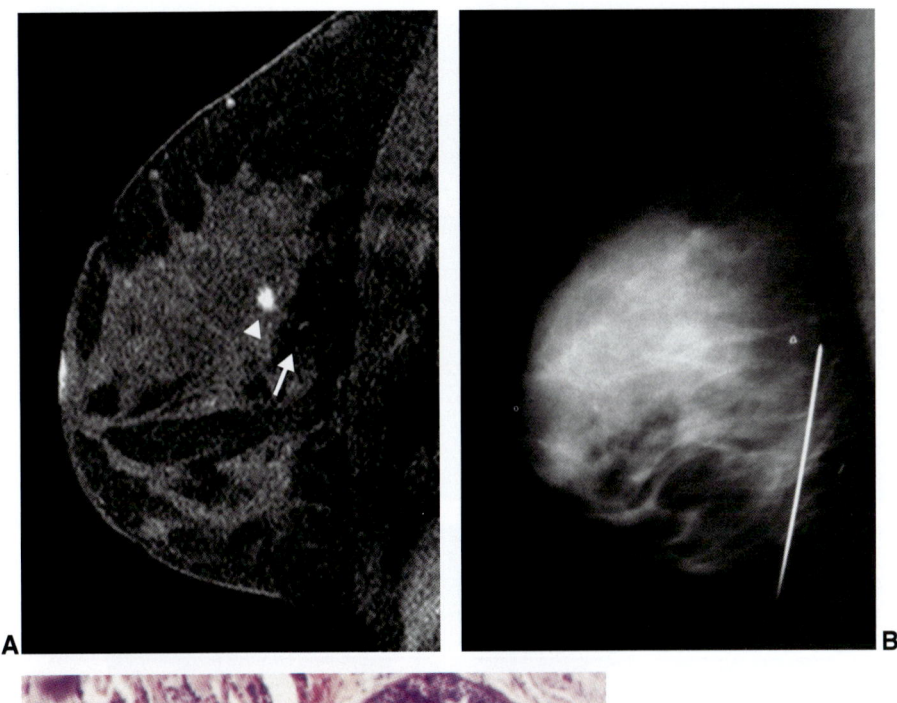

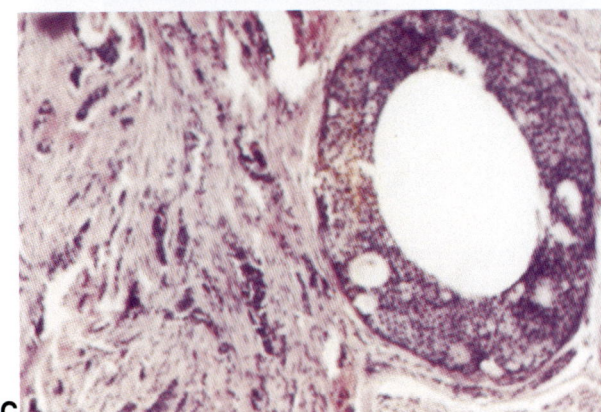

Fig. 8-4. Paciente de 39 anos. Mamotomia em microcalcificações na mama direita com diagnóstico de carcinoma ductal *in situ*. Carcinoma ductal invasor anterior ao clipe de mamotomia (seta). Nódulo irregular captante de contraste (ponta de seta). (**A**) Sagital T1 com supressão de gordura e gadolínio. (**B**) Marcação pré-cirúrgica guiada por mamografia (clipe metálico de biópsia a vácuo). (**C**) Microscopia. À esquerda, carcinoma ductal infiltrante e, à direita, carcinoma intraductal com aspecto cribriforme. (Agradecimento à Dra. Fabiola Kestelman.)

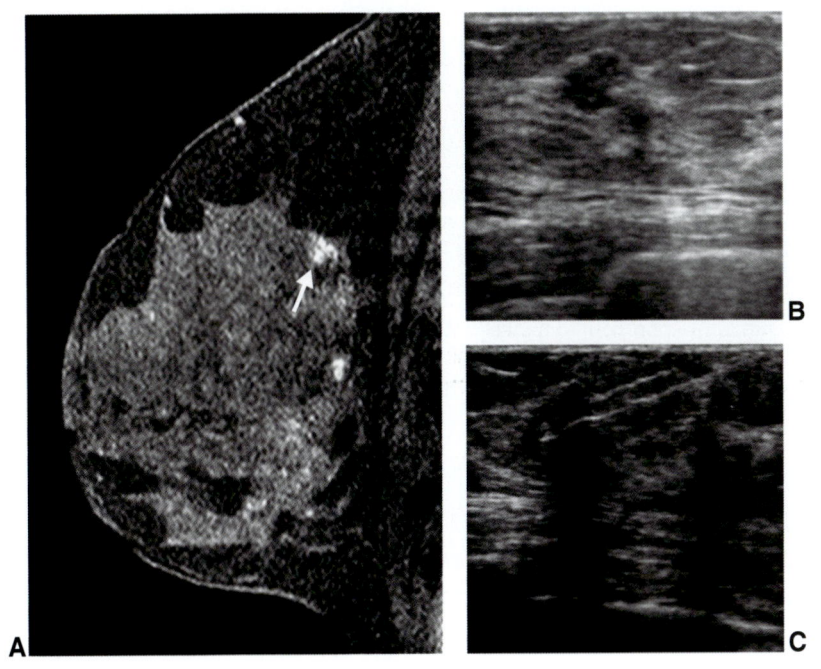

Fig. 8-5. Carcinoma ductal *in situ*. Mesmo caso da Figura 8-4. Lesão multicêntrica na união dos quadrantes superiores (seta). (**A** e **B**) Nódulo irregular captante de contraste, identificado em ultrassonografia direcionada. (**C**) Biópsia percutânea. (Agradecimento à Dra. Fabiola Kestelman.)

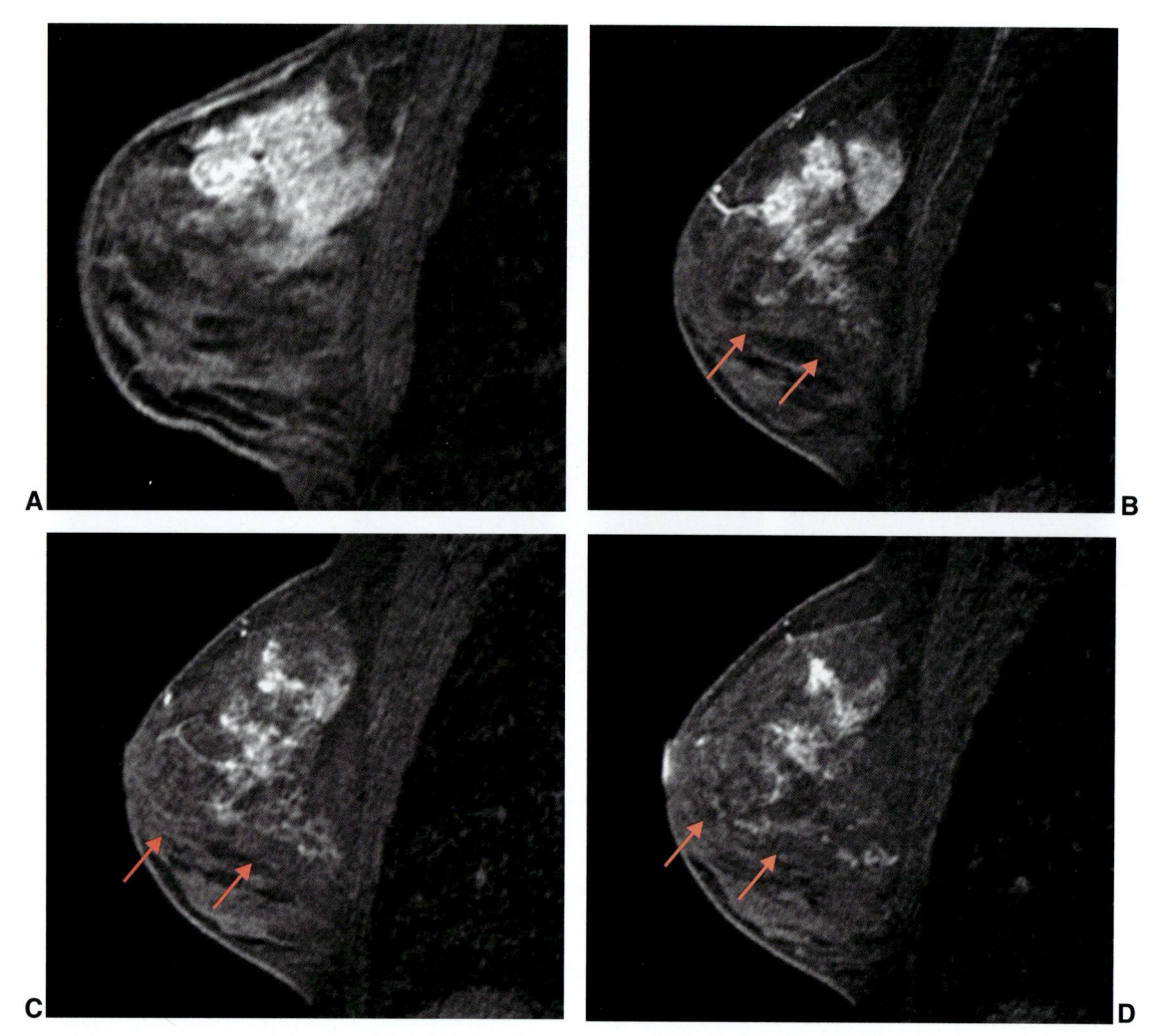

Fig. 8-6. Mesmo caso da Figura 8-2. Notar diferença do volume da lesão da mamografia aumentando a possibilidade de margens cirúrgicas positivas. Nódulo heterogêneo no quadrante superior interno e extensa impregnação regional ocupando os quadrantes inferiores, até o complexo areolopapilar (setas). Sagital T1 com gadolínio e supressão de gordura.

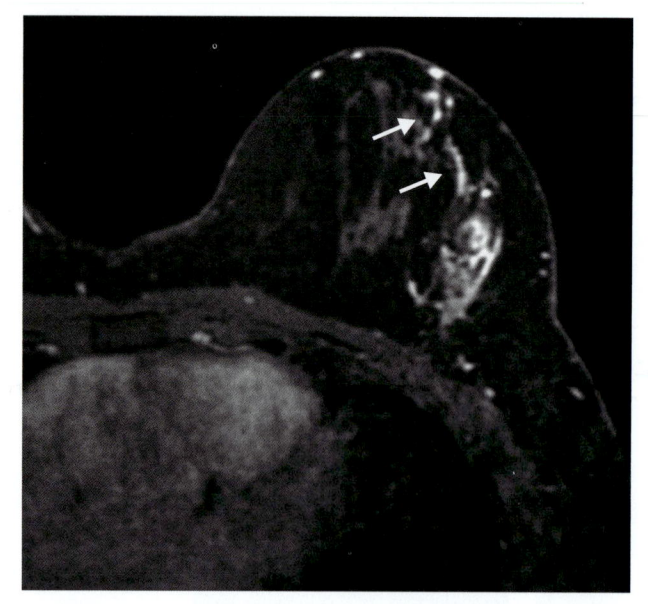

Fig. 8-7. Extensa área de impregnação com distribuição ductal, estendendo-se até a papila. Axial T1 com gadolínio e supressão de gordura.

CDIS – RM E SENSIBILIDADE

A sensibilidade da ressonância para o CDIS vem aumentando progressivamente com a melhora da qualidade dos exames, possibilitando a aquisição de imagens com espessura de corte de 2 mm. Um estudo prospectivo de 5 anos, realizado por Kulh *et al.*, em que 7.319 pacientes foram submetidas à RM demonstra que a sensibilidade do método para detecção de CDIS puro foi de 98%. Destas pacientes 193 apresentaram esta lesão, e 167 realizaram RM e mamografia. A mamografia detectou 93 lesões, equivalendo a 56% dos casos, e a RM, 153, ou seja, 92% das lesões, sendo estatisticamente significativo. Nos dois casos negativos a lesão foi identificada na mamografia. Em um estudo publicado em 2007 sobre as características do CDIS na RM, foram estudadas 381 lesões, e a sensibilidade da RM foi de 85,9%, a do carcinoma invasor de 97% e quando associado ao carcinoma invasor foi de 98,1%.

A literatura recente tem mostrado que a sensibilidade dos métodos é diferente para o carcinoma intraductal. Segundo Kuhl, a mamografia tem grande sensibilidade para a detecção de tumores de baixo grau e intermediário, ou seja, lesões com menor agressividade tumoral, enquanto na ressonância magnética há maior sensibilidade para as lesões de alto grau. Neste trabalho, em um único centro de referência, sendo incluídas apenas as lesões intraductais puras (167 casos), a autora demonstrou que os tumores de alto grau foram identificados apenas pela RM em 82% dos casos e pela mamografia em 15%.

Não houve diferença entre os dois grupos em relação à densidade mamária, idade, fator de risco e estado hormonal.

Dessa forma, o uso dos dois métodos permite separar qual doença é biologicamente mais agressiva. Quanto maior a agressividade tumoral, maior a probabilidade de detecção na ressonância magnética. Talvez no futuro possamos utilizar esta informação para definição da terapêutica.

CDIS E FORMAS DE APRESENTAÇÃO NA RM

O CDIS tem uma forma de apresentação diferente da do carcinoma invasor na RM. O mecanismo de impregnação de contraste no estudo dinâmico ainda é pouco conhecido. Sabe-se que este tumor apresenta um padrão diferente do invasor, com menor angiogênese. Segundo a literatura, o mais provável é que a impregnação de contraste seja promovida pelo aumento difuso dos microvasos e, consequentemente, da permeabilidade vascular.

Isto se reflete na sua forma de apresentação na imagem. Na literatura a impregnação anômala de contraste é o padrão mais comum de apresentação, seguido de nódulo e foco, equivalendo respectivamente a 59,4, 14,1 e 12,5%. Neste trabalho, a neoplasia invasora teve como forma de apresentação mais comum o nódulo (78,2%), seguido da impregnação anômala (15,8%) e do foco (3%) (Fig. 8-8).

Apesar de Heywang referir que o padrão de apresentação do CDIS é atípico em 50% dos casos, a literatura mais recente mostra que este tumor também tem um padrão de impregnação anômala mais comum, sendo a impregnação segmentar identificada em 33% dos casos, e o padrão linear em 24%. Os padrões de impregnação focal e regional foram os dois outros mais comuns. Além disso, há maior probabilidade de neoplasia quando um destes padrões apresenta-se de forma heterogênea, e o padrão segmentar com arquitetura interna agrupada é a forma mais comum de apresentação (Fig. 8-9).

Entretanto, Mennell *et al.* referem como padrão mais comum de apresentação o padrão linear, em que 18 de 29 lesões (62%) apresentaram padrão linear ou ductal (Fig. 8-10).

Em relação à cinética de impregnação de contraste, o CDIS puro exibe, segundo a literatura, mais frequentemente o padrão platô (curva tipo II) ou *washout* (curva tipo III). Em 79 casos, 20 (25%) apresentaram curva platô, e 35 (44%), curva *washout*. Outro achado interessante neste trabalho é que as lesões que apresentaram nódulo na mamografia, além das microcalcificações, exibiram padrão mais suspeito e maior intensidade de impregnação na fase precoce. Assim, quanto pior o padrão de microcalcificação na mamografia, maior a chance de a lesão apresentar a curva tipo III (Fig. 8-11).

Entretanto, a análise do padrão de impregnação de contraste tem menor valor que o aspecto morfológico do realce anômalo.

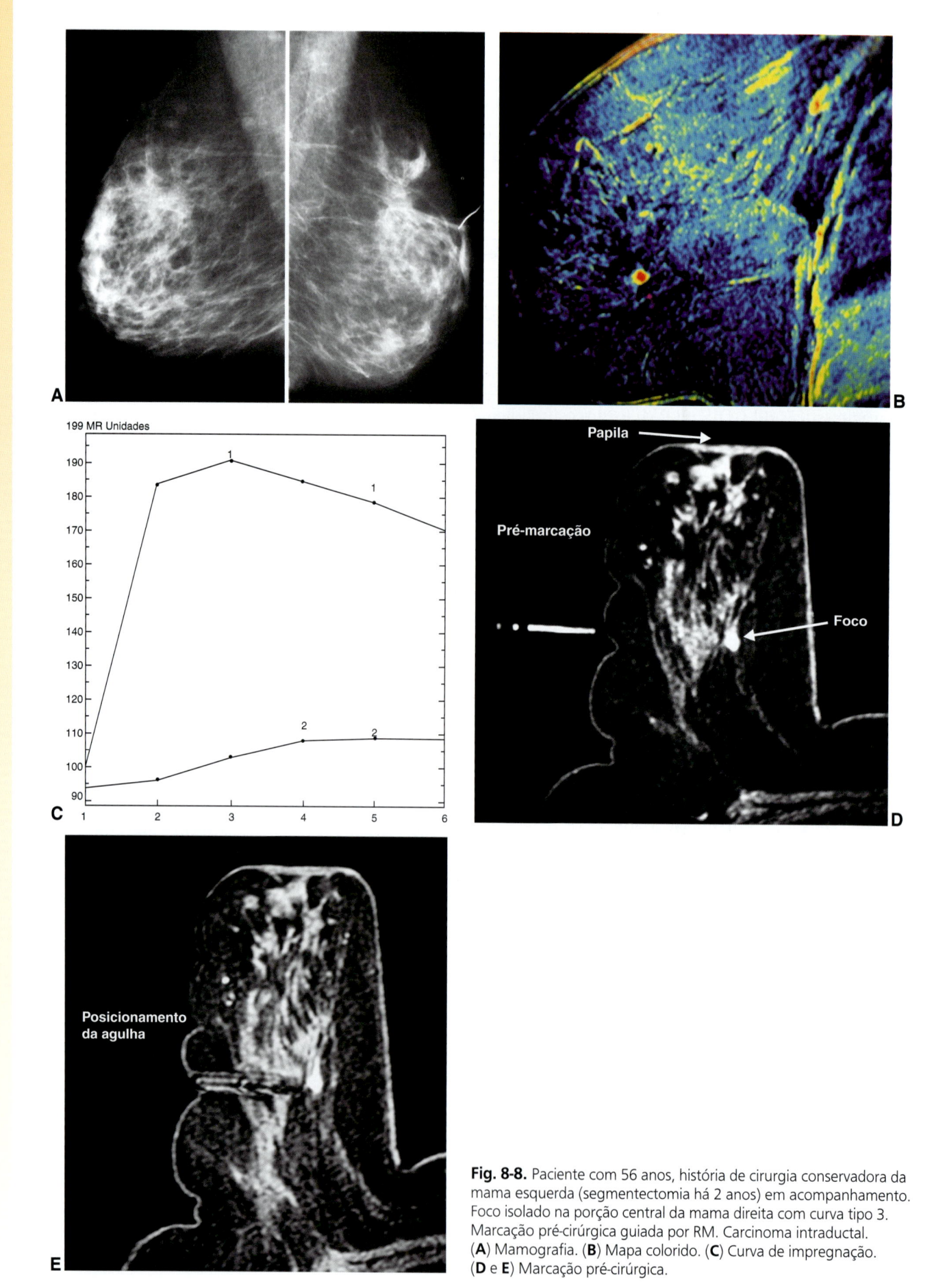

Fig. 8-8. Paciente com 56 anos, história de cirurgia conservadora da mama esquerda (segmentectomia há 2 anos) em acompanhamento. Foco isolado na porção central da mama direita com curva tipo 3. Marcação pré-cirúrgica guiada por RM. Carcinoma intraductal.
(**A**) Mamografia. (**B**) Mapa colorido. (**C**) Curva de impregnação. (**D** e **E**) Marcação pré-cirúrgica.

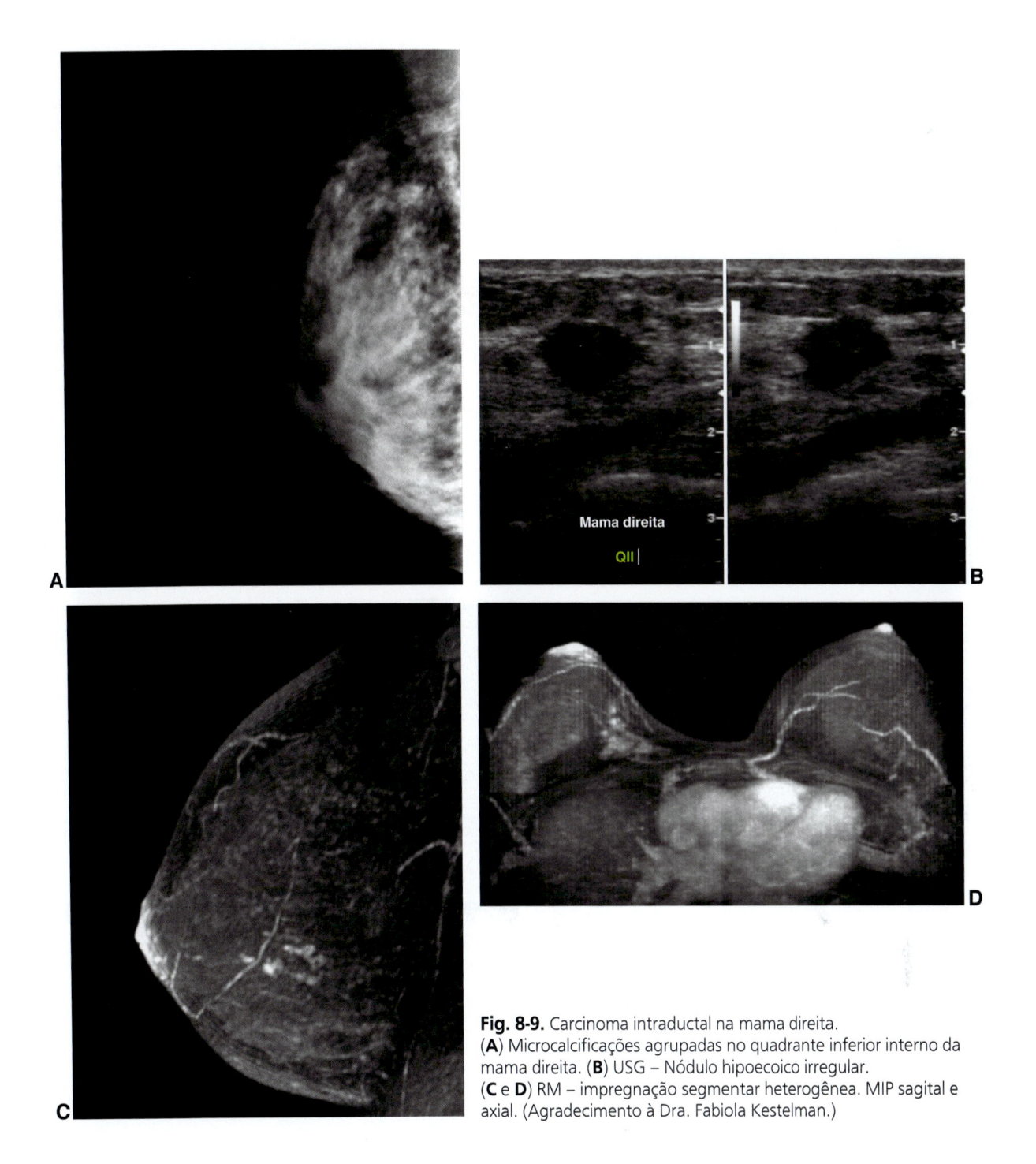

Fig. 8-9. Carcinoma intraductal na mama direita.
(**A**) Microcalcificações agrupadas no quadrante inferior interno da mama direita. (**B**) USG – Nódulo hipoecoico irregular.
(**C** e **D**) RM – impregnação segmentar heterogênea. MIP sagital e axial. (Agradecimento à Dra. Fabiola Kestelman.)

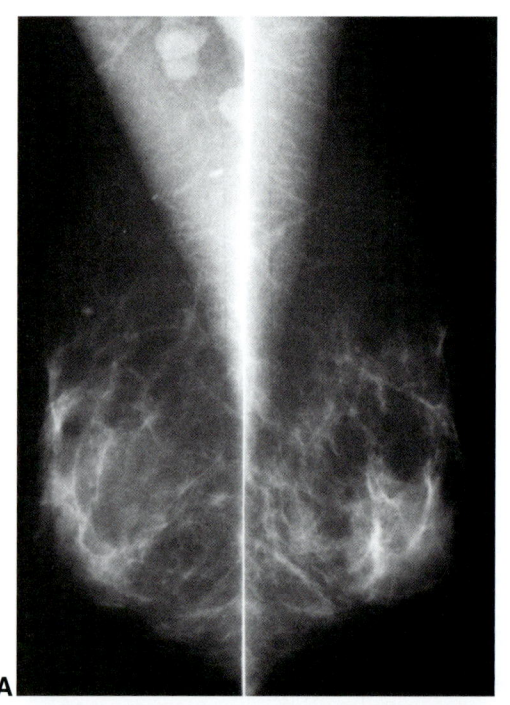

Fig. 8-10. Impregnação ductal ramificada na mama esquerda. Paciente de 34 anos, em rastreamento com RM (mãe e irmã com diagnóstico de câncer de mama). (**A**) Mamografia negativa. (**B**) Sagital T1 com gadolínio e supressão de gordura. (**C**) Mapa colorido.

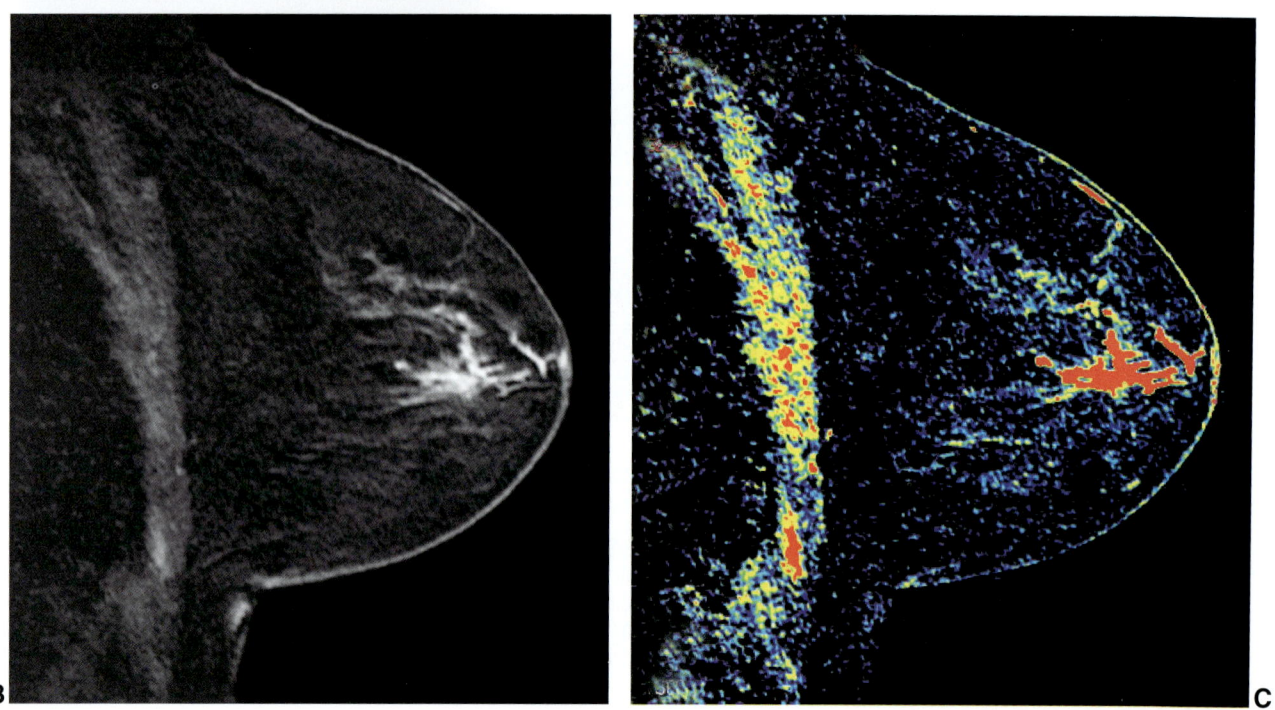

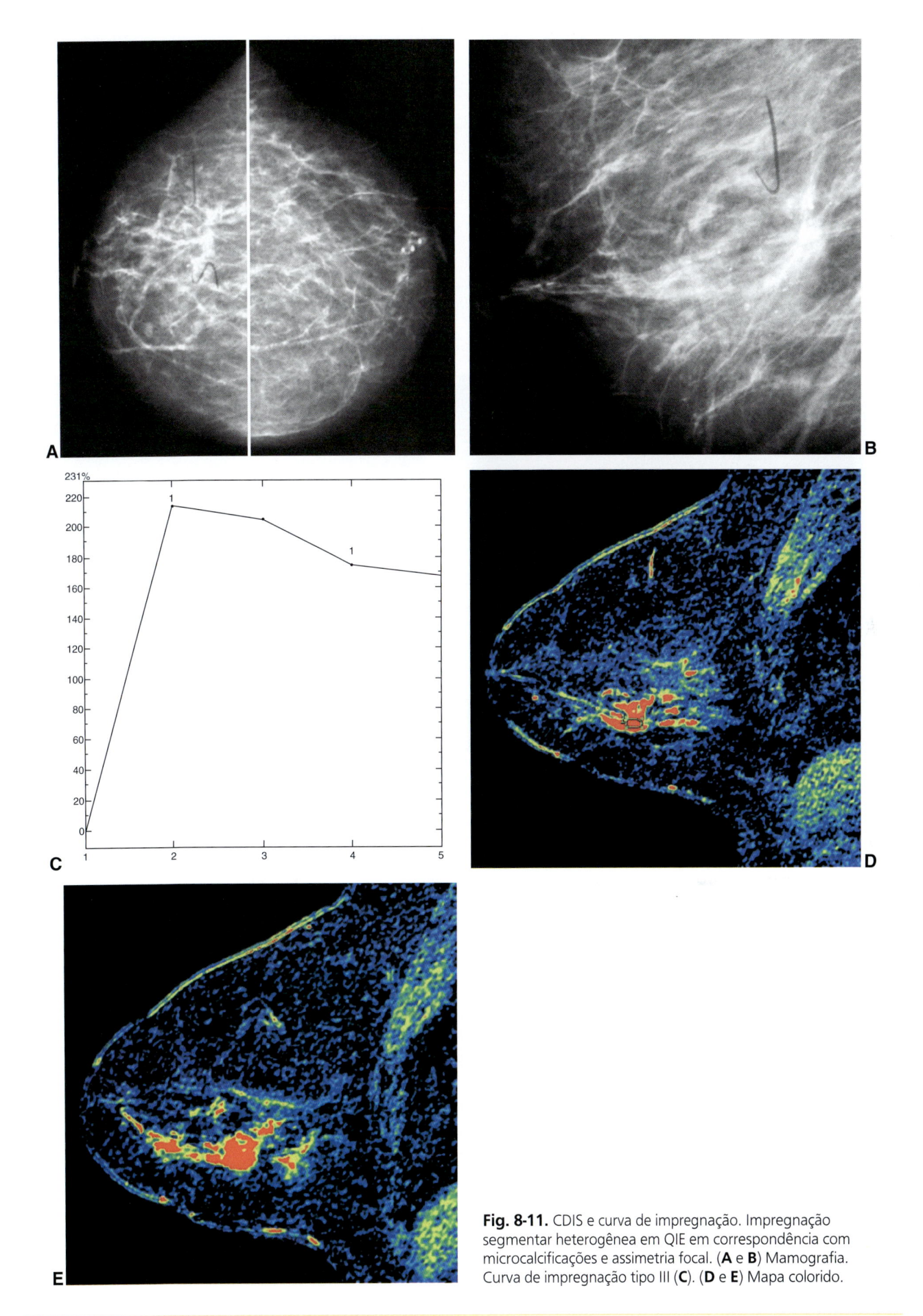

Fig. 8-11. CDIS e curva de impregnação. Impregnação segmentar heterogênea em QIE em correspondência com microcalcificações e assimetria focal. (**A** e **B**) Mamografia. Curva de impregnação tipo III (**C**). (**D** e **E**) Mapa colorido.

CDIS – RM E DIFERENCIAÇÃO DO GRAU NUCLEAR

Kulh *et al.* referem que a RM melhora a habilidade de detecção do CDIS, especialmente o de alto grau. De 89 casos de alto grau, 43 tiveram expressão na mamografia (48%), e todos na RM (100%).

Em outro trabalho, Kaiser *et al.* identificaram que, apesar de não haver diferença estatisticamente significativa (p = 0,148) na avaliação de lesões com diferentes graus tumorais, observou-se maior sensibilidade do método nas lesões G2 e G3 (93%) do que nas lesões G1 (53%). Entretanto, salienta-se que esta diferença pode ter ocorrido porque as lesões G1 eram menores. Foi sugerido que uma RM normal praticamente exclui o CDIS de alto grau.

A literatura ainda sugere que o mapa paramétrico colorido pode ser um coadjuvante nesta identificação. Todas as lesões que apresentaram alto grau ou grau intermediário foram evidenciadas no método (Fig. 8-12).

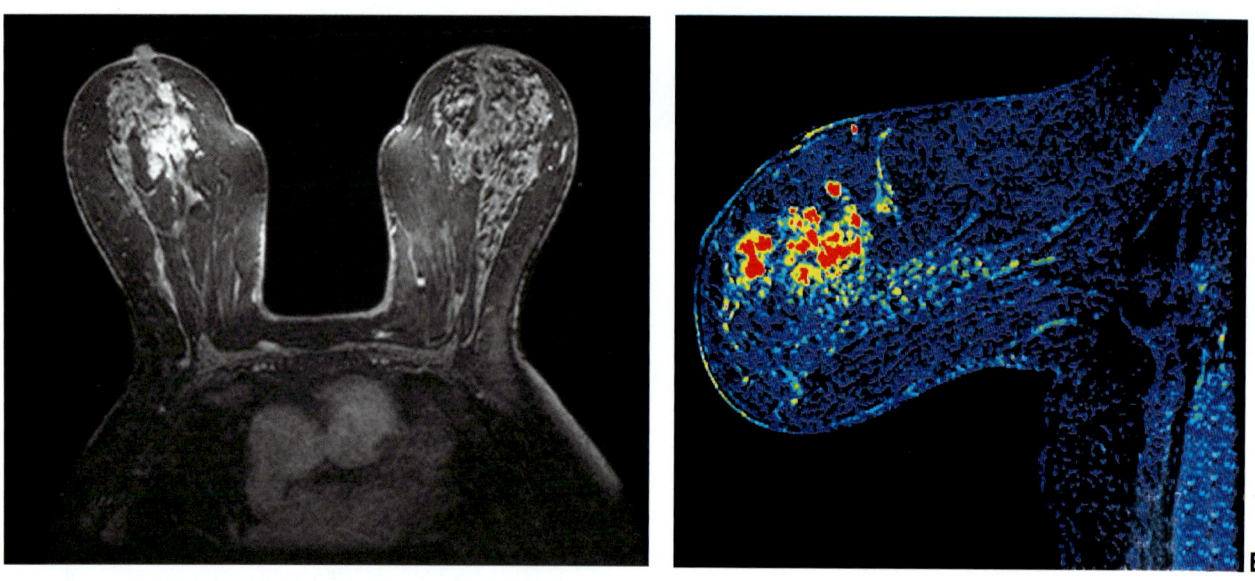

Fig. 8-12. Mapa paramétrico colorido. (**A**) Axial T1 com gadolínio e supressão de gordura. Impregnação segmentar heterogênea na mama direita (QSI). Lesão bem identificada no mapa colorido (**B**).

CDIS – RM E AVALIAÇÃO DA EXTENSÃO TUMORAL

A detecção precisa da extensão do CDIS é essencial para o sucesso do tratamento conservador e o controle local dentro do primeiro planejamento terapêutico é o ideal no tratamento (Fig. 8-13).

Em um estudo retrospectivo, realizado durante 23 meses por Mennell *et al.*, foram identificados 39 casos de CDIS puro na RM e na mamografia, e a sensibilidade da RM foi maior (29/33=88% *versus* 9/33 = 27%, p < 0,00001). Como conclusão, os autores referem que em mulheres com suspeita de CDIS ou CDIS conhecido, a RM pode ter um papel importante na avaliação da extensão da doença.

Este achado é corroborado na literatura por outros trabalhos especialmente no estudo multicêntrico, organizado por Lehman *et al.* Os autores concluíram que a RM permitiu a detecção precoce do tumor sincrônico, identificando tumores menores e com menor agressividade e CDIS. É sugerido que o alto valor preditivo negativo do método pode ajudar na decisão terapêutica e, talvez, na redução da indicação da mastectomia bilateral.

CDIS:
- Componente não calcificado: pode não ter expressão na mamografia.
- RM permite avaliar a extensão correta da lesão e excluir lesão adicional.
- Formas de apresentação na RM: impregnação anômala de contraste, nódulo e foco.
- Mais comum: impregnação segmentar ou linear.
- Curva mais comum: platô ou *washout*.
- RM melhora a detecção de lesões, principalmente de alto grau.

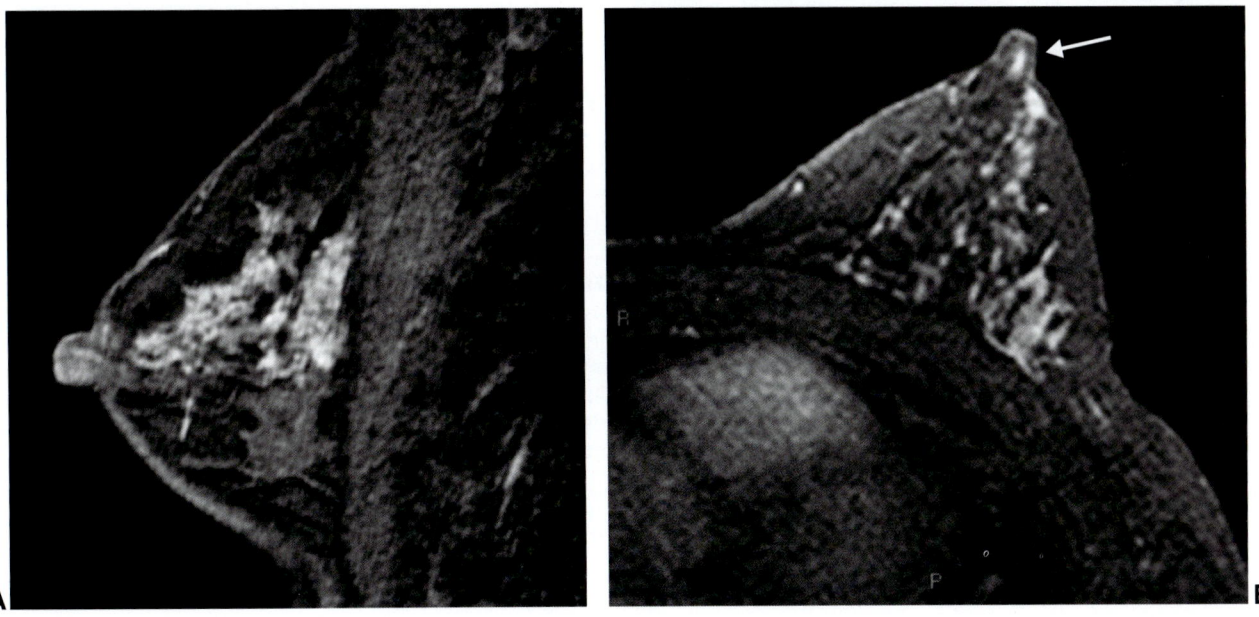

Fig. 8-13. Caso 1. A detecção precisa da extensão do CDIS é essencial para o sucesso do tratamento conservador do CDIS. Impregnação segmentar heterogênea. Notar extensão até a papila, impedindo a preservação do complexo (seta). (**A**) Sagital T1 com supressão de gordura e gadolínio. (**B**) Axial T1 com supressão de gordura e gadolínio.

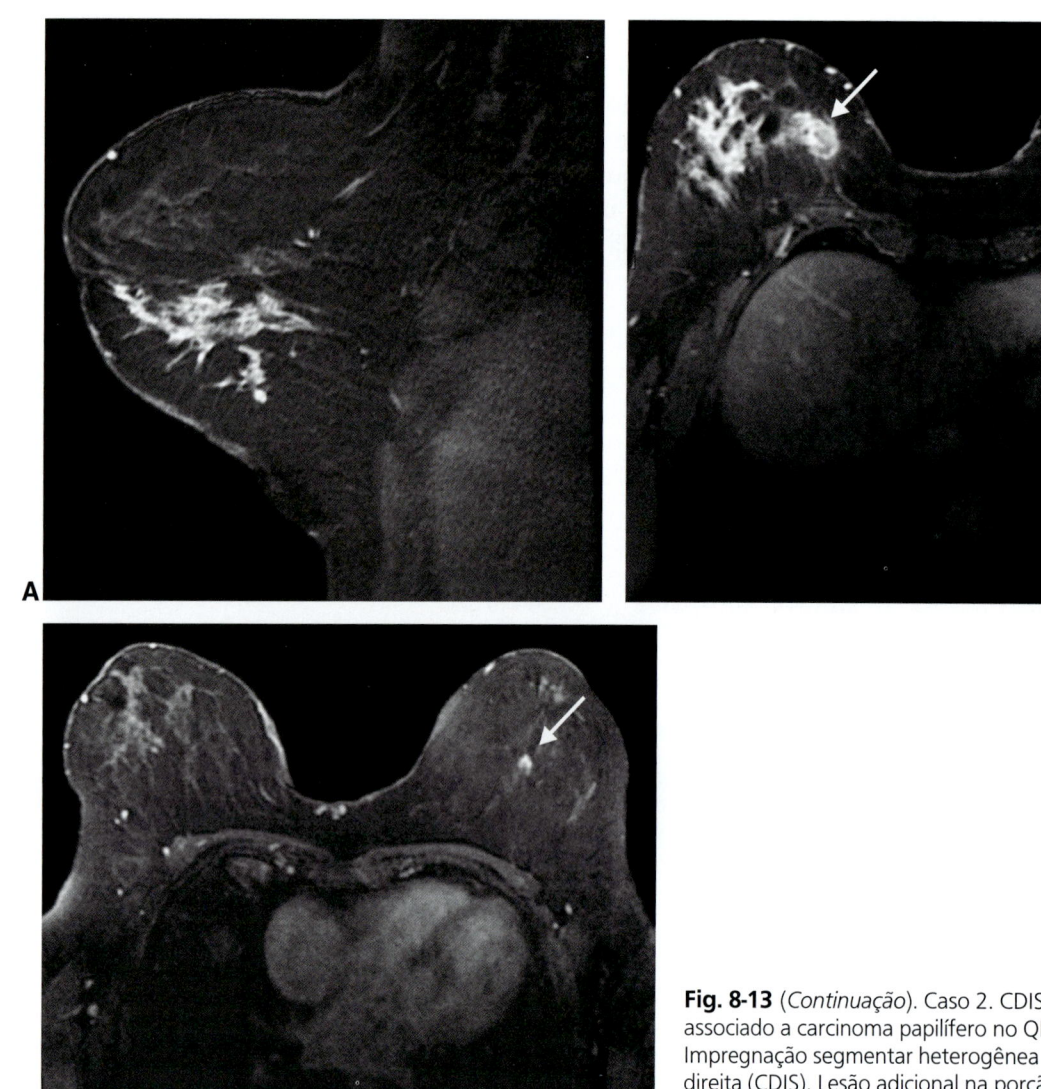

Fig. 8-13 (*Continuação*). Caso 2. CDIS bilateral e com lesão mista, associado a carcinoma papilífero no QII da mesma mama (direita). Impregnação segmentar heterogênea nos QQ externos da mama direita (CDIS). Lesão adicional na porção central da mama esquerda (nódulo irregular – seta). (**A**) Sagital T1 com supressão de gordura com gadolínio. (**B** e **C**) Axial T1 com supressão de gordura com gadolínio.

MICROCALCIFICAÇÕES E RM

É questionado na literatura se a RM deve ser utilizada na avaliação das microcalcificações, identificando qual deveria ser investigada por biópsia. Em um estudo publicado por Nakahara, a RM foi capaz de distinguir a microcalcificação, que representava neoplasia em 40 pacientes, com 100% de sensibilidade para o CDIS sem e com microinvasão, sugerindo que microcalcificações sem impregnação na RM não deveriam ser biopsiadas.

Entretanto, este não é o consenso da literatura que refere que, apesar de a sensibilidade da RM para o CDIS ser alta, a indicação da biópsia deve ser feita pela mamografia, e nos casos em que há diagnóstico do CDIS, a RM deve ser realizada para avaliar a extensão tumoral (Fig. 8-14).

Outra questão a ser decidida é sobre o padrão de microcalcificação do CDIS, que deve ser investigado ou, então, em qual tipo de microcalcificação deve ser utilizada a RM para o estadiamento. Isto ainda não tem resposta, e o ideal é realizar a RM em todas as pacientes com este diagnóstico.

> *Microcalcificações:* o critério para a biópsia ainda é a característica mamográfica.

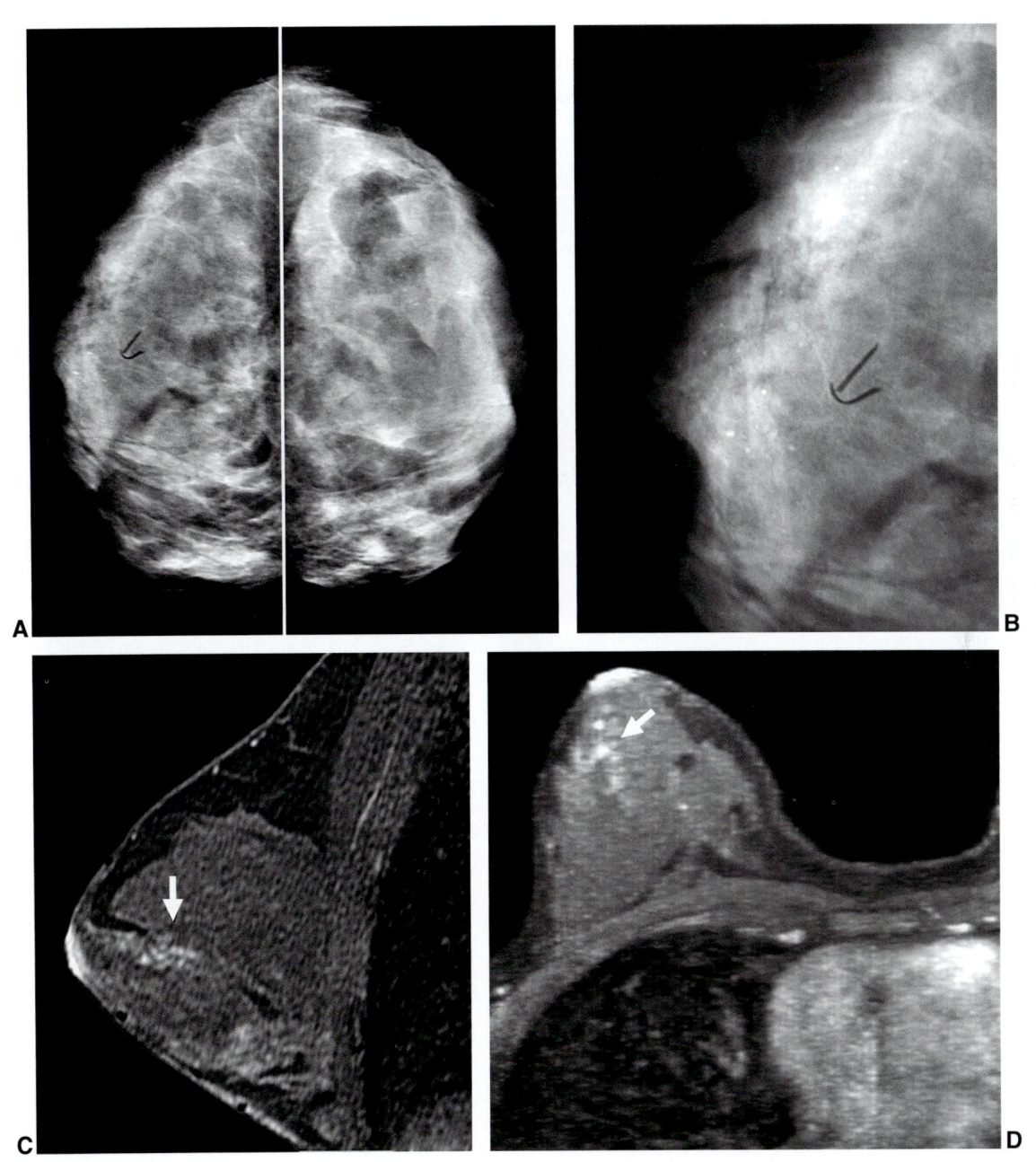

Fig. 8-14. Microcalcificações suspeitas retroareolares. Correspondência com ressonância (impregnação ductal agrupada). (**A** e **B**) Mamografia. (**C**) Sagital T1 com supressão de gordura e gadolínio. (**D**) Axial T1 com supressão de gordura e gadolínio.

CARCINOMA DUCTAL INVASOR

DEFINIÇÃO

Representa a forma mais frequente dos tumores malignos da mama, correspondendo a 65-80% dos casos. Constitui um grupo heterogêneo de neoplasia com comportamento biológico e clínico variável, definido pela falta de características específicas, tais como, tubular, lobular, medular e coloide.

Macroscopicamente, as lesões manifestam-se como tumor sólido, e o seu aspecto pode variar de acordo com a sua composição, sendo frequentemente espiculado, mas podem ser circunscritos ou menos comumente difusos, infiltrativos. Alguns tumores podem apresentar estroma fibroso proeminente, elastose peritumoral, maior grau de necrose e calcificações, aspectos que podem modificar a imagem da lesão (Fig. 8-15).

GRADUAÇÃO HISTOLÓGICA

Os carcinomas invasores podem ser subdivididos pelo sistema de Nottingham em graus 1, 2 e 3, de acordo com o arranjo tubular, o pleomorfismo nuclear e a contagem mitótica (Fig. 8-16).

A graduação é um dos principais parâmetros prognósticos. A sobrevida em 20 anos nas pacientes é estimada em 41% para grau 1; 29% para grau 2 e 21% para o grau 3.

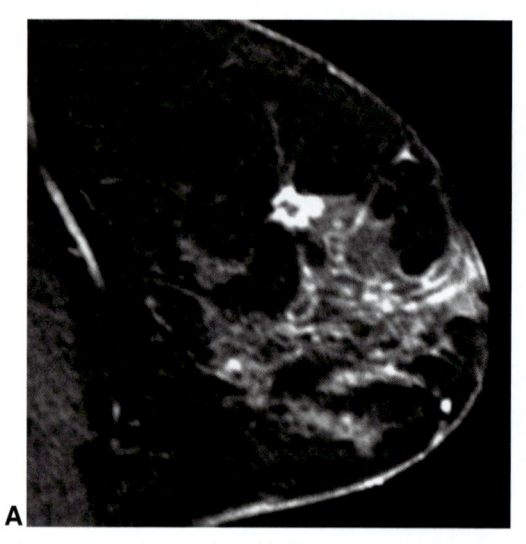

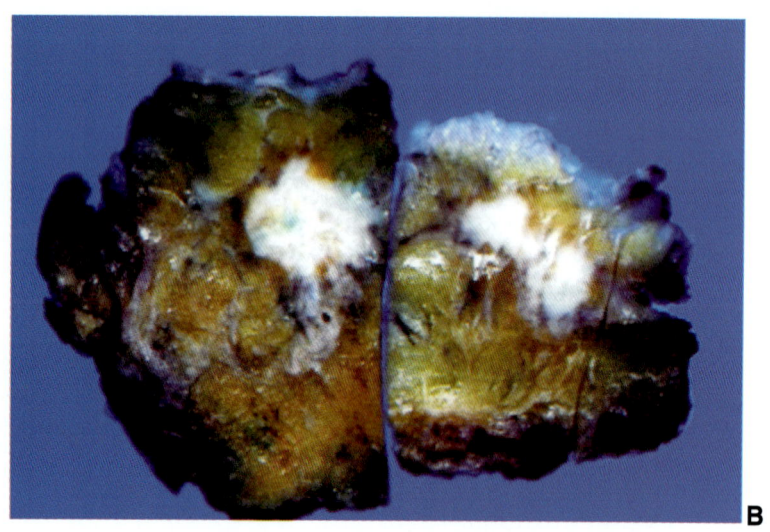

Fig. 8-15. Carcinoma ductal infiltrante. (**A**) Sagital T1 com gadolínio e supressão de gordura. Nódulo espiculado com impregnação heterogênea, maior na periferia. (**B**) Correlação com macroscopia. Carcinoma ductal infiltrante grau II de Elston, multifocal associado à área de comedocarcinoma. (Agradecimento ao Dr. Leon Cardeman.)

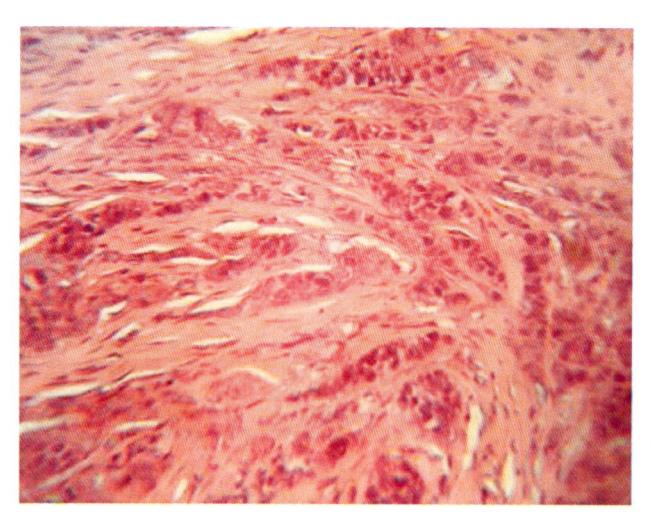

Fig. 8-16. Microscopia: carcinoma ductal infiltrante, com formação de feixes glandulares anaplásicos e tecido fibroso compacto. (Agradecimento ao Dr. Leon Cardeman.)

RM – SENSIBILIDADE E ESPECIFICIDADE

A ressonância magnética tem demonstrado maior sensibilidade que a mamografia na detecção do câncer de mama invasor, variando entre 94 a 100%. A especificidade, segundo a literatura, é variável, provavelmente relacionada com a variação do protocolo de exame, dos aparelhos e critérios de interpretação dos trabalhos publicados na literatura. Entretanto, após um esforço para homogeneizar o método e com a melhora das técnicas, houve um aumento da especificidade que, atualmente, é muito maior, correspondendo a 88%, segundo Lehman.

ASPECTO NA RM

Angiogênese e cinética de impregnação

A grande sensibilidade se deve à maior angiogênese, promovida tipicamente por esta lesão. Ocorre o crescimento de novos vasos, produzindo maior aporte sanguíneo, os quais geralmente são anômalos, com células mioepiteliais interrompidas e, consequentemente, com maior permeabilidade (Fig. 8-17).

Na ressonância magnética, estes dois fenômenos manifestam-se pelo aumento da intensidade de impregnação de contraste e lavagem precoce, respectivamente (Fig. 8-18).

Este aspecto é refletido na ressonância no estudo contrastado, notadamente na análise da cinética de impregnação de contraste, com intensa impregnação na fase precoce (aumento da intensidade de sinal > 100%) e padrão de curva do tipo *washout*. Entretanto, a angiogênese é heterogênea e nem todas as lesões apresentam padrão de curva *washout*, sendo frequentemente identificada a curva tipo platô. Dessa forma, é importante a análise conjunta da cinética de impregnação com a morfologia (Fig. 8-19).

> Carcinoma ductal invasor:
> - Forma mais frequente de tumor maligno da mama.
> - RM tem maior sensibilidade que mamografia.
> - Neoangiogênese: aumento da intensidade de impregnação de contraste.
> - Maior permeabilidade: curva *washout*.
> - Angiogênese pode ser heterogênea, e nem sempre a curva terá *washout*.
> - Importante avaliar em conjunto os aspectos morfológicos e a cinética.

Por outro lado, uma lesão pode ser heterogênea com áreas de maior angiogênese. Assim, durante a análise da impregnação de contraste, deve-se colocar o ROI em várias áreas da lesão. O ideal é visibilizar o mapa de *washout*, simultaneamente, com o mapa de *washin* e o posicionamento pode ser direcionado para a área identificada no mapa de *washout* com maior lavagem do contraste, que fica mais vermelho no mapa colorido. O mapa de *washin* representa o aumento da densidade vascular, ou seja, maior fluxo de contraste (Fig. 8-20).

> Carcinoma ductal invasor:
> - É importante posicionar o ROI na área de maior extravasamento (área mais vermelha).

Em decorrência da maior angiogênese tumoral, estas lesões apresentam grau rápido de captação na fase precoce (moderado a intenso), seguido de uma curva *washout* ou platô, representando vasos anômalos (Fig. 8-21).

O aumento do fluxo vascular é frequentemente acompanhado de ectasia vascular, que pode ser identificada na ressonância magnética e tem um valor preditivo positivo de 87%, segundo Philpotts. Entretanto, não é específico para neoplasia (Fig. 8-22).

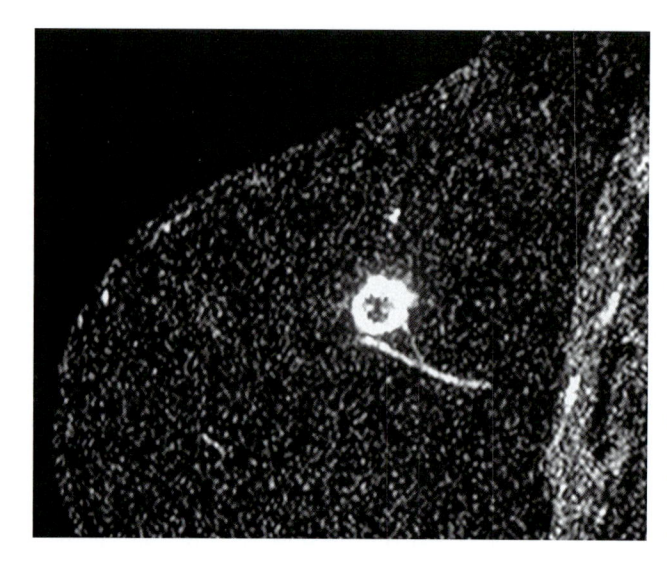

Fig. 8-17. Carcinoma ductal invasor. Angiogênese promove o crescimento de novos vasos anômalos. Nódulo irregular com impregnação em halo. Notar vaso ectasiado nutrindo a lesão, destacando-se do restante do parênquima. Sagital T1 com gadolínio e subtração.

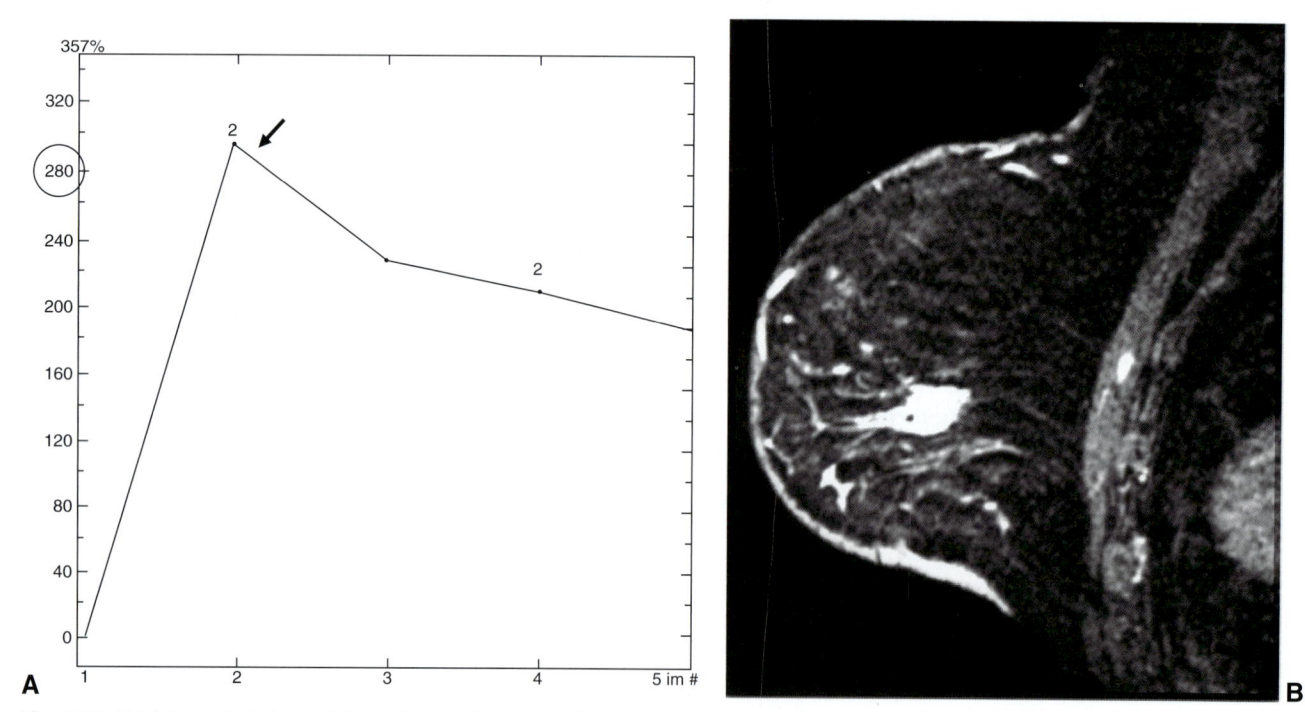

Fig. 8-18. Nódulo espiculado no QII com intensa impregnação precoce de contraste (círculo) e lavagem rápida (seta). (**A**) Curva de impregnação. (**B**) Sagital T1 com gadolínio e supressão de gordura.

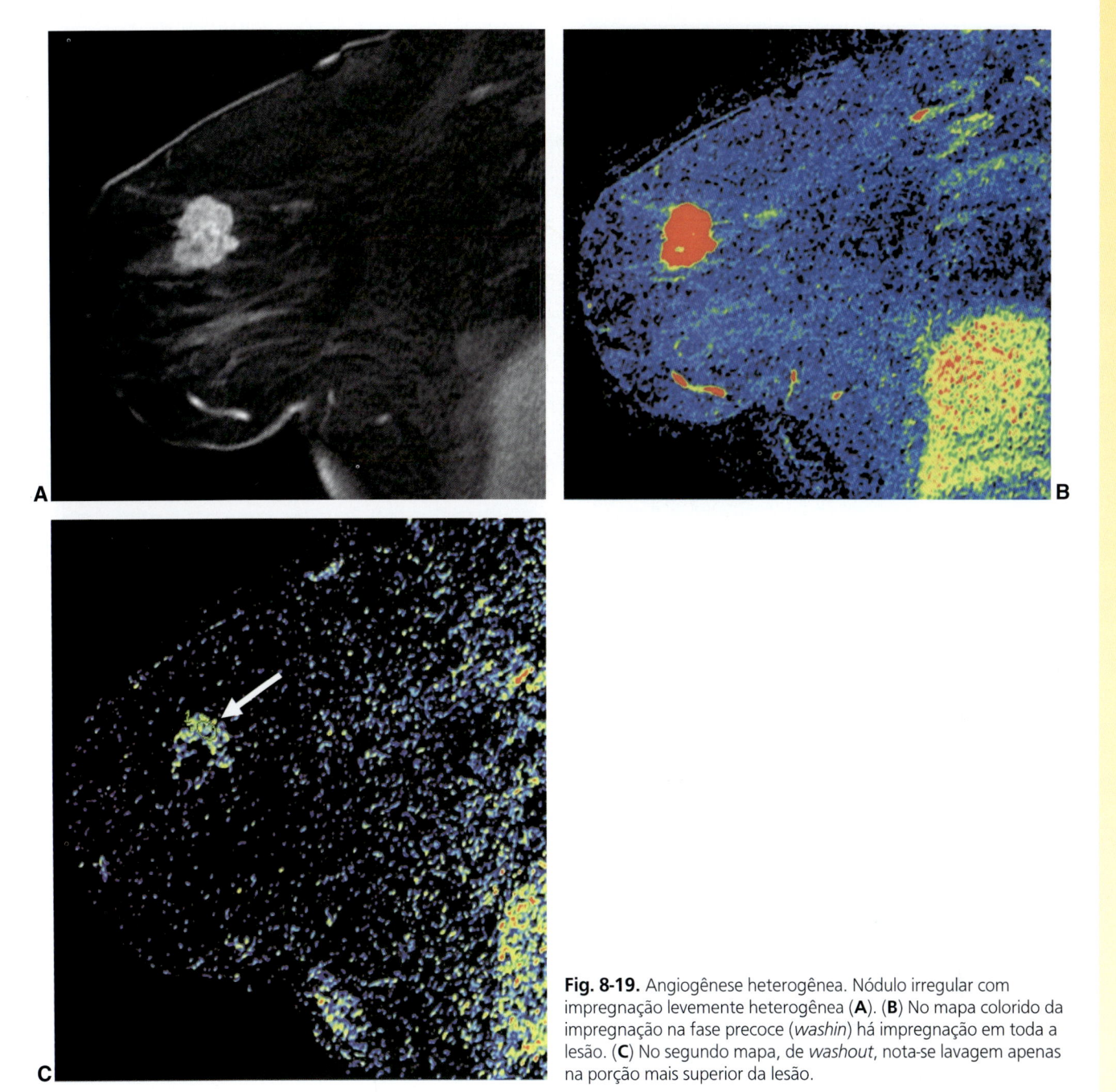

Fig. 8-19. Angiogênese heterogênea. Nódulo irregular com impregnação levemente heterogênea (**A**). (**B**) No mapa colorido da impregnação na fase precoce (*washin*) há impregnação em toda a lesão. (**C**) No segundo mapa, de *washout*, nota-se lavagem apenas na porção mais superior da lesão.

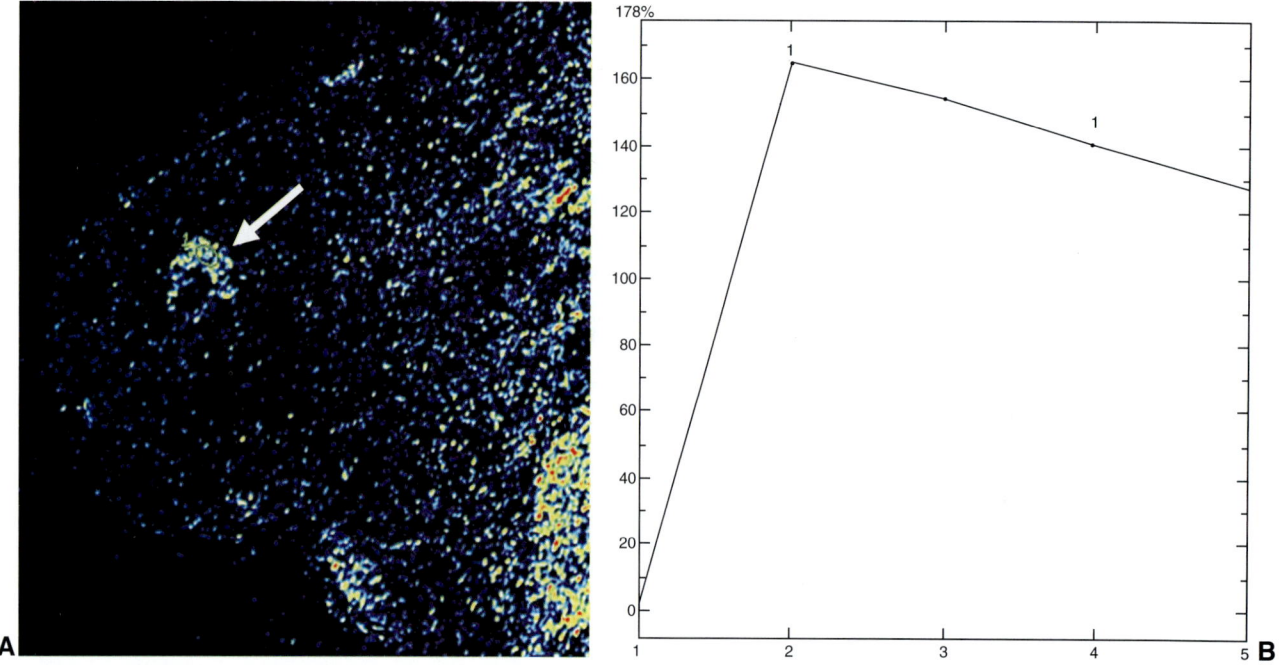

Fig. 8-20. Angiogênese heterogênea. Mesmo caso da Figura 8-19. Nódulo irregular na mama direita. (**A**) No mapa colorido do *washout*, nota-se lavagem na porção mais superior da lesão. (**B**) Curva de impregnação obtida da porção superior da lesão (curva *washout*).

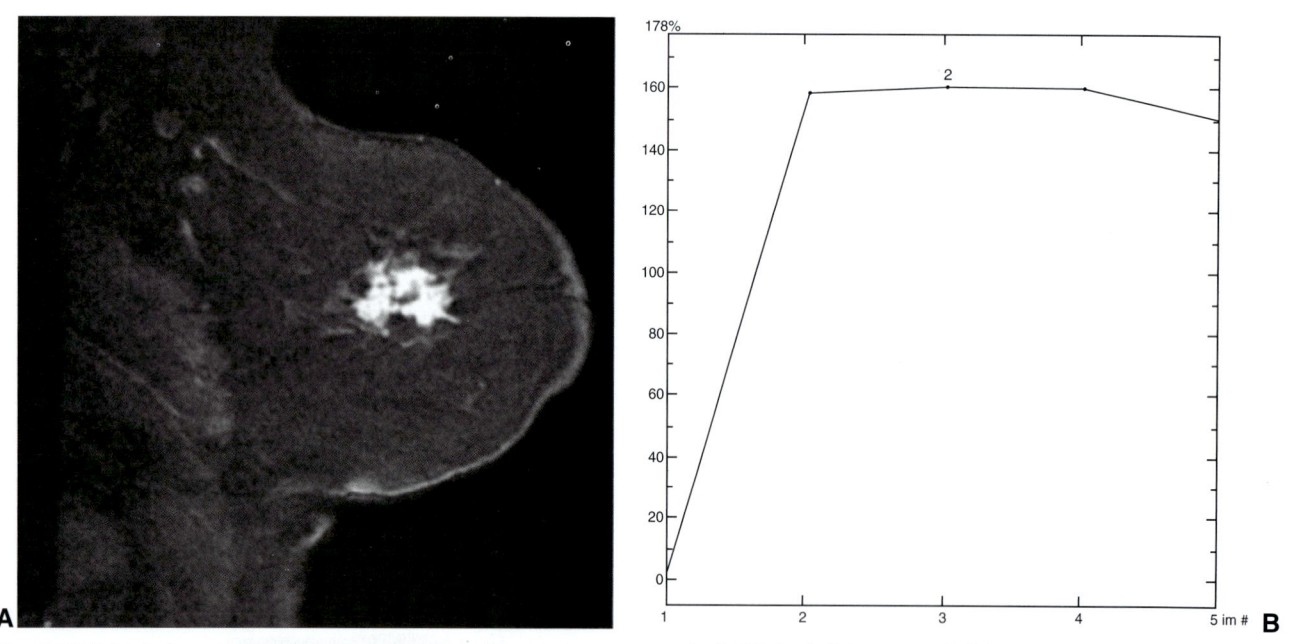

Fig. 8-21. Nódulo irregular com intensa captação na fase precoce e curva platô. (**A**) Sagital T1 com gadolínio e supressão de gordura. (**B**) Curva de impregnação.

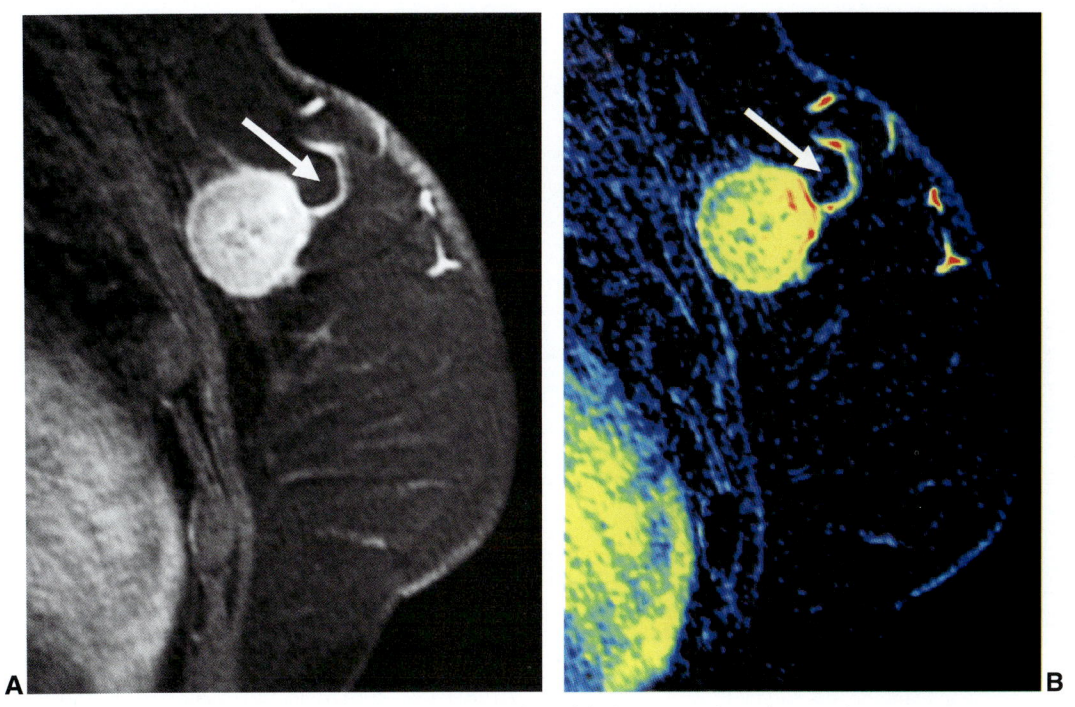

Fig. 8-22. Ectasia vascular adjacente à porção anterior de nódulo levemente irregular com impregnação heterogênea. (**A**) Sagital T1 com gadolínio e supressão de gordura. (**B**) Mapa colorido.

Morfologia da lesão

A forma de apresentação mais comum é nódulo, correspondendo a 95%, e somente em 5% dos casos apresenta-se como impregnação anômala de contraste (Fig. 8-23).

Estas lesões apresentam-se, tipicamente, como nódulo com forma e bordas irregulares ou espiculadas, e com padrão de impregnação de contraste heterogêneo. Este aspecto representa 85–90% dos casos (Fig. 8-24).

Menos frequentemente, pode-se apresentar como nódulo bem delimitado, quando na presença de uma lesão com menor agressividade tumoral, como, por exemplo, a neoplasia medular. Outra razão é um estudo realizado com resolução espacial indesejada, que não permite a avaliação morfológica ade-

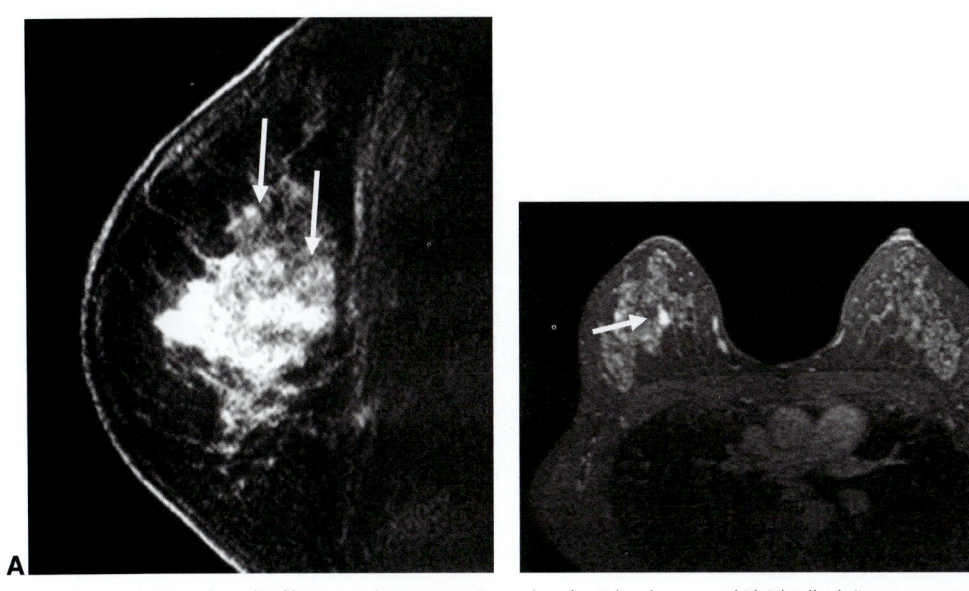

Fig. 8-23. Carcinoma ductal infiltrante e impregnação anômala. Primeiro caso. (**A**) Distribuição segmentar em paciente sem história de câncer genético. (**B**) Segundo caso em rastreamento por alto risco familiar com impregnação focal na mama direita (seta). (**A**) Sagital T1 com supressão de gordura com gadolínio. (**B**) Axial T1 com gadolínio e supressão de gordura.

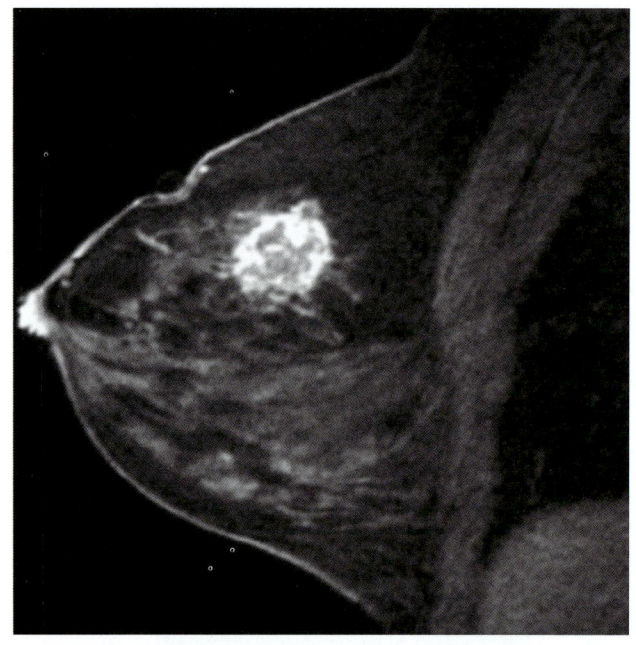

Fig. 8-24. Nódulo irregular e espiculado e com padrão de impregnação de contraste heterogêneo. Sagital T1 com gadolínio e supressão de gordura.

O padrão interno de impregnação da lesão quase sempre é heterogêneo e, por vezes, identifica-se o sinal do halo, que é caracterizado pela maior impregnação na periferia e área central pouco vascularizada, em decorrência da presença de fibrose central tumoral. Este aspecto é muito sugestivo de neoplasia e, segundo Teifke, pode ser definido como critério de pior prognóstico, sendo encontrado, mais frequentemente, em lesões mais agressivas, com pior grau tumoral, receptor hormonal negativo e linfonodos positivos.

Segundo Fischer o padrão em halo foi identificado em 50% dos casos (Fig. 8-25).

Na neoplasia invasora podem ser identificados focos de lesão adicional em 15% dos casos, representando multicentricidade ou multifocalidade, e em 5% lesão bilateral. A identificação de focos adjacentes à lesão principal, sabidamente neoplásica, tem alto valor preditivo positivo para neoplasia, sendo de 89,1%, segundo van Goethem (Fig. 8-26).

O padrão anômalo de impregnação mais frequente é o regional e segmentar heterogêneo. Quando se instala como lesão extensa, pode ser observado padrão dendrítico com espessamento dos ligamentos de sustentação e cutâneo (Figs. 8-23 e 8-27).

Em relação à intensidade de sinal, as lesões são isointensas ao parênquima na sequência ponderada em T1 e apresentam comportamento variável em T2, sendo mais frequentemente isointensas (Fig. 8-28).

quada de lesões muito pequenas. Uma exceção a esta regra é a apresentação do carcinoma invasor em pacientes de alto risco, especialmente as com mutação do BRCA-1, em que observa-se uma maior incidência (24%) de carcinoma ductal invasor, com morfologia semelhante a do fibroadenoma (ver capítulo indicações – paciente de alto risco).

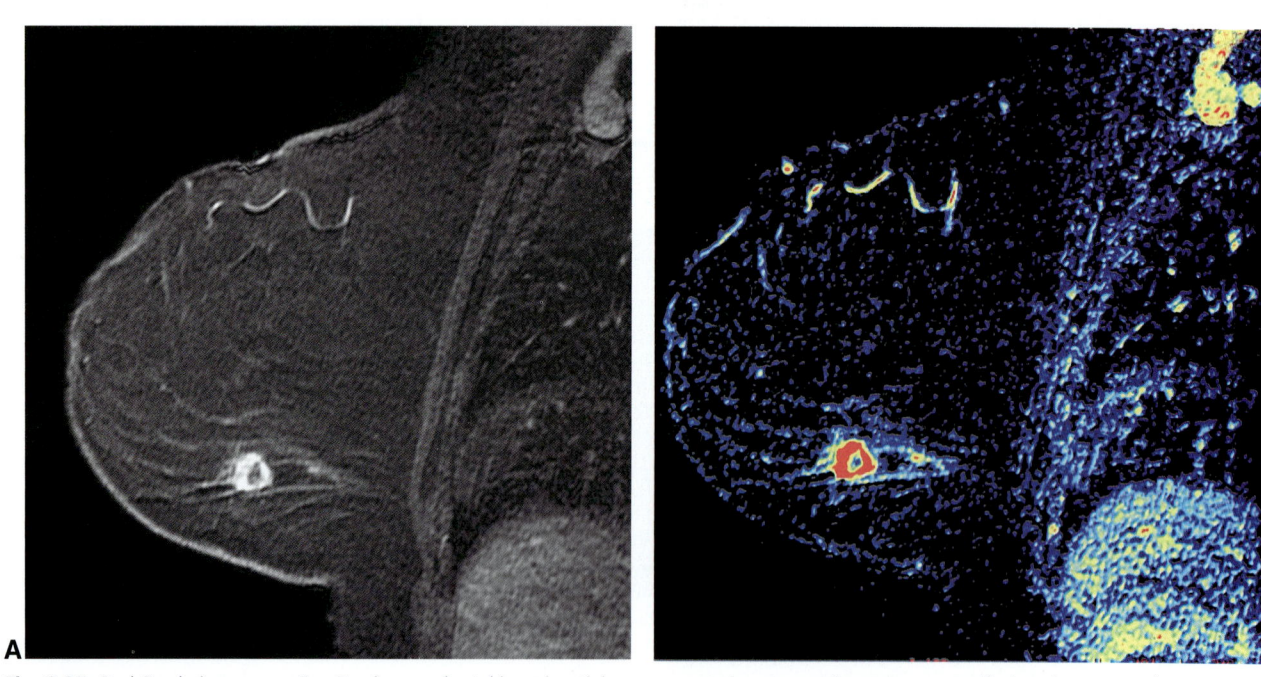

Fig. 8-25. Padrão de impregnação. Carcinoma ductal invasivo típico apresenta impregnação maior na periferia e área central pouco vascularizada, em razão da presença de fibrose central tumoral. (**A**) Sagital T1 com gadolínio e supressão de gordura. (**B**) Mapa colorido.

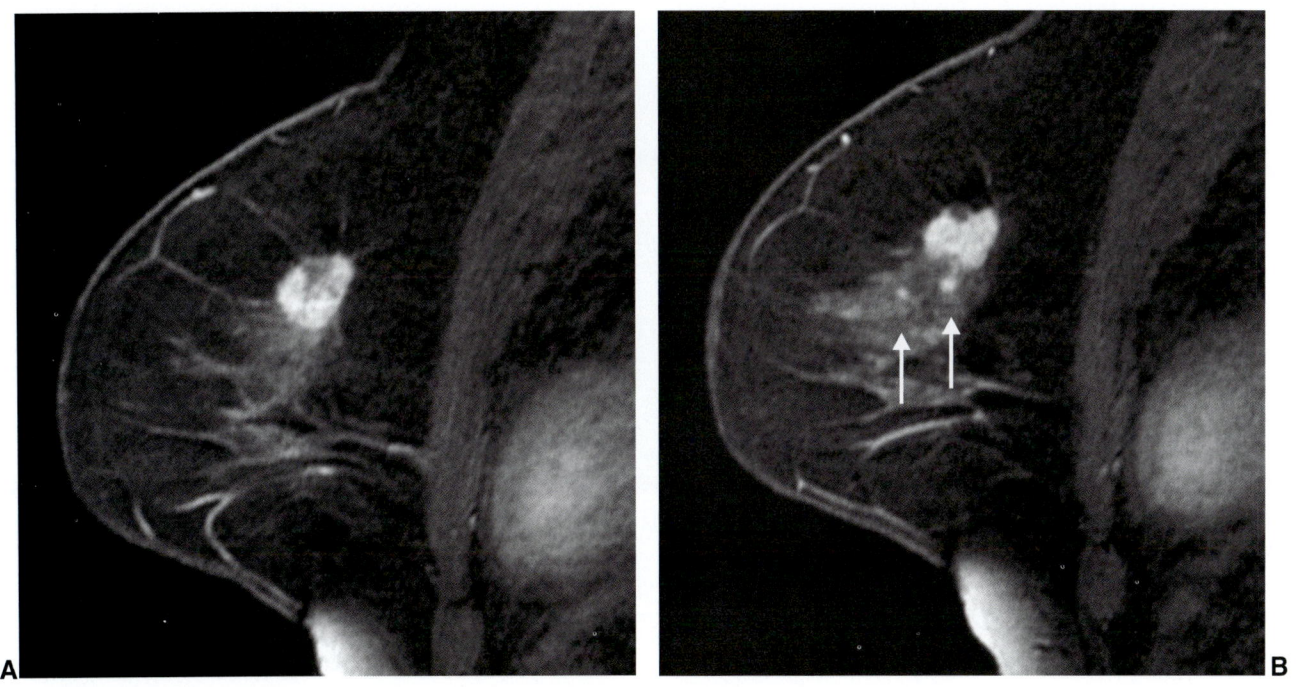

Fig. 8-26. Focos adjacentes à porção inferior e anterior da lesão principal (setas) têm alto valor preditivo positivo para neoplasia. (**A** e **B**) Sagital T1 com gadolínio e supressão de gordura.

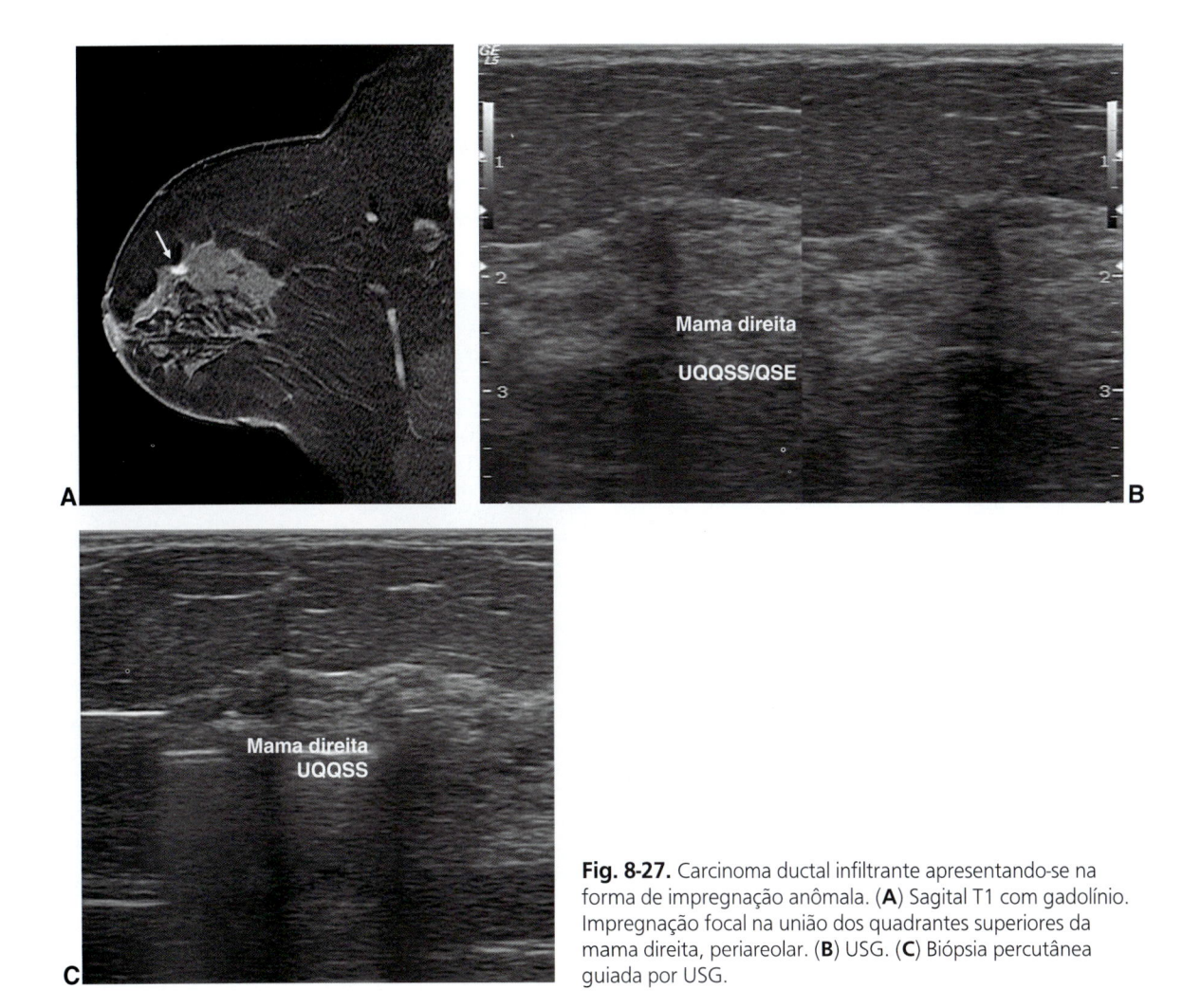

Fig. 8-27. Carcinoma ductal infiltrante apresentando-se na forma de impregnação anômala. (**A**) Sagital T1 com gadolínio. Impregnação focal na união dos quadrantes superiores da mama direita, periareolar. (**B**) USG. (**C**) Biópsia percutânea guiada por USG.

Capítulo 8 ■ LESÕES NEOPLÁSICAS

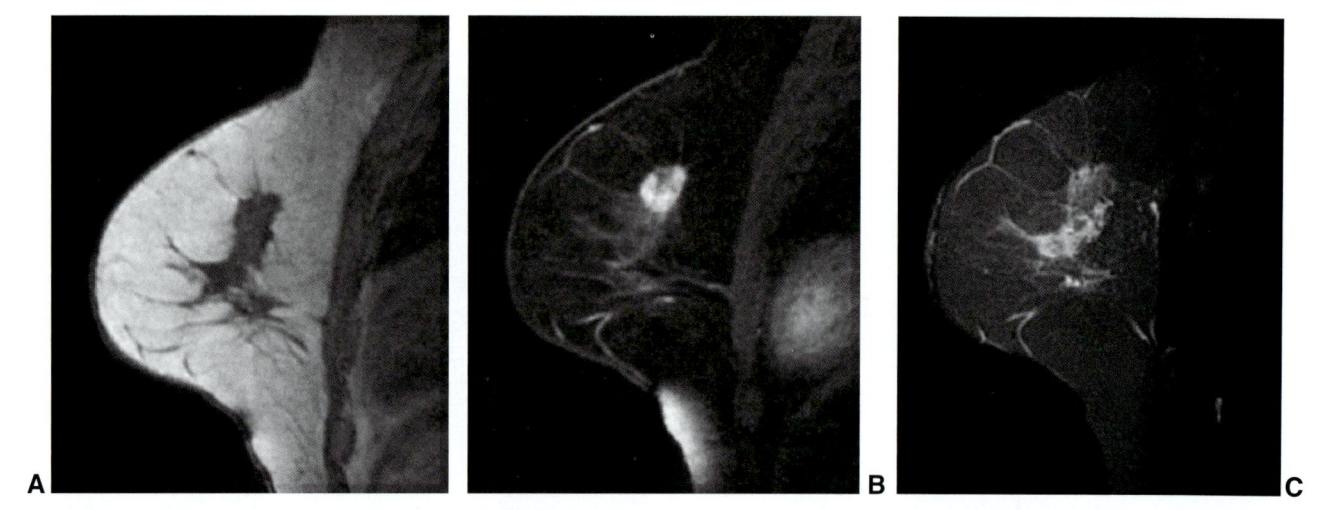

Fig. 8-28. Nódulo isointenso ao parênquima na sequência ponderada em T1 e em T2. (**A**) Sagital T1. (**B**) Sagital T1 com gadolínio e supressão de gordura. (**C**) Sagital T2 com supressão de gordura.

O carcinoma ductal infiltrante pode, ainda, apresentar sinais secundários, tais como espessamento cutâneo, linfonodomegalia e distorção arquitetural. Nas lesões mais avançadas pode, ainda, ser identificada infiltração edematosa peritumoral, com edema insinuando-se entre a lesão e a parede torácica (Fig. 8-29).

Por ser uma lesão com maior celularidade, a sequência ponderada em difusão pode ser utilizada, demonstrando uma restrição da difusão, por redução da movimentação das moléculas de água, promovida pela diminuição do espaço extracelular em 86%. É uma sequência rápida e sem a necessidade de administração de contraste (Fig. 8-30).

Carcinoma ductal invasor:
- Forma mais comum de apresentação nódulo (95%), seguida da impregnação anômala (5%).
- Típico: nódulo com forma e bordas irregulares ou espiculadas e captação heterogênea.
- Menos frequentemente apresenta-se como nódulo bem delimitado, sendo preciso muito cuidado, especialmente nas pacientes BRCA positivo.
- Padrão de impregnação: sinal do halo em até 50% das pacientes.
- Difusão: permite identificar as lesões com maior celularidade.

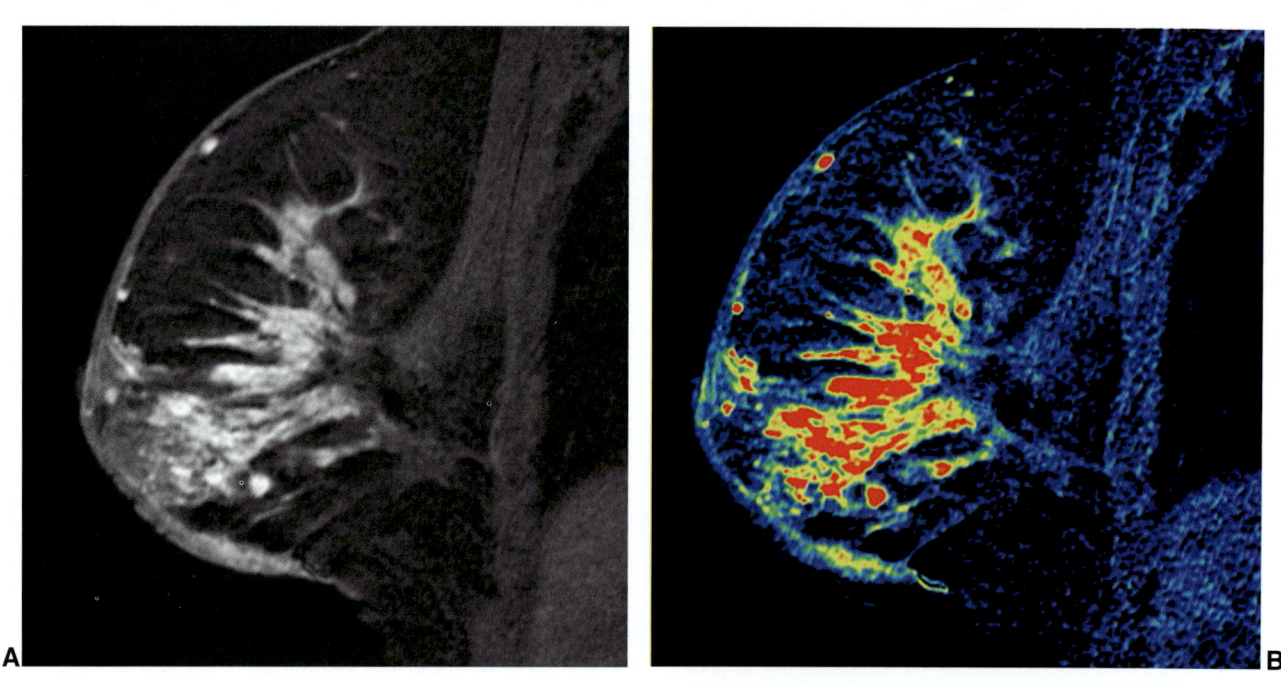

Fig. 8-29. Carcinoma ductal infiltrante apresentando-se na forma de impregnação anômala difusa e heterogênea com impregnação detrítica associada e espessamento cutâneo, além de distorção arquitetural com retração do músculo peitoral. (**A**) Sagital T1 com gadolínio e supressão de gordura. (**B**) Mapa colorido.

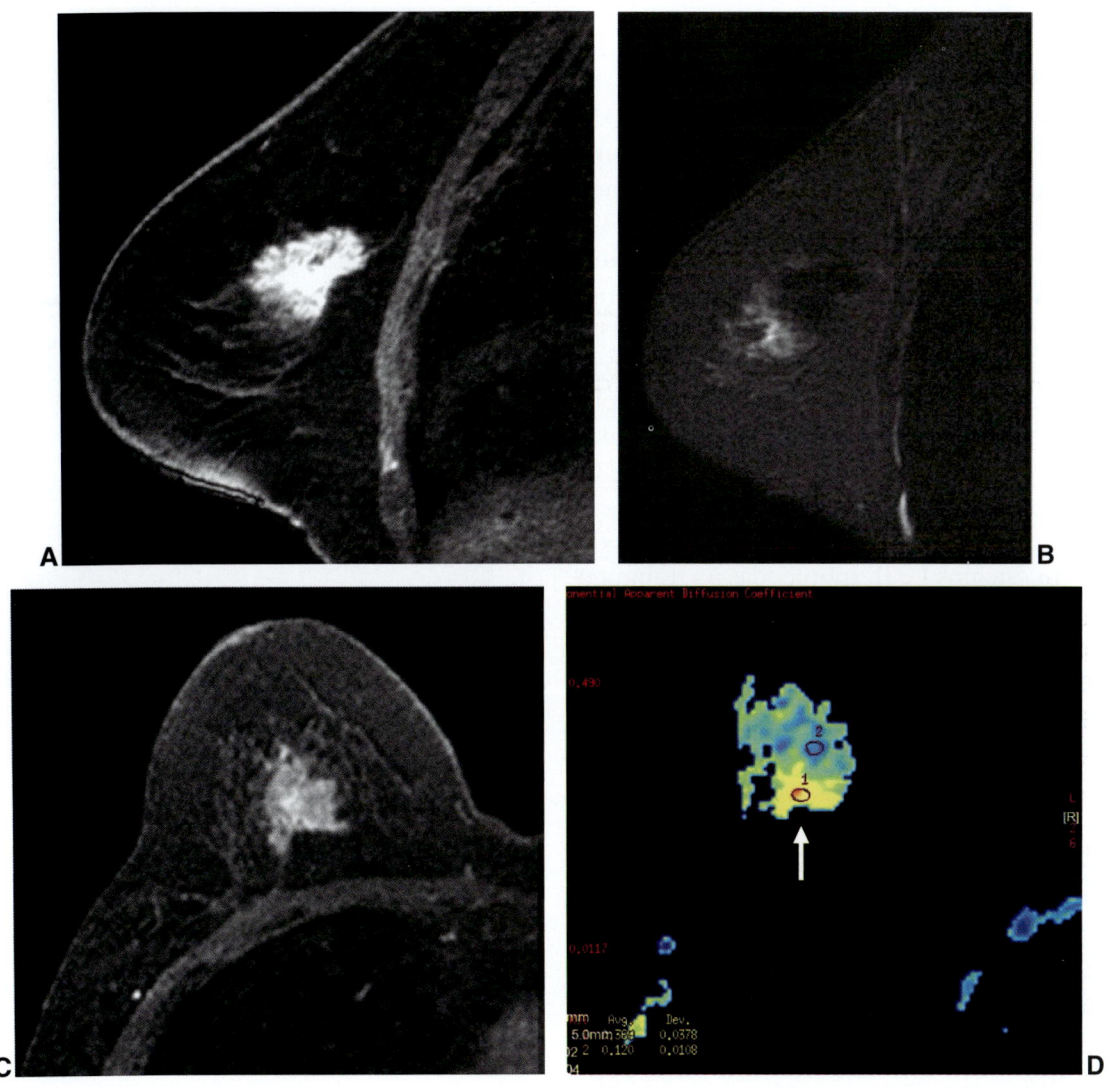

Fig. 8-30. Nódulo irregular hipointenso em T2, com impregnação heterogênea. Há difusão restrita na porção posterior da lesão (0,8 × 10⁻³ mm²/s). (**A**) Sagital T1 com gadolínio e supressão de gordura. (**B**) Sagital T2 com supressão de gordura. (**C**) Axial T1 com gadolínio e supressão de gordura. (**D**) Mapa colorido da difusão (ADC *map*).

ESTADIAMENTO E RM

Componente intraductal associado

O carcinoma invasor apresenta, com frequência, componente intraductal, geralmente do mesmo grau da lesão invasora. O componente é observado na área do tumor e pode estender-se além da lesão principal. O termo componente intraductal extenso (CIE) é utilizado quando representar pelo menos 25% da área tumoral (Fig. 8-31).

Quando presente, é um fator importante na recidiva local, independe do seu tamanho, pois ele representa a possibilidade de extensão na árvore ductal.

Ele não contraindica a cirurgia conservadora, mas a atenção deve ser maior a fim de evitar margens positivas. Gage *et al.* analisaram a taxa de recidiva em pacientes em estágios I e II, submetidas ao tratamento conservador seguido de radioterapia, e identificaram recidiva em 5 anos maior nas que apresentaram CIE (14% em comparação com 1%) (Fig. 8-32).

A RM é um excelente método para a detecção do componente intraductal. O componente intraductal pode se apresentar na ressonância como nódulos, espículas, impregnação ductal e focos (Fig. 8-33).

Mais detalhes no Capítulo sobre indicações (estadiamento).

- Componente intraductal associado: costuma ser do mesmo grau da lesão.
- É considerado extenso quando representa pelo menos 25% da área tumoral.
- RM é um ótimo método para detecção do componente intraductal.

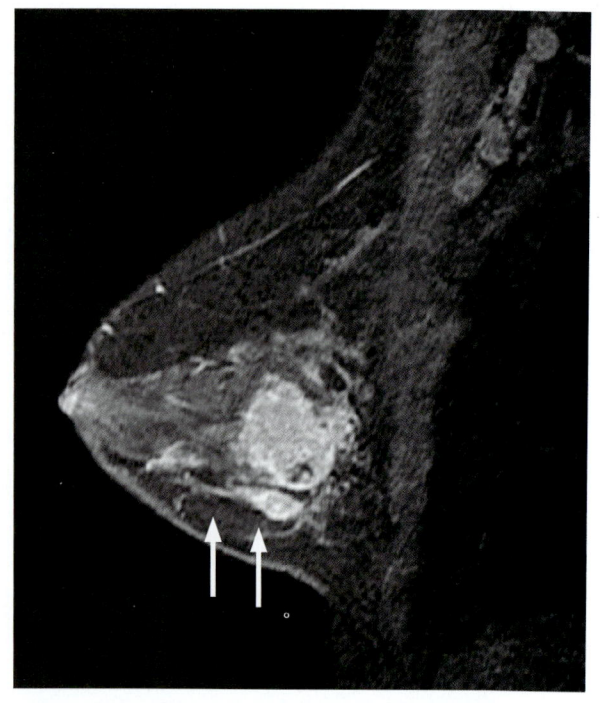

Fig. 8-31. Nódulo irregular heterogêneo com impregnação ductal inferior (seta). Sagital T1 com gadolínio e supressão de gordura.

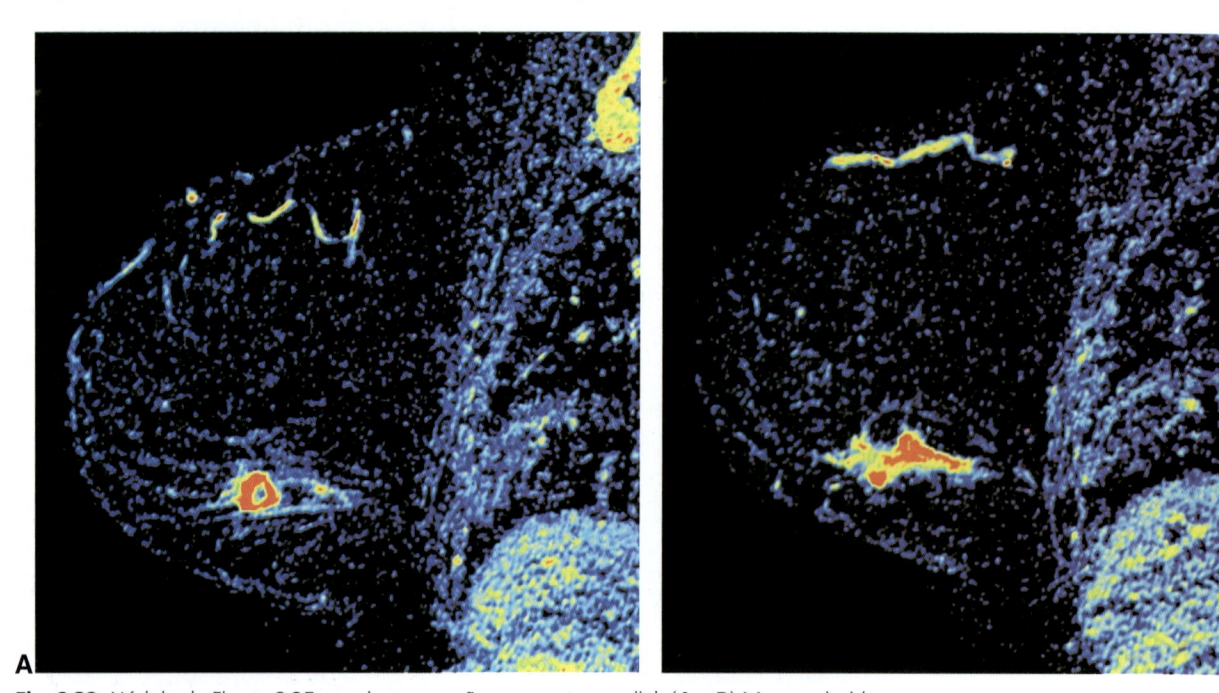

Fig. 8-32. Nódulo da Figura 8-25 com impregnação segmentar medial. (**A** e **B**) Mapa colorido.

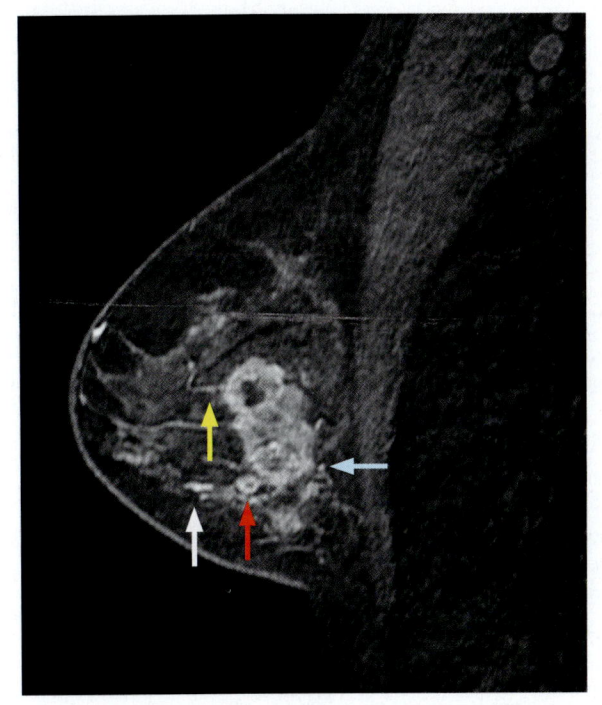

Fig. 8-33. Aspectos do componente intraductal. Impregnação ductal (seta branca), nódulo (seta vermelha), espículas (seta amarela) e focos (seta azul).

| Quadro 8-1 | Comparação do tamanho da lesão maligna na RM e na patologia (n = 150) (Retirado do artigo publicado na *AJR* 2002;179:1193.) |

Valor	Tamanho da lesão na RM (mm)	Tamanho da lesão na patologia (mm)	Diferença entre patologia e RM (mm)
Significado	19,8	18,1	6,8[a]
Média	17	15	3
Desvio-padrão	12,1	13,3	9,0
Variação	0-63	0-88	0-48

Nota: Na RM o tamanho da lesão foi subestimado em 38% e superestimado em 47%.
[a]Significância p = 0,03, 95% CI, –0,006 a 2,2.

Tamanho da lesão

Assim como na patologia, é necessária a avaliação volumétrica na ressonância magnética da neoplasia principal e do componente intraductal associado, pois ele está diretamente relacionado com o comprometimento das margens cirúrgicas (Fig. 8-34).

Quando há vários nódulos, em lesões multifocais e multicêntricas, destacamos a lesão maior, que denominamos lesão principal (lesão índex) e a relacionamos às demais, definindo a distância a fim de ajudar na terapêutica cirúrgica. Procuramos medir todas as lesões (Fig. 8-35).

A RM tem uma ótima correlação com a medida macroscópica. Schell *et al.* demonstraram uma variação média de 3 mm entre a medida da RM e a macroscópica. Em apenas 5,3% das lesões a diferença foi superior a 1,5 cm (Quadro 8-1).

Como o componente intraductal pode apresentar-se com espículas, procuramos medir o nódulo principal e, depois, a medida nódulo + espícula (Fig. 8-36).

- *Tamanho*: medida do nódulo principal e medida nódulo + espícula (espículas podem representar o componente intraductal).

Margens cirúrgicas

As margens cirúrgicas são muito importantes na cirurgia conservadora e estão diretamente relacionadas com a recidiva tumoral.

O comprometimento se faz, geralmente, por extensão intracanalicular da neoplasia, e não por extensão direta do componente invasor.

Apesar de a radioterapia ter um papel fundamental na prevenção de recidivas, o ideal é evitar margens cirúrgicas positivas. Um bom planejamento cirúrgico é fundamental e a ressonância magnética tem um papel muito importante, pela alta sensibilidade na detecção do componente intraductal, maior que nos demais métodos (Fig. 8-37).

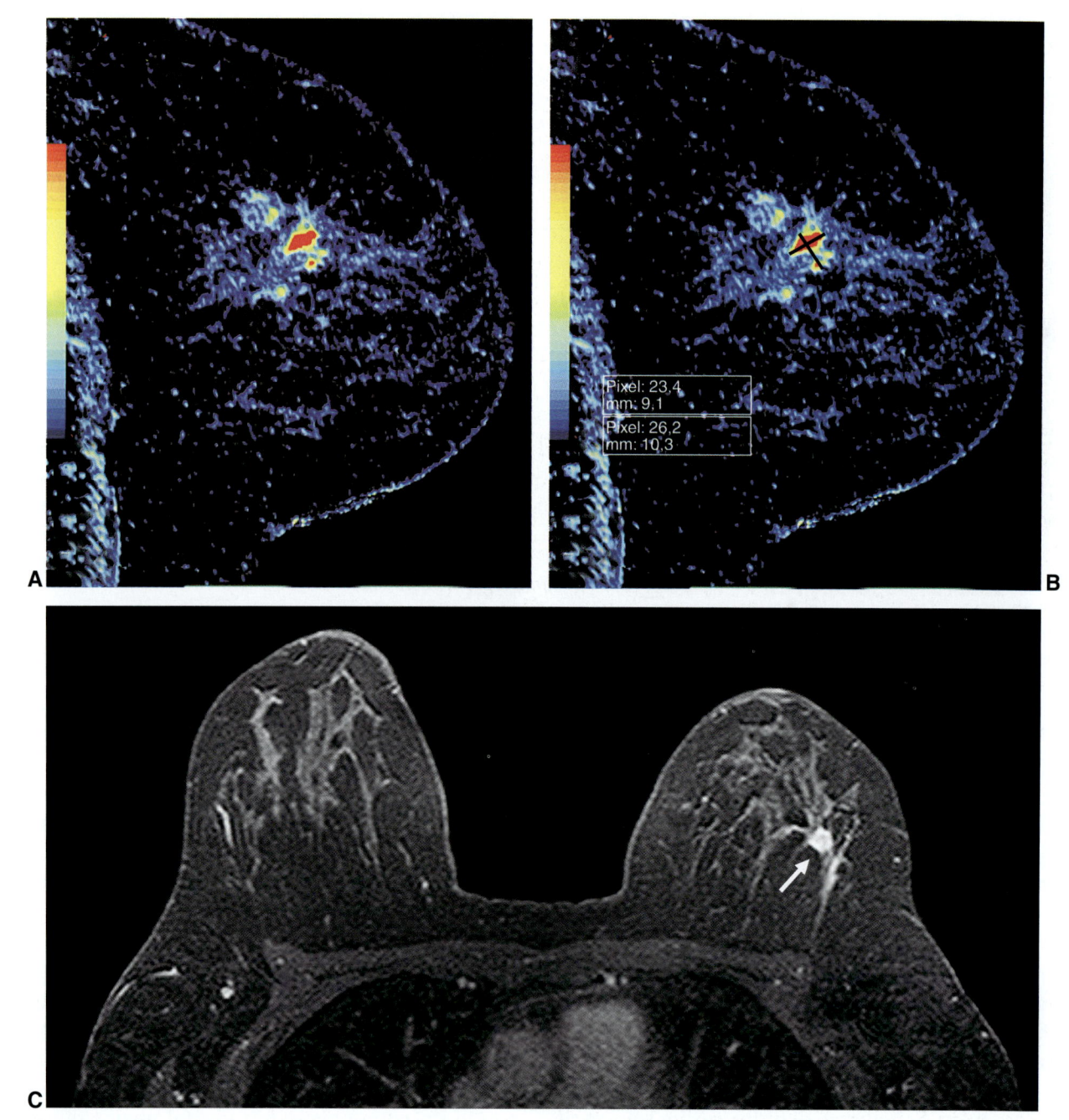

Fig. 8-34. Medida incluindo nódulo irregular (seta) e o foco adicional inferior. (**A** e **B**) Mapa colorido. (**C**) Axial T1 com gadolínio e supressão de gordura.

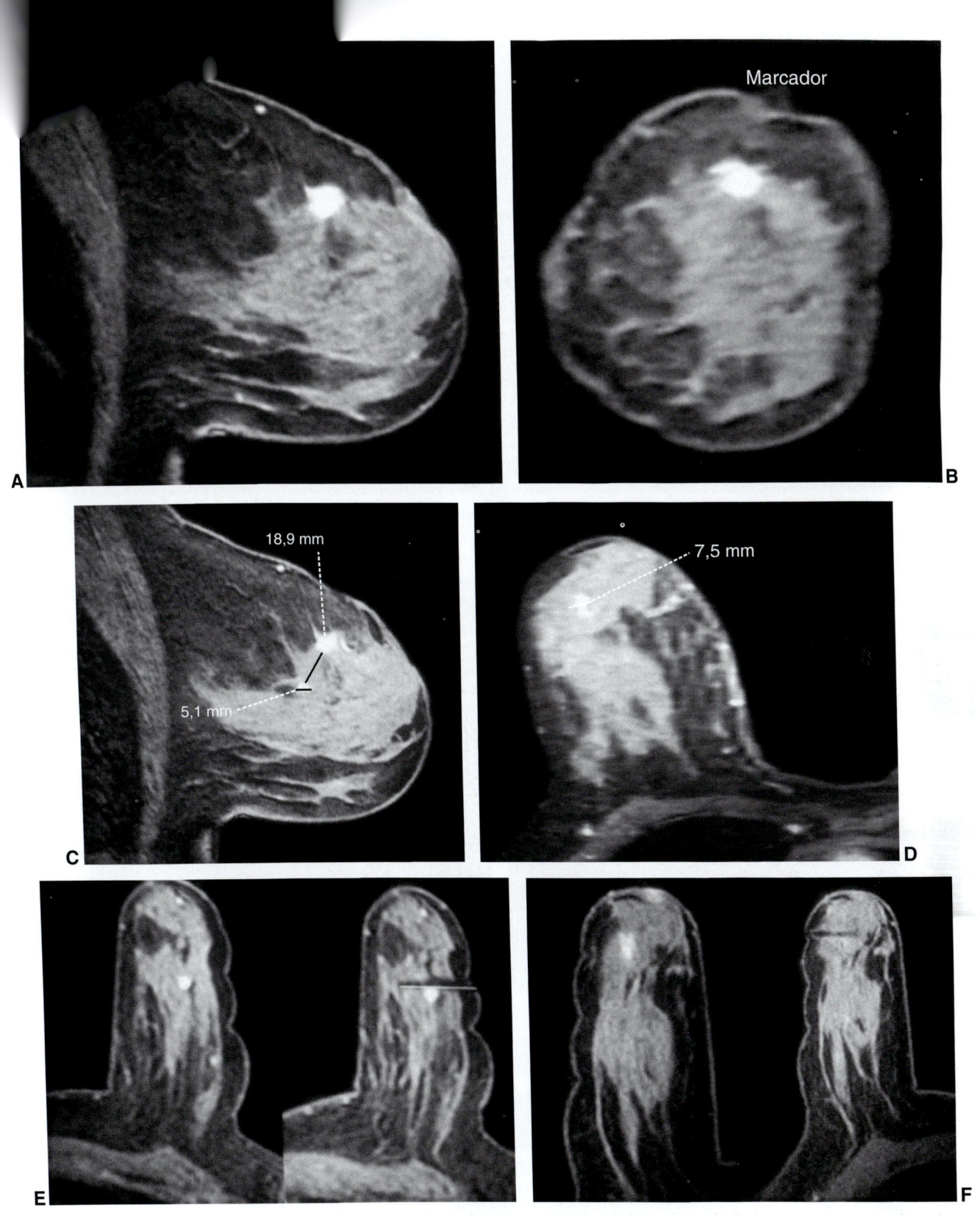

Fig. 8-35. Nódulo palpável na união dos quadrantes superiores da mama esquerda. Nódulo adicional inferior e na mama contralateral. Notar medida entre o nódulo e a lesão principal. (**A** e **C**) Sagital T1 com gadolínio e supressão de gordura. (**B**) Coronal T1 com gadolínio e supressão de gordura. (**D**) Axial T1 com gadolínio e supressão de gordura da mama direita. (**E**) Mama direita. (**F**) Mama esquerda. Marcação pré-cirúrgica guiada por RM.

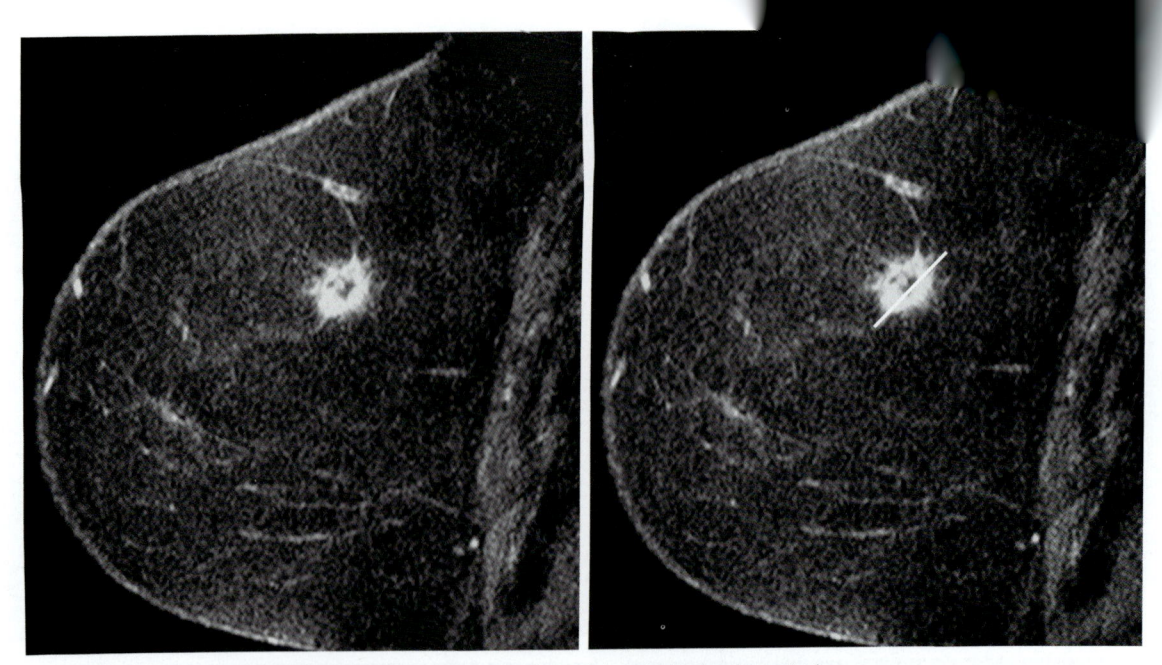

Fig. 8-36. Carcinoma ductal infiltrante típico. Medida do nódulo principal e da espícula.

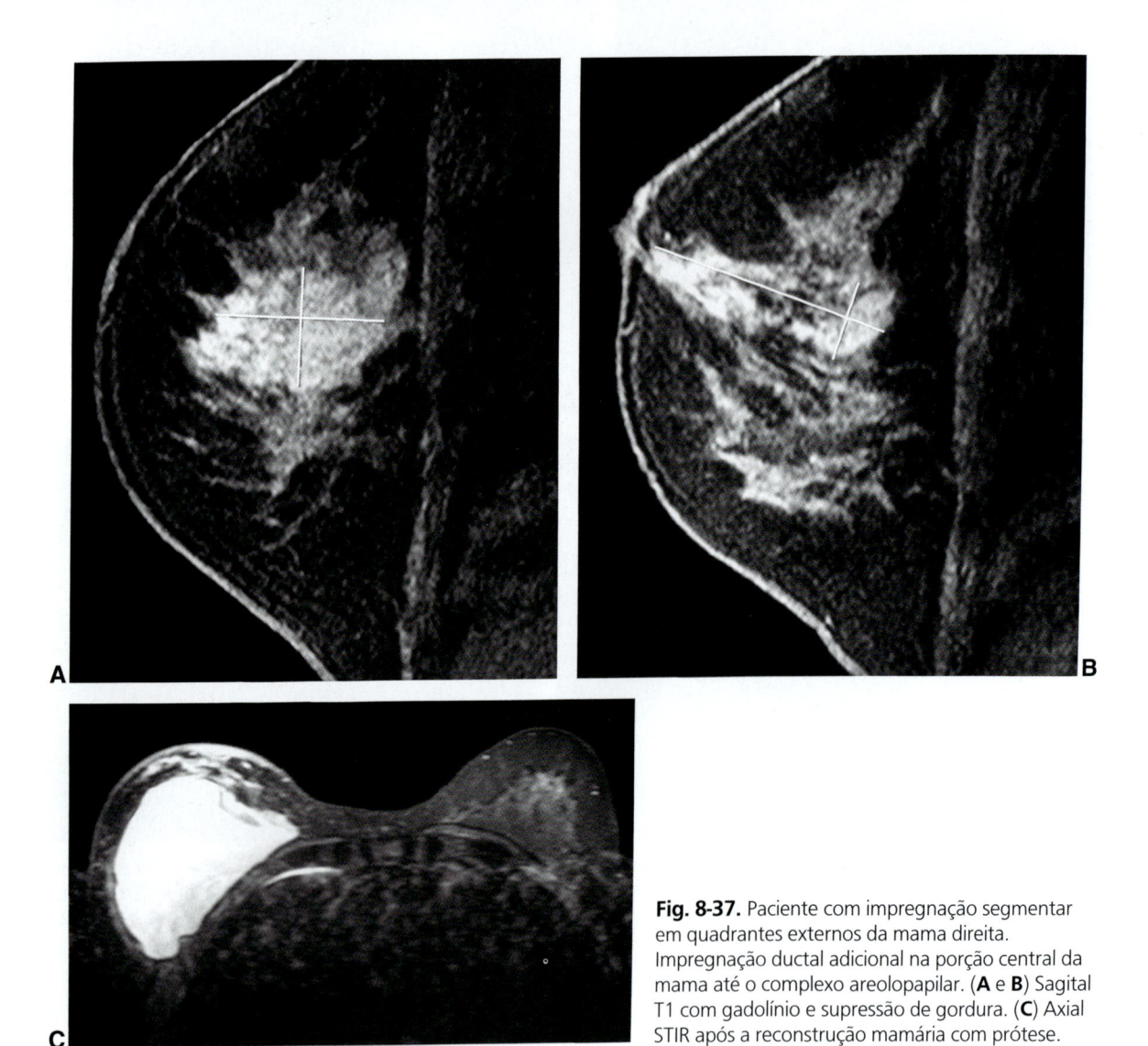

Fig. 8-37. Paciente com impregnação segmentar em quadrantes externos da mama direita. Impregnação ductal adicional na porção central da mama até o complexo areolopapilar. (**A** e **B**) Sagital T1 com gadolínio e supressão de gordura. (**C**) Axial STIR após a reconstrução mamária com prótese.

CARCINOMA LOBULAR INVASOR

DEFINIÇÃO E PATOLOGIA

É o segundo tipo histológico mais comum e representa 10 a 15% da neoplasia invasora. Seu aspecto histopatológico típico é de baixa celularidade, células pouco coesas distribuídas em arranjo linear, ao redor de ductos e lóbulos, substituindo o tecido fibroglandular com pouca reação desmoplásica, sem promover distorção arquitetural significativa ou microcalcificações (Fig. 8-38).

Na macroscopia observa-se aumento da consistência mamária sem definição de massa. Este padrão histológico justifica a maior dificuldade de detecção no exame clínico, na mamografia e na ultrassonografia, não tendo uma apresentação específica.

Estes tumores envolvem várias unidades lobulares que, associadas ao crescimento insidioso, fazem com que tenham maior frequência de apresentação mais avançada, tanto local quanto na lesão bilateral (Fig. 8-39).

Apesar disso, o carcinoma lobular invasor tem um prognóstico melhor que o carcinoma ductal invasor.

> Carcinoma lobular invasor:
> - Crescimento linear com pouca reação desmoplásica sem distorção arquitetural ou microcalcificações, dificultando o diagnóstico na mamografia e na ultrassonografia.
> - RM atualmente mostra boa sensibilidade para detecção.
> - A RM é muito importante na avaliação da extensão da doença.

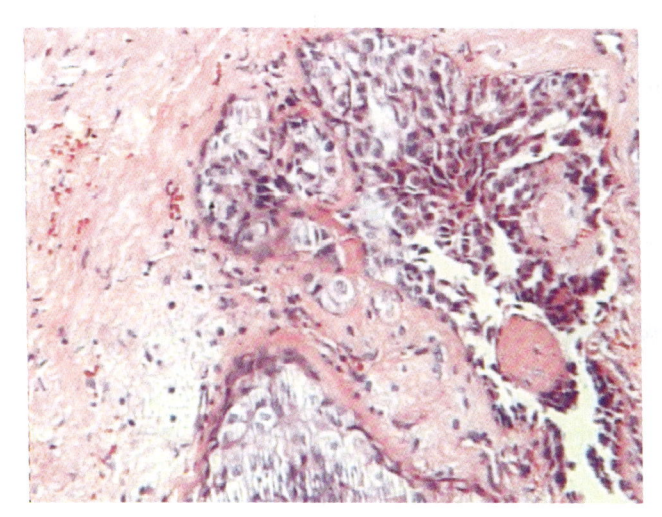

Fig. 8-38. Carcinoma lobular infiltrante. Aspecto histopatológico típico com baixa celularidade, células pouco coesas, distribuídas em arranjo linear ao redor de ductos e lóbulos, substituindo o tecido fibroglandular com pouca reação desmoplásica, sem promover distorção arquitetural significativa. (Agradecimento ao Dr. Leon Cardeman.)

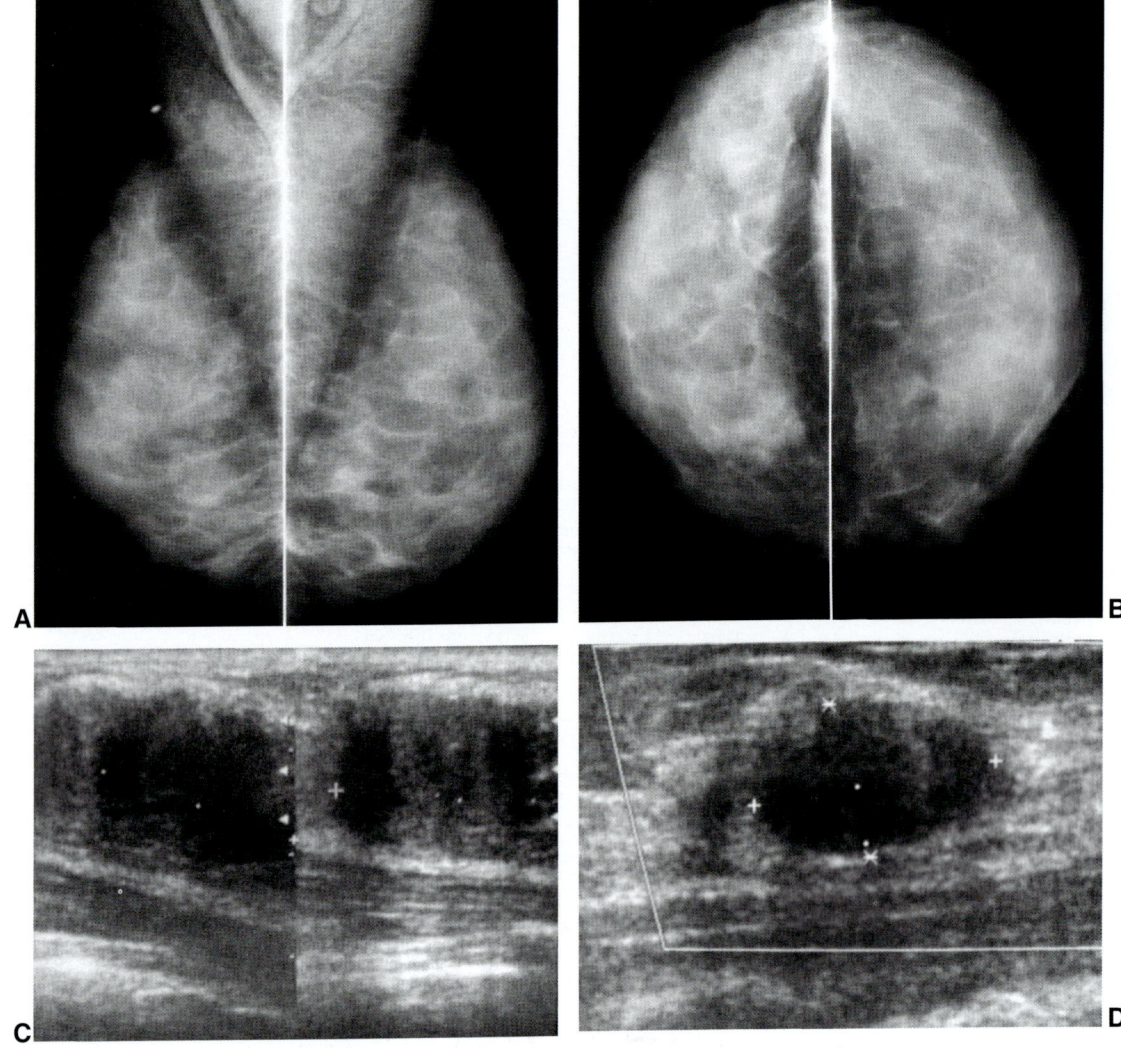

Fig. 8-39. Carcinoma lobular infiltrante. Lesão palpável na mama direita (QSE), com expressão apenas na USG, onde foi visualizado o segundo nódulo (QSI). (**A** e **B**) Mamografia. (**C** e **D**) USG.

SENSIBILIDADE DA RM

A sensibilidade para detecção do carcinoma lobular invasor varia entre 57-81% para mamografia e 68% para a ultrassonografia.

A ressonância magnética é muito sensível na detecção da neoplasia invasora, mas poucos trabalhos focalizaram o carcinoma lobular invasor. Rodenko *et al.* obtiveram uma sensibilidade de 85% com a RM, contra 32% com a mamografia em 20 casos estudados. Neste trabalho, a menor sensibilidade da mamografia deve-se ao fato da análise da extensão da lesão.

O carcinoma lobular foi referido previamente como um dos tumores de mama que mais comumente apresentavam resultado falso-negativo na ressonância magnética. Os autores justificavam este comportamento em razão do padrão de crescimento tumoral, sem induzir angiogênese significativa, a ponto de ser detectada neste método. Entretanto, os trabalhos mais recentes de Rodenko e Qayvum demonstraram boa sensibilidade do método, mas com uma forma de apresentação diferente da neoplasia ductal invasora. Além disso, em trabalho publicado por Ghai *et al.*, dos 6 casos negativos, apenas um deles era carcinoma lobular invasor. As outras lesões identificadas foram carcinoma ductal invasor, carcinoma ductal *in situ*, linfoma e um caso com resultado misto de carcinoma ductal invasor e lobular.

Recentemente Boetes realizou uma revisão da literatura e observou que a sensibilidade da ressonância magnética para o carcinoma lobular invasor foi muito maior quando comparada a outros métodos. As sensibilidades médias da mamografia, da ultrassonografia e da ressonância magnética foram, respectivamente, de 79, 68 e 99% (Fig. 8-40).

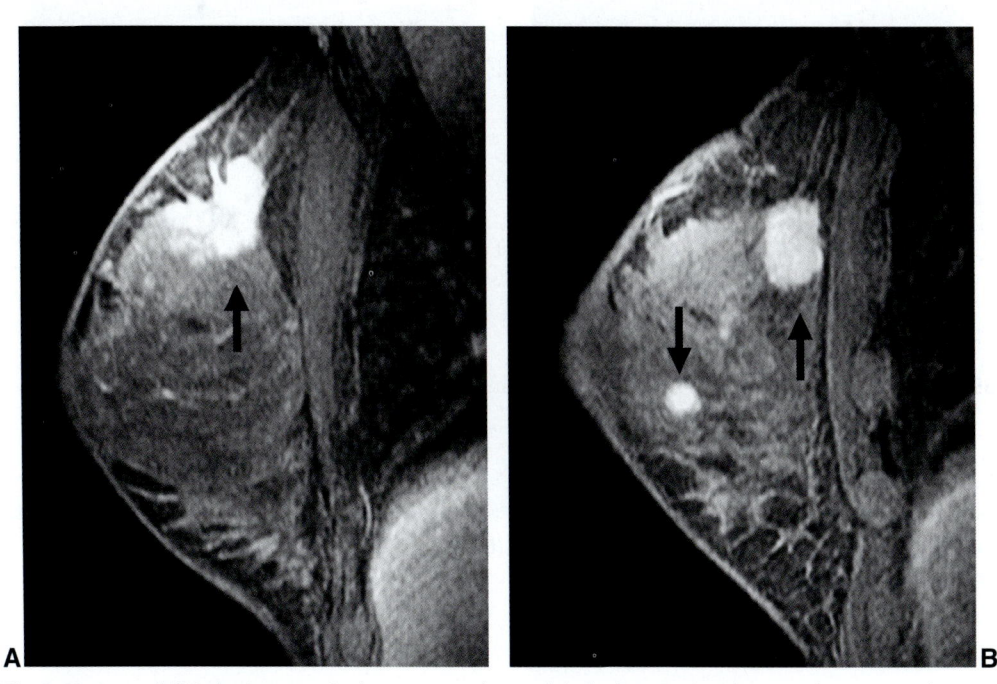

Fig. 8-40. A sensibilidade da ressonância para o carcinoma lobular invasor é maior quando comparada a outros métodos. RM identificou outro nódulo no QII da mama direita. Mesmo caso da Figura 8-39. (**A** e **B**) Sagital T1 com gadolínio e supressão de gordura.

FORMAS DE APRESENTAÇÃO

Morfologia

No trabalho realizado por Qayyum *et al.* foram estudadas 13 pacientes com tumor lobular infiltrante. O padrão mais comum de apresentação (8 pacientes) foi a impregnação anômala (múltiplos focos agrupados). Impregnação linear entre os focos representou, na análise patológica, pequenos agregados tumorais, conectados por infiltração de células malignas, disposta em arranjo linear. Em 6 pacientes foi identificado nódulo isolado com forma irregular. A doença multifocal foi identificada na maioria das pacientes.

Entretanto, Schelfout *et al.* identificaram como o padrão mais comum na ressonância magnética o nódulo irregular ou espiculado, com ou sem focos adicionais e, menos frequentemente, a impregnação não relacionada a massa, representando uma infiltração celular difusa do parênquima (Fig. 8-41).

Na revisão realizada por Boetes de 6 publicações da literatura, nódulo foi a forma mais comum de apresentação, observada em 95% dos casos por Rodenko, 78% por Schelfout e 69% por Demard. Apenas Qayyum evidenciou a impregnação anômala como a forma de apresentação mais comum. Esta também foi a nossa experiência (Fig. 8-42).

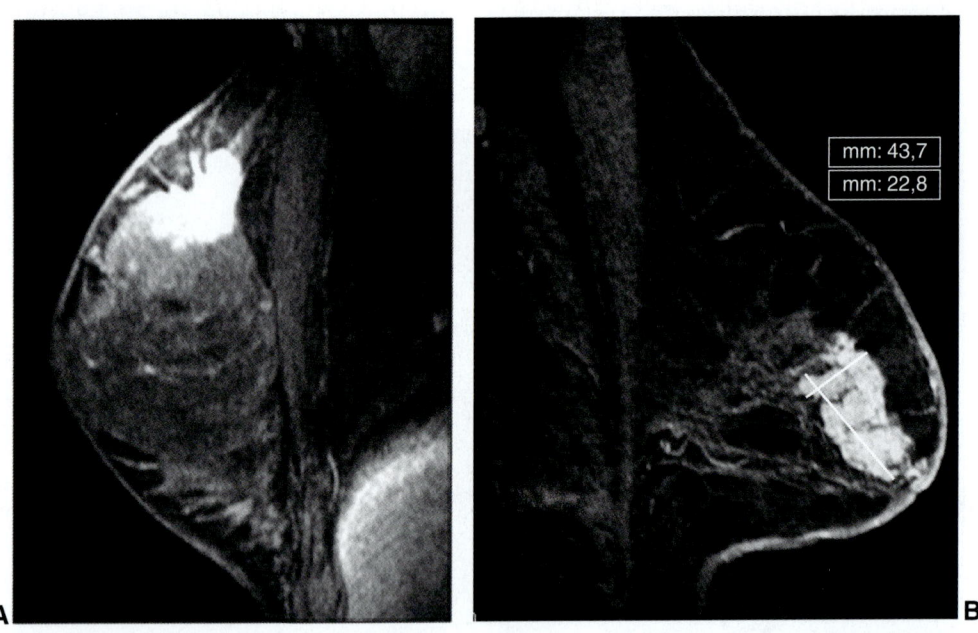

Fig. 8-41. (**A**) Nódulo irregular com focos adicionais. (**B**) Impregnação segmentar heterogênea retroareolar na mama esquerda.

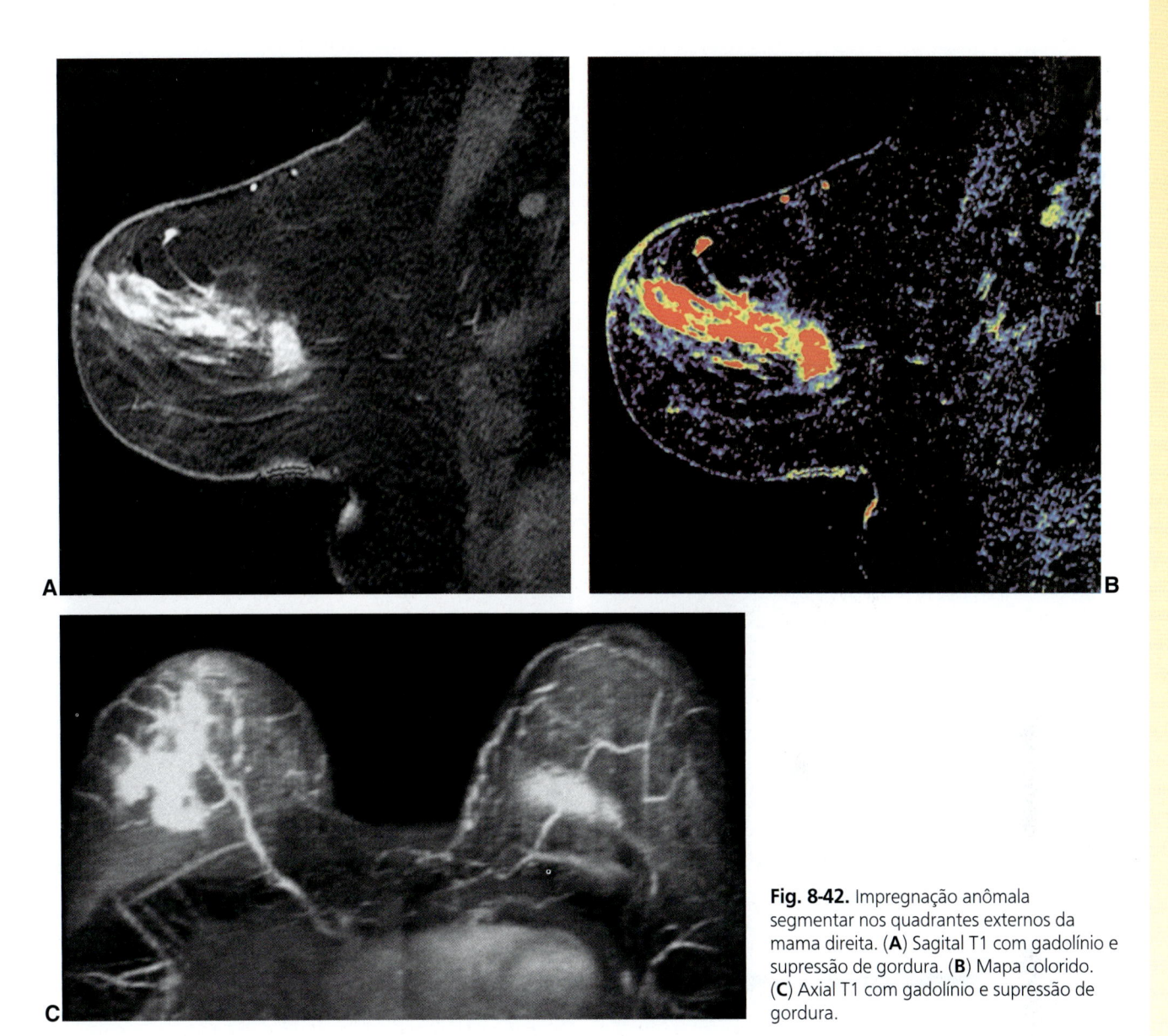

Fig. 8-42. Impregnação anômala segmentar nos quadrantes externos da mama direita. (**A**) Sagital T1 com gadolínio e supressão de gordura. (**B**) Mapa colorido. (**C**) Axial T1 com gadolínio e supressão de gordura.

Cinética de impregnação

A cinética de impregnação de contraste pode ser diferente da neoplasia ductal, apresentando uma menor atividade angiogênica. Neste caso, a curva de captação normalmente apresenta-se como tipo persistente, não corroborando informação adicional para o diagnóstico. A explicação da literatura é que a nutrição das células seria realizada por difusão por meio dos capilares já existentes, não havendo necessidade de uma atividade angiogênica maior.

Entretanto, Boetes demonstrou uma variação do padrão de impregnação, sendo observada a curva tipo I em 20% dos casos, tipo II em 33% e tipo III em 47% (Fig. 8-43).

- *Tumor lobular:* menor atividade angiogênica, muitas vezes a curva por ser ascendente.

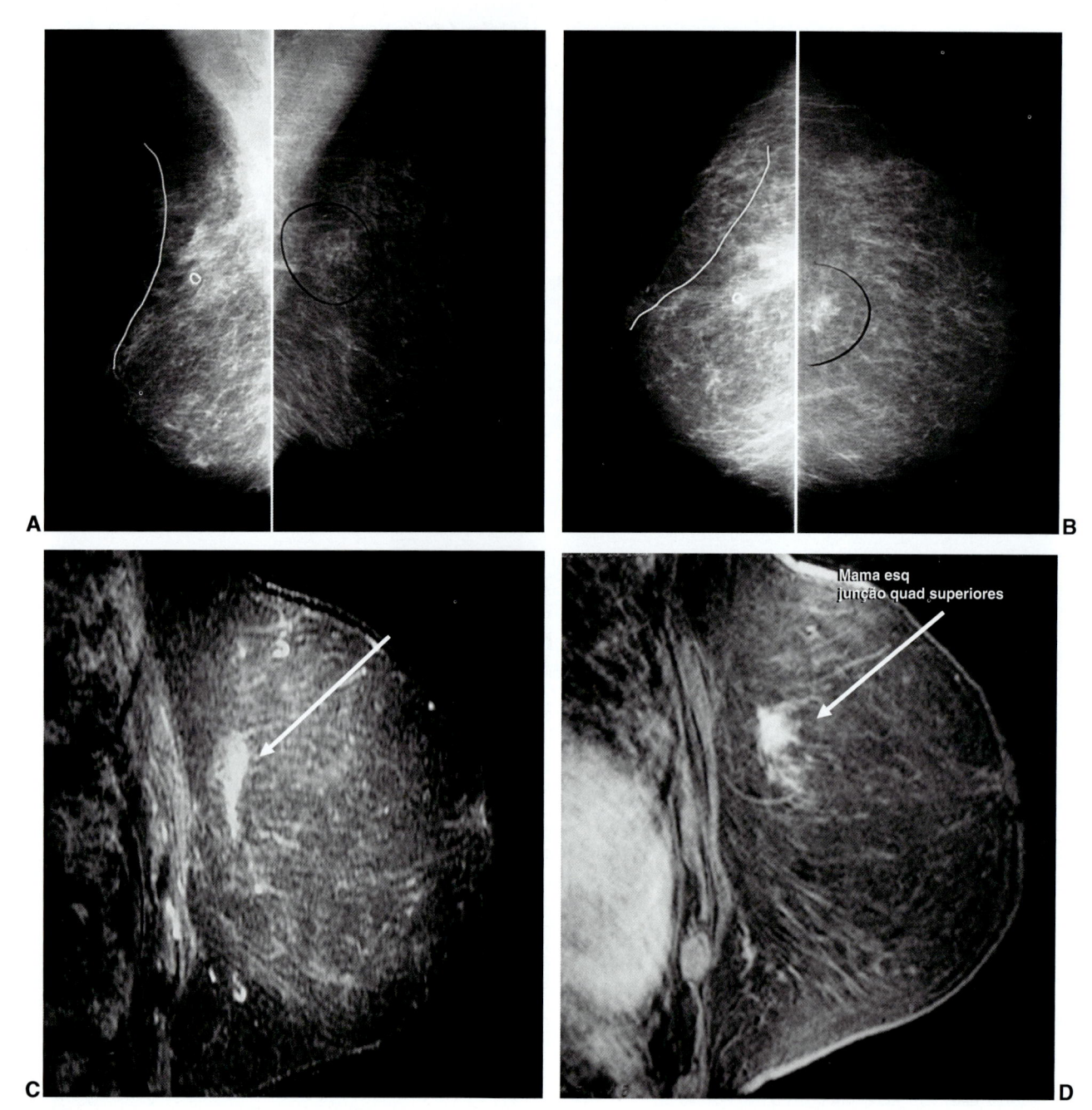

Fig. 8-43. Paciente com história pessoal positiva (mama direita) com área densa na mama esquerda, estável segundo mamografia. RM – nódulo irregular com impregnação heterogênea com curva tipo I. (**A** e **B**) Mamografia. (**C**) Sagital T2 com supressão de gordura. (**D**) Sagital T1 com gadolínio e supressão de gordura.

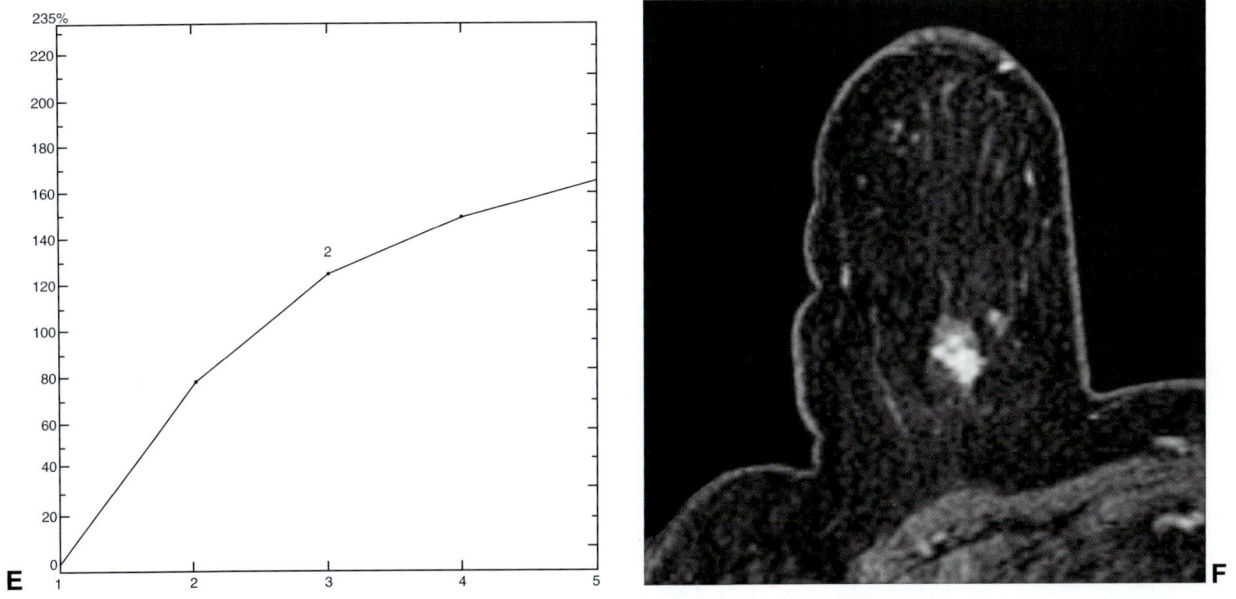

Fig. 8-43 (*Continuação*). (**E**) Curva de impregnação. (**F**) Axial T1 com gadolínio e supressão de gordura.

LESÕES ADICIONAIS

O carcinoma lobular invasor é mais frequentemente associado a margens positivas na peça cirúrgica. Isto se deve à subestimação da extensão da lesão nos métodos de imagem convencionais. Em um estudo realizado por Boetes a mamografia subestimou 40% das lesões adicionais, ao contrário da ressonância magnética (Fig. 8-44).

Dessa forma, a literatura sugere o uso da RM para a avaliação da extensão da lesão, especialmente se a cirurgia conservadora for a terapêutica sugerida, conforme trabalho realizado por Rodenko, Boetes e referido arteriormente.

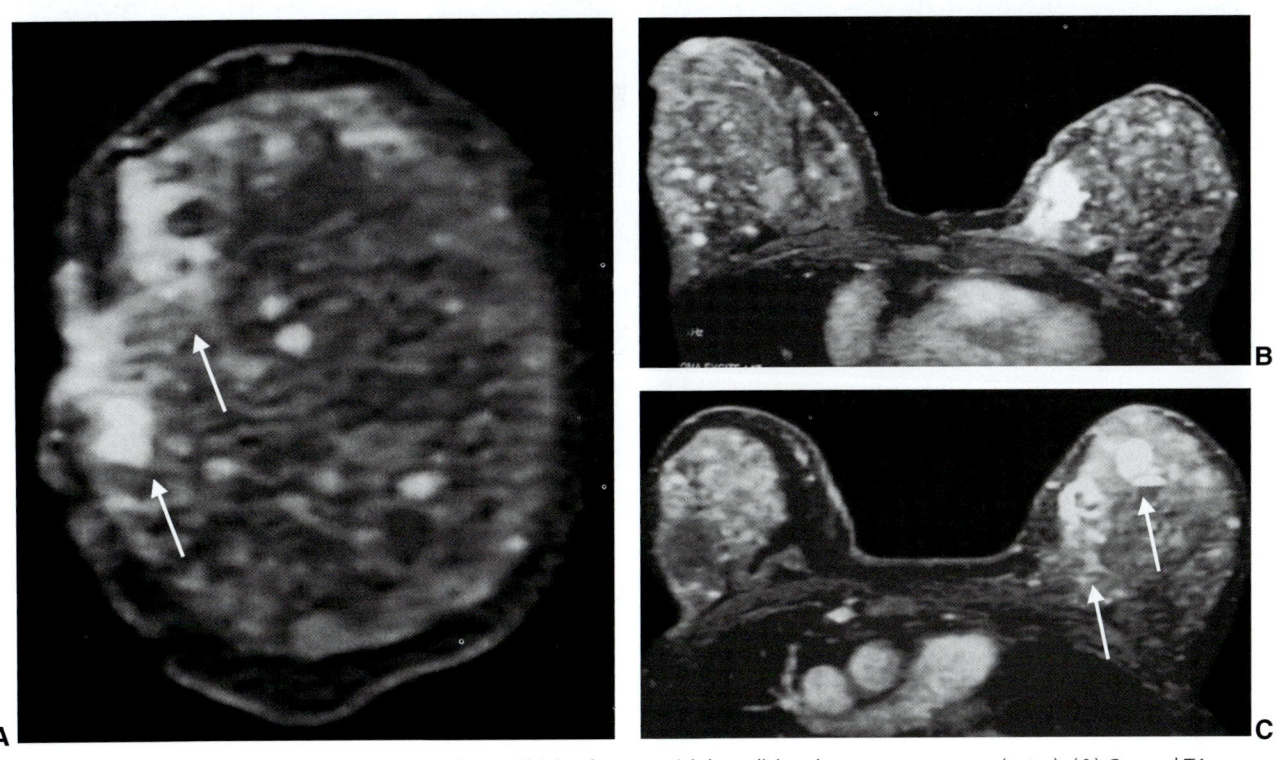

Fig. 8-44. Lesão principal no QII da mama esquerda e múltiplos focos e nódulos adicionais na mesma mama (setas). (**A**) Coronal T1 com gadolínio e supressão de gordura. (**B** e **C**) Axial T1 com gadolínio e supressão de gordura.

A RM tem impacto no tratamento conservador do carcinoma lobular invasor. Segundo Boetes, o uso da RM modificou o tratamento em 28% das pacientes, sendo correto em 88% dos casos. Estimou-se uma redução da recorrência tumoral em 7–18% (Fig. 8-45).

> Como a RM avalia com melhor sensibilidade a extensão da lesão que os métodos tradicionais, ela tem grande impacto nos resultados quando o tratamento é conservador.

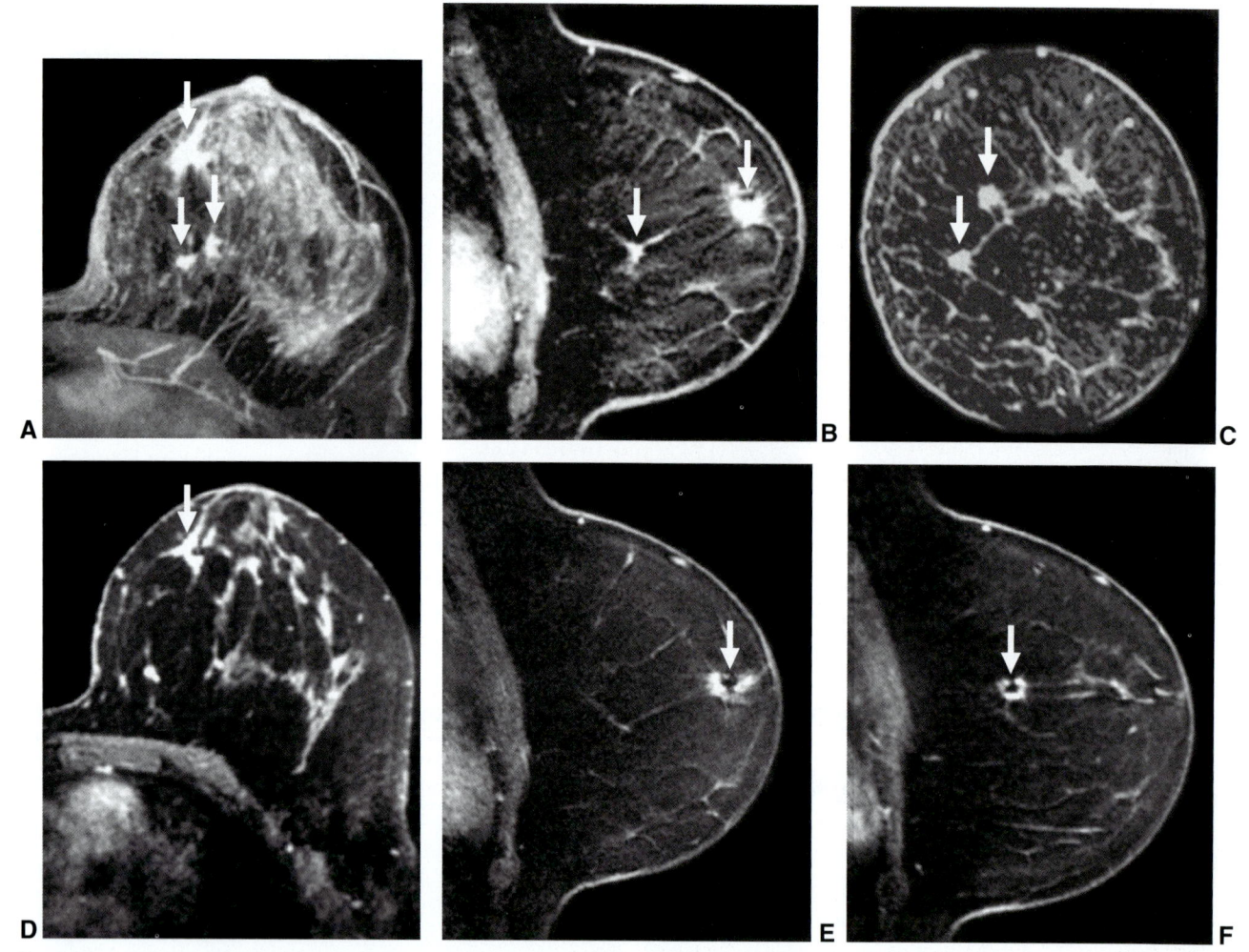

Fig. 8-45. Estadiamento e acompanhamento de resposta à neoadjuvância. (**A-C**) Três lesões na mama esquerda vistas na primeira RM. (**D-F**) Segundo exame identificando clipes nas lesões. Não houve resposta adequada. (**A** e **D**) Axial T1 com gadolínio e supressão de gordura. (**B, E** e **F**) Sagital T1 com gadolínio e supressão de gordura. (**C**) Coronal T1 com gadolínio e supressão de gordura.

OUTROS

CARCINOMA MEDULAR

Corresponde a 5% de todos os cânceres e é definido como um carcinoma bem delimitado, com margens lisas e bordas regulares e pode ser confundido com lesões menos agressivas, como o fibroadenoma, especialmente em pacientes mais jovens (Fig. 8-46).

As pacientes tendem a ser mais jovens, entre 30 e 35 anos. O seu diagnóstico pode ser considerado em pacientes com história familiar forte para câncer de mama e nas com predisposição genética, com mutação do BCRA-1 ou BCRA-2, em que a forma atípica do carcinoma medular é mais frequente (Fig. 8-47).

As lesões, geralmente, apresentam alto grau nuclear, com receptores de estrogênios negativos, c-erbB2 negativo e p53 positivo e têm um aspecto radiológico específico.

Na RM o nódulo pode ter morfologia provavelmente benigna, mas o seu diagnóstico é suspeitado em virtude do padrão de impregnação heterogêneo, por vezes com halo de captação e padrão de curva de impregnação de contraste do tipo *washout*. O padrão heterogêneo de impregnação também pode ser justificado pela necrose central (Fig. 8-48).

> Carcinoma medular:
> - Pode ser confundido com lesões menos agressivas (margens lisas e bordas regulares).
> - Padrão de impregnação suspeito na RM.

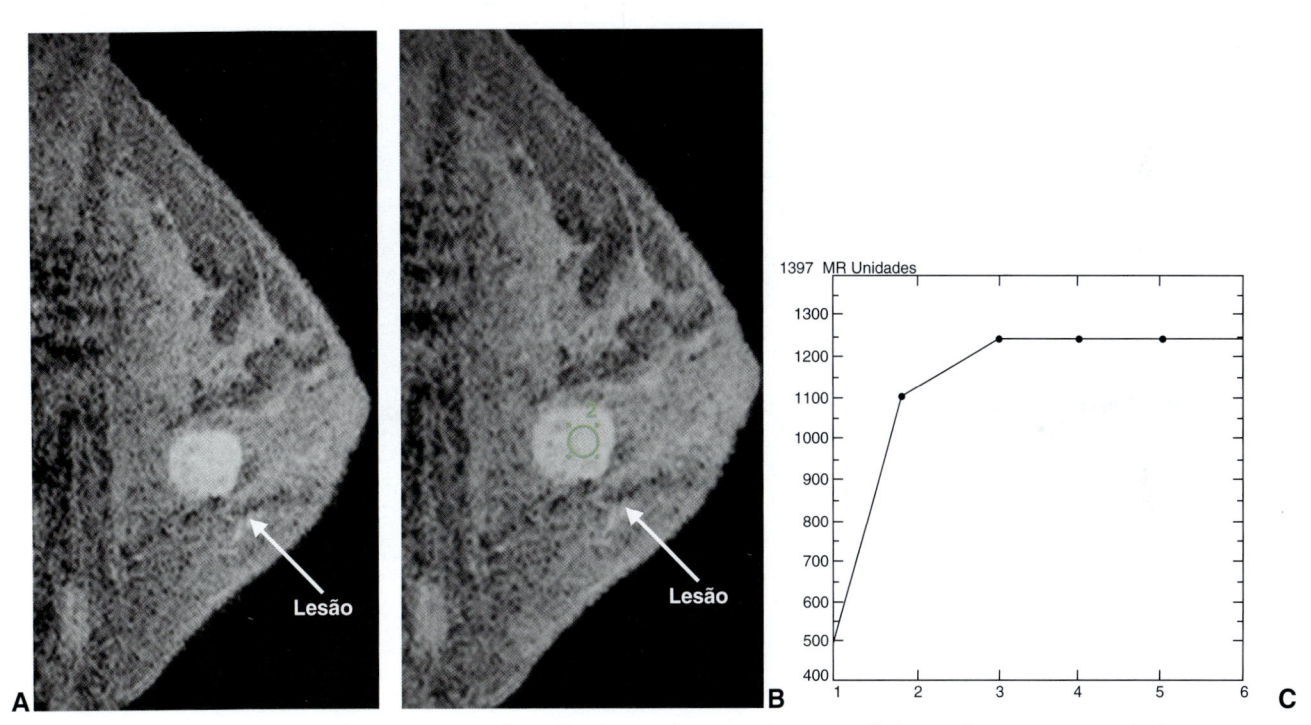

Fig. 8-46. Nódulo na mama esquerda com margens lisas e bordas regulares com impregnação homogênea e curva em platô. (**A** e **B**) Sagital T1 com gadolínio e supressão de gordura. (**C**) Curva de impregnação.

Fig. 8-47. Nódulo irregular na mama esquerda (USG e RM) com intensa impregnação de contraste, hiperintenso em T2. (**A**) Sagital T2 e supressão de gordura. (**B**) Sagital T1 com gadolínio e supressão de gordura. (**C**) USG. (**D**) Biópsia percutânea.

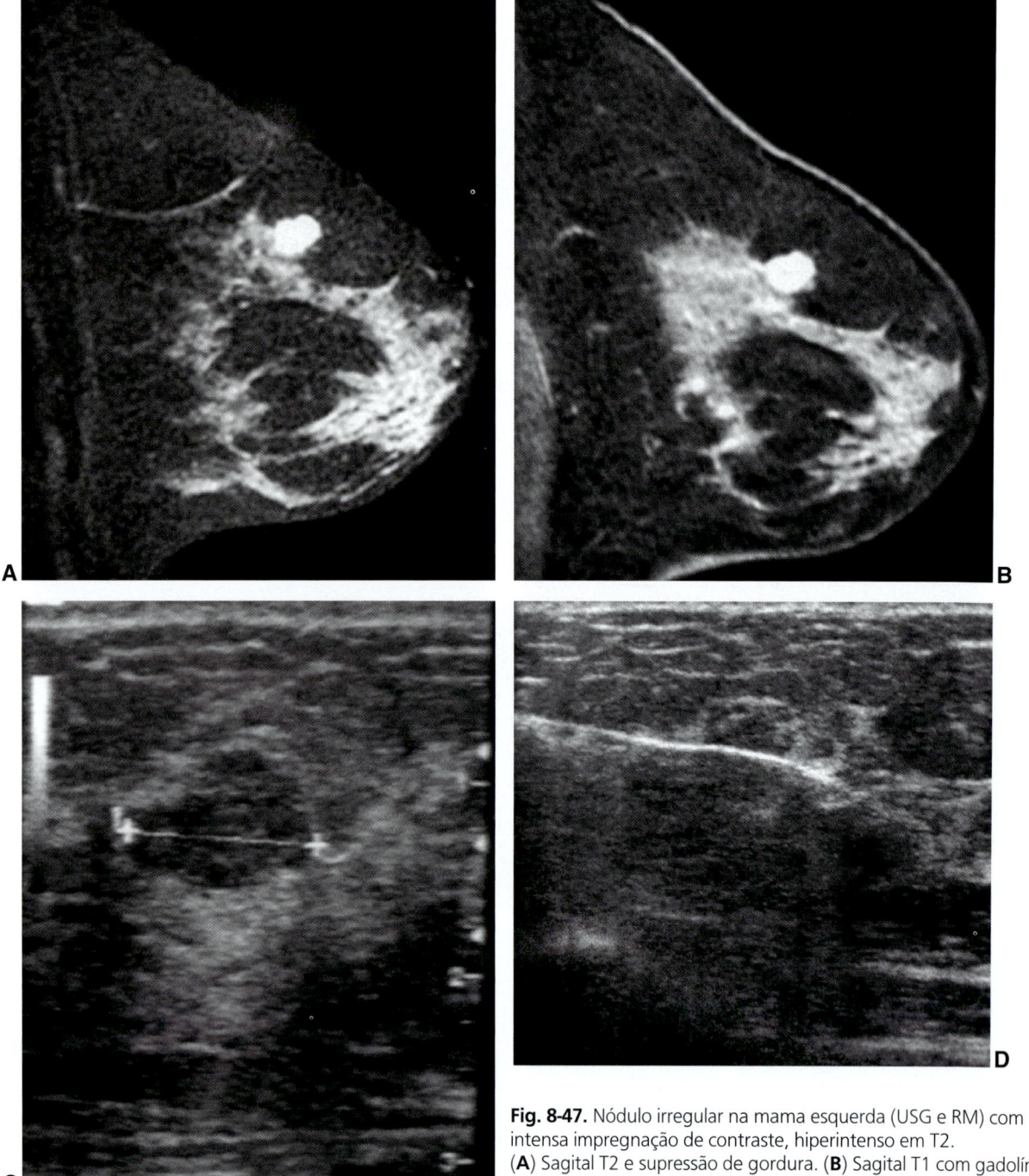

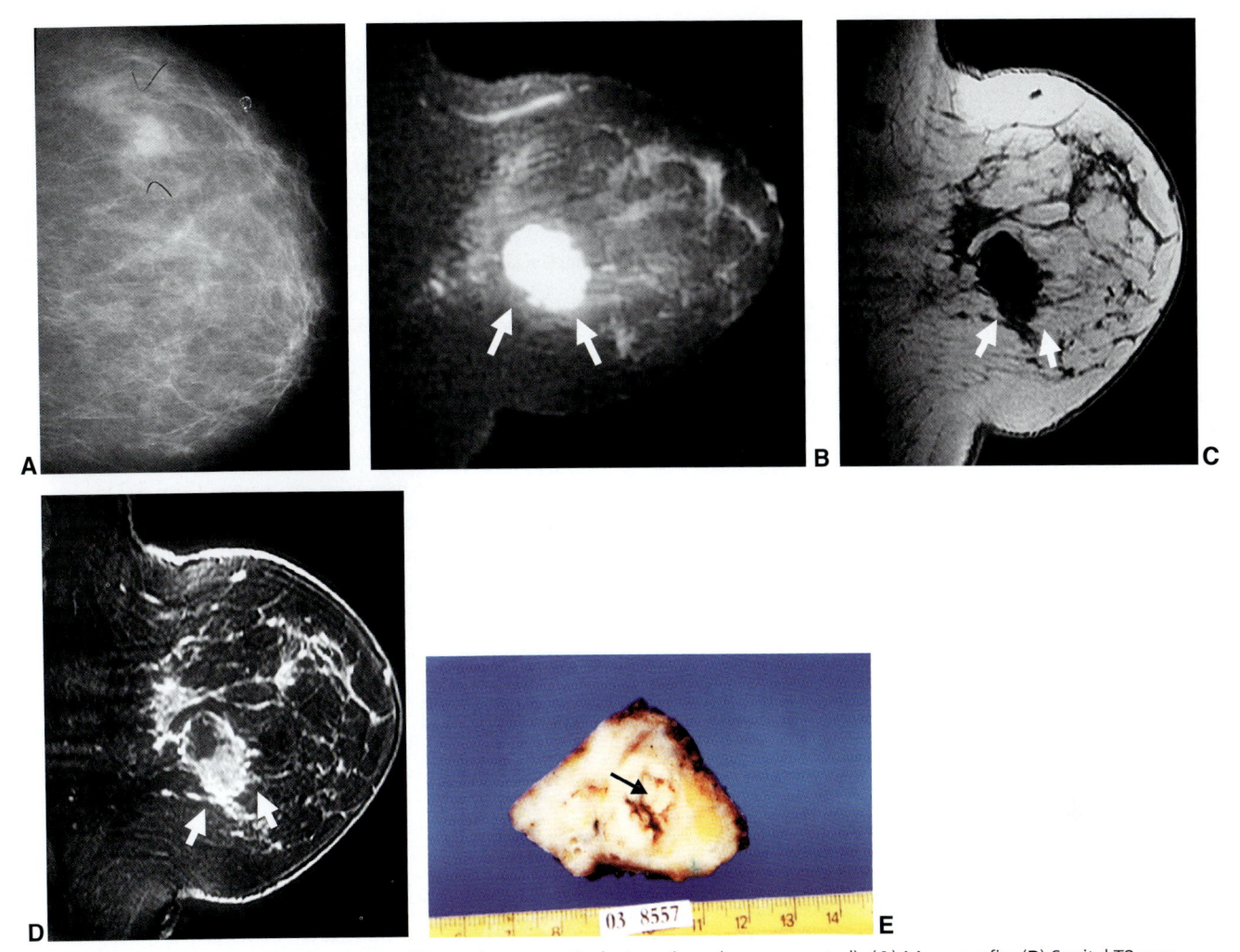

Fig. 8-48. Nódulo irregular hiperintenso em T2 com impregnação heterogênea (necrose central). (**A**) Mamografia. (**B**) Sagital T2 com supressão de gordura. (**C**) Sagital T1. (**D**) Sagital T1 com gadolínio e supressão de gordura. (**E**) Macroscopia de caso semelhante. Carcinoma medular atípico com necrose intralesional central de cor branca (seta). (Agradecimento ao Dr. Leon Cardeman.)

CARCINOMA MUCINOSO

Definição e patologia

A neoplasia mucinosa ou coloide representa um tumor bem diferenciado, com grande quantidade de muco epitelial extracelular, presente em, pelo menos, 90% da lesão, suficiente para ser visível e com baixo grau nuclear (Fig. 8-49).

Apresenta melhor sobrevida que o carcinoma ductal invasor, sendo de 87 a 90% em 10 anos.

Representa, aproximadamente, 2% dos tumores, sendo mais frequente em mulheres de meia-idade, e representa 7% dos tumores em pacientes com mais de 75 anos.

Na macroscopia os tumores geralmente são circunscritos ou microlobulados.

Aspectos na RM

As lesões manifestam-se na ressonância como nódulo lobulado, podendo apresentar margem lisa e irregular.

A sua intensidade de sinal nas imagens ponderadas em T2 pode variar com a quantidade de mucina, sendo um aspecto típico desta neoplasia. Quanto menor o estroma fibroso e maior a proporção de mucina (forma pura), o tumor assume um aspecto gelatinoso e na ressonância magnética exibe sinal alto em T2, sendo mais elevado do que o tecido gorduroso e tão brilhante quanto o cisto (Fig. 8-50).

O padrão de impregnação também varia, sendo intenso nas lesões mais sólidas com pouca mucina e intermediário a baixo, quase ausente, nas que apresentam muita mucina e pouco conteúdo sólido. Nestas a impregnação pode ser leve na fase precoce e com curva ascendente, pois ocorre pela difusão do meio de contraste no estroma rico em muco (Fig. 8-51).

Nas lesões ricas em mucina e com impregnação pobre, a ultrassonografia pode ajudar nos casos duvidosos com o diagnóstico diferencial com cistos (Fig. 8-52).

Pode ser observada, ainda, a impregnação em halo, pela maior proliferação celular na periferia da lesão (Fig. 8-53).

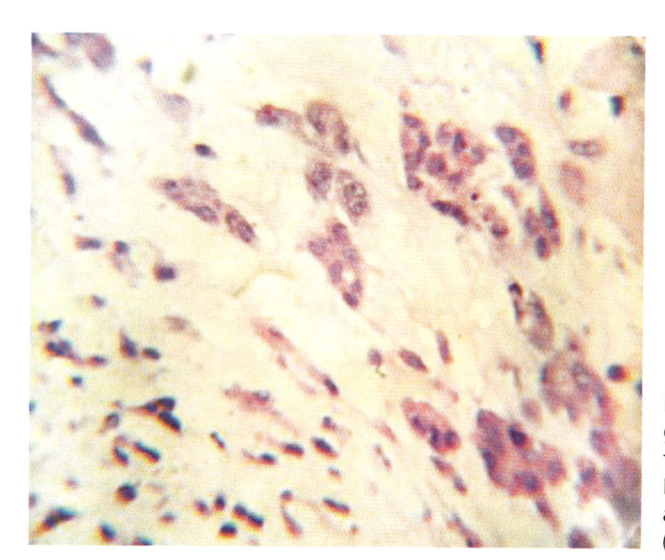

Fig. 8-49. Neoplasia mucinosa ou coloide ou gelatinosa. Consistência amolecida com tendência a formar cistos e focos hemorrágicos. Microscopia. Células tumorais com vacúolos e áreas com células em anel de sinete. (Agradecimento ao Dr. Leon Cardeman.)

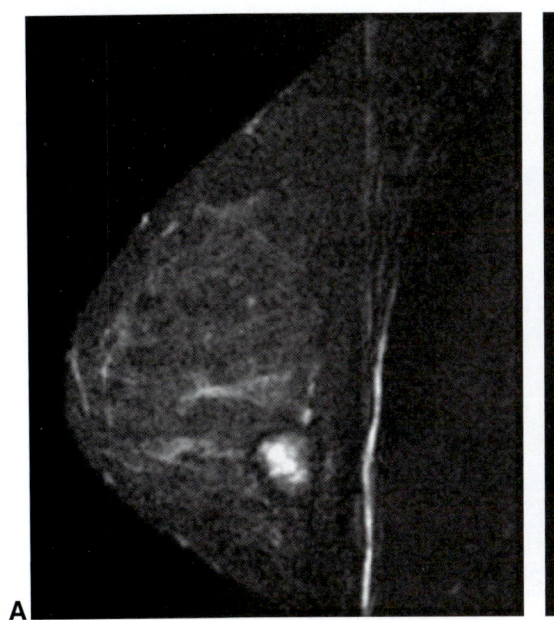

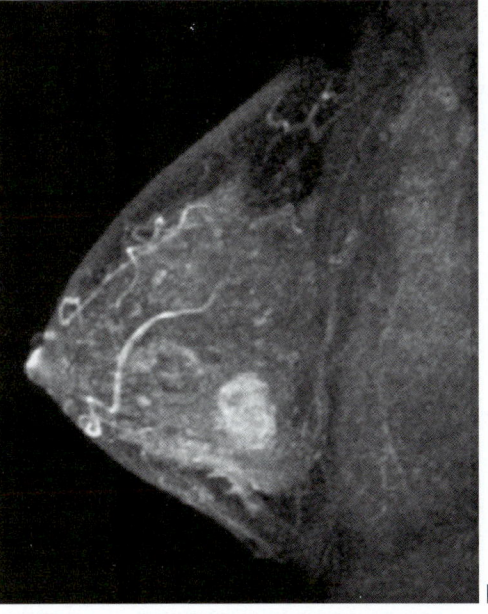

Fig. 8-50. Intensidade de sinal nas imagens ponderadas em T2. Nódulo predominantemente hiperintenso na porção profunda dos quadrantes inferiores da mama direita, com intensa impregnação de contraste. (**A**) Sagital T2 e com supressão de gordura. (**B**) MIP sagital com gadolínio.

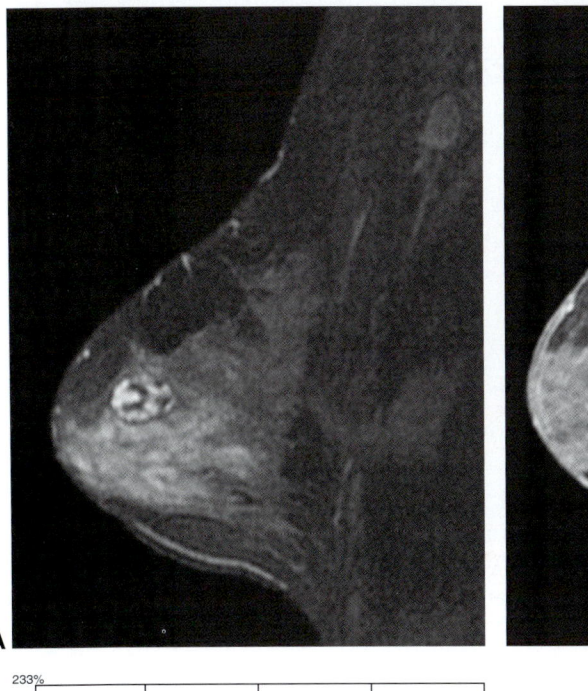

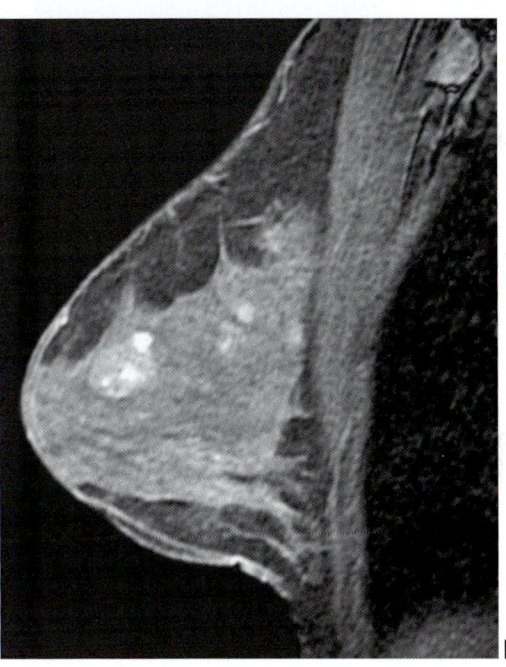

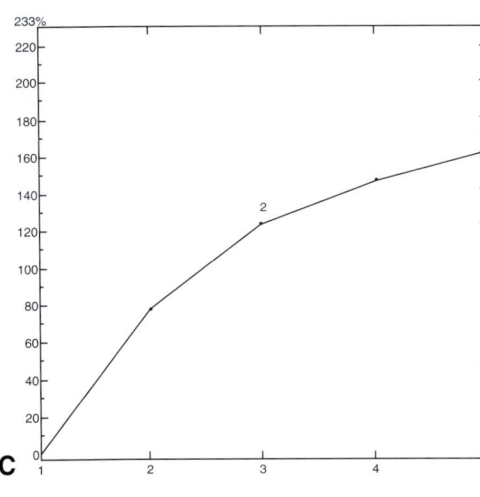

Fig. 8-51. Carcinoma mucinoso e padrão de impregnação. Nódulo oval predominantemente hiperintenso em T2 com impregnação não homogênea em algumas áreas da lesão, leve na fase precoce e com curva ascendente. (**A**) Sagital T2 com supressão de gordura. (**B**) Sagital T1 com supressão de gordura. (**C**) Curva de impregnação.

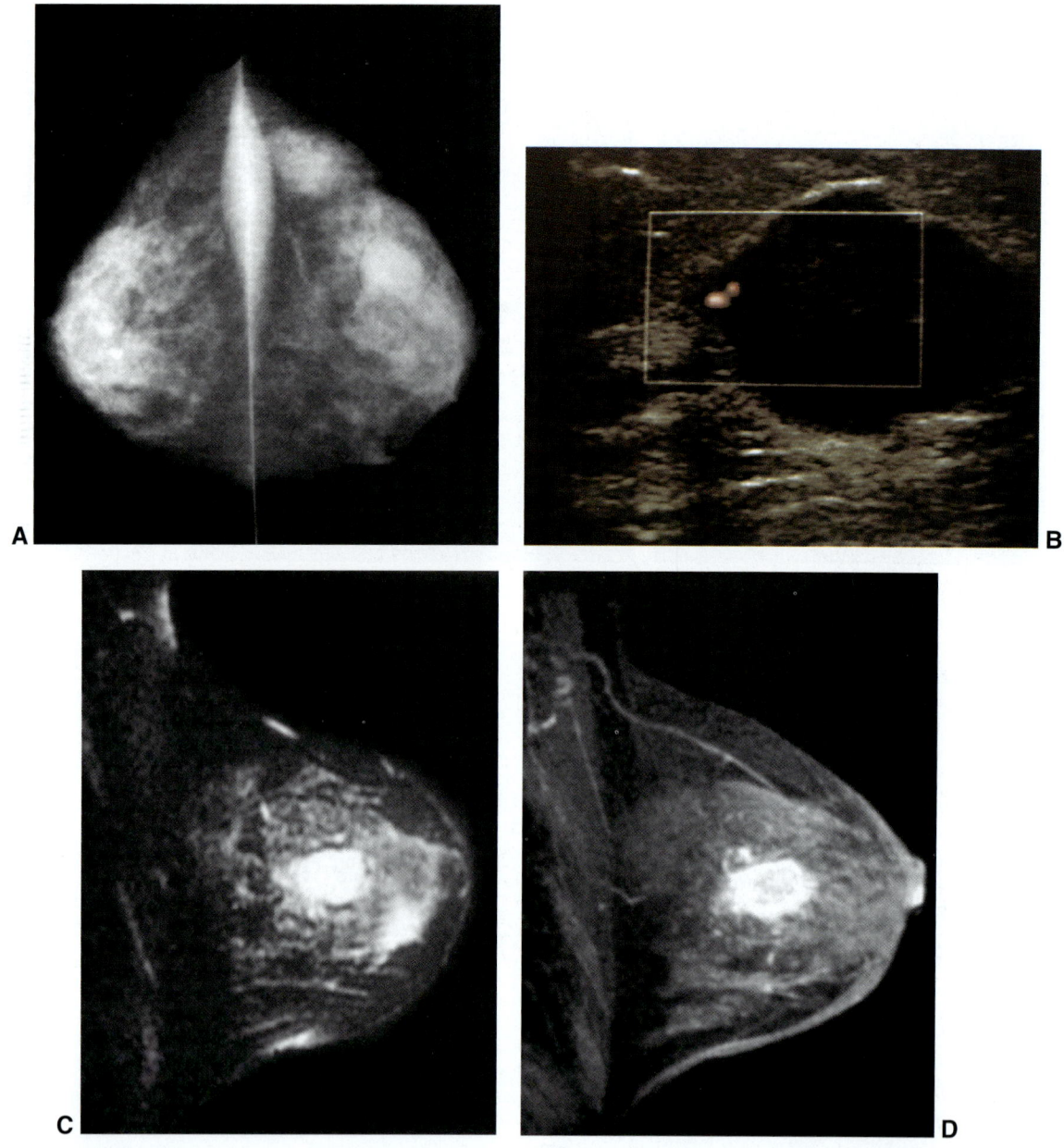

Fig. 8-52. Nódulo na mama esquerda com características de neoplasia mucinosa. Nódulo oval discretamente irregular hipoecoico na USG, com impregnação não homogênea. Notar focos adjacentes à lesão no plano axial. (**A**) Mamografia. (**B**) USG. (**C**) Sagital T2 com supressão de gordura. (**D**) MIP sagital.

Fig. 8-53. Mesmo caso da Figura 8-50. Nódulo predominantemente hiperintenso na porção profunda dos quadrantes inferiores da mama direita, com impregnação de contraste em halo. (**A**) Sagital T2 com supressão de gordura. (**B** e **C**) Sagital T1 com supressão de gordura e gadolínio.

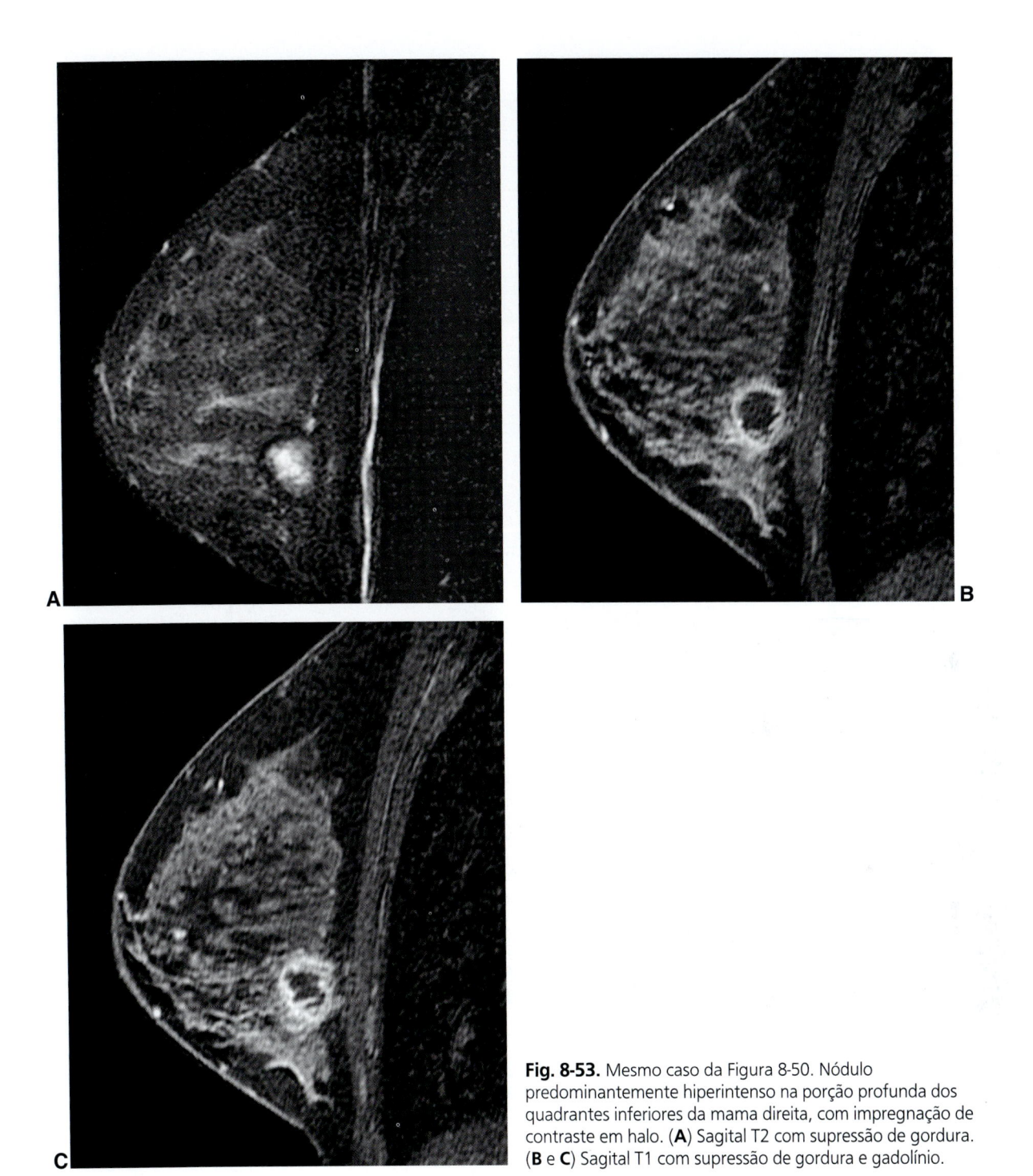

Outro aspecto do carcinoma mucinoso são nódulos com septações hipointensas não captantes, os quais representam septos fibrosos espessos. Em lesões maiores e com pior grau tumoral podem ser observados degeneração necrótica e sangramento, além de septações internas captantes (Fig. 8-54).

Das neoplasias mamárias, o carcinoma mucinoso é o único tipo histológico que apresenta difusão facilitada pela presença de mucina e baixa celularidade e pode ser utilizada no diagnóstico. O valor do ADC (coeficiente de difusão aparente) variou em torno de $1,8 \times 10^3$ mm^2/s. Todas as outras neoplasias apresentam difusão restrita, com valor abaixo de $0,9 \times 10^3$ mm^2/s (Fig. 8-55).

Os fatores prognósticos mais importantes deste tumor são o volume da lesão, o acometimento linfonodal e a celularidade. O padrão de impregnação de contraste nestes tumores está então, diretamente relacionado com o grau tumoral e com a celularidade. Quanto menor a celularidade e maior a quantidade de mucina, menos intensa e mais homogênea será a impregnação. Lesões com graus 2 e 3 apresentaram impregnação heterogênea, em halo, e mais intensa na fase precoce (Quadro 8-2).

> Carcinoma mucinoso:
> - Nódulo irregular.
> - Sinal em T2 varia de acordo com a quantidade de mucina.
> - Quanto maior a quantidade de mucina, maior o sinal em T2.
> - Impregnação variável.

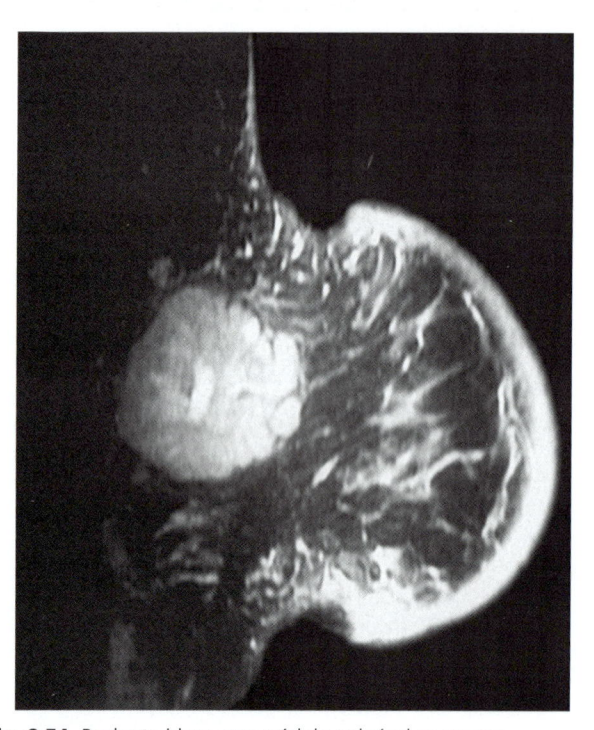

Fig. 8-54. Paciente idosa com nódulo palpável na mama esquerda, já com comprometimento cutâneo. Nódulo heterogêneo predominantemente hiperintenso em T2 com septações hipointensas não captantes, e área central bastante hiperintensa, sugerindo degeneração necrótica. Sagital T2 com supressão de gordura.

Quadro 8-2 Carcinoma mucinoso puro. Correlação do achado histopatológico e fase dinâmica precoce (n = 17)

Padrão de impregnação na fase precoce	Grau		
	1	2	3
Sem realce	1	–	–
Realce leve			
Halo	6	1	–
Heterogêneo	3	–	–
Realce intenso			
Halo	–	2	–
Heterogêneo	–	–	4

Nota – [–] indica tumor não relevante.
Retirado do artigo publicado na *AJR* 2009;199:260-266.

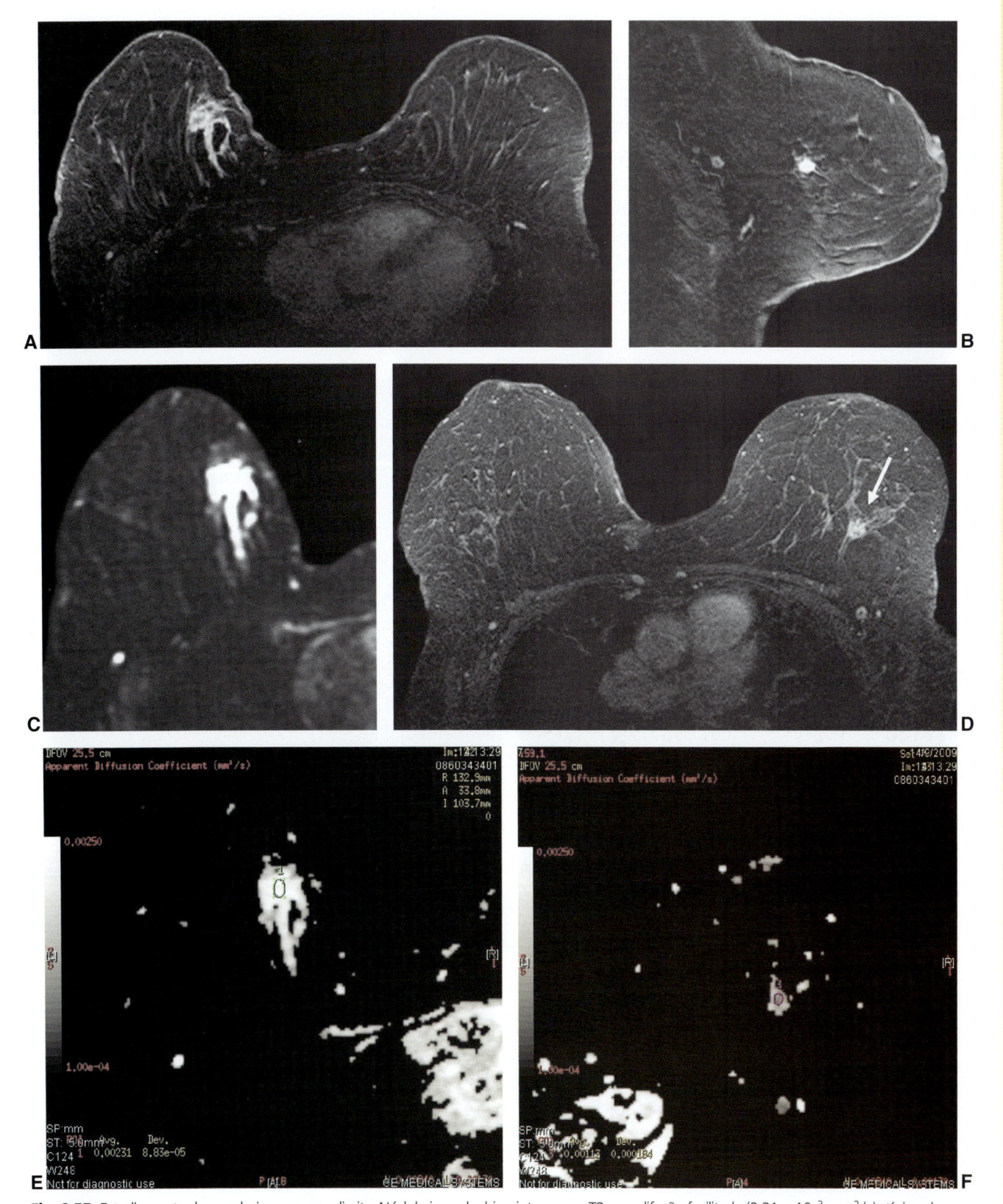

Fig. 8-55. Estadiamento de neoplasia na mama direita. Nódulo irregular hiperintenso em T2 com difusão facilitada (2,31 × 10⁻³ mm²/s), típico de neoplasia mucinosa. Na mama esquerda observou-se nódulo irregular com difusão restrita (1,12 × 10⁻³ mm²/s) (carcinoma ductal infiltrante). (**A** e **D**) Axial T1 com gadolínio e supressão de gordura. (**C**) Axial T2 (b = 0). (**E** e **F**) Mapa de coeficiente de difusão aparente (ADC map). (**B**) Sagital T1 com gadolínio e supressão de gordura.

CARCINOMA TUBULAR

Estes tumores constituem menos de 2% das neoplasias. O termo tubular refere-se ao aspecto microscópico da lesão com formação de túbulos neoplásicos que lembram os ductos do tecido mamário habitual.

São lesões de fácil diagnóstico nos estudos de imagem, porque se apresentam como nódulo espiculado e com padrão de impregnação típica das neoplasias. Dessa forma, possuem aspecto de imagem semelhante ao do carcinoma ductal invasor, com espículas proeminentes, entretanto um ótimo prognóstico (Fig. 8-56).

Pode ter associação às cicatrizes radiais. Estas apresentam morfologia semelhante à do carcinoma tubular e podem impregnar com o câncer.

> Carcinoma tubular:
> - Nódulo espiculado com impregnação suspeita.
> - Associação à cicatriz radial.

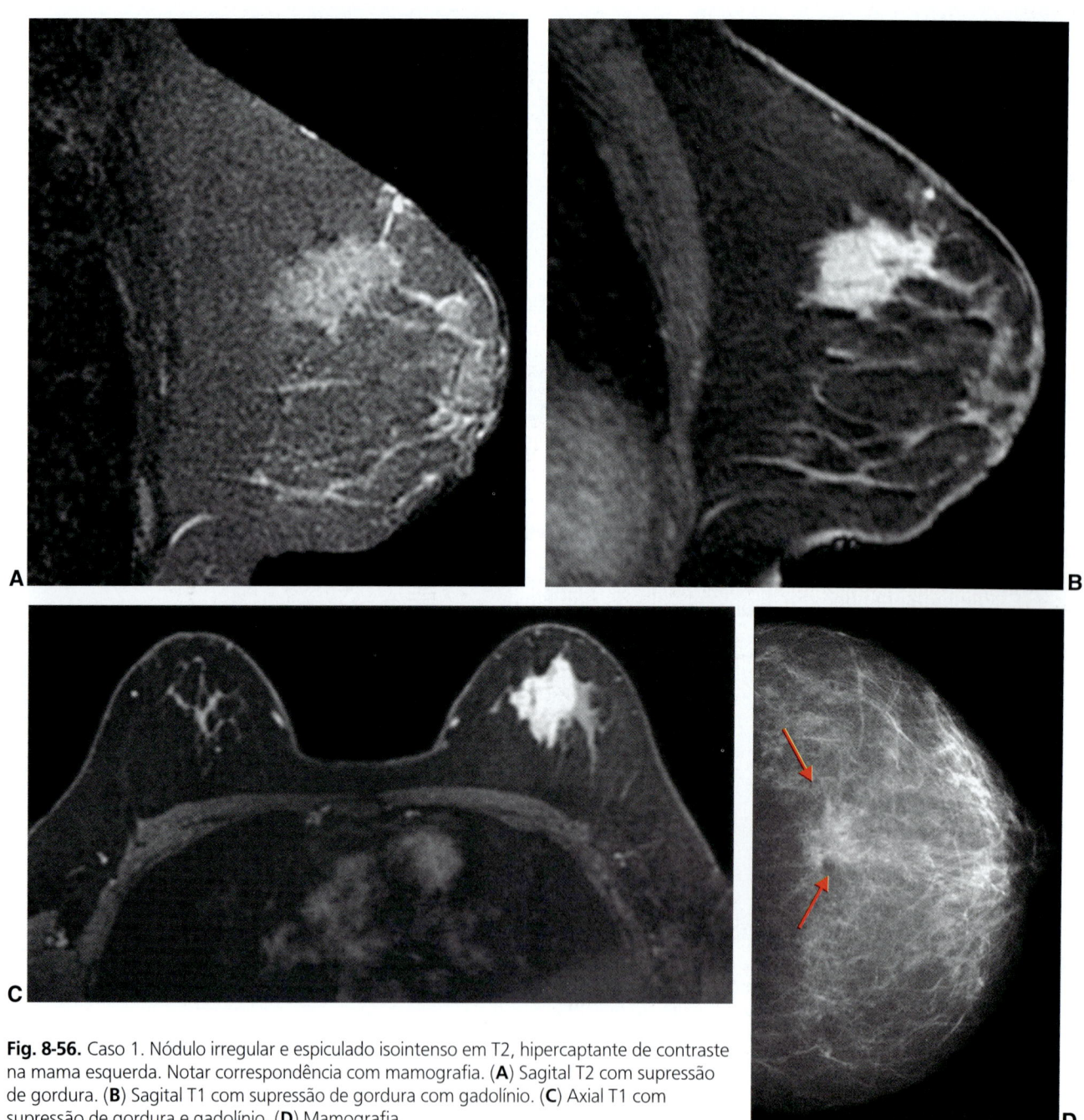

Fig. 8-56. Caso 1. Nódulo irregular e espiculado isointenso em T2, hipercaptante de contraste na mama esquerda. Notar correspondência com mamografia. (**A**) Sagital T2 com supressão de gordura. (**B**) Sagital T1 com supressão de gordura com gadolínio. (**C**) Axial T1 com supressão de gordura e gadolínio. (**D**) Mamografia.

Fig. 8-56 (*Continuação*) Caso 2. Estadiamento. Nódulo principal no terço anterior do quadrante superior externo da mama esquerda, palpável (carcinoma ductal infiltrante), três nódulos adicionais no quadrante superior externo da mama direita. Carcinoma lobular infiltrante anterior (*) e carcinoma tubular posterior (**). (**A** e **B**) Mamografia. (**C** e **D**) Sagital T1 com supressão de gordura e pós-gadolínio. (**E** e **F**) USG direcionada, positiva, para carcinoma tubular.

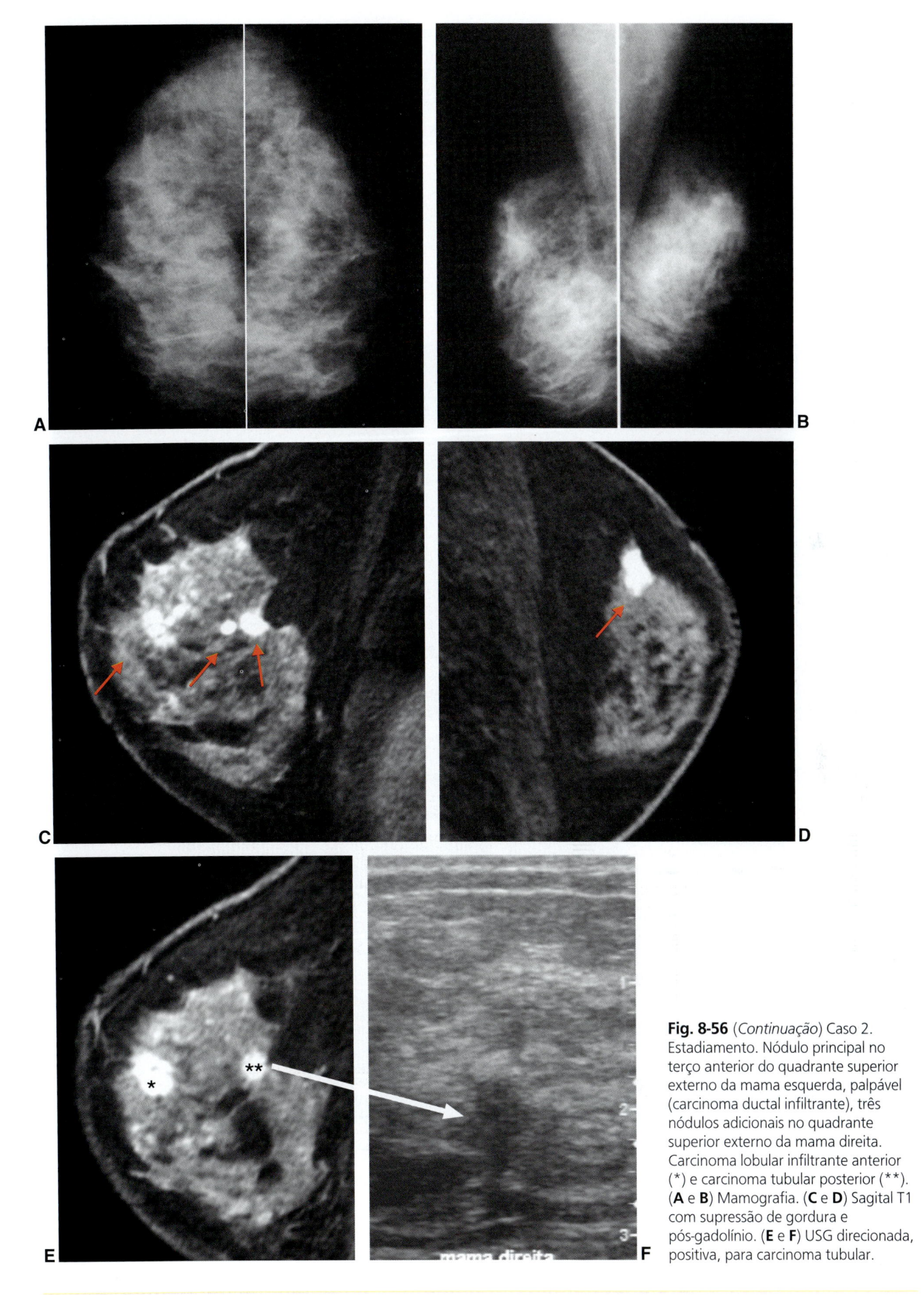

CARCINOMA PAPILÍFERO

O carcinoma papilífero é uma neoplasia rara, representando 1% do câncer de mama. Pode apresentar-se como nódulo intracístico ou intraductal.

É caracterizado pela arquitetura papilar dos componentes infiltrante e intraductal. A dificuldade diagnóstica é na diferenciação da lesão intraductal com o papiloma.

Tende a ocorrer em mulheres idosas e acometer os quadrantes centrais das mamas e tem um bom prognóstico. Pode ser observada descarga papilar patológica ou massa palpável (Fig. 8-57).

Macroscopicamente são tumores circunscritos, exceto nas lesões que apresentam componente invasor proeminente (Fig. 8-58).

> Carcinoma papilífero:
> - Neoplasia rara que se apresenta como nódulo intracístico ou intraductal.
> - Difícil diferenciação com o papiloma.
> - Mais comum em mulheres idosas, nos quadrantes centrais da mama.

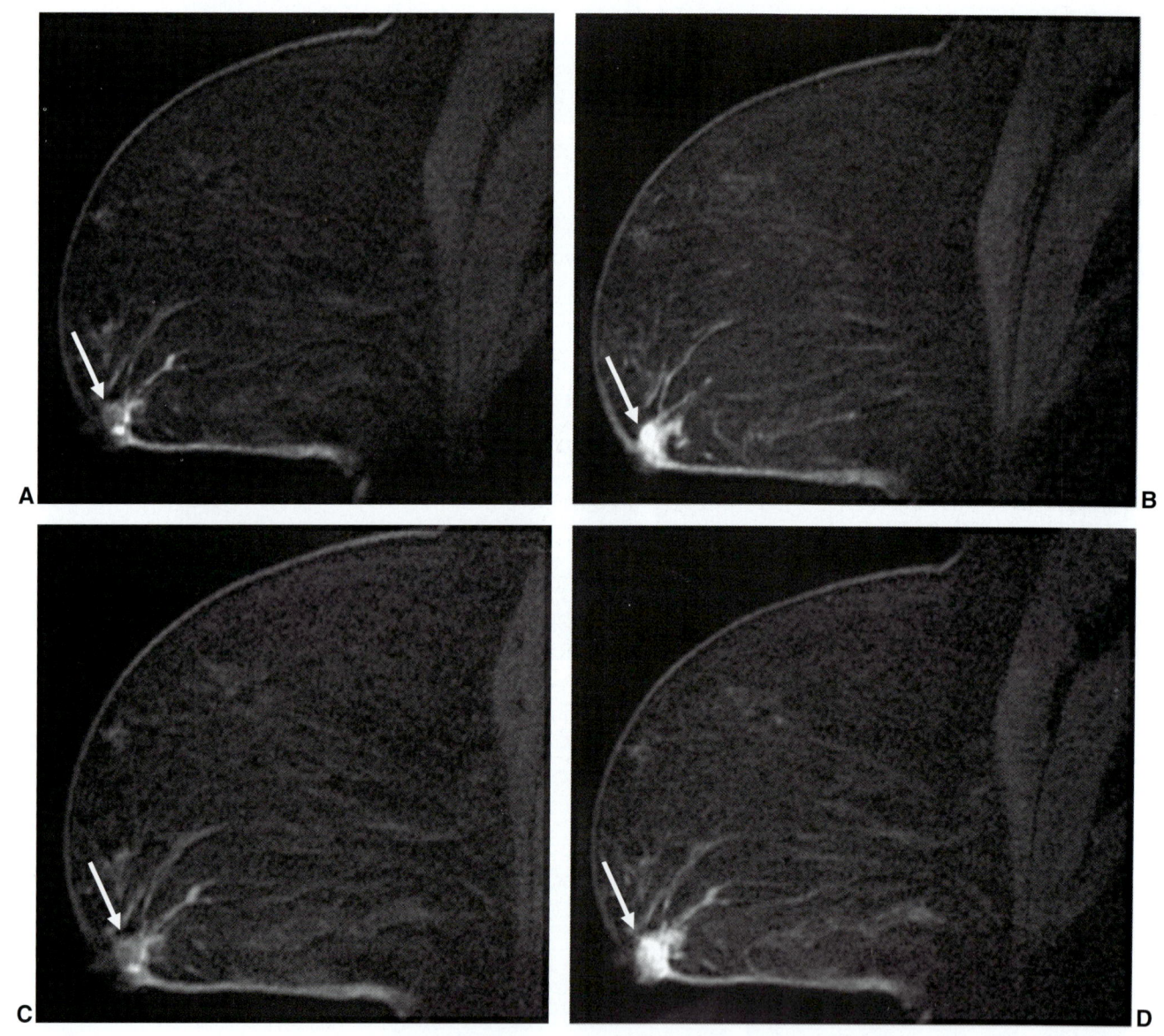

Fig. 8-57. Carcinoma papilífero pequeno central com clínica de descarga papilar patológica na mama direita. Ectasia ductal com hipersinal em T1 (alto conteúdo proteico ou hemorrágico) com falha de enchimento, isointensa em T1 captante de contraste (setas). (**A** e **C**) Sagital T1 com supressão de gordura sem gadolínio. (**B** e **D**) Sagital T1 com supressão de gordura e gadolínio.

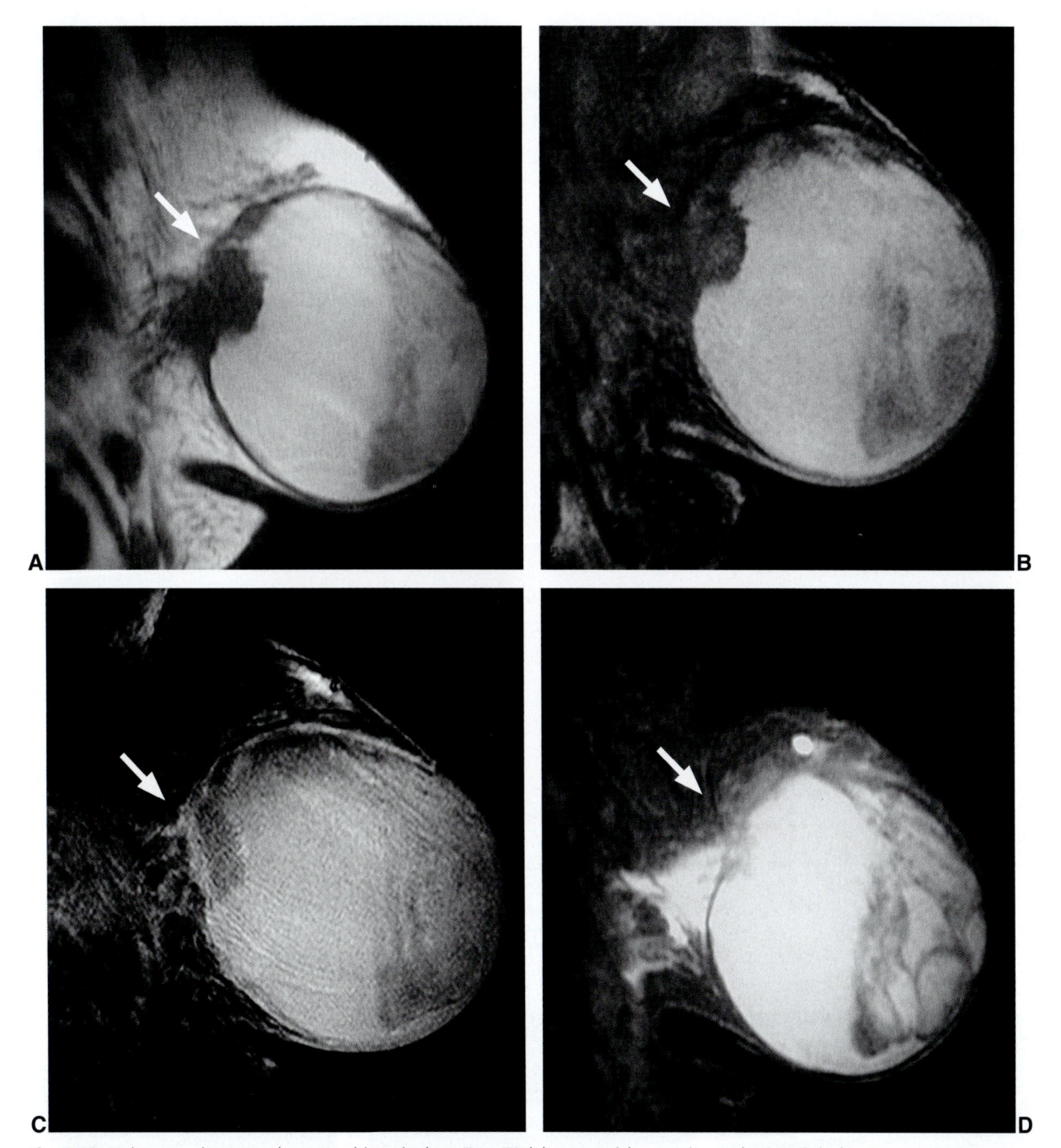

Fig. 8-58. Volumoso cisto complexo com hipersinal em T1 e T2 (alto conteúdo proteico ou hemorrágico) com componente sólido posterior, isointenso em T1 e T2, captante de contraste, com extensão posterior, além do limite do cisto (setas). (**A**) Sagital T1. (**B**) Sagital T1 sem gadolínio com supressão de gordura. (**C**) Sagital T1 com gadolínio e supressão de gordura. (**D**) Sagital T2 com supressão de gordura.

CARCINOMA INFLAMATÓRIO

Não corresponde a um tipo histológico específico e sim a uma apresentação clinica. Representa um câncer invasor associado à inflamação cutânea, comprometendo pelo menos dois terços de sua superfície, com edema, espessamento e eritema, visível ao exame clínico (Fig. 8-59).

Esta lesão representa a forma mais avançada de estágio local da neoplasia mamária no sistema de classificação TNM (pT4d).

É causado pela presença de células que infiltram difusamente o tecido fibroglandular com extenso envolvimento do sistema linfático, obstruindo os canais linfáticos e promovendo espessamento cutâneo e a aparência inflamatória (Fig. 8-60).

Na RM identificamos espessamento cutâneo, com sinal isointenso em T1 e hiperintenso em T2, e o grau de impregnação pode variar com o grau de comprometimento dos canais linfáticos. Se muito intenso, pode exibir impregnação lenta e progressiva ou não captar, ao contrário do padrão normal do

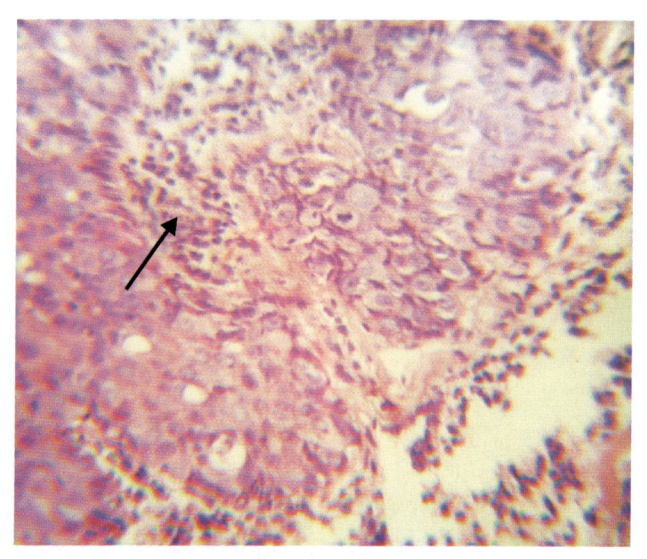

Fig. 8-59. Carcinoma inflamatório. Microscopicamente, notamos grande quantidade de células neoplásicas ductais infiltrando e, na área da seta, observamos o infiltrado linfoplasmocitário. (Agradecimento ao Dr. Leon Cardeman.)

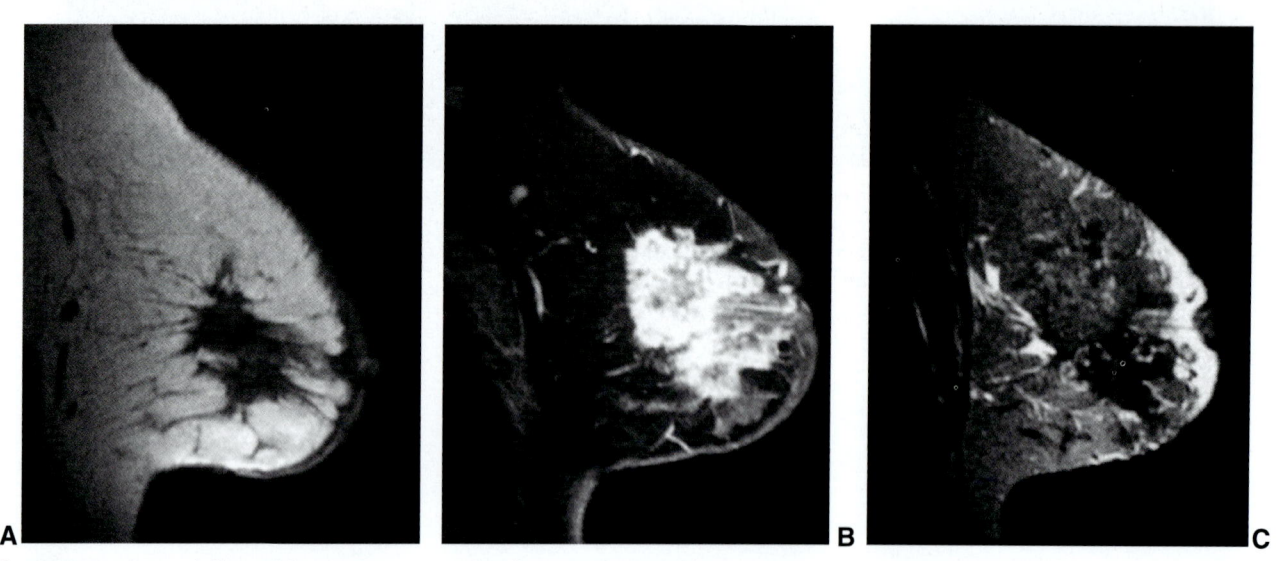

Fig. 8-60. Carcinoma inflamatório na mama esquerda. Alteração de sinal difusa na mama esquerda com importante comprometimento cutâneo, caracterizado por espessamento com sinal hiperintenso em T2, retração do complexo areolopapilar, nódulo central hipercaptante de contraste e modificação do sinal da gordura retromamária. (**A**) Sagital T1. (**B**) Sagital T1 com gadolínio e supressão de gordura. (**C**) Sagital T2 com supressão de gordura.

carcinoma inflamatório. Entretanto este padrão é inespecífico, podendo ser identificado em condições inflamatórias (Fig. 8-61).

Renz *et al.* referiram que a identificação na fase precoce de impregnação cutânea, não homogênea, com múltiplos focos de permeio ao espessamento cutâneo, denominado o sinal *punched-out*, foi mais comum no carcinoma inflamatório do que na mastite, com valor preditivo positivo de 76% (Fig. 8-62).

A alteração de sinal pode comprometer os ligamentos de sustentação, espessando-os, assim como o parênquima mamário que se torna hiperintenso nas imagens ponderadas em T2, com maior impregnação que o contralateral, podendo dificultar a identificação da lesão principal (Fig. 8-63).

Às vezes, o tumor destaca-se no parênquima edematoso, como nódulo de baixo sinal em T2. Se palpável, o uso do marcador cutâneo facilita sua identificação. Mastite puerperal pode ter o mesmo aspecto (Fig. 8-64).

A alteração de sinal pode estender-se à profundidade da mama, com aparecimento do edema pré-peitoral, que também é inespecífico, mas com valor preditivo positivo de 76,5%.

Neste caso, a RM é útil para demonstrar a extensão do edema e a resposta à quimioterapia (Fig. 8-65).

Carcinoma inflamatório:
- Corresponde a uma apresentação clínica.
- Câncer invasor com edema cutâneo e eritema.
- Causado pelo envolvimento do sistema linfático com o tumor.
- Espessamento cutâneo, isointenso em T1 e hiperintenso em T2.
- Grau de impregnação pode variar de acordo com o grau de impregnação dos canais linfáticos.
- Múltiplos focos de espessamento cutâneo.
- Parênquima mamário hiperintenso em T2 com maior impregnação que o contralateral.

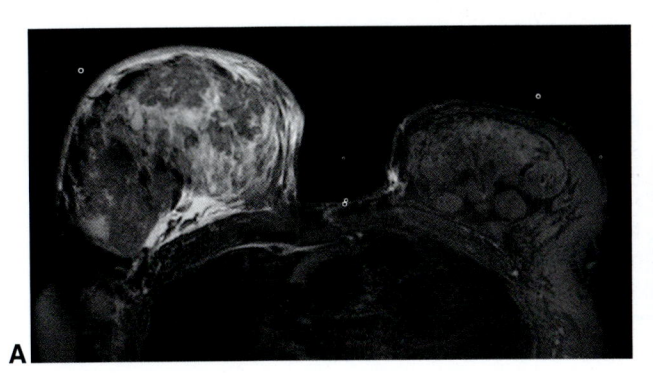

Fig. 8-61. Extenso espessamento cutâneo, difuso, com sinal hiperintenso em T2. Mama direita aumentada, notando-se, ainda, alteração de sinal difusa no restante da mama, inclusive profundamente, no espaço retropeitoral e linfonodomegalias axilares. Comparar com a mama esquerda. (**A**) Axial T2 com supressão de gordura. (**B**) Sagital T2 com supressão de gordura.

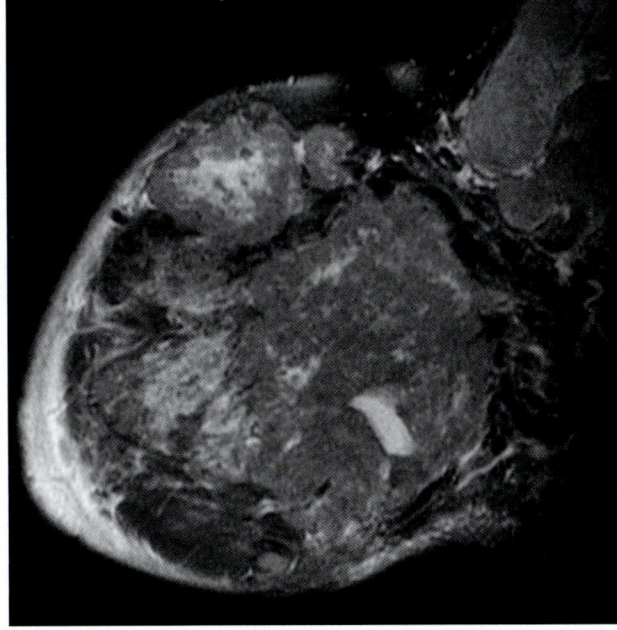

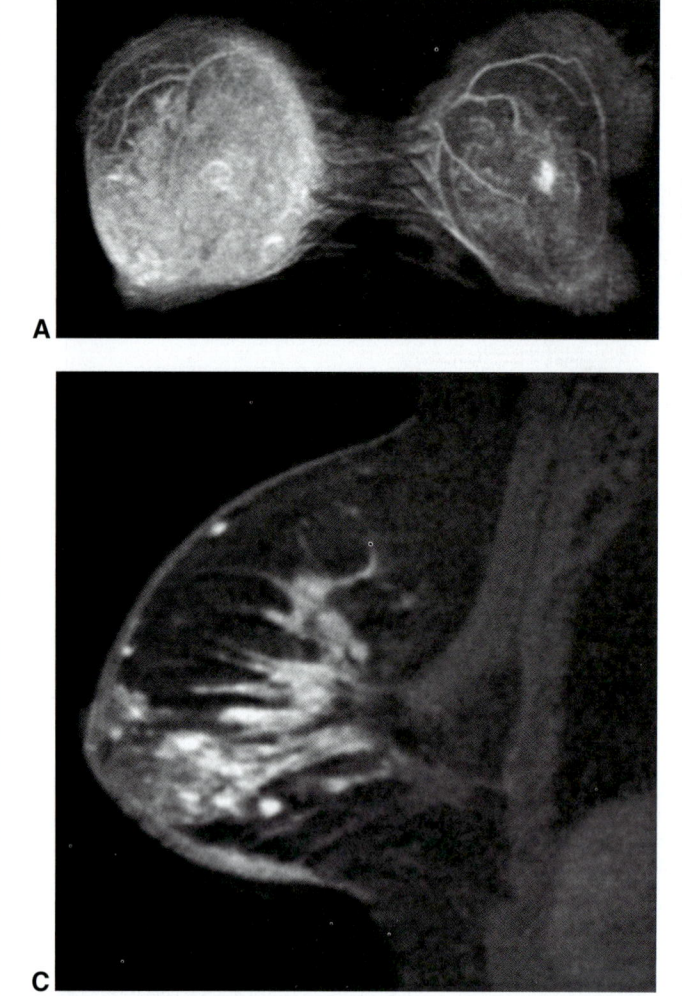

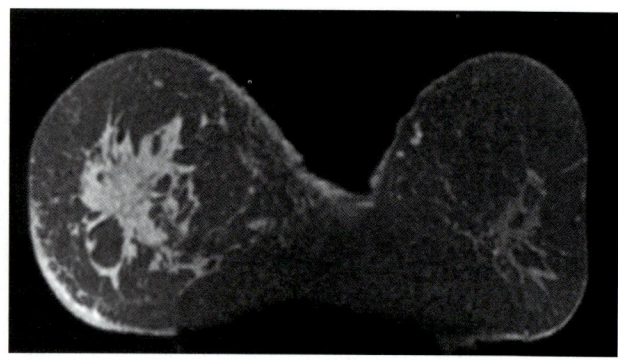

Fig. 8-62. Aumento de volume da mama direita por carcinoma inflamatório. Espessamento cutâneo, difuso, captante de contraste com impregnação heterogênea na mama. (**A**) Coronal MIP. (**B**) Coronal T1 com gadolínio e supressão de gordura. (**C**). Sagital T1 com gadolínio e supressão de gordura.

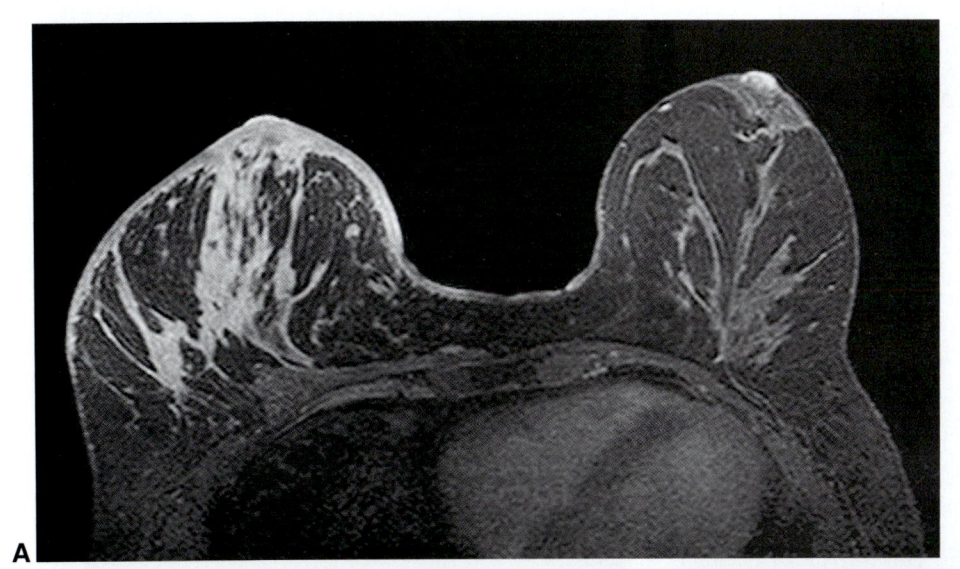

Fig. 8-63. Espessamento cutâneo e dos ligamentos de sustentação, extenso na mama direita, com intensa impregnação de gadolínio. (**A**) Axial T1 com supressão de gordura e gadolínio. (**B**) Sagital T2 com supressão de gordura. (**C**) Sagital T1 com supressão de gordura e gadolínio.

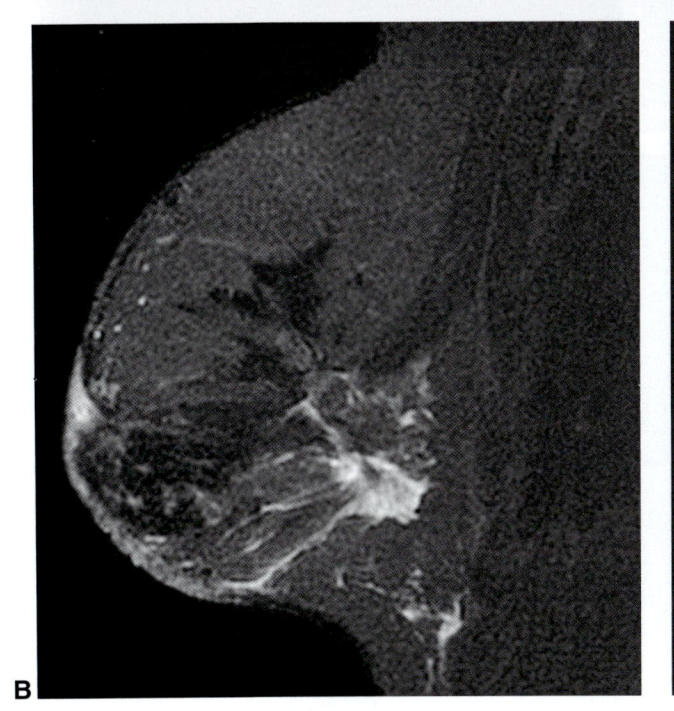

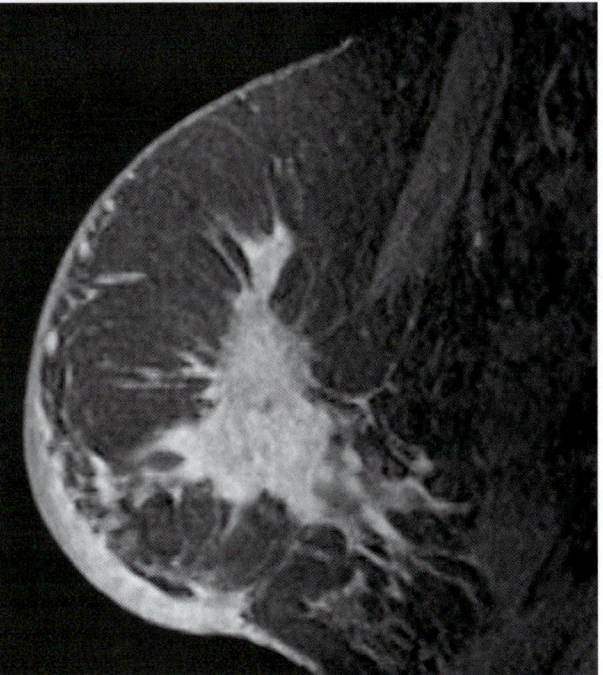

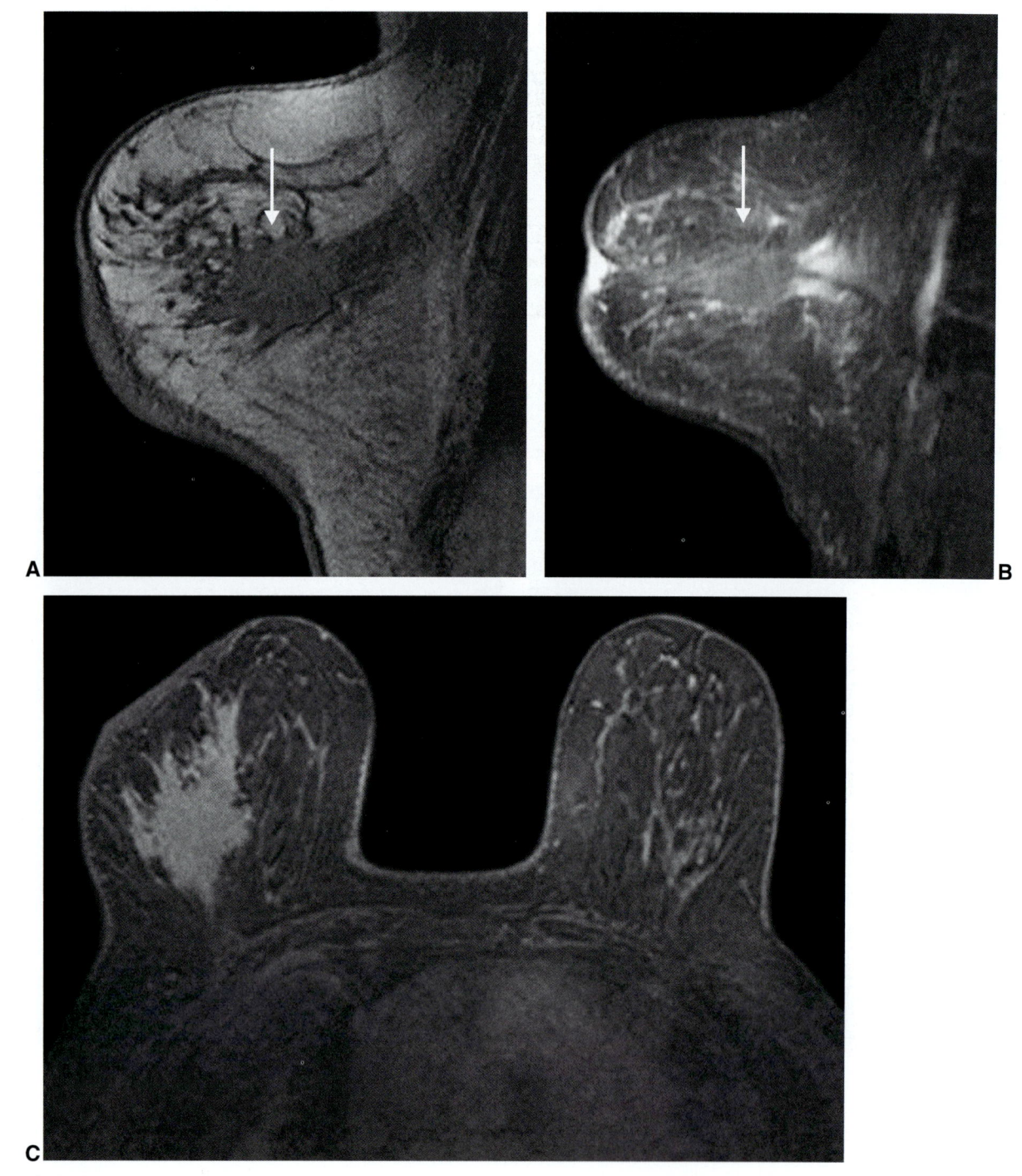

Fig. 8-64. Notar tumor destacando-se no parênquima, como nódulo de sinal isointenso em T1, baixo sinal em T2 e intensa impregnação por gadolínio na mama direita. (**A**) Sagital T1. (**B**) Sagital T2 com supressão de gordura. (**C**) Axial T1 com gadolínio e supressão de gordura.

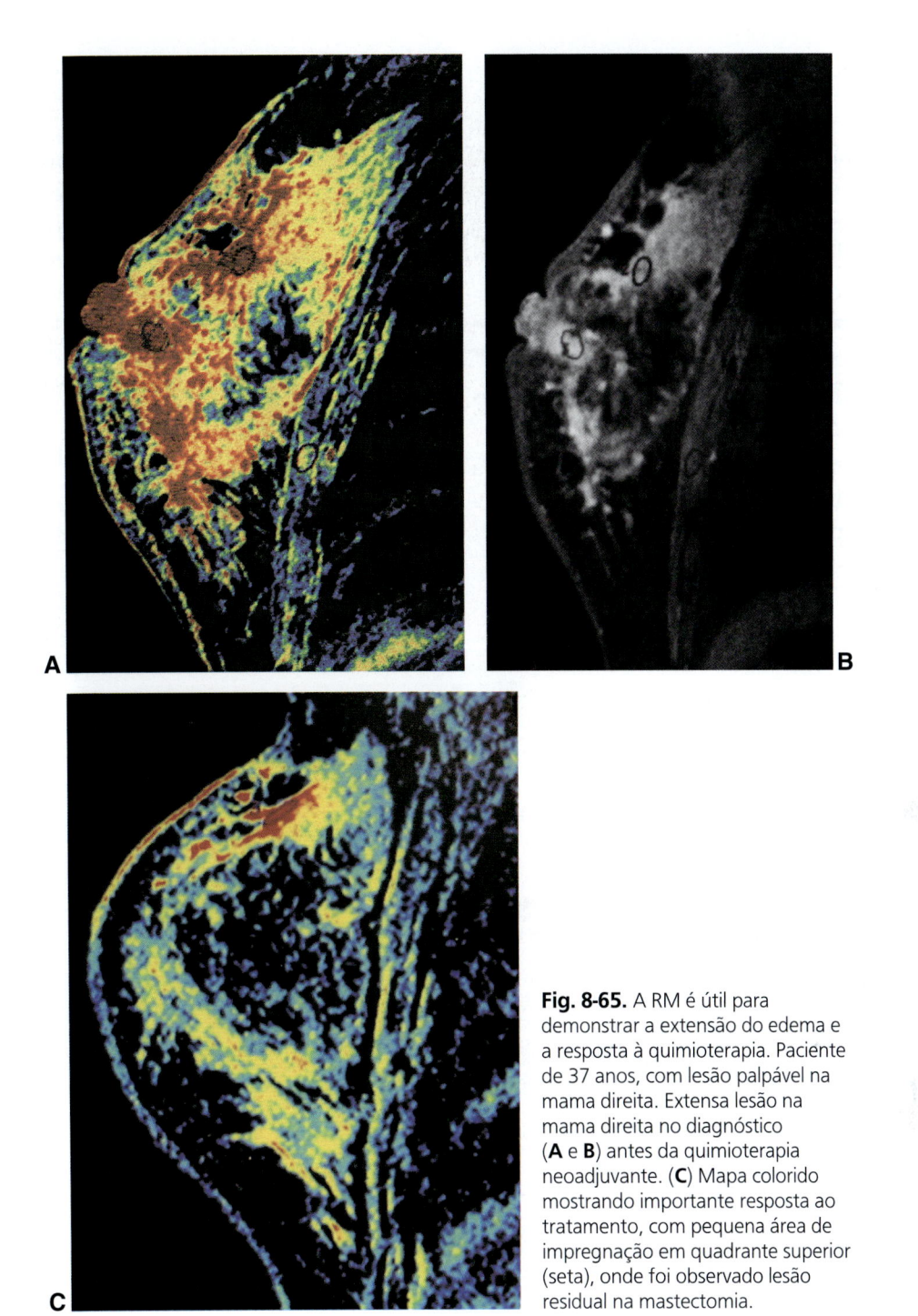

Fig. 8-65. A RM é útil para demonstrar a extensão do edema e a resposta à quimioterapia. Paciente de 37 anos, com lesão palpável na mama direita. Extensa lesão na mama direita no diagnóstico (**A** e **B**) antes da quimioterapia neoadjuvante. (**C**) Mapa colorido mostrando importante resposta ao tratamento, com pequena área de impregnação em quadrante superior (seta), onde foi observado lesão residual na mastectomia.

DOENÇA DE PAGET DA MAMA

A doença de Paget da mama representa o comprometimento da papila por células de Paget, células granulares grandes, poligonais, de citoplasma claro e núcleo vesiculoso. Elas podem progredir para a aréola e a pele adjacente (Fig. 8-66).

Na maioria dos casos, está associada a carcinoma intraductal ou invasor, cujas células migram para a epiderme a partir dos ductos.

Geralmente são tumores receptores hormonais negativos e HER2-positivos.

O estadiamento é definido de acordo com a presença de carcinoma associado. Carcinomas invasores que se apresentam com doença de Paget têm pior prognóstico.

Em virtude da alta sensibilidade para a neoplasia, a ressonância magnética pode ser utilizada nestas pacientes a fim de identificar carcinoma associado, especialmente quando a mamografia é negativa. Em uma série de 24 casos de doença de Paget foram realizadas, a RM e a mamografia. Em 11 casos, em que a mamografia foi positiva, a RM não modificou a conduta. Entretanto, nos 23 casos que apresentaram mamografia negativa a RM identificou doença oculta em 4 de 8 pacientes, facilitando o planejamento cirúrgico (Figs. 8-67 e 8-68).

> Doença de Paget:
> - Células malignas de carcinoma ductal que migraram para a epiderme a partir dos ductos.
> - RM útil para identificar carcinoma associado, especialmente quando mamografia é negativa, facilitando o planejamento cirúrgico.

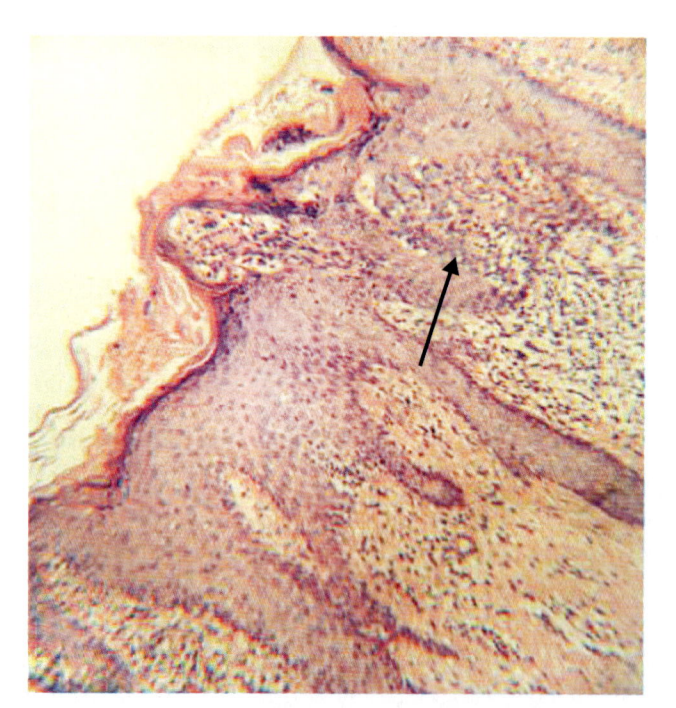

Fig. 8-66. A doença de Paget da mama (seta) representa o comprometimento da papila por células de Paget, células glandulares grandes, poligonais, de citoplasma claro e núcleo vesicular, implantadas no epitélio pavimentoso superficial. (Agradecimento ao Dr. Leon Cardeman.)

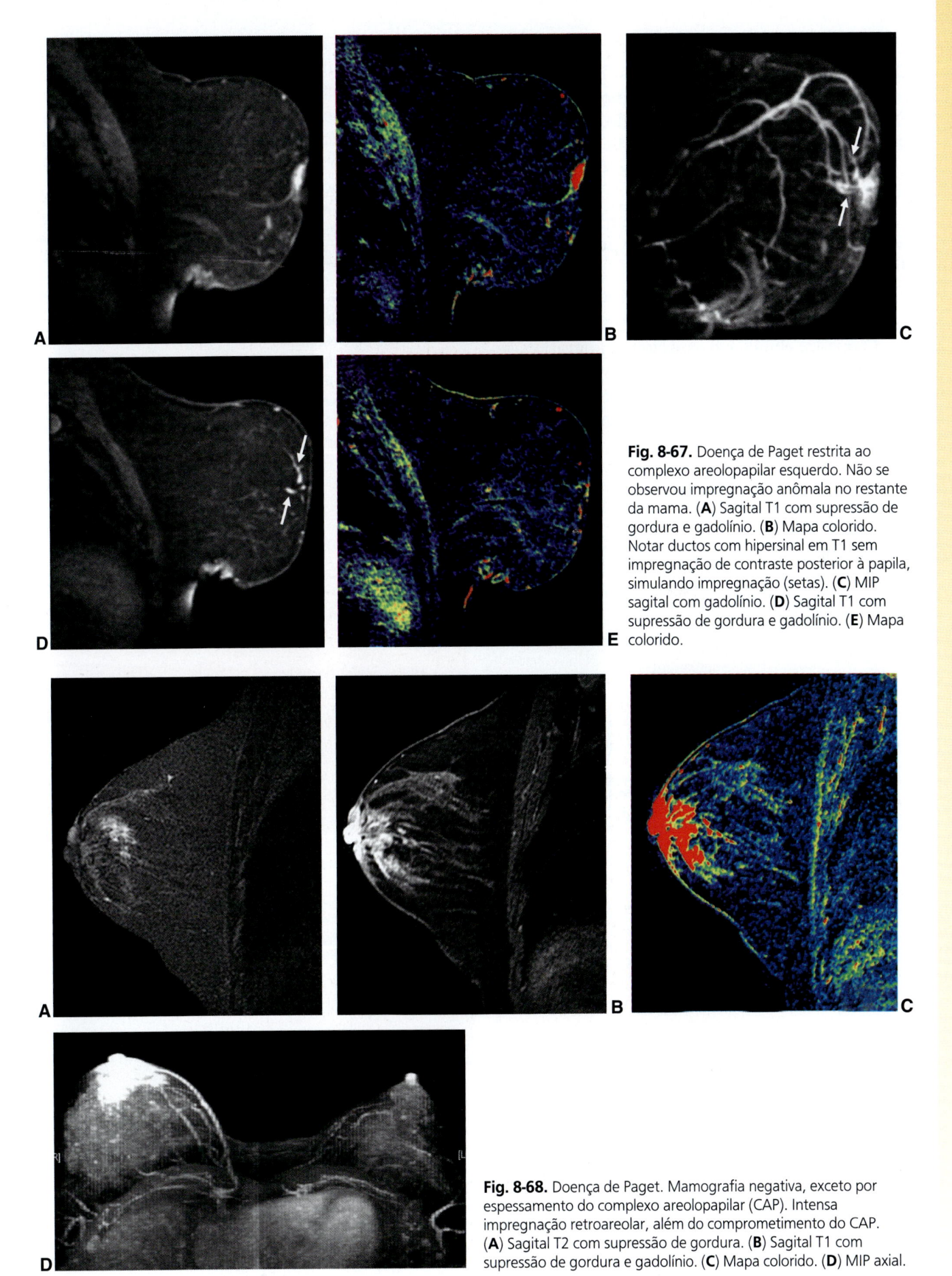

Fig. 8-67. Doença de Paget restrita ao complexo areolopapilar esquerdo. Não se observou impregnação anômala no restante da mama. (**A**) Sagital T1 com supressão de gordura e gadolínio. (**B**) Mapa colorido. Notar ductos com hipersinal em T1 sem impregnação de contraste posterior à papila, simulando impregnação (setas). (**C**) MIP sagital com gadolínio. (**D**) Sagital T1 com supressão de gordura e gadolínio. (**E**) Mapa colorido.

Fig. 8-68. Doença de Paget. Mamografia negativa, exceto por espessamento do complexo areolopapilar (CAP). Intensa impregnação retroareolar, além do comprometimento do CAP. (**A**) Sagital T2 com supressão de gordura. (**B**) Sagital T1 com supressão de gordura e gadolínio. (**C**) Mapa colorido. (**D**) MIP axial.

Capítulo 8 ■ LESÕES NEOPLÁSICAS

Tumor filoide

O tumor filoide é uma variante do fibroadenoma, responsável por 1% de todos os tumores da mama. É um tumor raro, também conhecido, de forma inadequada, como cistossarcoma filoide. Pode ocorrer em qualquer faixa etária, entretanto seu pico de incidência é em mulheres entre 40 e 50 anos.

É caracterizado histologicamente pela presença de fendas delineadas por epitélio e pelo seu rápido crescimento (Fig. 8-69).

Uma parte destas lesões é considerada maligna, porque recorrem e podem metastatizar.

O quadro clínico e o aspecto mamográfico, geralmente, permitem o diagnóstico, e o diagnóstico diferencial se faz com o fibroadenoma juvenil. Entretanto, é difícil diferenciar pela imagem o grau histológico das lesões.

Na ressonância magnética costuma apresentar sinal hiperintenso em T2, em decorrência de seus componentes císticos e celulares (Fig. 8-70).

Comumente impregna-se, intensamente, pelo contraste, com cinética de captação variando entre curva ascendente e platô. O padrão de impregnação não tem correlação com o grau histológico (Fig. 8-71).

Alguns autores sugerem que a presença de sangramento, necrose tumoral e difusão restrita representa, mais provavelmente, um tumor filoide maligno.

> Tumor filoide:
> - Variante do fibroadenoma.
> - Rápido crescimento.
> - Sinal hiperintenso em T2 com impregnação intensa pelo contraste.
> - Curva ascendente ou platô.
> - Sangramento, necrose tumoral e difusão restrita representam maior possibilidade de tumor filoide maligno.

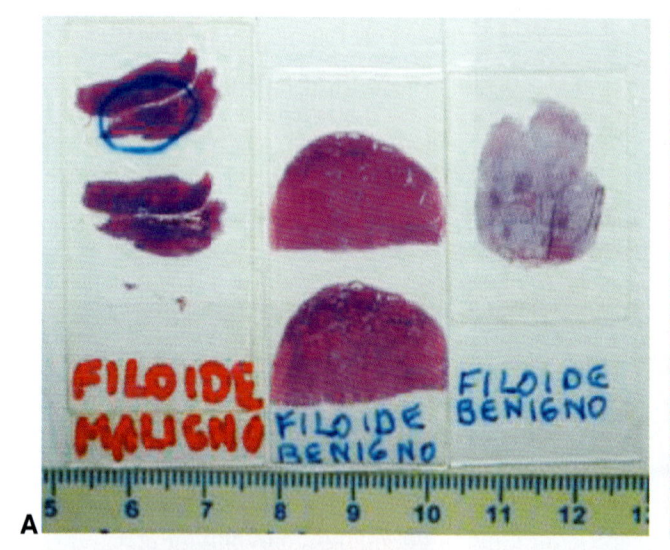

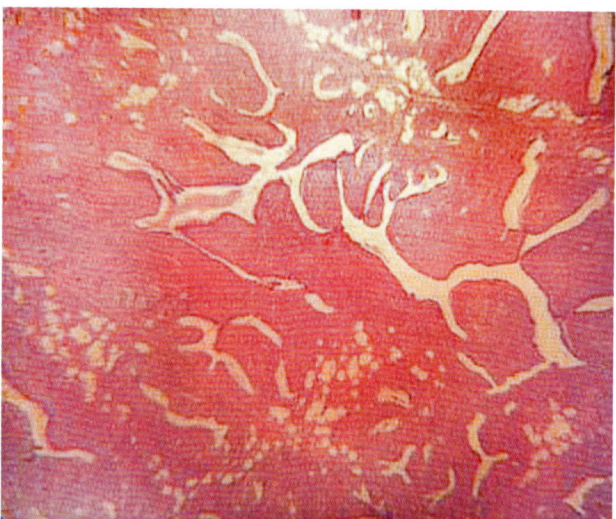

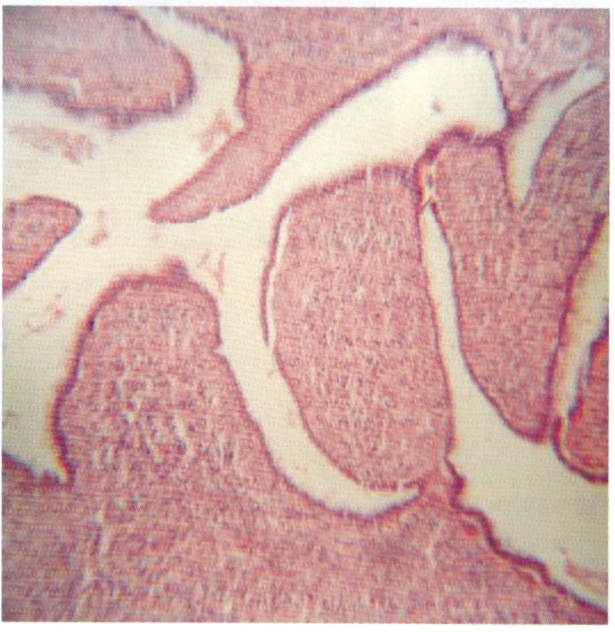

Fig. 8-69. (**A**) Lâminas histológicas com tumor filoide. (**B** e **C**) Microscopia. Tumor filoide constituído por componente fibroso e células glandulares finas, lembrando aspecto de continente. (**B**) Grande aumento (100×). (**C**) Grande aumento (400×). (Agradecimento ao Dr. Leon Cardeman.)

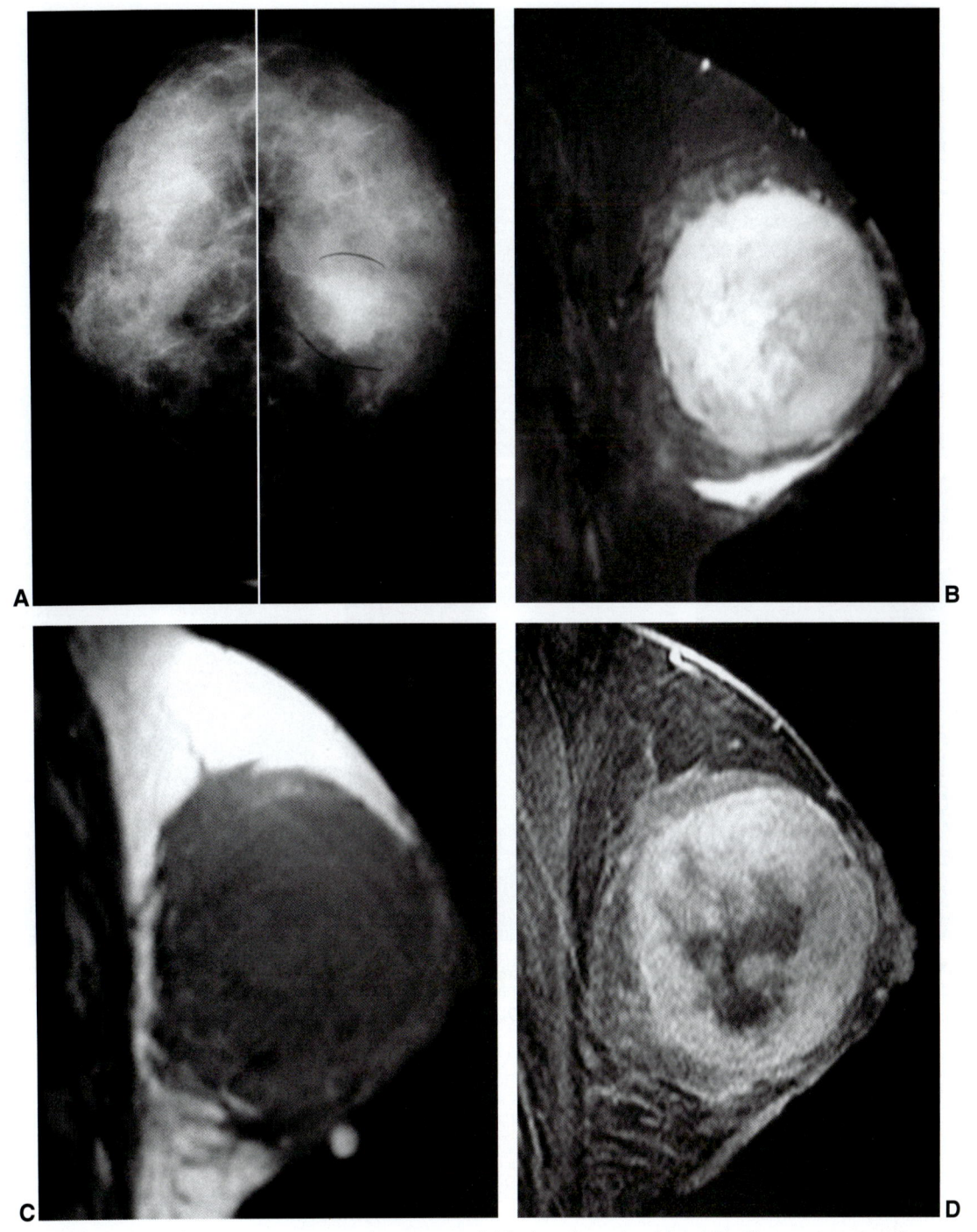

Fig. 8-70. Paciente de 42 anos apresentando aumento rápido de volume de nódulo ME. Observar mamografia anterior à RM (**A**). Nódulo oval volumoso, levemente irregular, com sinal hiperintenso em T2 e que se impregna, intensamente, pelo contraste, com áreas centrais não captantes que podem representar necrose. (**A**) Mamografia. (**B**) Sagital T2 com supressão de gordura. (**C**) Sagital T1. (**D**) Sagital T1 com gadolínio e supressão de gordura.

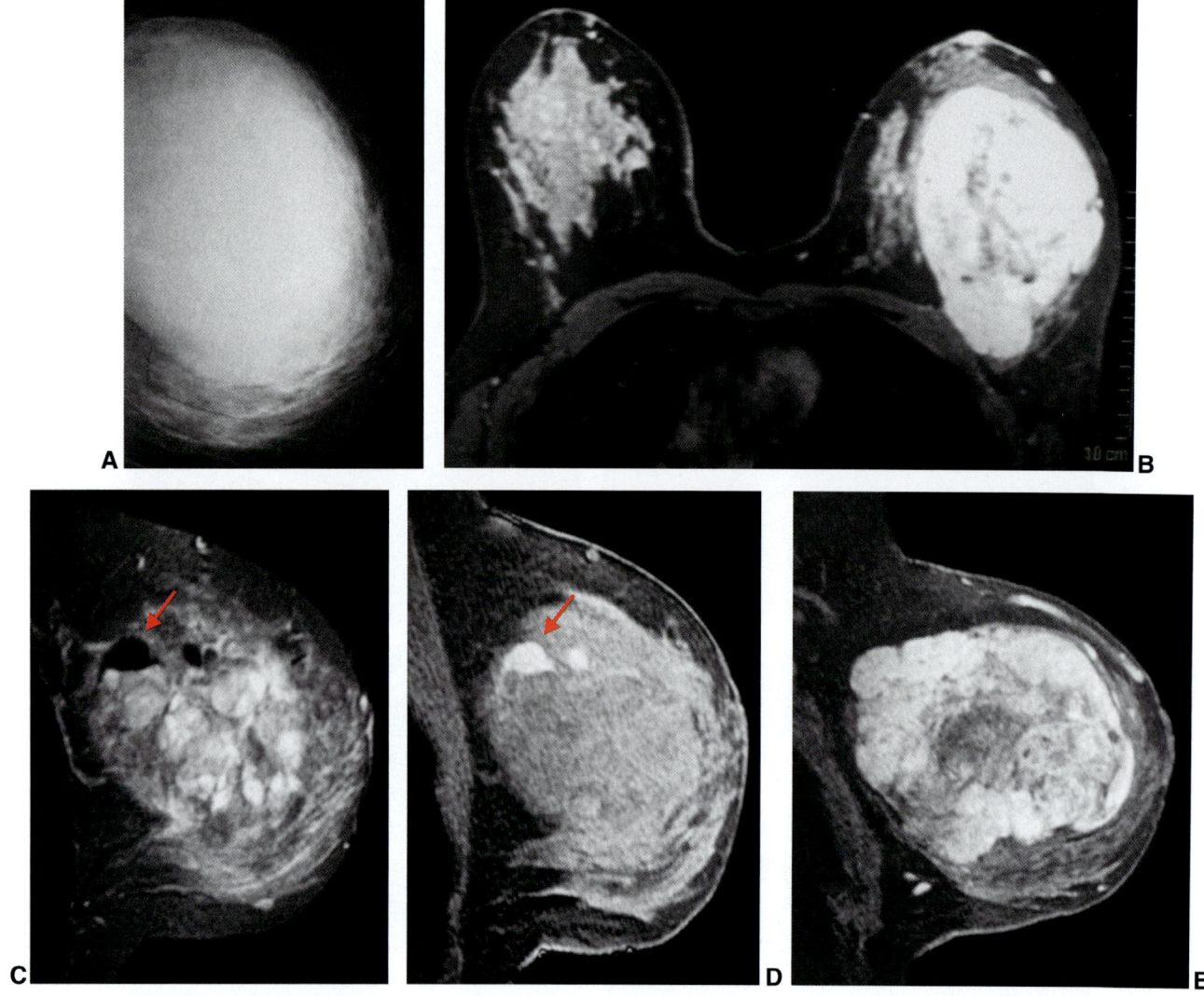

Fig. 8-71. Nódulo volumoso ocupando a mama esquerda, lobulado, heterogêneo, com áreas de sinal hiperintenso em T1 e hipointenso em T2 que sugerem sangramento (setas), além de intensa impregnação não homogênea. (**A**) Mamografia. (**B**) Axial T1 com gadolínio e supressão de gordura. (**C**) Sagital T2 com supressão de gordura. (**D**) Sagital T1 com supressão de gordura. (**E**) Sagital T1 com gadolínio e supressão de gordura.

Linfoma

O linfoma mamário é uma patologia incomum, e menos que 0,5% envolve a mama. A maioria é representada por linfomas de células B, seguidos do linfoma histiocítico. Este tumor tem uma apresentação bimodal na 4ª e na 7ª décadas.

A forma de apresentação pode ser primária ou secundária. Considera-se linfoma primário quando, na ausência de doença sistêmica, a lesão envolve apenas uma mama. Pode ser observada linfonodomegalia axilar ipsilateral. O linfoma secundário tem origem extramamária e é mais frequente. Este tipo de tumor geralmente se apresenta como múltiplas lesões mamárias (Fig. 8-72).

Em um trabalho retrospectivo, realizado por Yang *et al.*, foram selecionados 32 tumores que tinham sido submetidos a estudo de imagem. Destes 66% foram classificados como linfoma primário, e 34%, como secundário. No linfoma primário, a forma mais comum de apresentação da lesão foi nódulo isolado seguido de lesão com acometimento difuso da mama. O linfoma secundário, por outro lado, apresenta-se com múltiplos nódulos (Fig. 8-73).

Neste trabalho, apenas uma lesão realizou RM, identificando lesão volumosa, ocupando, praticamente, toda a mama, heterogênea, predominantemente isointensa em T1 e hiperintensa em T2 com impregnação de contraste não homogênea com áreas de *washout*.

Nos casos de linfoma subareolar, a papila pode estar espessada e abaulada, ao contrário da neoplasia ductal infiltrante. Mas os achados de imagem são inespecíficos (Fig. 8-74).

> Linfoma:
> - Menos de 0,5% envolve a mama.
> - Primário quando ocorre na ausência de doença sistêmica.
> - Secundário é mais comum.
> - Apresentações mais comuns: nódulo ou lesão com acometimento difuso da mama.
> - Achados de imagem são inespecíficos.

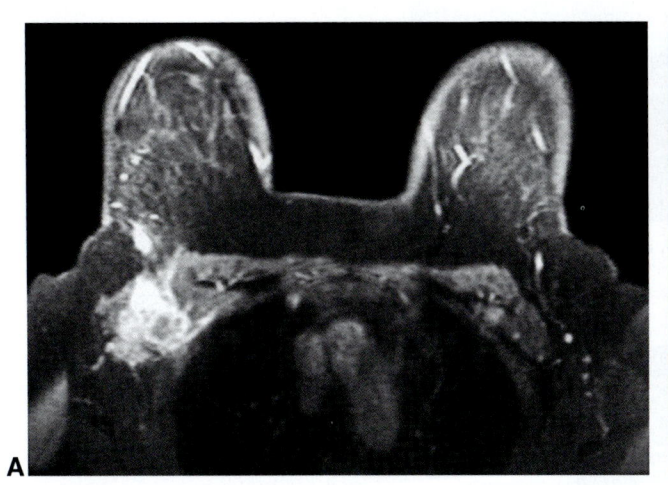

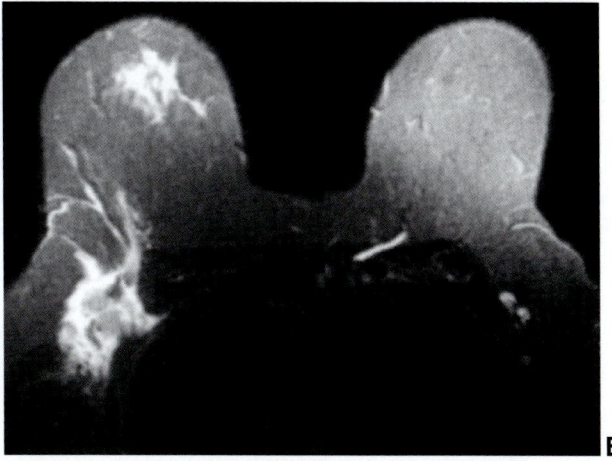

Fig. 8-72. Linfoma. Linfonodomegalia axilar direita, heterogênea, com intensa impregnação de contraste e borramento dos planos gordurosos adjacentes. (**A**) Axial T1 com gadolínio e supressão de gordura. (**B**) Axial T2 com supressão de gordura.

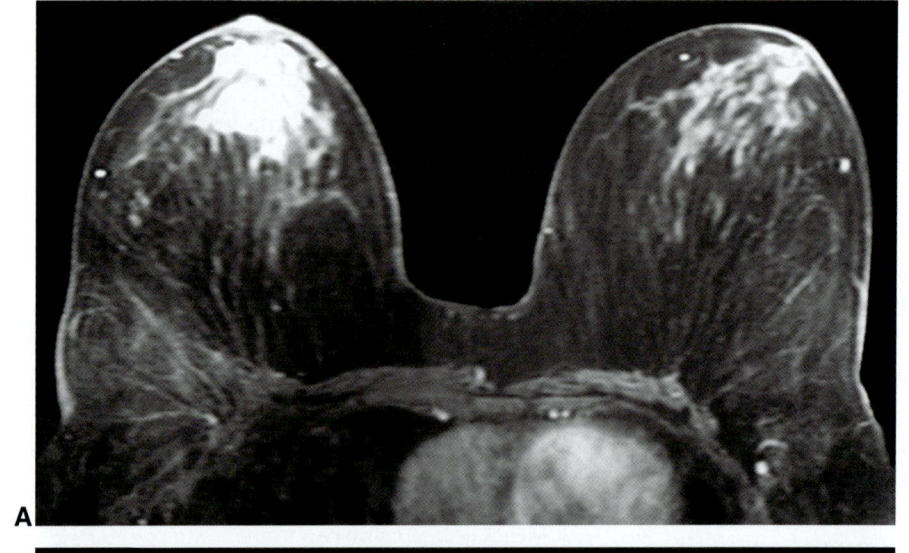

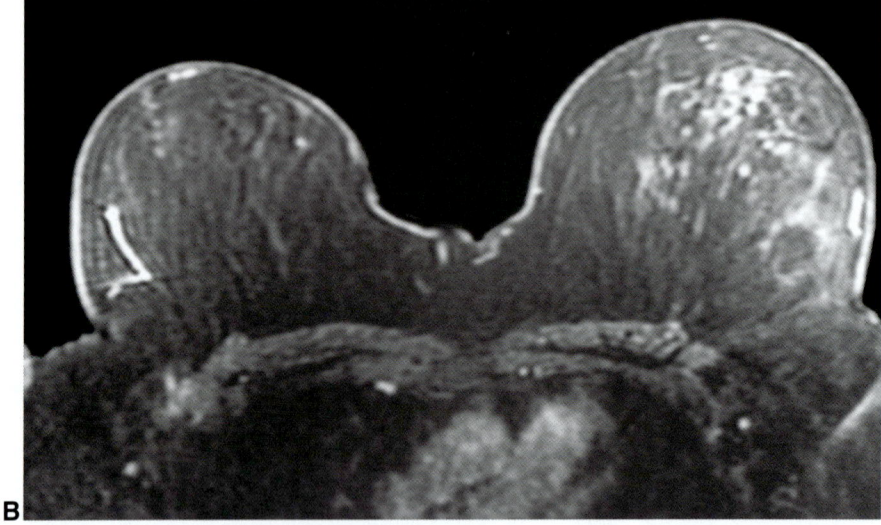

Fig. 8-73. Linfoma secundário na mama direita. (**A** e **B**) Axial T1 com gadolínio e supressão de gordura. Múltiplas lesões na mama direita, a maior, central, envolvendo o complexo areolopapilar. (**B**) Resposta ao tratamento quimioterápico.

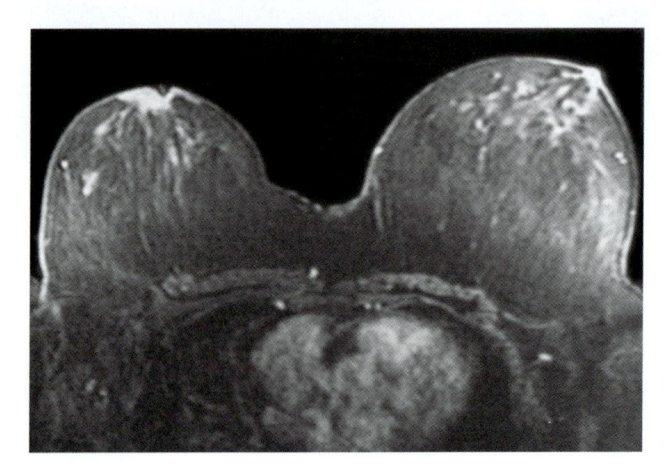

Fig. 8-74. Linfoma na papila direita. Papila espessada. Axial T1 com gadolínio e supressão de gordura.

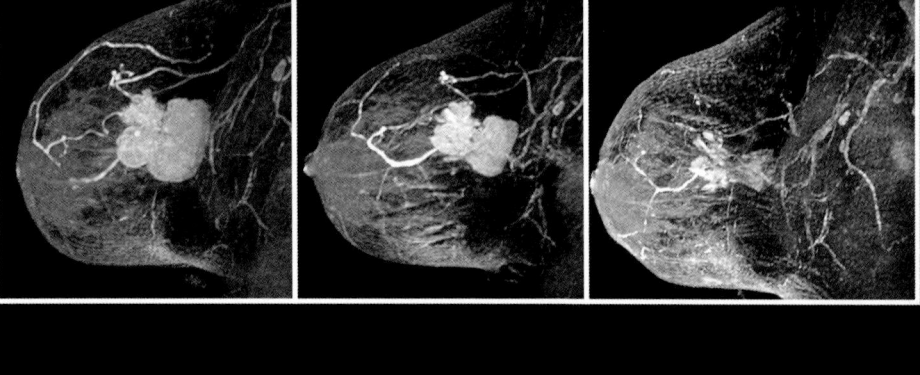

INDICAÇÕES

Estadiamento

Alice Brandão

O câncer de mama é um problema de saúde pública. A cada hora são diagnosticados 6 novos casos de câncer de mama, segundo dados do INCA, publicados em 2005. As taxas brutas de incidência de câncer da mama nas mulheres brasileiras estimadas para o ano de 2008 demonstraram 97 novos casos para 100.000 mulheres no estado do Rio de Janeiro.

Dessa forma, aproximadamente 10% das mulheres terão câncer de mama, e o fator mais importante na sobrevida é a detecção precoce da lesão e a avaliação adequada de sua extensão.

O paradigma do diagnóstico e da terapêutica do câncer de mama é o diagnóstico precoce, a seleção adequada das pacientes para o tratamento e tratamento cirúrgico com menor margem positiva, a fim de conseguir o máximo de informação e a menor mutilação, possibilitando uma maior segurança oncológica (Fig. 9-1).

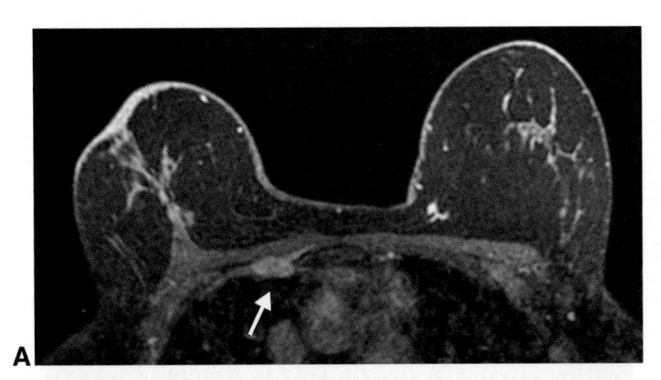

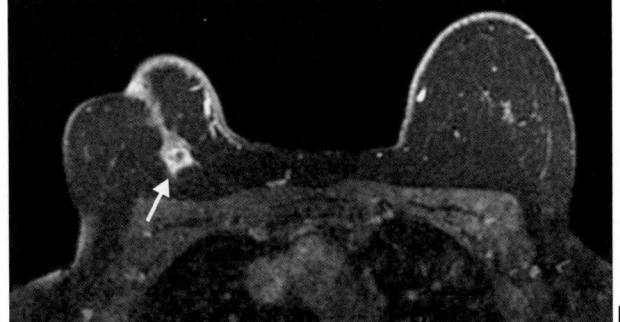

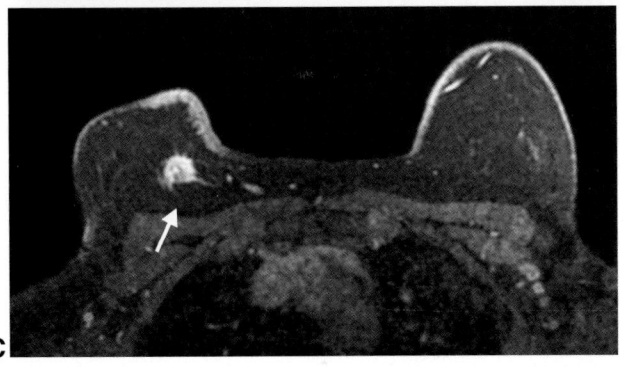

Fig. 9-1. Cirurgia há 6 meses. RM identificando alterações pós-cirúrgicas na mama direita (espessamento cutâneo e retração do CAP e anterior do músculo peitoral) além de doença residual distante do leito cirúrgico na mesma mama (nódulo irregular com impregnação heterogênea) e linfonodo aumentado na cadeia mamária interna ipsilateral. (**A-C**) Axial T1 com gadolínio e supressão de gordura em quadrantes diferentes; (**A**) no plano central das mamas; (**B** e **C**) nos quadrantes superiores.

O planejamento da terapêutica do câncer de mama baseia-se no tipo histológico e comportamento biológico tumoral, na extensão da doença e no estadiamento adequado (Quadro 9-1).

Os métodos de imagem têm grande importância, pois permitem um diagnóstico mais precoce e, após a identificação tumoral, a avaliação da extensão completa da lesão, fornecendo informações importantes ao estadiamento.

Descrito na literatura como método de maior sensibilidade que a mamografia no rastreio das pacientes de alto risco, a ressonância magnética vem aumentando suas indicações com o aprimoramento da técnica, especialmente na avaliação da extensão tumoral.

Quadro 9-1

T – TUMOR PRIMÁRIO
TX Tumor primário não pode ser avaliado
T0 Tumor não identificado
Tis Carcinoma *in situ*
   Tis (CDIS) Carcinoma intraductal
   Tis (CLIS) Carcinoma lobular *in situ*
   Tis (Paget) Doença de Paget da papila
T1 Tumor menor que 2 cm
   T1 mis microinvasão < 1 mm
   T1a 0,1-0,5 cm
   T1b 0,5-1,0 cm
   T1c 1,0-2,0 cm
T2 Tumor com diâmetro entre 2,0-5,0 cm
T3 Tumor com diâmetro > 5 cm
T4 Qualquer tamanho tumoral com extensão cutânea e a parede torácica
   T4 a Extensão à parede torácica (não inclui músculo peitoral)
   T4 b Edema ou ulceração cutânea ou lesões satélites cutâneas na mesma mama
   T4 c T4 a e T4 b
   T4 d Carcinoma inflamatório

LINFONODOS REGIONAIS
Nx Linfonodos regionais não podem ser avaliados
N0 Sem metástase linfonodal
N1 Metástase em linfonodos axilares móveis
N2 Metástase em linfonodos axilares fixos e mamária interna do mesmo lado
   N2 a Metástase para linfonodos axilares fixos
   N2 b Suspeita clínica de envolvimento de linfonodos na cadeia mamária interna do mesmo lado, sem suspeita axilar
N3 Metástase linfonodos infraclavicular e supraclavicular ipsilaterais
   N3 a Metástase linfonodo infraclavicular ipsilateral e axilar
   N3 b Metástase linfonodos da mamária interna e axilar ipsilaterais
   N3c Metástase linfonodo supraclavicular ipsilateral

METÁSTASE A DISTÂNCIA
MX Não pode ser avaliada
M0 Sem metástase
M1 Presença de metástase a distância

Esta avaliação da extensão tumoral é muito importante nas pacientes que serão submetidas ao tratamento conservador, pois entre os fatores que influenciam a recorrência da doença, o mais importante é a presença de doença residual (Fig. 9-2).

Holland *et al.* demonstraram que 63% das pacientes com doença localizada na mamografia e ao exame clínico apresentaram focos adicionais na mesma mama, sendo 16% carcinoma invasor e 27% carcinoma intraductal, em uma distância maior que 2 cm da lesão principal (Fig. 9-3).

Apesar de a radioterapia, após a cirurgia conservadora, reduzir a recorrência, a taxa de recidiva ainda é significativa, especialmente na presença de componente intraductal extenso, conforme referido anteriormente (Fig. 9-4).

> Estadiamento:
> - Fator mais importante na sobrevida é a detecção precoce da lesão e a avaliação adequada da sua extensão.
> - RM permite adequada avaliação da extensão da doença, importante nas pacientes que serão submetidas a tratamento conservador.

Fischer *et al.* realizaram um estudo retrospectivo para avaliar o benefício do método em pacientes com diagnóstico de câncer de mama, separando-as em dois grupos que foram acompanhados por, no mínimo, 20 meses. Um apenas realizando exames convencionais (grupo B – 225 pacientes) e o outro adicionando a ressonância magnética (grupo A – 121 pacientes). Eles concluíram que a recorrência local foi menor nas pacientes que se submeteram à RM, sendo de 1,2% no grupo A e 6,8% no grupo B.

Orel e Schanall não obtiveram o mesmo resultado que Fischer em pacientes acompanhadas durante 5 anos após o tratamento conservador e radioterapia para carcinoma intraductal e carcinoma invasor em estágio inicial.

A ressonância magnética é o método mais sensível na detecção de focos adicionais de câncer de mama, em particular no câncer lobular, que é mais difícil de ser diagnosticado na mamografia e na ultrassonografia, e em pacientes jovens com forte história familiar que tendem a desenvolver comportamento multicêntrico (Fig. 9-5).

Nas pacientes com mamas densas também é o exame mais sensível na avaliação da extensão tumoral (Fig. 9-6).

A avaliação adequada da extensão da doença é necessária para a escolha do melhor tratamento. A RM é o melhor método em virtude de sua alta resolu-

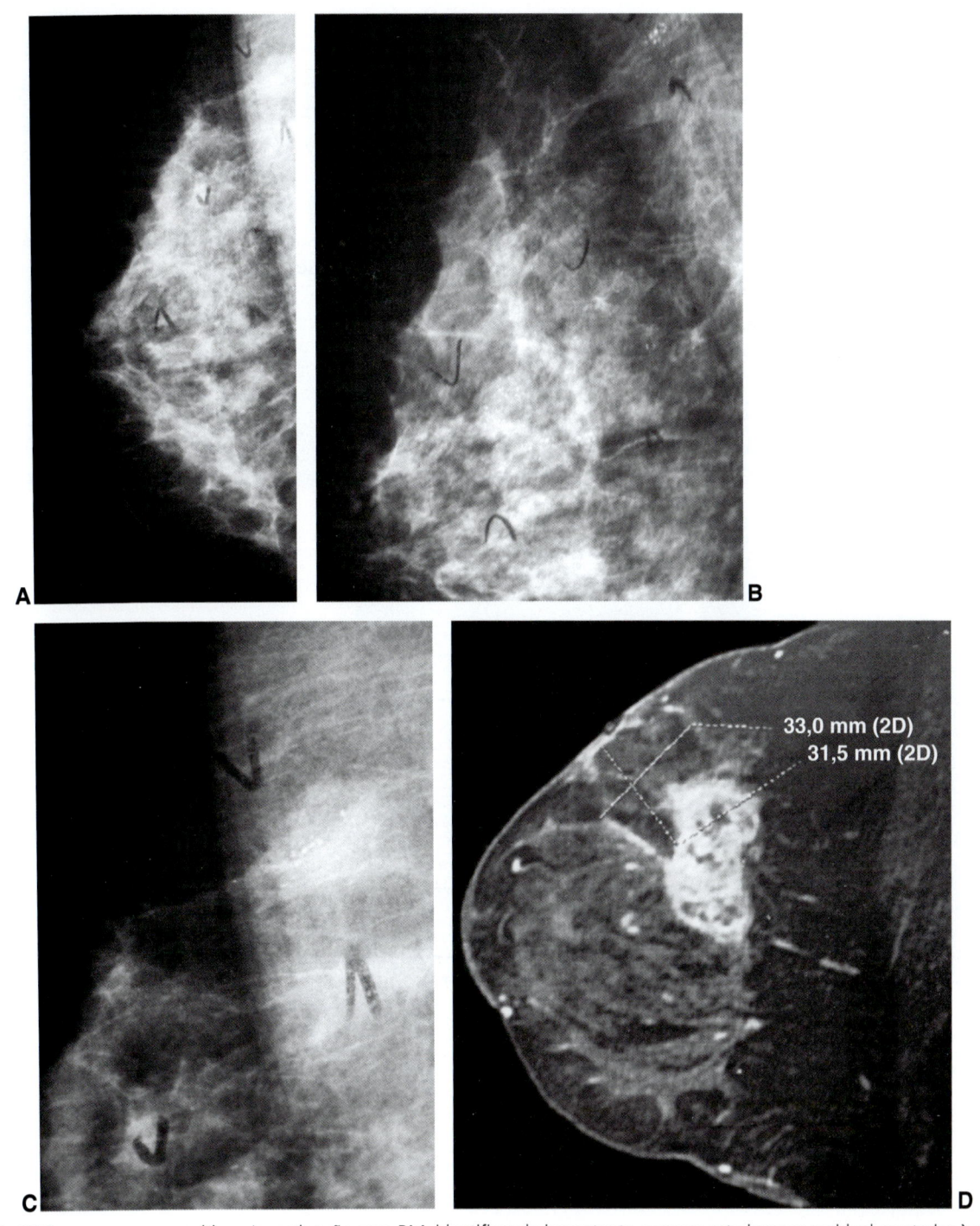

Fig. 9-2. CDIS com margens positivas. Investigação com RM, identificando importante componente invasor, residual, posterior à coleção. (**A-C**) Mamografias identificando duas lesões com microcalcificações, a mais posterior com assimetria focal associada. (**D**) Sagital T1 com gadolínio e supressão de gordura. Coleção anterior hipointensa em T1 com nódulo irregular posterior com intensa impregnação heterogênea.

ção espacial, detectando lesões com pequenas dimensões. Além disso, por utilizar uma técnica de imagem diferente dos outros métodos, a RM permite a avaliação da lesão e a identificação de focos adicionais, não identificados nos métodos convencionais.

Vantagens da RM no estadiamento:
- Alta resolução espacial (detecta lesões com pequenas dimensões).
- Boa avaliação da lesão principal.
- Identifica focos adicionais.

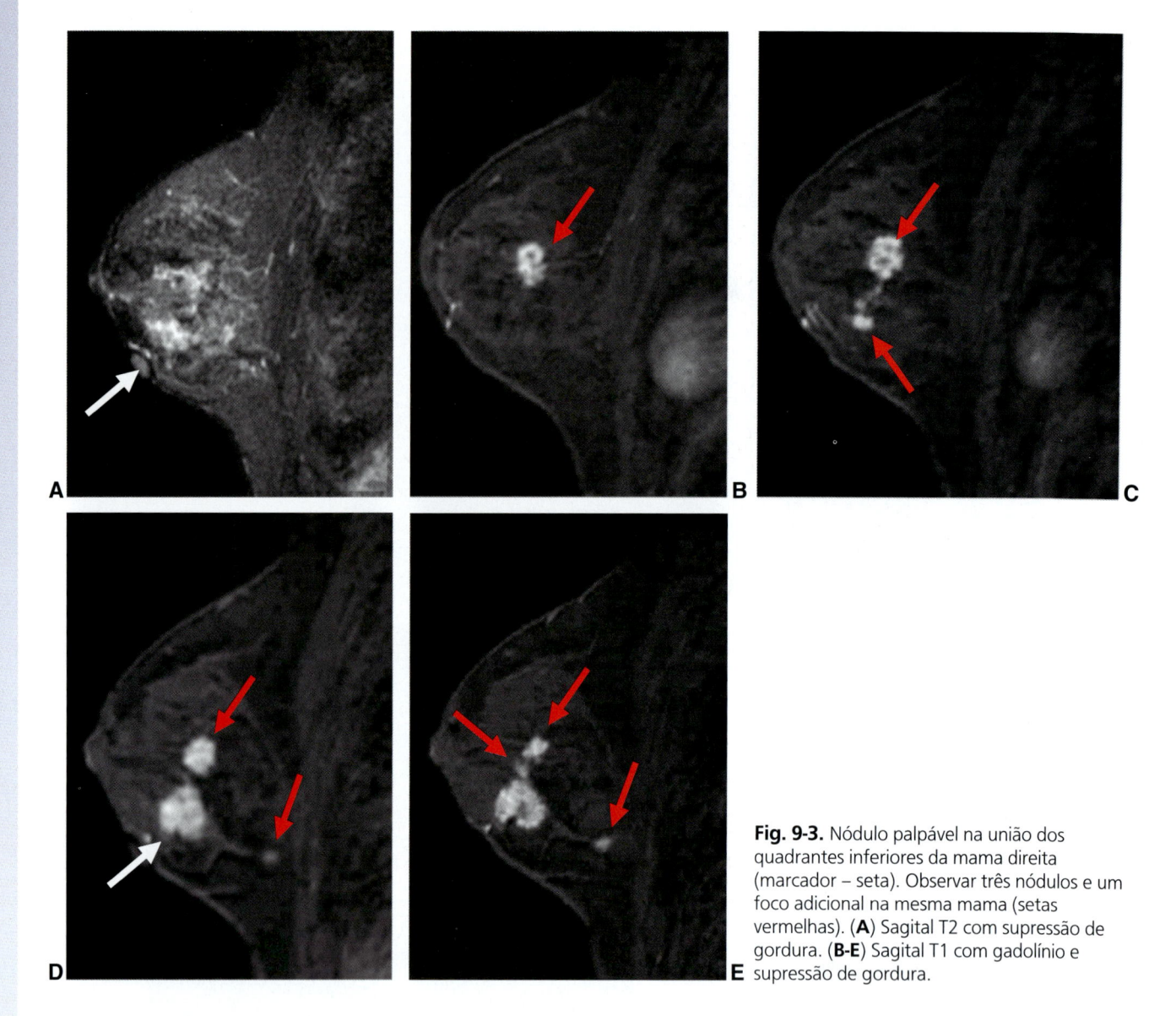

Fig. 9-3. Nódulo palpável na união dos quadrantes inferiores da mama direita (marcador – seta). Observar três nódulos e um foco adicional na mesma mama (setas vermelhas). (**A**) Sagital T2 com supressão de gordura. (**B-E**) Sagital T1 com gadolínio e supressão de gordura.

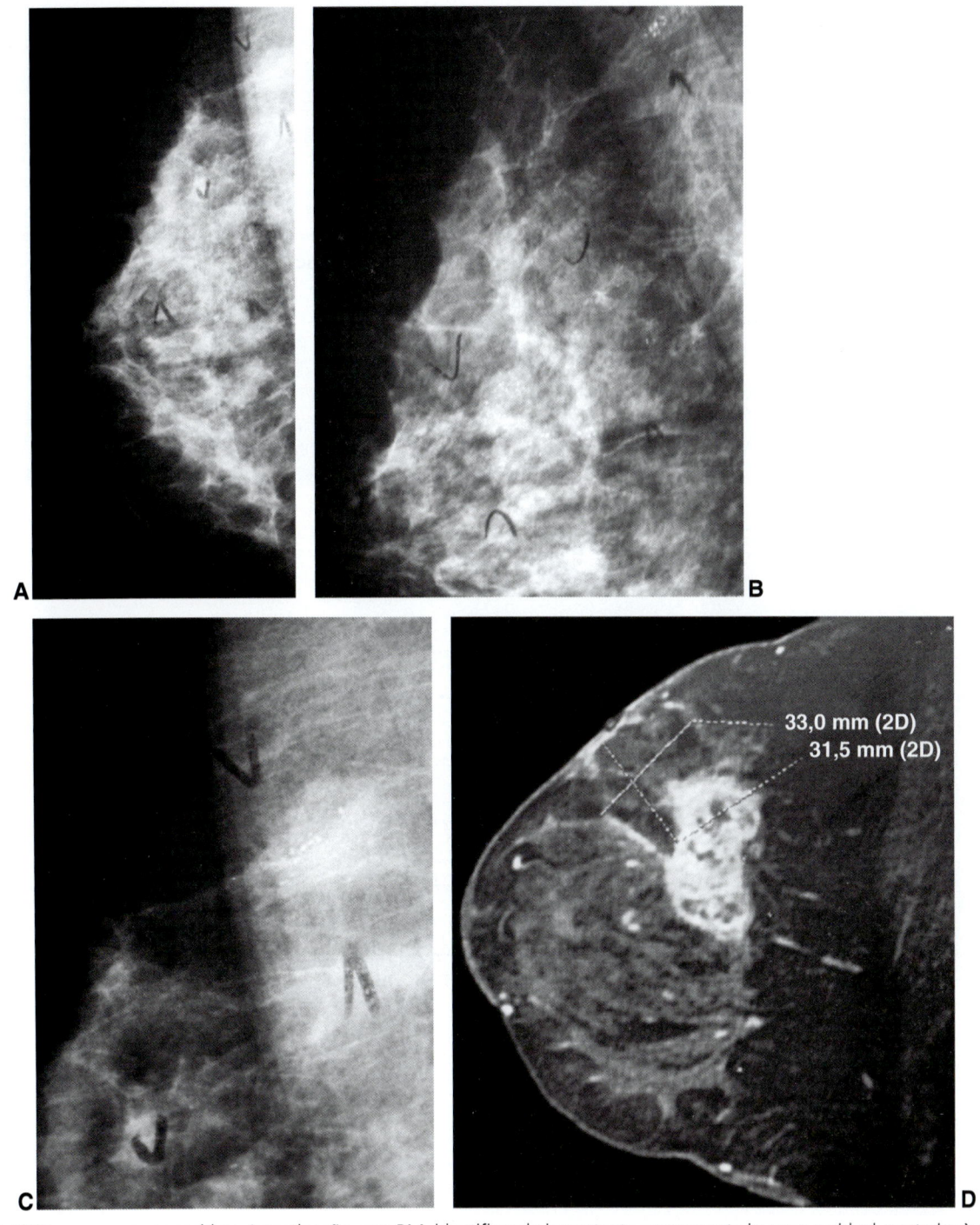

Fig. 9-2. CDIS com margens positivas. Investigação com RM, identificando importante componente invasor, residual, posterior à coleção. (**A-C**) Mamografias identificando duas lesões com microcalcificações, a mais posterior com assimetria focal associada. (**D**) Sagital T1 com gadolínio e supressão de gordura. Coleção anterior hipointensa em T1 com nódulo irregular posterior com intensa impregnação heterogênea.

ção espacial, detectando lesões com pequenas dimensões. Além disso, por utilizar uma técnica de imagem diferente dos outros métodos, a RM permite a avaliação da lesão e a identificação de focos adicionais, não identificados nos métodos convencionais.

Vantagens da RM no estadiamento:
- Alta resolução espacial (detecta lesões com pequenas dimensões).
- Boa avaliação da lesão principal.
- Identifica focos adicionais.

Capítulo 9 ▪ ESTADIAMENTO

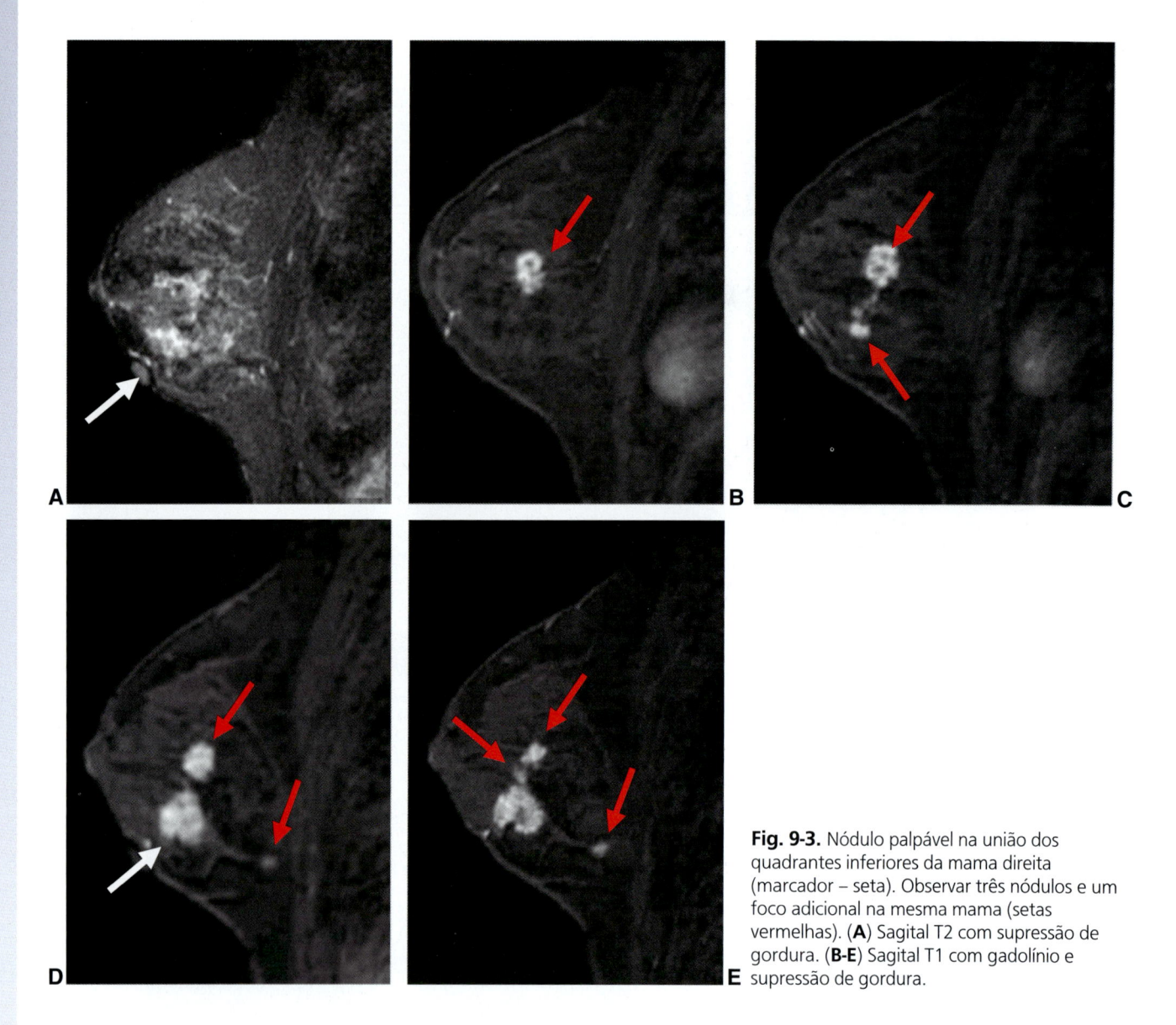

Fig. 9-3. Nódulo palpável na união dos quadrantes inferiores da mama direita (marcador – seta). Observar três nódulos e um foco adicional na mesma mama (setas vermelhas). (**A**) Sagital T2 com supressão de gordura. (**B-E**) Sagital T1 com gadolínio e supressão de gordura.

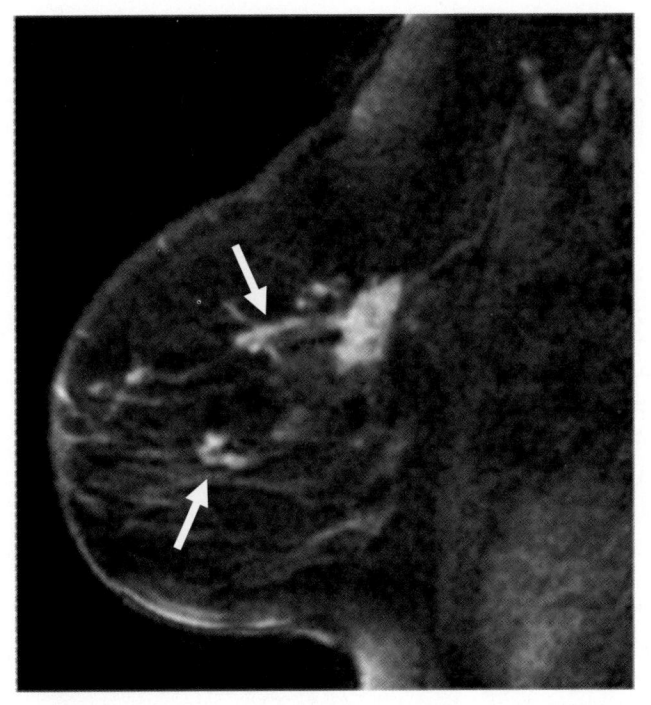

Fig. 9-4. Impregnação ductal (duas áreas), uma anterior e outra anteroinferior, representando componente intraductal associado. Sagital T1 com gadolínio e supressão de gordura.

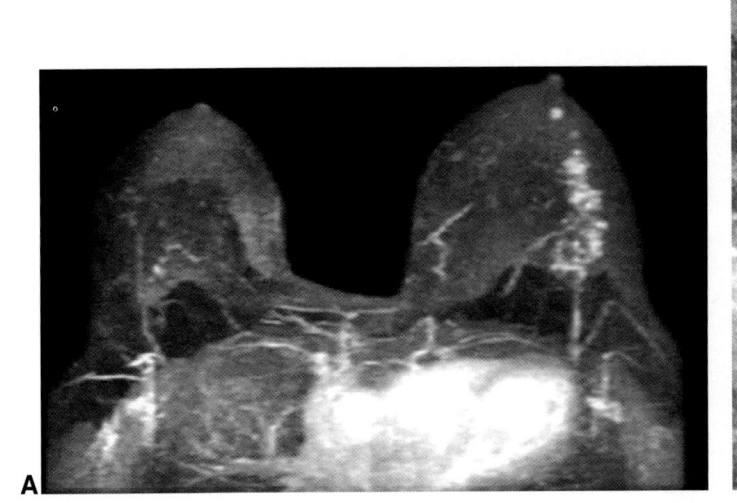

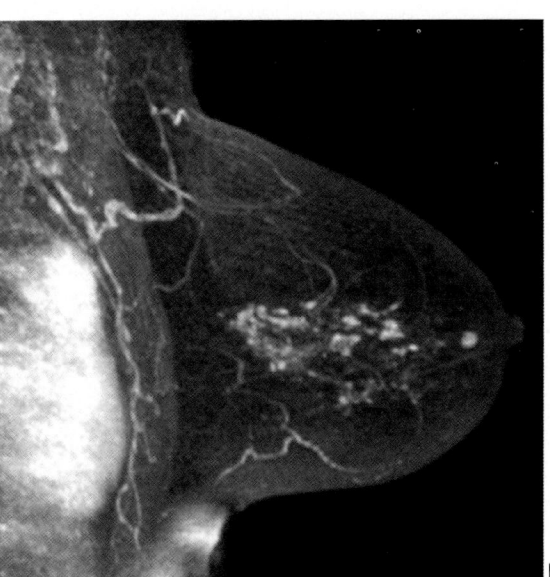

Fig. 9-5. Área de impregnação segmentar na mama esquerda (carcinoma lobular invasor). (**A**) Axial MIP. (**B**) Sagital MIP. (Agradecimento à Dra. Fabiola Kestelman.)

Fig. 9-6. Mamas densas, sem expressão dos nódulos e focos identificados na RM (setas). (**A** e **B**) Mamografia. (**C** e **D**) Sagital T1 com gadolínio e supressão de gordura. (**E**) Axial T1 com gadolínio e supressão de gordura.

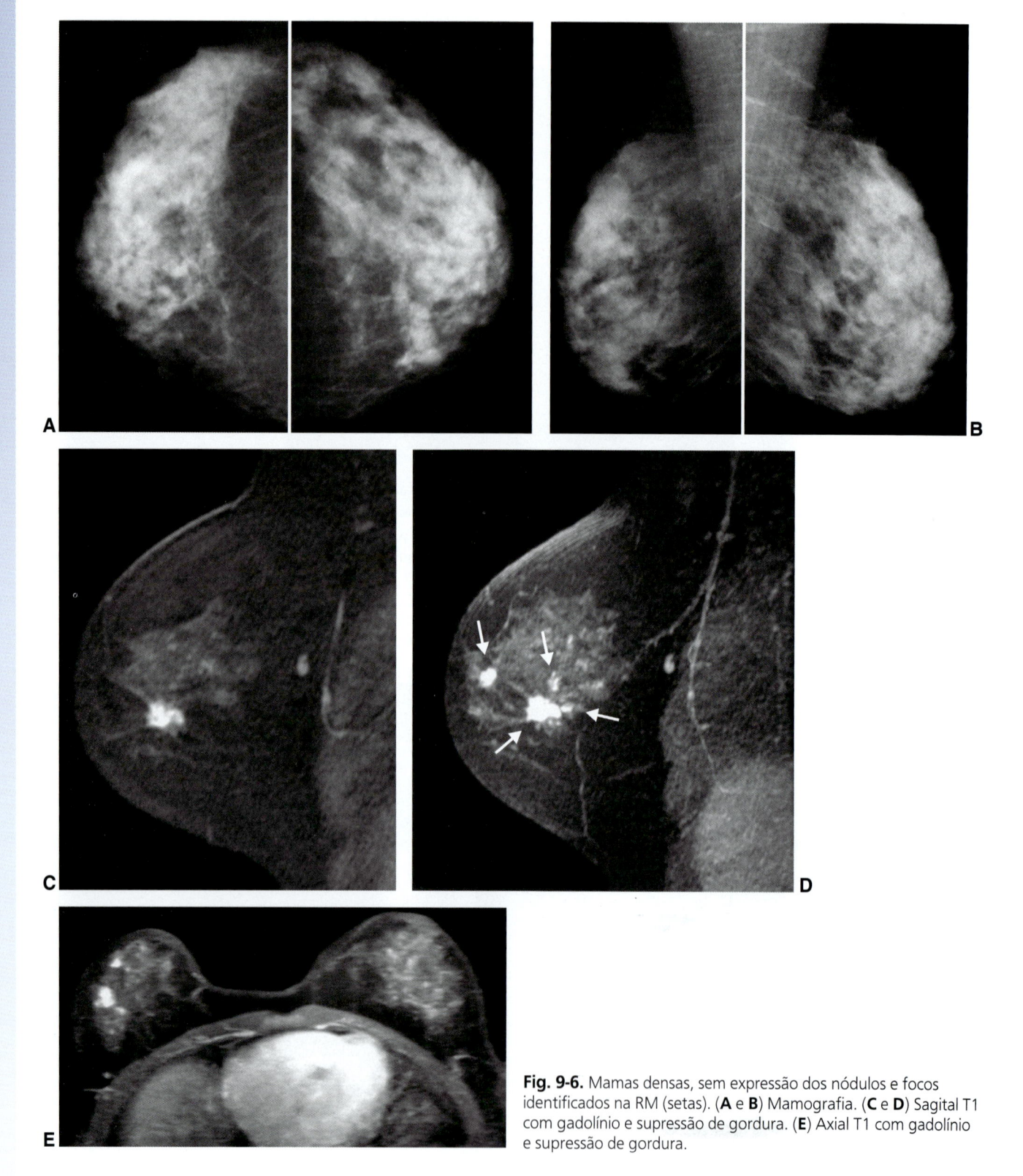

OBJETIVOS DO ESTADIAMENTO

São três os principais objetivos do estadiamento com a ressonância magnética:

- Identificar a lesão completa.
- Diagnosticar câncer oculto na mesma mama.
- Rastreamento de câncer oculto na mama contralateral.

IDENTIFICAÇÃO DA LESÃO COMPLETA

A avaliação completa da lesão inclui:

1. Avaliação volumétrica precisa.
2. Avaliação das características da lesão.
3. Avaliação da localização – identificação nos planos axial, sagital e coronal.
4. Identificação de lesão adicional (referida posteriormente).
   - Multifocal.
   - Multicêntrica.
   - Mama contralateral.
5. Identificação de componente intraductal.
6. Identificação de envolvimento da parede torácica.
7. Identificação de extensão à pele e comprometimento areolopapilar.
8. Avaliação de linfonodos.

Avaliação volumétrica precisa

A avaliação do volume da lesão é importante no planejamento cirúrgico. Com relação ao tamanho da lesão principal, a medida na ressonância magnética é a mais precisa com relação à medida histopatológica, enquanto a mamografia e a ultrassonografia subestimam em 14 e 18%, respectivamente (Fig. 9-7).

Schell *et al.* demonstraram ótima correlação com a medida macroscópica, notando uma variação média de 3 mm entre a medida da RM e a macroscópica. Em apenas 5,3% das lesões a diferença foi maior que 1,5 cm.

A detecção precisa da extensão é essencial para sucesso do tratamento conservador do CDIS. No carcinoma intraductal as dimensões da lesão na mamografia são mais compatíveis com a extensão da lesão de baixo grau. Ao contrário, este método apresenta menor sensibilidade na detecção e, consequentemente, determinação do volume da lesão mais agressiva. Já a RM identifica melhor a lesão de pior prognóstico, permitindo a avaliação volumétrica da lesão de alto grau (Fig. 9-8).

Conforme referido anteriormente, quando há vários nódulos, em lesões multifocais e multicêntricas, destacamos a lesão maior que denominamos lesão principal (lesão índex) e a relacionamos com as demais, definindo a distância (Fig. 9-9).

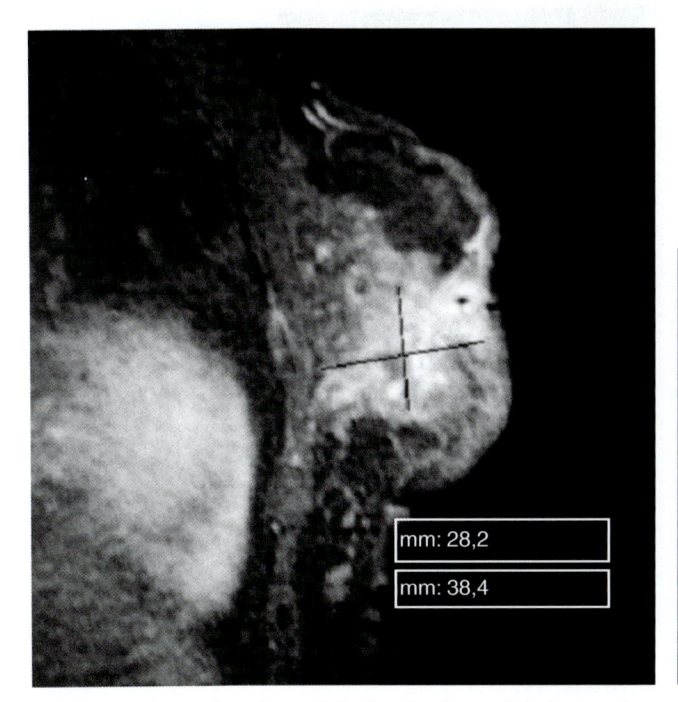

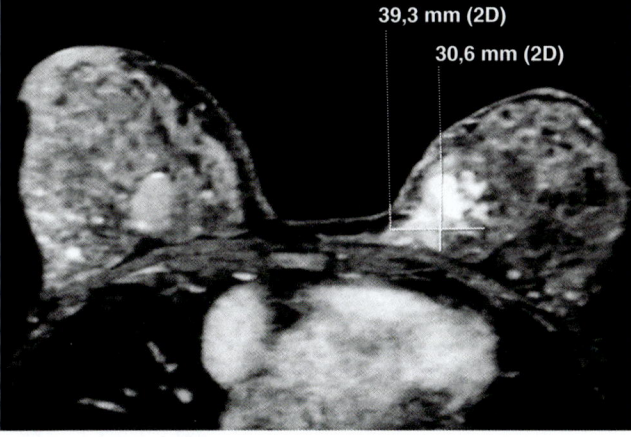

Fig. 9-7. Avaliação do volume da lesão. Carcinoma lobular invasivo na mama esquerda.

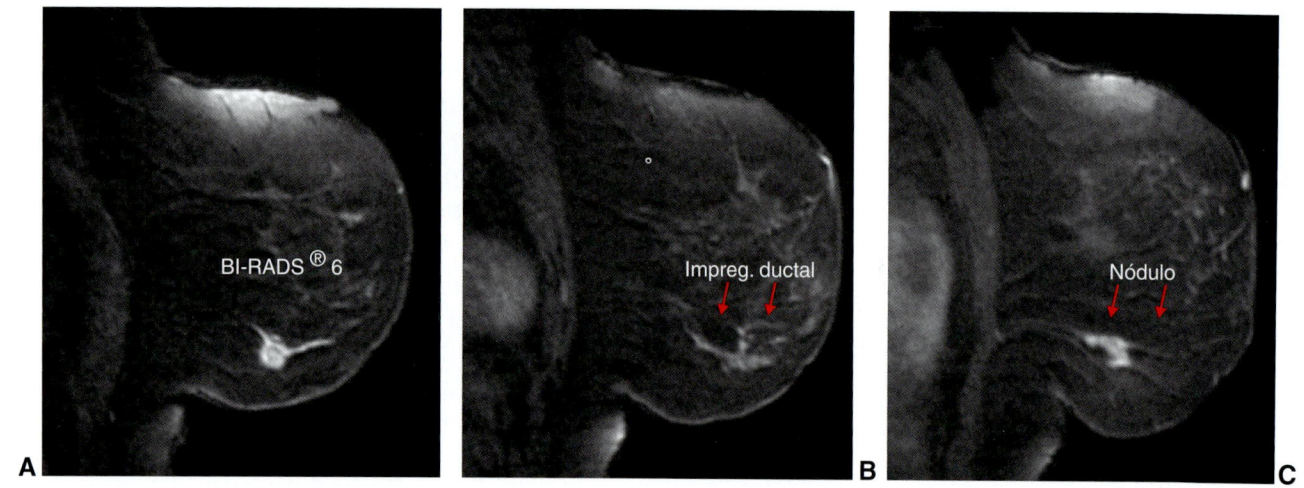

Fig. 9-8. (A-C) Avaliação da extensão tumoral (microcalcificações no QIE – carcinoma intraductal). RM identificou duas lesões adicionais em outro quadrante (setas). Nódulo irregular principal e impregnação ductal, e nódulo irregular em QII, onde foram observadas outras microcalcificações, retrospectivamente. Paciente foi submetida à mastectomia com reconstrução imediata com expansor. Sagital T1 com gadolínio e supressão de gordura.

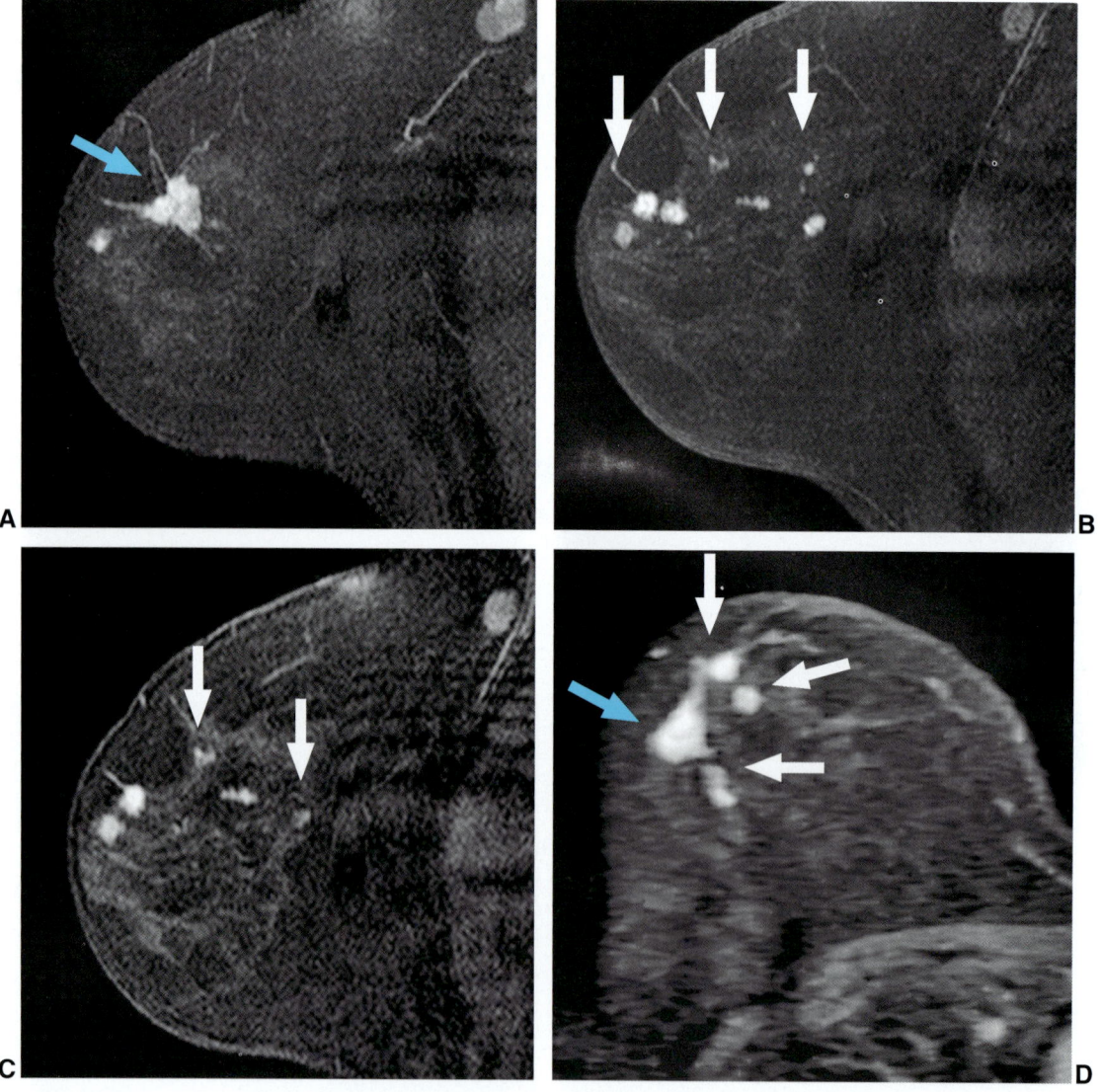

Fig. 9-9. Lesões multifocais (setas brancas), destacando-se a lesão principal (seta azul). Notar a relação bem definida das lesões nos planos axial e sagital. (**A-C**) Sagital T1 com gadolínio e supressão de gordura. (**D**) Axial T1 com gadolínio e supressão de gordura.

Alice Brandão

Nas lesões grandes ou, então, relativamente grandes para a mama da paciente, candidatas à quimioterapia neoadjuvante, procuramos avaliar o volume da lesão, pois há uma associação entre o volume tumoral e a resposta à terapia neoadjuvante. Quando o volume é superior a 33 cm³, a resposta é menor à quimioterapia, segundo Hilton *et al.* (Fig. 9-10).

> - RM fornece medida mais precisa da lesão principal em comparação aos outros métodos de imagem.
> - A medida precisa do volume é importante pois se relaciona com a resposta a quimioterapia neoadjuvante.

Avaliar características da lesão

Algumas características da lesão podem sugerir um maior grau de agressividade tumoral, como a presença da curva tipo III e impregnação heterogênea em halo.

Schanall *et al.* avaliaram se a morfologia da lesão poderia prever o comportamento biológico tumoral. Eles não encontraram um padrão morfológico para tumores com receptor hormonal positivo ou negativo, assim como para o *status* linfonodal. Os autores identificaram que o melhor preditor do envolvimento linfonodal foi o tamanho tumoral.

Entretanto, há critérios morfológicos mais comuns da neoplasia com receptores negativos (triplo-negativo), como lesões bem delimitadas, heterogêneas, algumas com áreas centrais de necrose (Fig. 9-11).

> Características vistas na RM como a impregnação heterogênea em halo e curva tipo III sugerem maior grau de agressividade tumoral.

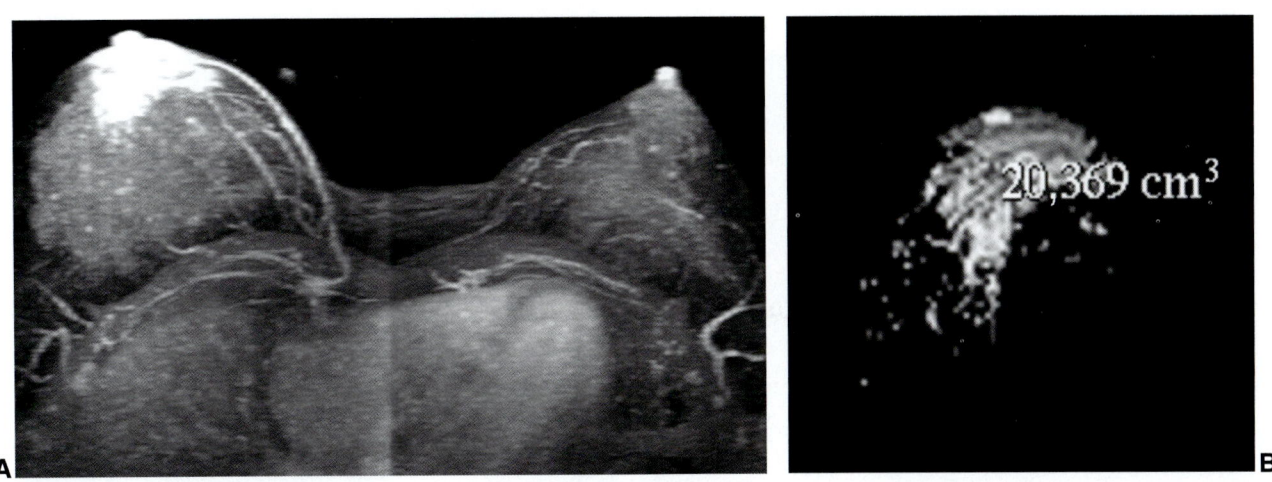

Fig. 9-10. Análise do volume da lesão na mama direita, envolvendo o complexo areolopapilar (20,3 cm³). (**A**) Axial T1 MIP. (**B**) Análise volumétrica.

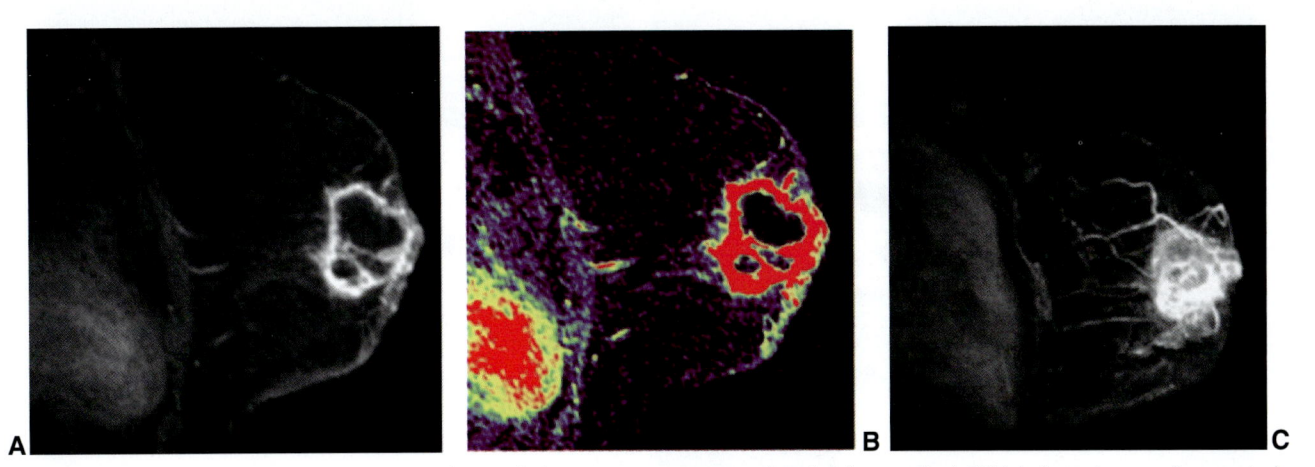

Fig. 9-11. Critérios morfológicos mais comuns da neoplasia com receptores negativos (triplo negativo). Nódulo irregular com área central hipointensa em T1 não captante, compatível com necrose e intensa impregnação na periferia. (**A**) Sagital T1 com gadolínio e supressão de gordura. (**B**) Mapa colorido. (**C**) MIP sagital.

Capítulo 9 ■ ESTADIAMENTO **321**

Avaliação da localização

As lesões devem ser identificadas nos planos axial, sagital e coronal, pois facilitam a identificação na ultrassonografia direcionada (Fig. 9-12).

Deve-se ainda localizar a lesão na mama quanto à profundidade em terços anterior, médio e posterior, parâmetro importante na correlação com a ultrassonografia.

As imagens tridimensionais permitem a aquisição volumétrica pela técnica MIP (intensidade máxima de projeção), que oferece um bom entendimento para o cirurgião da localização e da extensão tumoral (Fig. 9-12).

> RM, por fornecer imagens nos três planos, facilita a identificação da localização tanto para a ultrassonografia direcionada quanto para o procedimento cirúrgico.

Identificação de componente intraductal

O componente intraductal pode apresentar-se como espículas, nódulos, focos e impregnação ductal. Procuramos medir o nódulo principal e, depois, a medida do nódulo e da espícula juntos (maiores detalhes no capítulo de neoplasia, seção carcinoma ductal invasor).

Identificação de envolvimento da parede torácica

A determinação do envolvimento da parede torácica pela neoplasia mamária é importante, tanto do ponto de vista cirúrgico quanto prognóstico. Uma lesão com envolvimento da musculatura peitoral implica em ressecção parcial ou completa deste músculo, lembrando que uma cirurgia com preservação da musculatura peitoral tem um melhor resultado estético.

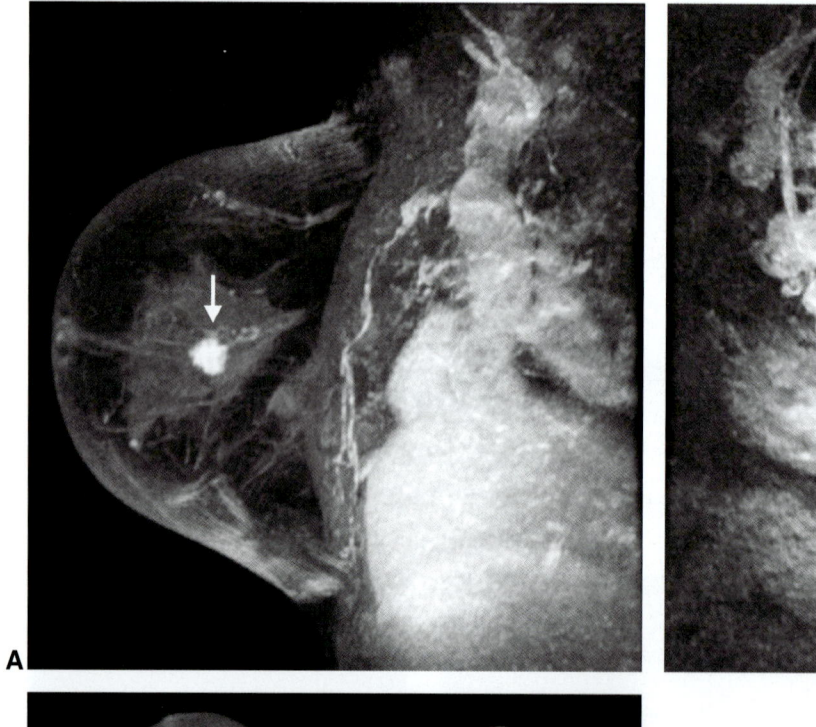

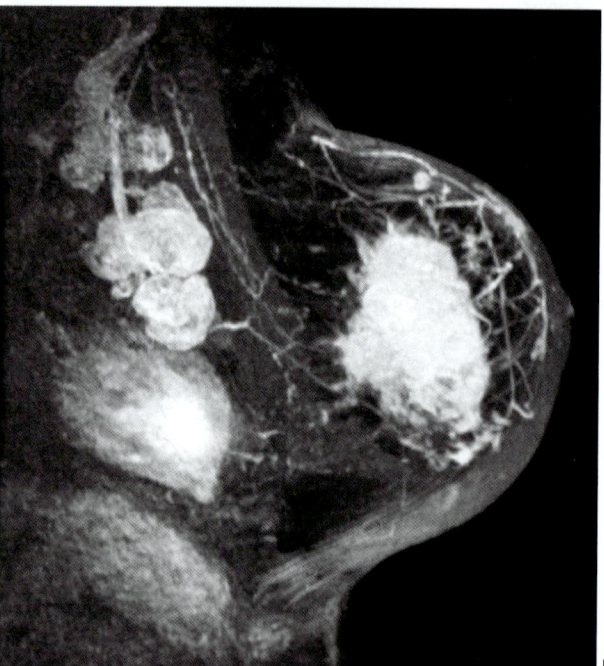

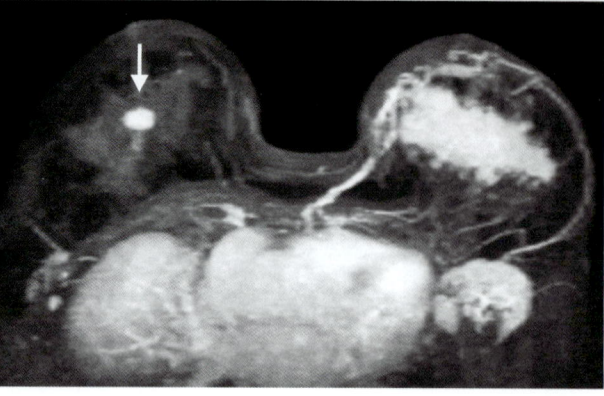

Fig. 9-12. MIP (intensidade máxima de projeção) dá uma boa compreensão ao cirurgião da localização e da extensão tumoral. Bilateralidade. Lesão principal na mama esquerda, volumosa, com linfonodomegalias e nódulo na porção central da mama direita. (**A** e **B**) Sagital MIP com gadolínio (**A**) da mama direita e (**B**) da esquerda. (**C**) Axial MIP com gadolínio.

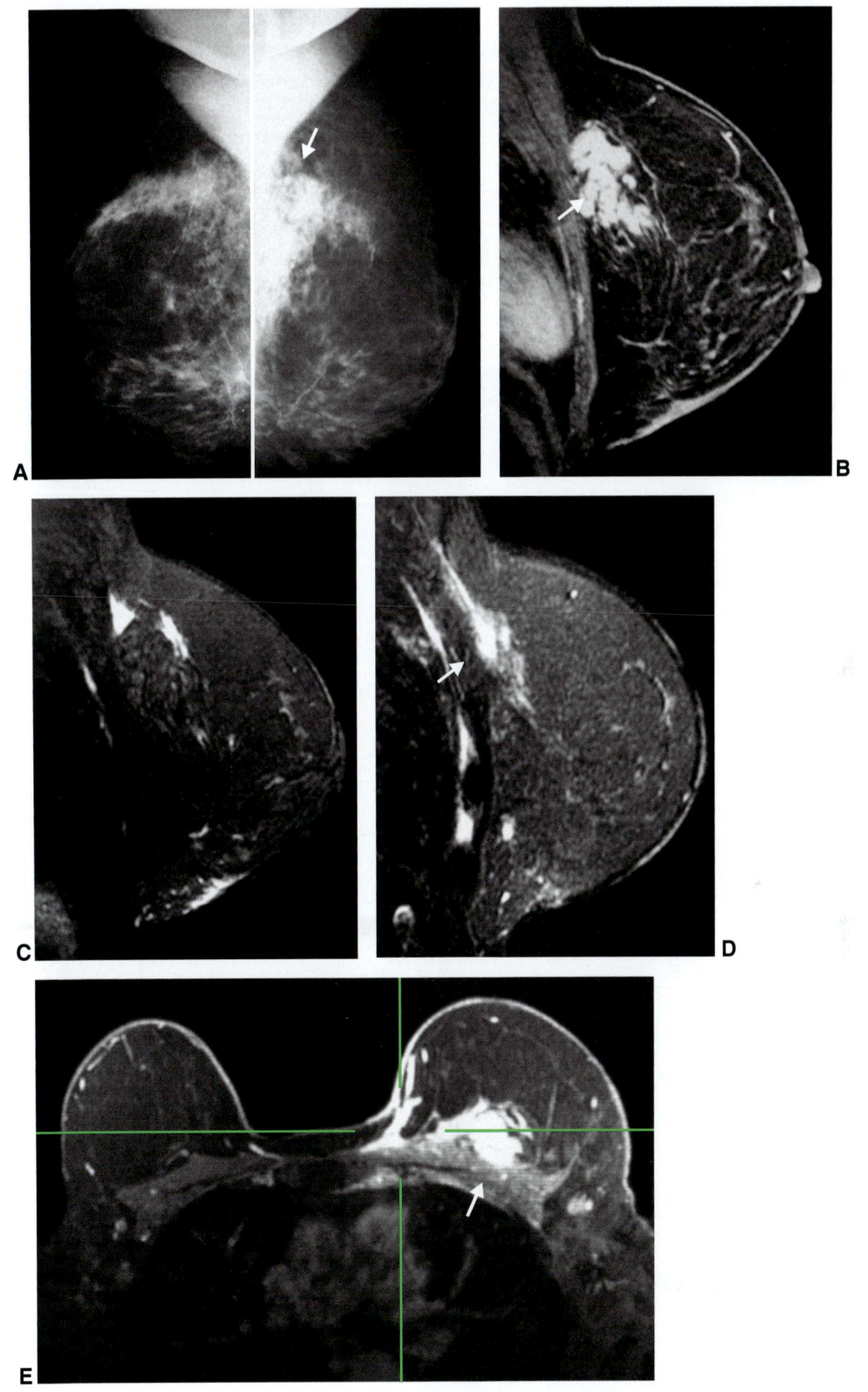

Fig. 9-13. Comprometimento da musculatura peitoral. Lesão profunda no QSI da mama esquerda (notar achados pós-mamoplastia bilaterais e assimetria focal à esquerda [seta] na mamografia – **A**). Nódulo hipointenso em T2 irregular com intensa impregnação de contraste com extensão ao músculo peitoral, caracterizada por obliteração dos planos gordurosos e impregnação de contraste no ventre muscular.
(**B**) Sagital T1 com gadolínio e supressão de gordura. (**C** e **D**) Sagital T2 com supressão de gordura.
(**E**) Axial T1 com supressão de gordura e gadolínio.

O comprometimento além da musculatura peitoral, com envolvimento ósseo ou da musculatura intercostal, implica na mudança do estadiamento, sendo a lesão considerada T4, e o paciente estádio IIIB.

Pode ser difícil a avaliação do envolvimento da parede torácica pela ultrassonografia e mamografia.

A RM é a modalidade de escolha na investigação de comprometimento da parede torácica, especialmente nas lesões com localização posterior.

Os achados suspeitos incluem alteração da intensidade de sinal associada à impregnação de contraste da musculatura peitoral ou intercostal. Em 19 pacientes com estes achados na RM, Morris *et al.* obtiveram confirmação cirúrgica em 26%.

Outro achado referido como suspeito, segundo a autora, foi a obliteração dos planos gordurosos entre a lesão e a musculatura, com hipersinal na sequência ponderada em T2. Mas na ausência de impregnação de contraste não pode ser afastada a possibilidade de representar apenas processo inflamatório (Fig. 9-13).

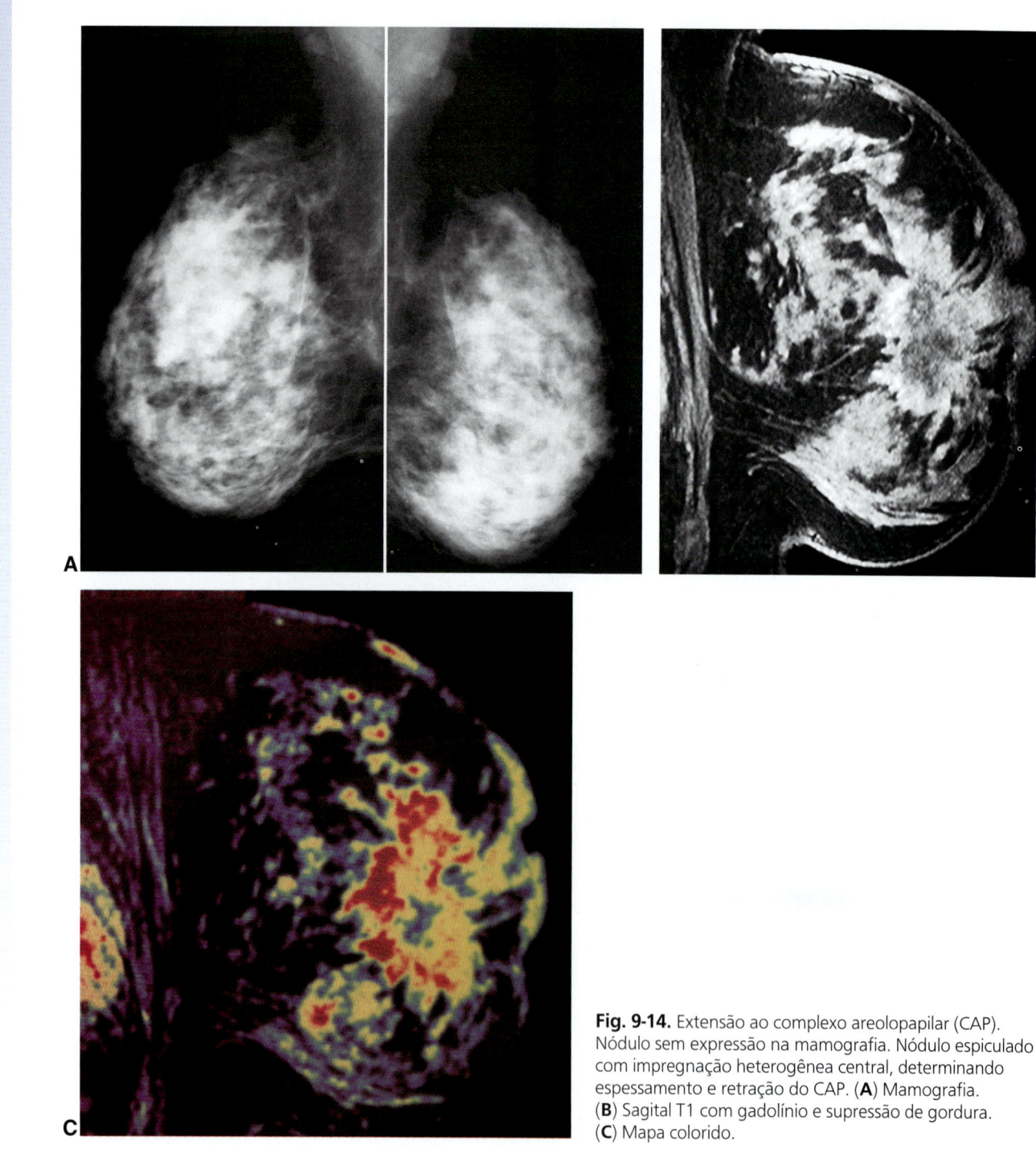

Fig. 9-14. Extensão ao complexo areolopapilar (CAP). Nódulo sem expressão na mamografia. Nódulo espiculado com impregnação heterogênea central, determinando espessamento e retração do CAP. (**A**) Mamografia. (**B**) Sagital T1 com gadolínio e supressão de gordura. (**C**) Mapa colorido.

A impregnação de contraste no músculo é o critério mais fidedigno para a determinação de envolvimento muscular.

Alterações semelhantes podem ser evidenciadas no envolvimento da musculatura intercostal e estrutura óssea, com modificação de sinal em T2 e impregnação de contraste. Na lesão óssea também observamos sinal hipointenso na sequência ponderada em T1 na medular e interrupção da cortical. Por vezes as lesões são expansivas, volumosas e com extensão à pleura.

> Achado fortemente sugestivo de comprometimento da parede torácica é a impregnação de contraste na musculatura peitoral ou intercostal em continuidade com a lesão.

Identificação de extensão à pele e comprometimento areolopapilar

A identificação de extensão à pele e ao complexo areolopapilar é extremamente importante, pois representa uma mudança no estadiamento e, consequentemente, no tratamento tumoral.

Ela pode ser suspeitada quando há extensão direta do tumor a estas estruturas, notando-se a lesão captante de contraste, determinando modificação do sinal e impregnação de contraste na pele e no complexo areolopapilar, caracterizando um carcinoma inflamatório secundário (Fig. 9-14).

É importante ressaltar que tumores próximos ao complexo areolopapilar (< 2,5 cm) podem ter modificado a cirurgia, com mastectomia preservadora de

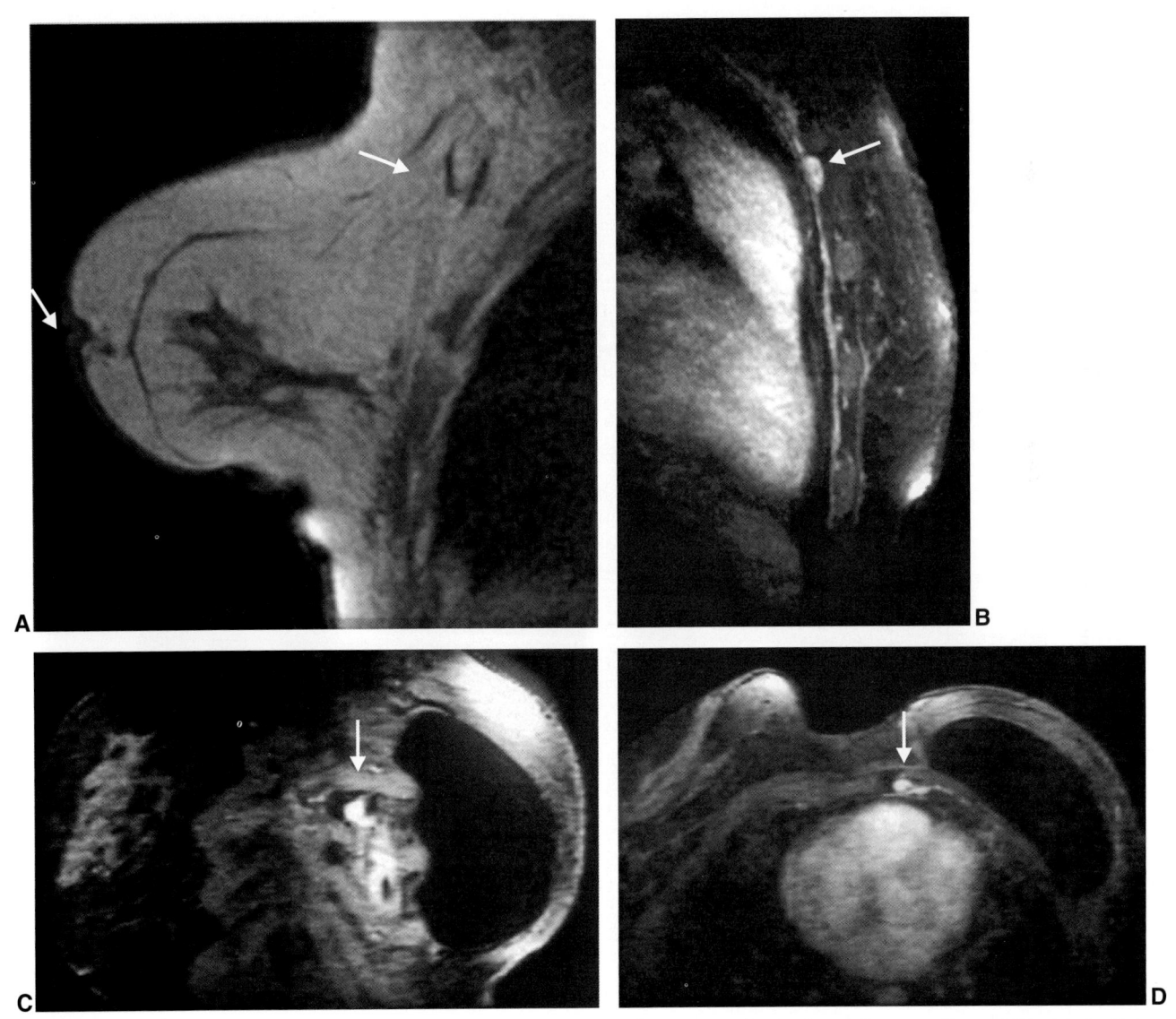

Fig. 9-15. Caso 1. (**A**) Linfonodo axilar com aspecto habitual com hilo gorduroso proeminente (seta). Notar papila retrátil (seta). Sagital T1. Caso 2. (**B-D**) Linfonodo de tamanho habitual na cadeia mamária interna esquerda. (**B**) Sagital T1 com gadolínio e supressão de gordura. (**C**) Coronal T1 com gadolínio e supressão de gordura. (**D**) Axial T1 com gadolínio e supressão de gordura.

pele, mas com ressecção do complexo areolopapilar. Consideramos importante relatar esta distância ao mastologista em tumores mais centrais, ou com extensão até esta área.

> Sinais sugestivos de extensão para pele e complexo areolopapilar:
> - Extensão direta do tumor para essas estruturas.
> - Modificação do sinal da pele e complexo areolopapilar, com impregnação de contraste.
>
> Dica: Relatar no laudo a distância do tumor ao complexo areolopapilar, pois, de acordo com essa distância, pode haver modificação do procedimento cirúrgico.

Avaliação de linfonodos

Apesar de ter uma baixa especificidade, pois linfonodos aumentados podem ter reação inflamatória e linfonodos normais podem ter micrometástase, eles são bem visibilizados nas cadeias mamárias internas, junto à musculatura peitoral menor e em parte do prolongamento axilar (Fig. 9-15).

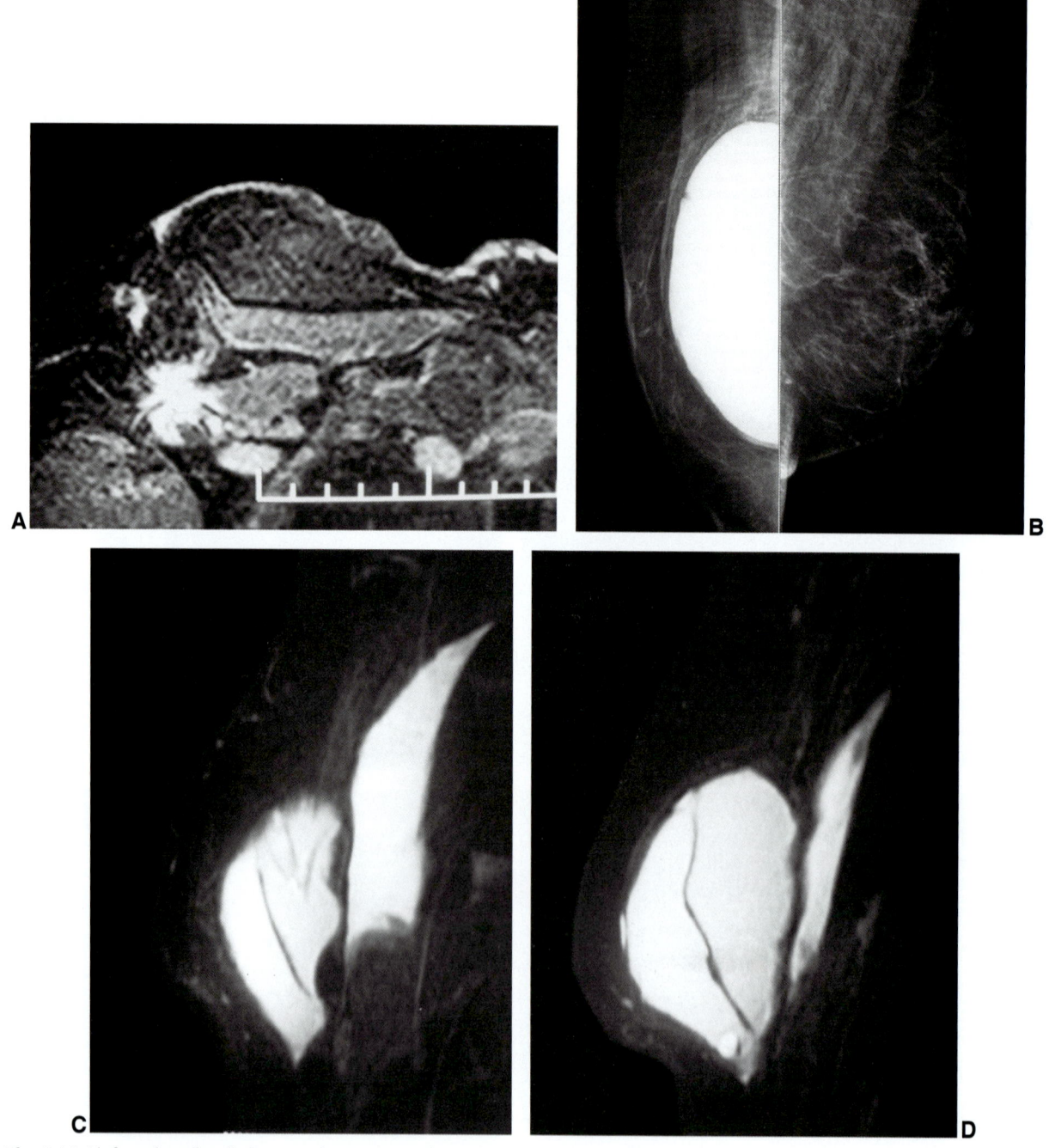

Fig. 9-16. Linfonodo axilar direito suspeito, aumentado, espiculado, sem conteúdo gorduroso, palpável, sem expressão na mamografia. Neomama reconstruída com prótese retromuscular, com ruptura intracapsular. (**A**) Axial T1 com gadolínio e supressão de gordura. (**B**) Mamografia. (**C** e **D**) Sagital T2 com supressão de gordura.

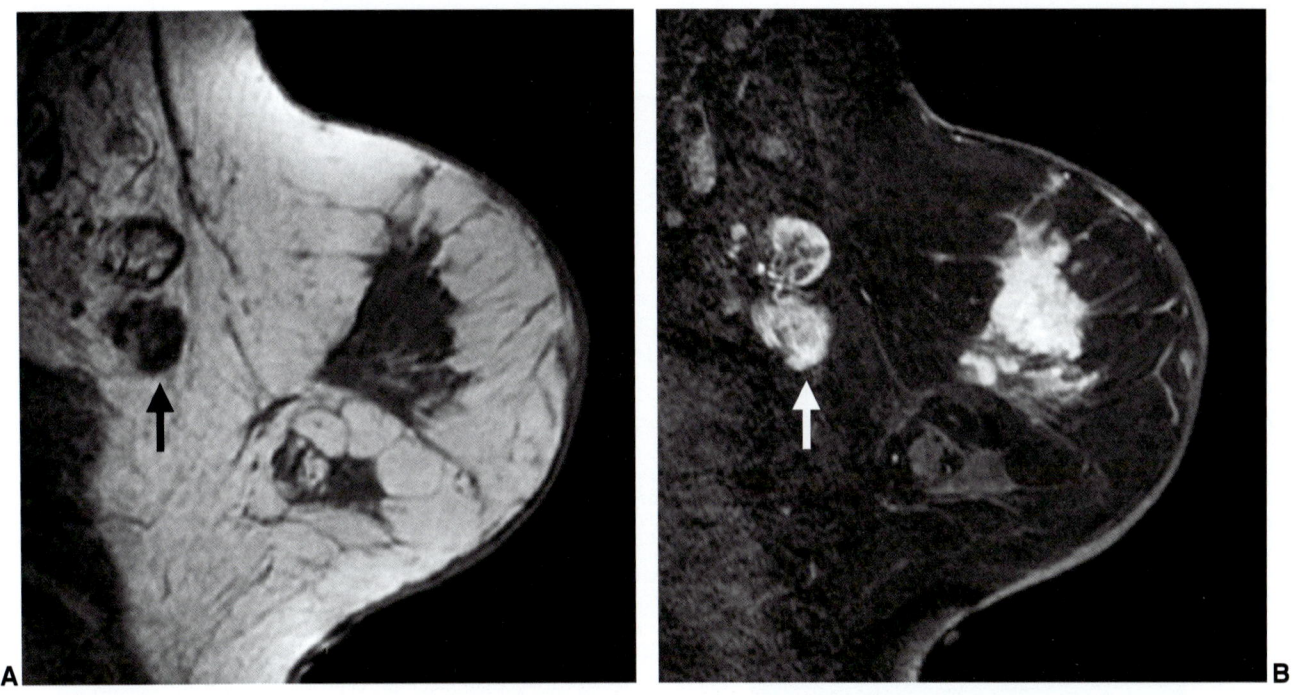

Fig. 9-17. Linfonodo axilar com modificação morfológica e volumétrica (setas). Notar nódulo espiculado hipercaptante em quadrante externo da mama esquerda. (**A**) Sagital T1. (**B**) Sagital T1 com gadolínio e supressão de gordura.

Os linfonodos supraclaviculares são mal identificados quando estudamos apenas as mamas, em virtude da cobertura do sinal da bobina específica mamária.

Os linfonodos suspeitos radiologicamente são aumentados, arredondados, irregulares e sem conteúdo gorduroso (Fig. 9-16).

Os linfonodos axilares já foram descritos no capítulo de anatomia. Eles representam a principal cadeia de drenagem mamária e mantêm íntima relação com o músculo peitoral menor. Os laterais correspondem ao nível I, os posteriores, nível II, e mediais, nível III (Fig. 9-17).

- Aspectos dos linfonodos suspeitos radiologicamente: aumentados, irregulares e sem conteúdo gorduroso.

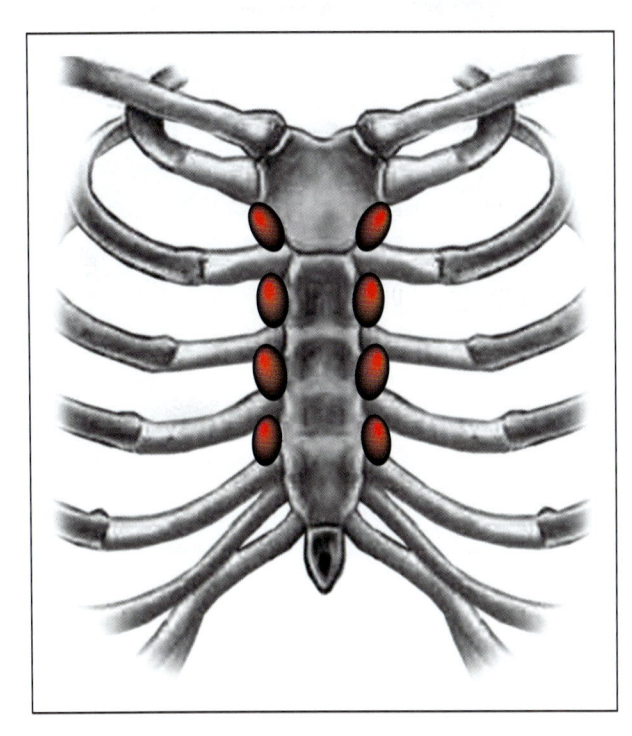

Fig. 9-18. Localização dos linfonodos na cadeia mamária interna.

Capítulo 9 ▪ ESTADIAMENTO **327**

CADEIAS ESPECIAIS

Linfonodos na cadeia mamária interna

Os linfonodos na cadeia mamária interna podem ser identificados na ressonância magnética em decorrência da alta resolução espacial atual.

Algumas pacientes apresentam maior possibilidade de disseminação linfática para a cadeia mamária interna, como os tumores centrais e dos quadrantes internos, sendo mais comum no segundo e terceiro espaços. Cody relatou que metástase para esta cadeia significa influência negativa na sobrevida livre de doença em pacientes com tumores menores que 2 cm e axila negativa (Fig. 9-18).

Dessa forma, não investigar estes linfonodos pode resultar em um tratamento inadequado. A RM tem a capacidade de identificar modificação morfológica e volumétrica destes linfonodos.

Na cadeia mamária interna podem ser identificados linfonodos com aspecto radiológico habitual na ressonância. Mas não há critério volumétrico de suspeição para estes linfonodos. Apesar de haver poucos dados na literatura, são considerados anormais linfonodos com mais de 4–6 mm (Fig. 9-19).

Entretanto, como o aumento volumétrico é inespecífico, o acesso a esta cadeia linfática é mais difícil. Na literatura sugere-se associar o PET-CT para melhor caracterização antes de prosseguir-se à investigação (Fig. 9-20).

- Maior possibilidade de disseminação para cadeia linfonodal mamária interna nos tumores de quadrantes internos e tumores centrais.
- Linfonodos da cadeia mamária interna são considerados anormais quando maiores de 4-6 mm.

Fig. 9-19. Mesmo caso da Figura 9-17. Linfonodo aumentado e heterogêneo na cadeia mamária interna esquerda além dos axilares (setas). (**A**) Sagital T1 com gadolínio e supressão de gordura. (**B**) Axial T1 com gadolínio e supressão de gordura.

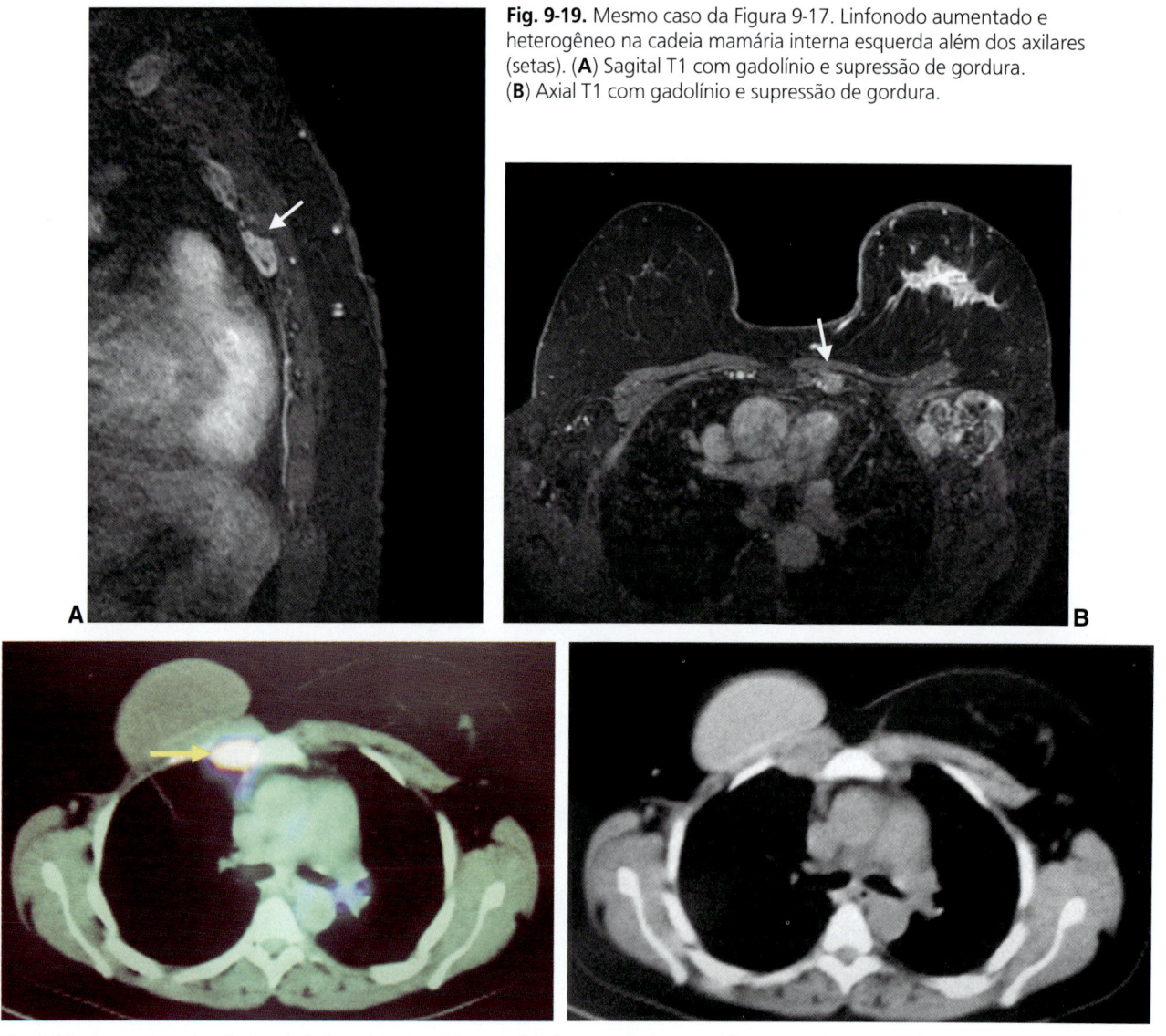

Fig. 9-20. Aumento volumétrico de linfonodo na cadeia mamária interna direita com hipercaptação no estudo de PET-CT. Mama direita reconstruída com prótese anteromuscular. (Agradecimento ao Dr. Antonio Siciliano.)

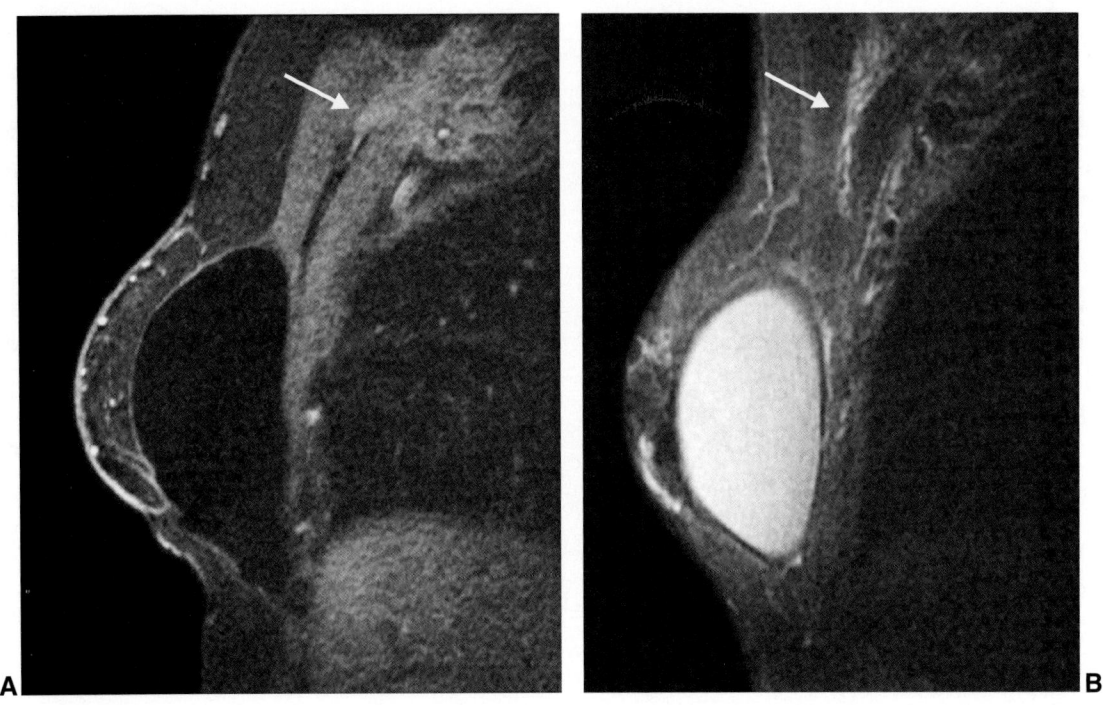

Fig. 9-21. Linfonodos aumentados entre a musculatura peitoral maior e menor, captantes de contraste, circundados por hipersinal em T2 no espaço interpeitoral. (**A**) Sagital T1 com gadolínio com supressão de gordura. (**B**) Sagital T2.

Linfonodos interpeitorais

Os linfonodos de Rotter, entre a musculatura peitoral maior e menor, são tipicamente menores que 5 mm. Quando maiores, devem ser relatados. Eles são facilmente visibilizados na RM (Fig. 9-21).

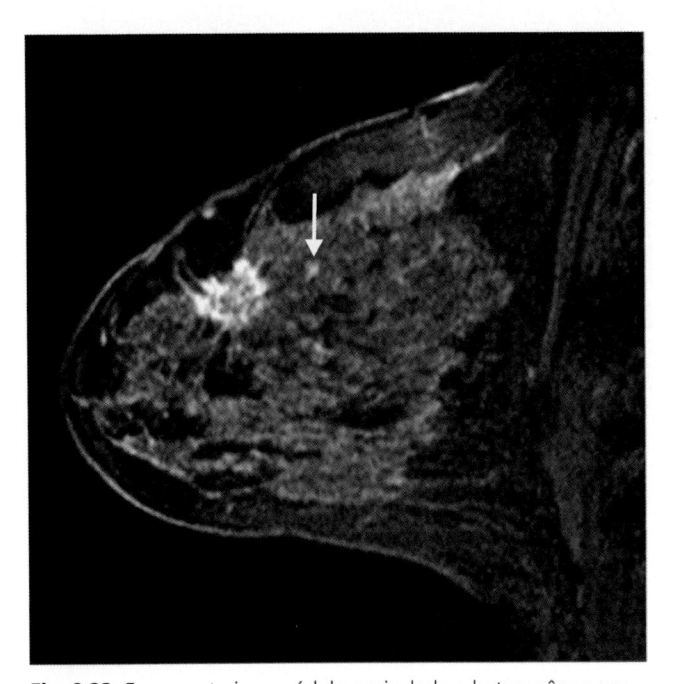

Fig. 9-22. Foco posterior a nódulo espiculado e heterogêneo em quadrante superior externo direito (multifocalidade). Sagital T1 com gadolínio e supressão de gordura.

DIAGNÓSTICO DE CÂNCER OCULTO NA MESMA MAMA

A ressonância magnética tem maior sensibilidade na detecção de multifocalidade e multicentricidade (22 a 34% de novos focos em mama ipsolateral e 5% na contralateral), modificando em 13% a conduta cirúrgica.

Em um estudo multicêntrico, realizado por Houssami e Hayes, observou-se uma variação na literatura da taxa de detecção de lesões ocultas, mas em todos os trabalhos foram identificadas novas lesões, chegando a 40%. A maioria das lesões adicionais foi identificada no mesmo quadrante (multifocalidade) (Fig. 9-22).

É importante lembrar que a definição de multifocalidade, segundo a literatura, é uma lesão adicional no mesmo quadrante ou, então, em uma distância inferior a 3–5 cm da lesão principal e multicentricidade em outro quadrante ou superior a 3–5 cm (Fig. 9-23).

Van Goethem *et al.* avaliaram a correlação entre os achados sugestivos de multifocalidade da RM e a patologia. Os achados suspeitos na RM foram espículas longas, impregnação ductal e nódulos captantes de contraste adjacentes à lesão principal. De 128 lesões, 112 correspondiam a carcinoma invasor e intraductal, representando 87% de resultado positivo (Fig. 9-24).

Com relação a uma população específica, Liberman relatou uma detecção de 7% de focos adicionais multicêntricos em 70 pacientes com doença unilateral, especialmente nas mulheres com história familiar de câncer de mama e no carcinoma lobular infiltrante.

A literatura questiona se a RM deveria ser utilizada no estadiamento somente nestas pacientes que apresentam um maior potencial de lesões adicionais e naquelas com diagnóstico de carcinoma intraductal de alto grau, doença de Paget, mulheres jovens e nas pacientes com implantes, nas quias a avaliação mamográfica é prejudicada.

Outro grupo em que consideramos essencial realizar a RM na avaliação da extensão tumoral são as pacientes que serão submetidas a tratamento conservador sem radioterapia ou, então, nas que utilizarão a radioterapia parcial peroperatória. A RM pré-operatória é fundamental para identificar lesão oculta antes de determinar esta terapêutica.

Em um grupo de 260 pacientes submetidas à radioterapia parcial peroperatória, incluindo 63 casos de carcinoma intraductal e 197 de carcinoma invasor, a RM identificou lesão oculta na mesma mama em 4,2 e 1,5% na contralateral. Houve uma maior incidência de lesão ipsilateral nas pacientes com carcinoma lobular invasor (18%). Nas pacientes com idade acima de 70 anos não foi observado nenhum caso de lesão adicional.

- *RM:* muito útil na identificação de multifocalidade e multicentricidade.
- *Multifocalidade:* lesão adicional no mesmo quadrante ou a uma distância menor que 3-5 cm da lesão principal.
- *Multicentricidade:* lesão adicional em outro quadrante ou a mais de 3-5 cm da lesão principal.

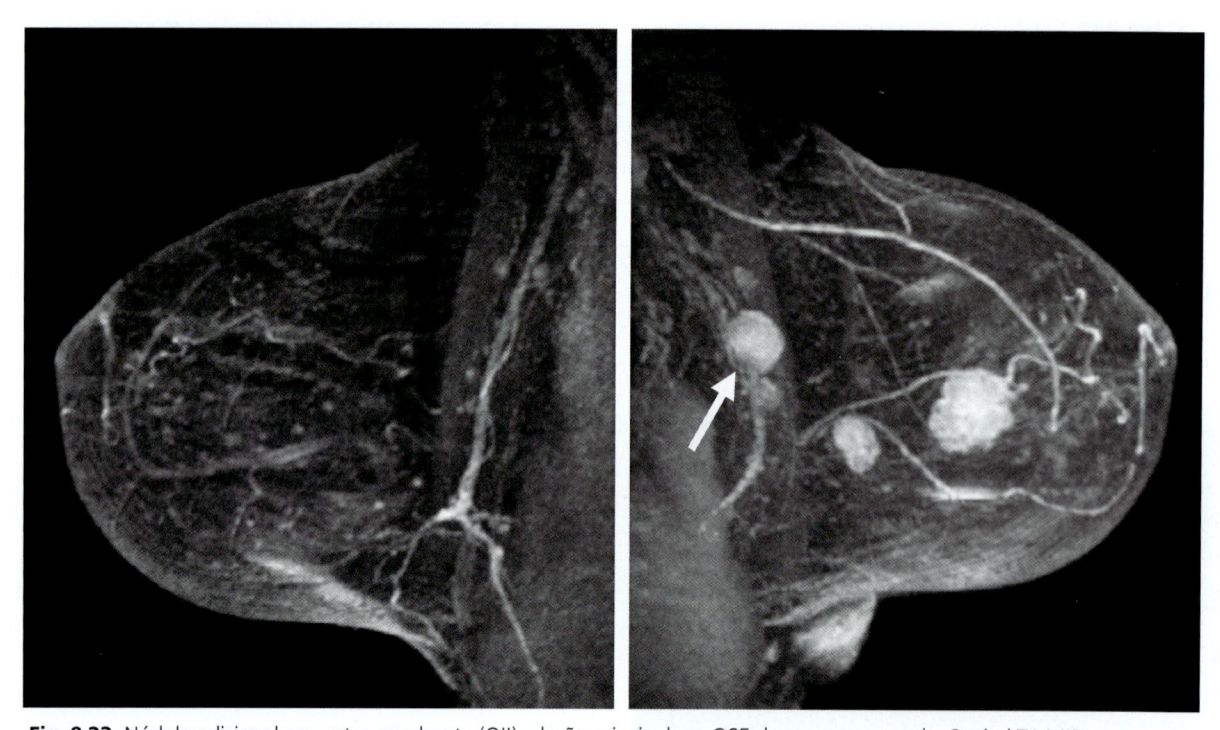

Fig. 9-23. Nódulo adicional em outro quadrante (QII) e lesão principal em QSE da mama esquerda. Sagital T1 MIP com gadolínio. Notar ectasia vascular em torno das lesões e linfonodomegalia axilar ipsilateral (seta).

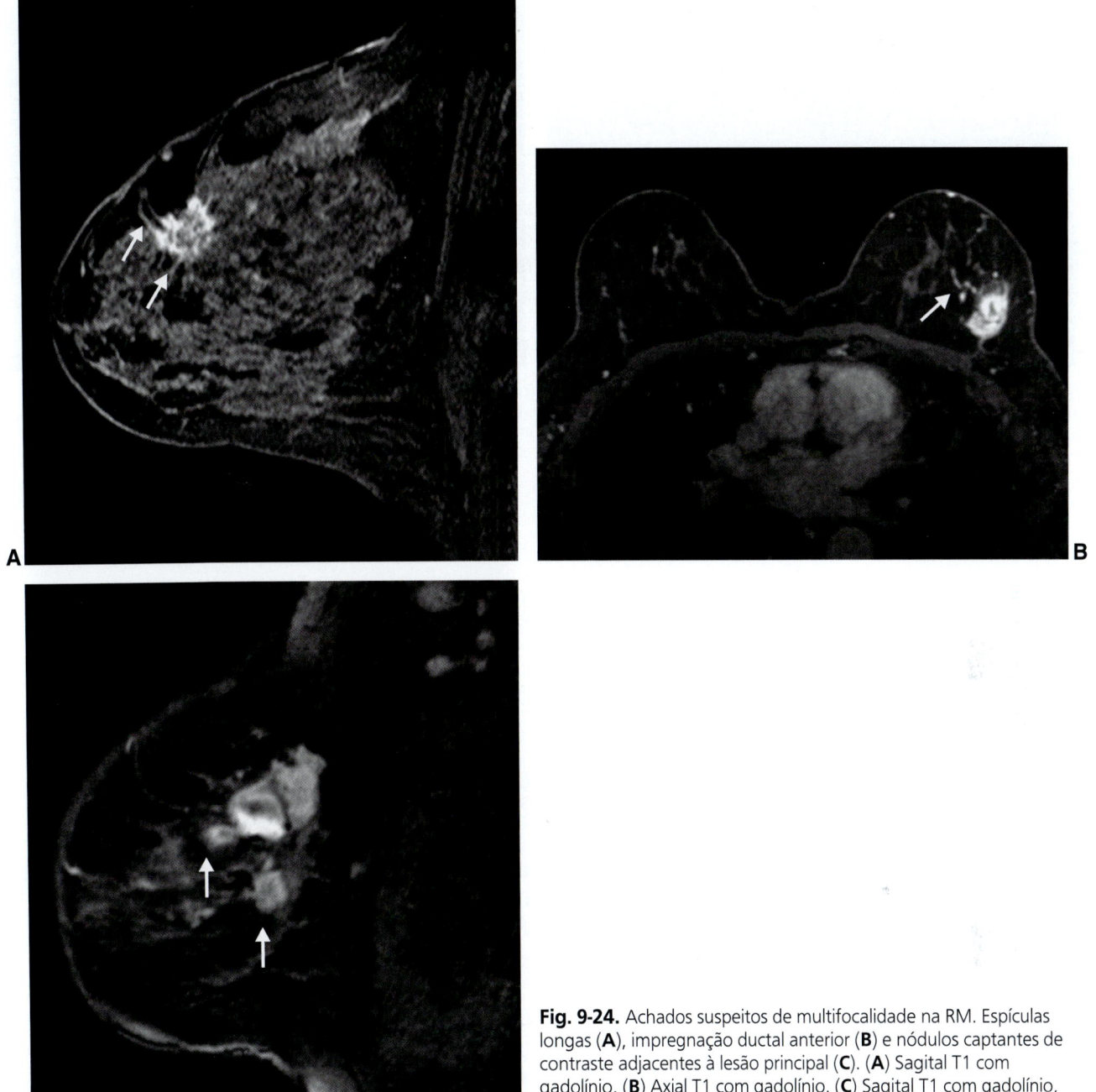

Fig. 9-24. Achados suspeitos de multifocalidade na RM. Espículas longas (**A**), impregnação ductal anterior (**B**) e nódulos captantes de contraste adjacentes à lesão principal (**C**). (**A**) Sagital T1 com gadolínio. (**B**) Axial T1 com gadolínio. (**C**) Sagital T1 com gadolínio, todos e supressão de gordura.

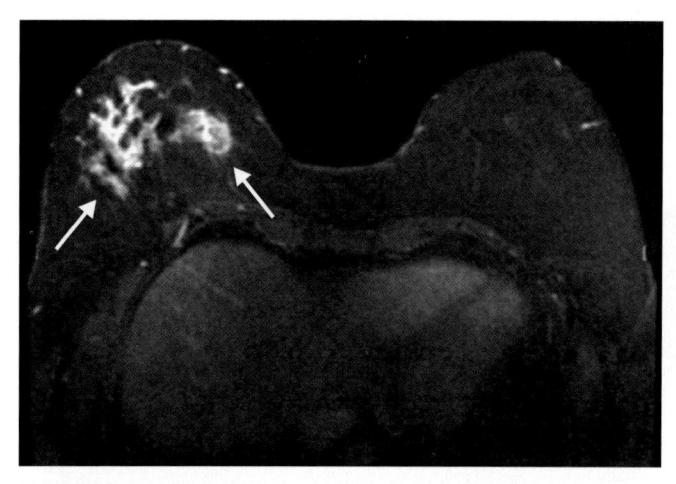

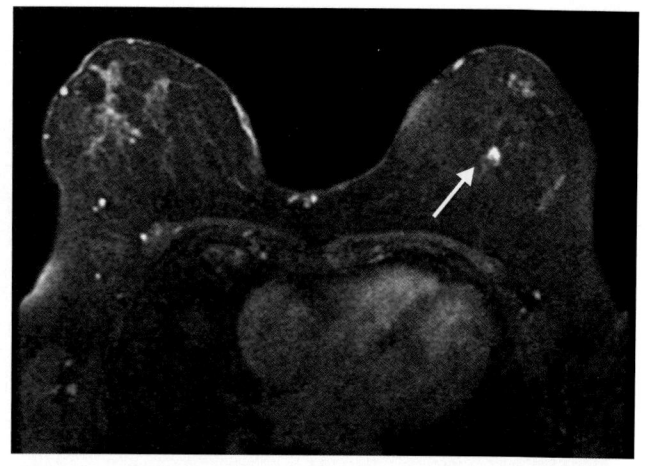

Fig. 9-25. Lesão bilateral. Lesão principal no quadrante inferior interno (nódulo irregular com impregnação em halo). Lesão adicional no quadrante inferior externo (impregnação segmentar) e na porção central da mama esquerda (nódulo irregular). Axial T1 com gadolínio e supressão de gordura.

RASTREAMENTO DE CÂNCER OCULTO NA MAMA CONTRALATERAL

Com relação à doença na mama contralateral a taxa de tumor sincrônico é de 3-10%. Conforme Berg referiu, de 111 pacientes, 10 apresentaram lesão contralateral. Quatro destes casos não foram identificados na mamografia. Uma taxa menor foi identificada na publicação de Liberman (5%).

Mais recentemente, Lehman *et al.* avaliaram em um estudo multicêntrico 969 pacientes e detectaram 33 casos (3,1%) de lesão na mama contralateral. Destes, 30 casos foram identificados apenas na ressonância magnética (91%). Estes tumores eram estágio 0 ou I em 96,7% dos casos e 18 eram carcinoma invasor e 12 carcinoma intraductal, geralmente com pequeno tamanho (1-4 mm). O uso da RM permitiu a detecção precoce do tumor sincrônico (Fig. 9-25).

Este achado é importante porque a mama oposta não será tratada com radioterapia além disso, de acordo com estudo conduzido por Lehman e realizado pelo Colégio Americano de Radiologia (ACRIN), o valor preditivo negativo do método está próximo de 100%. Dessa forma, uma RM negativa pode ser uma alternativa à mastectomia redutora de risco.

As vantagens de identificar lesão oculta na mama contralateral incluem a realização do procedimento no mesmo tempo cirúrgico, reduzindo o risco da cirurgia e anestesia, atraso no diagnóstico e o estresse psicológico.

Outro achado interessante de Lehman *et al.* foi que, em apenas 3 pacientes, o método teve resultado falso-positivo, com uma especificidade de 88%. O alto valor preditivo negativo deste trabalho (99%) fez com que os autores interrogassem a necessidade da mastectomia profilática.

O valor preditivo positivo foi de 21%, ou seja, nas 121 pacientes submetidas à biópsia com categoria BI-RADS® 4 e 5, 21% obtiveram resultado negativo. Sendo assim, o médico solicitante tem que ter em mente que a maioria das lesões suspeitas identificadas na ressonância magnética será benigna, com resultado semelhante ao da mamografia, sendo sempre necessária a biópsia percutânea, caso ela implique em mudança de tratamento (Fig. 9-26).

> RM é útil na detecção de lesão suspeita na mama contralateral. Taxa de tumor sincrônico varia de 3 a 10%.

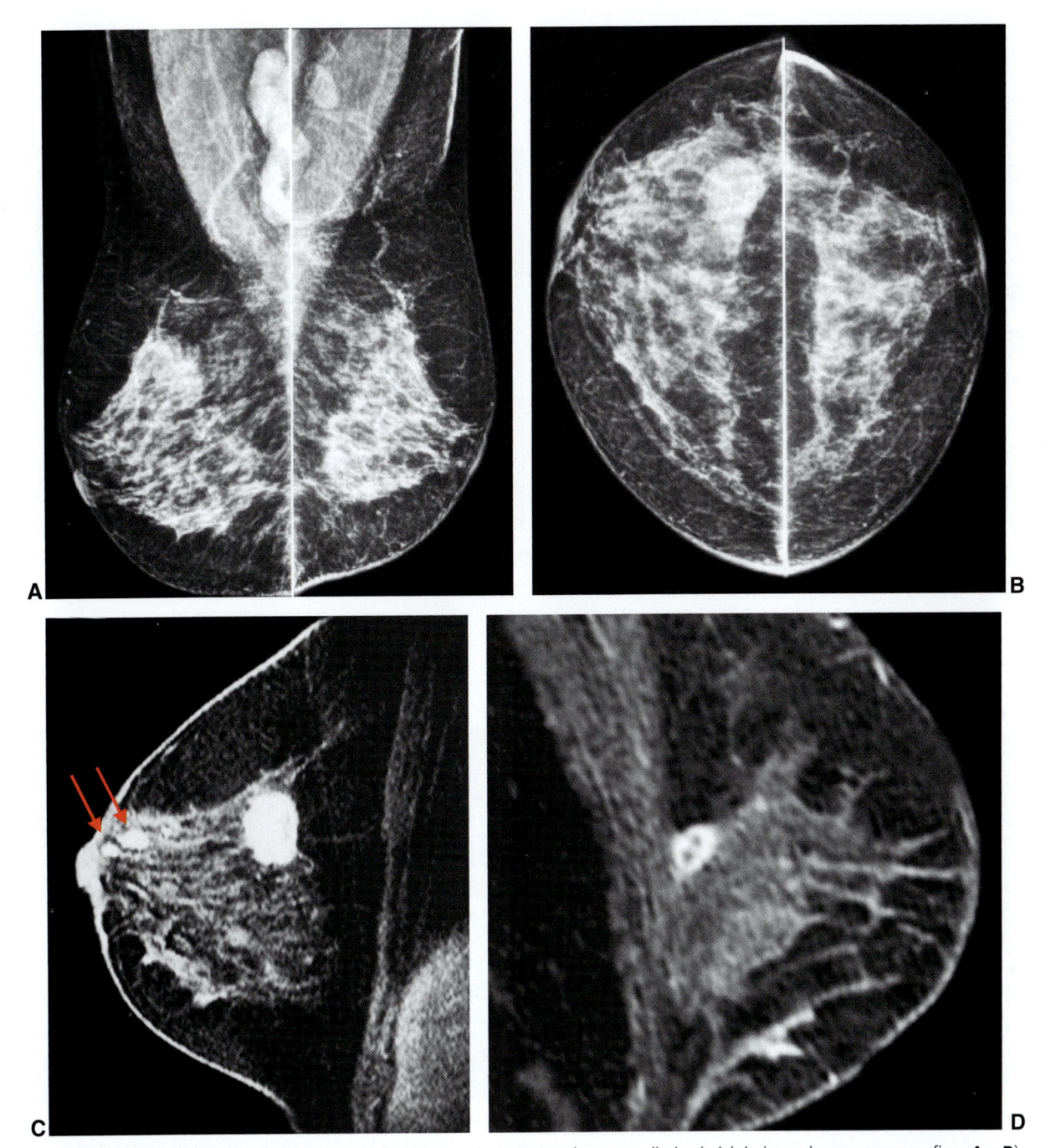

Fig. 9-26. Estadiamento de neoplasia no quadrante superior externo da mama direita (nódulo irregular na mamografia – **A** e **B**). Notar impregnação ductal agrupada retropapilar ipsilateral, sugerindo extensão intraductal e linfonodopatia axilar. Na mama esquerda observou-se nódulo posterior com impregnação periférica e central (falso-positivo – cisto complicado). (**C** e **D**) Sagital T1 com gadolínio e supressão de gordura. (*Continua*)

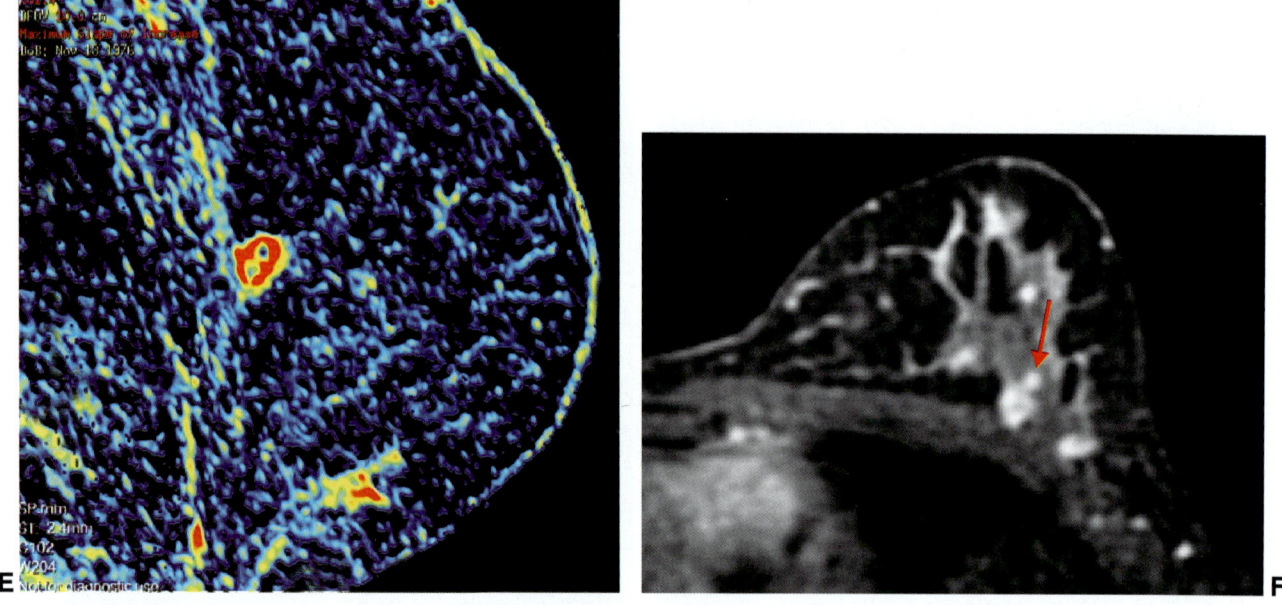

Fig. 9-26 (*Continuação*). (**E**) Mapa colorido. (**F**) Axial T1 com gadolínio e supressão de gordura da mama esquerda.

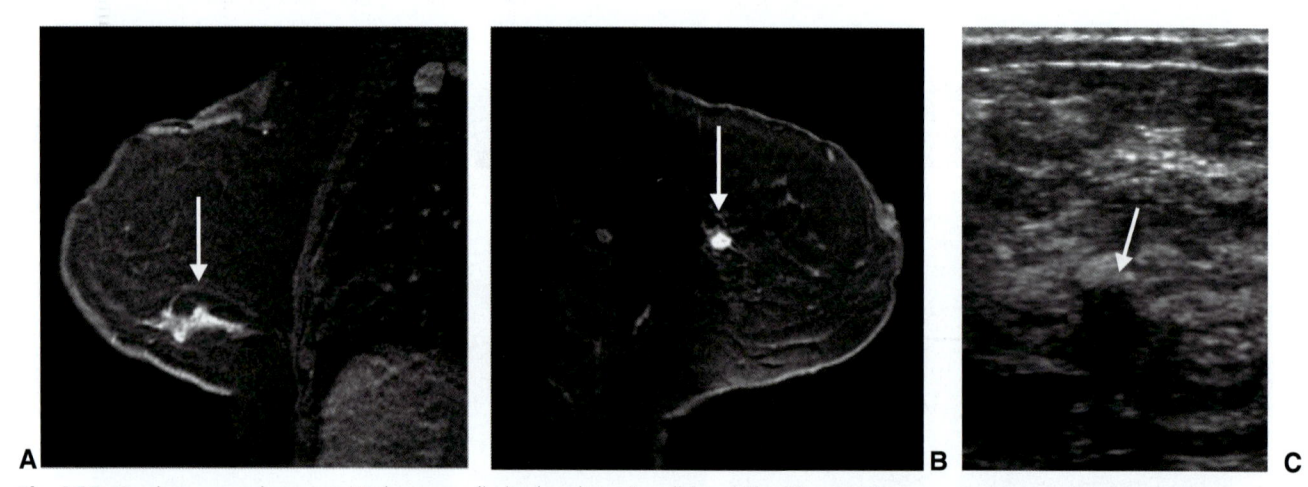

Fig. 9-27. Carcinoma mucinoso no QII da mama direita (seta). Lesão adicional identificada à RM na porção central e posterior da mama esquerda (nódulo irregular com impregnação heterogênea – seta). Ultrassonogafia direcionada positiva (carcinoma ductal invasor). (**A** e **B**) Sagital T1 com gadolínio e supressão de gordura. (**C**) USG. (Agradecimento à Dra. Fabiola Kestelman.)

LOCALIZAÇÃO DA LESÃO OCULTA

Embora o método tenha uma sensibilidade alta, há uma necessidade de comprovação histopatológica para o diagnóstico definitivo. Com a possibilidade de procedimentos invasivos por RM (marcação e biópsia), o método pôde ser utilizado com mais ênfase na prática clínica na avaliação da extensão do câncer de mama.

Na detecção de lesão adicional o próximo procedimento é a ultrassonografia direcionada que, segundo um dos primeiros trabalhos publicados, identifica 23% das lesões. Além disso, a frequência de câncer é maior nos casos positivos neste método (43% *versus* 14%) (Fig. 9-27).

Atualmente a taxa de sucesso da ultrassonografia direcionada é bem maior, especialmente se realizada por mãos experientes. Na nossa experiência a taxa de sucesso foi de 50%, especialmente nos nódulos e nos casos verdadeiramente positivos.

Em caso de exame negativo o procedimento deve ser guiado pela ressonância magnética (Fig. 9-28).

A localização pré-cirúrgica com RM tem seus desafios, como a posição em decúbito ventral, entrada e saída da paciente do magneto durante o exame e menor visibilização da lesão com o tempo, devendo ser um procedimento rápido. Apesar disso, a experiência da literatura mostra ótimo resultado, com sucesso técnico variando entre 98 e 100% (Fig. 9-29).

Para maiores detalhes sobre o procedimento em ressonância magnética e ultrassonografia direcionada, consultar os Capítulos 15 e 16.

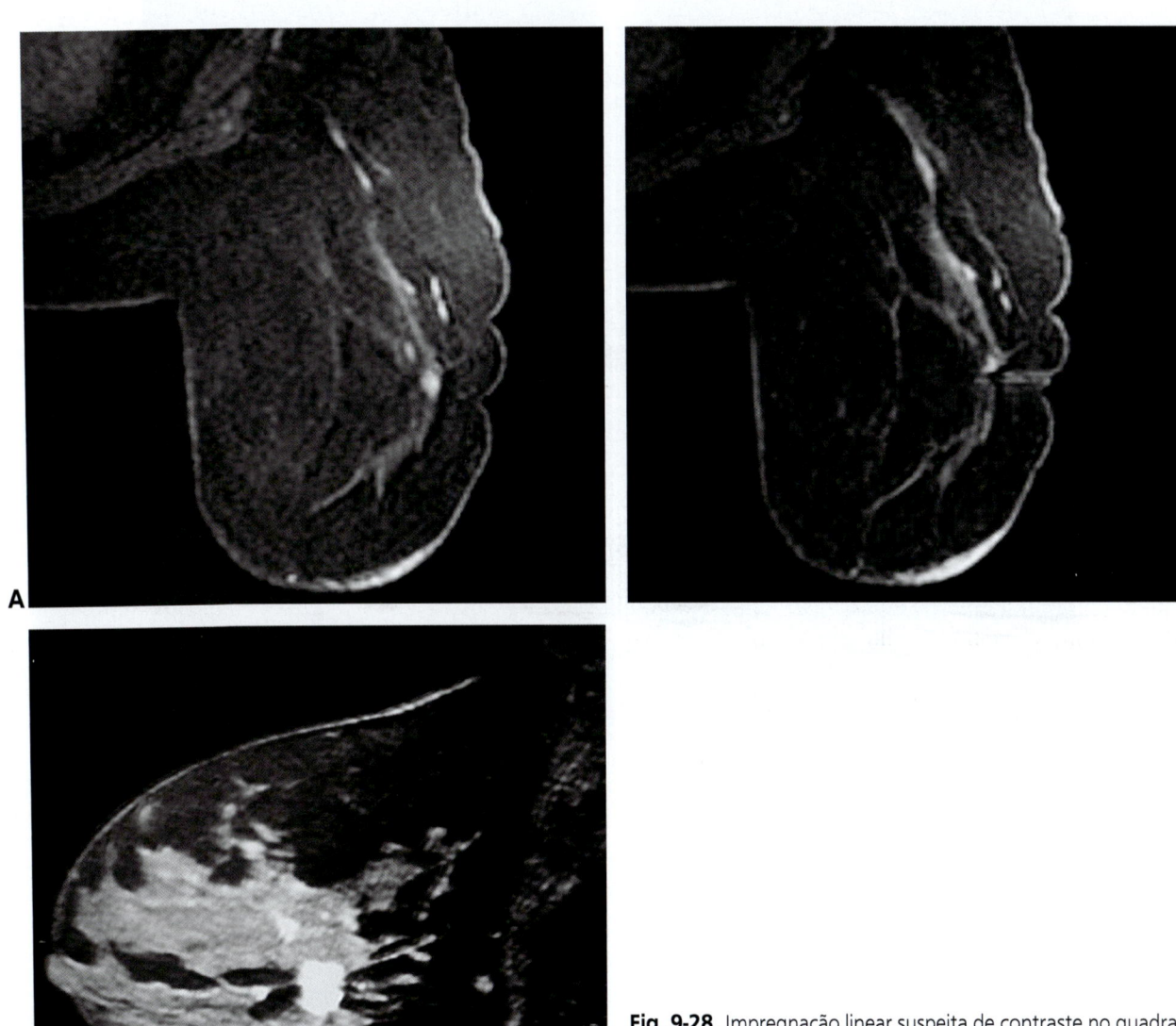

Fig. 9-28. Impregnação linear suspeita de contraste no quadrante inferior externo da mama esquerda. Lesão principal com focos adicionais na mama direita. (**A** e **B**) Axial T1 com gadolínio e supressão de gordura na mama esquerda. Antes e durante a marcação pré-cirúrgica. (**C**) Sagital T1 com gadolínio e supressão de gordura da mama direita.

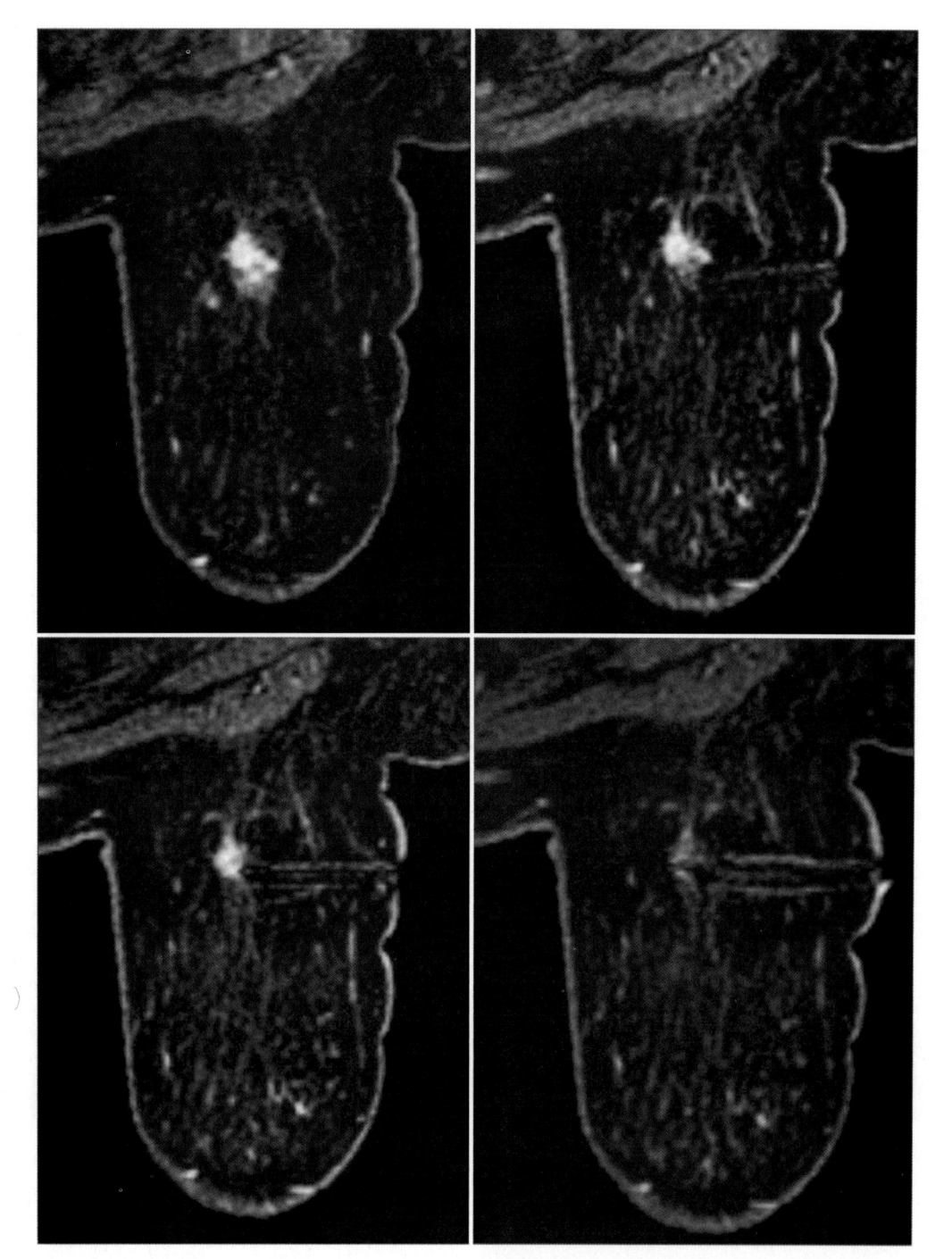

Fig. 9-29. Localização pré-cirúrgica com RM. Observar menor visualização da lesão com o tempo. Axial T1 com gadolínio e supressão de gordura.

CONDUTA NA LESÃO OCULTA

Embora a RM tenha todas estas vantagens, há sempre um questionamento se o uso do método ocasionaria um tratamento desnecessário. Segundo Kulh, não há nenhum problema em obter-se uma imagem mais precisa da extensão tumoral, como é realizado nas demais neoplasias.

Entretanto, é necessário traçar uma conduta das lesões adicionais apenas identificadas na RM. Como referido anteriormente, estas lesões apresentam um comportamento diferente, sendo geralmente tumores pequenos (1-4 mm) e em estágio inicial (0 ou I).

A mudança de conduta, com base nos mesmos critérios utilizados quando na identificação de foco multicêntrico na mamografia ou ultrassonografia, talvez não seja o ideal para as pequenas lesões apenas identificadas na RM, já que elas apresentam características e significado diferentes.

Uma possibilidade sugerida na literatura para lesões ocultas é a cirurgia conservadora para a lesão principal, a ressecção adicional das lesões ocultas na mama contralateral, guiada pela ressonância magnética ou ultrassonografia direcionada. Para os focos ocultos identificados na mesma mama, tratamento com radioterapia adjuvante e acompanhamento. São essenciais novos trabalhos, a fim de definir uma conduta ideal.

Outra discussão frequente na literatura é sobre o índice de conversão de cirurgia conservadora para mastectomia com a introdução da ressonância magnética no estadiamento da neoplasia mamária. Embora alguns autores relatem um aumento da conversão, artigos mais recentes não observaram este aumento. Na nossa opinião, esta mudança deve-se à melhora da interpretação dos exames em razão de maior experiência dos radiologistas, com melhora do valor preditivo positivo e da especificidade do método.

Lim *et al.* não observaram aumento significativo no índice de mastectomia em 84 pacientes e sugerem que a utilização do método permite um melhor planejamento terapêutico, reduzindo a possibilidade de lesão residual, pois identifica-se lesão oculta.

Acompanhamento Terapêutico

Alice Brandão

ACOMPANHAMENTO DE RESPOSTA À QUIMIOTERAPIA NEOADJUVANTE

A RM é capaz de quantificar parâmetros de tecido funcional, perfusão tumoral, além de avaliar o tamanho tumoral. Redução do grau de captação e, principalmente, a alteração na forma de captação (curvas *washout* e platô são convertidos em tipo ascendente), são os marcadores mais importantes de resposta precoce à quimioterapia (Fig. 10-1).

Objetivo da quimioterapia neoadjuvante

O uso da quimioterapia neoadjuvante ou pré-operatória foi inicialmente limitado às mulheres com doença local avançada inoperável, permitindo uma melhora da terapêutica local. Um estudo clínico, publicado em 1998 (*National Surgical Adjuvant Breast and Bowel Project* [NSABP] *B-18*), demonstrou que o uso da doxorrubicina 60 mg/m^2 e ciclofosfamida 600 mg/m^2 tem o mesmo benefício que a quimioterapia adjuvante, com resultados consistentes a longo prazo.

Outra grande vantagem é a possibilidade de avaliar a resposta clínica e patológica do tumor à quimioterapia no pré-operatório, ou seja, a possibilidade da avaliação *in vivo* da resposta ao tratamento sistêmico quimioterápico. Sabe-se que a resposta terapêutica positiva está diretamente relacionada com uma melhor sobrevida, inclusive com maior tempo livre de doença.

Vários estudos evidenciaram que 28 a 89% das pacientes tiveram a possibilidade de ser submetidas à cirurgia conservadora após este tratamento neoadjuvante. Em outro trabalho, um número menor que 5% das pacientes progrediu durante o tratamento, e outras não demonstraram nenhuma resposta.

Por outro lado há uma necessidade de melhorar a qualidade de vida das pacientes com neoplasia mamária, assim, uma paciente com tumor grande para a sua mama também pode beneficiar-se deste tratamento, reduzindo o volume tumoral. Dessa forma, uma maior porcentagem de pacientes pode ser submetida à cirurgia conservadora. Entretanto, o seu uso não alterou a

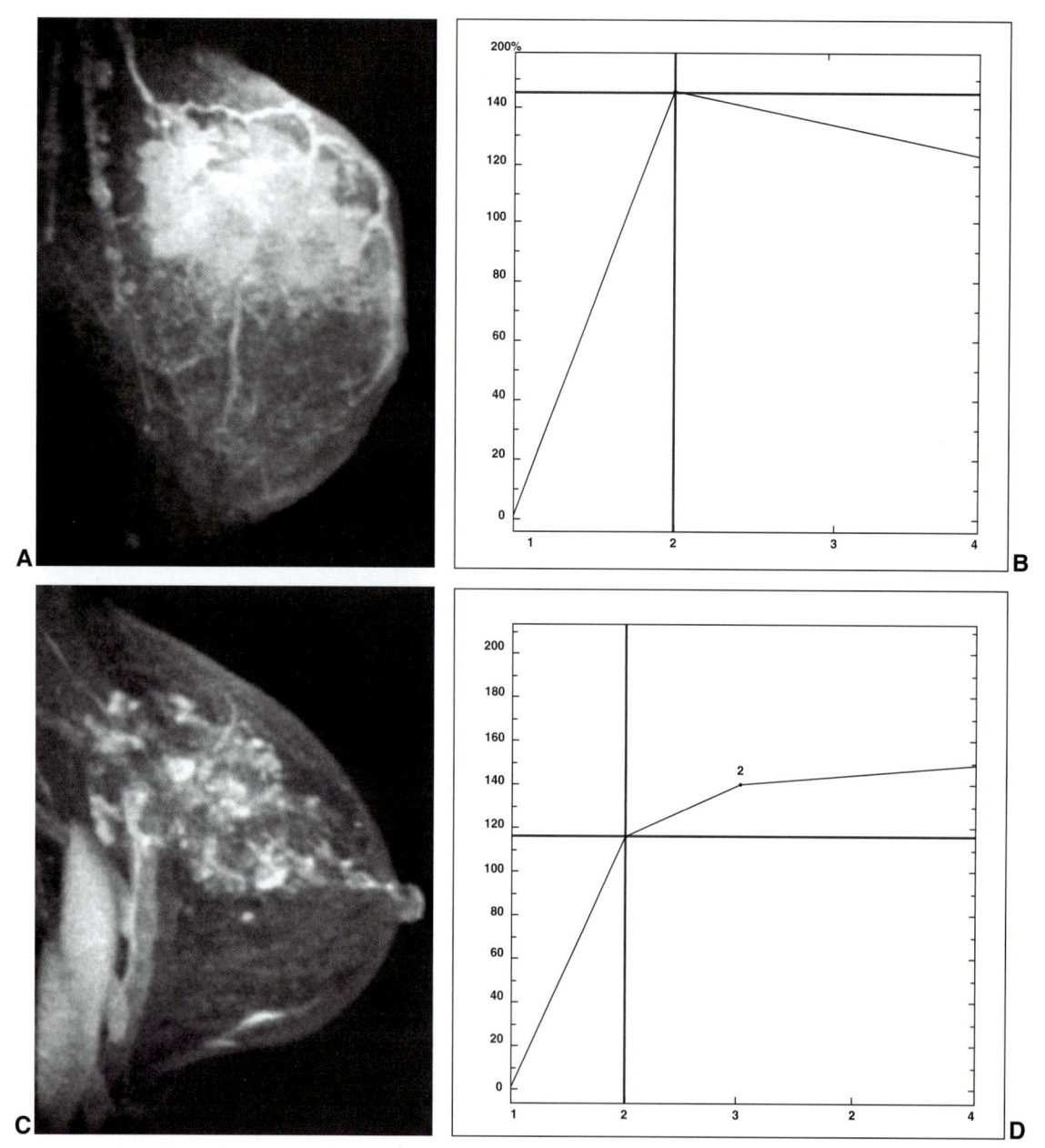

Fig. 10-1. Marcadores mais importantes de resposta precoce à quimioterapia. Redução da impregnação regional da mama esquerda, volumétrica, do grau de captação e da forma de captação (*washout* convertido em tipo ascendente). (**A** e **C**) MIP sagital T1 com gadolínio. (**B** e **D**) Curva de impregnação.

sobrevida das pacientes ou a progressão da doença, conforme relatado em outros estudos.

Além da redução do volume tumoral, permitindo a cirurgia conservadora, ela permite o uso precoce da quimioterapia, ao contrário do tratamento adjuvante, que pode ser retardado após a cirurgia em decorrência dela e de suas complicações, como uma cicatrização retardada. Dessa forma, é realizado um tratamento precoce das micrometástases.

A possibilidade de avaliar *in vivo* a resposta à quimioterapia permite ao oncologista identificar se a droga será eficaz no pós-operatório. Se ocorrer aumento volumétrico, outro agente quimioterápico pode ser utilizado.

As pacientes ideais para esta terapêutica são aquelas em que a cirurgia conservadora não é possível, com cirurgia conservadora com resultado estético ruim e com expressão de marcadores biológicos de melhor resposta a quimioterapia monoadjuvante (QTN), como com receptor hormonal negativo, alto grau, histologia não lobular e com aumento do Ki67 (Fig. 10-2).

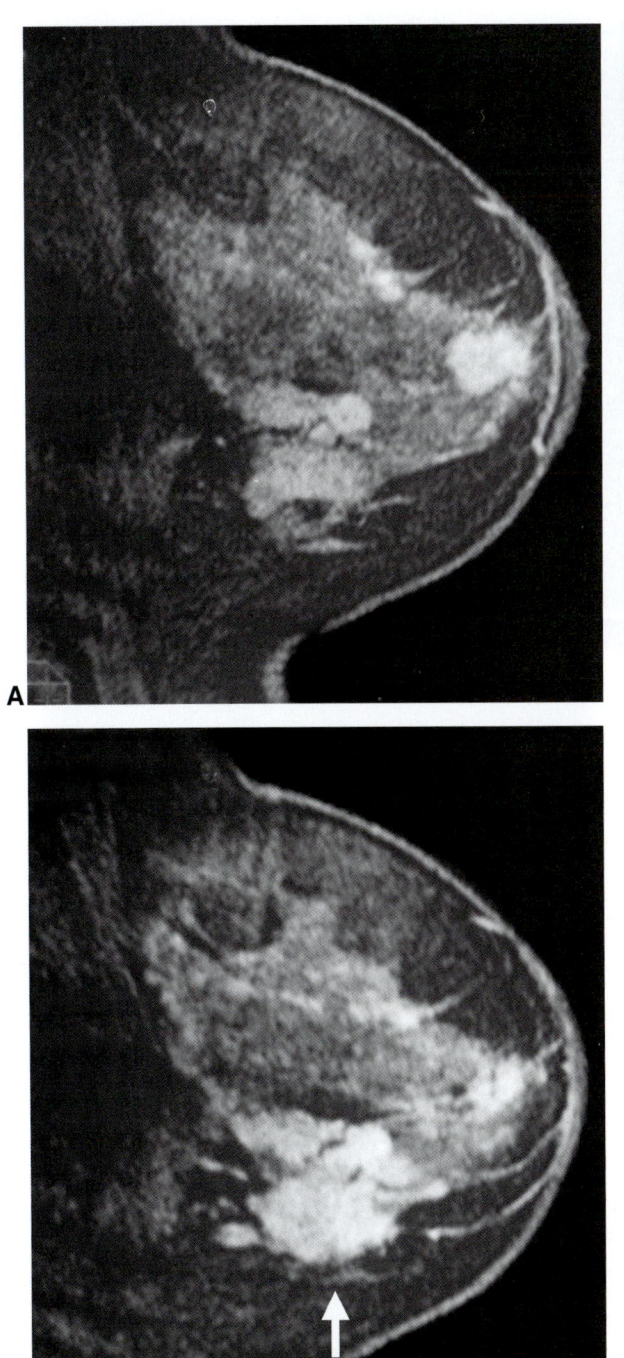

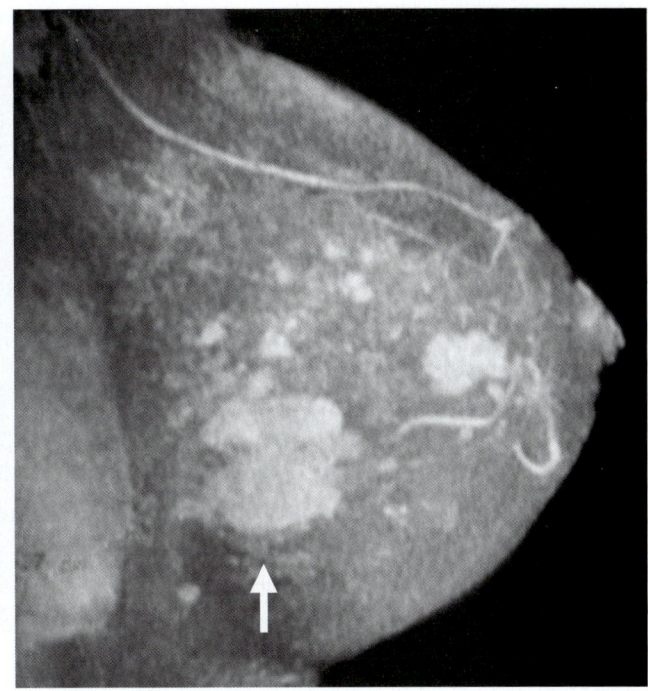

Fig. 10-2. Múltiplos nódulos e focos ocupando praticamente toda a mama esquerda, o principal está no QIE. (**A** e **C**) Sagital T1 com gadolínio e supressão de gordura. (**B**) MIP sagital.

Objetivo do uso da imagem no planejamento da neoadjuvância

O objetivo da imagem é realizar uma avaliação precoce da resposta terapêutica, detectando o tumor resistente, evitando a toxicidade desnecessária. O tempo de análise ideal depende do tratamento, podendo ser realizada de 6 a 9 semanas, e alguns autores sugerem logo após o primeiro ciclo.

O estudo da imagem deve ser iniciado antes do tratamento, com identificação da extensão da doença, durante o tratamento, com avaliação da resposta tumoral e após tratamento, com identificação da lesão residual, guiando o tratamento cirúrgico (Fig. 10-3).

> RM na quimioterapia neoadjuvante. Critérios de resposta:
> - Redução do grau de impregnação e alteração na forma de captação (curvas *washout* e platô são convertidas em curva ascendente) indicam resposta na fase precoce antes da redução do volume.
> - Redução do volume tumoral.
> - Aumento do valor do ADC (mapa de difusão aparente).

Capítulo 10 ■ ACOMPANHAMENTO TERAPÊUTICO

Fig. 10-3. (A-C) RM antes do tratamento, com identificação da extensão da doença, durante o tratamento, com resposta tumoral parcial e após tratamento, com identificação da lesão residual. Sagital T1, MIP com gadolínio.

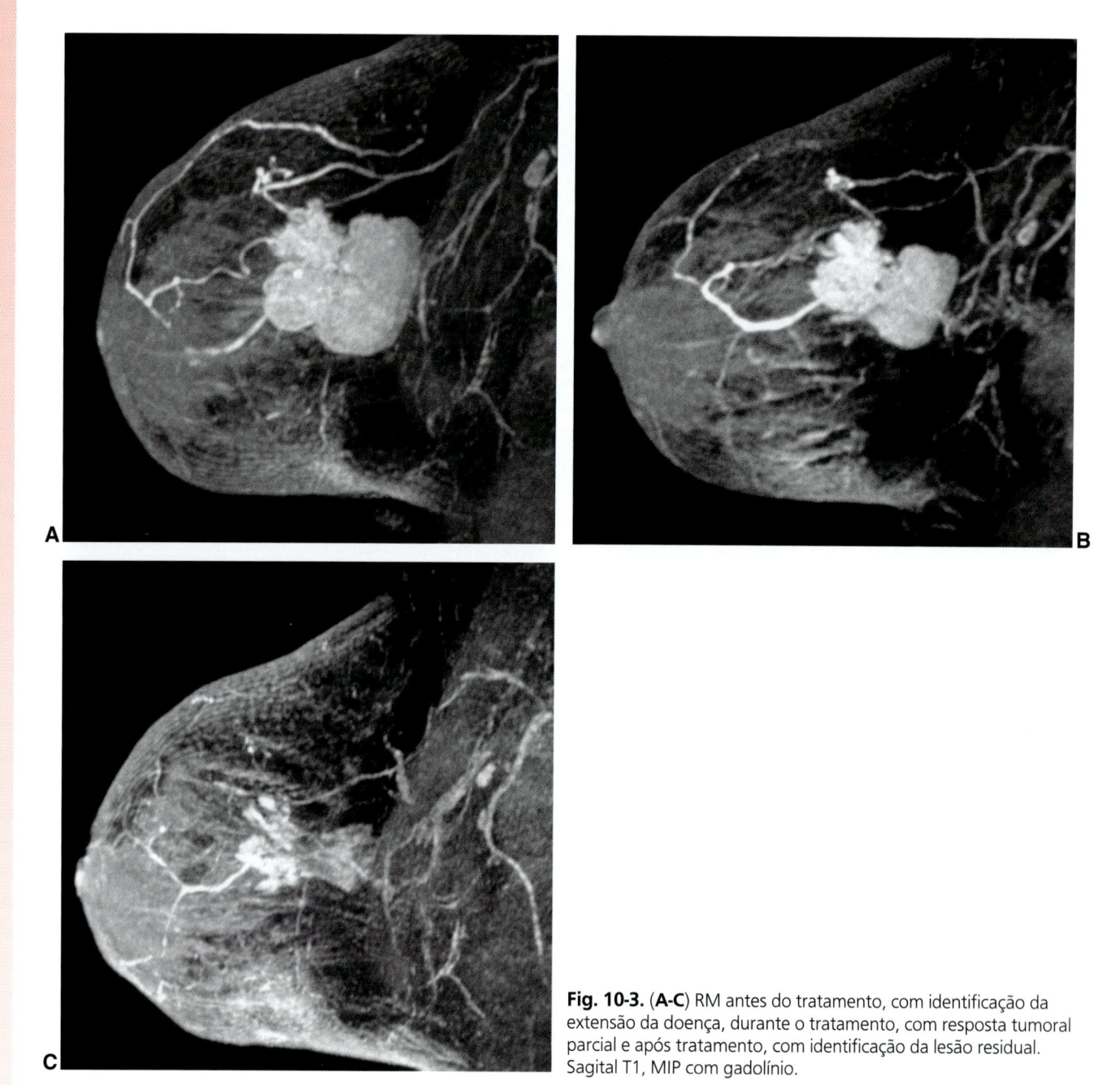

RM antes e durante o tratamento

Os fatores mais importantes na avaliação tumoral durante o tratamento são o volume, a morfologia tumoral e a heterogeneidade vascular.

Segundo Hilton *et al.*, um volume tumoral < 33 cm^3 apresentou um maior tempo livre de doença após a quimioterapia neoadjuvante, sugerindo tratar-se de um bom critério pré-terapêutico de resposta ao tratamento (Fig. 10-4).

O padrão de resposta na ressonância pode ser dividido em:

- Resposta completa.
- Resposta parcial.
- Sem resposta.
- Doença progressiva (Fig. 10-5).

Segundo o RECIST a resposta completa representa ausência de lesão residual macroscópica, a resposta parcial, redução de 30% do diâmetro principal da lesão, sem resposta a lesão sem modificação e doença progressiva, aumento de 20% do diâmetro da lesão principal ou aparecimento de novas lesões. A comparação é realizada com o primeiro exame, pré-tratamento.

De acordo com os critérios de resposta a QNT da OMS, a resposta completa representa ausência de lesão residual macroscópica, a resposta parcial, redução de 50% do diâmetro principal da lesão, sem aumento de 25% de outra lesão, sem resposta a lesão sem modificação e doença progressiva, aumento de 25% do diâmetro de qualquer lesão ou aparecimento de novas lesões.

O ACRIN 6657 procurou identificar o melhor critério de medida do tumor e comparou a medida do diâmetro máximo da lesão (adquirida do MIP) e a do volume tumoral. Observou-se que para o acompanhamento dos nódulos a melhor correlação com doença residual na patologia era a do volume tumoral e para as demais alterações o ideal era a medida do diâmetro máximo.

Com relação à morfologia tumoral existem na literatura padrões de imagem de resposta à quimioterapia neoadjuvante. As lesões que se apresentaram como nódulo mostraram melhor resposta terapêutica (77%) quando comparadas ao padrão de impregnação anômala (Fig. 10-6).

Os padrões de imagem foram divididos em:

1. **Nódulo:** 77%.
2. **Infiltração nodular:** 37,5%.
3. **Infiltração difusa:** 37%.
4. **Impregnação heterogênea:** 20%.
5. **Impregnação septal:** 25%.

Já foi descrito que a neoplasia mamária apresenta heterogeneidade tumoral demonstrada na RM pela presença no mapa de *washout* de padrão não homogêneo. Semple *et al.* avaliaram as características vasculares na RM pré-quimioterapia de lesões grandes ou localmente avançadas que poderiam ter relação com a resposta metabólica no PET após o 1º ciclo. Foram estudadas 17 pacientes com diagnóstico de carcinoma ductal invasor submetidas ao PET e à RM antes e após o 1º ciclo (20 d). Os autores concluíram que a RM prevê a resposta metabólica tumoral. Quanto maior a relação *washin*, a heterogeneidade arquitetural e a vascularização periférica (padrão em halo), melhor a resposta. Eles ainda sugerem que este aspecto poderia estar relacionado com o peso molecular semelhante do gadolínio com o do quimioterápico (Fig. 10-7).

> Lesões que costumam responder bem a QT neoadjuvante:
> - Lesões com alta relação *washin* (intensa impregnação na fase precoce).
> - Lesões heterogêneas.
> - Impregnação com padrão em halo.

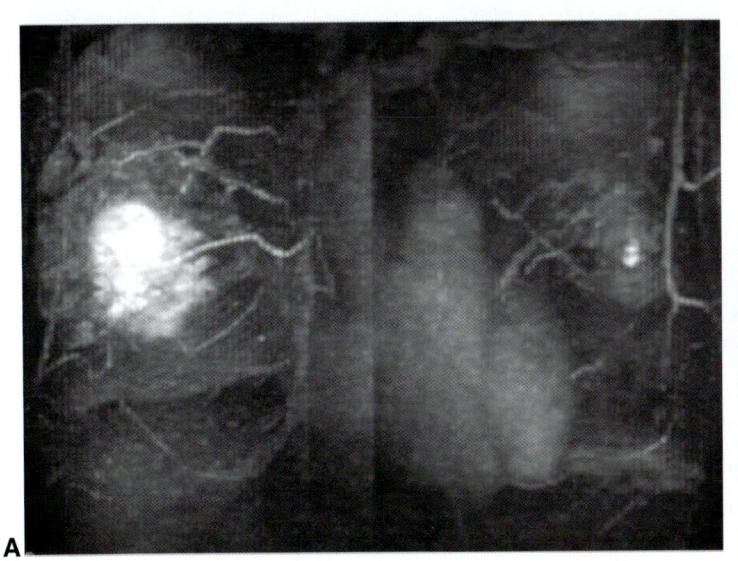

Fig. 10-4. (**A** e **B**) Análise do volume tumoral. A lesão na porção central da mama direita tem volume inferior a 33 cm³ (20,3 cm³).

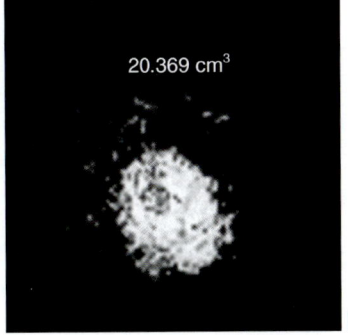

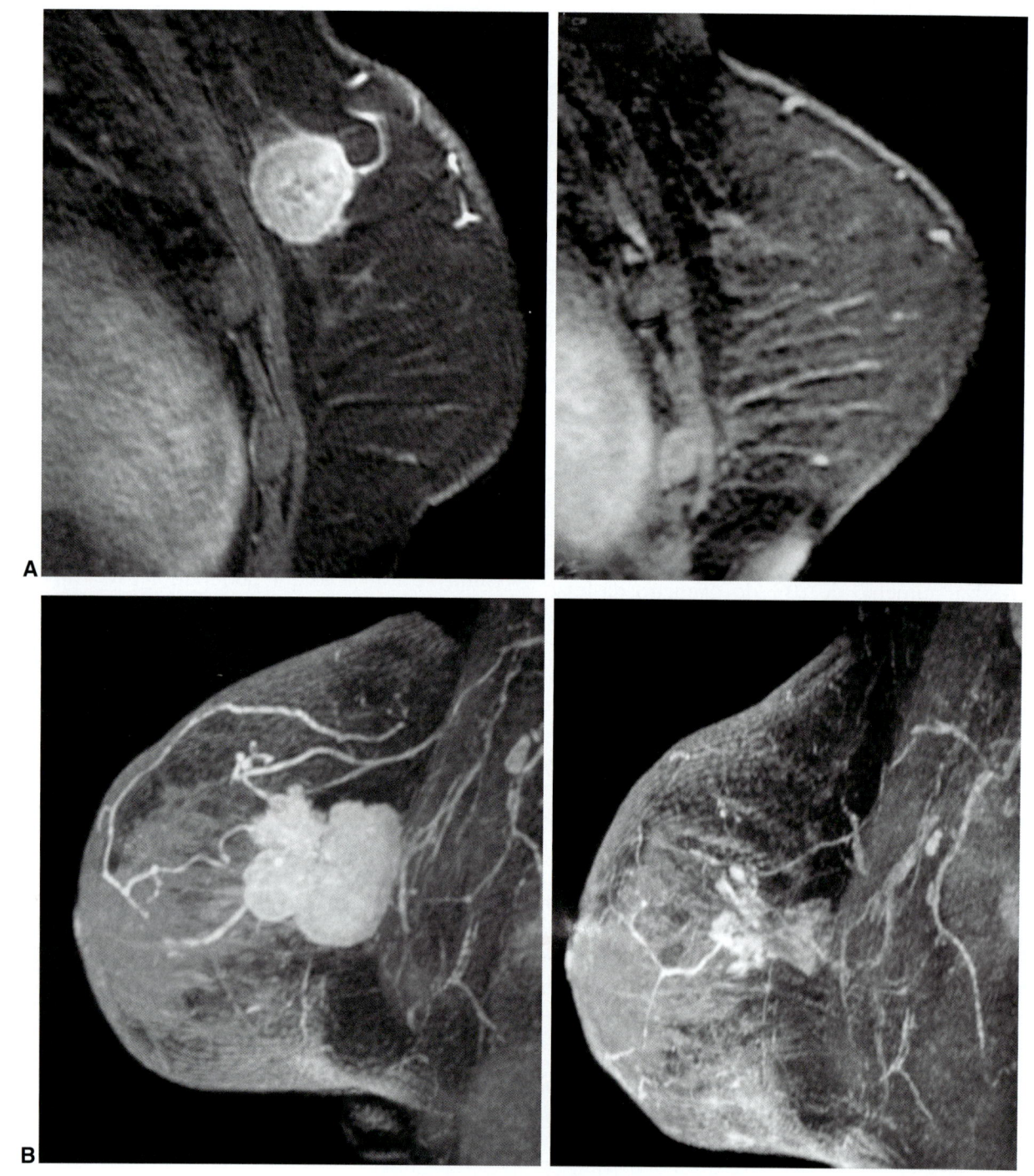

Fig. 10-5. Padrão de resposta na RM. (**A**) Resposta completa. (**B**) Resposta parcial.

O resultado falso-positivo da RM pode ocorrer pela neovascularização residual, alteração inflamatória e nos casos de uso dos taxanos, como agente quimioterápico, que induzem aumento da permeabilidade vascular.

O resultado falso-negativo representa ausência de doença macroscópica residual ou doença residual microscópica < 1 cm³ e não modifica a estratégia cirúrgica, mas indica maior tempo livre de doença e melhor sobrevida.

> Causas de falso-positivos após QT neoadjuvante:
> - Alteração inflamatória.
> - Neovascularização residual.
> - Aumento da permeabilidade vascular por alguns agentes quimioterápicos.
> - Falso-negativos não têm impacto na estratégia cirúrgica.

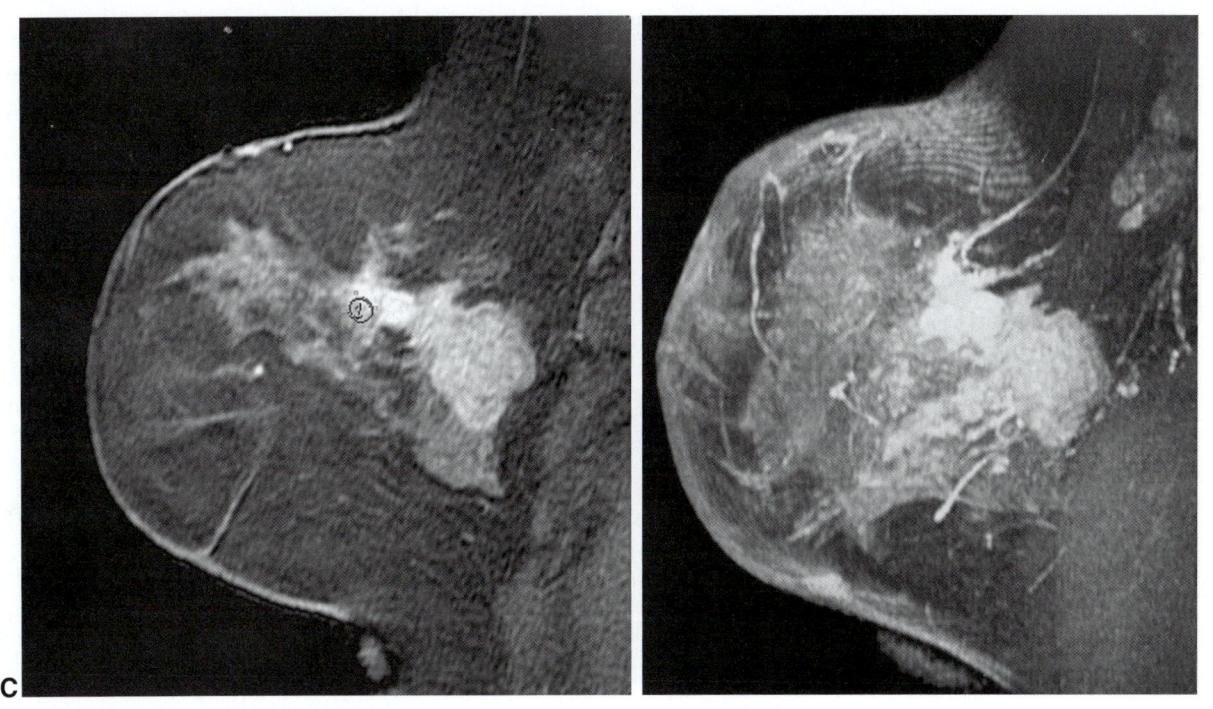

Fig. 10-5 (*Continuação*). (**C**) Doença progressiva.

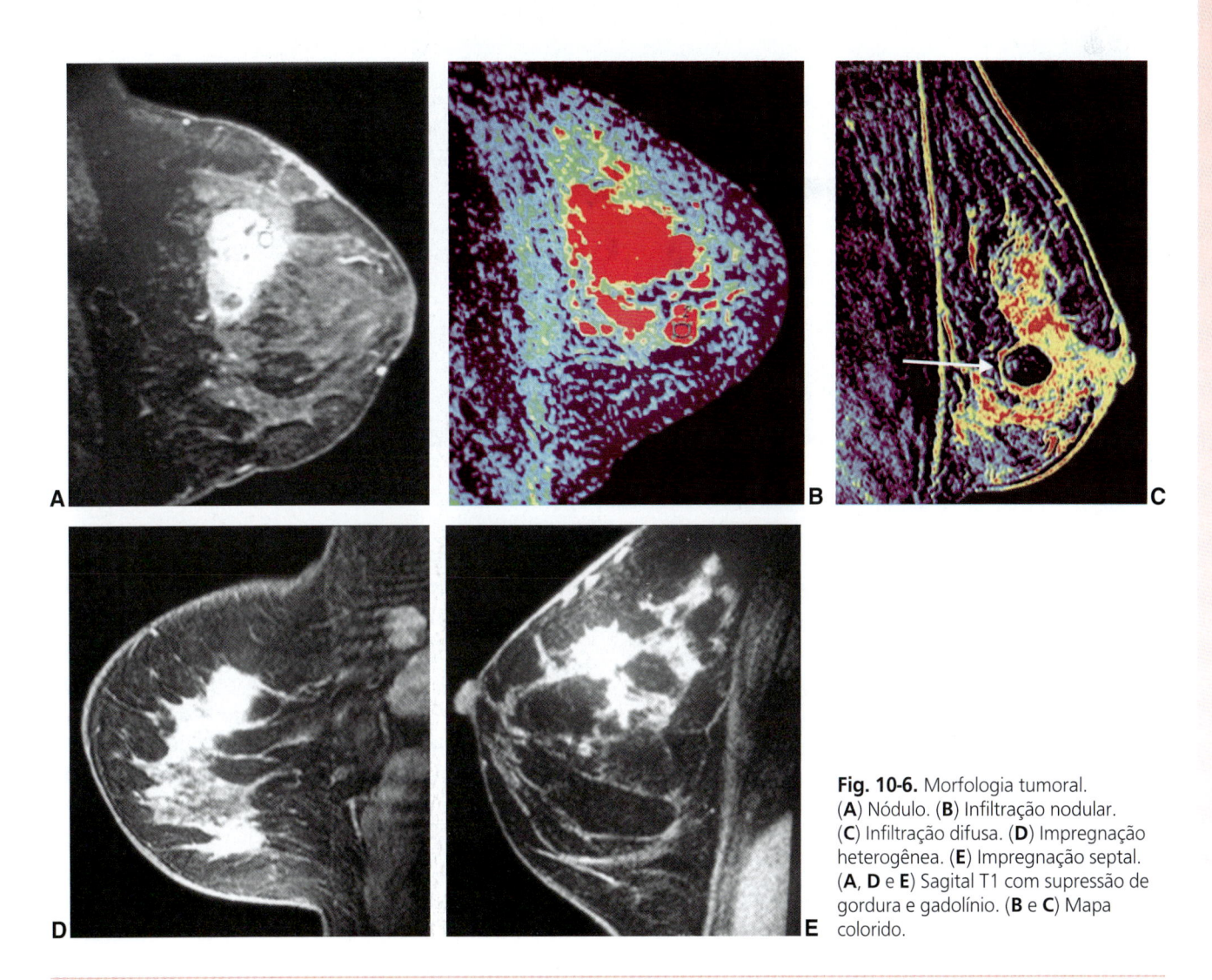

Fig. 10-6. Morfologia tumoral. (**A**) Nódulo. (**B**) Infiltração nodular. (**C**) Infiltração difusa. (**D**) Impregnação heterogênea. (**E**) Impregnação septal. (**A**, **D** e **E**) Sagital T1 com supressão de gordura e gadolínio. (**B** e **C**) Mapa colorido.

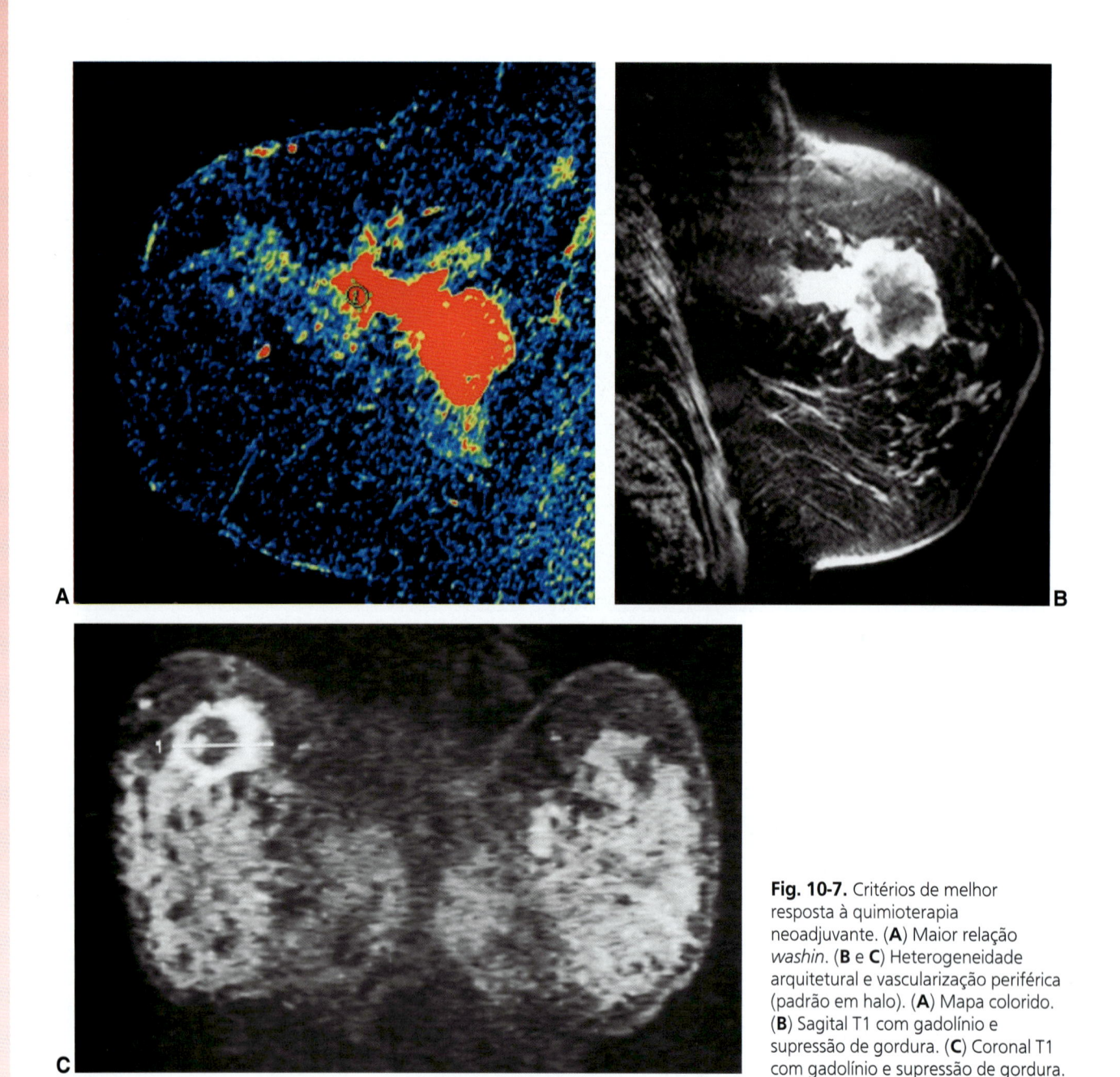

Fig. 10-7. Critérios de melhor resposta à quimioterapia neoadjuvante. (**A**) Maior relação *washin*. (**B** e **C**) Heterogeneidade arquitetural e vascularização periférica (padrão em halo). (**A**) Mapa colorido. (**B**) Sagital T1 com gadolínio e supressão de gordura. (**C**) Coronal T1 com gadolínio e supressão de gordura.

Avaliação precoce da resposta

Para evitar o tratamento ineficaz, o ideal é identificar mais precocemente a resposta terapêutica, idealmente após o primeiro ciclo. A imagem obtida nesta fase deve ser analisada de forma diferente. Pode não haver redução tumoral e o que se procura é identificar a presença ou a ausência da resposta metabólica. O PET é o melhor método para identificação precoce da resposta metabólica, mas há apenas estudos iniciais publicados na literatura.

A RM funcional pode dar informações adicionais, usando-se a espectroscopia e a difusão. A resposta metabólica pode preceder a resposta morfológica em várias semanas e pode ser definida pela redução da taxa de *washin*, modificação do padrão da curva e ausência do *washout* (Fig. 10-8).

O sinal mais precoce de resposta tumoral foi uma mudança da curva de impregnação de contraste. Em uma série de 74 pacientes, a RM identificou como sinal mais precoce uma mudança na cinética de impregnação com redução da taxa de *washin* e ausência do padrão *washout* os quais precederam uma mudança volumétrica que ocorreu várias semanas depois (Fig. 10-9).

A espectroscopia de prótons, uma biópsia indireta obtida pela RM, pode distinguir as pacientes

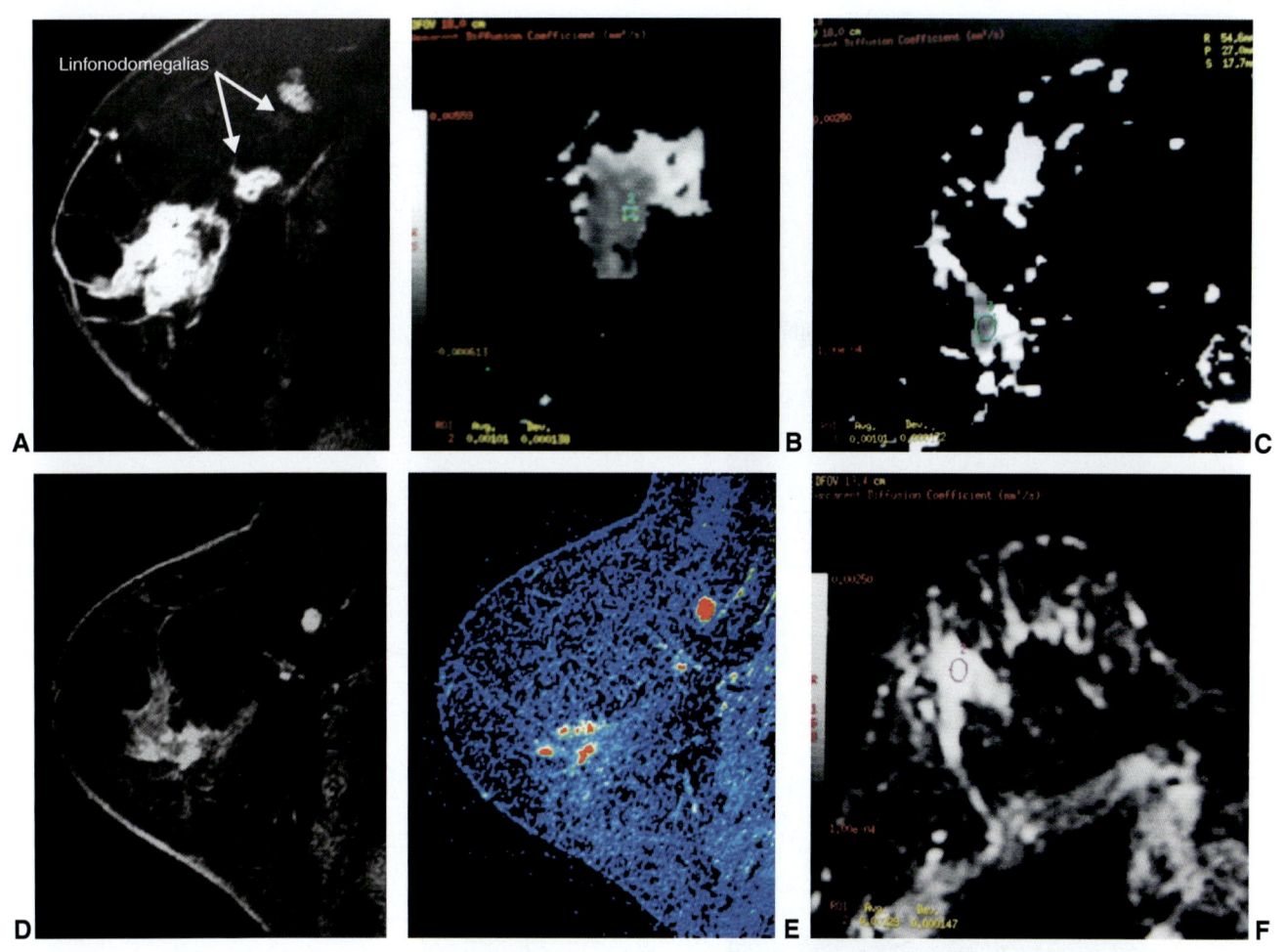

Fig. 10-8. A avaliação pós-tratamento com RM apresenta melhor correlação com a patologia. (**A-C**) RM como pré-tratamento identificando nódulo irregular heterogêneo com difusão restrita (1,0 × 10^{-3} mm^2/s) e linfonodomegalias (duas). (**D-F**) Importante redução do nódulo, evidenciando-se impregnação focal heterogênea, sem difusão restrita, sem linfonodomegalias. (**A** e **D**) Sagital T1 com gadolínio e supressão de gordura. (**B**, **C** e **F**) Mapa de coeficiente de difusão aparente (mapa do ADC). (**E**) Mapa colorido.

que respondem à quimioterapia mais precocemente. Ela identifica maior *turnover* celular que é representado pela colina, um marcador de proliferação celular. No tumor observa-se aumento deste metabólito, e a resposta precoce é caracterizada pela redução do pico de colina. Além disso, seu valor pré-tratamento pode prever a resposta à quimioterapia neoadjuvante.

Meisamy *et al.* testaram a espectroscopia em 13 pacientes, realizada em um aparelho de 4T. Em 8 pacientes foi identificada resposta terapêutica caracterizada pela redução do pico de colina em 24 horas (Fig. 10-10).

A difusão identifica a movimentação das moléculas de água nos tecidos e se encontra reduzida em alguns tumores pela diminuição do espaço extracelular. Ela é um marcador de hipercelularidade e está relacionada com a maior resposta ao tratamento (Fig. 10-11).

> Aspecto da resposta a quimioterapia neoadjuvante na RM:
> - Sinal mais precoce é a mudança da curva de impregnação de contraste.
> - Na espectroscopia é a redução do pico de colina.
> - Na difusão: diminuição da restrição a difusão com aumento do valor do ADC.

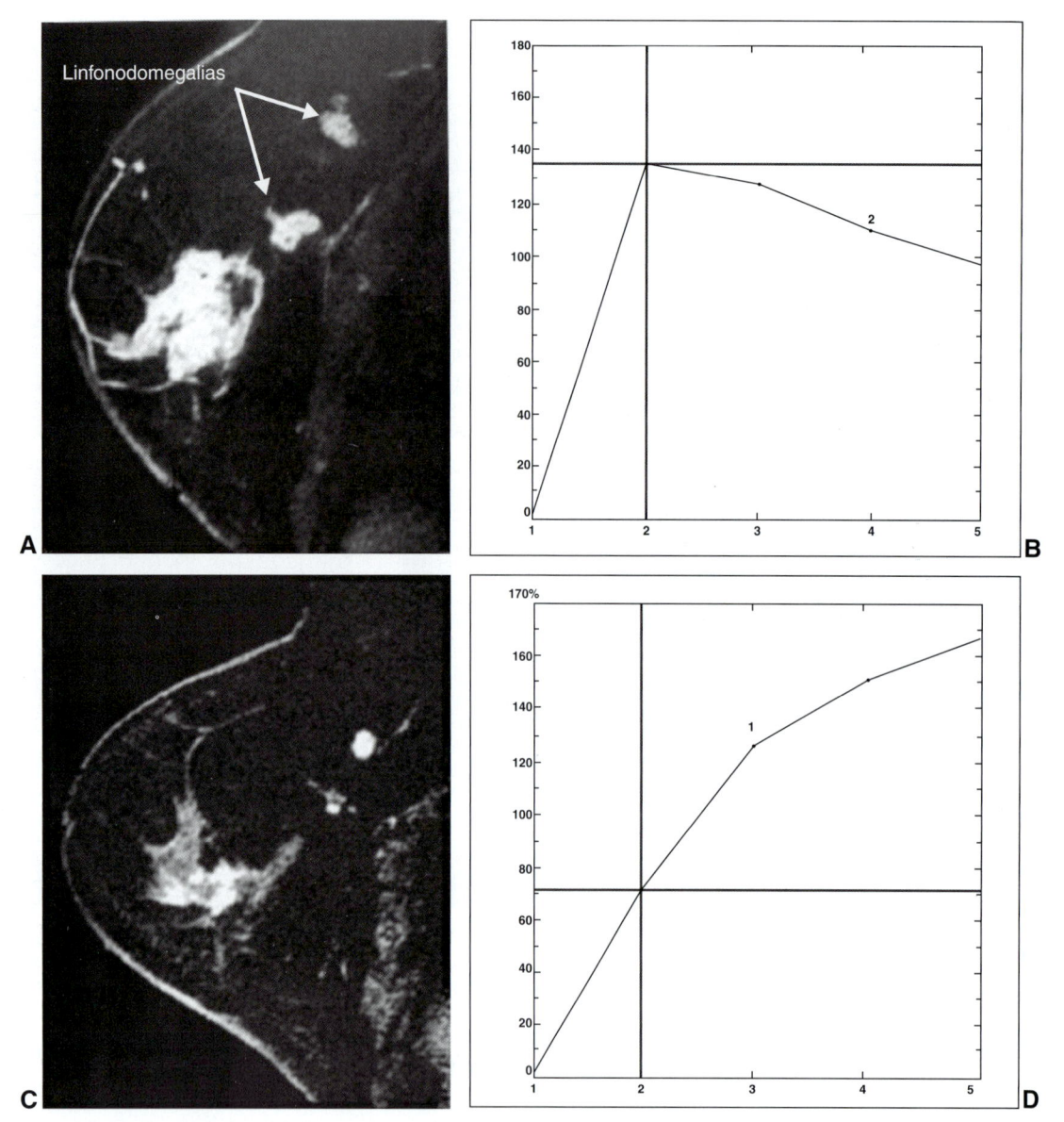

Fig. 10-9. Mudança da curva de impregnação de contraste, com redução da taxa de *washin* e ausência do padrão *washout*, além da redução do volume da lesão. (**A** e **B**) Anterior ao tratamento. (**C** e **D**) Após o tratamento.

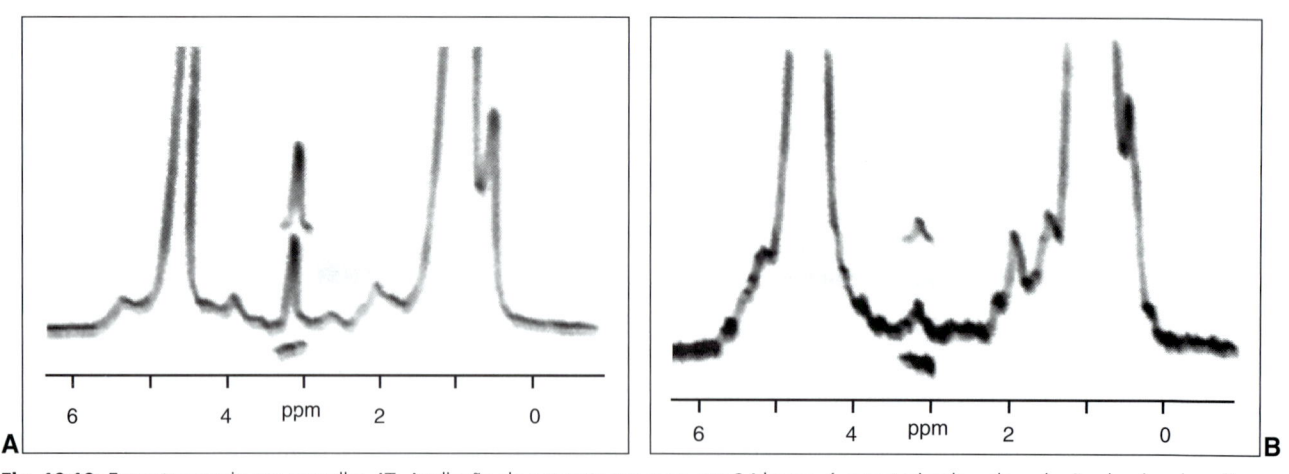

Fig. 10-10. Espectroscopia em aparelho 4T. Avaliação de resposta precoce, em 24 horas, é caracterizada pela redução do pico de colina situado em 3,2 ppm (setas). (**A**) Curva espectral antes do tratamento. (**B**) Curva espectral em 24 horas de tratamento. (Retirada do artigo publicado na *Radiology* 2004;424:431.)

RM após o término da quimioterapia neoadjuvante

A avaliação pós-tratamento visa à identificação de doença residual. A RM apresenta a melhor correlação patologia – imagem, sendo 0,72–0,93 em comparação com a mamografia e ultrassonografia (0,30–0,52) e o exame físico (0,19).

Um estudo está sendo realizado pelo Colégio Americano de Radiologia, o ACRIN 6657, visando à avaliação da RM no acompanhamento da QT neoadjuvante. Está prevista a seleção de 244 pacientes. Será comparada a resposta clínica e doença residual com o tempo livre de doença. Os critérios de imagens analisarão o tamanho e a medida principais do tumor e as informações funcionais obtidas da vascularização tumoral.

Concluindo, a imagem é um importante auxiliar no tratamento neoadjuvante. A avaliação clínica e dos exames convencionais é pobre. A RM apresenta uma melhor correlação com a patologia e a doença residual, sendo o método de imagem mais adequado à monitorização da resposta. Entretanto, a identificação da resposta completa pela RM não afasta doença microscópica (Fig. 10-11).

> *RM:* método que apresenta melhor correlação com a medida da patologia da doença residual.

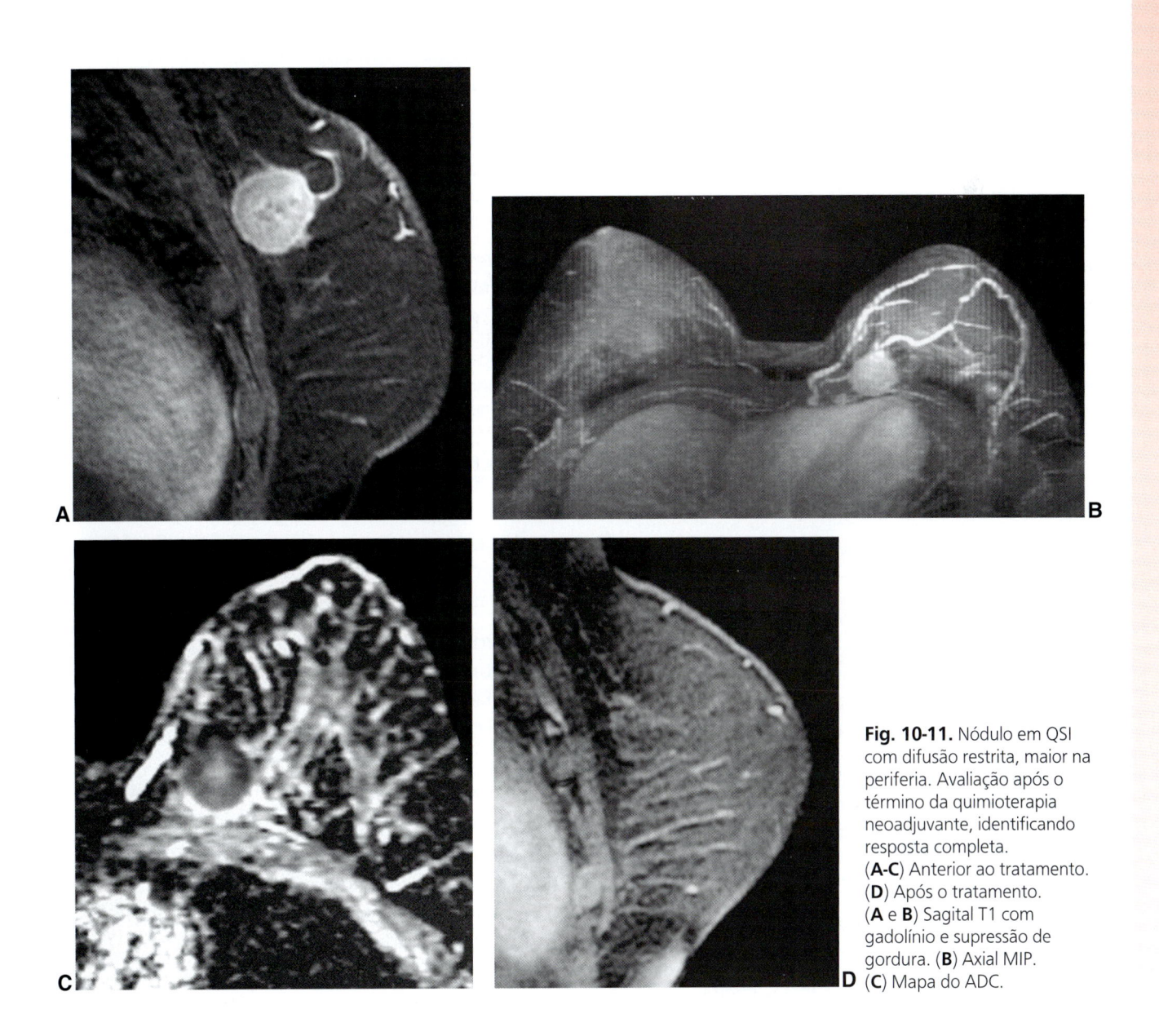

Fig. 10-11. Nódulo em QSI com difusão restrita, maior na periferia. Avaliação após o término da quimioterapia neoadjuvante, identificando resposta completa.
(**A-C**) Anterior ao tratamento.
(**D**) Após o tratamento.
(**A** e **B**) Sagital T1 com gadolínio e supressão de gordura. (**B**) Axial MIP.
(**C**) Mapa do ADC.

ALTERAÇÃO PÓS-CIRÚRGICA

Mama operada

A mama operada apresenta várias alterações, algumas delas próprias do pós-operatório imediato e outras da fase tardia. O radiologista mamário deve estar habituado a estas alterações, processo denominado por alguns autores de estabilização, que pode ser acompanhado com a mamografia, ultrassonografia e ressonância magnética.

Em razão de seu alto valor preditivo negativo, o uso da RM nos casos de resultado equívoco nos métodos convencionais corresponde a uma das suas indicações mais antigas.

Apesar de a RM significar uma adição no custo de investigação, em determinadas situações, o método pode ser uma alternativa à biópsia ou ao acompanhamento, especialmente nestas pacientes que foram submetidas à cirurgia, seja estética, conservadora ou de reconstrução mamária, em que o alto valor preditivo negativo do método pode modificar a investigação.

As alterações mais expressivas ocorrem na fase precoce, entre 6 e 12 meses, conforme demonstrado por Mendelson. Nesta fase os achados mais comuns são espessamento cutâneo, edema na glândula, coleção líquida ou hematoma e distorção arquitetural, mais proeminente após 12 meses. Também são observadas alterações na musculatura da parede torácica e, mais raramente, na estrutura óssea (Quadro 10-1) (Fig. 10-12).

Depois de 12 meses ocorre o predomínio da fibrose e distorção arquitetural, conforme relatado anteriormente, com aparecimento de calcificações e esteatonecrose (Fig. 10-13).

Após a estabilização destes achados, qualquer modificação deve ser encarada como suspeita e investigada, pois a chance de recidiva é maior após 2 a 3 anos do tratamento conservador (Fig. 10-14).

Quadro 10-1 Achados na ressonância magnética no pós-operatório

Fase precoce – 6 e 12 meses

1. Espessamento cutâneo
Espessura normal – 2 mm
Espessura normal após radioterapia – < 10 mm
Gradualmente reduz até estabilizar
O revestimento cutâneo pós-cirúrgico espessado apresenta sinal isointenso em T1 e hiperintenso em T2 sem impregnação de contraste

2. Edema na glândula
Aumento difuso da intensidade de sinal nas imagens ponderadas em T2 no parênquima mamário, sem impregnação de contraste
Espessamento e hipersinal em T2 dos ligamentos de sustentação

3. Coleção líquida (seroma e hematoma)
A maioria das coleções é resolvida em 12 meses
O aspecto na ressonância magnética varia de acordo com o conteúdo da coleção e sua idade

4. Desorganização arquitetural

5. Musculatura torácica
Aumento da intensidade de sinal nas imagens ponderadas em T2, sem impregnação de contraste no músculo peitoral e, por vezes, na musculatura intercostal

Fase tardia – após 12 meses

1. Fibrose e desorganização arquitetural

2. Calcificações
Podem ser identificadas na ressonância magnética quando se apresentam na forma de macrocalcificações

3. Esteatonecrose
Áreas de tamanho e forma variada com intensidade de sinal predominantemente semelhante ao da gordura em todas as sequências. Caracteristicamente, não há realce após a administração intravenosa do meio de contraste. Entretanto, pode ocorrer impregnação de contraste discreta na periferia, especialmente se ainda dentro do prazo da ocorrência do processo inflamatório. Em casos duvidosos, recomendamos controle com RM em 6 meses

---

Alterações pós-cirúrgicas ou induzidas pela radioterapia:
- Mais evidentes de 6 a 12 meses após o tratamento.
- Achados 6 a 12 meses: espessamento cutâneo, edema na glândula, coleção líquida ou hematoma e desorganização arquitetural.
- Achados após 12 meses: predomínio da fibrose e desorganização arquitetural, com calcificações e esteatonecrose.
- Após a estabilização: qualquer mudança de padrão deve ser investigada.

Estas pacientes devem ser acompanhadas com mamografia, e o estudo com ressonância magnética está indicado nos casos de:

- Dúvida nos achados mamográficos.
- Discordância entre a mamografia e ultrassonografia.
- Discordância entre mamografia/ultrassonografia e exame físico.
- Avaliação de complicação actínica na parede torácica.

Entretanto, como estas pacientes estão incluídas no grupo de risco moderado, com risco de 15 a 20%, o uso da ressonância magnética como método de rastreamento pode ser realizado. O Colégio Americano de Cancerologia publicou em 2007 que, neste grupo de pacientes, a decisão deve ser conjunta do médico com a paciente.

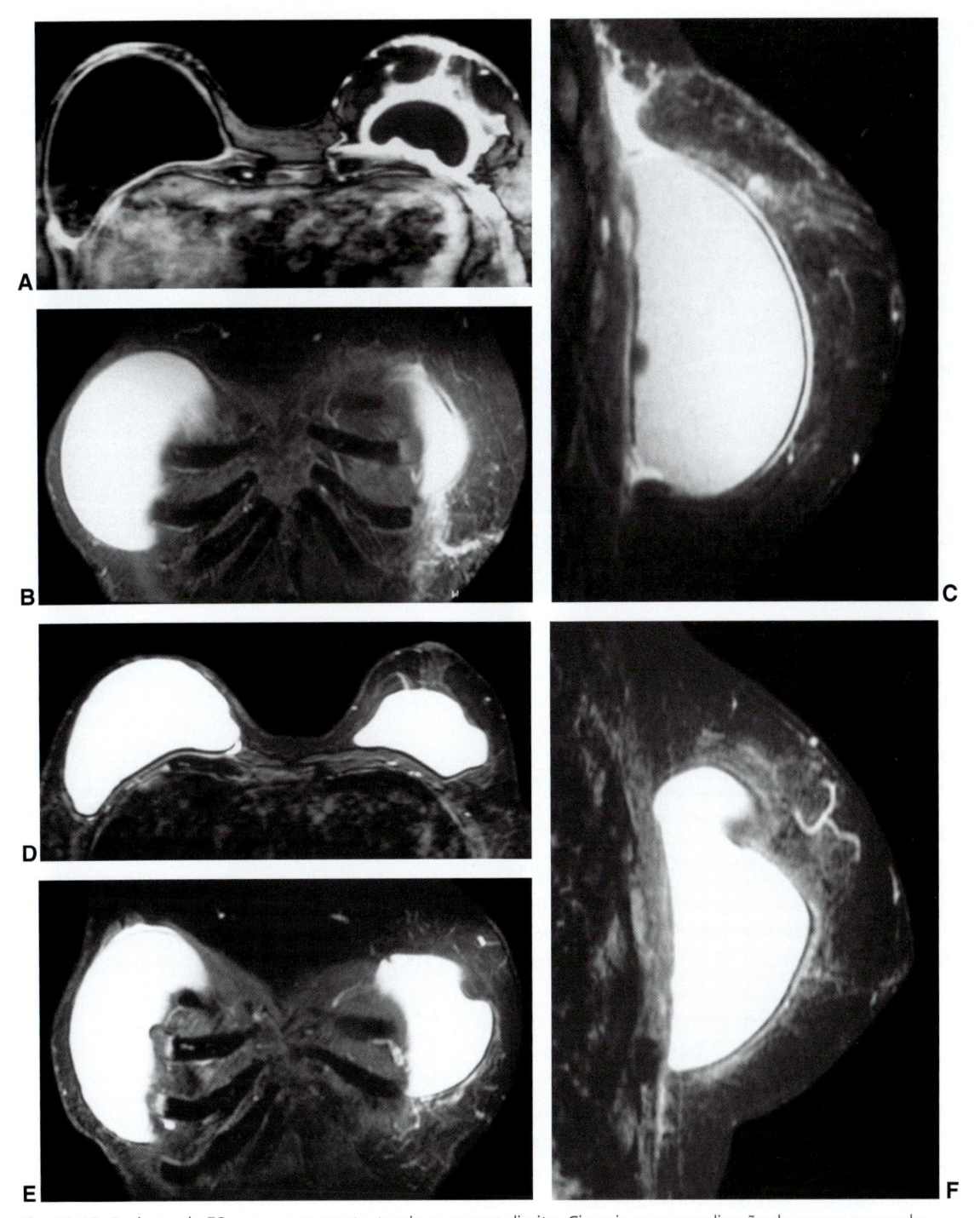

Fig. 10-12. Paciente de 52 anos, com mastectomia na mama direita. Cirurgia para equalização da mama esquerda posterior, com implante. Primeiro exame no pós-operatório imediato (**A-C**) e, o segundo, um ano após (**D-F**). Notar redução do espessamento cutâneo difuso na mama esquerda, além do líquido intracapsular. (**A**) Axial T2 com supressão de silicone. (**B-E**) T2 com supressão de gordura.

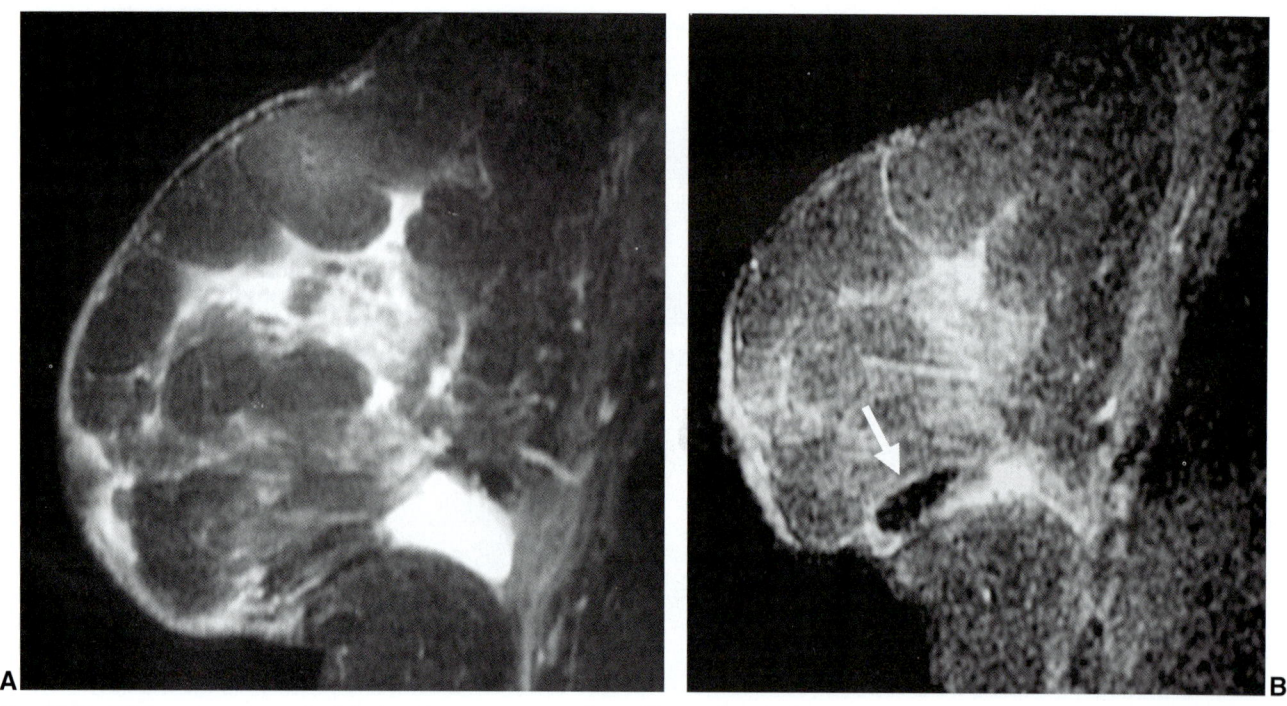

Fig. 10-13. (**A**) Exame precoce pós-cirúrgico. Espessamento cutâneo difuso. Hipersinal em T2 no parênquima e coleção hiperintensa posterior (seroma). (**B**) Exame após 24 meses. Redução importante das alterações, destacando-se área hipointensa em T2 (esteatonecrose – seta). Sagital T2, com supressão de gordura.

Aspectos pós-cirúrgicos na ressonância magnética (Quadro 10-2)

Tecido de granulação

Na fase inicial o processo inflamatório produz tecido de granulação que é mais proeminente após uma semana e vai reduzir no decorrer de 6 a 12 meses, de acordo com a resposta do organismo da paciente (Fig. 10-15).

Este intervalo de recuperação costuma ser observado após a cirurgia, mas, é mais longo após o término da radioterapia, variando entre 12 e 18 meses. Entretanto, isto pode variar individualmente, especialmente em mulheres que tiveram dificuldade na cicatrização. Dessa forma, é sempre importante a correlação com os dados clínicos.

Por estas razões, o ideal é solicitar a RM pelo menos 6 meses após a cirurgia, e 12 meses após a radioterapia (Quadro 10-2).

Em caso de dúvida antes deste período, a RM pode ser realizada pois o tempo de resolução do processo inflamatório pode variar entre as pacientes, sendo possível o diagnóstico correto. Além disso, um exame de controle ainda pode ser solicitado (Fig. 10-16).

O diagnóstico diferencial se faz com a recidiva, que se apresenta com maior efeito de massa dentro da cicatriz e com impregnação de contraste mais assimétrica (Fig. 10-17).

A ressonância magnética tem uma excelente capacidade de distinção entre cicatriz e recidiva, especialmente após 6 meses de cirurgia.

- Ideal solicitar RM pelo menos 6 meses após a cirurgia e 12 meses após a radioterapia.
- Em caso de dúvida, a RM pode ser solicitada antes desse período.

Quadro 10-2 Tempo ideal de realização da RM

Após cirurgia – 6 meses
Após radioterapia – 12 meses

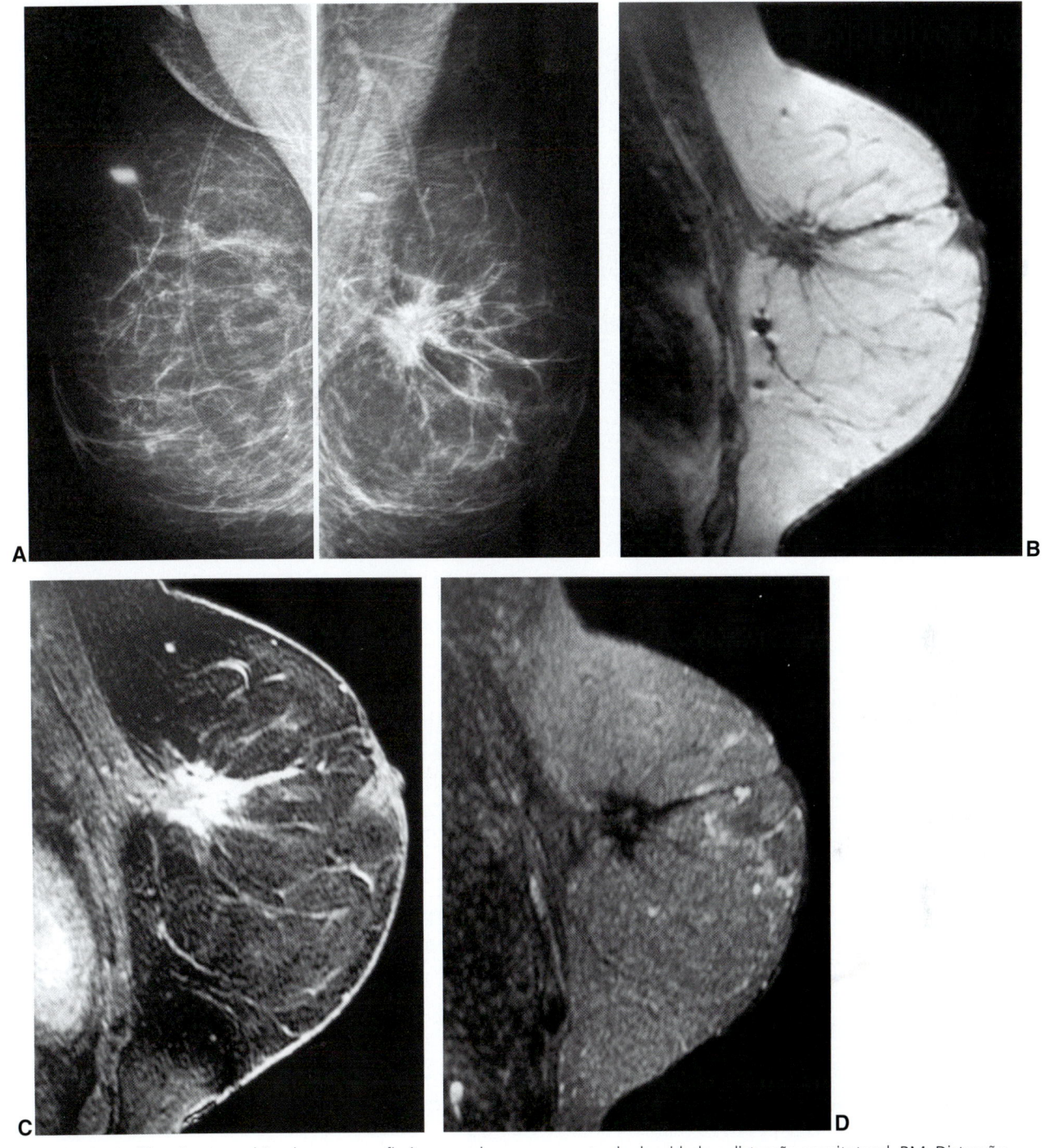

Fig. 10-14. Modificação no padrão da mamografia à esquerda com aumento da densidade e distorção arquitetural. RM. Distorção arquitetural profunda com sinal isointenso em T1 e heterogêneo em T2, com área central isointensa. No estudo contrastado, observa-se nódulo espiculado, hipercaptante de contraste, indicando recidiva. (**A**) Mamografia. (**B**) Sagital T1. (**C**) Sagital T1 com supressão de gordura e gadolínio. (**D**) Sagital T2 com supressão de gordura e gadolínio.

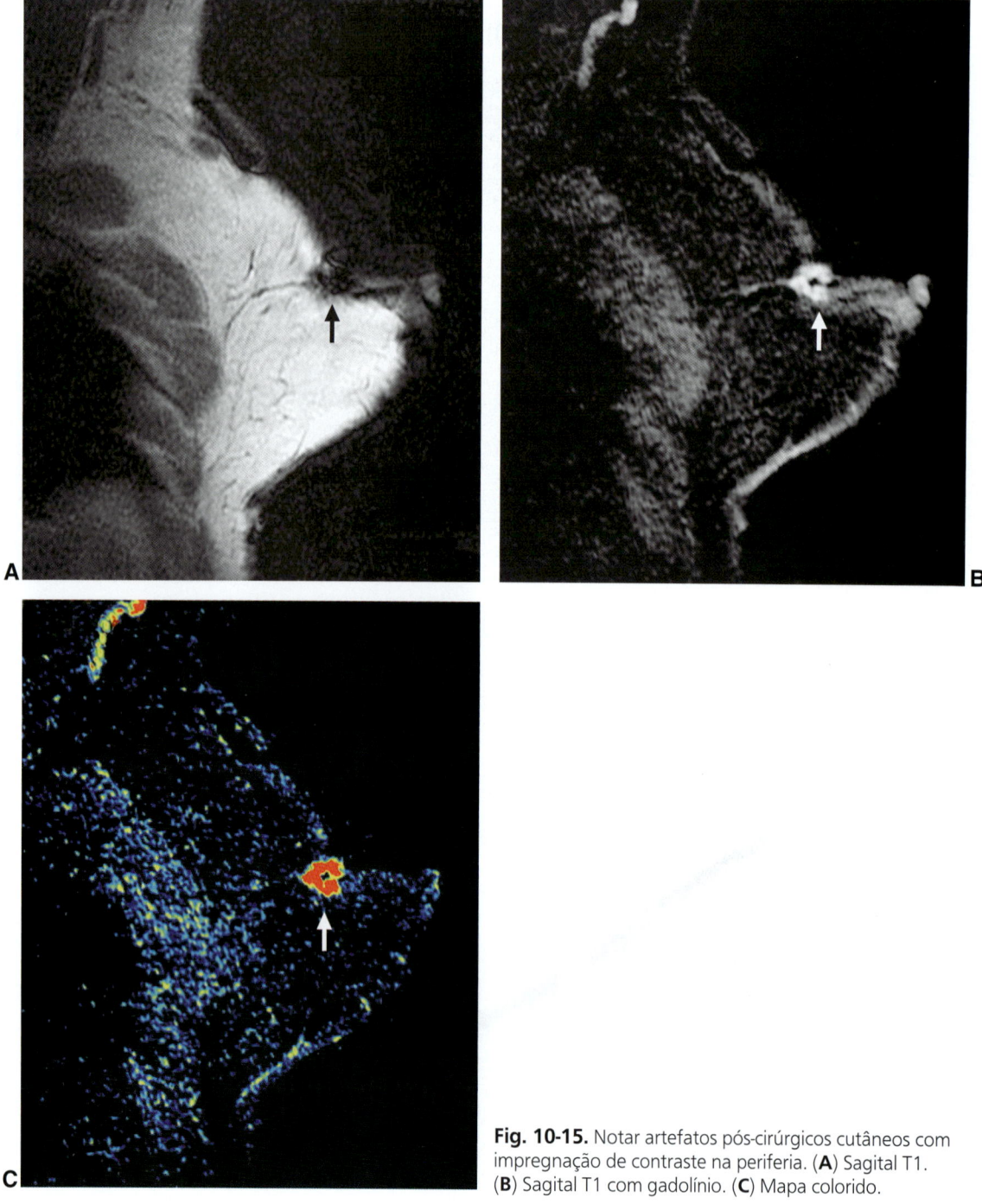

Fig. 10-15. Notar artefatos pós-cirúrgicos cutâneos com impregnação de contraste na periferia. (**A**) Sagital T1. (**B**) Sagital T1 com gadolínio. (**C**) Mapa colorido.

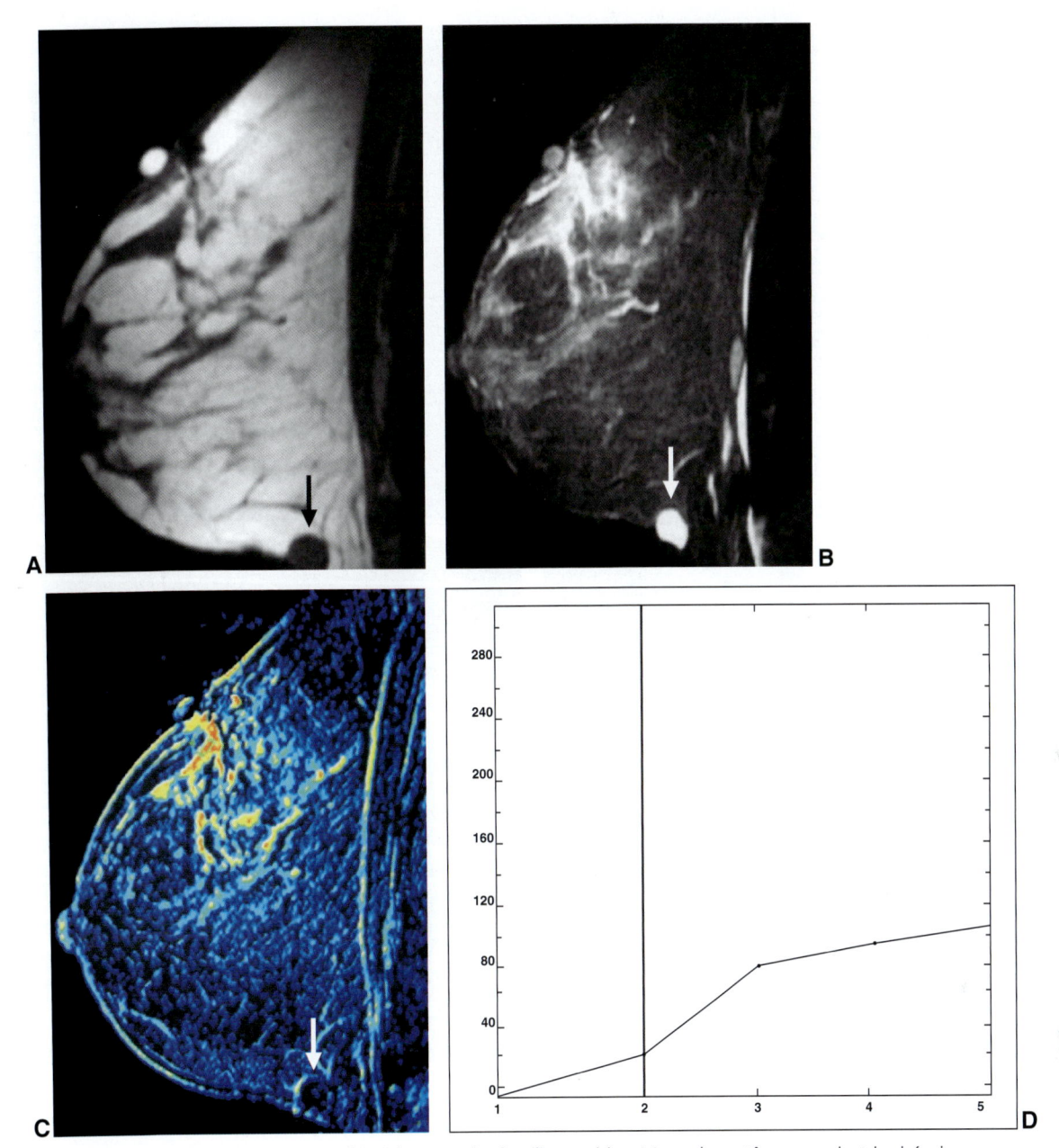

Fig. 10-16. Paciente de 33 anos com história pessoal e familiar positiva. Marcador cutâneo em cicatriz cirúrgica superior na mama direita (cirurgia há 6 meses). Notar leve espessamento cutâneo, desorganização arquitetural e discreta impregnação de contraste no leito cirúrgico, leve na fase precoce com curva ascendente. Plano sagital. (**A**) T1. (**B**) T2 com supressão de gordura. (**C**) Mapa colorido. (**D**) Curva de impregnação. Pequena lesão cutânea não captante em quadrante inferior (seta).

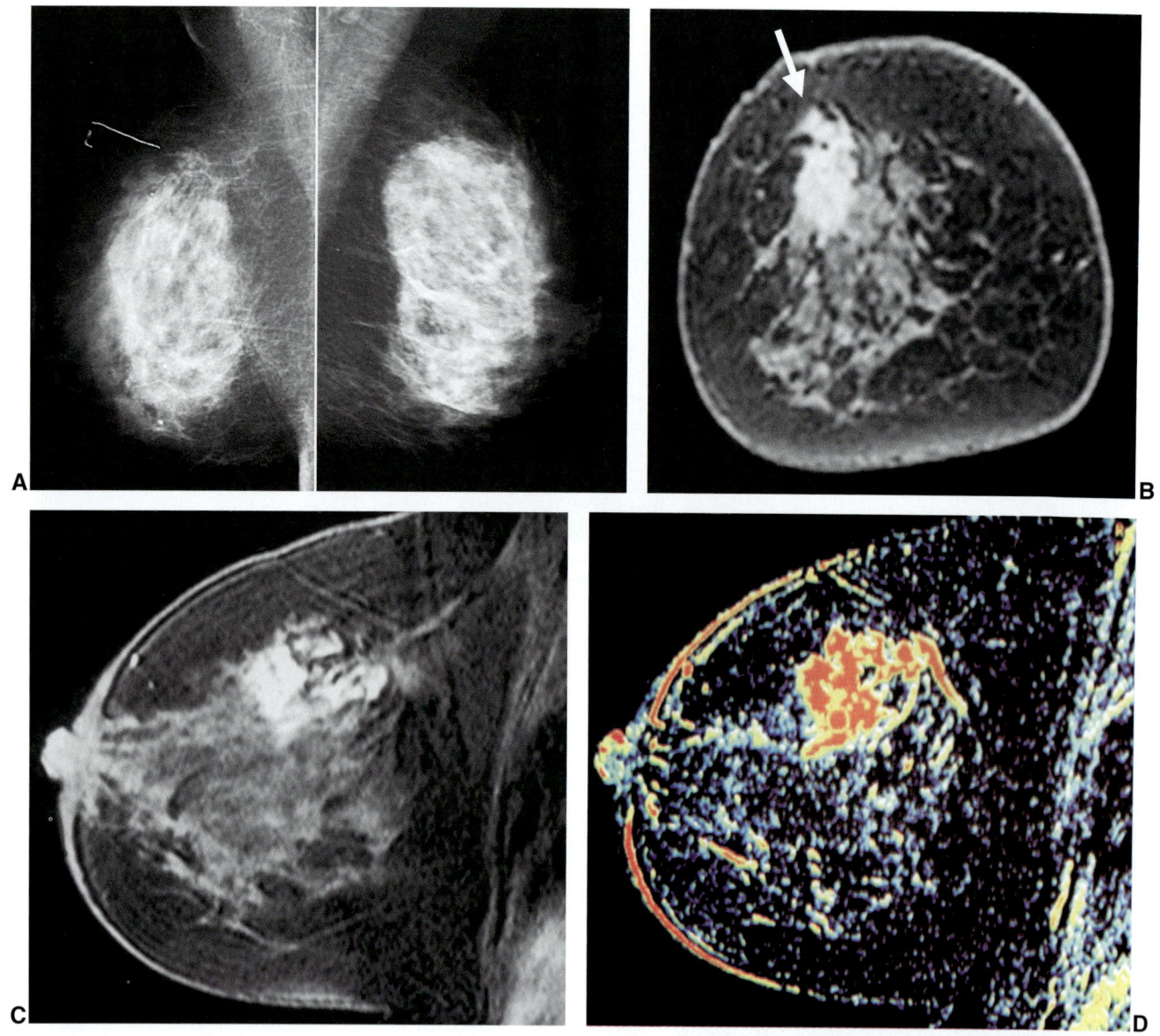

Fig. 10-17. Alteração pós-cirúrgica na mama direita (notar marcador na mamografia). Rastreamento com RM identifica impregnação segmentar heterogênea em QSE anterior à desorganização arquitetural pós-cirúrgica. (**A**) Mamografia. (**B**) Coronal T1 com gadolínio. (**C**) Sagital T1 com gadolínio e supressão de gordura. (**D**) Mapa colorido.

Necrose gordurosa

A necrose gordurosa é um processo inflamatório benigno que ocorre no tecido adiposo, com frequência após um trauma, caracterizado histologicamente, por necrose das células gordurosas com fibrose periférica e células inflamatórias.

A necrose gordurosa ou esteatonecrose pode ser identificada em algumas pacientes e pode simular carcinoma no exame clínico e nos métodos convencionais.

A esteatonecrose é quase sempre palpável, e pode-se apresentar como nódulo endurecido.

Histologicamente possui três estágios principais:

1. na fase recente consiste na coleção de células inflamatórias com macrófagos, fagocitando gordura, histiócitos e hemorragia;
2. na fase de maturação, o tecido necrótico torna-se envolto por células gigantes, granulomatosas, reacionais;
3. fase de resolução quando se observam fibrose e saponificação da gordura, levando à calcificação (Fig. 10-18).

Em sua fase inicial, a lesão é circundada por tecido inflamatório crônico que, posteriormente, é substituído por tecido fibroso. Na fase final ainda se evidencia encapsulamento da lesão, que, na mamografia, é manifestado pelo aspecto de casca de ovo (Fig. 10-19).

A esteatonecrose habitualmente tem um diagnóstico fácil pela RM e é identificada como uma lesão constituída de tecido gorduroso central com hipersinal na sequência ponderada em T1, com perda de sinal típica com a adição do pulso de supressão de gordura. Apresenta sinal variável na sequência ponderada em T2, dependendo da técnica utilizada (Fig. 10-20).

Pode ser identificado nível líquido – gorduroso na lesão (Fig. 10-21).

Dependendo da fase estudada pode ser identificada uma cápsula fibrosa, hipointensa em todas as sequências.

O padrão de impregnação de contraste também irá variar com a fase estudada da esteatonecrose.

Na fase aguda, quando ainda há reação inflamatória, pode ser identificado realce de contraste

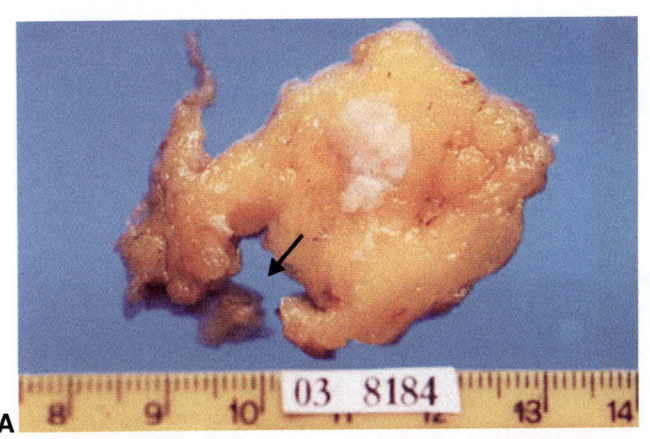

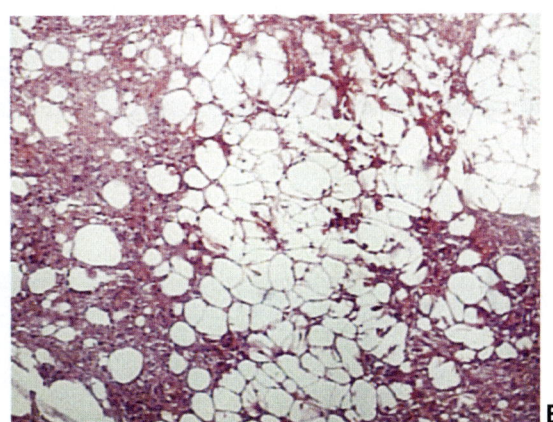

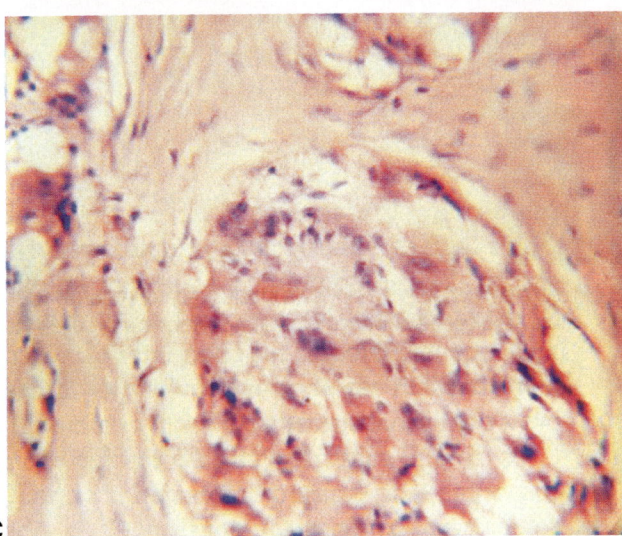

Fig. 10-18. Necrose gordurosa. (**A**) Macroscopia da necrose gordurosa ou esteatonecrose mamária. Presença de áreas amareladas focais e zonas brancas amolecidas. Presença de área cística (seta). (**B**) Microscopia da necrose gordurosa ou esteatonecrose mamária. Presença de áreas com células gordurosas adultas e infiltrado inflamatório. (**C**) Esteatonecrose. Presença de células gigantes histiocitárias em meio a tecido fibroso e células gordurosas adultas. (Agradecimento ao Dr. Leon Cardeman.)

Fig. 10-19. Mamoplastia redutora há 6 meses. Na fase aguda da esteatonecrose, quando ainda há reação inflamatória, pode ser identificado realce de contraste na periferia, como neste caso, espesso e irregular. Notar correspondência da esteatonecrose com alteração mamográfica. (**A**) Mamografia. (**B**) Sagital T1. (**C**) Mapa colorido.

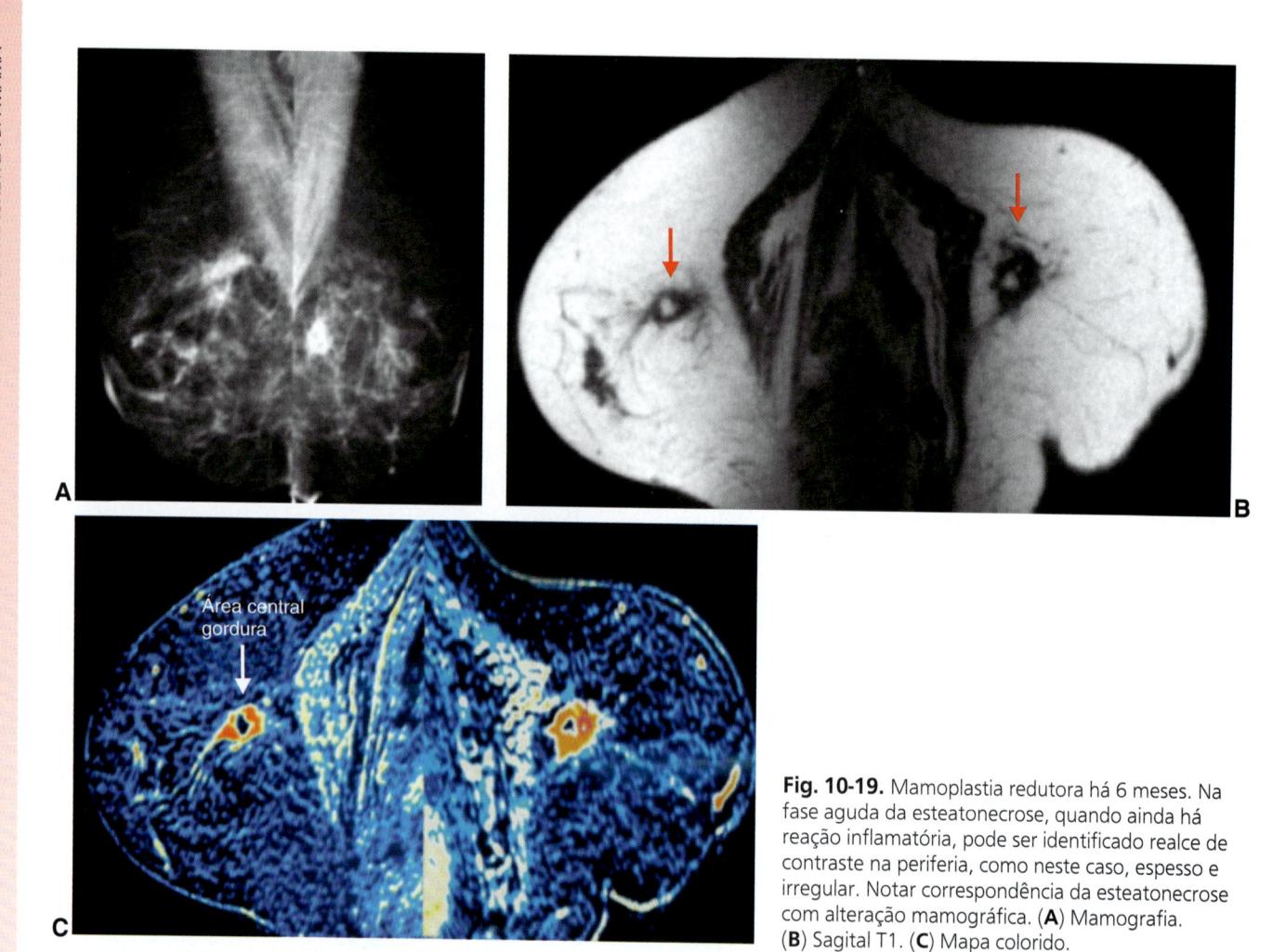

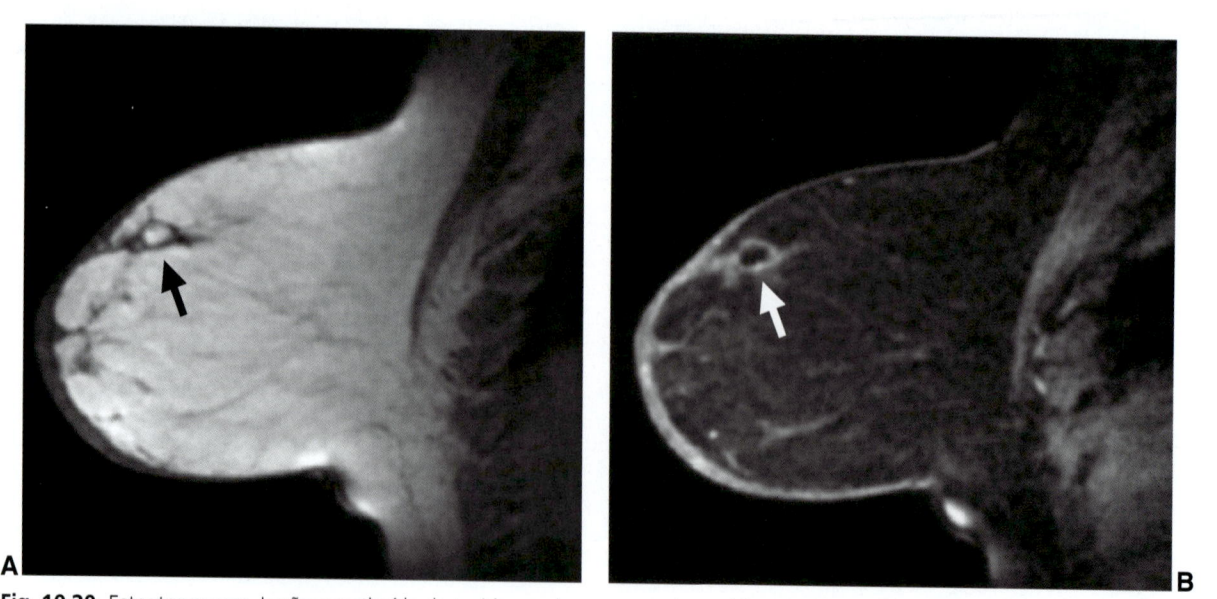

Fig. 10-20. Esteatonecrose. Lesão constituída de tecido gorduroso central com hipersinal na sequência ponderada em T1 com perda de sinal, típica, com a adição do pulso de supressão de gordura. (**A**) Sagital T1. (**B**) Sagital T1 com supressão de gordura.

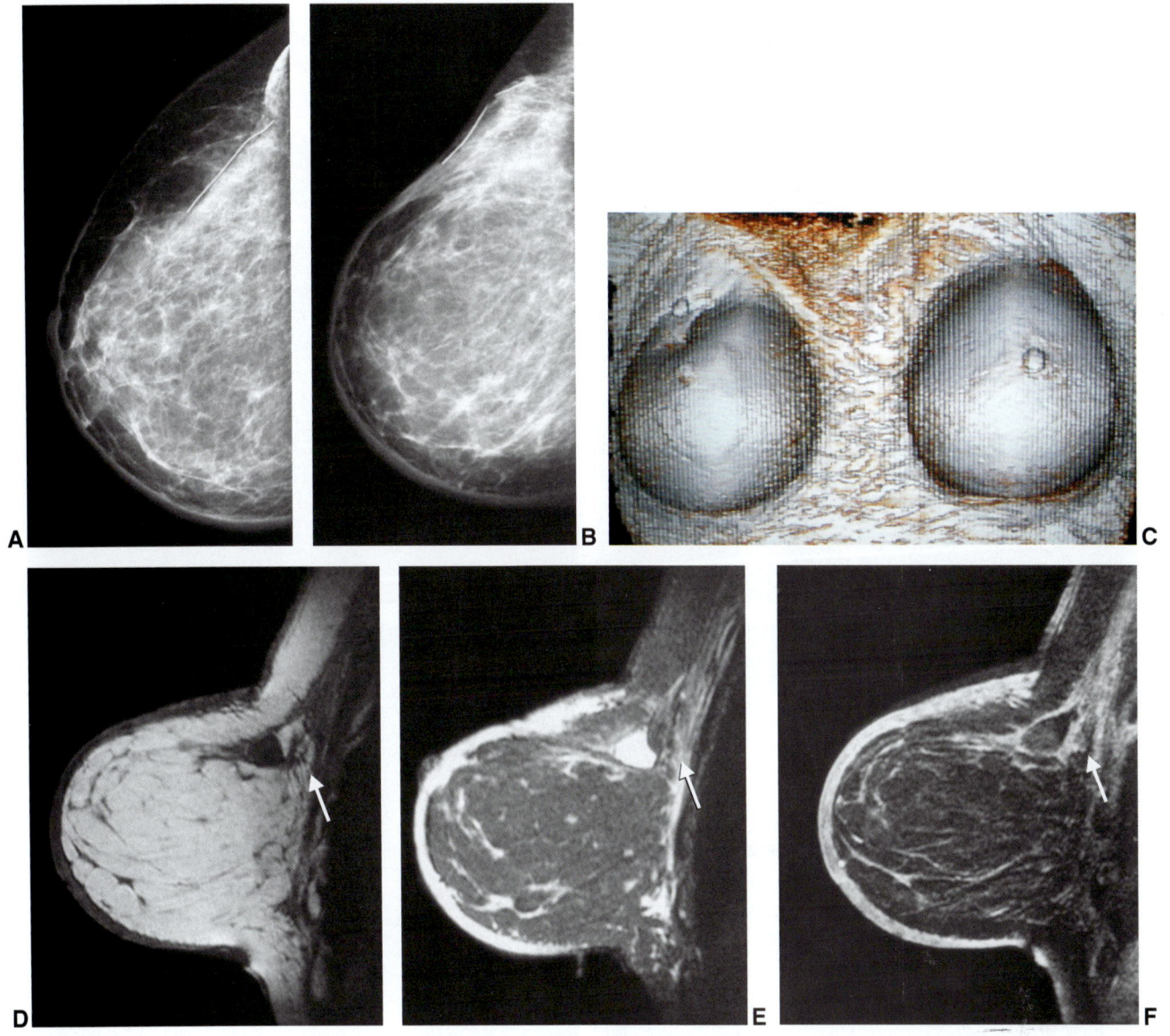

Fig. 10-21. Esteatonecrose. Alteração pós-cirúrgica em QSE da mama direita. (Mamografia e reconstrução de superfície). Coleção heterogênea com conteúdo gorduroso posterior (hiperintenso em T1 e com queda de sinal nas sequências com supressão de gordura e porção anterior com conteúdo líquido) com halo captante de contraste, provavelmente representando tecido inflamatório crônico. (**A** e **B**) Mamografia. (**C**) Reconstrução de superfície. (**D**) Sagital T1. (**E**) Sagital T2 com supressão de gordura. (**F**) Sagital T1 com gadolínio.

na periferia, por vezes regular ou irregular e, em alguns casos, nodular (Fig. 10-19).

Quando nas fases de desenvolvimento e maturação, os achados na RM podem ser floridos, tornando-se impossível, às vezes, diferenciar a esteatonecrose de malignidade. Ela pode apresentar-se como nódulo irregular, espiculado, com impregnação em halo irregular e espessa e porção central não captante (Fig. 10-22).

A dúvida irá acontecer quando o tecido gorduroso for pobre. Será difícil distinguir recorrência ou lesão residual. Nestes casos, a melhor solução é um controle a curto prazo com RM (Fig. 10-23).

Esteatonecrose:
- Lesão com tecido gorduroso central com hipersinal na sequência pesada em T1 com perda de sinal típica com a adição do pulso de supressão de gordura.
- Lesão com sinal variável na sequência pesada em T2.
- Lesão com impregnação variável, de acordo com a fase evolutiva.

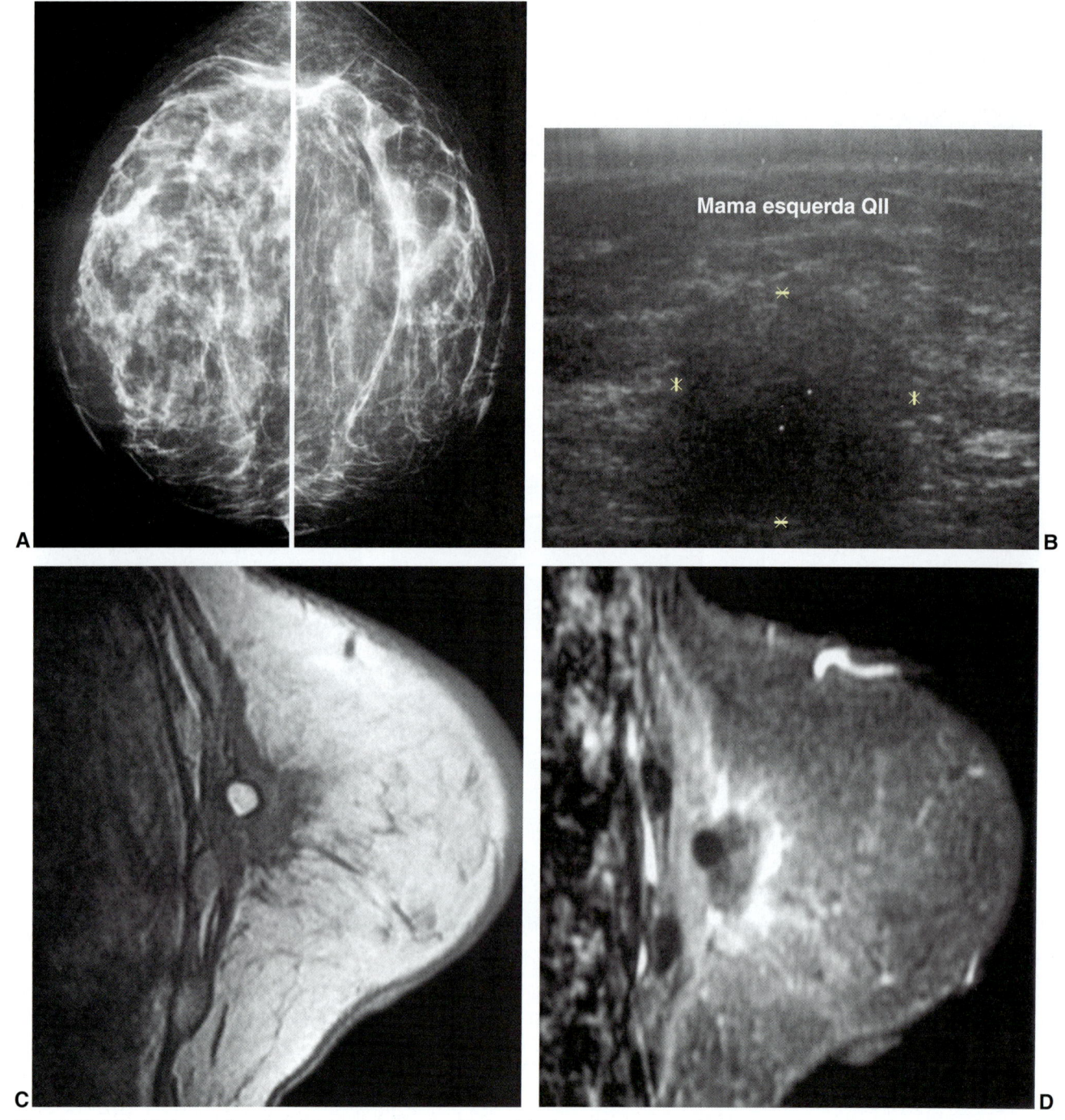

Fig. 10-22. Dificuldades no diagnóstico da esteatonecrose. Predomínio de tecido captante de contraste em paciente com cirurgia antiga. Mamoplastia redutora, com nódulo palpável em QSI da mama esquerda. Mamografia com alterações pós-mamoplastia. USG identificou nódulo hipoecoico de limites imprecisos, com sombra posterior. RM identificou, na mesma topografia, nódulo irregular heterogêneo com pequena área de gordura posterior e predomínio de sinal isointenso em T1 e hipointenso em T2, captante de contraste. (**A**) Mamografia. (**B**) USG. (**C**) Sagital T1. (**D**) Sagital T2 com supressão de gordura.

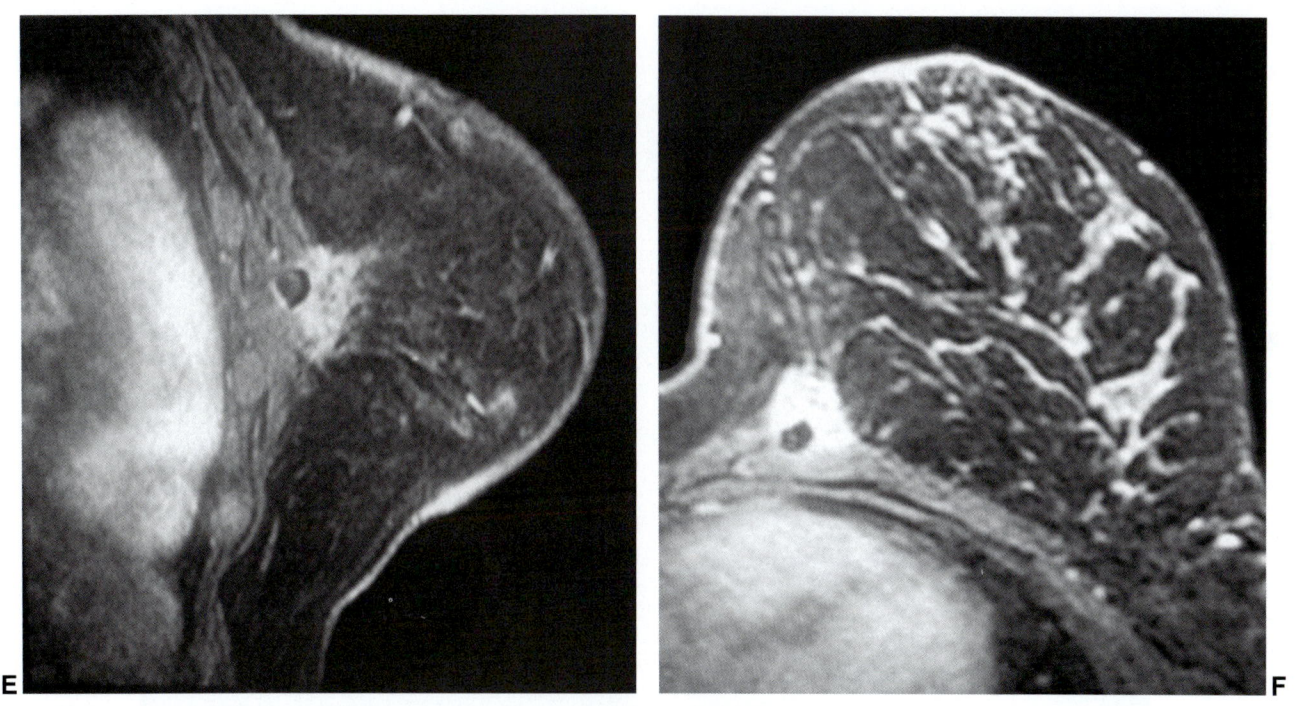

Fig. 10-22 (*Continuação*). (**E**) Sagital T1 com gadolínio e supressão de gordura. (**F**) Axial T1 com gadolínio e supressão de gordura.

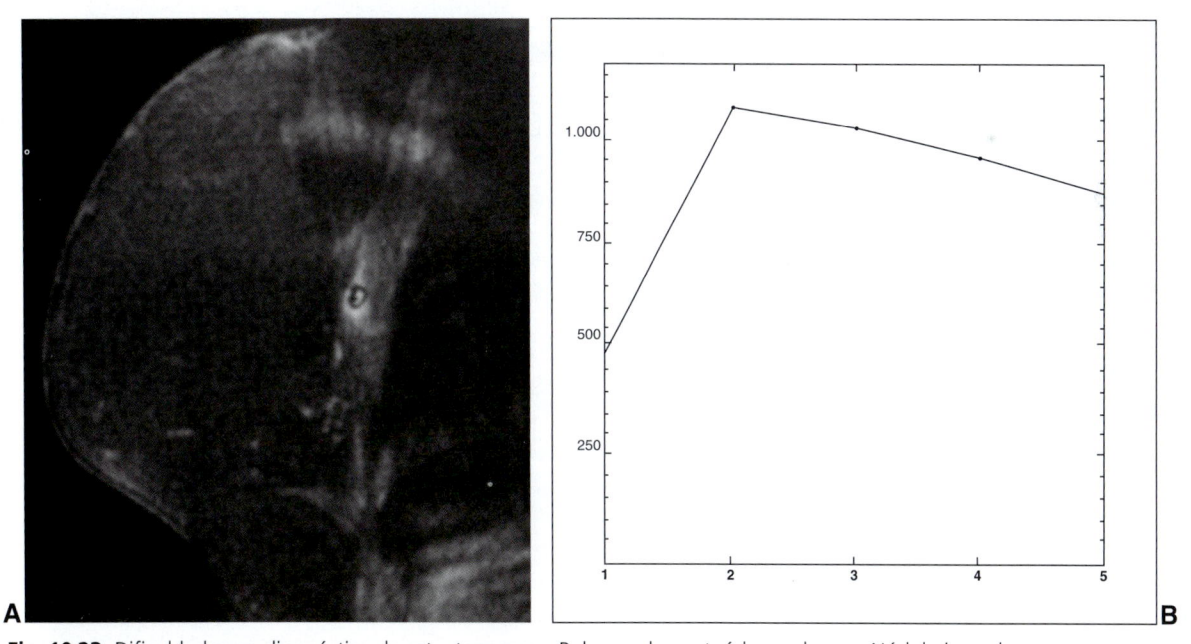

Fig. 10-23. Dificuldades no diagnóstico da esteatonecrose. Pobreza de conteúdo gorduroso. Nódulo irregular com impregnação de contraste com curva tipo III em porção posterior de retalho miocutâneo do reto abdominal. Paciente assintomática com 51 anos, submetida à mastectomia direita e quimioterapia há 5 anos. (**A**) Sagital T1 com gadolínio. (**B**) Curva de impregnação.

Seroma

Seroma é um achado comum no pós-operatório da cirurgia mamária. Com o tempo, os seromas são reabsorvidos, mas às vezes persistem por muito tempo.

O aspecto na RM é de imagem bem delimitada de aspecto cístico com sinal hiperintenso em T2 e hipointenso em T1 sem impregnação pelo meio de contraste, com paredes finas. Este é o aspecto típico (Fig. 10-24).

Entretanto, podemos observar variações, especialmente nas lesões antigas. Nestas, a parede pode ser espessa e podem ser observados septos, com loculação do seroma (Fig. 10-25).

Seromas podem ainda apresentar nível líquido e sinal interno discretamente heterogêneo, mas sem impregnação de contraste. Esta heterogeneidade de sinal pode ocorrer por líquido espesso ou sangramento associado. Com isto, o sinal pode ser hipe-

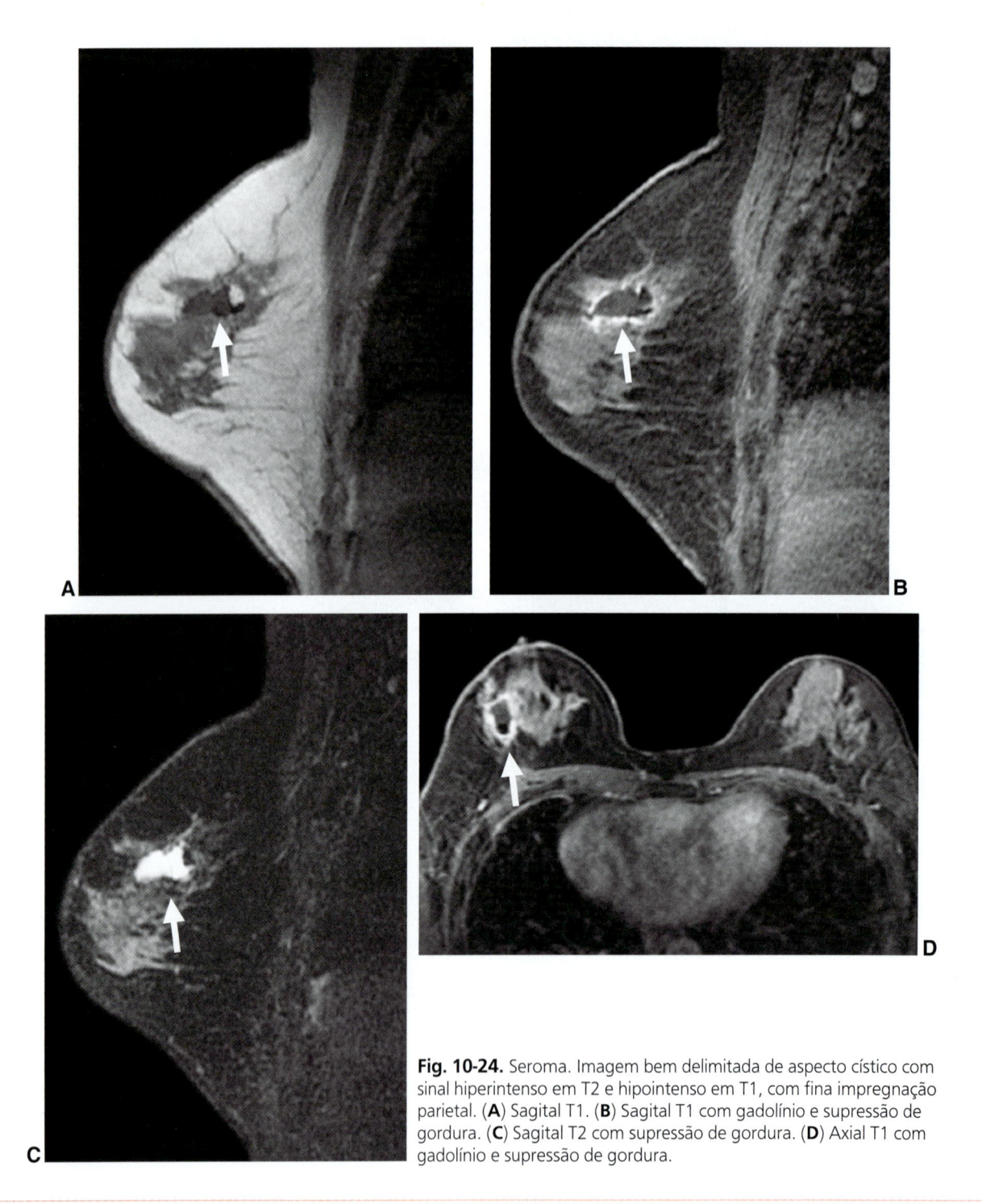

Fig. 10-24. Seroma. Imagem bem delimitada de aspecto cístico com sinal hiperintenso em T2 e hipointenso em T1, com fina impregnação parietal. (**A**) Sagital T1. (**B**) Sagital T1 com gadolínio e supressão de gordura. (**C**) Sagital T2 com supressão de gordura. (**D**) Axial T1 com gadolínio e supressão de gordura.

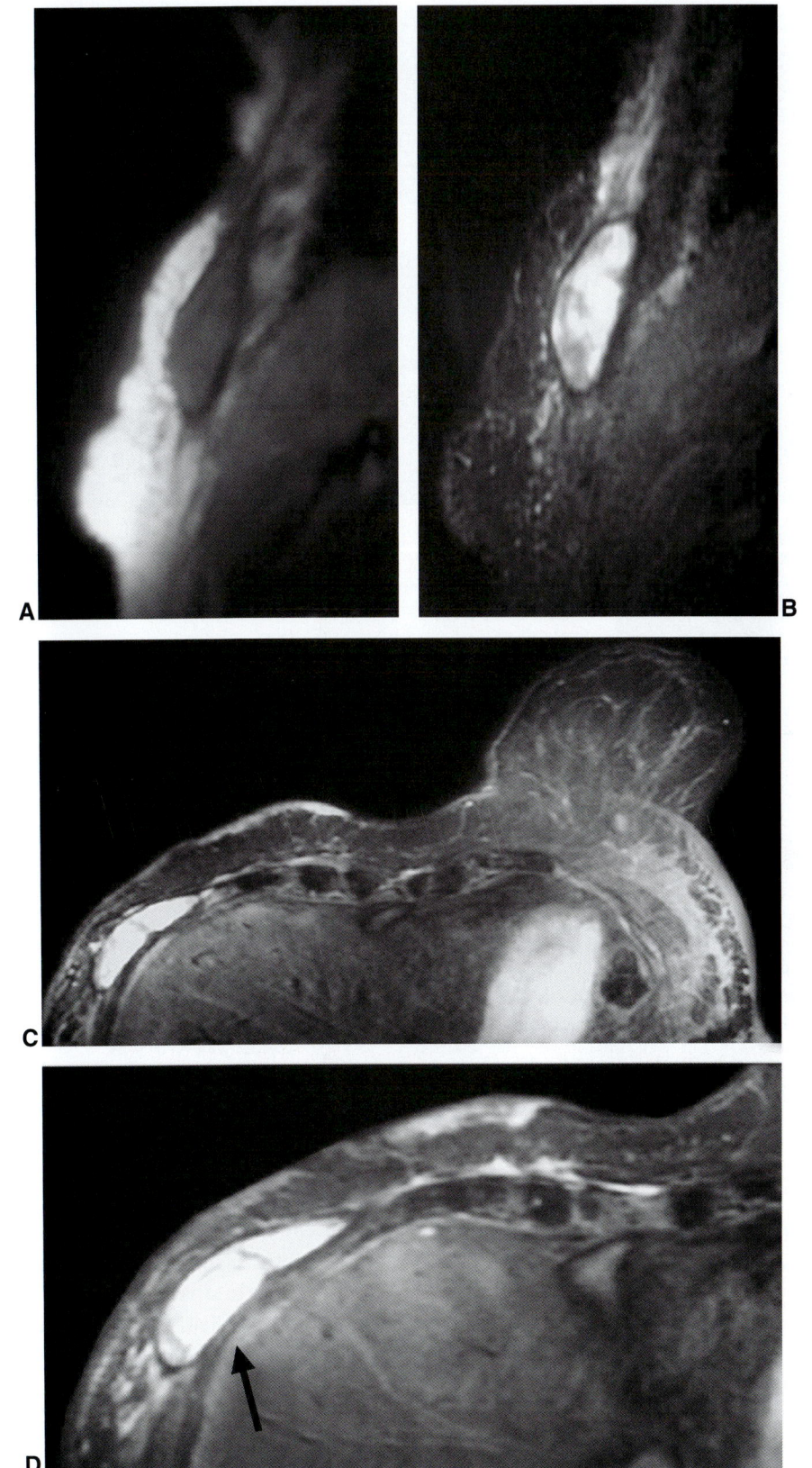

Fig. 10-25. Seroma antigo. Coleção de paredes espessas com septos. Paciente de 76 anos com mastectomia há 4 anos. Avaliação de nódulo palpável na parede torácica direita. (**A** e **B**) Sagital T1. (**C** e **D**) Axial T2 com supressão de gordura.

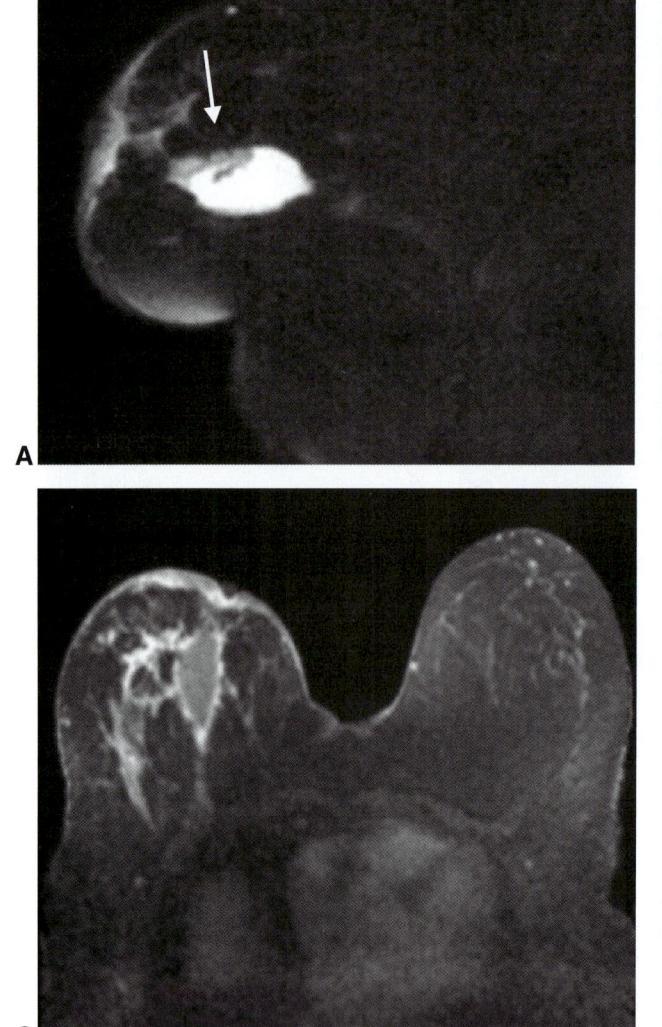

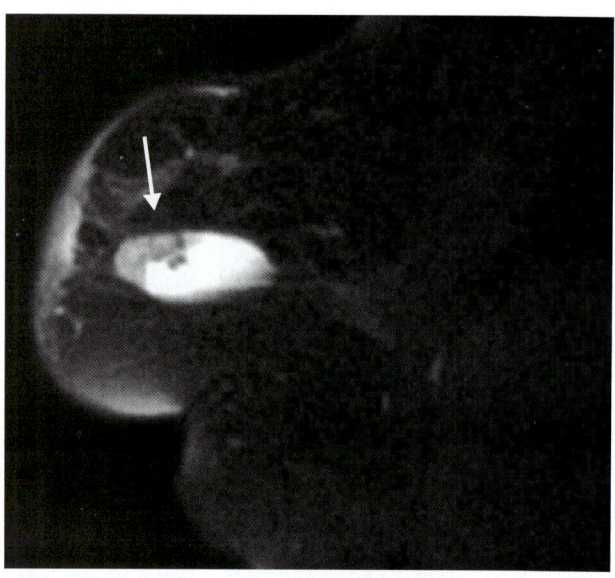

Fig. 10-26. Seroma heterogêneo predominantemente hiperintenso em T2, com áreas com sinal isointenso em T2, sem impregnação de contraste, por conteúdo espesso ou sangramento. (**A** e **B**) Sagital T2 com supressão de gordura. (**C**) Axial T1 com gadolínio e supressão de gordura.

rintenso em T1 e hipointenso em T2 semelhante ao cisto complicado e hematoma (Fig. 10-26).

Ocasionalmente em paredes espessas pode ser identificada impregnação periférica pelo meio de contraste. Não deve ser observado nódulo captante intralesional (Fig. 10-27).

> Seroma:
> - Imagem bem delimitada de aspecto cístico com sinal hiperintenso em T2 e hipointenso em T1, sem impregnação pelo meio de contraste, com paredes finas.
> - Seromas recentes podem apresentar discreta impregnação periférica.
> - Lesões antigas podem ter aspecto variado com nível líquido e sinal heterogêneo.

Hematoma

O hematoma pode apresentar intensidade de sinal variada, em razão da diferença de sinal dos produtos de degradação da hemoglobina. Entretanto, não se observa um tempo específico para cada produto, como no cérebro.

Geralmente, o hematoma recente apresenta sinal hiperintenso nas sequências ponderadas em T1 e T2, com parede fina, conteúdo homogêneo e ausência de impregnação de contraste. Pode ser identificado nível hemático, facilitando o diagnóstico diferencial em coleção com alto conteúdo proteico (Fig. 10-28).

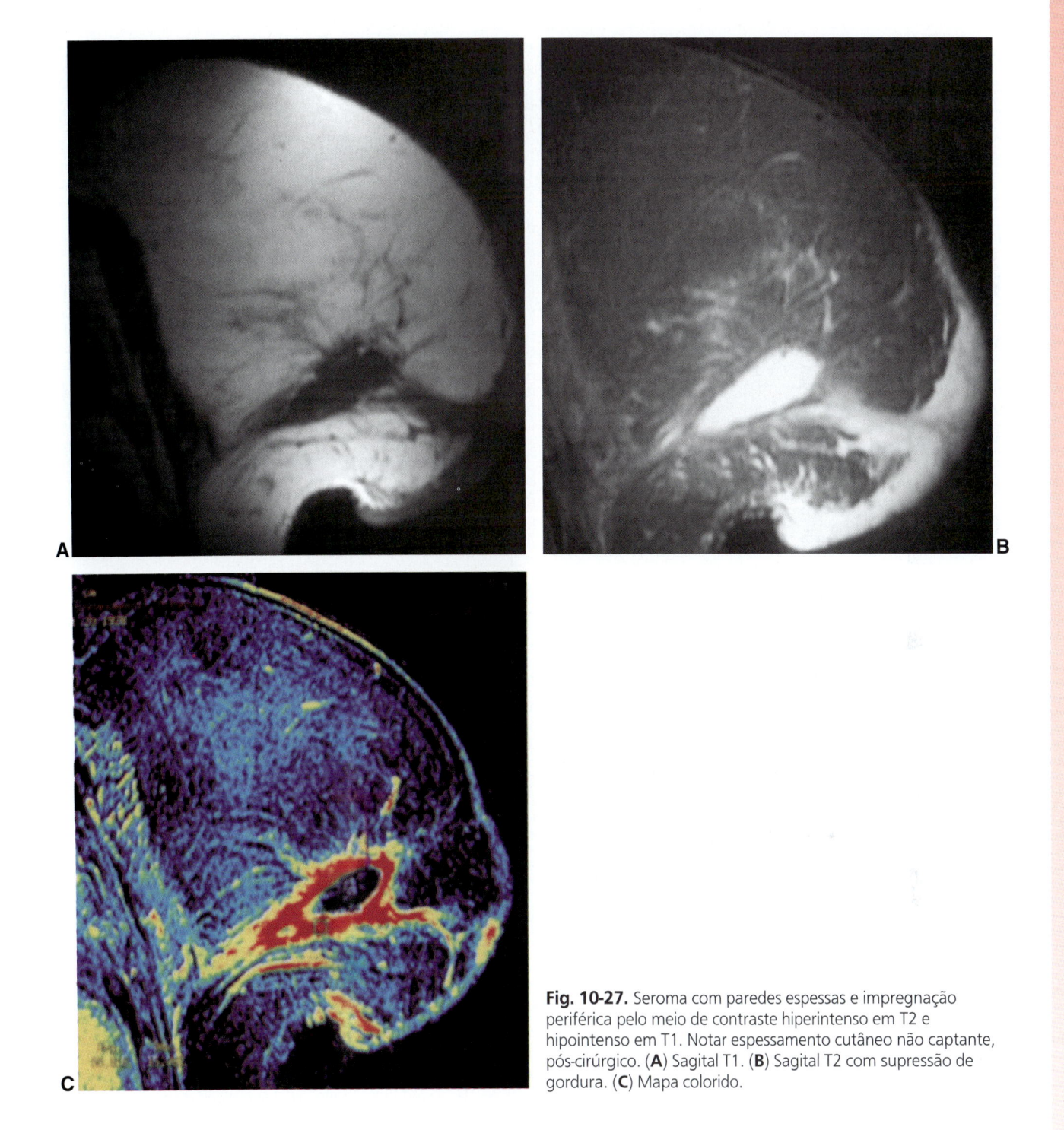

Fig. 10-27. Seroma com paredes espessas e impregnação periférica pelo meio de contraste hiperintenso em T2 e hipointenso em T1. Notar espessamento cutâneo não captante, pós-cirúrgico. (**A**) Sagital T1. (**B**) Sagital T2 com supressão de gordura. (**C**) Mapa colorido.

Com o passar do tempo, ocorre redução progressiva do volume e da intensidade de sinal especialmente na sequência ponderada em T2, tornando-se hipointenso. Na sequência ponderada em T1, a redução do sinal pode ser importante, com sinal isointenso. O diagnóstico pode ser realizado pelo sinal hipointenso em T2 característico, aliado à evolução dos exames e à história clínica (Fig. 10-29).

Quando o hematoma persiste por tempo prolongado, pode tornar-se heterogêneo, com septos, formando lóculos, assim como os seromas antigos. O diagnóstico diferencial entre seroma e hematoma antigo pode ser difícil. Entretanto, não muda a conduta nestas pacientes.

Hematoma:
- Coleção com sinal hiperintenso em T1 e T2, parede fina, conteúdo homogêneo e sem impregnação pelo meio de contraste.
- Coleção com redução progressiva do sinal, especialmente na sequência pesada em T2.

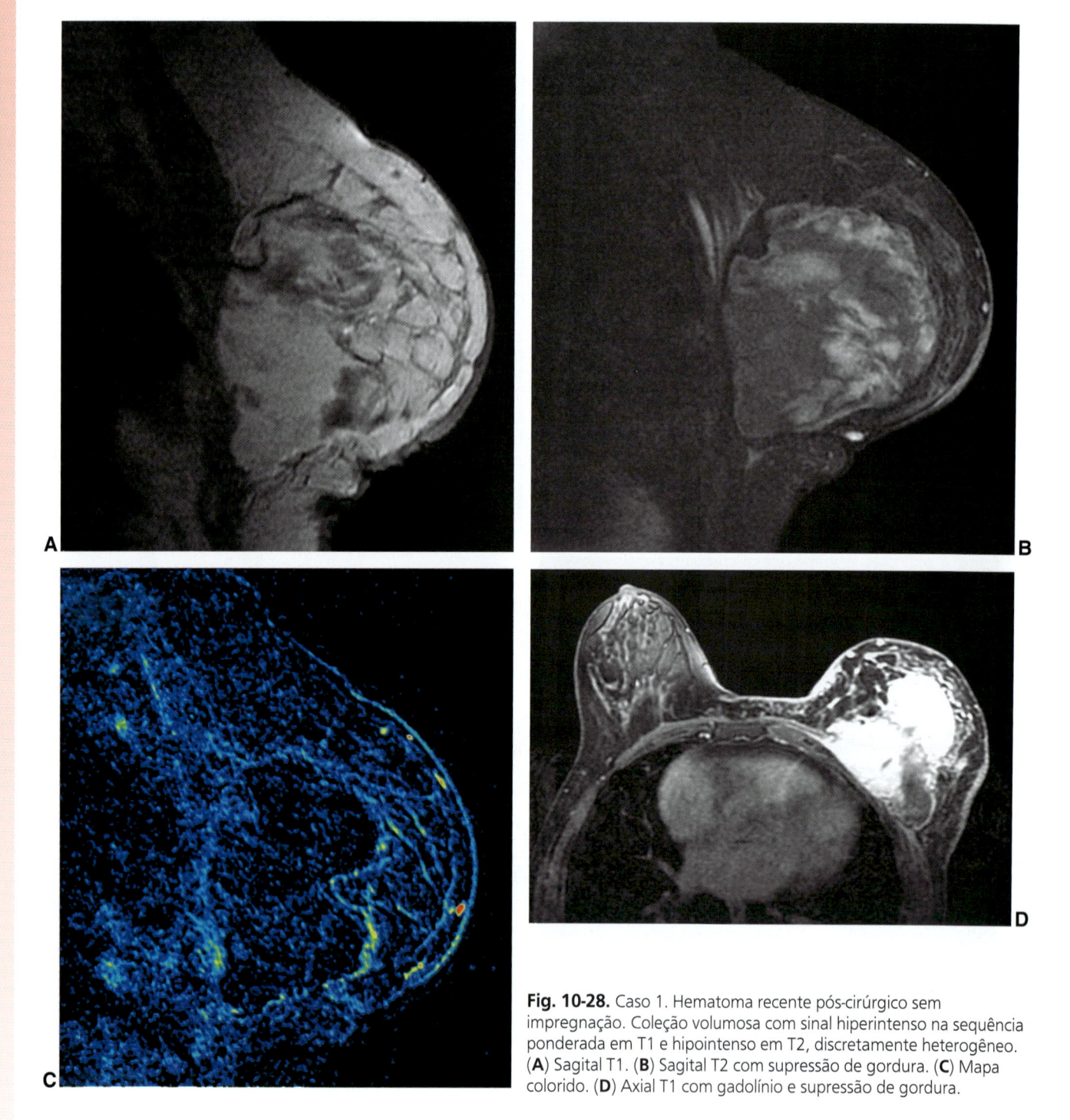

Fig. 10-28. Caso 1. Hematoma recente pós-cirúrgico sem impregnação. Coleção volumosa com sinal hiperintenso na sequência ponderada em T1 e hipointenso em T2, discretamente heterogêneo. (**A**) Sagital T1. (**B**) Sagital T2 com supressão de gordura. (**C**) Mapa colorido. (**D**) Axial T1 com gadolínio e supressão de gordura.

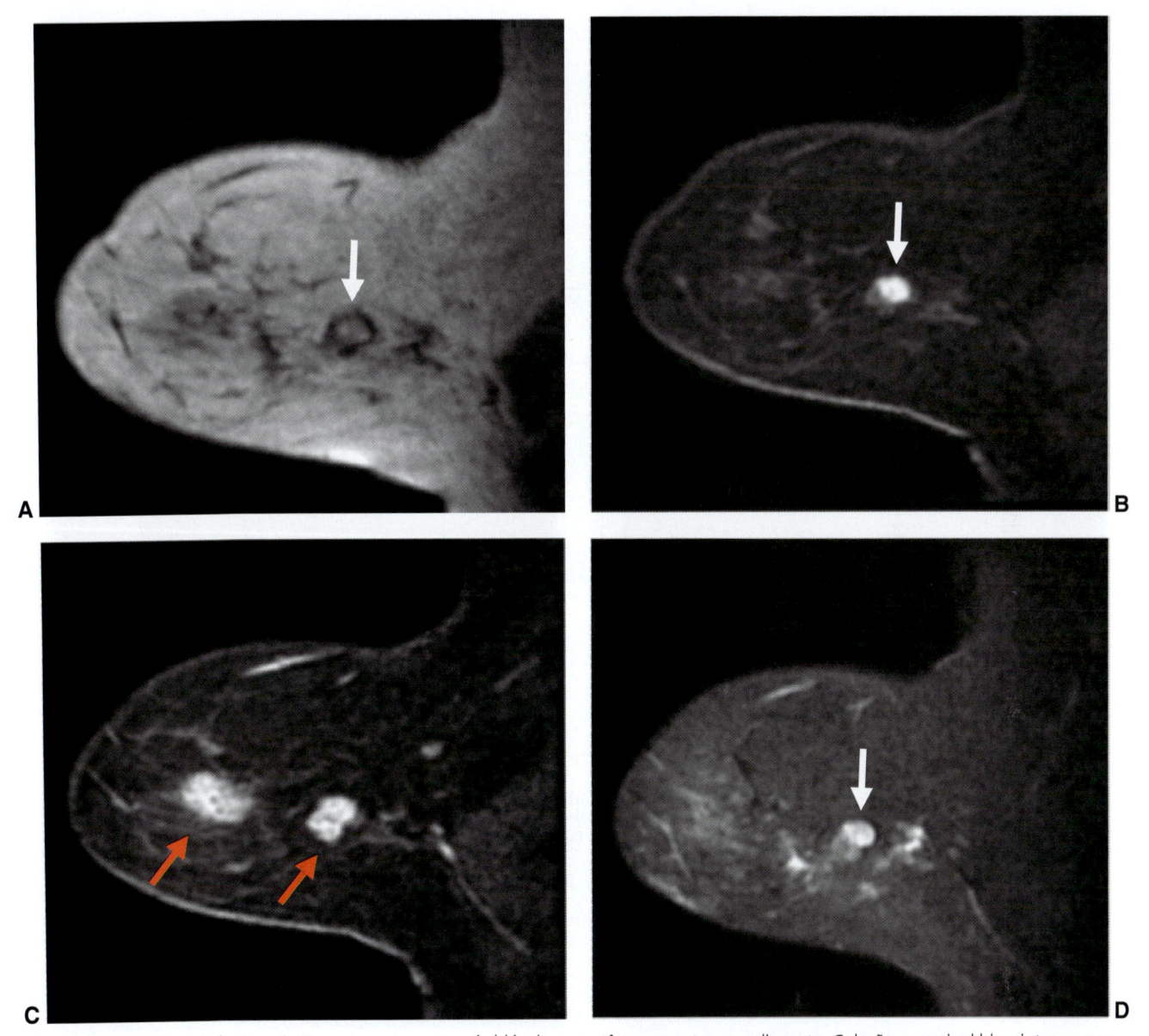

Fig. 10-28 (*Continuação*). Caso 2. Hematoma recente pós-biópsia percutânea com tumor adjacente. Coleção com sinal hiperintenso nas sequências ponderadas em T1 e T2, com parede fina, conteúdo homogêneo. Notar tumor captante de contraste adjacente à margem inferior (seta) e outra lesão anterior. (**A**) Sagital T1. (**B**) Sagital T1 com supressão de gordura. (**C**) Sagital T1 com gadolínio e supressão de gordura. (**D**) Sagital T2 com supressão de gordura.

Fig. 10-29. Hematoma retromuscular com hipersinal na sequência ponderada em T1 e sinal hipointenso em T2. USG com coleção alongada com o mesmo aspecto da RM. (**A**) Sagital T1. (**B**) Sagital T1 com supressão de gordura. (**C**) Sagital T2 com supressão de gordura. (**D**) USG.

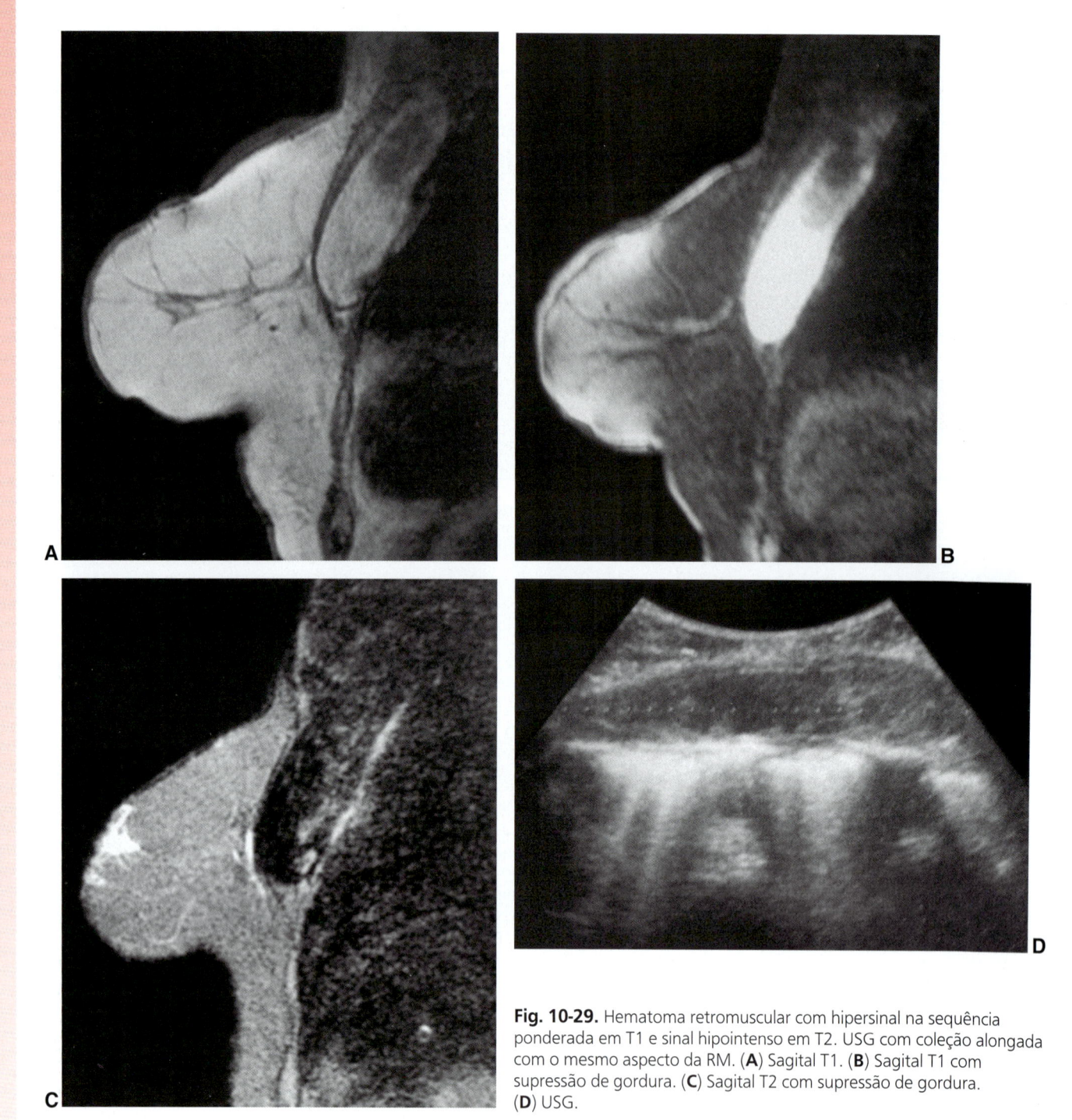

Fibrose

A fibrose é uma sequela comum após manipulação cirúrgica e terapia actínica.

Podem ser observadas imagens lineares, nódulos irregulares ou até espiculados, acompanhados de desorganização arquitetural. Entretanto, a intensidade de sinal e a ausência de impregnação de contraste permitem o diagnóstico (Fig. 10-30).

Na ressonância magnética, a fibrose apresenta sinal hipointenso em T1 e T2 e ausência de impregnação de contraste (Fig. 10-31).

Por vezes pode ser observada discreta impregnação de contraste leve na fase precoce, com maior intensidade na fase tardia, com padrão de curva ascendente ou tipo I (Fig. 10-32).

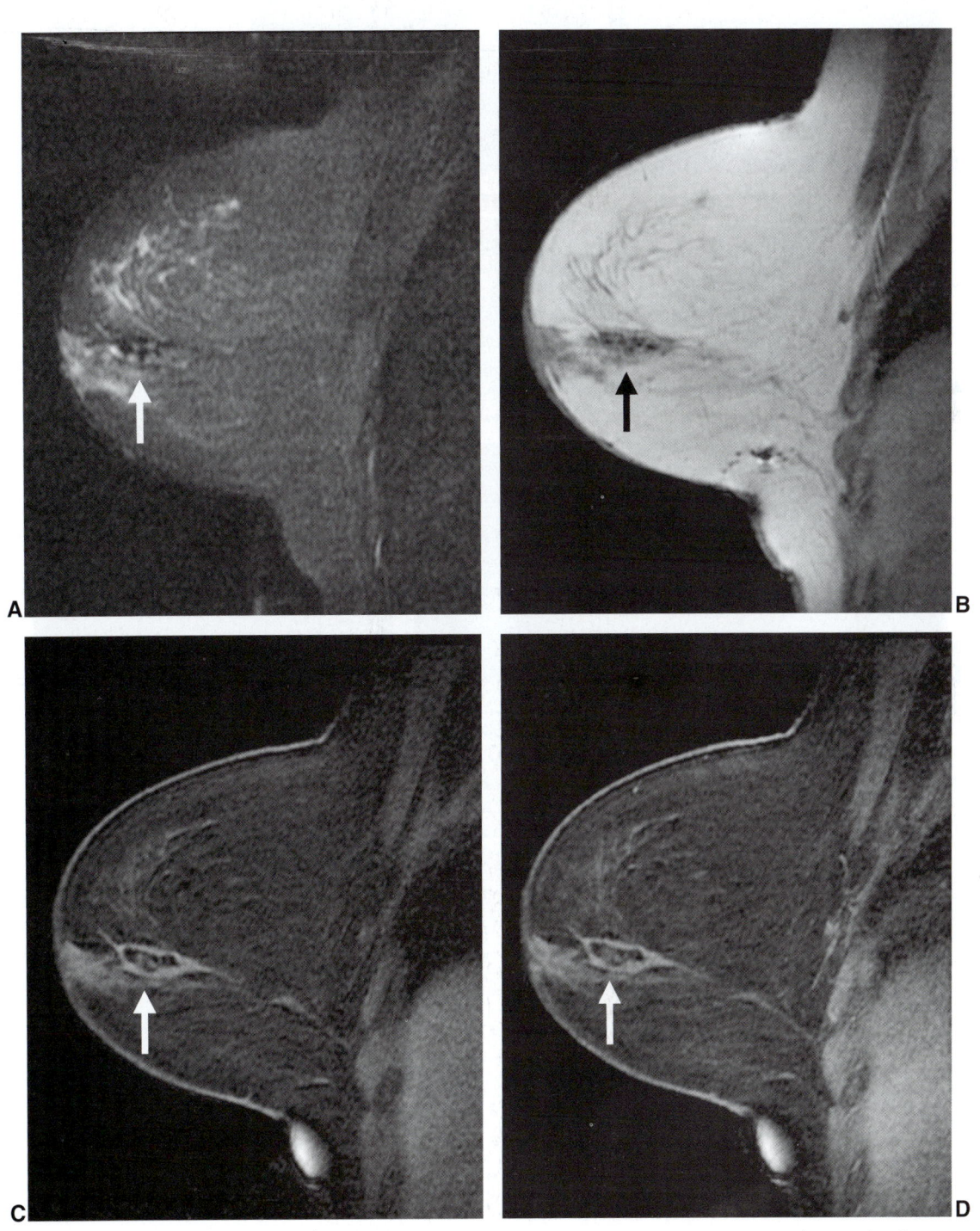

Fig. 10-30. Fibrose pós-mamoplastia. Área alongada hipointensa em T1 e T2, não captante. Notar desorganização arquitetural e artefatos pós-cirúrgicos inferiores. (**A**) Sagital T2 com supressão de gordura. (**B**) Sagital T1. (**C**) Sagital T1 com supressão de gordura. (**D**) Sagital com gadolínio e supressão de gordura.

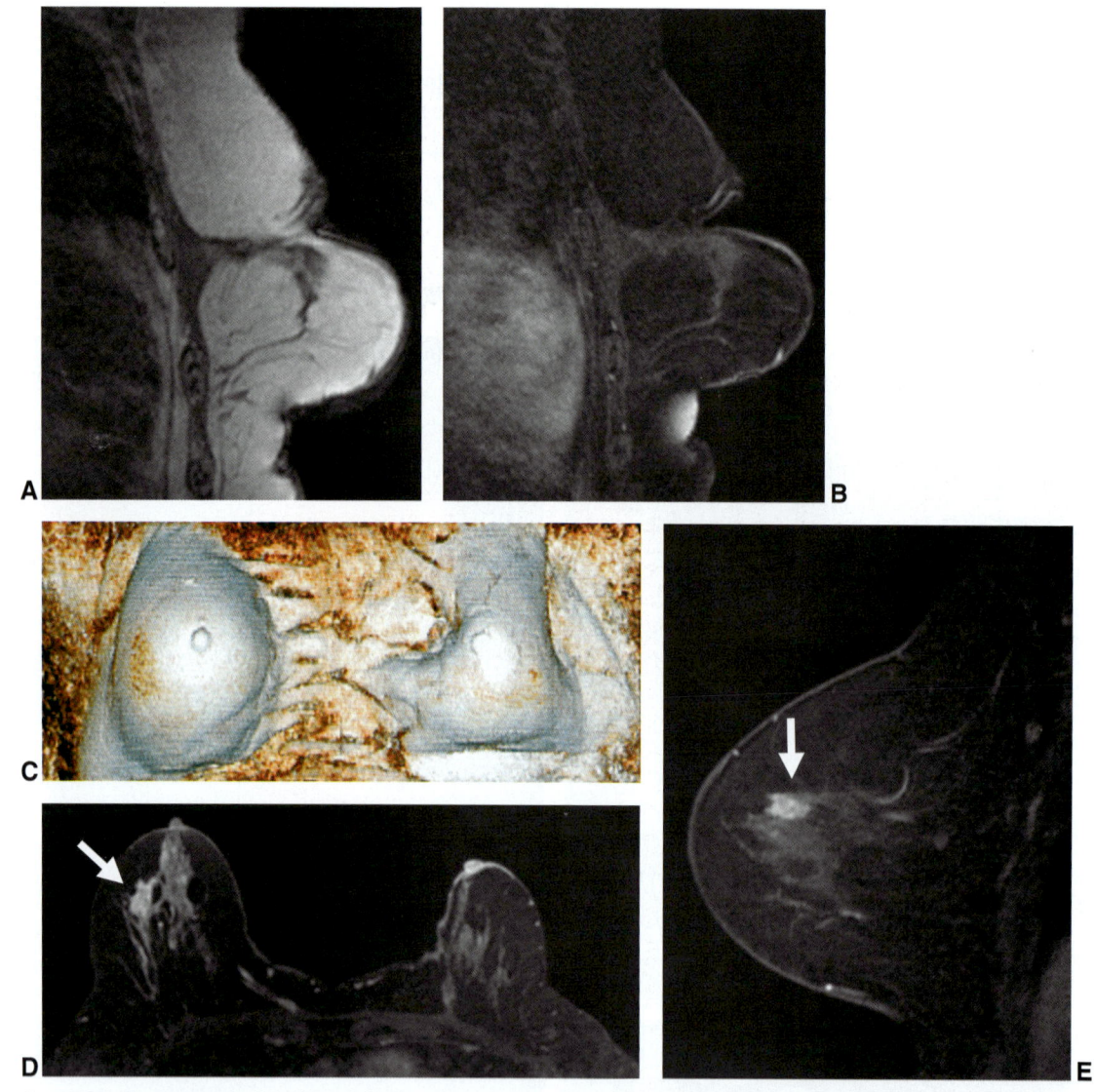

Fig. 10-31. Alteração pós-cirúrgica tardia na mama esquerda com retração cutânea e fibrose com sinal hipointenso em T1 e ausência de impregnação de contraste. Na mama direita observa-se lesão recidivante (seta em nódulo irregular, captante de contraste na união dos quadrantes externos). (**A**) Sagital T1. (**B**) Sagital T1 e supressão de gordura e gadolínio. (**C**) Reconstrução de superfície. (**D**) Axial T1 com gadolínio e supressão de gordura. (**E**) Sagital T1 com gadolínio e supressão de gordura.

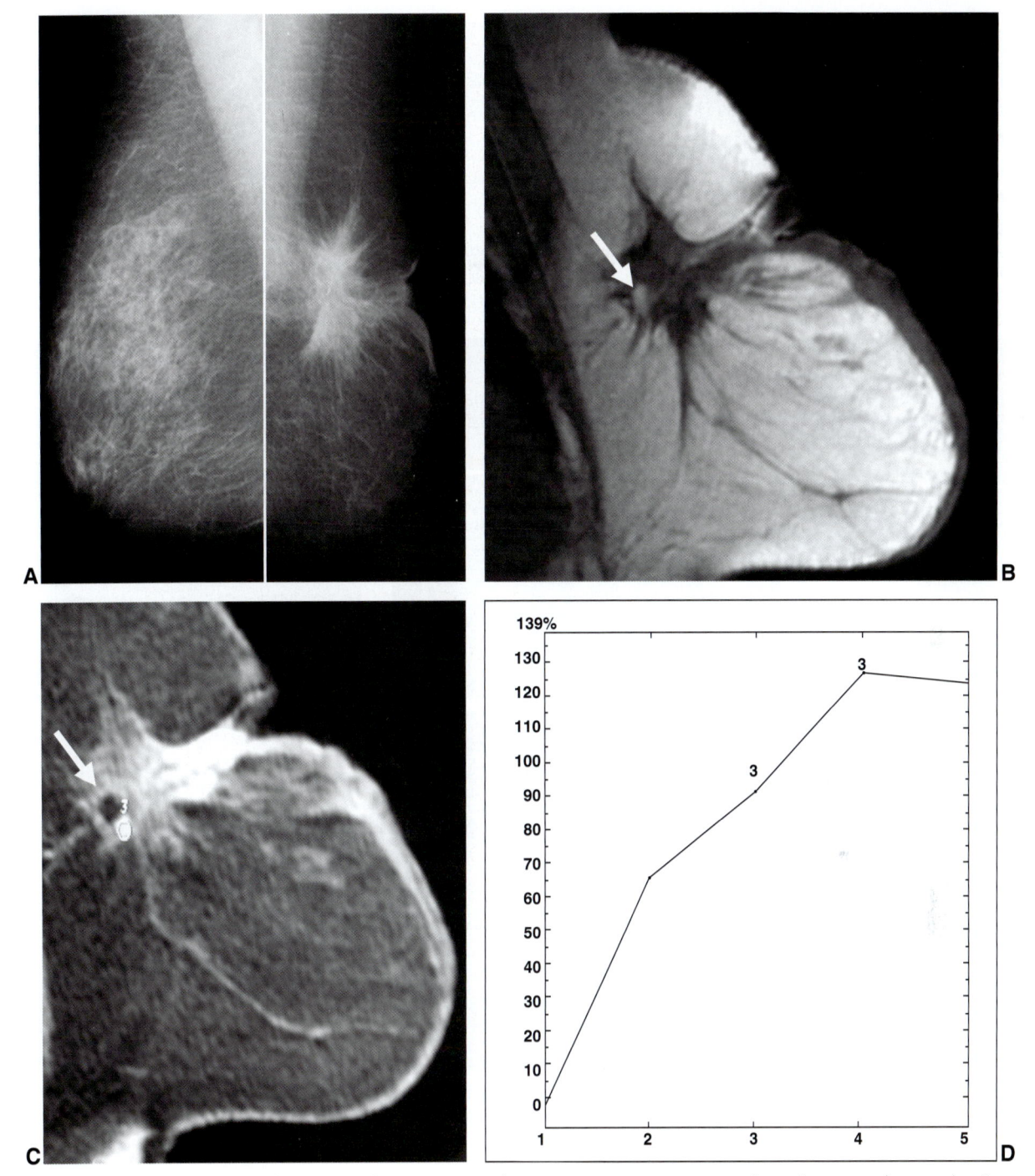

Fig. 10-32. Alteração pós-cirúrgica em QSE da mama esquerda. Notar espessamento e retração cutânea com desorganização arquitetural com esteatonecrose (seta) e discreta impregnação de contraste no leito cirúrgico com curva ascendente.
(**A**) Mamografia. (**B**) Sagital T1. (**C**) Sagital T1 com gadolínio e supressão de gordura. (**D**) Curva de impregnação.

Quando analisado precocemente, o tecido fibrocicatricial pode apresentar padrão de impregnação semelhante à lesão suspeita. Dessa forma, quando este padrão é encontrado dentro do período de 6 meses, o ideal é repetir o exame a curto prazo (3 a 6 meses) (Fig. 10-33).

O principal diagnóstico diferencial se faz com recorrência tumoral (Fig. 10-34).

> Fibrose:
> - Imagens lineares, nódulos irregulares ou até mesmo espiculadas, porém com sinal hipointenso e ausência de impregnação de contraste.
> - Na fase precoce, após a manipulação, o tecido fibrocicatricial pode apresentar padrão de impregnação semelhante a lesão suspeita. Nesses casos, o ideal é repetir o exame em curto prazo (3 a 6 meses).

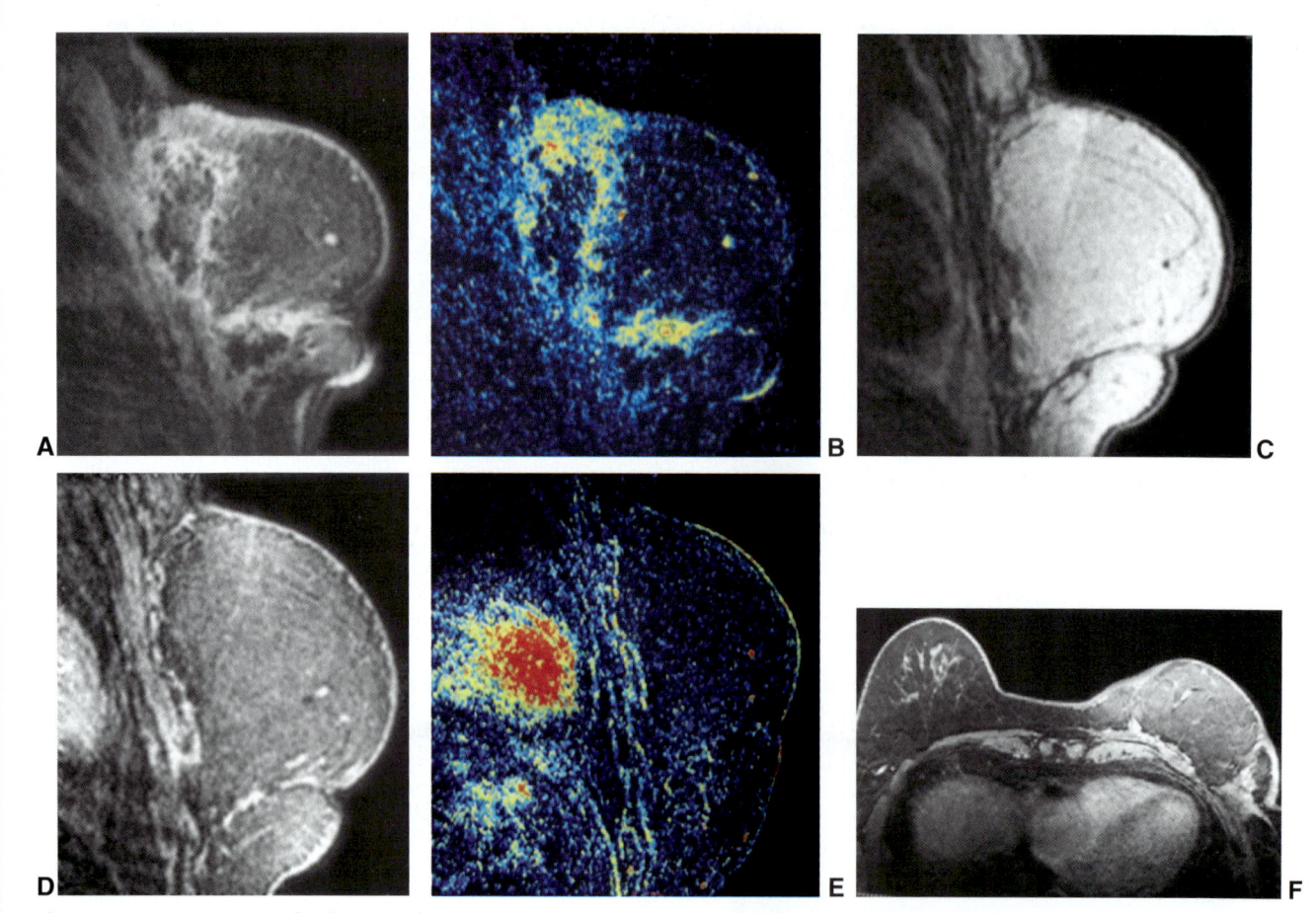

Fig. 10-33. Neomama complicada com infecção no pós-operatório. Fila superior. Avaliação após 1 ano demonstrando desorganização arquitetural e muita impregnação de contraste em correspondência com leito cirúrgico. Fila inferior. Controle em 6 meses com importante melhora da impregnação de contraste. (**A** e **D**) Sagital T1 com gadolínio e supressão de gordura. (**B** e **E**) Mapa colorido. (**C**) Sagital T1. (**F**) Axial T1 com gadolínio e supressão de gordura.

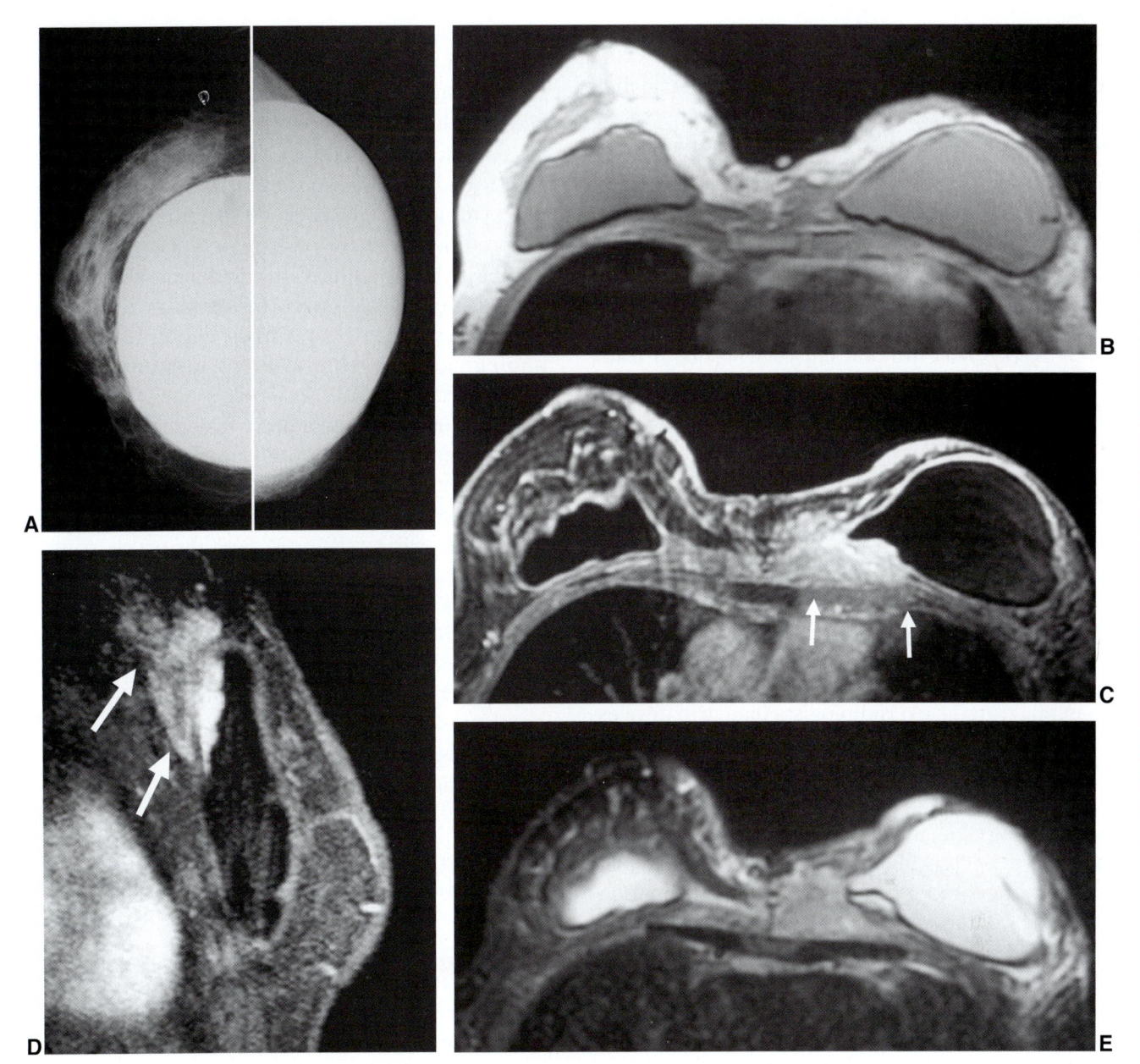

Fig. 10-34. Câncer de mama esquerda com reconstrução com prótese seguida de quimioterapia. Nódulo palpável doloroso na parede torácica anterior, em plano esternal. (**A**) Mamografia negativa. (**B-E**) RM identificando massa nas partes moles pré-esternais isointensa em T1, levemente hiperintensa em T2, com impregnação pelo meio de contraste, estendendo-se posteriormente, entre a parede torácica e a prótese. (**B**) Axial T1. (**C**) Axial T1 com gadolínio e supressão de gordura. (**D**) Sagital T1 com gadolínio e supressão de gordura. (**E**) Axial T2 com supressão de gordura.

ALTERAÇÃO ACTÍNICA

A radioterapia atualmente é considerada parte integrante das estratégias de terapia conservadora da neoplasia da mama. Isso se deve aos bons resultados, muitas vezes comparáveis à mastectomia, da cirurgia conservadora aliada à radioterapia.

Estudos têm mostrado que a cirurgia conservadora aliada à radioterapia em pacientes selecionadas com câncer de mama em fase inicial não apresenta diferença com relação à mastectomia.

A recorrência tumoral em pacientes com tratamento conservador da mama ocorre entre 1 e 2% ao ano, segundo alguns estudos, exigindo um acompanhamento rigoroso destas pacientes, pois se sabe que o diagnóstico precoce do câncer recorrente tem importante influência no prognóstico da paciente.

Dessa forma, é de suma importância o diagnóstico precoce de recidivas, que influencia no prognóstico, e métodos não invasivos de avaliação, como a ressonância, vêm tendo crescente importância.

Entretanto, a cirurgia conservadora da mama e a radioterapia induzem modificações na imagem da mama tratada, e o radiologista mamário deve estar preparado para identificá-las e diferenciá-las da recidiva tumoral.

Estas mamas costumam ser de difícil avaliação pela mamografia, ultrassonografia e pelo exame físico, em decorrência das alterações induzidas pela terapêutica, como a dificuldade no posicionamento adequado mamográfico relacionada com a retração na área cirúrgica, além de densidade aumentada, edema da glândula e desenvolvimento de calcificações atípicas.

A mamografia é ainda considerada a modalidade de imagem inicial na avaliação da mama operada, complementada pela ultrassonografia. Contudo, o exame físico e a mamografia apresentam dificuldades na interpretação após radioterapia, em função de edema e/ou fibrose induzidos pela radiação, podendo simular ou obscurecer recorrência tumoral (Fig. 10-35).

A análise comparativa com exames anteriores ajuda bastante no diagnóstico mamográfico correto.

A ultrassonografia pode ser prejudicada pela formação de sombra acústica difusa, posterior ao tecido fibrocicatricial, podendo simular ou obscurecer tumores.

A ressonância magnética tem-se mostrado especialmente útil em diferenciar alterações pós-cirúrgicas/pós-irradiação de recidiva, fornecendo informações adicionais na avaliação desse grupo tão singular de pacientes. Ela deve ser sempre utilizada quando a mamografia e a ultrassonografia apresentam dúvidas no diagnóstico diferencial entre recidiva e alteração terapêutica.

A ressonância magnética tem mostrado alta especificidade na diferenciação entre fibrose e recorrência tumoral. A ausência de realce tem um alto valor preditivo negativo para recorrência tumoral.

Para alguns autores, particularmente 18 meses após o tratamento, pouco ou nenhum realce deve ser visto em cicatrizes normais. Segundo Morris, a impregnação de contraste foi insignificante em 93% dos casos.

Após este período, a presença de realce em cicatriz cirúrgica deve ser exaustivamente investigada, inclusive por biópsia, para excluir doença recorrente.

A utilização de outros critérios de diferenciação de lesões malignas e benignas, além do realce, como a morfologia, a arquitetura interna, a curva de impregnação e o sinal na sequência ponderada em T2, permitiu que a RM das mamas possa ser utilizada cada vez mais precocemente e com maior especificidade.

Notou-se um aumento do número de lesões benignas nas mamas irradiadas, justificado pela hiperemia causada pela radioterapia, podendo também corresponder a aumento da detecção e/ou prevalência.

> *RM:* alta especificidade na diferenciação entre fibrose e recorrência tumoral. A ausência de realce tem um alto valor preditivo negativo para recorrência tumoral.

Aspecto de imagem da alteração actínica

Após a radioterapia, as alterações inflamatórias induzidas promovem um aumento no fluxo sanguíneo para a mama e, consequentemente, realce pelo meio de contraste.

O padrão de impregnação de contraste habitual da alteração actínica deve ter uma forma difusa e ser mais intenso na fase tardia, e essas alterações devem reduzir progressivamente (Fig. 10-35).

As modificações mamárias são difusas na radioterapia externa, envolvendo desde o revestimento até a parede torácica.

Na pele observa-se espessamento cutâneo difuso, inclusive dos ligamentos de sustentação, com sinal hipointenso em T1 e hiperintenso em T2, com leve impregnação pelo meio de contraste, homogênea e mais evidente na fase tardia (Figs. 10-35 e 10-36).

O espessamento habitualmente involui, mas em algumas pacientes pode persistir por muitos anos, mas sem impregnação de contraste.

Aliado ao espessamento cutâneo pode ser observada a retração cutânea em correspondência com cicatriz cirúrgica além de retração do complexo areolopapilar. A identificação da cicatriz (marcador cutâneo) e uma história clínica e um exame físico detalhados ajudam no diagnóstico diferencial.

A glândula mamária pode apresentar leve aumento da intensidade de sinal na sequência ponderada em T2 com discreta impregnação difusa, homogênea e tardia (Fig. 10-36).

Na musculatura peitoral podem ser identificadas alterações, especialmente visibilizadas com a adição do pulso de supressão de gordura na sequência ponderada em T2. Nota-se hipersinal em T2 sem impregnação pelo meio de contraste (Fig. 10-36).

Nem todas as pacientes apresentam estas alterações. Fatores como dose utilizada, tipo de radioterapia e padrão de resposta da paciente à terapêutica influenciarão no aspecto da mama com radioterapia.

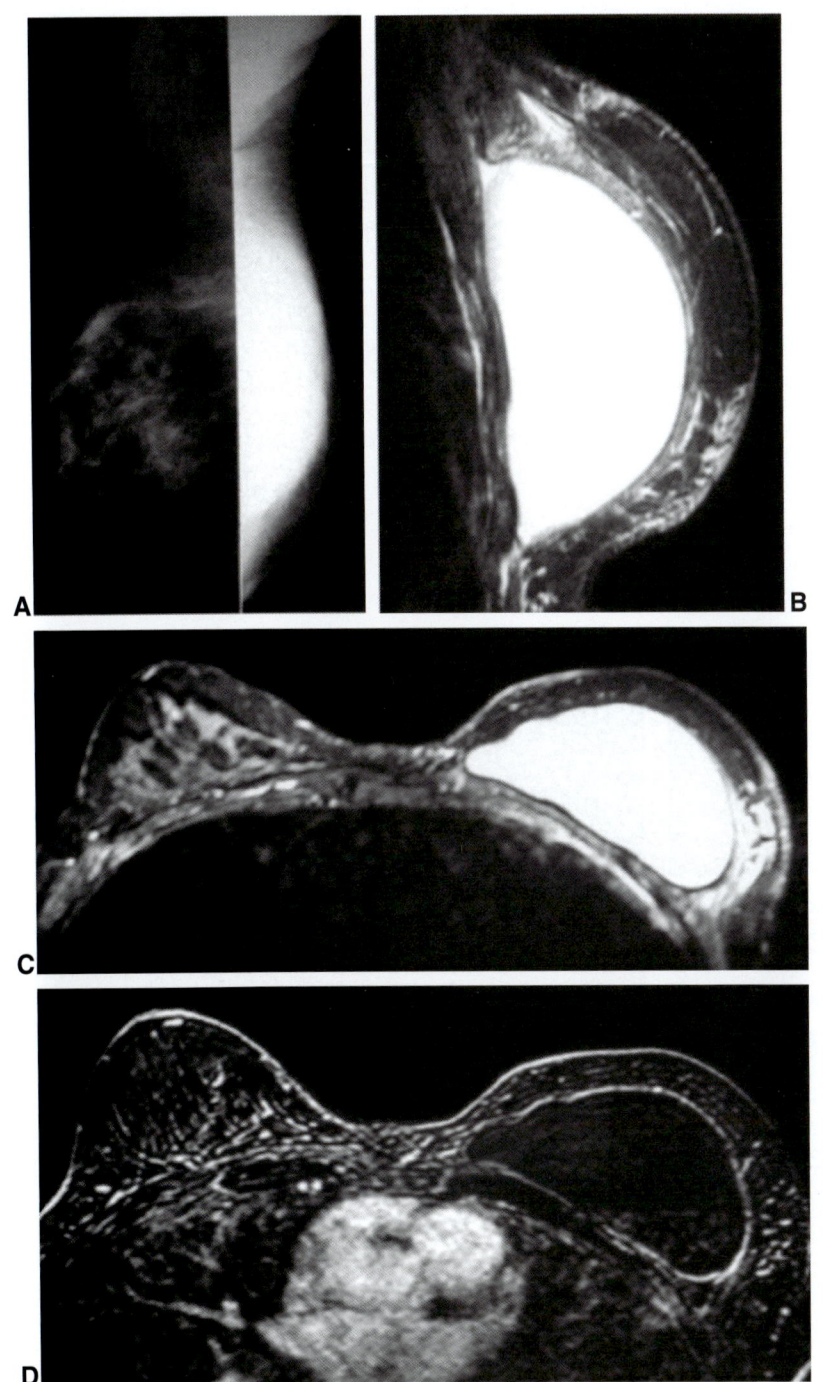

Figura 10-35. Paciente de 53 anos, neomama reconstruída com grande dorsal há 10 anos com recidiva esternal e término da radioterapia há 1 ano. Notar espessamento cutâneo difuso e sinal hiperintenso em T2, sem impregnação pelo meio de contraste no componente muscular.
(**A**) Mamografia. (**B**) Sagital T2 com supressão de gordura. (**C**) Axial T2 com supressão de gordura. (**D**) Subtração axial.

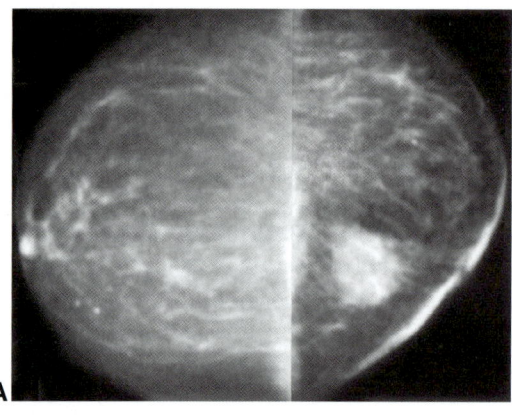

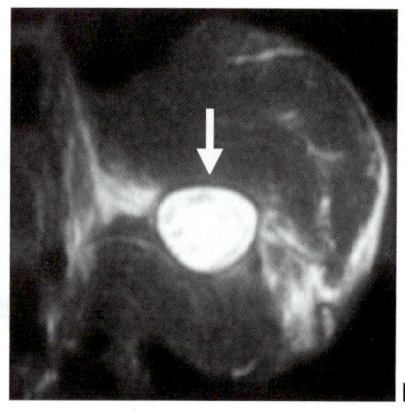

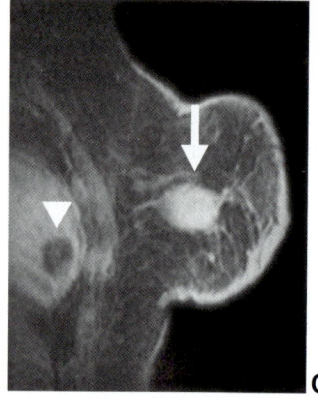

Fig. 10-36. Hipersinal em T2 sem impregnação por meio de contraste na musculatura peitoral, além de importante espessamento cutâneo, hipersinal em T2 na glândula mamária e hematoma profundo com hipersinal em T1 e em T2 (seta). Notar trombo em ventrículo esquerdo (ponta de seta). (**A**) Mamografia. (**B**) Sagital T2 com supressão de gordura. (**C**) Sagital T1 com gadolínio e supressão de gordura.

Dificuldades de interpretação

O que se tem observado é que, durante os primeiros 12 a 18 meses após a radioterapia, realce associado a modificações inflamatórias induzidas pela radiação pode ser identificado e ser responsável por dificultar a interpretação das imagens da RM das mamas.

A experiência do radiologista com o método vai ajudar bastante no diagnóstico diferencial e caso ainda haja dúvida, um controle precoce pode ser utilizado (3 a 6 meses).

Dificuldades diagnósticas podem acontecer especialmente nas pacientes que não tiveram uma boa evolução no pós-operatório, que prejudicam a cicatrização adequada. Uma história clínica minuciosa da paciente pode ajudar o radiologista (Fig. 10-37).

Entretanto, uma cicatriz complicada com necrose gordurosa, ou uma esteatonecrose que se desenvolve no leito da lesão, pode simular uma recorrência (Fig. 10-38).

> Modificações inflamatórias pós-radioterapia dificultam a interpretação. Em caso de persistência da dúvida, sugere-se controle em curto prazo.

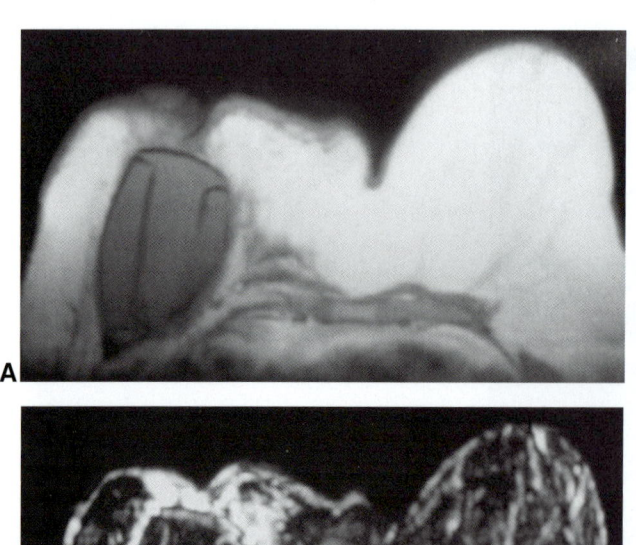

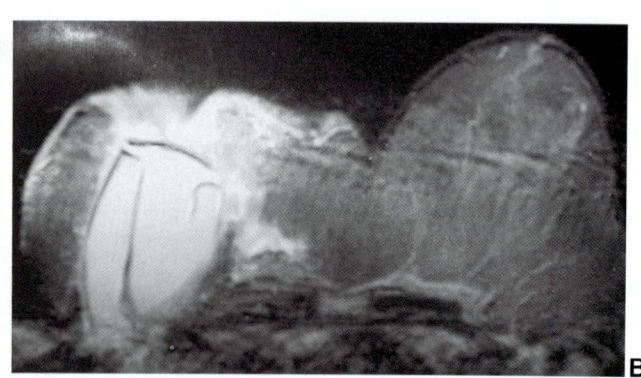

Fig. 10-37. Dificuldades diagnósticas no pós-operatório. Dificuldade de cicatrização com necrose do retalho do reto abdominal, simulando recorrência precoce. (**A**) Axial T1. (**B**) Axial T2 com supressão de gordura. (**C**) Axial com gadolínio e subtração.

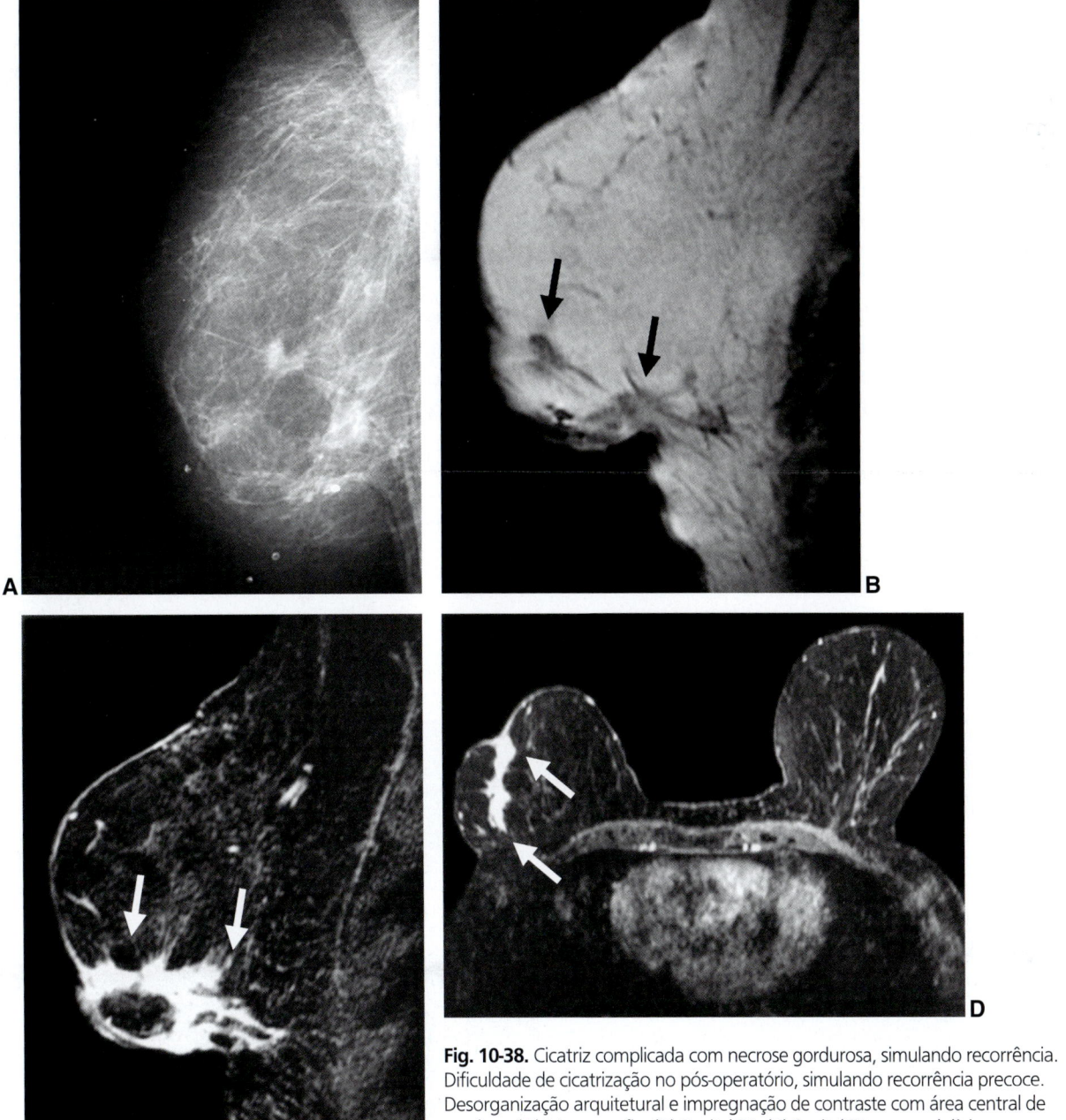

Fig. 10-38. Cicatriz complicada com necrose gordurosa, simulando recorrência. Dificuldade de cicatrização no pós-operatório, simulando recorrência precoce. Desorganização arquitetural e impregnação de contraste com área central de gordura. (**A**) Mamografia. (**B**) Sagital T1. (**C**) Sagital T1 com gadolínio e subtração. (**D**) Axial T1 com gadolínio e supressão de gordura.

RECONSTRUÇÃO MAMÁRIA

Após o tratamento do câncer de mama o acompanhamento das pacientes é crucial, inclusive na mama reconstruída. Nestas, a avaliação pelo exame físico, ultrassonografia e mamografia é dificultada, especialmente quando a prótese é utilizada, sendo a ressonância magnética o melhor método no rastreamento destas pacientes (Fig. 10-39).

Na publicação do Colégio Americano de Oncologia em 2007 sobre ressonância magnética e rastreamento de pacientes de alto risco, estas pacientes foram incluídas no risco moderado de desenvolvimento de neoplasia mamária (entre 15 e 20%).

Nas pacientes de risco moderado o rastreamento anual com ressonância deve ser discutido entre a paciente e o médico assistente, segundo a publicação.

Na nossa opinião, entretanto, consideramos que a ressonância magnética deve ser incluída no rastreamento destas pacientes, especialmente as que utilizam prótese na reconstrução, limitando mais ainda a identificação de lesão pelos outros métodos.

A ressonância magnética é extremamente sensível na investigação de recorrência, tanto na mama com cirurgia conservadora como na neomama, permitindo a diferenciação das alterações pós-cirúrgicas (Fig. 10-40).

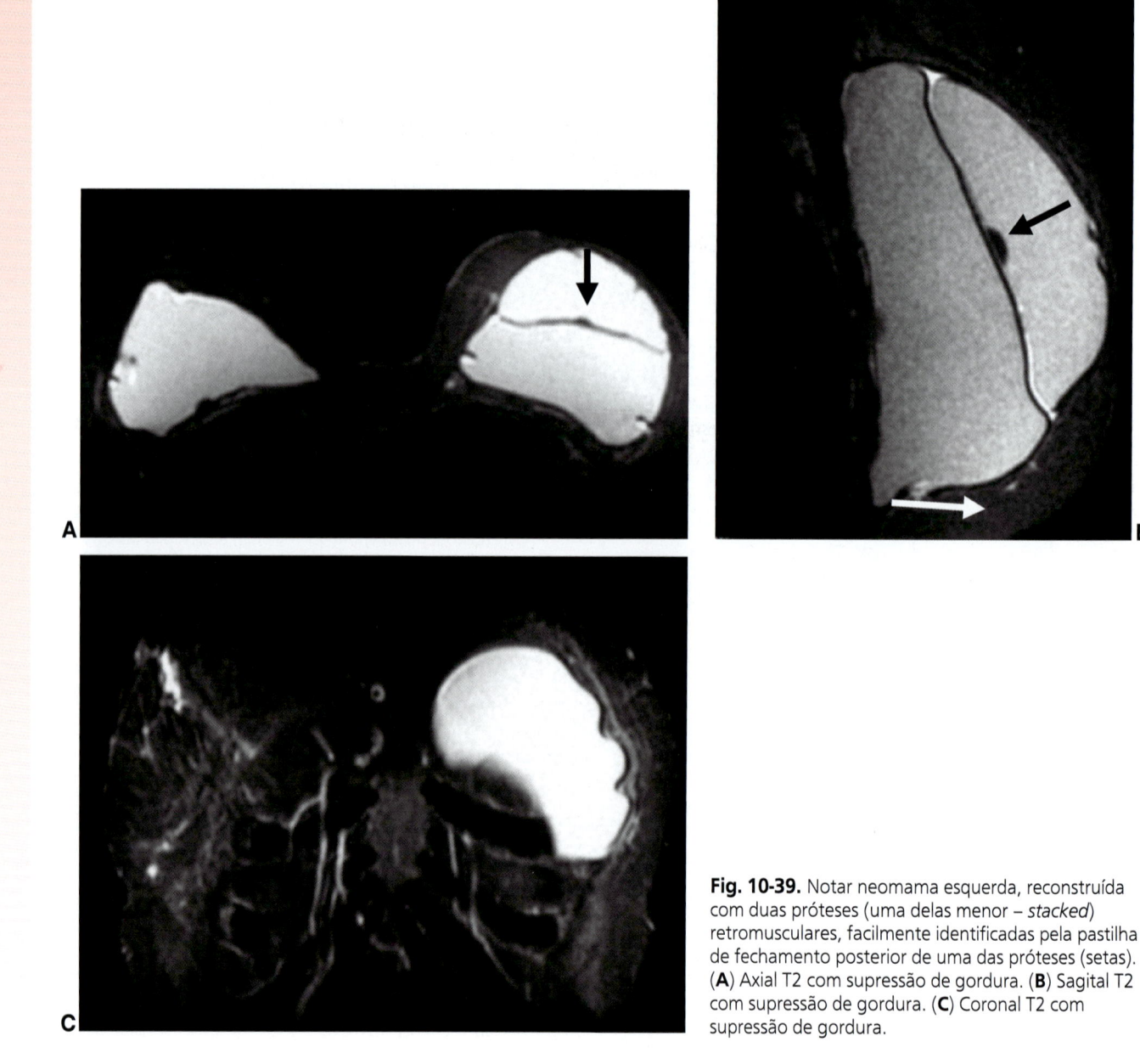

Fig. 10-39. Notar neomama esquerda, reconstruída com duas próteses (uma delas menor – *stacked*) retromusculares, facilmente identificadas pela pastilha de fechamento posterior de uma das próteses (setas). (**A**) Axial T2 com supressão de gordura. (**B**) Sagital T2 com supressão de gordura. (**C**) Coronal T2 com supressão de gordura.

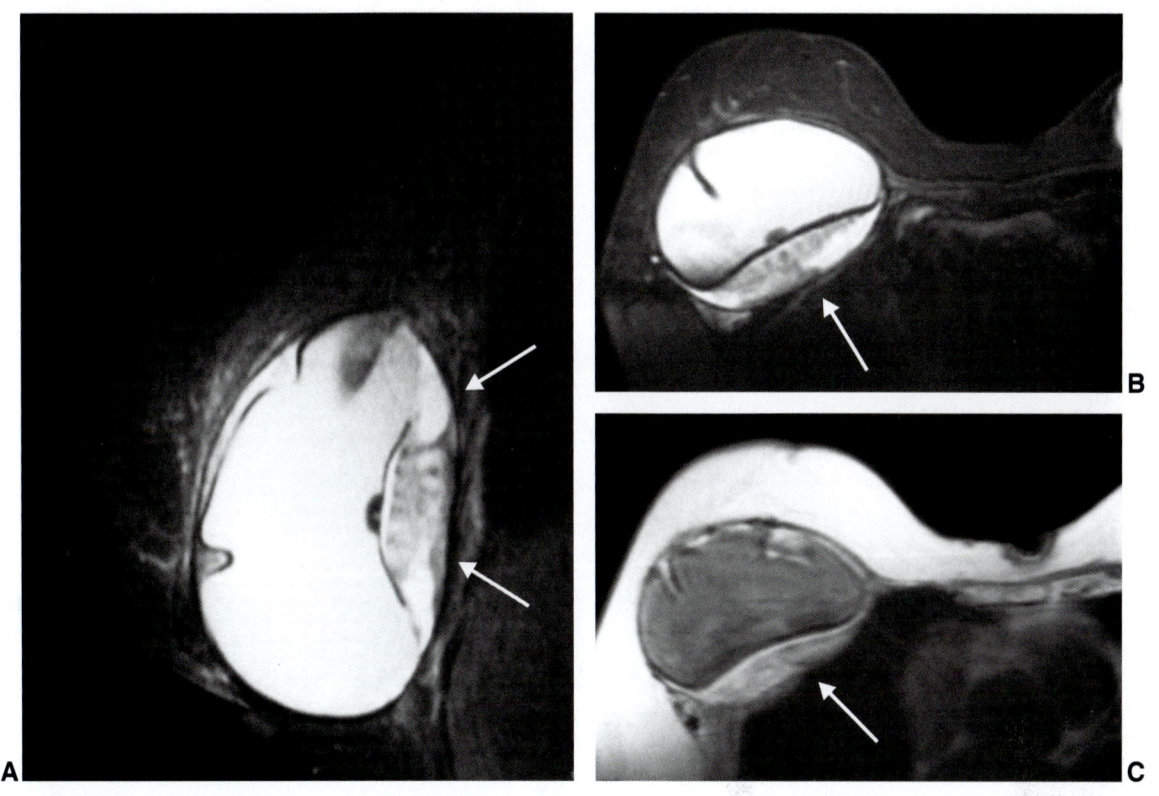

Fig. 10-40. Hematoma tardio intracapsular, posterior à prótese de neomama com grande dorsal. Notar massa intracapsular posterior com sinal hiperintenso em T1 e heterogêneo em T2, típico desta alteração (setas). (**A**) Sagital T2 com supressão de gordura. (**B**) Axial T2 com supressão de gordura. (**C**) Axial T1.

Outra vantagem do método é a avaliação simultânea da integridade da prótese, utilizada em algumas reconstruções. Sabe-se que a ressonância magnética é o método de imagem mais sensível e específico para a identificação das complicações das próteses (Fig. 10-41).

Seguimento das pacientes com reconstrução mamária:
- A detecção de câncer pelo exame físico, ultrassonografia e mamografia é dificultada nestas pacientes, especialmente quando há prótese.
- A RM é o melhor método no rastreamento destas pacientes.
- Essas pacientes apresentam risco moderado de desenvolver carcinoma de mama.
- Em nossa opinião, o rastreamento deve ser por RM, pois é muito sensível para identificação de recorrência e avaliação da integridade da prótese.

O tecido de granulação induzido pela cirurgia promove maior permeabilidade capilar com impregnação de contraste que pode ser identificada nos primeiros 6 meses, podendo variar para mais ou menos em algumas pacientes (Fig. 10-42).

Esta variação de padrão de impregnação pode acontecer por complicação na reconstrução mamária, dificuldade de cicatrização relacionada com outras terapias ou, então, reconstrução realizada em várias etapas. Dessa forma, é muito importante um detalhamento da história clínica e cirúrgica destas pacientes a fim de não confundir recidiva com alteração pós-cirúrgica (Fig. 10-43).

A radioterapia utilizada após a reconstrução imediata também induz alteração inflamatória que pode persistir por 12 a 18 meses, de acordo com a literatura. Em nossa experiência já tivemos casos com esta manifestação após 4 anos (Fig. 10-44).

Nestes casos procuramos valorizar a história clínica da paciente e os exames anteriores. O tipo de curva de captação de contraste pode ajudar. Em se tratando de uma paciente apresentando exames estáveis e padrão de curva de captação de contraste ascendente do tipo I, controle evolutivo em 6 meses é o ideal.

Os fatores mais importantes na diferenciação da recorrência da alteração pós-cirúrgica seguem os padrões de morfologia e de cinética de impreg-

Fig. 10-41. Paciente com alto risco genético. Mastectomia redutora de risco à esquerda e mastectomia à direita. Avaliação de nódulo palpável à esquerda (marcador). RM identificou herniação da prótese esquerda em correspondência com marcador. (**A**) Reconstrução de superfície. (**B**) Sagital T1. (**C**) Axial T1. (**D**) Axial T1 com gadolínio e supressão de gordura.

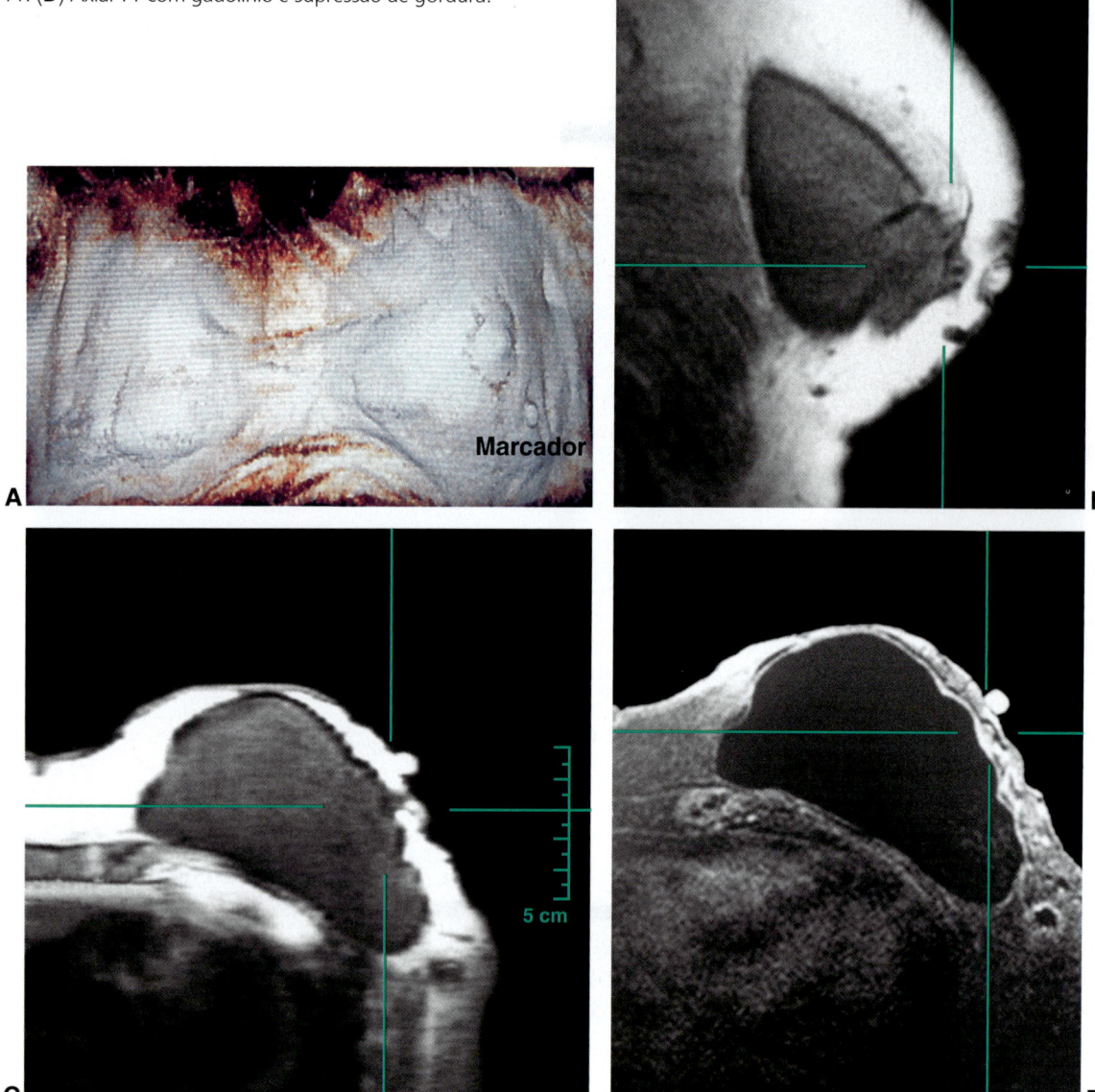

nação do meio de contraste endovenoso, referidos anteriormente, no Capítulo de interpretação do exame de ressonância magnética.

A neoplasia invasora, seja ela recorrência seja neoplasia primária, tipicamente demonstra intensa impregnação na fase precoce, frequentemente com curva tipo III.

Alterações benignas relacionadas com o procedimento cirúrgico, como a fibrose e a esteatonecrose, apresentam impregnação tipicamente tardia, com curva tipo I.

Entretanto, os critérios morfológicos são considerados mais importantes, pois a neoplasia intraductal apresenta menor angiogênese tumoral.

Alterações pós-cirúrgicas e pós-radioterapia:
- Promovem aumento da permeabilidade vascular e consequentemente alteração da impregnação na fase precoce.
- Para não confundir com recorrência é importante uma história detalhada.
- O tipo de curva (tipo III na recorrência) pode ajudar.

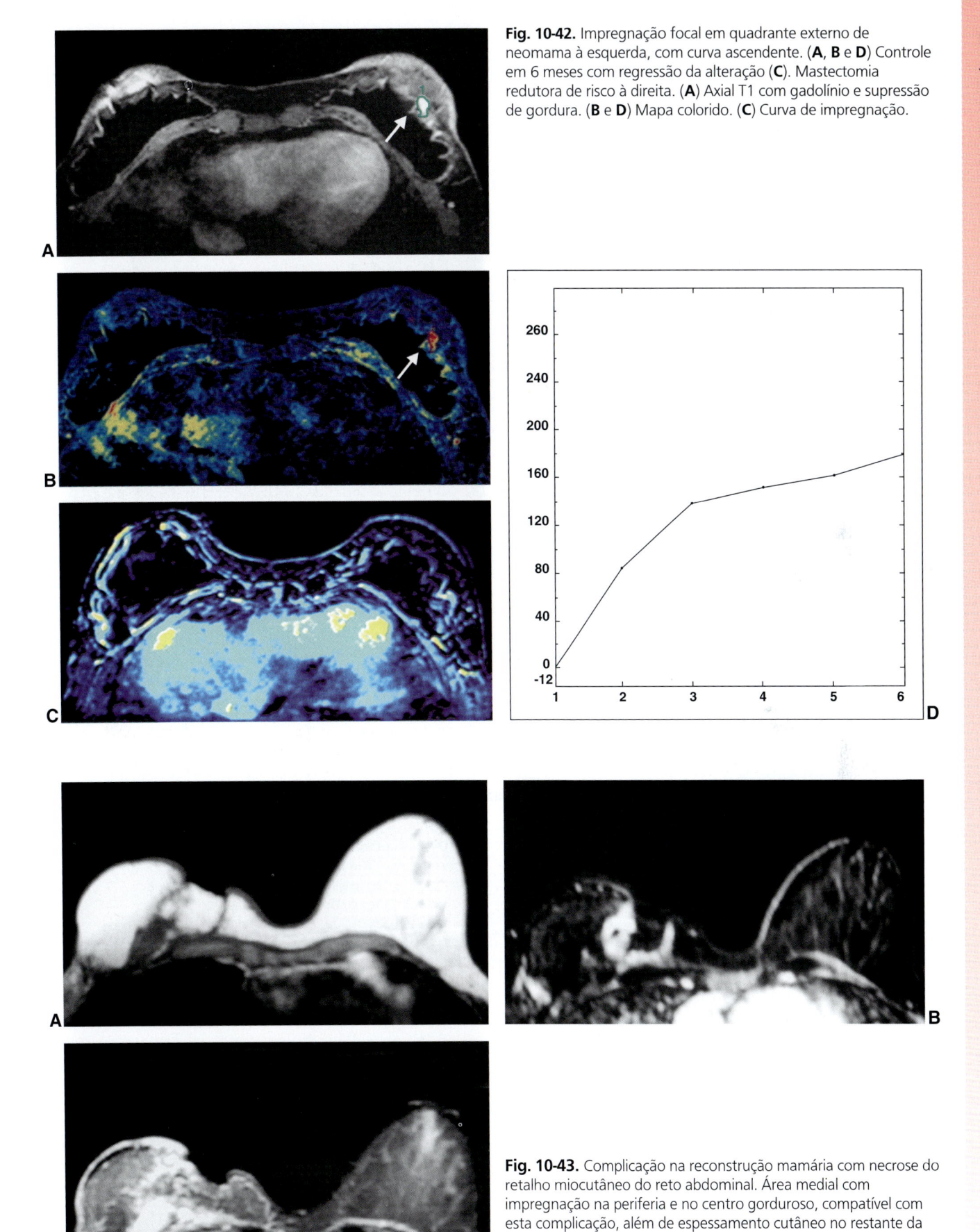

Fig. 10-42. Impregnação focal em quadrante externo de neomama à esquerda, com curva ascendente. (**A**, **B** e **D**) Controle em 6 meses com regressão da alteração (**C**). Mastectomia redutora de risco à direita. (**A**) Axial T1 com gadolínio e supressão de gordura. (**B** e **D**) Mapa colorido. (**C**) Curva de impregnação.

Fig. 10-43. Complicação na reconstrução mamária com necrose do retalho miocutâneo do reto abdominal. Área medial com impregnação na periferia e no centro gorduroso, compatível com esta complicação, além de espessamento cutâneo no restante da neomama, bem visualizado na sequência ponderada em T2, sem impregnação de contraste. (**A**) Axial T1. (**B**) Axial T1 com gadolínio e subtração. (**C**) Axial T2 com supressão de gordura.

Capítulo 10 ■ ACOMPANHAMENTO TERAPÊUTICO   **381**

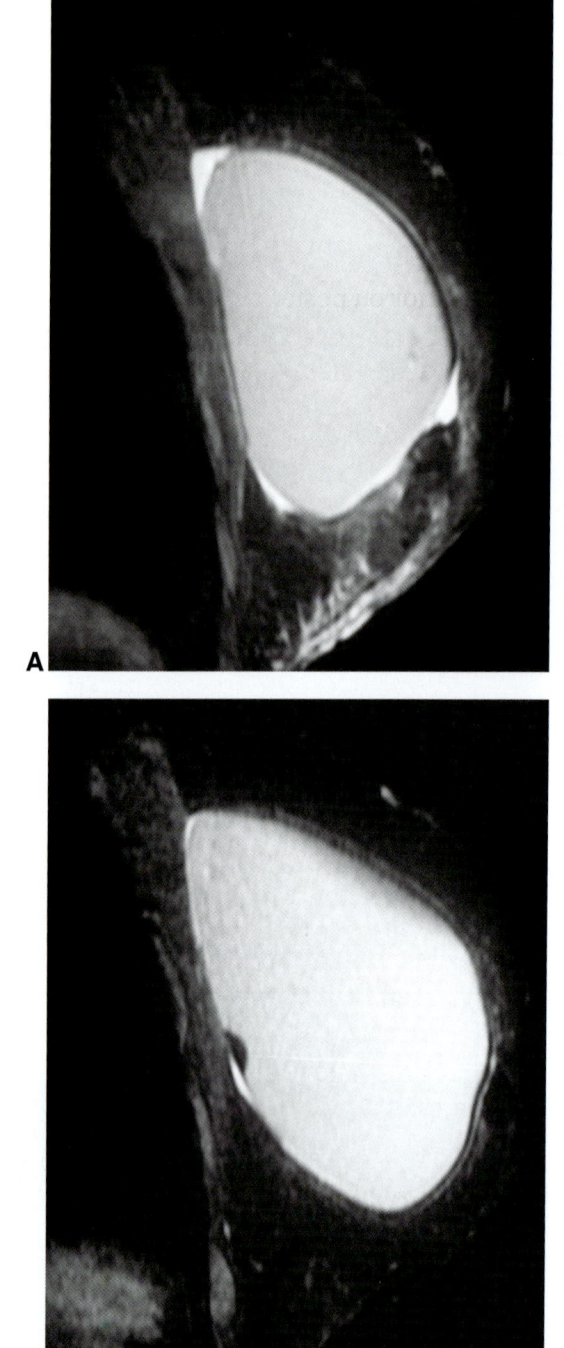

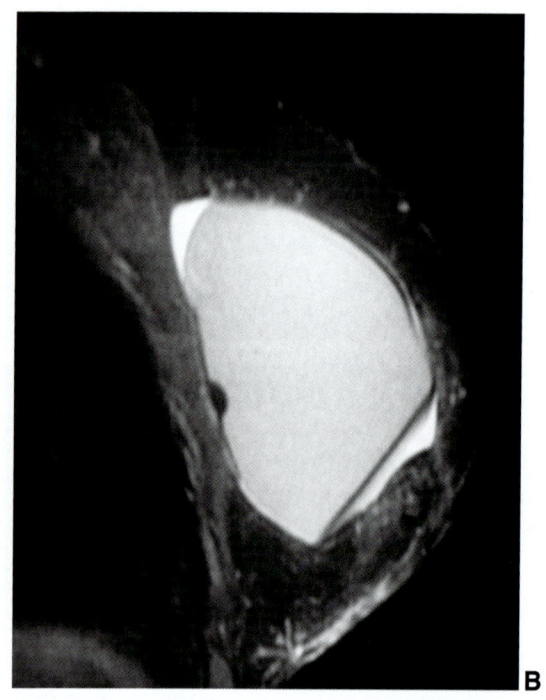

Fig. 10-44. Neomama reconstruída com prótese anteromuscular. (**A** e **B**) A radioterapia utilizada após a reconstrução imediata induziu alteração inflamatória com espessamento cutâneo e infiltração edematosa profunda até próximo da musculatura peitoral, além de líquido intracapsular. (**C**) Controle após 2 anos com regressão dos achados. (**A-C**) Sagital T2 com supressão de gordura.

Ressonância magnética e tipos de reconstrução mamária

É fundamental o conhecimento pelos radiologistas das técnicas de reconstrução mamária após mastectomia, pois estes procedimentos vêm sendo mais utilizados a cada dia.

Existem várias técnicas cirúrgicas, como o retalho miocutâneo do reto abdominal e do grande dorsal e a mastectomia redutora de risco com ou sem preservação do complexo areolopapilar.

Com o desenvolvimento da técnica cirúrgica e oncológica, a mastectomia com preservação da pele tornou-se oncologicamente segura em pacientes com neoplasia em estágio precoce, permitindo melhor resultado estético da reconstrução mamária. Em um estudo retrospectivo realizado por Kroll *et al.*, não houve diferença na taxa de recorrência (7%) entre as pacientes utilizando reconstrução com ou sem preservação da pele.

A reconstrução mamária pode ser feita durante a mastectomia. Nesse caso ela é denominada reconstrução imediata, ou posteriormente, denominada reconstrução tardia.

Existem vários tipos de reconstrução que vão adaptar-se a cada tipo de paciente. O radiologista pode identificar o tipo de reconstrução pelo aspecto radiológico.

Uma análise da história clínica e exame físico detalhado facilitam bastante o dia a dia do radiologista. Detalhes, como cicatriz nas costas e no abdome, já definem qual o tipo de neomama. Também é muito importante definir quantas cirurgias foram necessárias, a data das diferentes cirurgias, justificando uma impregnação, e se houve preservação do complexo areolopapilar; caso reconstruído, quando e se foi necessário manipular a mama contralateral.

Os tipos de reconstrução mamária mais utilizados são:

1. Inserção de prótese.
2. Inserção de expansor tecidual e, posteriormente, de prótese.
3. Retalho miocutâneo do latíssimo dorsal com ou sem prótese adicional.
4. Retalho miocutâneo do reto do abdome uni ou bipediculado.
5. Transferência tecidual microvascular.

Reconstrução com prótese

É a forma mais simples de reconstrução, podendo ser utilizada em reconstrução imediata ou tardia, com prótese salina ou de silicone. A posição pode ser anterior ou posterior ao músculo peitoral. Caso posterior, no espaço submusculofascial, entre o músculo peitoral, porção anterior do serrátil e superior do reto abdominal.

Quando posterior, a dica para diferenciar este tipo de reconstrução do retalho miocutâneo do grande dorsal com prótese é observar a porção lateral à prótese no prolongamento axilar. Quando é o grande dorsal, observa-se a extensão lateral do músculo em direção ao túnel construído para sua passagem pela região lateral do tórax (Fig. 10-45).

Algumas vezes o músculo peitoral pode reduzir a sua espessura e ficar afilado, dificultando a sua visibilização. Nestes casos, procure identificar a relação da prótese com a porção superior do músculo, que é mais espessa ou, então, sua forma próxima ao esterno. Quando posterior ao músculo, a prótese apresenta modificação da morfologia nesta topografia pela compressão próxima da inserção muscular (Fig. 10-46).

Raramente pode ocorrer ruptura deste músculo após a reconstrução (Fig. 10-47).

As próteses utilizadas na reconstrução mamária geralmente são maiores dos que as utilizadas na cirurgia estética. Dessa forma, a análise comparativa do volume não deve ser feita entre a prótese de uma paciente mastectomizada e com inclusão de implante na outra mama para equalização (Fig. 10-48).

Além do tamanho, o tipo da prótese pode ser diferente. Portanto, sempre é necessária a correlação clínica e, se possível, saber o tipo de prótese utilizada.

> Reconstrução com prótese:
> - Pode ser salina ou de silicone.
> - Anterior ou posterior ao músculo peitoral.
> - Para diferenciar prótese retromuscular de prótese posterior a retalho miocutâneo do grande dorsal deve-se avaliar a porção lateral ao implante no prolongamento axilar.

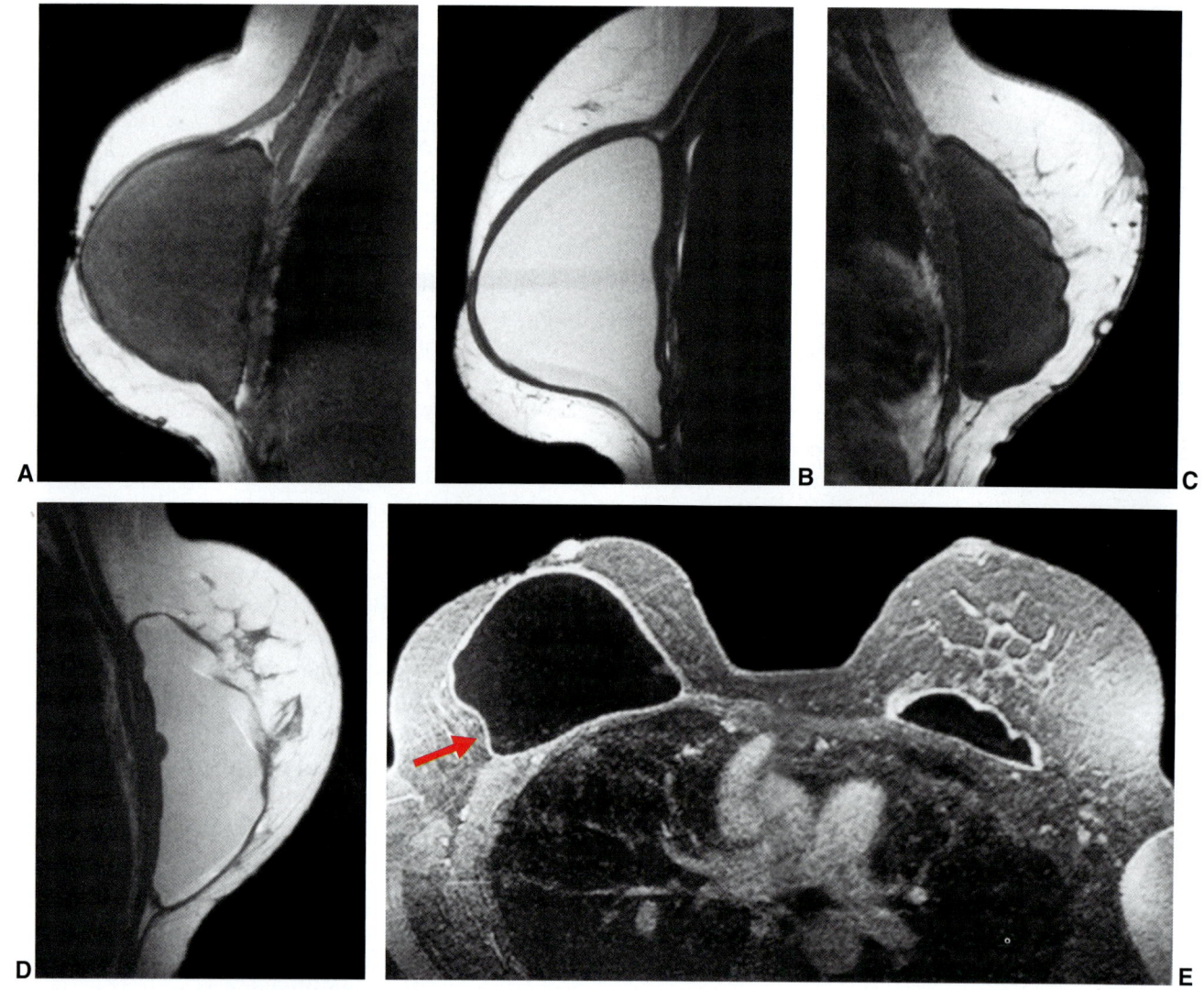

Fig. 10-45. Reconstrução mamária direita com prótese retromuscular entre o peitoral maior e o menor. Quando posterior, a dica para diferenciar este tipo de reconstrução do retalho miocutâneo do grande dorsal com prótese é observar a porção lateral à prótese no prolongamento axilar. Nesta não se observa a extensão lateral do músculo em direção ao túnel construído para sua passagem pela região lateral do tórax (seta). Notar implante na mama esquerda anteromuscular para equalização. (**A** e **C**) Sagital T1. (**B** e **D**) Sagital T2. (**E**) Axial T1 com gadolínio e supressão de gordura.

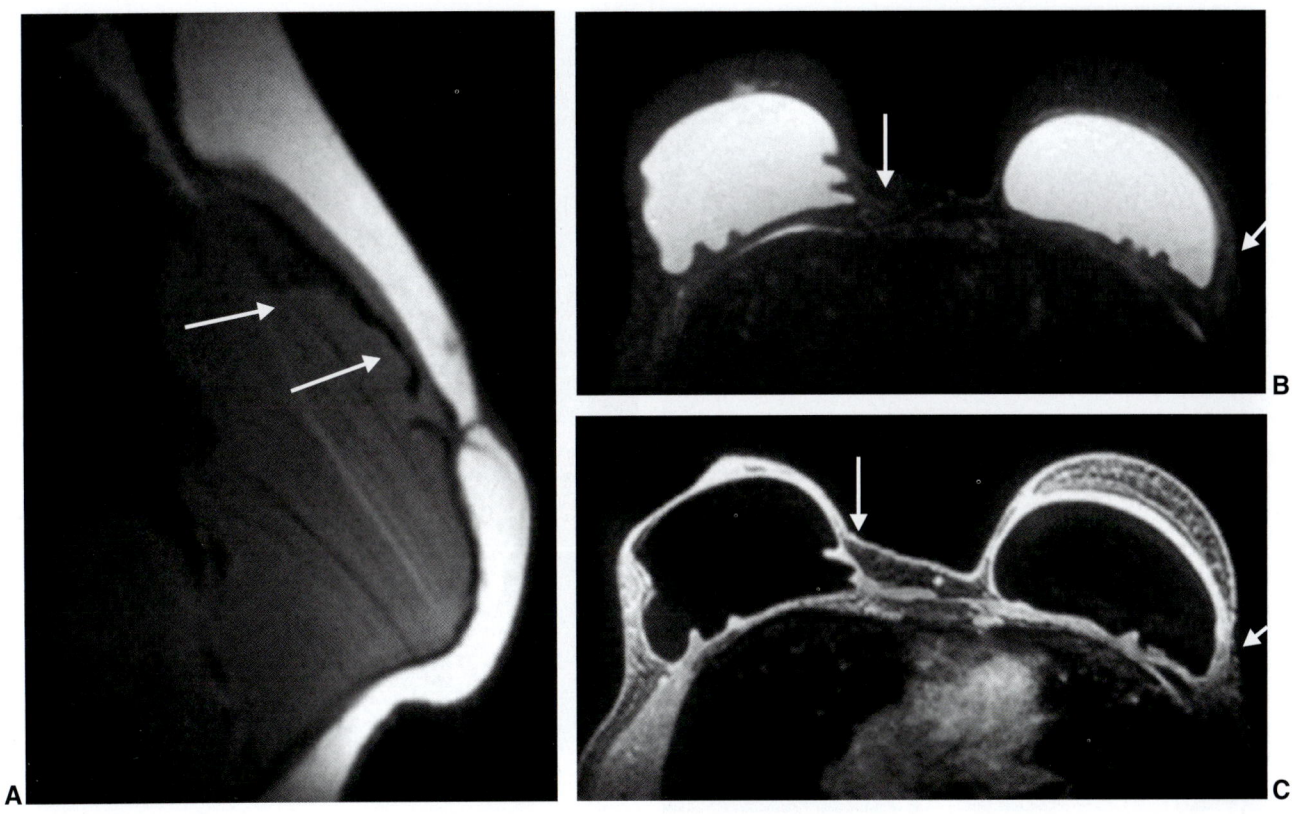

Fig. 10-46. Dicas para identificar a localização das próteses. (**A**) Identificar a relação da prótese com a porção superior do músculo, que é mais espessa. (**B**) Avaliar sua forma próxima ao esterno. Quando posterior ao músculo, a prótese apresenta modificação da morfologia nesta topografia pela compressão próxima da inserção muscular. (**A**) Neomama com prótese retromuscular no plano sagital.
(**B** e **C**) Prótese retromuscular no plano axial à direita e prótese entre grande dorsal e peitoral à esquerda. (**A**) Sagital T1. (**B**) Axial T2 com supressão de gordura. (**C**) Axial T1 com gadolínio e supressão de gordura.

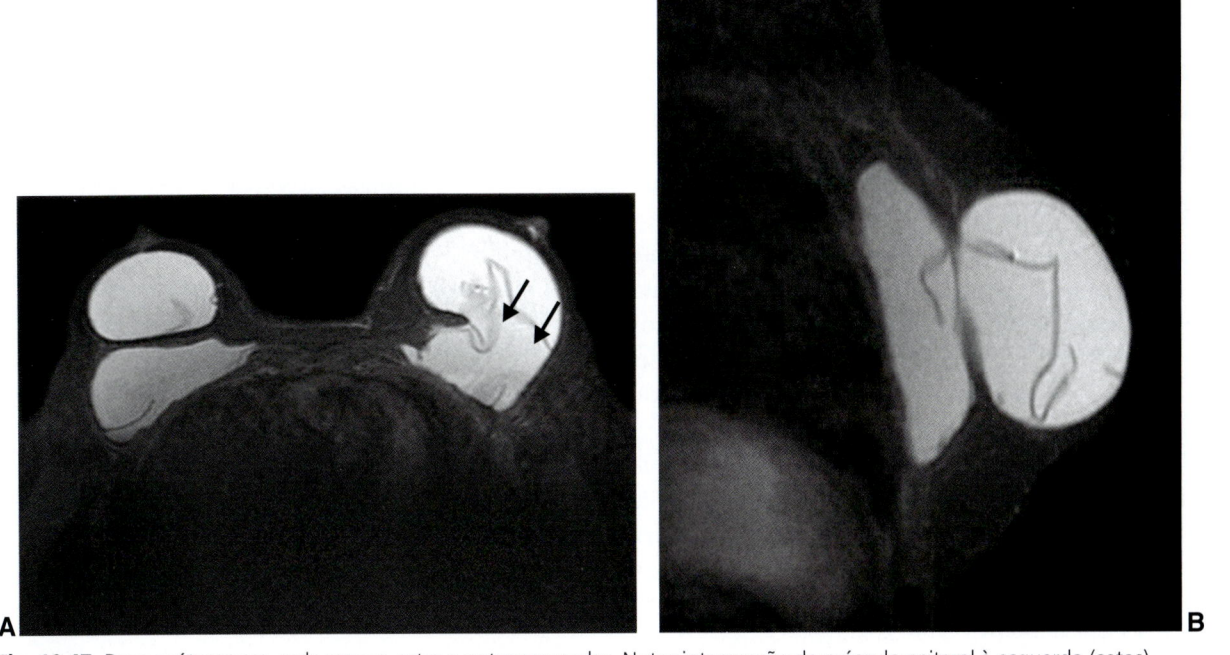

Fig. 10-47. Duas próteses em cada mama, retro e anteromuscular. Notar interrupção do músculo peitoral à esquerda (setas), além de ruptura intracapsular bilateral. Notar continuidade dos implantes à esquerda, provavelmente por formação de uma nova cápsula fibrosa. (**A**) Axial T2. (**B**) Sagital T2, ambos com supressão de gordura.

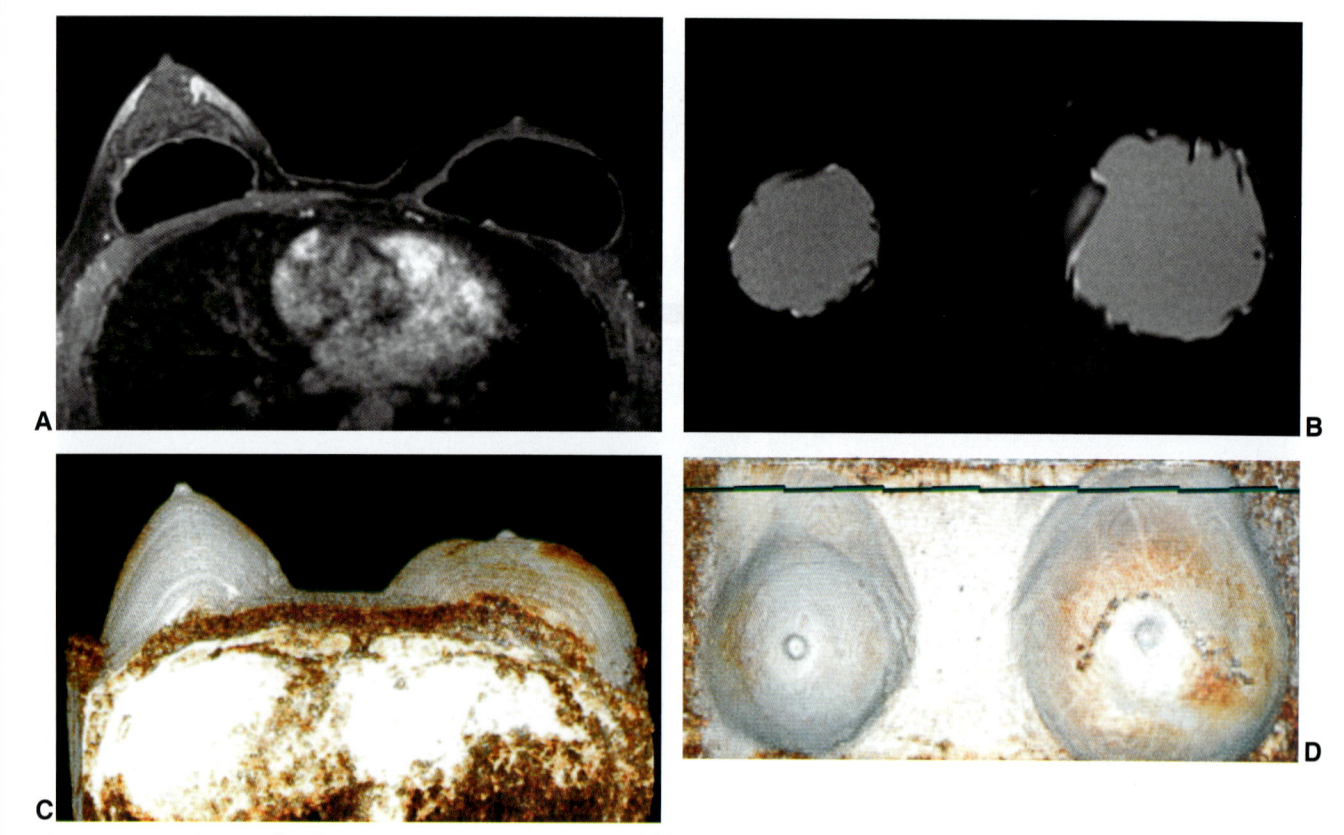

Fig. 10-48. As próteses utilizadas na reconstrução mamária são maiores dos que as utilizadas na cirurgia estética. Notar volume da prótese da neomama, à esquerda, maior com neomama ainda menor na reconstrução de superfície. (**A**) Axial T1 com gadolínio e supressão de gordura. (**B**) Coronal T2 com supressão de gordura. (**C** e **D**) Reconstrução de superfície.

Expansor tecidual

A reconstrução utilizando expansor permite a aumento progressivo da loja entre a pele e a bolsa sub-músculo fascial, facilitando a utilização de prótese maior em um segundo tempo cirúrgico.

É utilizado quando não se tem pele suficiente para colocar-se uma prótese e obter-se um formato adequado da neomama. À medida que o expansor tecidual é preenchido, os tecidos sobre ele começam a esticar, criando uma nova bolsa em forma de mama para o implante.

O expansor pode ser preenchido de 400 a 1.000 mL de solução salina em um período de 6 a 8 semanas e, posteriormente, é removido, sendo feita a troca por prótese de silicone ou salina definitivo. A solução salina é injetada na válvula de entrada do expansor. O reservatório e o expansor conectam-se por um tubo silástico que está posicionado lateralmente, adjacente à parede torácica (Fig. 10-49).

Atualmente existem expansores teciduais definitivos que permitem este procedimento em uma única etapa, ditos implantes ajustáveis no pós-operatório. Os implantes Becker e Spectrum® da Mentor são modelos para reconstrução em uma única etapa. O ideal é utilizá-los na mastectomia com preservação de pele. Eles podem ter um tubo de conexão que, posteriormente, é retirado ou, então, a válvula de entrada apresenta um ímã que a identifica no momento do preenchimento (Fig. 10-50).

Expansores teciduais definitivos com ímã não devem realizar o estudo com ressonância magnética por duas razões. A primeira porque o metal (ímã) causa uma grande área de ausência de sinal pelo artefato de suscetibilidade magnética gerado. A segunda razão é porque o ímã pode sair da sua posição quando exposto ao campo magnético ou perder o seu magnetismo. Com isto não será mais possível identificar a válvula de entrada do expansor (Fig. 10-51).

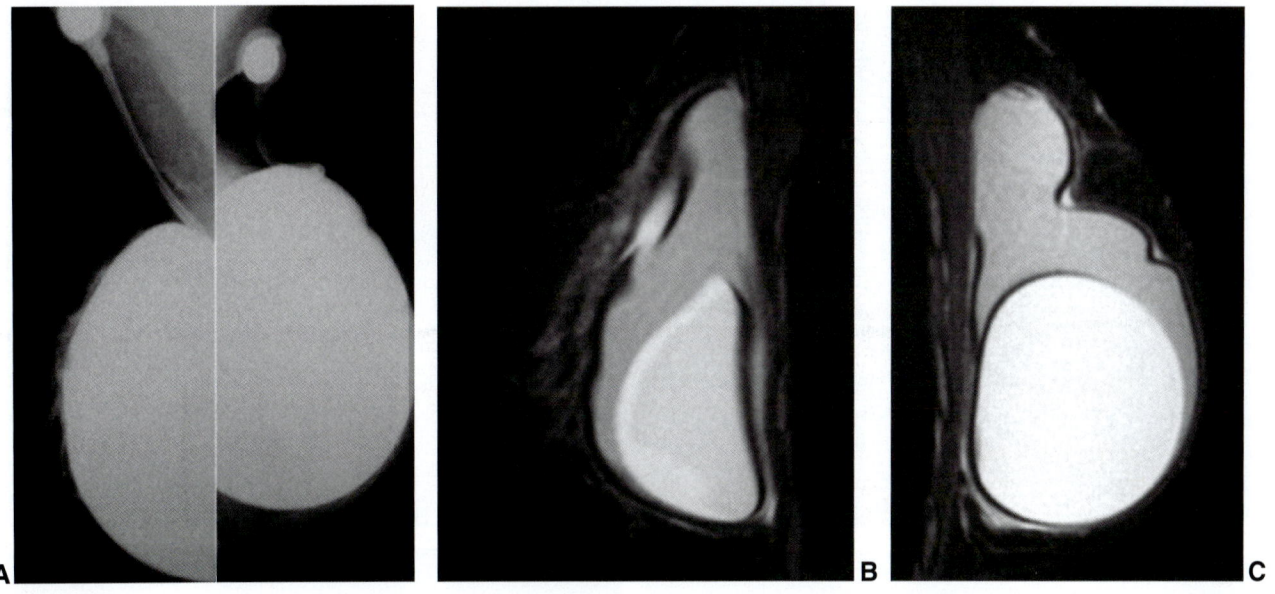

Fig. 10-49. Expansor tecidual bilateral. A solução salina é injetada na válvula de entrada do expansor. (**A**) Mamografia. (**B** e **C**) Sagital T2 com supressão de gordura.

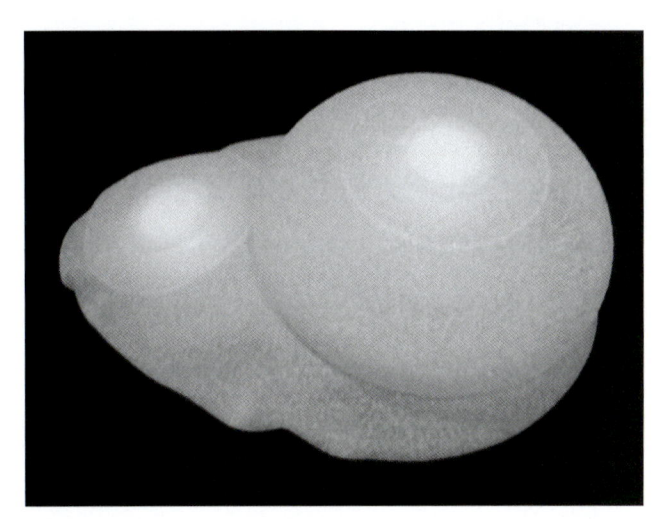

Fig. 10-50. Expansor tecidual definitivo com válvula de entrada com ímã que a identifica no momento do preenchimento, do tipo Mentor Mecker/75. Mcghan com anel localizador magnético.

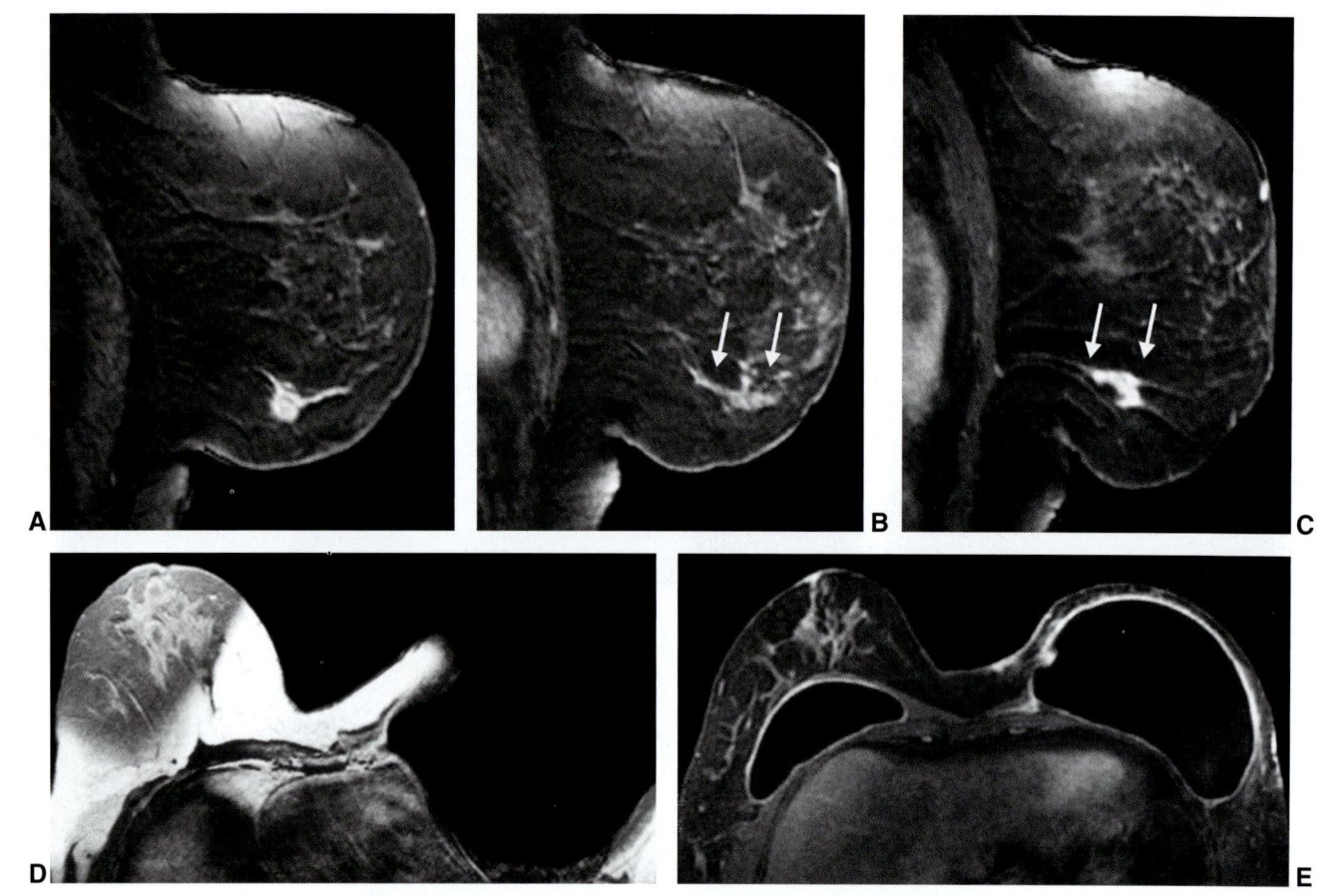

Fig. 10-51. Primeiro exame demonstrando carcinoma intraductal multifocal na mama esquerda (**A-C**). Segundo exame após mastectomia com expansor temporário com suspeita de rotação (**D**), e terceiro após troca para prótese e cirurgia com implante retromuscular na mama direita para equalização (**E**). Expansor tecidual temporário na mama esquerda com ímã no segundo exame causa uma grande área de ausência de sinal pelo artefato de suscetibilidade magnética.

Aspectos de imagem

Na ressonância magnética os expansores costumam apresentar luz dupla com silicone externo e salina interna, mas existem vários tipos. O importante é caracterizar quantos lumens existem e a válvula de conexão, que geralmente é conectada com a luz preenchida por salina (Fig. 10-52).

É possível a identificação do tubo que conecta a válvula ao expansor na ressonância magnética. Pode estar na axila ou na parede lateral do tórax (Fig. 10-53).

Complicações

As complicações do expansor são bem avaliadas pela ressonância magnética. Podem ocorrer o deslocamento do expansor, redução volumétrica por esvaziamento e ruptura (Fig. 10-54).

> RM e expansor:
> - Expansor com ímã – RM não pode ser realizada pelo grande artefato de susceptibilidade magnética.
> - RM do expansor deve caracterizar quantos lumens existem, a válvula de conexão e avaliar ruptura e esvaziamento.

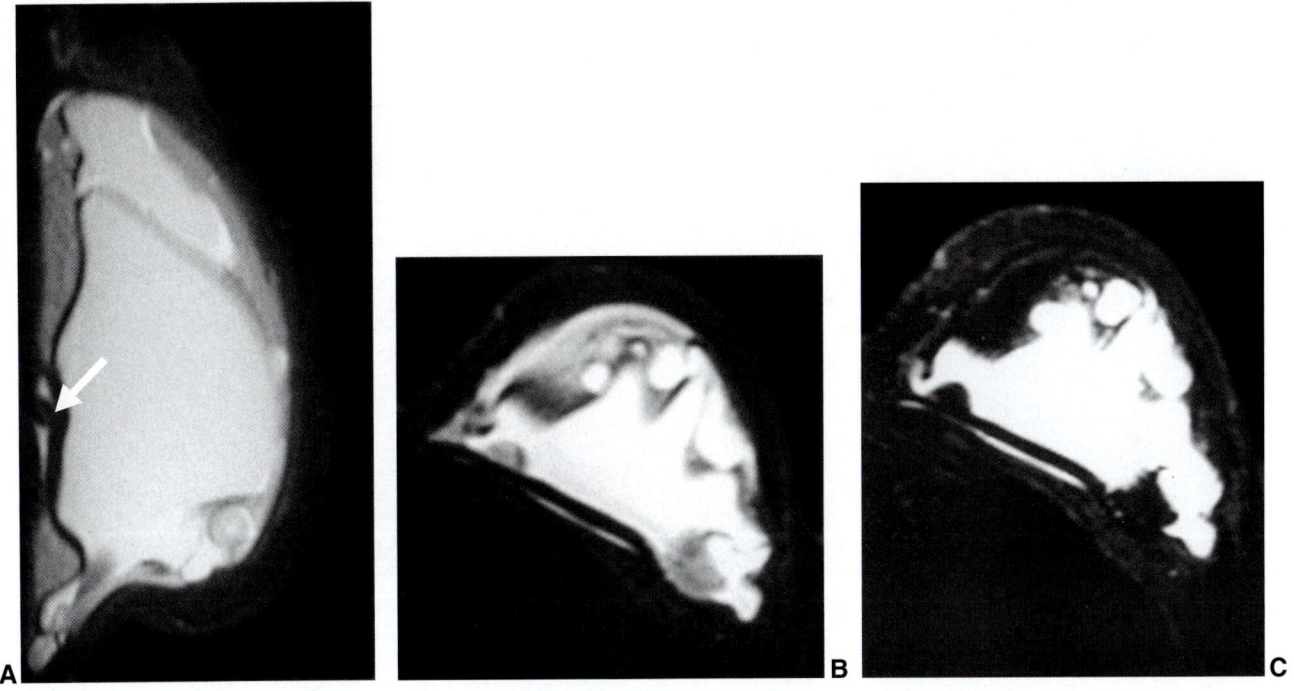

Fig. 10-52. Reconstrução mamária com expansor. Luz interna ajustável, preenchida por solução salina e externa preenchida por silicone-gel. Notar o tubo que conecta a válvula, posteriormente, no expansor ao plano sagital. (**A**) Sagital T2. (**B**) Axial T2. (**C**) Axial T2 com supressão de silicone, todos com supressão de gordura.

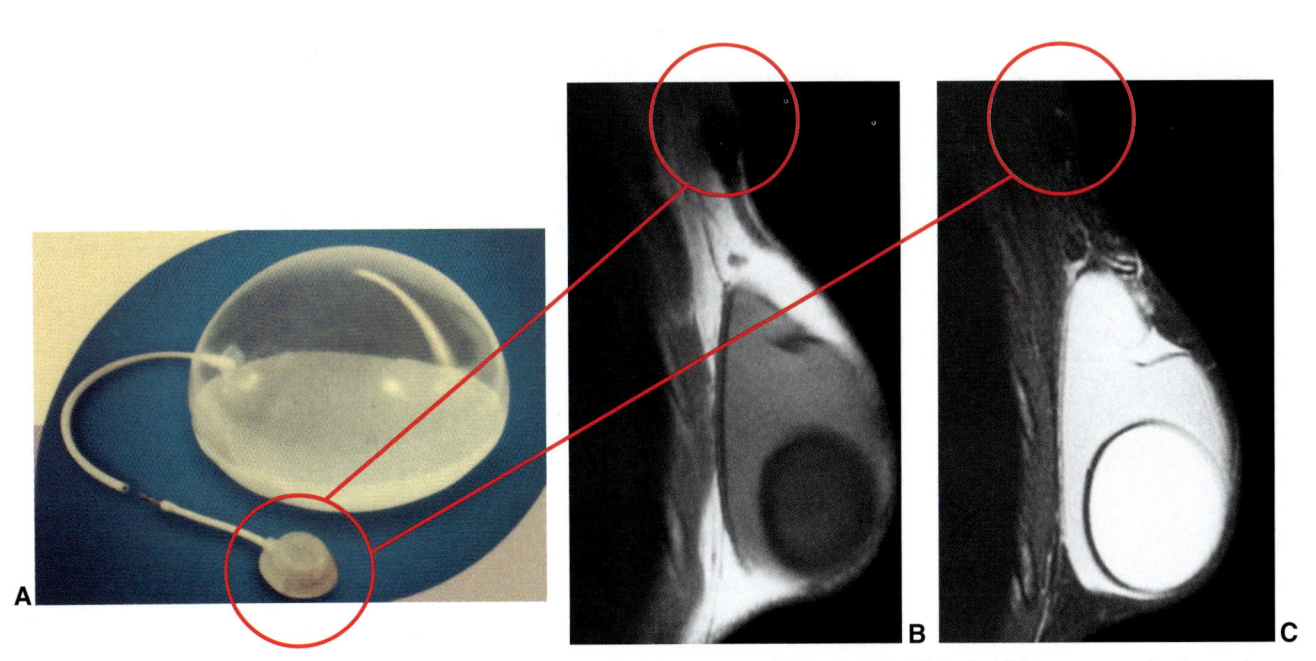

Fig. 10-53. Notar tubo que conecta a válvula ao expansor na axila. (**A**) Expansor. (**B**) Sagital T1. (**C**) Sagital T2 com supressão de gordura. Expansor de luz dupla com luz interna preenchida por solução salina, e externa preenchida por silicone-gel.

Capítulo 10 ■ Acompanhamento Terapêutico

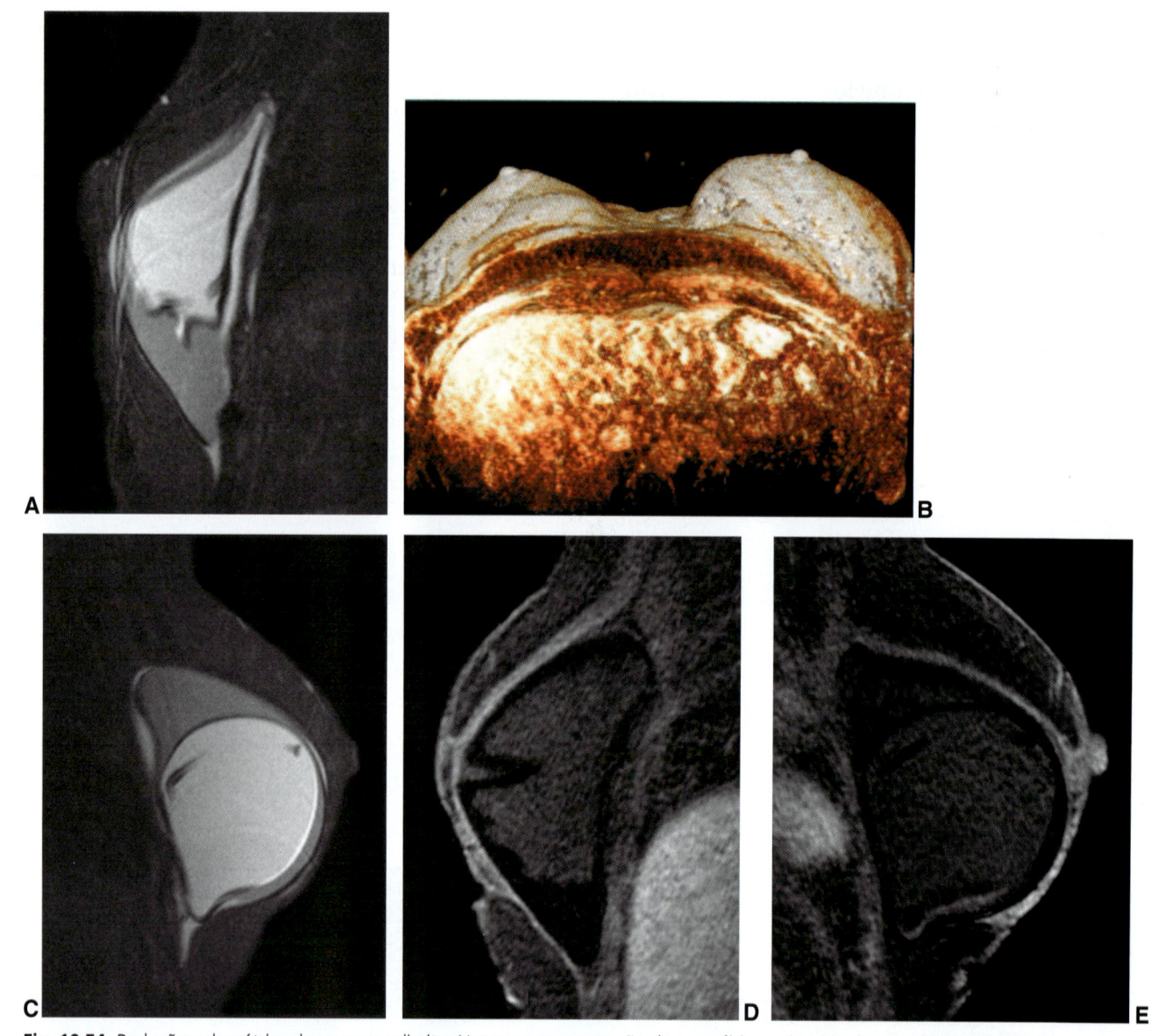

Fig. 10-54. Redução volumétrica do expansor direito. Notar, na reconstrução de superfície, assimetria das mamas com redução volumétrica da mama direita (**A**, **B** e **D**). Notar redução da porção central preenchida por solução salina deste lado. Expansor esquerdo normal (**B**, **C** e **E**). (**A** e **C**) Sagital T2 com supressão de gordura. (**D** e **E**) Sagital T1 com gadolínio e supressão de gordura. (**B**) Reconstrução de superfície.

Retalho miocutâneo

Retalho significa tecido que é retirado de uma região e levado a outra por meio de um túnel permanecendo preso ao seu lugar original pelo pedículo, em que se identifica sua vascularização (retalho pediculado).

A reconstrução com retalho pode ser realizada com a musculatura da região do dorso (músculo grande dorsal ou latíssimo dorsal) e do abdome (retalho do reto do abdome).

Retalho miocutâneo do grande dorsal

Ideal após a mastectomia radical e nos casos de deficiência cutânea após radioterapia, cicatriz fibrosada da mastectomia e com enxerto cutâneo.

O músculo grande dorsal situa-se na porção inferior do dorso, originando-se dos processos espinhosos da 7ª a 12ª vértebras dorsais, fáscia toracolombar e crista ilíaca posterior, estendendo-se superolateralmente, inserindo-se na espinha da escápula, e seu tendão no úmero (Fig. 10-55).

Ele tem a forma de V deitado, com um pedículo dominante vascularizado pelos vasos toracodorsais e outro secundário relativamente avascularizado, nutrido a partir de perfurantes para espinhais mediais (Fig. 10-56).

O retalho miocutâneo do grande dorsal consiste em uma ilha de pele e deste músculo, retirada do dorso e tunelizada via axila até a mastectomia. O músculo é suturado no músculo grande peitoral e na fáscia do músculo reto do abdome (Fig. 10-57).

Pode ocorrer atrofia muscular após este procedimento, dificultando a identificação do componente muscular, mas a sua extensão lateral e a presença da prótese fazem o diagnóstico do tipo de retalho. Nossa dica, nestes casos, é a correlação com a história clínica da reconstrução mamária detalhada, com cicatriz torácica posterior (Fig. 10-58).

Além disso, a cicatriz da neomama é bem diferente, maior com aspecto lenticular (Fig. 10-59).

Geralmente vem acompanhado de prótese, pois ele é menor e mais fino que o retalho miocutâneo do reto abdominal, melhorando o resultado estético (Fig. 10-59).

Pode ser necessário realizar a equalização da mama contralateral, com mastoplastia redutora que pode ser acompanhada de inclusão de implante.

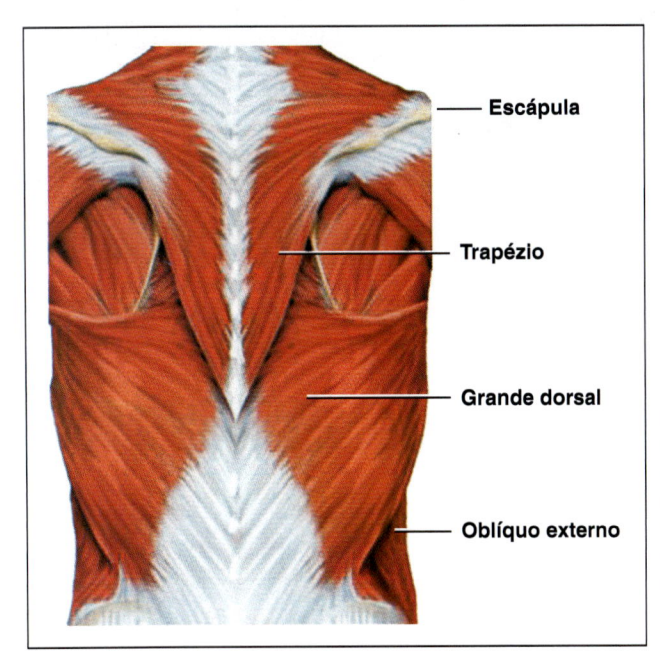

Fig. 10-55. Anatomia do músculo grande dorsal. Situa-se na porção inferior do dorso, originando-se dos processos espinhosos da 7ª a 12ª vértebra, fáscia toracolombar e crista ilíaca posterior, estendendo-se superolateralmente, inserindo-se na espinha da escápula e o seu tendão no úmero. (Foto retirada do site www.anatomiaonline.com.)

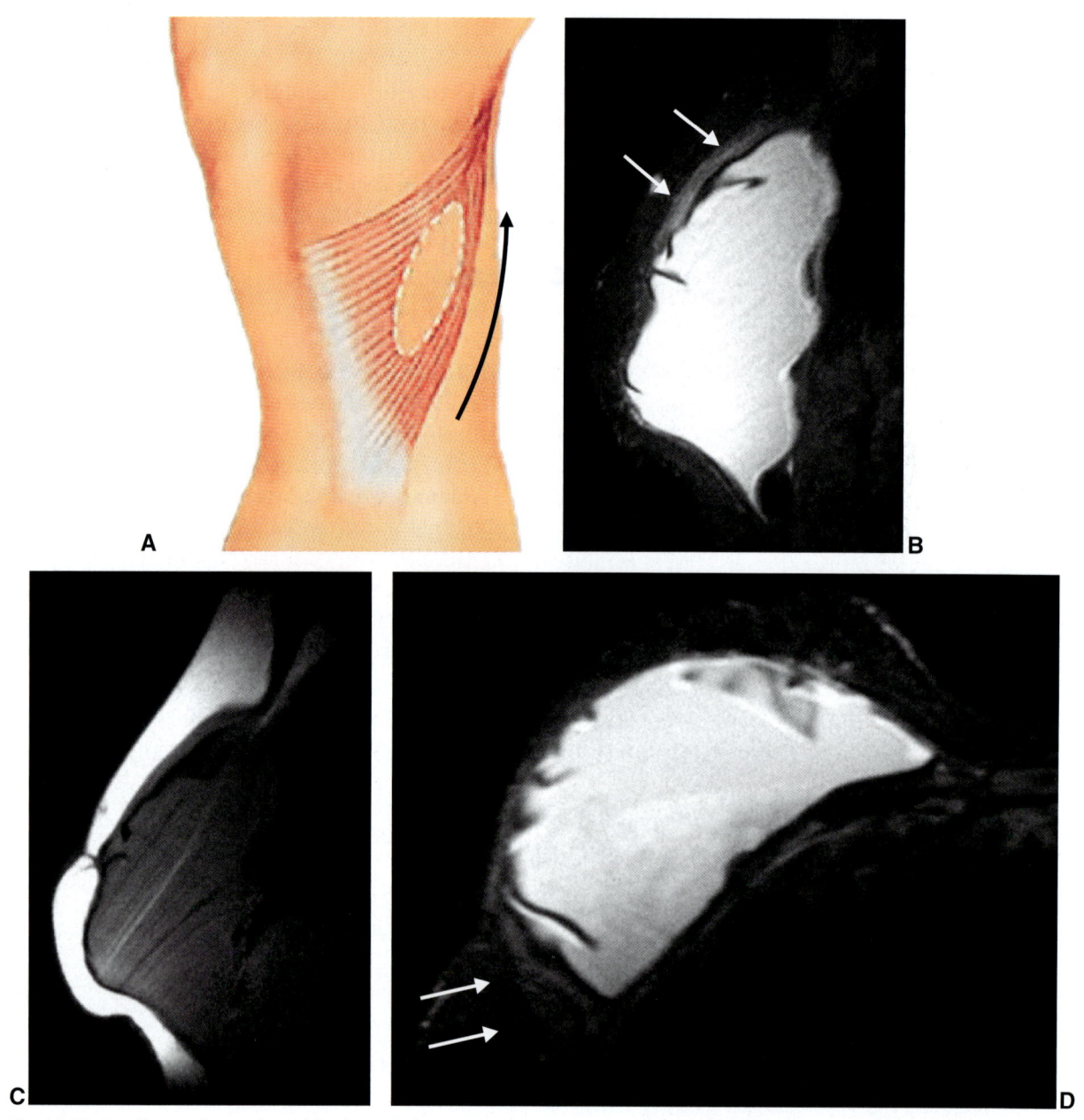

Fig. 10-56. Retalho em forma de V deitado, rodado para a parede torácica anterior, com prótese retromuscular. (**A**) Esquema. (**B**) Sagital T2 com supressão de gordura. (**C**) Sagital T1. (**D**) Axial T2 com supressão de gordura.

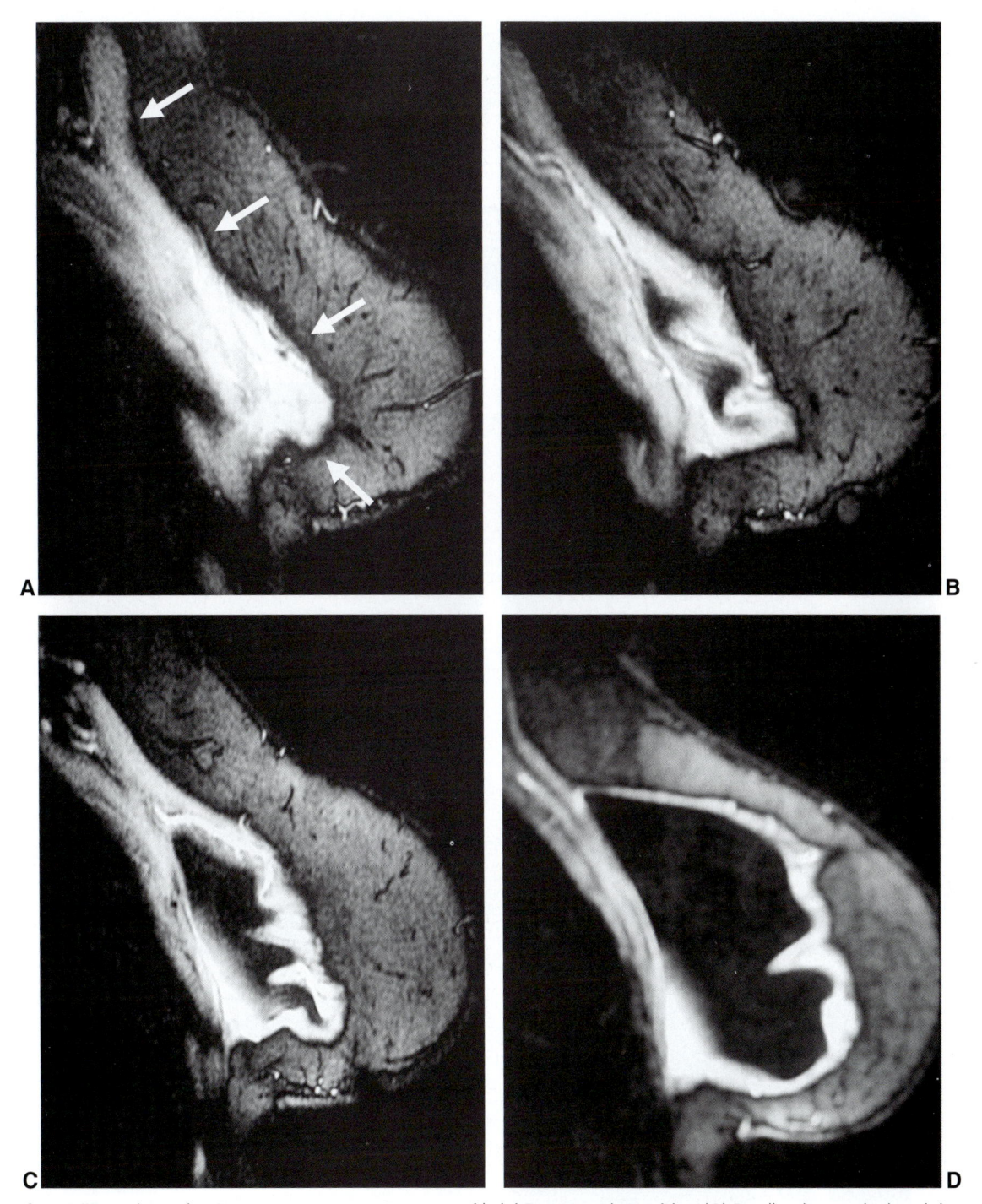

Fig. 10-57. Paciente de 53 anos com neomama reconstruída há 5 anos, assintomática. (**A**) Retalho do grande dorsal de aspecto habitual com ilha de pele e deste músculo retirado do dorso e tunelizado via axila, até a mastectomia (setas). O músculo é suturado no músculo grande peitoral e na fáscia do músculo reto abdominal. Notar prótese entre o músculo grande dorsal e o peitoral. (**A-D**) Sagital T2 com supressão de gordura e silicone.

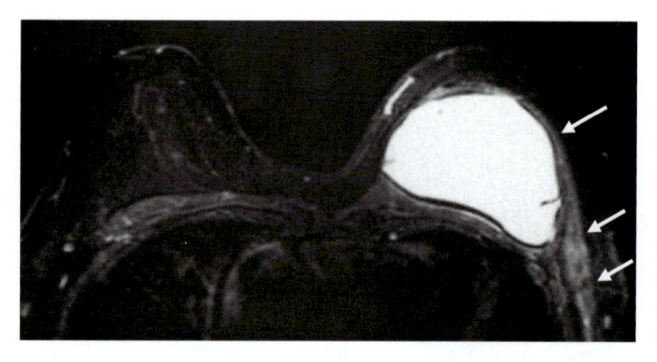

Fig. 10-58. A identificação do componente muscular é fácil em sua extensão lateral, anterior à da prótese (setas).

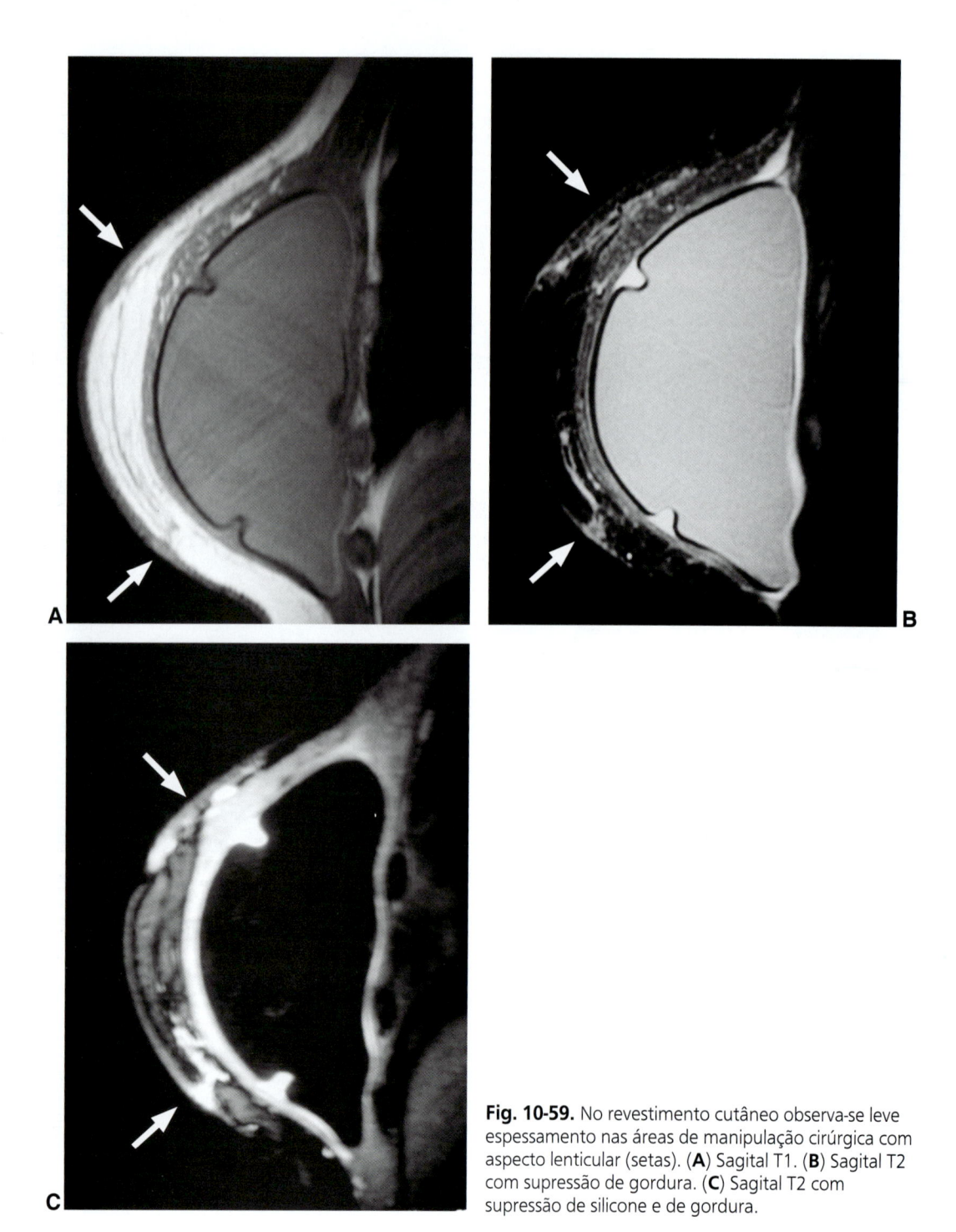

Fig. 10-59. No revestimento cutâneo observa-se leve espessamento nas áreas de manipulação cirúrgica com aspecto lenticular (setas). (**A**) Sagital T1. (**B**) Sagital T2 com supressão de gordura. (**C**) Sagital T2 com supressão de silicone e de gordura.

Aspecto na ressonância magnética

O retalho miocutâneo do grande dorsal na ressonância apresenta um aspecto típico.

No revestimento cutâneo apresenta leve espessamento pelas áreas de manipulação cirúrgica com aspecto lenticular. A impregnação pelo meio de contraste pode ser visibilizada quando a manipulação é precoce ou com cicatrização lenta. Deve ser leve, mais evidente na fase tardia e uniforme (Fig. 10-59).

Quando a paciente faz radioterapia após a reconstrução, o espessamento cutâneo é maior, hiperintenso em T2 (Fig. 10-60).

No tecido subcutâneo podem ser identificadas áreas de esteatonecrose.

O componente muscular do grande dorsal é fino, pode ter infiltração gordurosa e, tipicamente, tem extensão lateral à prótese, estendendo-se à axila. O sinal é isointenso em T1 e T2, sem impregnação de contraste (Fig. 10-61).

A prótese localiza-se entre o componente muscular do grande dorsal e o músculo peitoral. Geralmente é de silicone.

> Retalho do grande dorsal:
> - Mais fino que o retalho do reto abdominal.
> - Geralmente com prótese.
> - Cicatriz lenticular.
> - Impregnação quando presente deve ser leve, na fase tardia e uniforme.
> - Prótese posicionada entre o grande dorsal e o músculo peitoral.
> - Para se diferenciar da reconstrução com prótese observar o componente muscular na porção lateral da neomama.

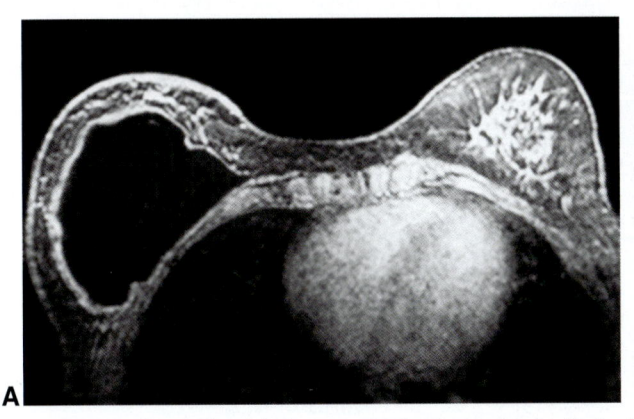

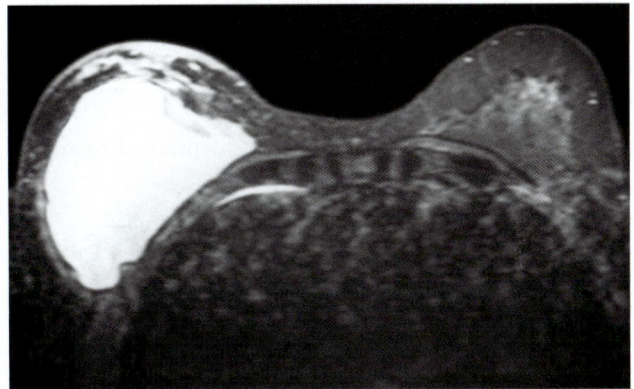

Fig. 10-60. Radioterapia após a reconstrução de neomama direita. Espessamento cutâneo difuso com sinal hiperintenso em T2 sem impregnação de contraste. (**A**) Axial T1 com gadolínio com supressão de gordura. (**B**) Axial T2 com supressão de gordura.

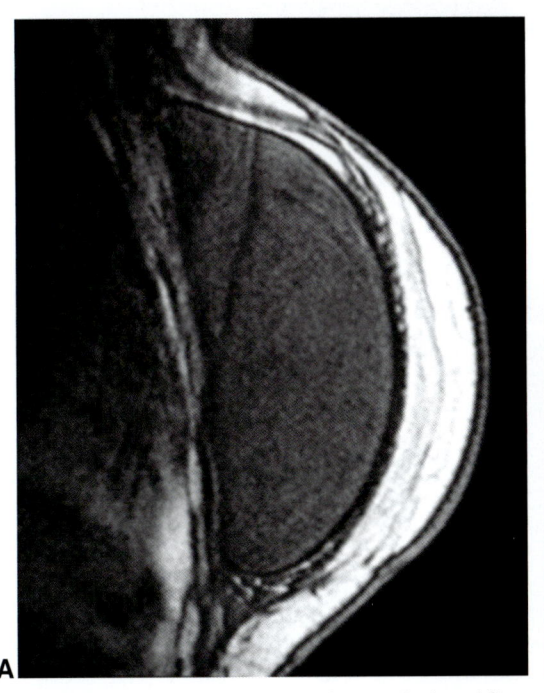

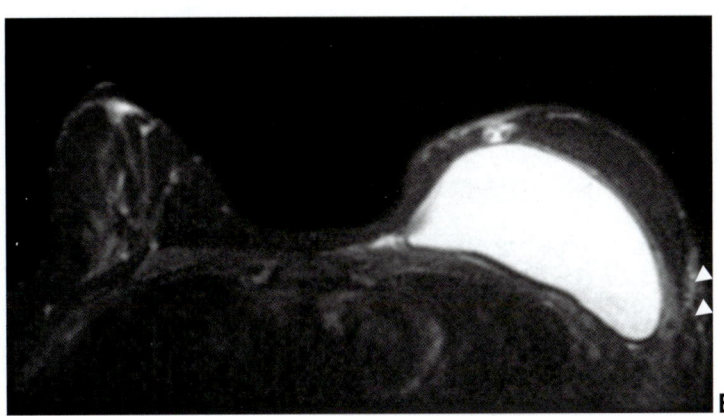

Fig. 10-61. Componente muscular do grande dorsal fino, com infiltração gordurosa, com extensão lateral à prótese, estendendo-se à axila (pontas de setas). O sinal é isointenso em T1 e T2. (**A**) Sagital T1. (**B**) Axial T2 com supressão de gordura.

Complicações

Uma das complicações deste tipo de retalho é o deslocamento posterolateral da prótese, indo parar embaixo do braço. Outras complicações são a necrose do retalho miocutâneo, ruptura da prótese e a recorrência tumoral.

A ressonância magnética tem sido útil na diferenciação de lesões benignas e malignas. O método pode detectar precocemente a recidiva, inclusive retropeitoral, praticamente impossível com a mamografia e ultrassonografia (Fig. 10-62).

> Complicações do retalho do grande dorsal:
> - Deslocamento da prótese.
> - Necrose.
> - Ruptura da prótese.
> - Decorrência tumoral.

Retalho miocutâneo transverso do reto abdominal (TRAM)

O retalho miocutâneo do reto abdominal é muito utilizado na reconstrução mamária.

Definição e técnica

O retalho miocutâneo consiste em pele e tecido subcutâneo do abdome inferior e componente muscular representado pelo reto abdominal. O componente muscular vem acompanhado da pele e do revestimento cutâneo a fim de preservar a vascularização proveniente de vasos perfurantes. O músculo reto abdominal apresenta suprimento vascular duplo, dos vasos epigástricos superior e notadamente inferior (Fig. 10-63).

O retalho transverso é elevado da sua posição anatômica, rodado na direção do relógio e transferido para a parede abdominal por um túnel subcutâneo até o leito da mastectomia, e parte do revestimento cutâneo do abdome é utilizada para criar a superfície cutânea da neomama (Fig. 10-64).

Pela grande quantidade de gordura abdominal, não é necessário o uso de prótese. Além disso, o contorno e a consistência da neomama são semelhantes ao da mama normal com resultado estético muito satisfatório.

Pode ser realizada reconstrução abdominal simultânea.

Existem muitas variações da técnica após sua primeira descrição, em 1982, sendo algumas delas:

- Pedículo único (apenas um músculo).
- Pedículo duplo (dois músculos).
- Pedículo único com anastomose dos vasos epigástricos com axilares.
- Tecido livre microvascular.

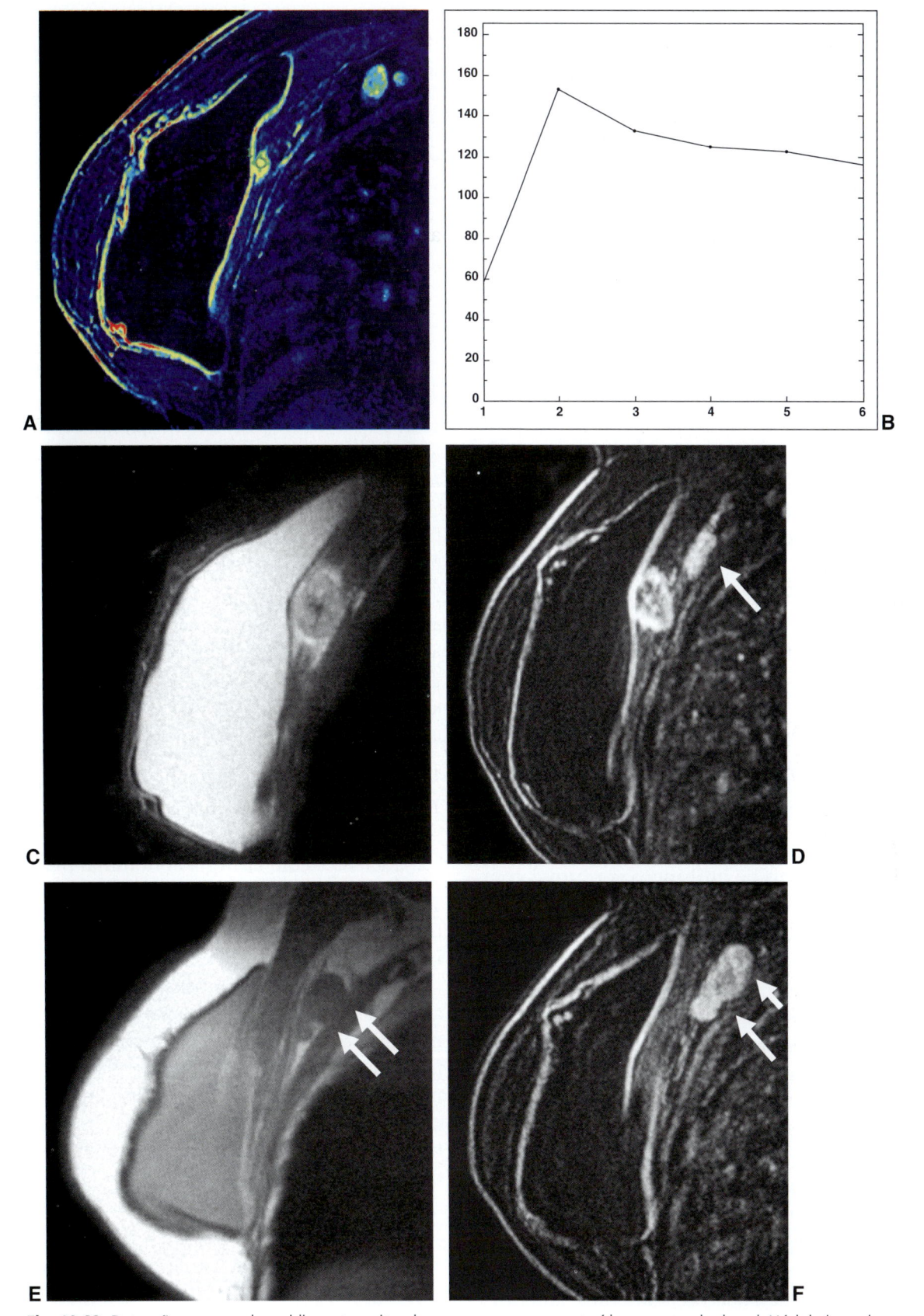

Fig. 10-62. Detecção precoce de recidiva retropeitoral, em neomama reconstruída com grande dorsal. Nódulo irregular em músculo peitoral direito com curva tipo III. RM realizada em 6 meses com aumento da lesão e linfonodomegalia axilar (setas). (**A**) Mapa colorido. (**B**) Curva de impregnação. (**C**) Sagital T2 com supressão de gordura. (**D** e **F**) Sagital pós-gadolínio com subtração. (**E**) Sagital T1.

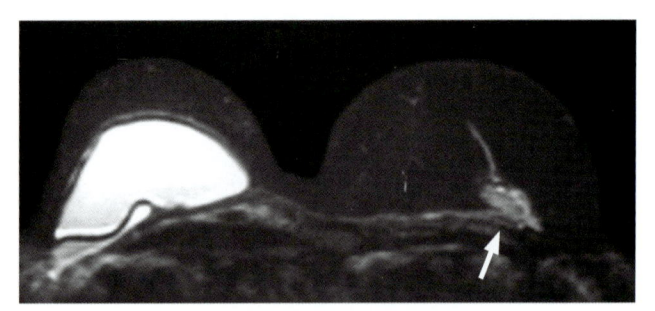

Fig. 10-63. Notar a diferença do retalho miocutâneo do grande dorsal com prótese e do reto abdominal à esquerda que consiste em pele e tecido subcutâneo do abdome inferior e componente muscular, representado pelo reto abdominal posterior (seta). Axial T2 com supressão de gordura.

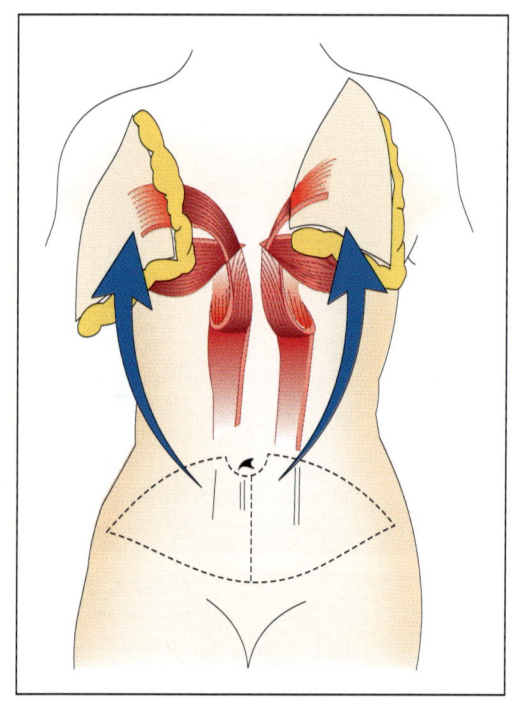

Fig. 10-64. O retalho transverso é elevado da sua posição anatômica, girado na direção do relógio e transferido para a parede abdominal através de um túnel subcutâneo até o leito da mastectomia e parte do revestimento cutâneo do abdome, e utilizado para criar a superfície cutânea da neomama. (Retirado do artigo LePage, MA et al. Breast reconstruction with TRAM flaps: normal and abnormal appearances at CT. *Radiographics* November 1999;19:1593-1603.

Aspectos na ressonância magnética

O retalho miocutâneo do reto abdominal na ressonância apresenta maior componente de tecido gorduroso do terço anterior e médio e o músculo reto abdominal atrofiado no terço posterior, junto à parede torácica (Fig. 10-65).

Por vezes identifica-se uma fina linha curvilínea paralela ao contorno do retalho e representa a camada epitelial do abdome inferior. A camada gordurosa anterior representa a da parede torácica, e a posterior, a gordura da parede abdominal (Fig. 10-66). Estes aspectos repetem-se na mamografia (Fig. 10-67).

O componente muscular geralmente é atrofiado e apresenta sinais de infiltração gordurosa com hipersinal em T1. Pode notar-se hipersinal na sequência ponderada em T2 habitual em casos de denervação (Fig. 10-68).

Vasos proeminentes próximos ao componente muscular podem ser visualizados, não devendo ser confundidos com impregnação anômala (Fig. 10-69).

Pode ser identificado espessamento do revestimento cutâneo, especialmente em correspondência com as cicatrizes cirúrgicas. Pode ocorrer leve impregnação de contraste, homogênea e mais evidente na fase tardia. Se o retalho tiver sido submetido à radioterapia, estes achados tornam-se mais evidentes (Fig. 10-70).

Podem ainda ser observados seroma, hematoma, fibrose e esteatonecrose, descritos anteriormente nesta seção.

Pacientes que possam apresentar circulação cutânea comprometida apresentam contraindicação relativa a este tipo de retalho.

1. Pacientes com fatores de risco para doença aterosclerótica, como obesidade, fumo, diabetes melito e doença cardiovascular.
2. Pacientes com cirurgia abdominal prévia.

Uma opção nestas pacientes é uma variação da técnica e utilizar a transferência tecidual microvascular.

Pode ser utilizado um exame de imagem para a avaliação dos vasos epigástricos, como a ultrassonografia com Doppler. Recentemente, a tomografia computadorizada tem sido utilizada para este mapeamento, podendo facilitar o planejamento cirúrgico, pois existem variações anatômicas. A identificação da artéria nutridora dominante também é facilitada.

> Retalho do reto abdominal:
> - Geralmente não requer uso de prótese.
> - Contorno e consistência semelhantes ao da mama normal.
> - Componente de tecido gorduroso do terço anterior e médio e o músculo reto abdominal atrofiado no terço posterior, junto à parede torácica.
> - Vasos proeminentes próximos ao componente muscular podem ser visualizados.

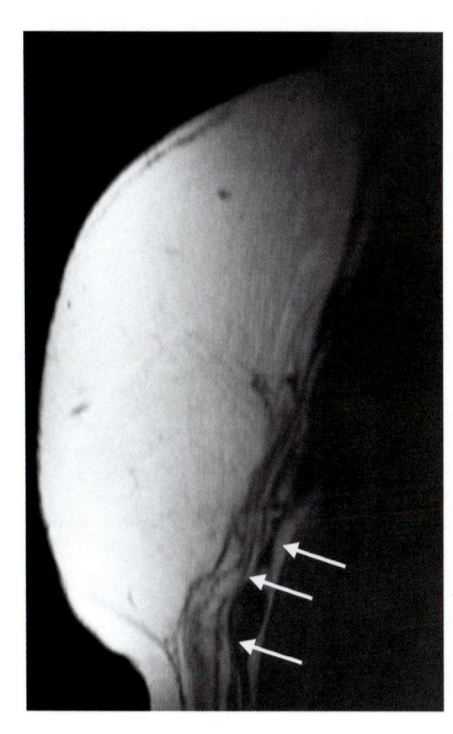

Fig. 10-65. O retalho miocutâneo do reto abdominal apresenta maior componente de tecido gorduroso dos terços anterior e médio e o músculo reto abdominal atrofiado no terço posterior, junto à parede torácica (setas). Sagital T1.

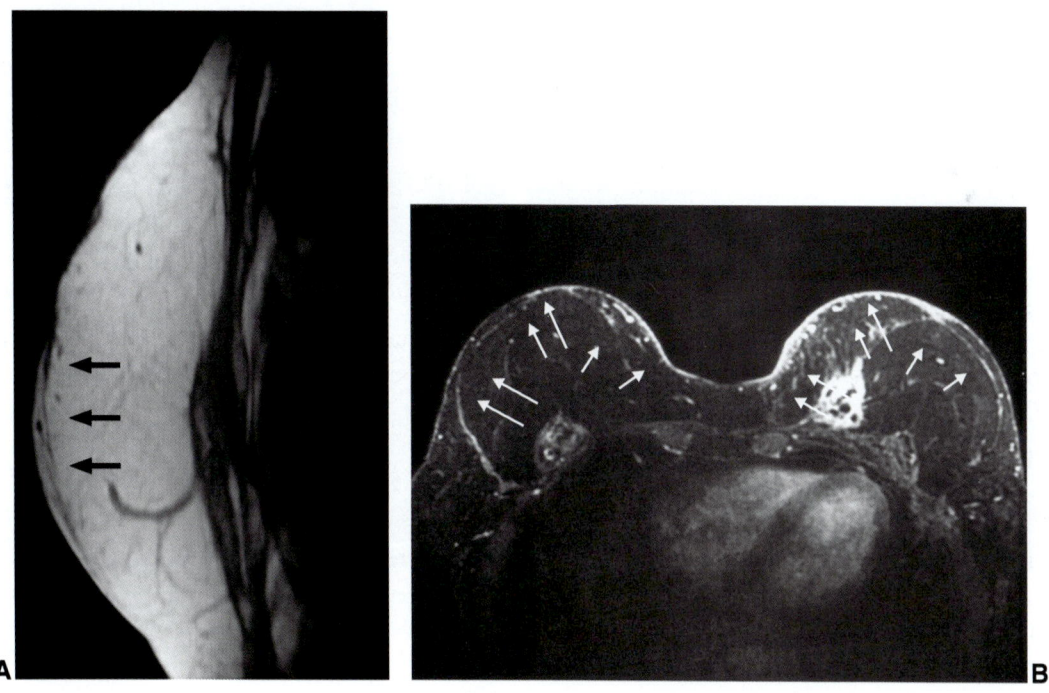

Fig. 10-66. Fina linha curvilínea paralela ao contorno do retalho que representa a camada epitelial do abdome inferior. A camada gordurosa anterior representa a da parede torácica e a posterior a gordura da parede abdominal. (**A**) Sagital T1. (**B**) Cicatriz anterior bilateral, extensa (setas) e esteatonecrose em QSI esquerdo. Axial T1 com gadolínio e supressão de gordura.

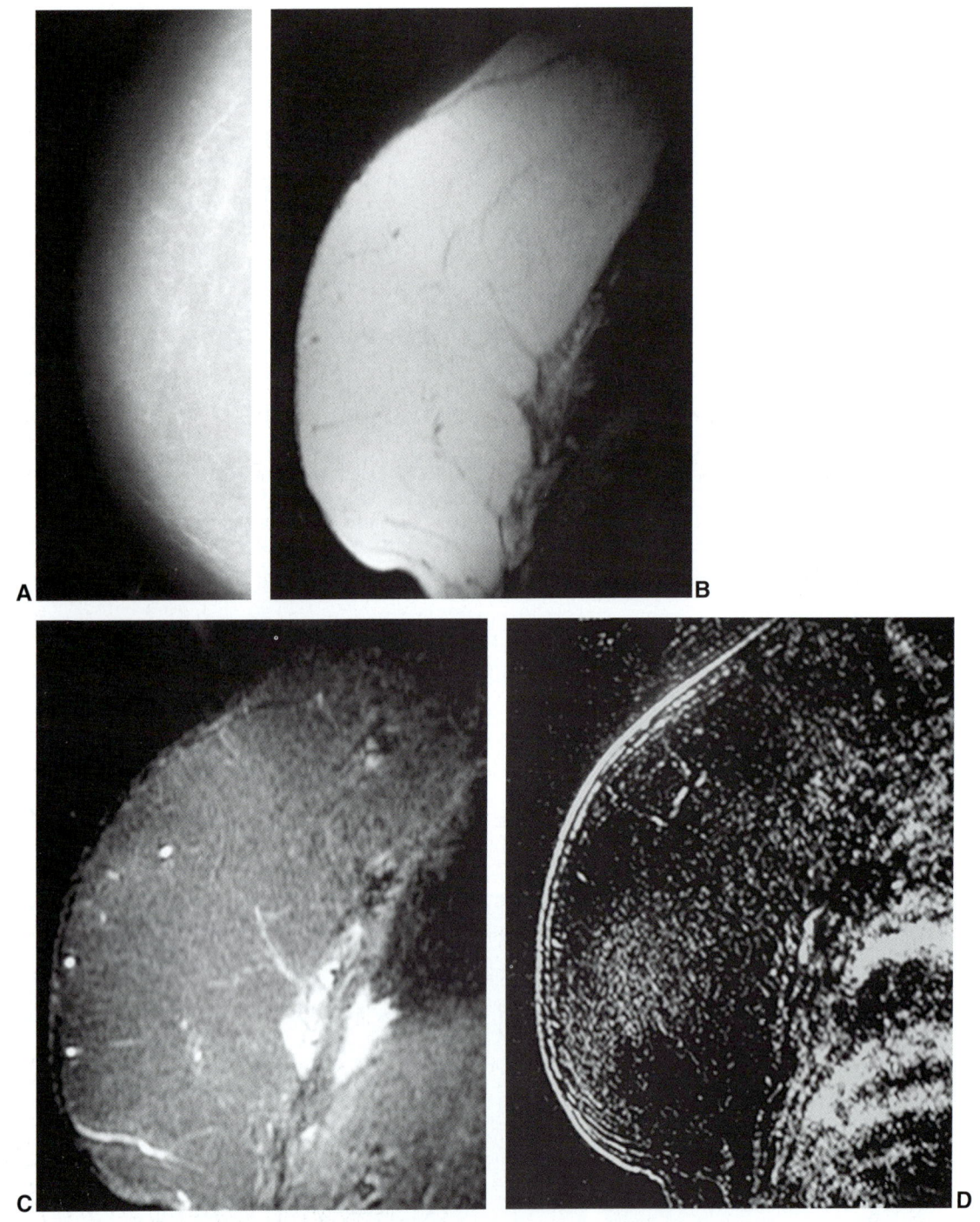

Fig. 10-67. Mamografia de neomama com grande dorsal. Paciente assintomática. Notar componente muscular posterior, melhor visibilizado na RM. (**A**) Mamografia. (**B**) Sagital T1. (**C**) Sagital T2 com supressão de gordura. (**D**) Sagital T1 com gadolínio e subtração.

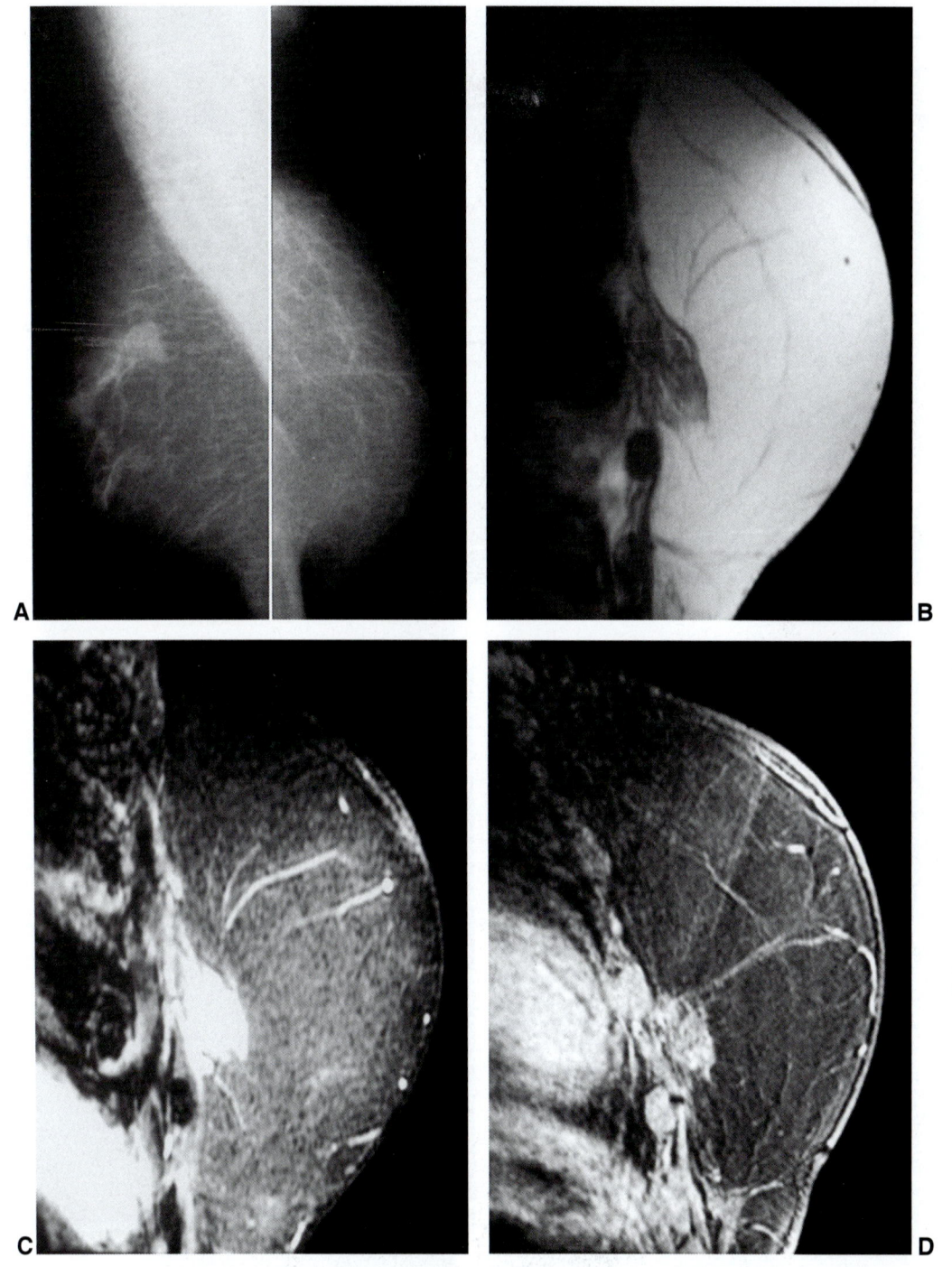

Fig. 10-68. Componente muscular atrofiado de neomama do grande dorsal com infiltração gordurosa com hipersinal em T1 e hipersinal na sequência ponderada em T2 por denervação. (**A**) Mamografia. (**B**) Sagital T1. (**C**) Sagital T2 com supressão de gordura. (**D**) Sagital T1 com gadolínio e supressão de gordura.

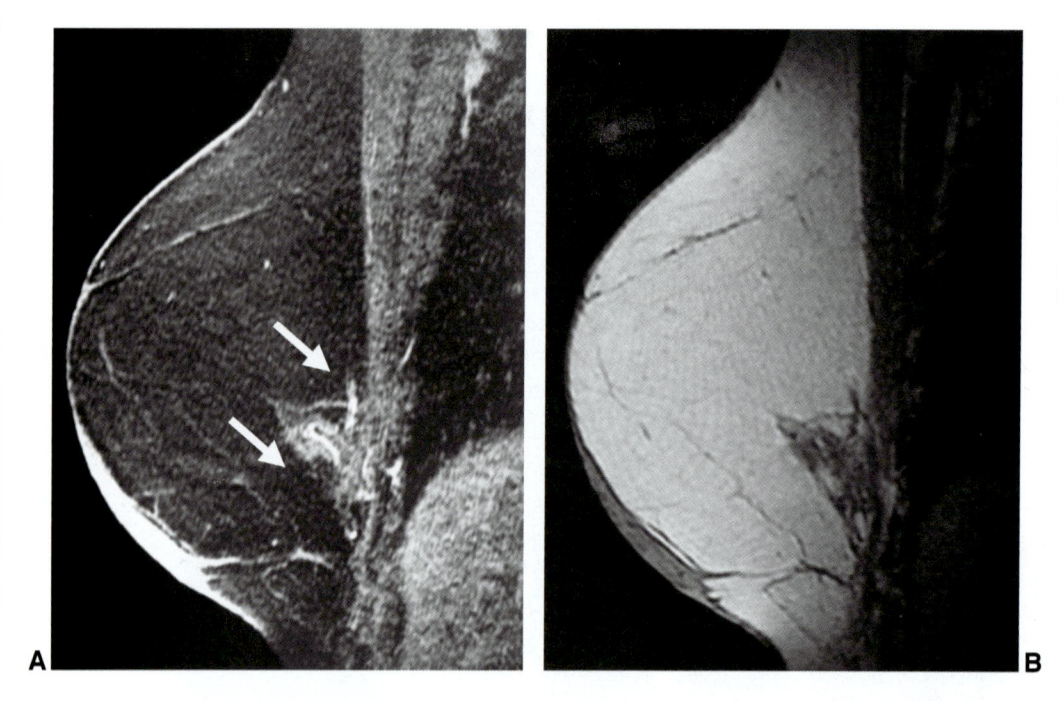

Fig. 10-69. Vasos proeminentes próximos ao componente muscular podem ser visualizados (setas) e não devem ser confundidos com impregnação anômala. (**A**) Sagital T1 com gadolínio e supressão de gordura. (**B**) Sagital T1.

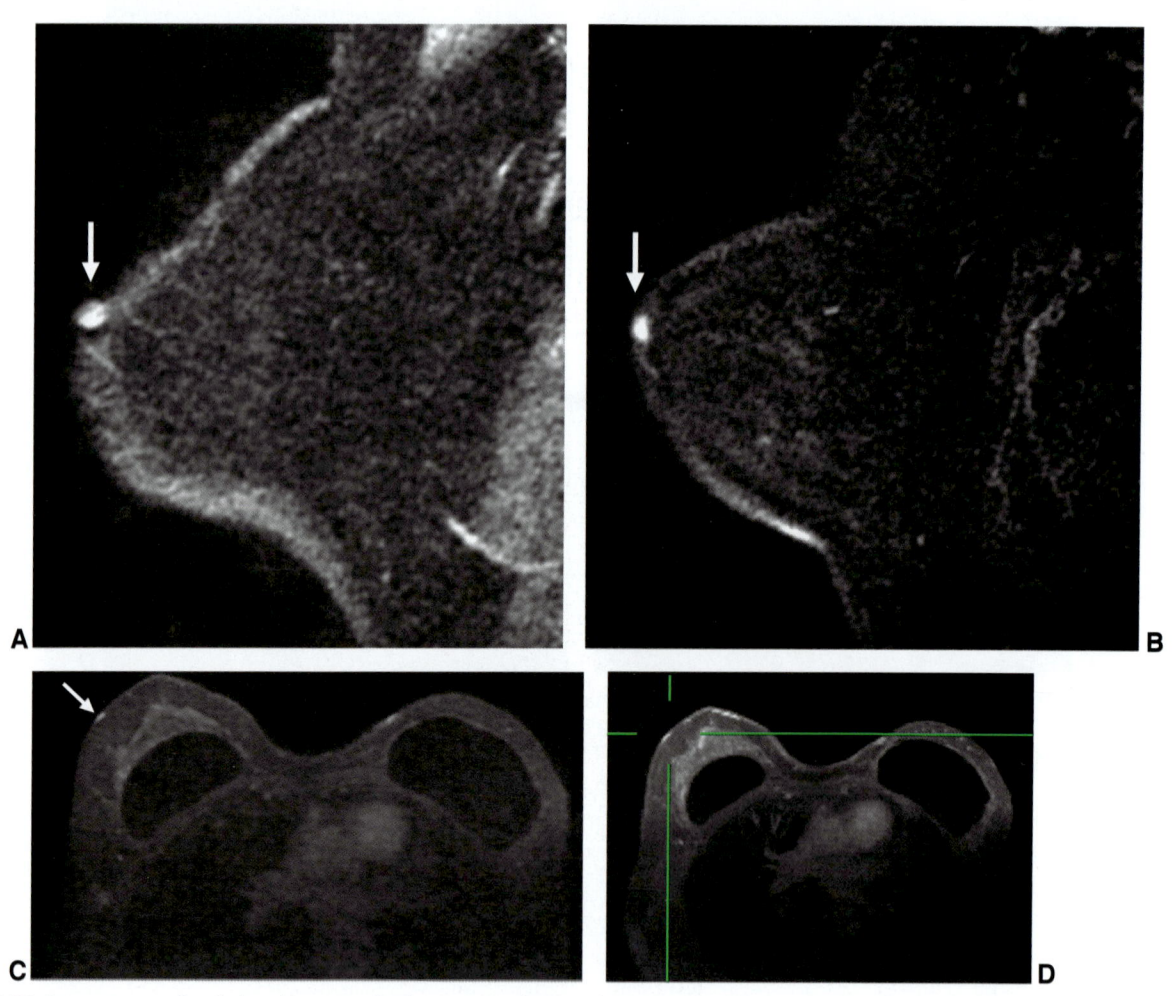

Fig. 10-70. Espessamento focal e leve impregnação de contraste do revestimento cutâneo em correspondência com cicatriz cirúrgica para remoção de nódulo cutâneo na mama direita, visto no exame de estadiamento, no mesmo procedimento da reconstrução da mama esquerda. Importância da história para não confundir com lesão na mama contralateral. (**A**) Primeiro exame com nódulo não captante na mama direita (sagital T1). (**B-D**) Segundo exame. (**B**) Sagital T1 com gadolínio. (**C** e **D**) Axial T1 com gadolínio, todos com supressão de gordura.

Complicações

Esteatonecrose

A esteatonecrose é comum neste tipo de retalho miocutâneo, ocorrendo em 25% dos casos de uma publicação e, frequentemente, é palpável.

Como referido anteriormente, a esteatonecrose pode simular lesão maligna no exame clínico, na mamografia e ultrassonografia. Apresenta-se como nódulo de morfologia variada e tipicamente apresenta área de tamanho variável com conteúdo gorduroso no seu interior.

Pode haver impregnação anômala, mais comumente na periferia. Quando de aspecto nodular, pode simular lesão suspeita e, nestes casos é importante identificar o conteúdo gorduroso no seu interior (Fig. 10-72).

Outras complicações do retalho miocutâneo do reto abdominal são necrose total do retalho, necrose parcial e hérnia da parede abdominal, coleção e fístula, além de neoplasia, por recorrência ou neoplasia primária (Fig. 10-71).

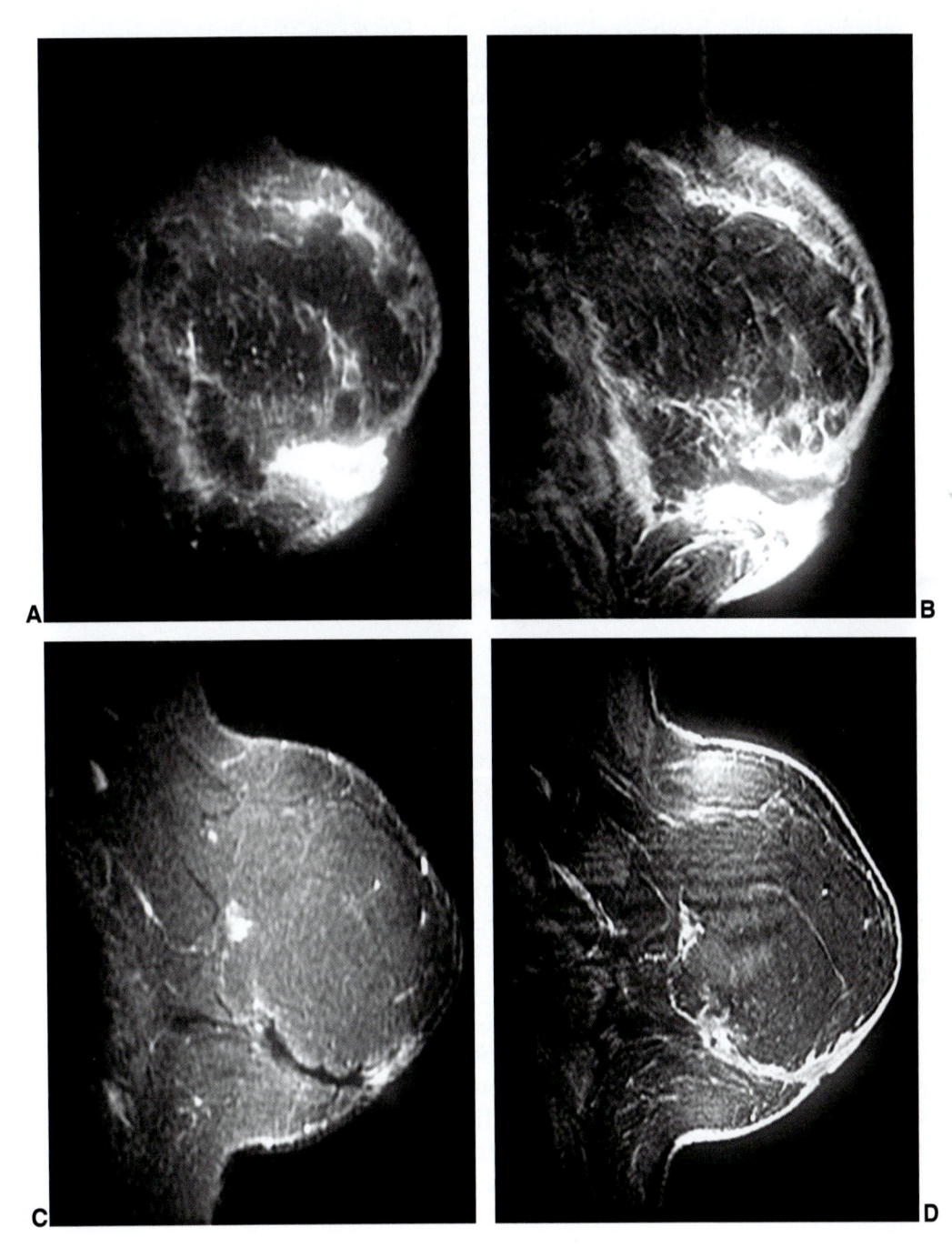

Fig. 10-71. (**A** e **B**) Coleção com fístula em retalho de reto abdominal. Importante espessamento e impregnação de contraste com coleção em quadrante inferior com extensão à pele e impregnação periférica. (**C** e **D**) Coleção após tratamento. (**A** e **C**) Sagital T2 com supressão de gordura. (**B** e **D**) Sagital T1 com gadolínio com supressão de gordura.

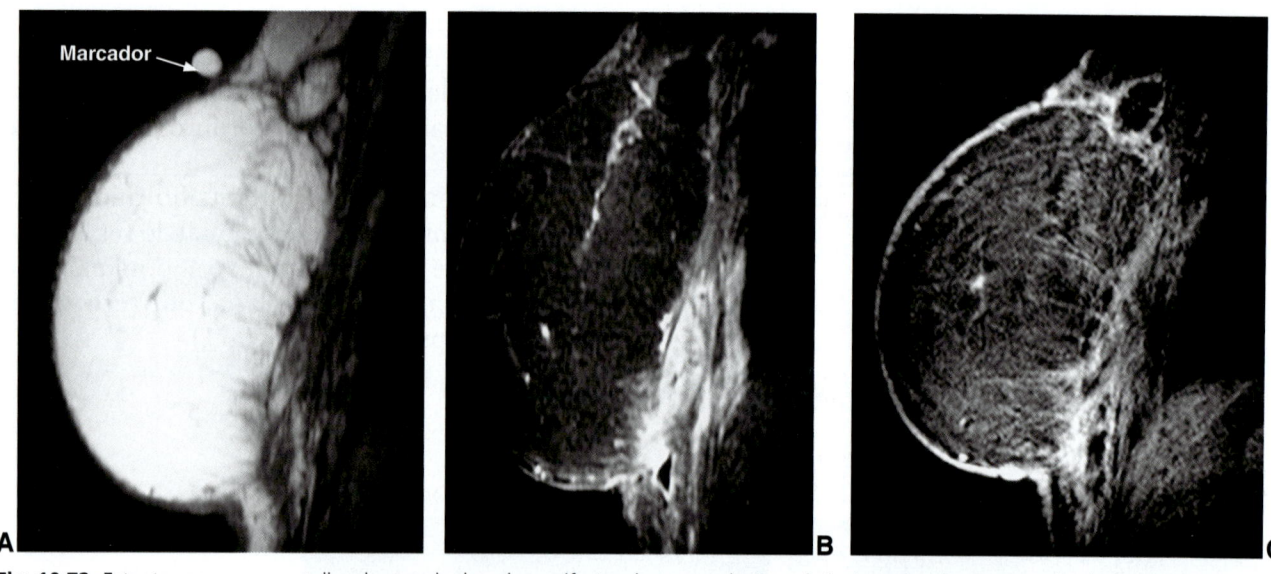

Fig. 10-72. Esteatonecrose em retalho de grande dorsal, manifestando-se com lesão palpável em quadrante superior (marcador). (**A**) Sagital T1. (**B**) Sagital T2 com supressão de gordura. (**C**) Sagital T1 com gadolínio e supressão de gordura.

Recorrência tumoral

A taxa de recorrência tumoral após este tipo de reconstrução varia entre 5 e 15% na literatura.

O aspecto da recorrência local é de um nódulo irregular ou espiculado isointenso em T1 e com sinal variável em T2, predominantemente isointenso, com impregnação de contraste intensa e precoce. O tipo de curva pode variar, mas o aspecto típico é o de curva tipo III (Fig. 10-73).

A diferenciação entre recidiva e necrose do retalho pode ser difícil, e a história clínica é essencial. Outro local de recidiva são os linfonodos axilares.

Para este tipo de retalho, que não utiliza prótese, a literatura questiona o uso de ressonância magnética como método de rastreamento, reservado para confirmar casos de benignidade demonstrados na ultrassonografia e mamografia, caracterizar suspeição da lesão identificada nestes métodos, ou exame físico e estadiamento da lesão.

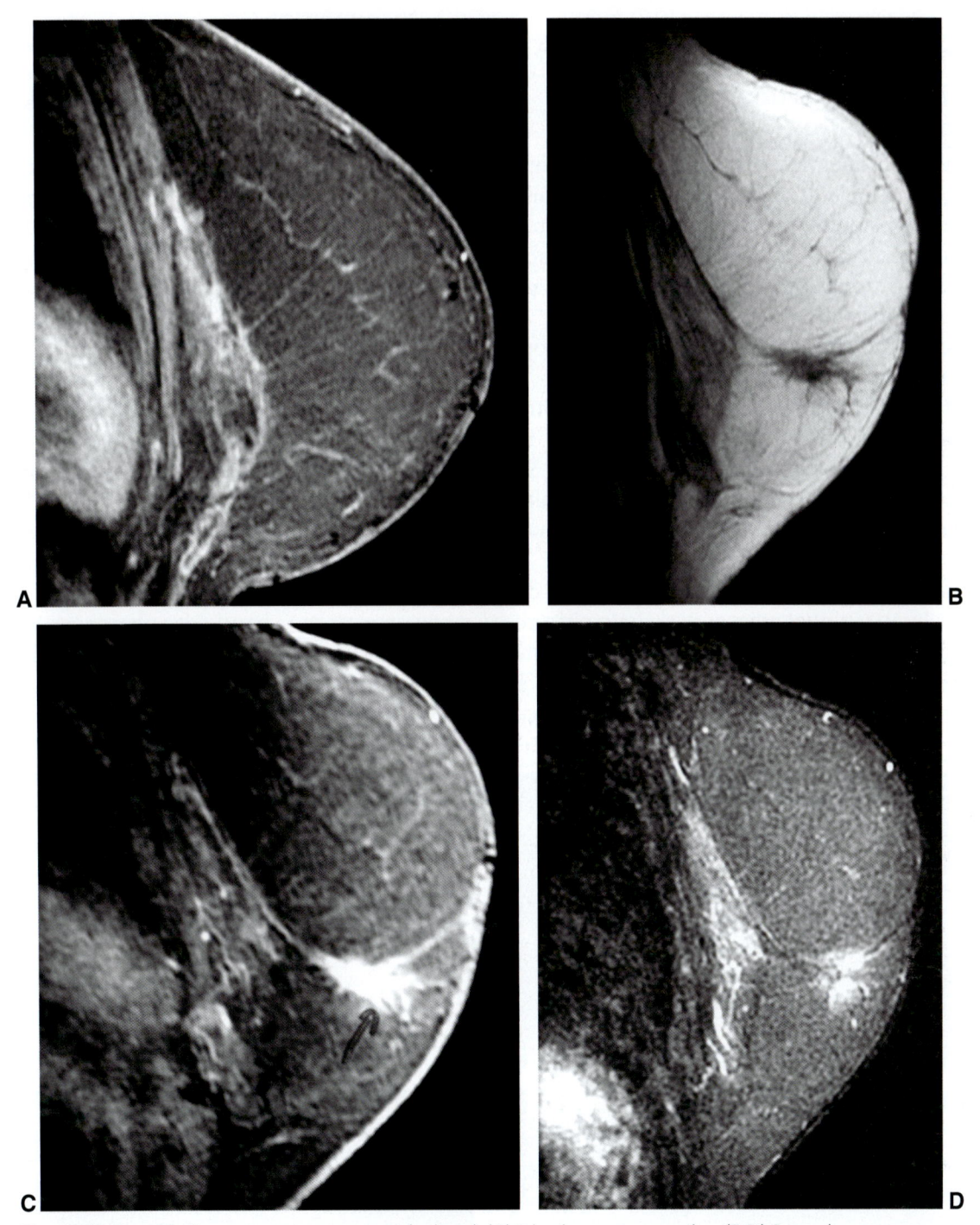

Fig. 10-73. Recorrência na neomama com grande dorsal. (**A**) Primeiro exame negativo. (**B-D**) Segundo exame com recidiva sem expressão clínica. Nódulo irregular isointenso em T1 (**B**), hiperintenso em T2 (**D**), com intenso realce na fase precoce (**C**). (**A** e **C**) Sagital T1 com supressão de gordura e gadolínio. (**B**) Sagital T1. (**D**) Sagital T1 com supressão de gordura.

AVALIAÇÃO DE DOENÇA RESIDUAL

Doença residual após tratamento conservador

O tratamento conservador da neoplasia mamária deve ser bem planejado a fim de reduzir a possibilidade de lesão residual. A presença de lesão residual nas margens cirúrgicas está associada a maior risco de recorrência tumoral na mama operada, tanto na neoplasia invasora quanto na intraductal.

A possibilidade de lesão residual após uma biópsia excisional na literatura varia entre 32–63%.

A RM pode ser utilizada no planejamento cirúrgico antes da nova incisão. O método pode identificar lesão residual adjacente ao leito cirúrgico e focos adicionais distantes de multifocalidade e multicentricidade que podem ser ocultos nos outros métodos.

Schnall et al. avaliaram a capacidade da RM de identificar lesão residual adjacente ao leito cirúrgico e a distância em 80 pacientes, incluindo tipos variados tumorais. Nas mamas estudadas, 59,8% apresentaram lesão residual na análise patológica (mastectomia ou reincisão). A sensibilidade e a especificidade da RM foram, respectivamente, de 61,2 e 69,7% e o valor preditivo positivo e negativo de 75 e 54,8% (Fig. 10-74).

Hwang et al. avaliaram, retrospectivamente, 51 pacientes com diagnóstico de CDIS e encontraram um melhor resultado da RM na avaliação de lesão residual. A sensibilidade foi de 97% e a especificidade de 58% na avaliação de doença residual comparada ao estudo patológico. Neste trabalho, o valor preditivo negativo da RM foi maior comparado ao da mamografia.

Orel e Soderstrom et al. avaliaram prospectivamente pacientes submetidas à biópsia incisional com RM e observaram um valor preditivo positivo de 82%.

Apesar da variação da sensibilidade e do valor preditivo, todos observaram que a dificuldade da RM na interpretação do realce no leito cirúrgico pode ocorrer em virtude das alterações inflamatórias que são próprias da manipulação cirúrgica e que podem ter um aspecto semelhante ao da neoplasia.

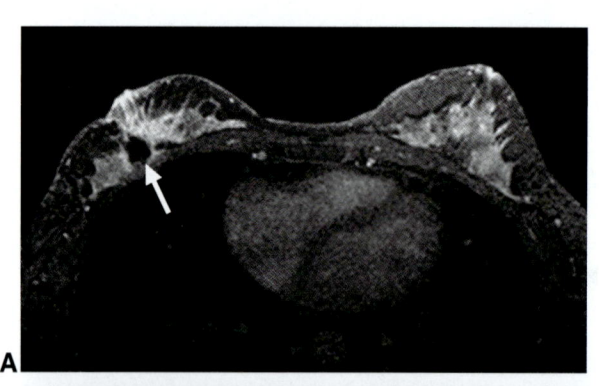

Fig. 10-74. Cirurgia recente com margens exíguas em RM realizada para identificar lesão residual, adjacente ao leito cirúrgico. Observar coleção hiperintensa em T2, sem impregnação pelo meio de contraste. Não observou restrição na difusão no parênquima adjacente, sendo facilitada na coleção, concordante com a nova cirurgia. (**A**) Axial T1 com gadolínio e supressão de gordura. (**B**) Axial T2. (**C**) Mapa do coeficiente de difusão aparente.

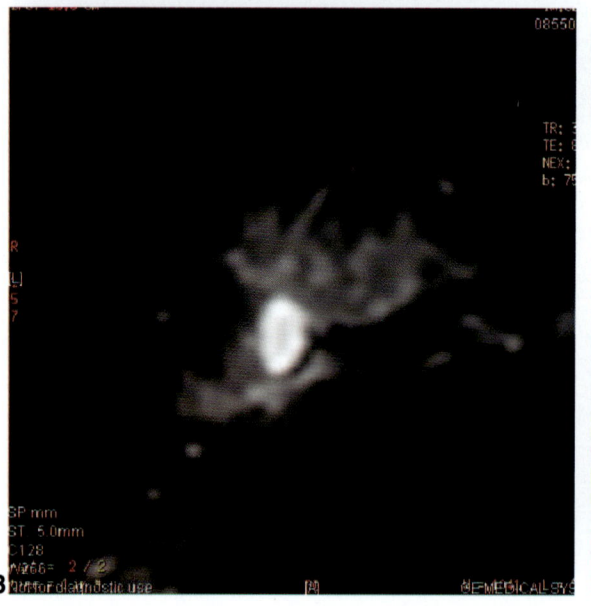

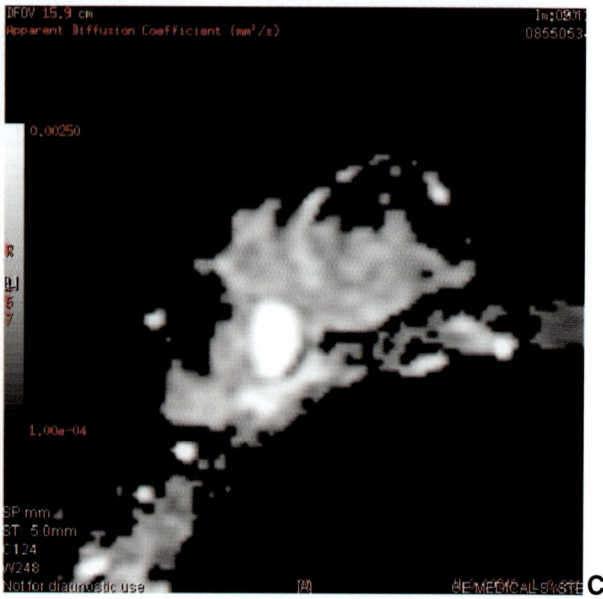

Frei *et al.* observaram que o momento ideal de realizar a RM é entre 28 e 35 dias, quando obtiveram uma especificidade de 75%.

A nosso ver, a grande importância da RM é a identificação de lesão adicional além do leito cirúrgico, não identificada previamente, especialmente quando a doença residual é extensa, quando a paciente beneficiar-se-ia da mastectomia (Fig. 10-75).

No trabalho publicado por Schnall, as lesões suspeitas adicionais identificadas na mesma mama distantes da cavidade cirúrgica foram 18, das quais 6 foram malignas e 12 benignas. Das lesões identificadas, 10 foram vistas somente na RM.

Em 3 pacientes a RM observou lesão na mama contralateral (CDIS, carcinoma ductal invasor e hiperplasia ductal atípica e CDIS).

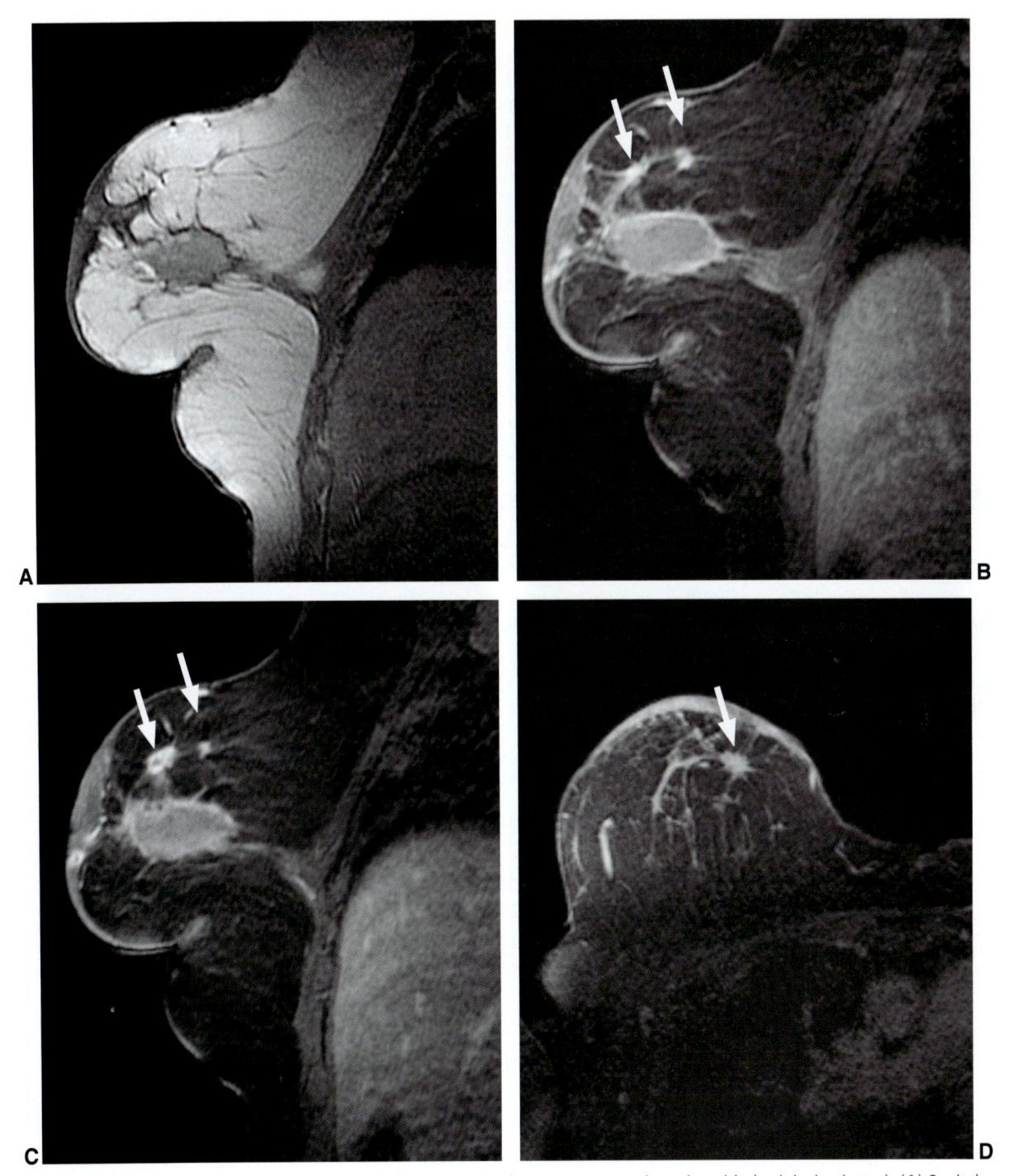

Fig. 10-75. RM identificou dois nódulos espiculados captantes de contraste superiores à cavidade cirúrgica (setas). (**A**) Sagital T1. (**B** e **C**) Sagital com gadolínio e supressão de gordura. (**D**) Axial T1 com gadolínio e supressão de gordura.

Nestas pacientes, em decorrência da identificação de lesão adicional, a RM modificou o tratamento cirúrgico em 29,3%, com reexcisão, mastectomia, quimioterapia neoadjuvante e biópsias adicionais. Ainda não se sabe o significado destas modificações a longo prazo (Fig. 10-76).

Lesão residual nas margens cirúrgicas:
- Maior risco de recorrência tumoral na mama operada, tanto na neoplasia invasora quanto na intraductal.
- Componente intraductal extenso tem relação direta com recidiva tumoral.
- RM tem maior sensibilidade quando comparada aos outros métodos.
- Objetivo da RM na avaliação de doença residual.
- Identificação de lesão adicional além do leito cirúrgico (mesma mama e contralateral).

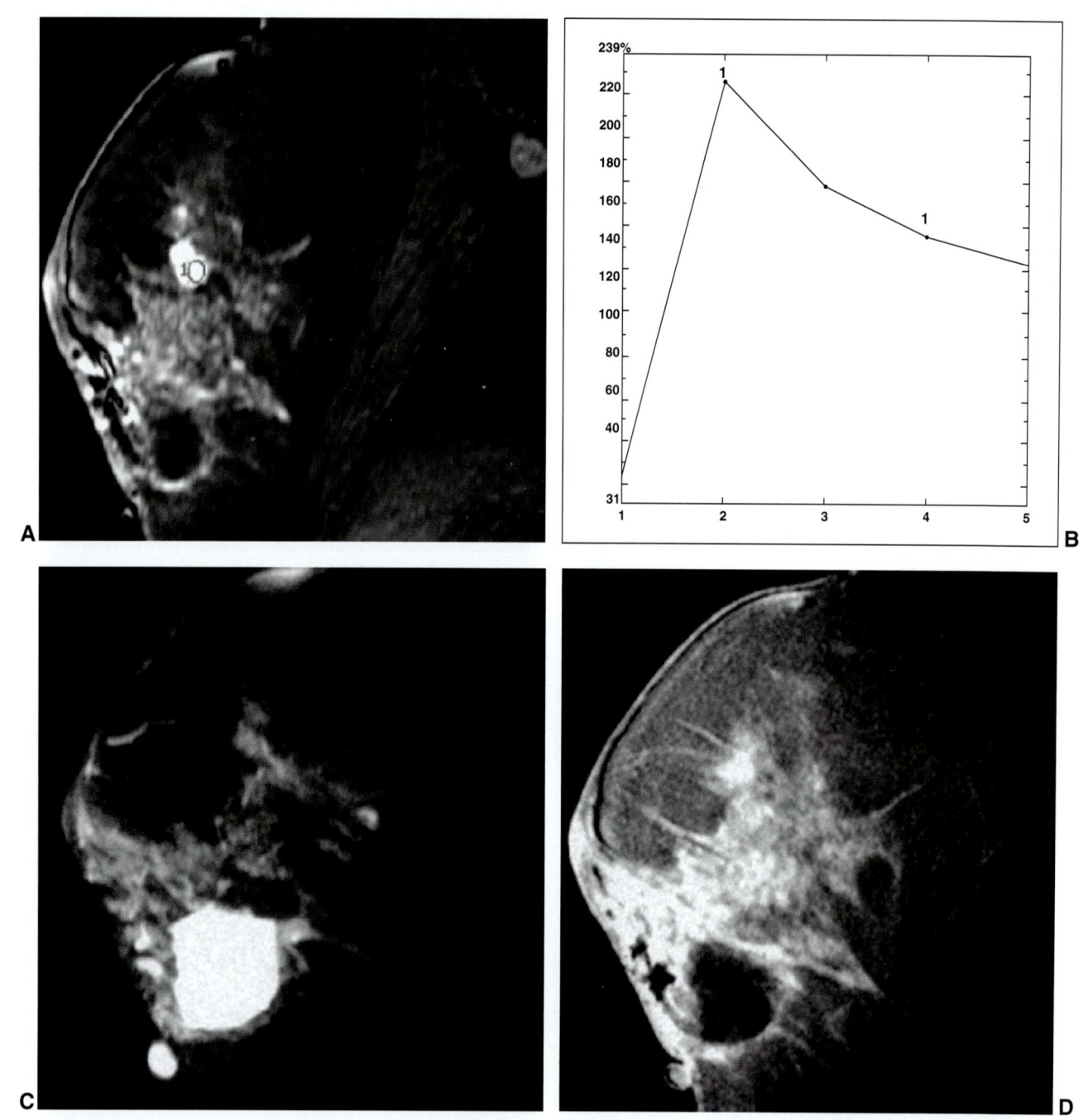

Fig. 10-76. Identificação de nódulo oval, circunscrito, hipercaptante de contraste com curva tipo III em outro quadrante da coleção pós-cirúrgica. (**A** e **D**) Sagital T1 com gadolínio e supressão de gordura. (**B**) Curva de impregnação. (**C**) Sagital T2 com supressão de gordura.

Doença residual após tratamento neoadjuvante

A quimioterapia neoadjuvante seguida por cirurgia e radioterapia, por ter-se mostrado um tratamento eficaz, vem crescendo em importância.

Estudos recentes têm utilizado a RM para avaliar o tamanho, padrão de realce, e RM funcional como marcador de resposta à quimioterapia neoadjuvante e identificar lesão residual.

A RM tem-se mostrado bastante específica como marcador de resposta precoce à quimioterapia, o que é de extrema importância, uma vez que identificar a ausência de resposta à quimioterapia permite a suspensão do tratamento precocemente, minimizando a toxicidade e auxiliando na escolha do melhor fármaco para a quimioterapia adicional pós-operatória (Fig. 10-77).

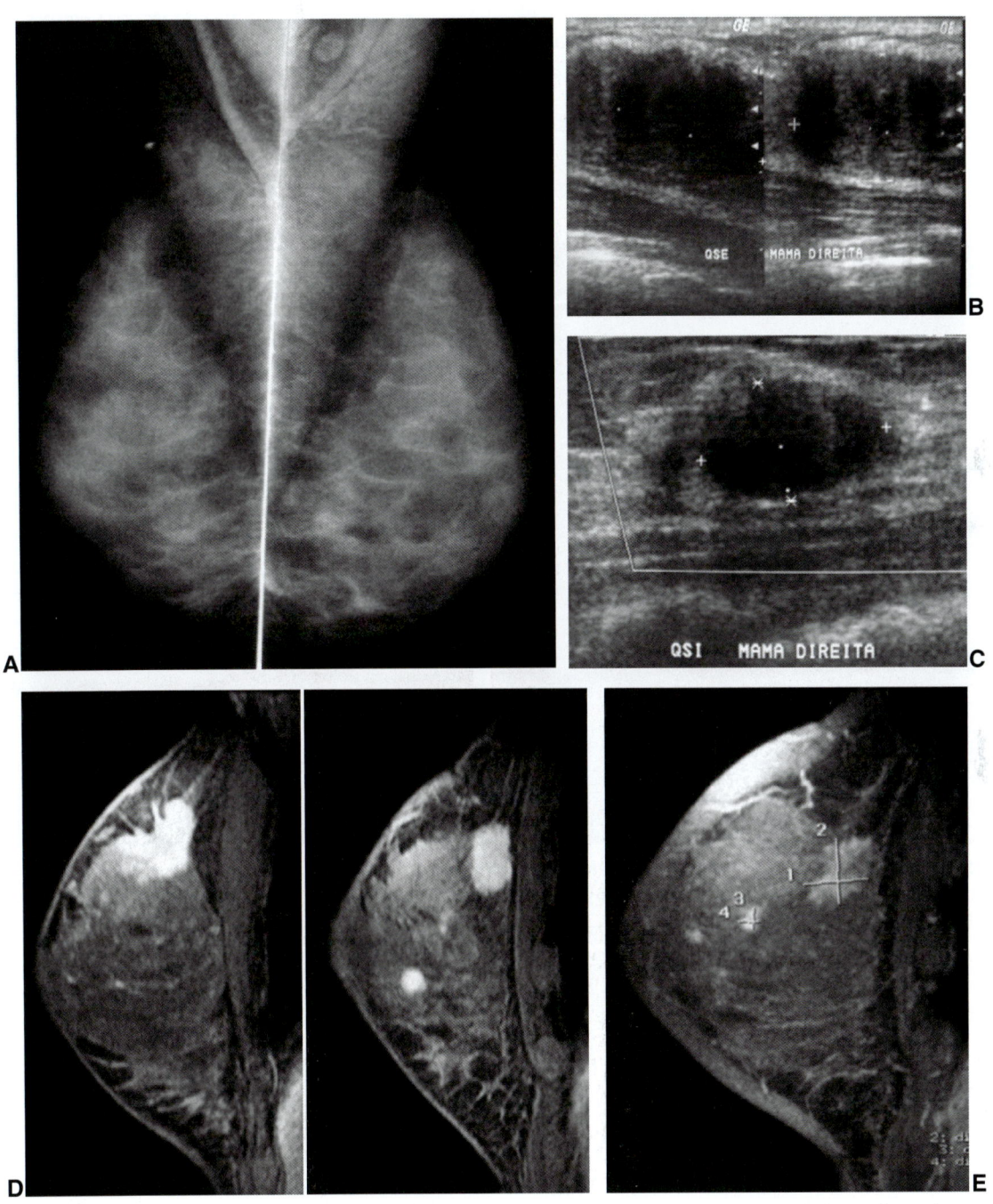

Fig. 10-77. A RM tem-se mostrado bastante específica como marcador de resposta precoce à quimioterapia. Paciente de 57 anos, neoplasia lobular infiltrante. (**A**) Mamografia negativa. (**B** e **C**) USG, dois nódulos. (**D**) RM, três nódulos. (**E**) Primeira RM no início do primeiro ciclo com redução do volume e da intensidade de impregnação. RM sagital T1 com gadolínio e supressão de gordura.

A resposta à quimioterapia é categorizada em resposta total, parcial, progressão da doença ou estabilização da mesma (Fig. 10-78).

Dos métodos não invasivos de avaliação de doença residual (exame físico, ultrassonografia e mamografia), a ressonância magnética é o que melhor se correlaciona com os achados patológicos.

Entretanto, em alguns casos, pode superestimar ou subestimar o tamanho da lesão, por razões ainda não completamente esclarecidas. Suspeita-se que alguns agentes quimioterápicos possam alterar a captação de gadolínio ou promover inflamação nos tecidos adjacentes à lesão, superestimando a lesão. E, em casos de carcinoma lobular, a lesão pode ser subestimada.

Dessa forma, a ressonância magnética, apesar de apresentar algumas falhas, no momento é o melhor método para avaliar a eficácia da quimioterapia neoadjuvante no estudo e na caracterização das lesões residuais da mama.

Utilidade da RM na avaliação de resposta de quimioterapia neoadjuvante:
- Identificar precocemente a resposta ao quimioterápico.
- Considerado marcador de resposta precoce a quimioterapia.
- Melhor correlação com achados patológicos.

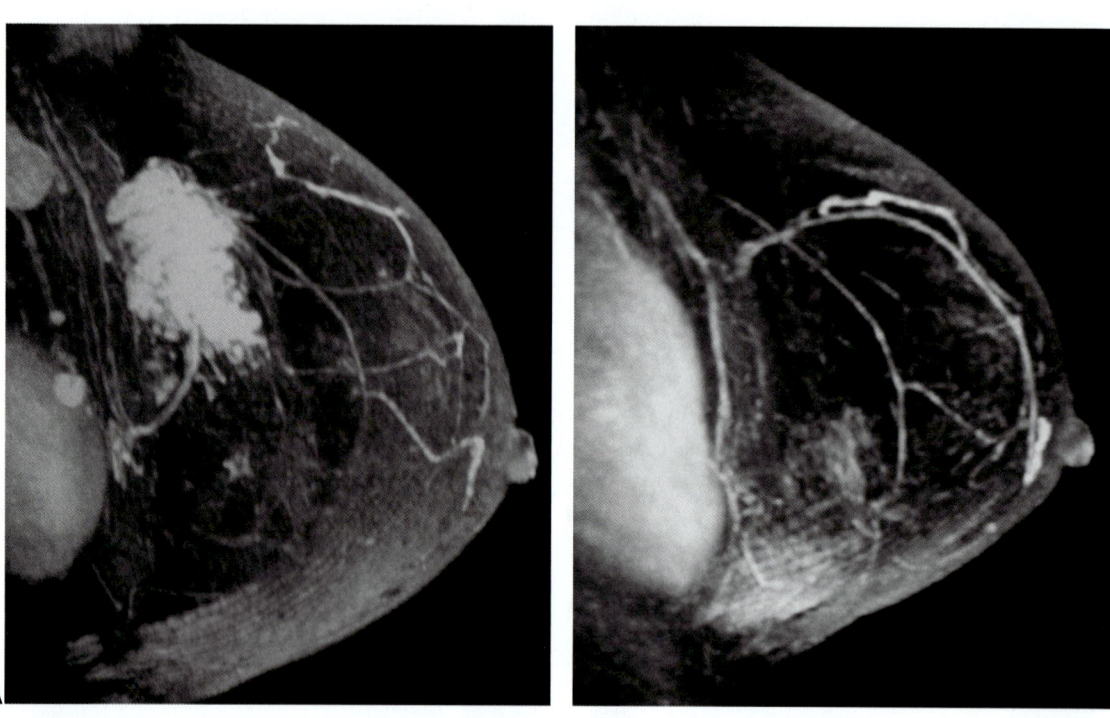

Fig. 10-78. Resposta completa à quimioterapia. Carcinoma ductal infiltrante. (**A**) MIP sagital. Nódulo irregular profundo em QSI esquerdo com comprometimento muscular. (**B**) Sagital MIP. Final do ciclo com ausência de impregnação, compatível com resposta completa.

RECIDIVA

A recorrência tumoral em pacientes com tratamento conservador da mama ocorre entre 1 e 2% ao ano, segundo alguns estudos, exigindo um acompanhamento rigoroso destas pacientes, pois se sabe que o diagnóstico precoce do câncer recorrente tem importante influência no prognóstico da paciente.

A maioria das recorrências ocorre dentro de 5 anos após a cirurgia conservadora, sendo rara nos primeiros 18 meses. Quando precoce, provavelmente representa lesão residual. Por outro lado, quando ocorre após 7 anos do início do tratamento, trata-se de uma nova neoplasia, frequentemente sem relação com o local cirúrgico anterior.

Segundo Veronesi, as recidivas locais estão relacionadas com tecido tumoral residual ao ato cirúrgico, resistente ao tratamento radioterápico, metástase local intravascular e um segundo tumor homolateral.

Como referido previamente, a presença de componente intraductal extenso associado está diretamente relacionado com maior chance de recidiva tumoral. Outro fator importante é a presença de margens cirúrgicas positivas ou exíguas. Dessa forma, é importante obter o aspecto de imagem e da patologia do tumor (Fig. 10-79).

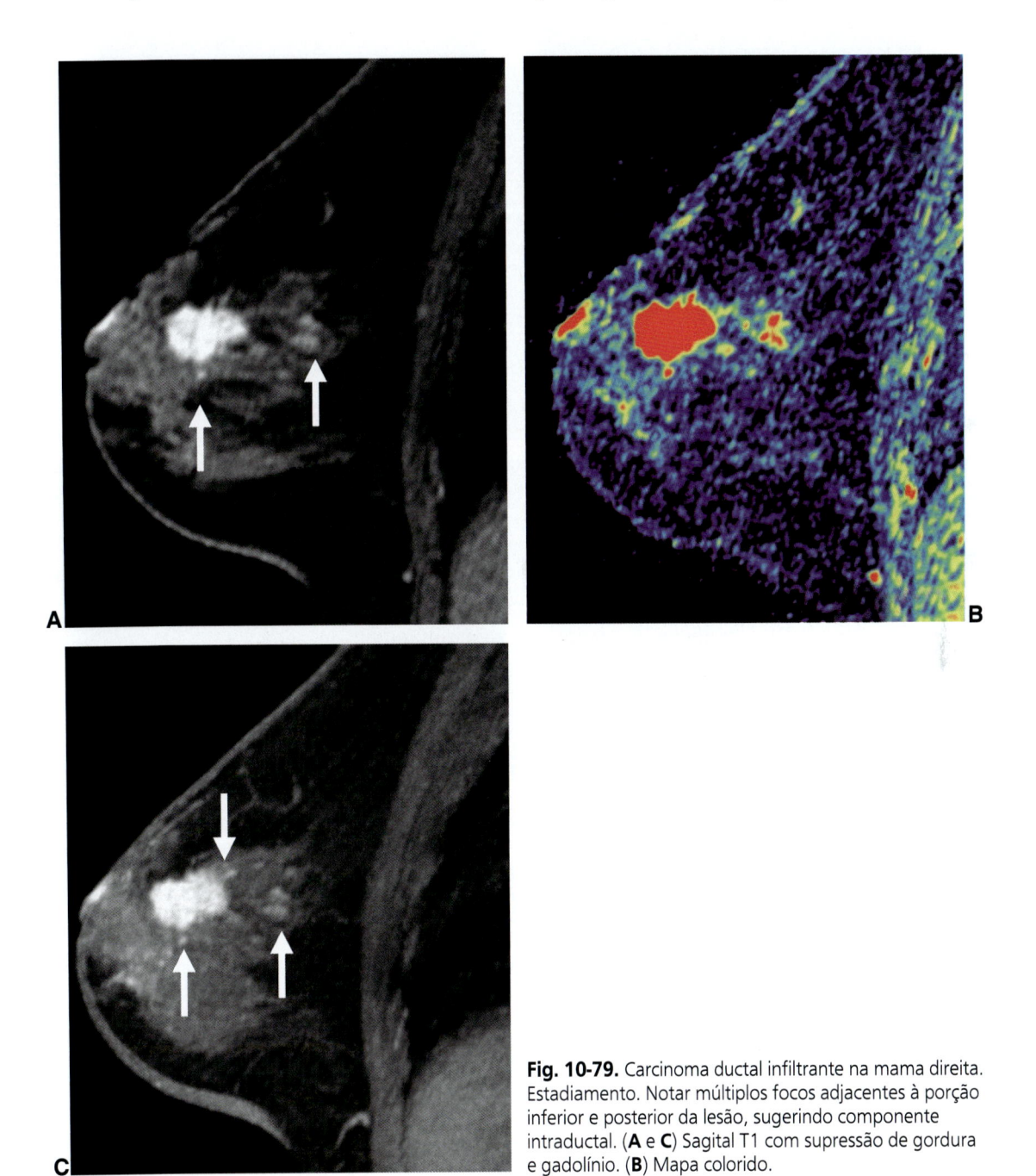

Fig. 10-79. Carcinoma ductal infiltrante na mama direita. Estadiamento. Notar múltiplos focos adjacentes à porção inferior e posterior da lesão, sugerindo componente intraductal. (**A** e **C**) Sagital T1 com supressão de gordura e gadolínio. (**B**) Mapa colorido.

O diagnóstico clínico pode ser difícil pelas alterações induzidas pela terapia conservadora. Além disso, uma nova alteração pode representar uma área de esteatonecrose, frequentemente palpável (Fig. 10-80).

Recidiva:
- Maioria das recidivas ocorre entre 18 meses a 1 ano.
- Presença de componente intraductal extenso aumenta risco de recidiva.
- RM no pré-operatório pode afetar a possibilidade de recorrência tumoral.

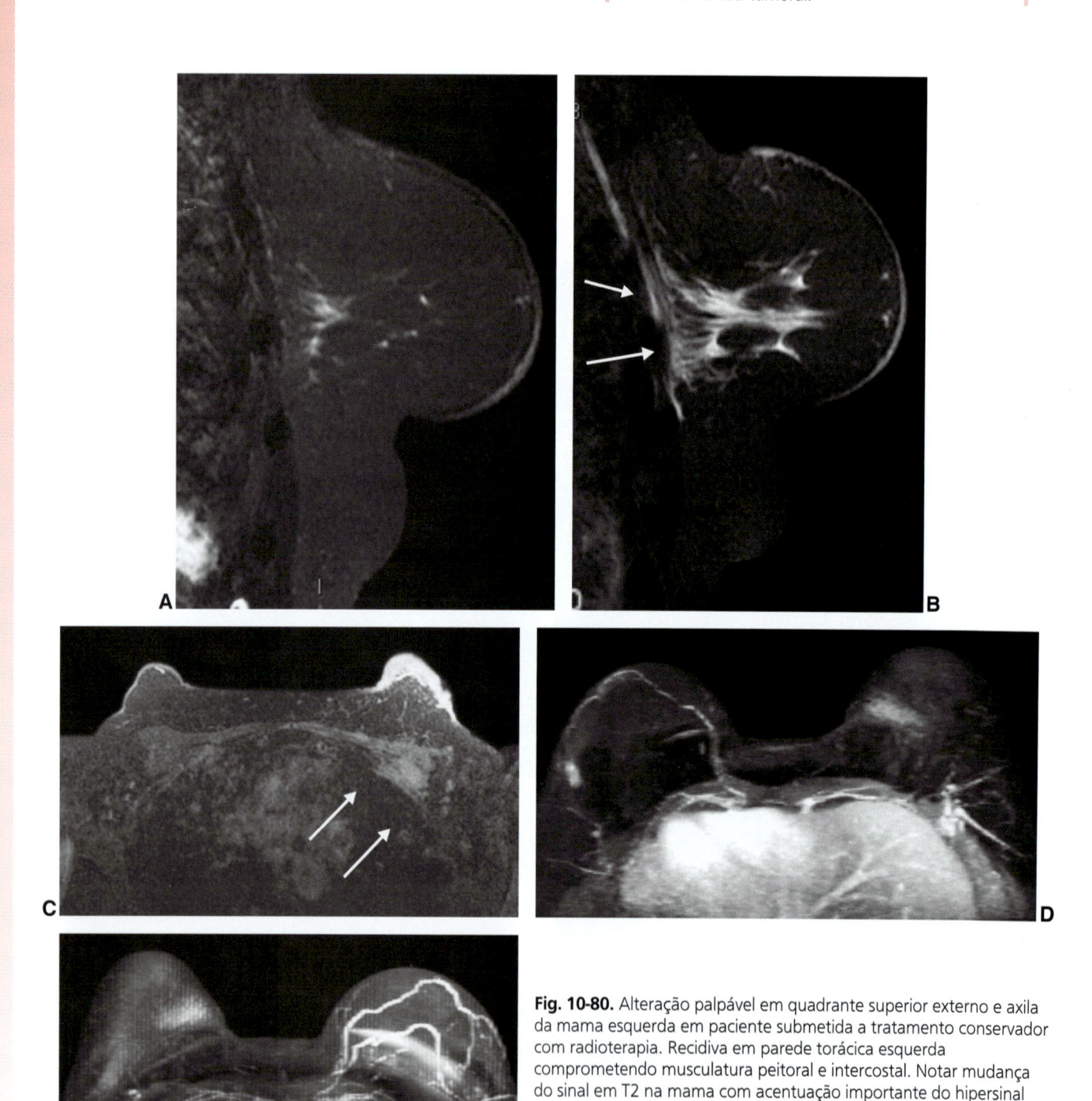

Fig. 10-80. Alteração palpável em quadrante superior externo e axila da mama esquerda em paciente submetida a tratamento conservador com radioterapia. Recidiva em parede torácica esquerda comprometendo musculatura peitoral e intercostal. Notar mudança do sinal em T2 na mama com acentuação importante do hipersinal (**A** e **D** anterior) e (**B**, **C** e **E** recidiva), impregnação de contraste e surgimento de ectasia vascular (**E** recidiva) (setas). (**A** e **B**) Sagital T2 com supressão de gordura. (**C**) Axial T1 com gadolínio e supressão de gordura. (**D** e **E**) Axial MIP.

O conhecimento das alterações induzidas pela terapêutica cirúrgica e actínica é essencial para o radiologista mamário. Isso se deve aos bons resultados, muitas vezes comparáveis à mastectomia, da cirurgia conservadora aliada à radioterapia.

Na mamografia a recorrência tumoral apresenta-se com modificação dos achados com relação aos exames anteriores, com aparecimento de nódulo na cicatriz cirúrgica ou em outra localização, além de distorção arquitetural, assimetrias e microcalcificações suspeitas (Fig. 10-81).

Entretanto, estas mamas costumam ser de difícil avaliação pela mamografia, ultrassonografia e pelo exame físico, em virtude das alterações induzidas pela terapêutica, como a dificuldade no posicionamento mamográfico adequado relacionada com a retração na área cirúrgica, além de densidade aumentada, edema da glândula e desenvolvimento de calcificações atípicas.

A ressonância magnética tem-se mostrado especialmente útil em diferenciar alterações pós-cirúrgicas/pós-irradiação de recidiva nestas pacientes.

Nestes casos, é de suma importância o diagnóstico precoce de recidivas, que influencia no prognóstico, e métodos não invasivos de avaliação, como a ressonância, vêm tendo crescente importância.

Aspectos de imagem

Pré-tratamento

A RM tem maior sensibilidade para detectar lesão adicional, mas o significado destes achados ainda é questionado na literatura.

Entretanto, Fischer *et al.* identificaram que o uso da RM modifica a probabilidade de recorrência tumoral. Eles analisaram dois grupos de pacientes e os acompanharam por um período de aproximadamente 40 meses. Um deles, o grupo A, realizou a RM no pré-operatório do câncer de mama. Foi observada uma diferença estatisticamente significativa entre os dois grupos na recorrência tumoral, sendo de 1,2% no grupo A e 6,8% no grupo B.

Schnall e Sollin não observaram mudança na taxa de recorrência com a adição da RM no pré-operatório do câncer, nos dois grupos analisados.

A ressonância magnética pode ser utilizada para prever o tipo de lesão com maior possibilidade de recorrência tumoral. Hilton *et al.* identificaram que o volume tumoral e a avaliação do padrão de impregnação de contraste com padrão SER *(signal enhanced ratio)* identificados no mapa paramétrico colorido foram os fatores mais importantes na determinação da possibilidade de recidiva.

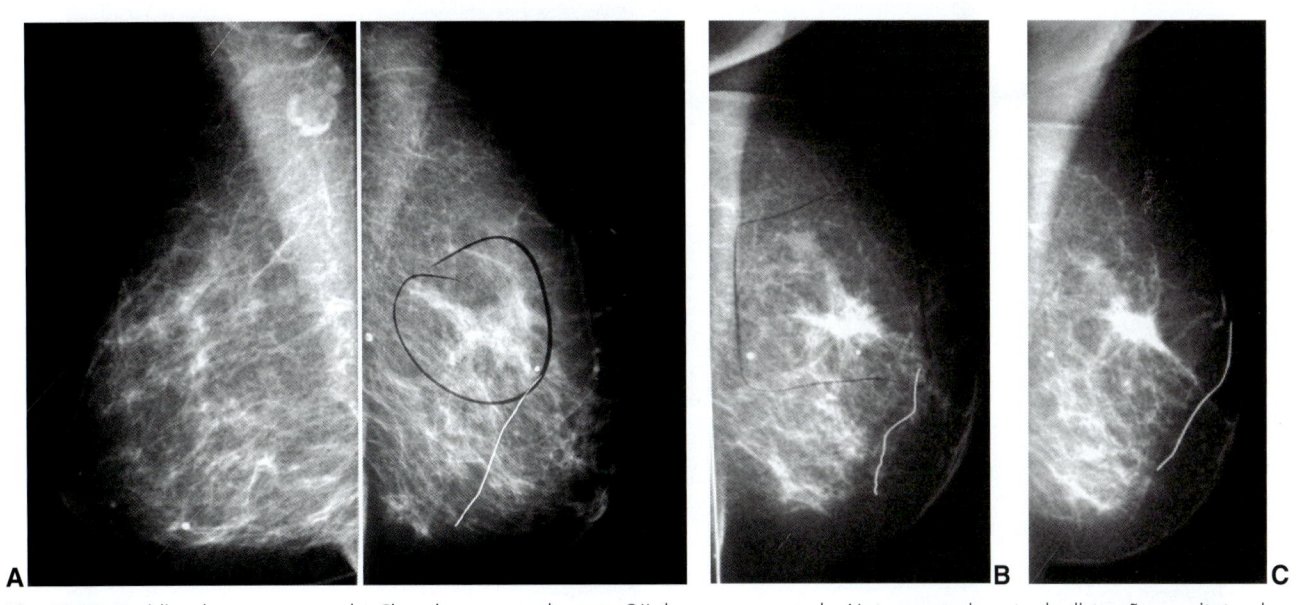

Fig. 10-81. Recidiva da mama operada. Cirurgia conservadora em QII da mama esquerda. Notar aparecimento de distorção arquitetural em união de quadrantes superiores, biopsiada com resultado negativo (biópsia percutânea), com aumento progressivo nos exames de controle de 6 (**B**) e 12 meses. (**C**) Mamografia com intervalo de 1 ano.

Lesão com aspecto infiltrativo fino e difuso identificada além do tumor principal no mapa paramétrico colorido teve correlação com recorrência tumoral, justificada por novas células tumorais nutridas por difusão, sem neoangiogênese (Fig. 10-82).

Hilton ainda identificou uma relação direta entre volume tumoral inicial e sobrevida livre de doença. Lesões com volume tumoral maior que 33 cm³ apresentam uma maior probabilidade de recorrência, em comparação com maior diâmetro da lesão (Fig. 10-83).

Outro fator relevante na avaliação pré-operatória é a presença de componente intraductal. A ressonância magnética é o método mais sensível para detectar a extensão intraductal, e sua forma de apresentação mais comum é a identificação de focos, nódulos, espículas e impregnação ductal adjacentes à lesão (Fig. 10-84).

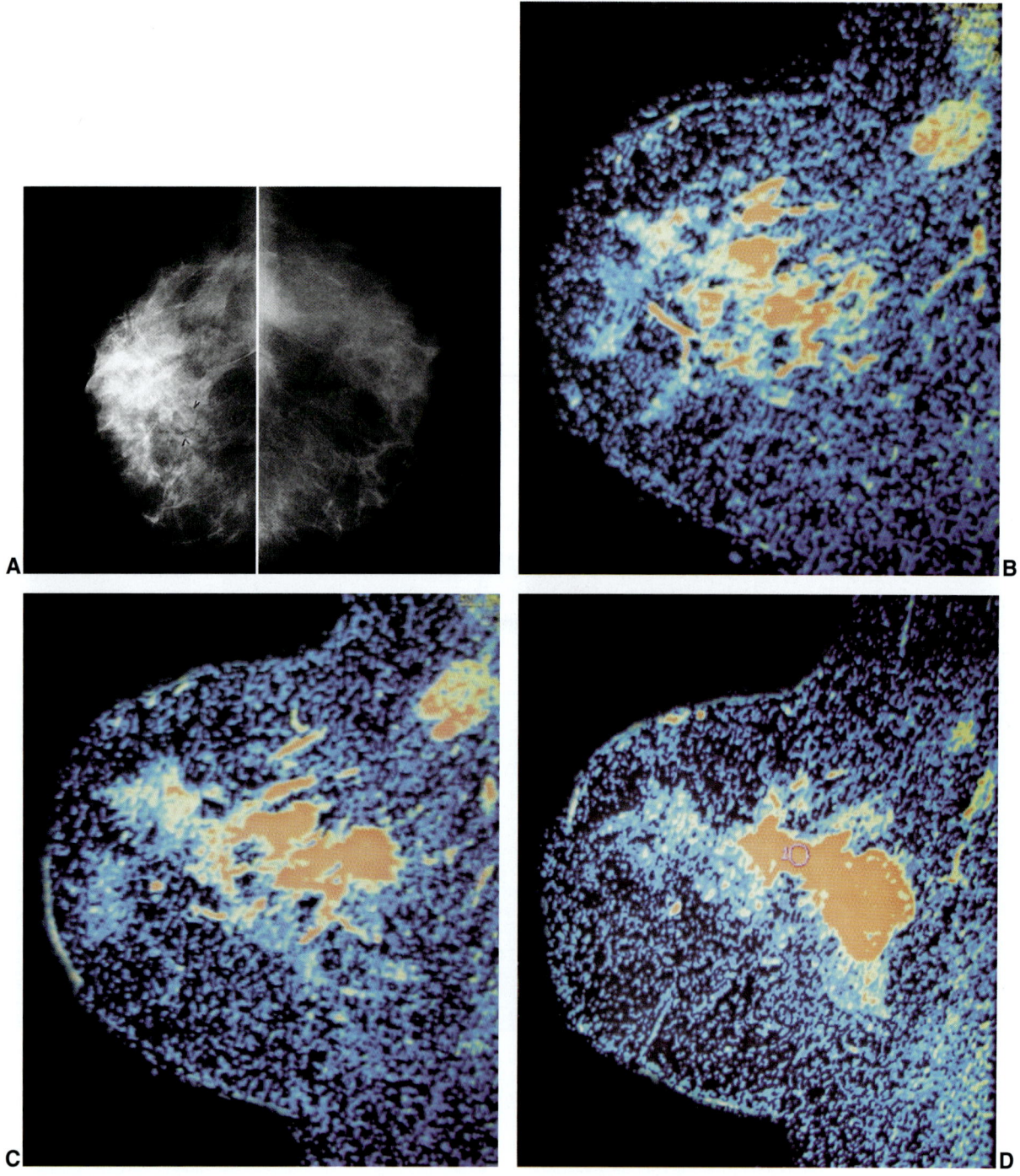

Fig. 10-82. (**A** e **B**) Lesão com aspecto infiltrativo fino e difuso (setas) identificada além do tumor principal no QSE da mama direita no mapa paramétrico colorido. (**A**) Mamografia. (**B-D**) Mapa colorido (*Signal Ehancement Ratio* – SER).

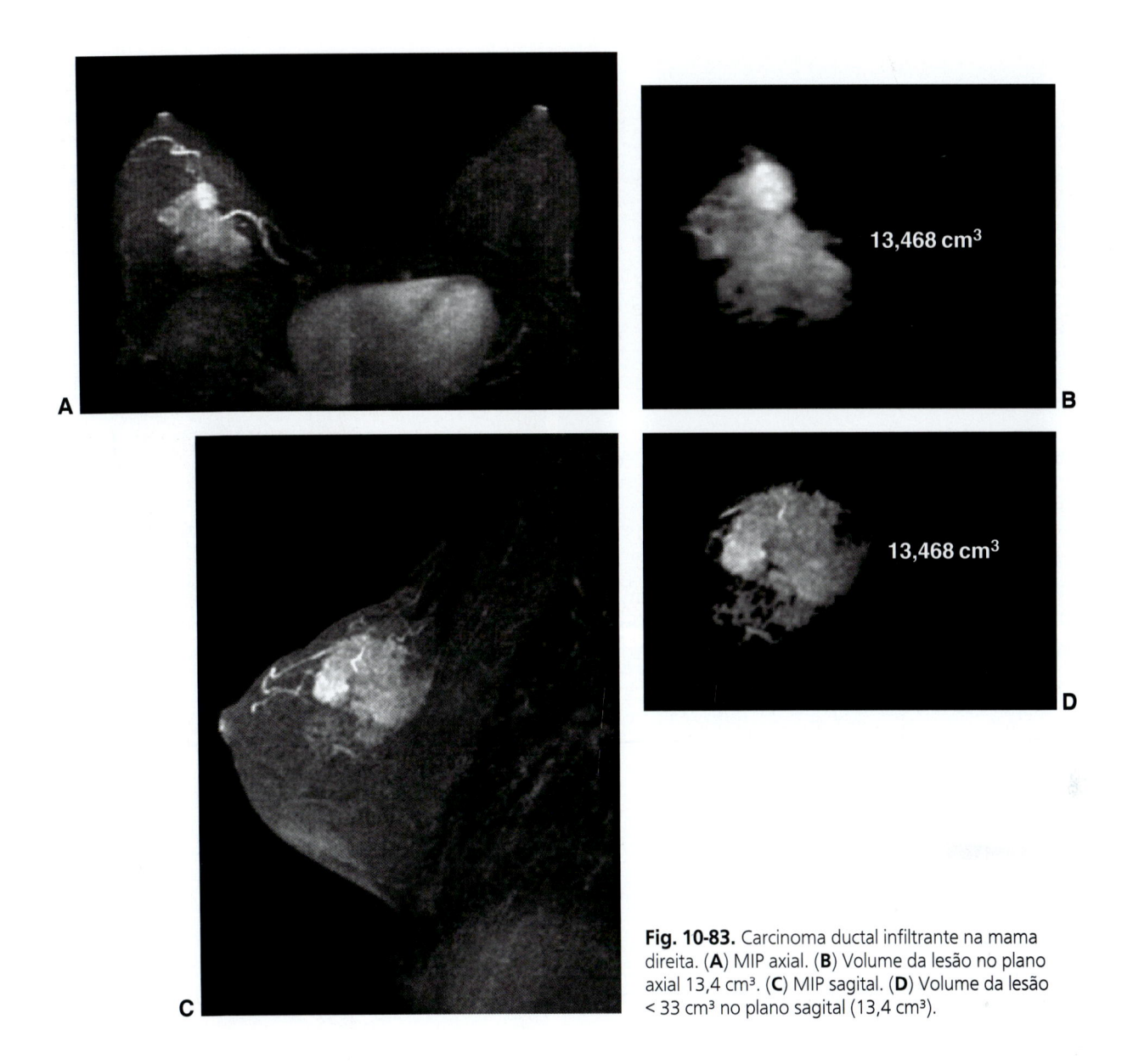

Fig. 10-83. Carcinoma ductal infiltrante na mama direita. (**A**) MIP axial. (**B**) Volume da lesão no plano axial 13,4 cm³. (**C**) MIP sagital. (**D**) Volume da lesão < 33 cm³ no plano sagital (13,4 cm³).

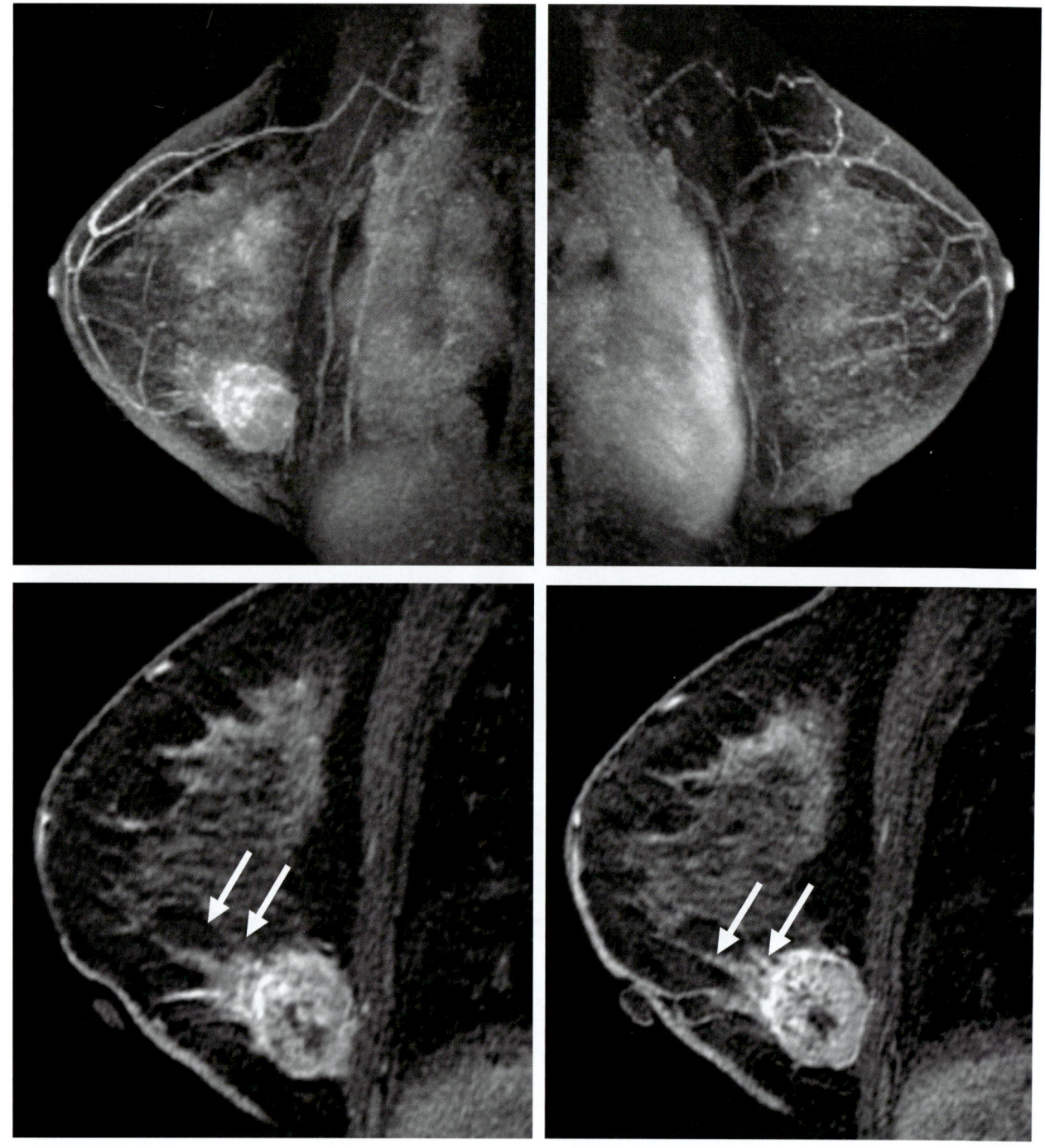

Fig. 10-84. Avaliação pré-operatória. A ressonância magnética é o método mais sensível para detectar a extensão intraductal. Nódulo irregular heterogêneo com espículas anteriores captantes de contraste na mama direita (setas).

Pós-tratamento

A recidiva tumoral tem a mesma forma de apresentação de neoplasia antes do tratamento (Fig. 10-85).

Ao contrário da mamografia e ultrassonografia, a ressonância magnética não apresenta dificuldade no diagnóstico diferencial das alterações pós-terapêuticas com a recidiva tumoral, especialmente após 18 meses, quando as alterações inflamatórias relacionadas com cirurgia e radioterapia são reduzidas.

Heywang *et al.* observaram que a ressonância magnética tem capacidade de detectar recidiva de até 3 mm com alto valor preditivo positivo e negativo (Fig. 10-86).

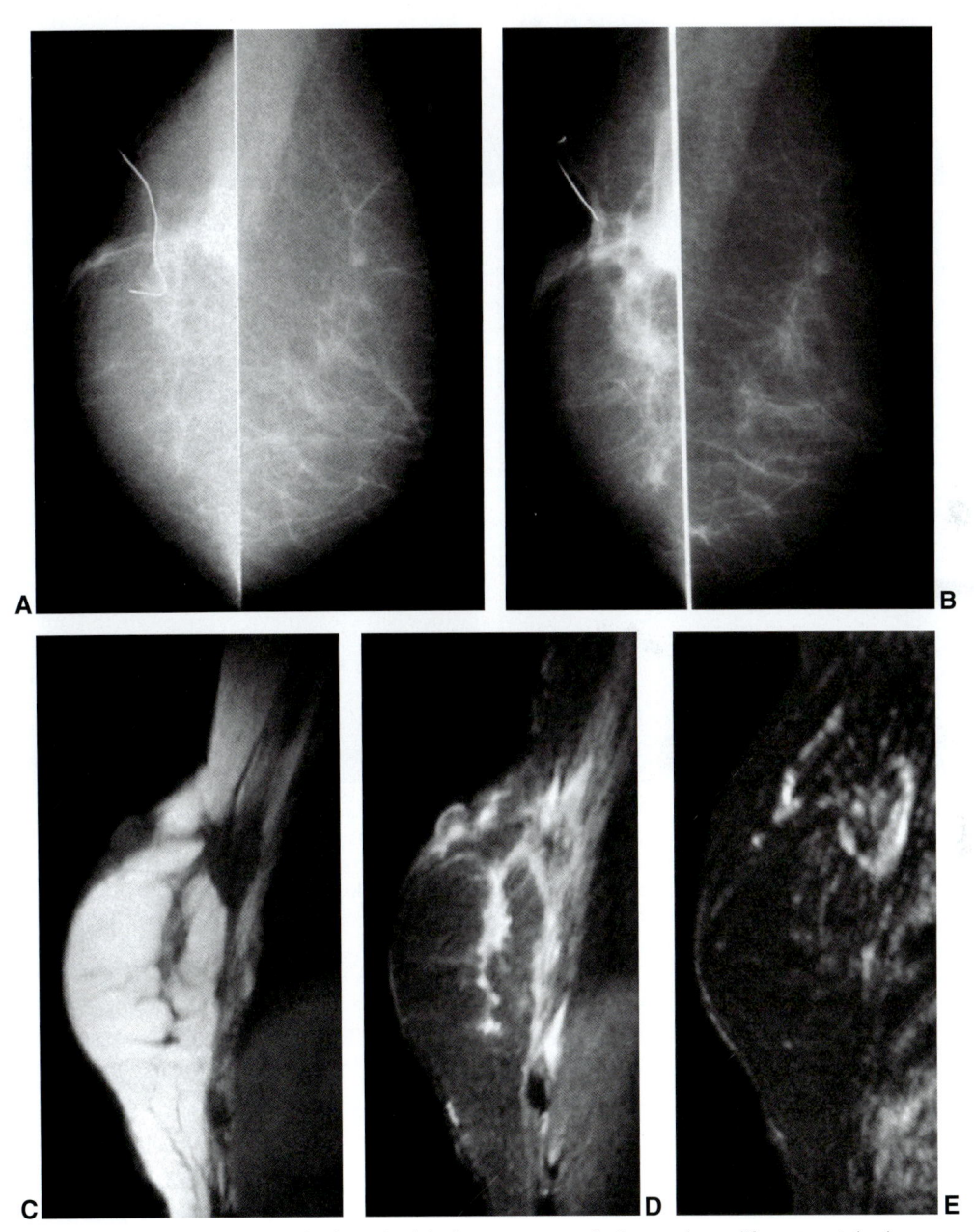

Fig. 10-85. Mamografia com achados pós-cirúrgicos na mama direita em datas diferentes. Achado duvidoso no exame físico. A RM identificou nódulo irregular isointenso em T1 e heterogêneo em T2 com área central hipointensa com impregnação na periferia, sugerindo fibrose central, típica da neoplasia. (**A** e **B**) Mamografias. (**C**) Sagital T1. (**D**) Sagital T2 com supressão de gordura. (**E**) Sagital T1 com gadolínio e subtração.

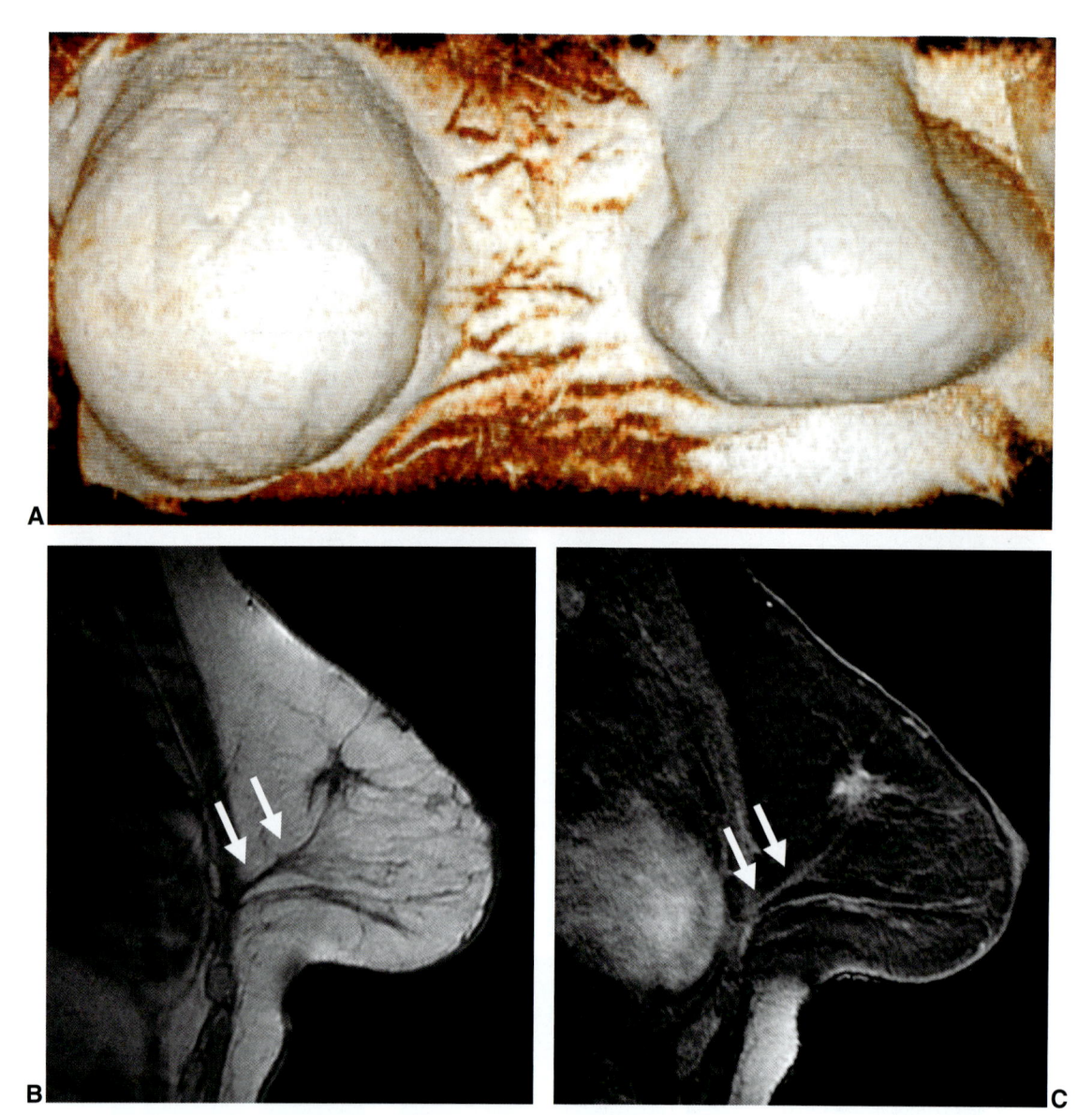

Fig. 10-86. Mesmo caso da Figura 10-81. Recidiva em mama operada. Cirurgia conservadora em QII da mama esquerda. Mamografia com distorção arquitetural em união de quadrantes superiores, biopsiada com resultado negativo (biópsia percutânea), com aumento progressivo no próximo exame anual. RM identificou nódulo espiculado com intensa impregnação de contraste e distorção arquitetural na união dos quadrantes superiores (setas vermelhas). Notar desorganização arquitetural pós-cirúrgica no QII (setas brancas). (**A**) Reconstrução de superfície. (**B** e **D**) Sagital T1. (**C** e **E**) Sagital T1 com gadolínio e supressão de gordura. (**F**) Sagital MIP.

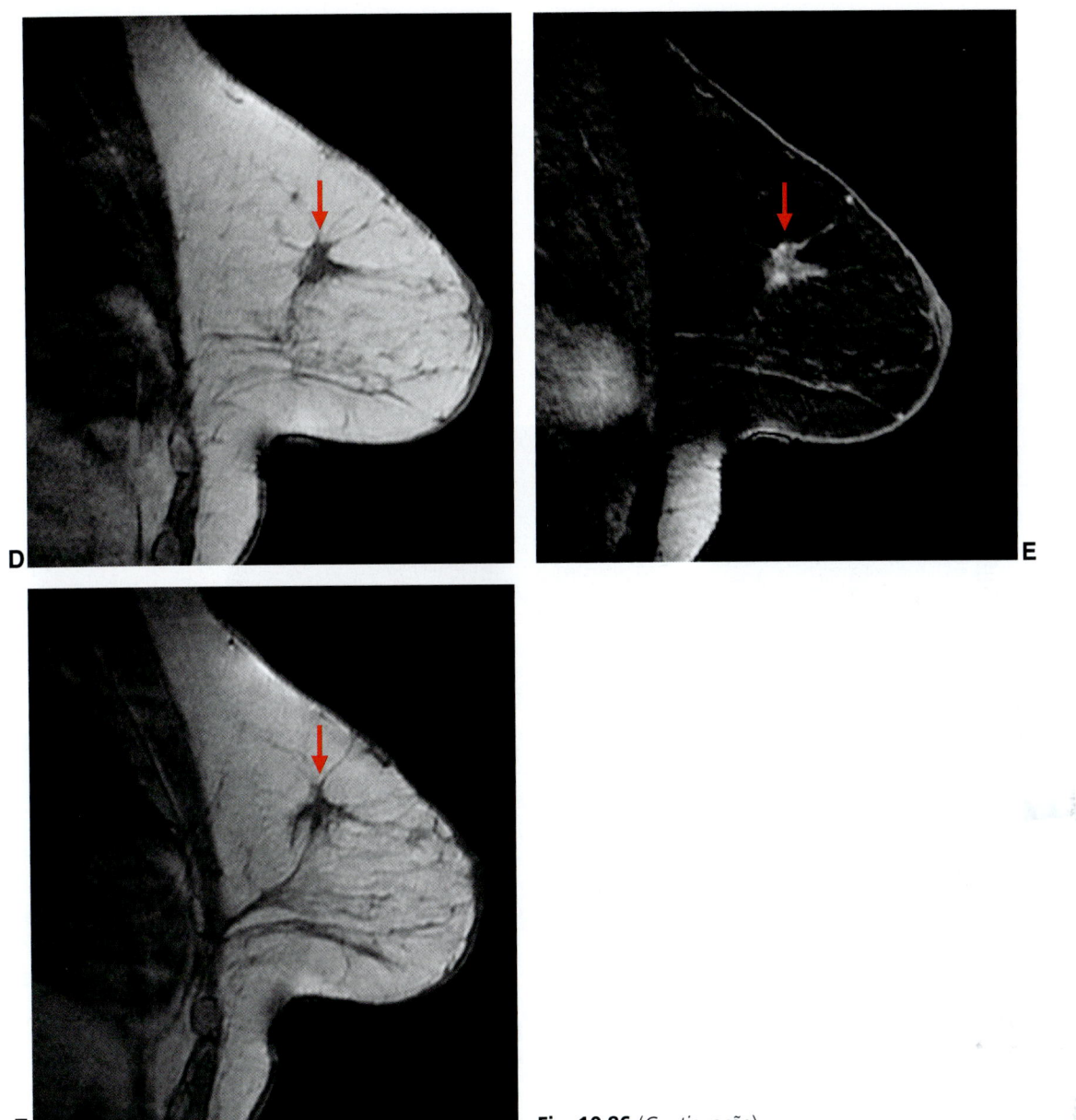

Fig. 10-86 (Continuação).

Apesar disso, falso-positivos ainda podem ser observados no método, com esteatonecrose e fibrose com reação inflamatória acentuada tardia (Fig. 10-87).

Utilidade da RM pré-tratamento:
- Detectar lesão adicional.
- Prevê lesões com maior risco de recorrência.
- Avaliar componente intraductal.

Utilidade da RM pós-tratamento:
- Diferenciar alteração pós-tratamento de recidiva.

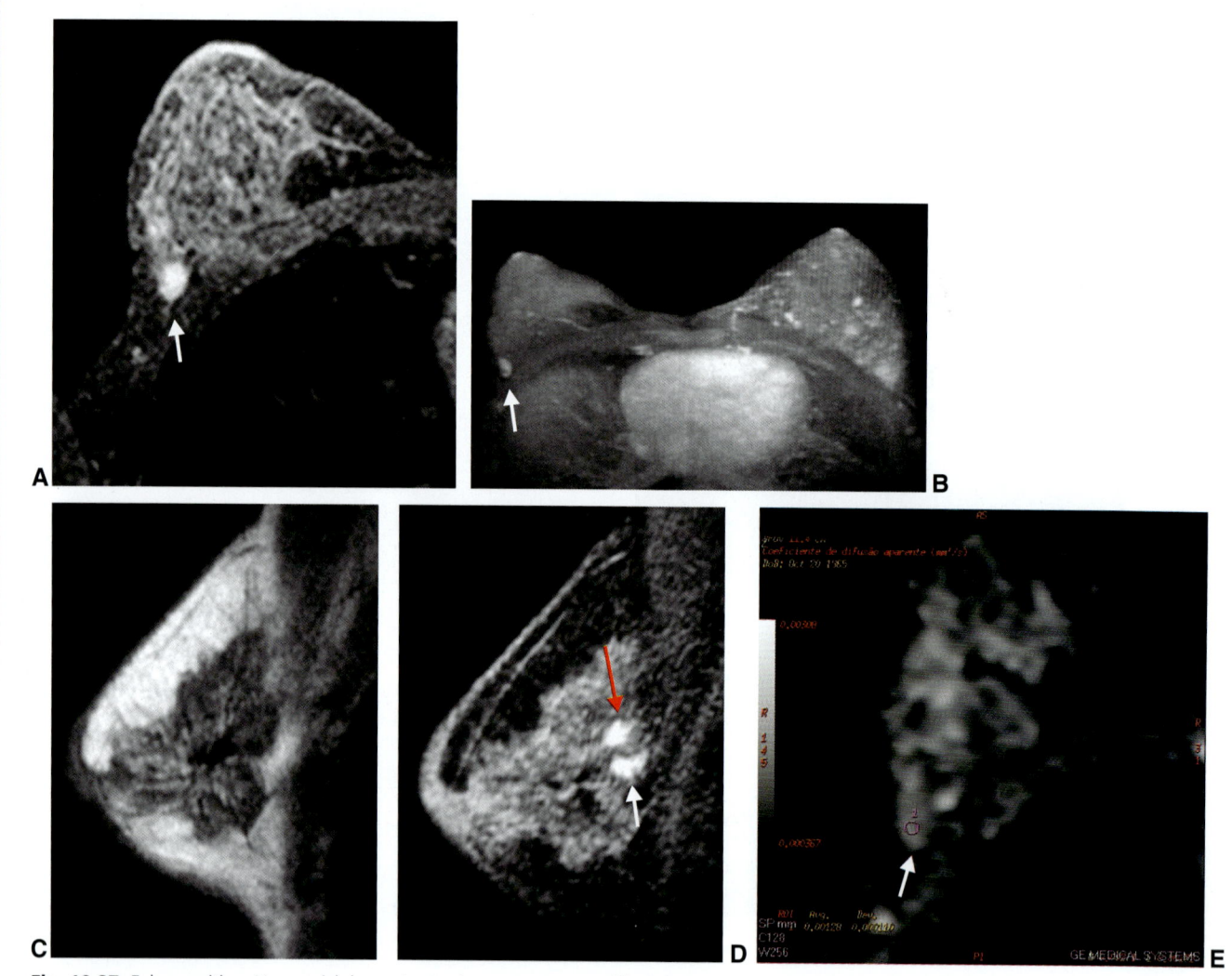

Fig. 10-87. Falso-positivo. Novo nódulo captante de contraste sem difusão restrita na união dos quadrantes externos no terço posterior da mama direita, adjacente aos artefatos pós-cirúrgicos (setas brancas) e posterior a nódulo estável nos exames anteriores (seta vermelha). (**A**) Axial T1 com gadolínio e supressão de gordura. (**B**) MIP axial. (**C**) Sagital T1. (**D**) Sagital T1 com gadolínio e supressão de gordura. (**E**) ADC map (mapa do coeficiente de difusão aparente).

Paciente de Alto Risco

Alice Brandão

INCIDÊNCIA E DEFINIÇÃO

Cerca de 5 a 10% do câncer de mama está associado à predisposição genética. Os genes de suscetibilidade identificados com o câncer de mama, BRCA1 e BRCA2, são responsáveis pela apresentação de 50% dos tumores geneticamente induzidos.

Nos demais tumores familiares, poucos genes predisponentes são conhecidos, como o da síndrome de Li-Fraumeni, e a maioria não pode ser testada. Isto significa que, se há uma forte história familiar e um teste negativo, a paciente ainda apresenta maior probabilidade de desenvolver um câncer familiar BRCA negativo.

Nestas pacientes o câncer de mama tem instalação precoce em virtude da mutação em genes supressores tumorais. Mutações genéticas podem ser adquiridas durante a vida de uma pessoa. Nas pacientes sem mutação genética é necessário o aparecimento de duas mutações em proto-oncogene para a instalação do câncer de mama. No câncer hereditário é necessário apenas uma mutação adquirida, determinando a instalação precoce da neoplasia (Fig. 11-1).

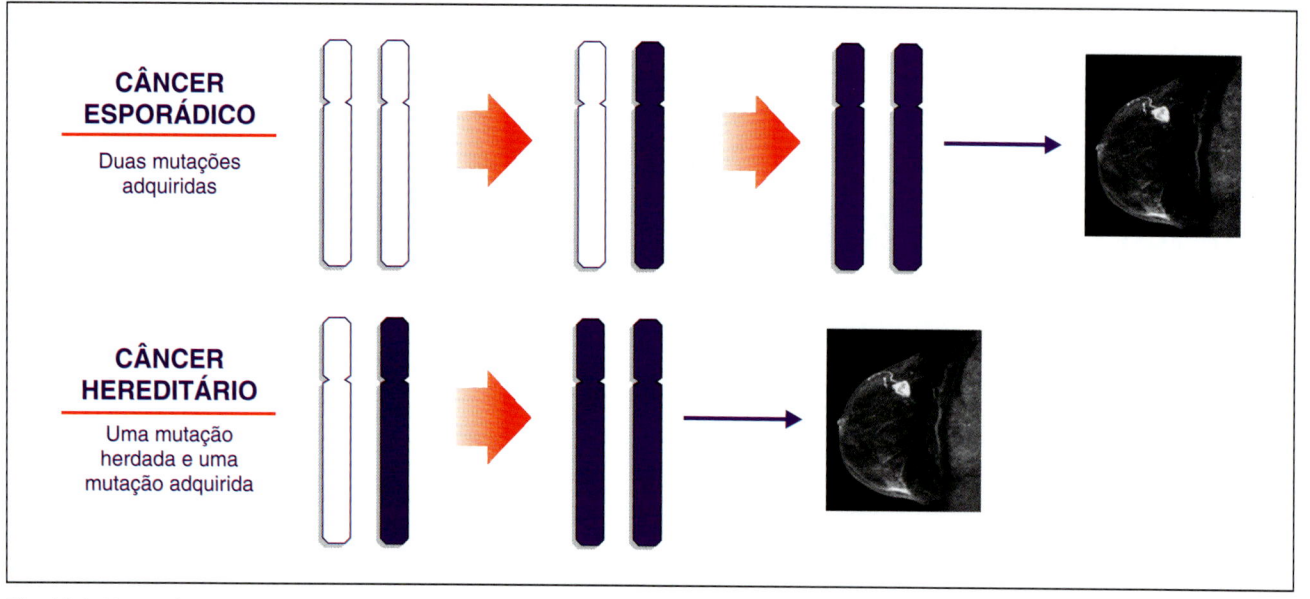

Fig. 11-1. Nas pacientes sem mutação genética é necessário o aparecimento de duas mutações em proto-oncogenes para instalação do câncer de mama. No câncer hereditário é necessária apenas uma mutação adquirida, determinando a instalação precoce da neoplasia. (Agradecimento ao Dr. Roberto Vieira.)

DEFINIÇÃO DA PACIENTE COM RISCO GENÉTICO

A definição do câncer de mama genético varia na literatura. Alguns grupos incluem o câncer de ovário, outros apenas parentes de primeiro grau e, alguns, parentes de primeiro e segundo graus. Como consenso, todos incluem pacientes com mutação genética dos genes BRCA1 e BRCA2, na própria paciente ou parente de primeiro grau.

A seguir estão listadas as definições pela Sociedade Americana de Cancerologia e da Sociedade Alemã de Câncer Familiar de Mama e Ovário.

1. Sociedade Americana de Cancerologia
   - Risco de desenvolvimento de câncer de mama ≥ 20-25%.
     - Mutação genética do BRCA1 ou BRCA2.
     - Parente de primeiro grau de paciente com mutação BRCA1 ou BRCA2.
     - Radioterapia torácica entre 10 e 30 anos.
     - Síndromes Li-Fraumeni, Cowden e Bannayan-Riley-Ruvalcaba.
   - Risco de desenvolvimento de câncer de mama ≥ 15-20%.
     - Carcinoma lobular *in situ* (CLIS) ou hiperplasia lobular atípica (HLA).
     - Hiperplasia ductal atípica (HDA).
     - História pessoal de câncer de mama, inclusive carcinoma ductal *in situ* (CDIS).

2. Sociedade Alemã de Câncer Familiar de Mama e Ovário
   - Risco moderado:
     - Duas mulheres com câncer de mama e/ou câncer de ovário com instalação antes dos 50 anos.
     - Uma mulher com câncer de mama com instalação antes dos 35 anos e/ou câncer de ovário com instalação antes dos 40 anos.
     - Um homem com câncer de mama.
     - Uma mulher com câncer de mama bilateral.
   - Alto risco:
     - História pessoal de câncer de mama e ovário.
     - Duas parentes com câncer de mama com instalação precoce (< 50 anos).
     - Três parentes de primeiro ou segundo grau com câncer.

Além disso, há várias formas de calcular o risco de desenvolvimento individual de câncer de mama. Os métodos mais conhecidos são o modelo de Gail, o de Claus e o cálculo do risco de BCRA (*Breast Cancer Risk Assessment*). A maioria leva em consideração a idade, a idade da menarca, resultado de biópsias anteriores, idade do primeiro filho e história familiar de câncer de mama em parentes de 1º grau.

ASPECTOS DO RASTREAMENTO DO CÂNCER DE MAMA EM ALTO RISCO

Este grupo de pacientes deve iniciar o rastreamento do câncer de mama precocemente. O objetivo é a redução da incidência e mortalidade por câncer de mama por meio da detecção precoce de doença pré-clínica, permitindo o tratamento adequado da neoplasia precoce, modificando o curso da doença (Quadro 11-1).

Há uma forte correlação entre o diagnóstico precoce e mortalidade, conforme identificado em um estudo inglês que acompanhou mulheres com câncer de mama de 1971 a 2004 antes e após a introdução do rastreamento mamográfico (Fig. 11-2).

Um dos motivos do rastreamento precoce é a taxa do câncer de intervalo que nestas pacientes é muito alta, chegando a 43-60%. Os tumores de intervalo nas pacientes de alto risco podem se apresentar grandes e com linfonodo axilar positivo. Segundo Kulh, dois fatores podem propiciar esta forma de apresentação. Um relacionado com a paciente, promovido pela maior densidade mamária, reduzindo a sensibilidade da mamografia, e o outro associado a fatores específicos tumorais da neoplasia hereditária que tem um crescimento mais rápido (Fig. 11-3).

Apesar das variações na literatura, a Sociedade Europeia de Radiologia sugere o início do rastreamento com imagem nestas pacientes aos 30 anos ou, então, 5 anos antes da instalação da neoplasia familiar, caso tenha ocorrido em idade mais jovem.

Quadro 11-1 Objetivo do rastreamento

Detecção precoce de doença pré-clínica
Redução de incidência e/ou morte por câncer de mama
Tratamento adequado alterando o curso da doença
Maior número de cirurgias conservadoras com sucesso

Razões para realizar RM nas pacientes de alto risco:
- Rastreamento precoce sem uso de radiação ionizante.
- Instalação precoce da neoplasia.
- Diagnostica o câncer de intervalo.
- Maior possibilidade do câncer de intervalo.
- Maior sensibilidade na diferenciação entre lesões benignas e malignas (possibilidade do estudo contrastado).
- Diagnóstico precoce pela maior sensibilidade.
- Capacidade de detectar pequenas lesões, independente da densidade mamária na mamografia.

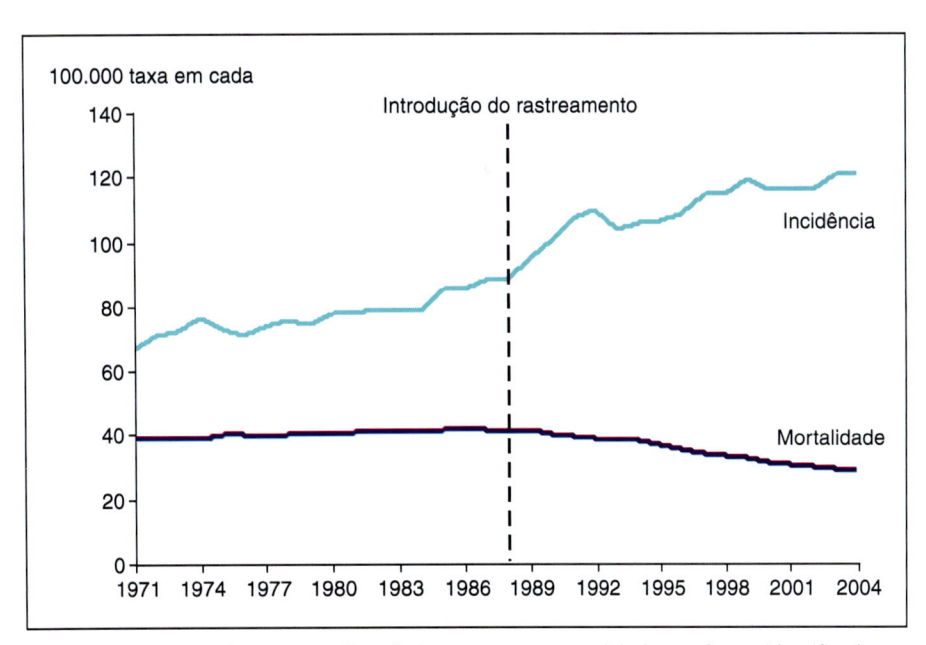

Fig. 11-2. Forte correlação entre diagnóstico precoce e mortalidade, conforme identificado em um estudo inglês, avaliando mulheres com câncer de mama de 1971 a 2004. (Retirado do artigo Age-standardised incidence of mortality from female breast cancer, England, 1971-2004. *Cancer Research* UK.

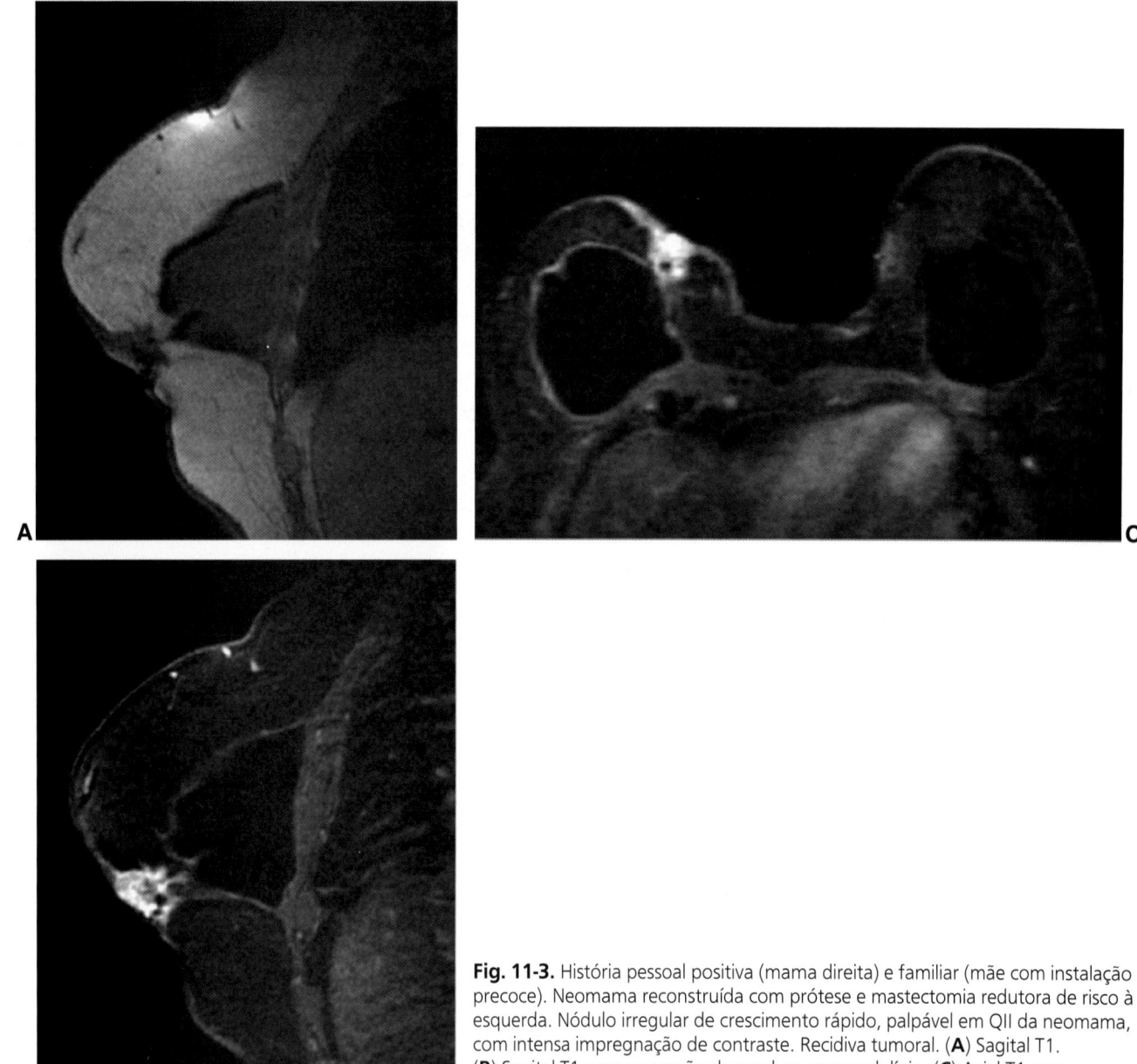

Fig. 11-3. História pessoal positiva (mama direita) e familiar (mãe com instalação precoce). Neomama reconstruída com prótese e mastectomia redutora de risco à esquerda. Nódulo irregular de crescimento rápido, palpável em QII da neomama, com intensa impregnação de contraste. Recidiva tumoral. (**A**) Sagital T1. (**B**) Sagital T1 com supressão de gordura com gadolínio. (**C**) Axial T1 com gadolínio e supressão de gordura.

RASTREAMENTO E MAMOGRAFIA

O rastreamento precoce implica em avaliar mulheres jovens, entre 25 a 30 anos, e nesta faixa etária a sensibilidade da mamografia é menor pela maior densidade do parênquima mamário (Fig. 11-4).

O estudo DMIST comparou a mamografia digital e analógica no rastreamento das pacientes de alto risco e mostrou uma acurácia similar. Mas a mamografia digital mostrou-se mais eficaz nas pacientes jovens, com idade inferior a 50 anos, com mamas extremamente densas e heterogeneamente densas e pacientes na pré-menopausa e perimenopausa (Quadro 11-2).

Entretanto, Kuhl não observou diferença do padrão de densidade mamográfica e a sensibilidade.

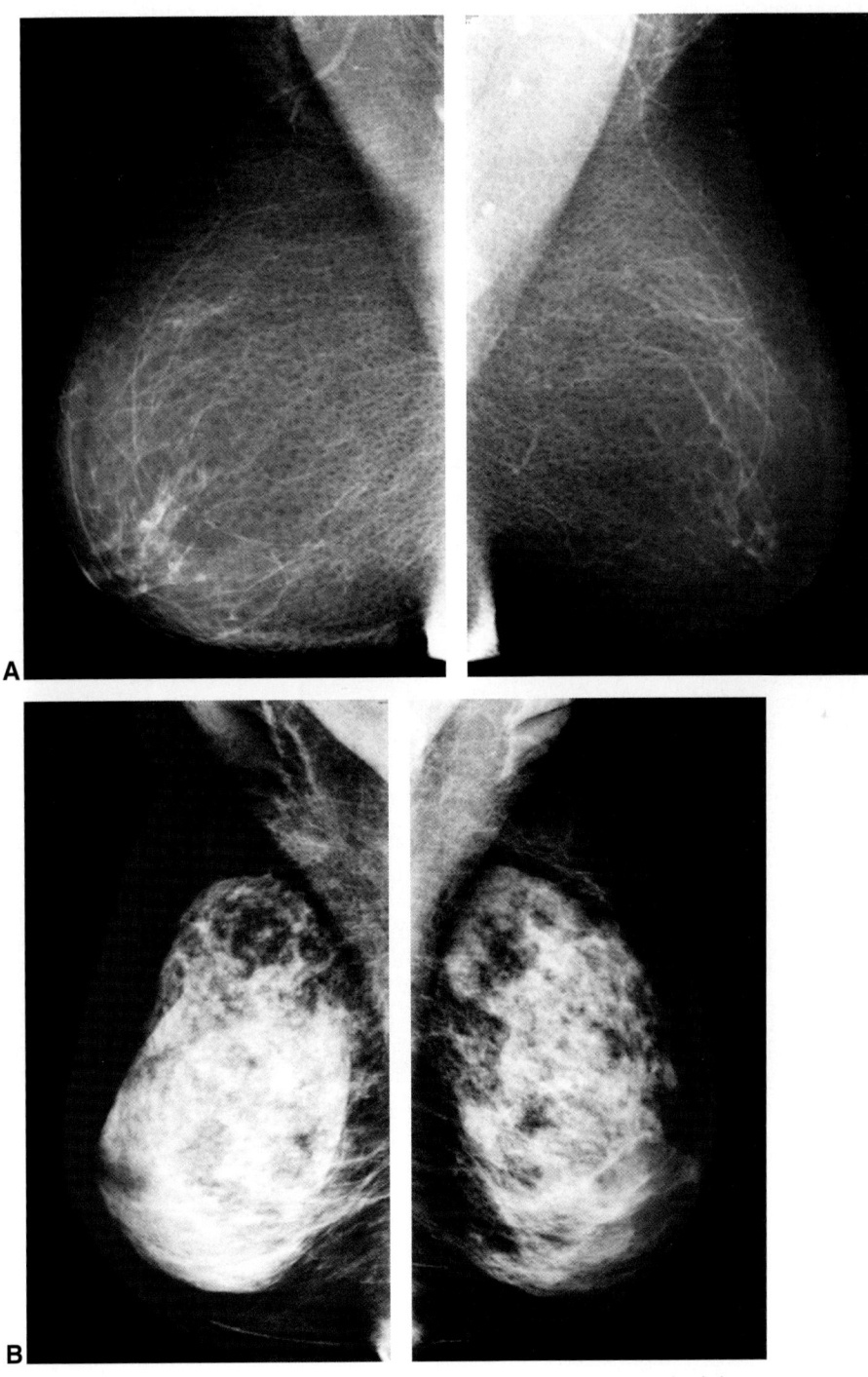

Fig. 11-4. Sensibilidade da mamografia e densidade do parênquima mamário. (**A**) Mamas adiposas – 90%. (**B**) Mamas densas – 30 a 69%. (Agradecimento à Dra. Fabiola Kestelman.)

> **Quadro 11-2** Mamografia digital e DMIST
>
> < 50 anos
> Mamas heterogêneas e extremamente densas na mamografia
> Pré-menopausa ou perimenopausa

Para a autora, a menor sensibilidade deste método está relacionada com fatores específicos tumorais da neoplasia hereditária.

O câncer nas pacientes com mutação do BRCA1 raramente exibe microcalcificações, não observadas nos 14 tumores na série publicada por Kuhl. Além disso, observou-se nas pacientes de alto risco sem mutação genética uma menor prevalência de microcalcificações.

Lesões malignas têm maior probabilidade de apresentar-se com aspecto morfológico de benignidade neste método e na ultrassonografia, como será referido adiante. Um trabalho identificou que o câncer em paciente com mutação do BRCA1 tem forma de apresentação suspeita ou altamente suspeita na mamografia em 38%, enquanto no câncer esporádico, 71% (Fig. 11-5).

A mamografia pode, ainda, implicar em outro problema nas pacientes que apresentam mutação. Elas iniciam o rastreamento mais precocemente, e as mamas consequentemente serão mais expostas à radiação. Por outro lado, o tecido mamário com mutação genética pode ser mais vulnerável à radiação ionizante.

Kuhl chega a propor a suspensão do rastreamento mamográfico nas pacientes com mutação do BRCA 1, a ser substituído pela RM (com ou sem a ultrassonografia). Porém, nas pacientes com mutação do BRCA 2 ou sem mutação comprovada, a mamografia pode ser útil e deve ser utilizada.

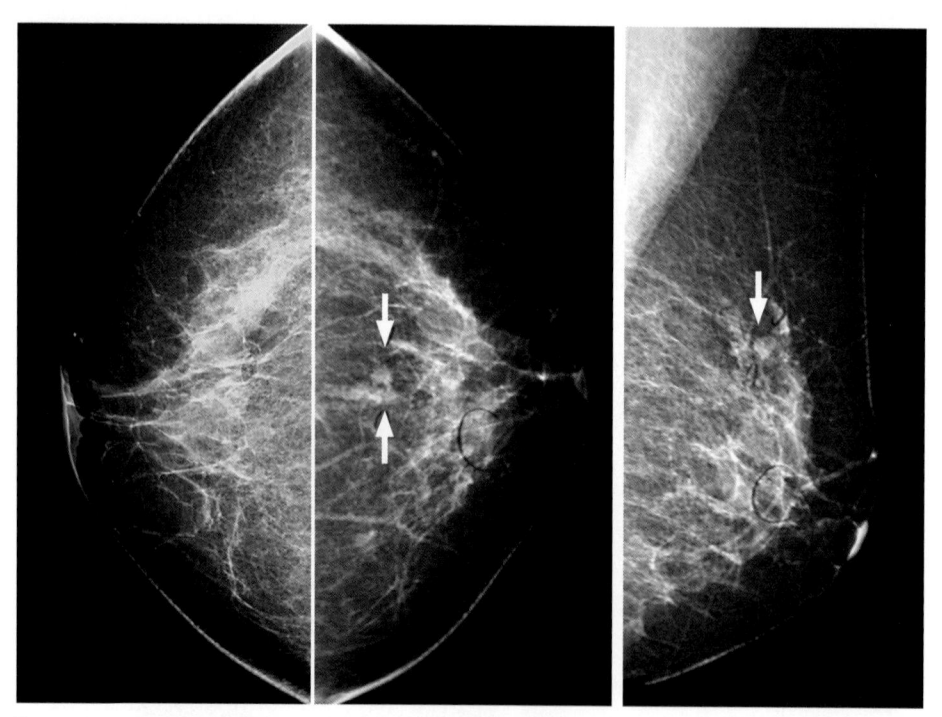

Fig. 11-5. Paciente de 43 anos com história de câncer de ovário na irmã aos 32 anos, e de mama aos 40 anos. Mamografia identificou nódulo oval, circunscrito em QSE da mama esquerda (setas) com categoria BI-RADS® 0. RM na Figura 11-13.

RASTREAMENTO E ULTRASSONOGRAFIA

O ACRIN 6666 avaliou o uso da ultrassonografia no rastreamento do câncer de mama. Foram avaliadas 2.637 pacientes com alto risco para desenvolvimento de câncer de mama, com mamas densas e heterogeneamente densas na mamografia.

A adição da ultrassonografia no rastreamento implicou em um aumento de, aproximadamente, 50% na sensibilidade de detecção do câncer de mama. A mamografia identificou 7,6 em 1.000 (20 de 2.637) e a mamografia com a ultrassonografia 11,8 em 1.000 (31 de 2.637), caracterizando uma acurácia para a mamografia isolada de 0,78 e mamografia e USG de 0,91 (Fig. 11-6).

Entretanto, o valor preditivo positivo para biópsia da ultrassonografia foi bem menor que o da mamografia, inclusive quando utilizado de forma combinada, sendo de 22,6% para mamografia (19 de 84 lesões), de 8,9% para ultrassonografia (21 de 235 lesões) e 11,2% para mamografia e ultrassonografia (31 de 276 lesões). Dessa forma, o uso da ultrassonografia aumenta a possibilidade de falso-positivo. Além disso, Kuhl e colaboradores publicaram recentemente o estudo EVA, no qual a ultrassonografia foi complementar à mamografia, mas não à RM, nestas pacientes.

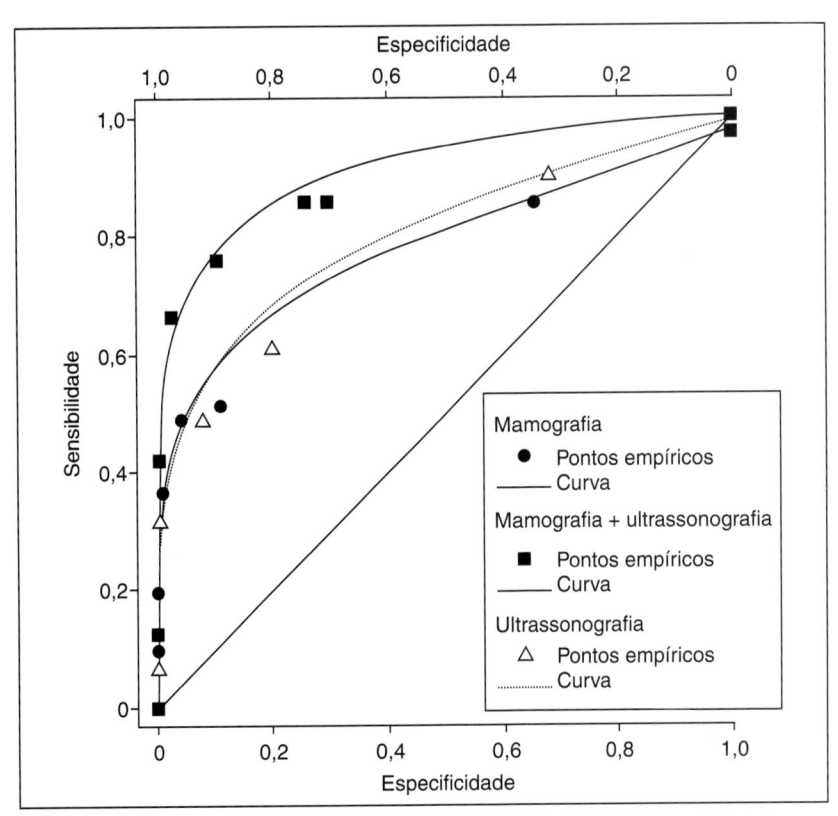

Fig. 11-6. Sensibilidade e especificidade da mamografia associada à ultrassonografia na detecção de câncer oculto. Curva ROC. A área abaixo da curva da mamografia é de 0,78 (intervalo de confiança (CI) de 95% [CI], 0,67-0,87); para mamografia com ultrassonografia de 0,91 (95% CI, 0,84-0,96); e para ultrassonografia isolada 0,80 (95% CI, 0,70-0,88). (Retirado do artigo Combined Screening with Ultrasound and Mammography vs Mammography Alone in Women at Elevated Risk of Breast Cancer. Wendie A. Berg et al. para o ACRIN 6666. *JAMA* 2008;299(18):2151-2163.)

RASTREAMENTO E RESSONÂNCIA MAGNÉTICA

Levantamento de vários estudos publicados pelo Colégio Americano de Cancerologia comparou a sensibilidade e a especificidade da mamografia, ultrassonografia e ressonância. Todos evidenciaram uma diferença muito grande entre a RM e os demais métodos, com uma sensibilidade variando de 77 a 100% e a especificidade de 81 a 99%. Apesar de a especificidade da mamografia ter sido semelhante à da RM, a sua sensibilidade variou de 16 a 40% (Quadro 11-3).

Dessa forma, em decorrência da grande evidência na literatura da maior capacidade da RM em realizar o rastreamento adequado nestas pacientes, o método está indicado nas pacientes com alto risco de câncer de mama.

Vários estudos têm comprovado que o diagnóstico precoce pode ser feito com RM em um estágio mais favorável, com uma sensibilidade variando entre 79-98%. No estudo realizado por Kuhl, 63 das 64 lesões invasoras e 11 das 12 lesões intraductais foram identificadas na RM. Como resultado, a RM é aceita, atualmente, como método adicional na investigação das pacientes em alto risco.

Recentemente, o uso da RM como método de rastreamento foi definido pela Sociedade Americana de Oncologia para um grupo de pacientes que apresenta um aumento do risco de vida de 20 a 25% em virtude do câncer de mama, em que a detecção precoce pode alterar o curso da doença. Este grupo corresponde às pacientes com mutação genética comprovada, com familiar de primeiro grau com mutação genética do BRCA1 e 2 e as que foram submetidas à radioterapia torácica dos 10 aos 30 anos ou há 8 anos.

O uso da RM neste grupo é justificado pela capacidade de detecção de pequeninas lesões (> 0,1 cm), com alta sensibilidade e valor preditivo negativo para a neoplasia invasora, ser um método de imagem não influenciado pela densidade mamária e sem utilização da radiação ionizante (Fig. 11-7).

Atualmente, o que se preconiza é a avaliação da ressonância magnética aliada à mamografia. Alguns defendem a realização em momentos separados com intervalo de 6 meses a fim de aumentar a capacidade de identificar o câncer de intervalo. Outra sugestão é a realização da ultrassonografia após a RM para facilitar a identificação de lesões com estudo direcionado (Fig. 11-8).

Outro fator que justifica o uso do método é que o valor preditivo positivo (VPP) e a especificidade da ressonância magnética nestas pacientes são bem maiores do que na população em geral e atingem o mesmo nível da mamografia após 4 anos de acompanhamento, segundo Warner, provavelmente pela maior experiência e por ter um exame anterior para comparação (Fig. 11-9).

Nas pacientes com aumento do risco de vida em torno de 15-20% em decorrência do câncer de mama, o uso da RM ainda não foi definido, mas pode

Quadro 11-3 Levantamento publicado pelo Colégio Americano de Cancerologia comparando a sensibilidade e especificidade da mamografia, ultrassonografia e a ressonância

	Holanda	Canadá	Reino Unido	Alemanha	Estados Unidos	Itália
N° de centros	6	1	22	1	13	9
N° de mulheres	1.909	236	649	529	390	105
Idade	25-70	25-65	35-49	≥ 30	≥ 25	≥ 25
N° de câncer	50	22	35	43	4	8
Sensibilidade (%)						
RM	80	77	77	91	100	100
Mamografia	33	36	40	33	25	16
USG	n/a	33	n/a	40	n/a	16
Especificidade (%)						
RM	90	95	81	97	95	99
Mamografia	95	>99	93	97	98	0
USG	n/a	96	n/a	91	n/a	0

Retirado do artigo American Cancer Society Breast Cancer Advisory Group American Cancer Society guidelines for breast screening with MRI as an adjunct to mammography. *CA Cancer J Clin* 2007;57(2):75-89.

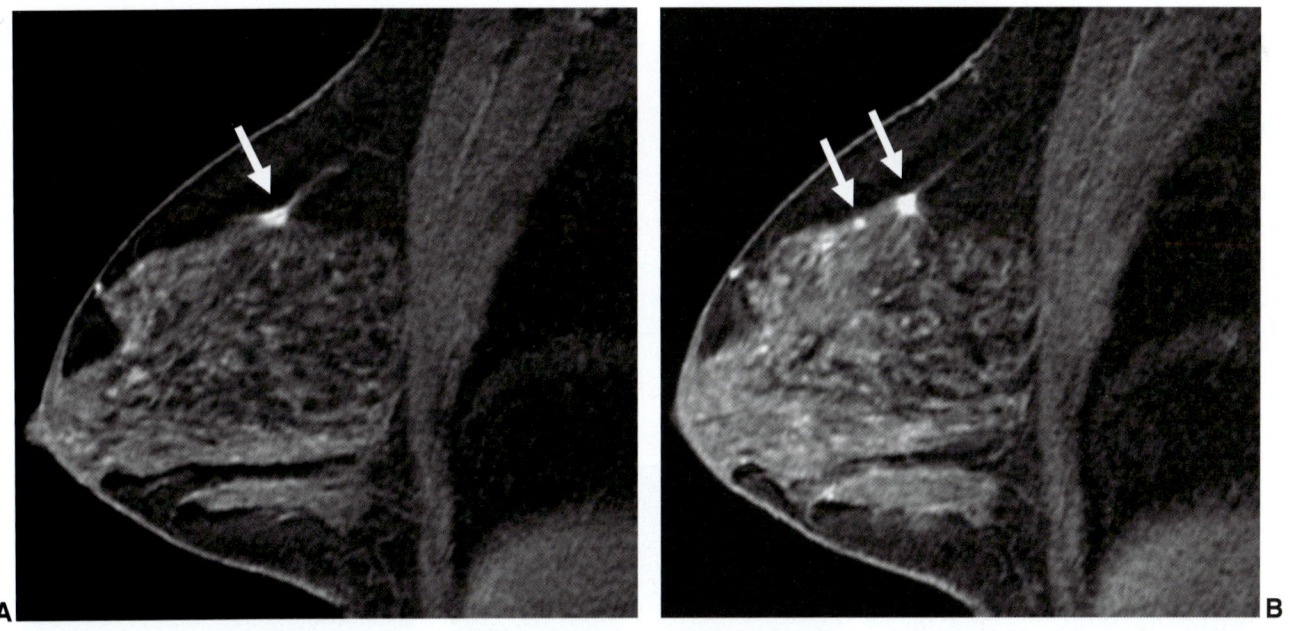

Fig. 11-7. RM tem capacidade de detectar pequeninas lesões. Pequeno nódulo espiculado com foco de realce isolado anterior na união dos quadrantes superiores da mama direita. Sagital T1 com gadolínio e supressão de gordura.

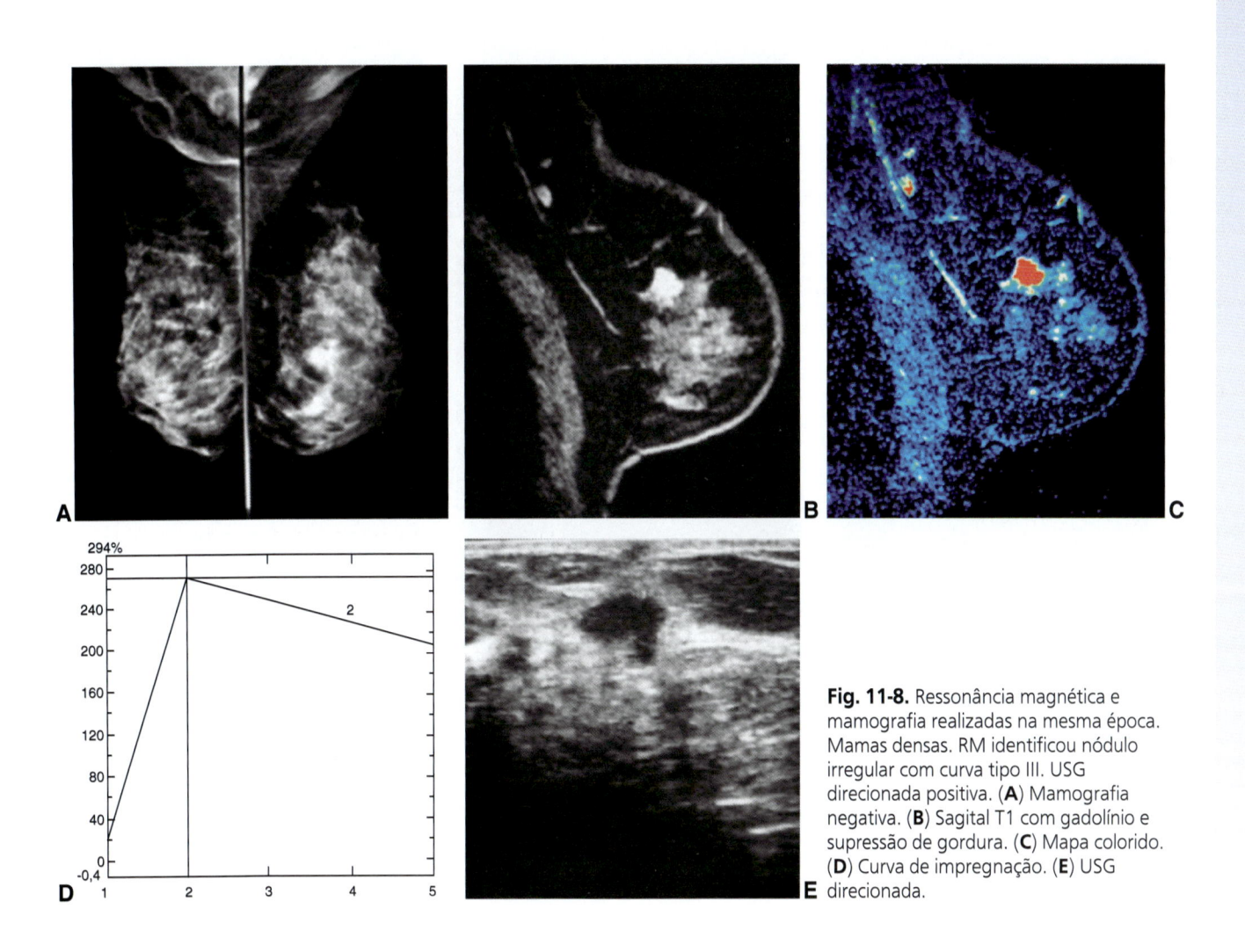

Fig. 11-8. Ressonância magnética e mamografia realizadas na mesma época. Mamas densas. RM identificou nódulo irregular com curva tipo III. USG direcionada positiva. (**A**) Mamografia negativa. (**B**) Sagital T1 com gadolínio e supressão de gordura. (**C**) Mapa colorido. (**D**) Curva de impregnação. (**E**) USG direcionada.

Capítulo 11 ▪ PACIENTE DE ALTO RISCO

ser recomendado. Estas são pacientes que apresentaram biópsia prévia com lesão com comportamento biológico intermediário – cicatriz radial, carcinoma lobular *in situ* e hiperplasia ductal atípica.

O rastreamento com a RM implica em preparo do radiologista para interpretar a ressonância e a possibilidade de realizar biópsia nas lesões apenas identificadas neste método, seja por marcação pré-cirúrgica ou por biópsia percutânea.

Pacientes com alto risco genético justificam rastreamento com RM:
- Instalação precoce da neoplasia.
- Rastreamento mais cedo.
- Alta taxa de câncer de intervalo – 43-60%.
- Mamas densas.
- Menor sensibilidade na mamografia.
- Risco cumulativo de incidência de neoplasia mamária:
  - 70 anos – 83%.
  - 50 anos – 50%.

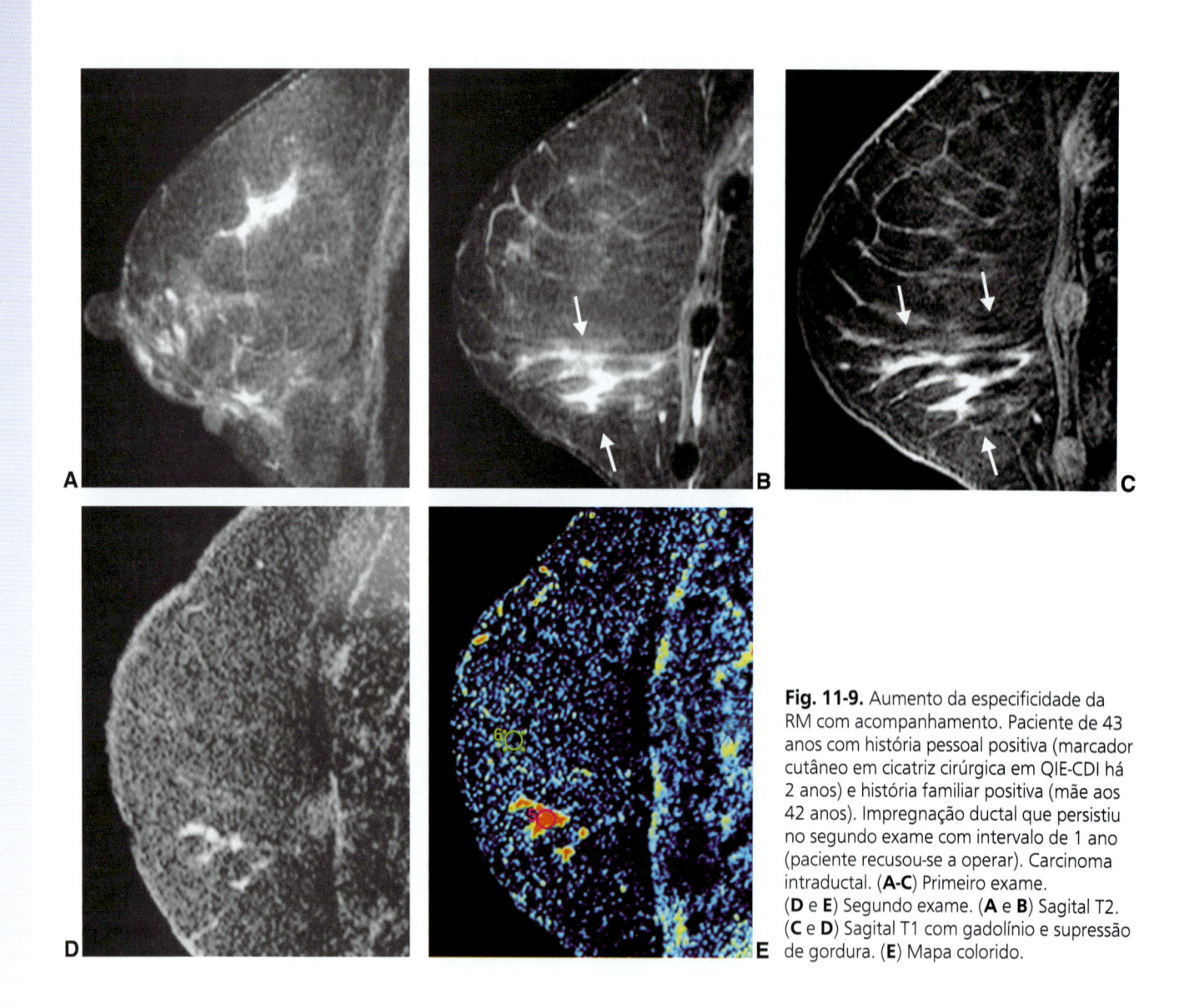

Fig. 11-9. Aumento da especificidade da RM com acompanhamento. Paciente de 43 anos com história pessoal positiva (marcador cutâneo em cicatriz cirúrgica em QIE-CDI há 2 anos) e história familiar positiva (mãe aos 42 anos). Impregnação ductal que persistiu no segundo exame com intervalo de 1 ano (paciente recusou-se a operar). Carcinoma intraductal. (**A-C**) Primeiro exame. (**D** e **E**) Segundo exame. (**A** e **B**) Sagital T2. (**C** e **D**) Sagital T1 com gadolínio e supressão de gordura. (**E**) Mapa colorido.

FORMA DE APRESENTAÇÃO DO CÂNCER GENÉTICO

As pacientes de alto risco têm uma forma de apresentação diferente do câncer esporádico, especialmente as que apresentam mutação comprovada. Nestas mulheres ocorre uma falha no sistema de regulação da multiplicação celular de origem genética, herdada da mãe ou do pai. A paciente já nasce com uma mutação, e basta ocorrer uma mutação durante a sua vida para a instalação da neoplasia. Consequentemente, a instalação da neoplasia é mais precoce.

Estas mulheres têm risco cumulativo de câncer de mama de 80 a 90% para o BRCA1 e 60-80% para o BRCA2. Além disso, o risco de desenvolvimento de um segundo tumor ou neoplasia ovariana aumenta em até 60%.

Elas costumam apresentar a doença mais cedo, de forma mais agressiva, com neoplasia invasiva, de alto grau, com receptor hormonal negativo e com extensão linfonodal. Dessa forma, o diagnóstico tardio representa um aumento da morbidade e maior mortalidade.

CARACTERÍSTICAS ESPECÍFICAS DA IMAGEM

O câncer de mama familiar apresenta características próprias, como uma alta taxa de câncer de intervalo com tumores grandes e linfonodo axilar positivo. Estas características também se expressam nos estudos de imagem, diferindo do câncer esporádico.

O câncer nestas pacientes pode ser confundido com patologia benigna na mamografia e ultrassonografia por causa de sua apresentação morfológica atípica, raramente exibindo microcalcificações, que podem torná-lo indistinguível do fibroadenoma (Fig. 11-10).

Esta apresentação morfológica atípica pode ser justificada pela maior prevalência da neoplasia medular (medular atípico) e pela maior probabilidade de tumor de alto grau, com crescimento rápido e não associado à reação desmoplásica proeminente, correspondendo à apresentação de 6% dos tumores invasivos na mamografia e 22% na ultrassonografia em uma série (Fig. 11-11).

Como a ressonância magnética fornece além das informações morfológicas informações da angiogênese da lesão, ela tem grande utilidade nestas pacientes. Podem ser identificadas características

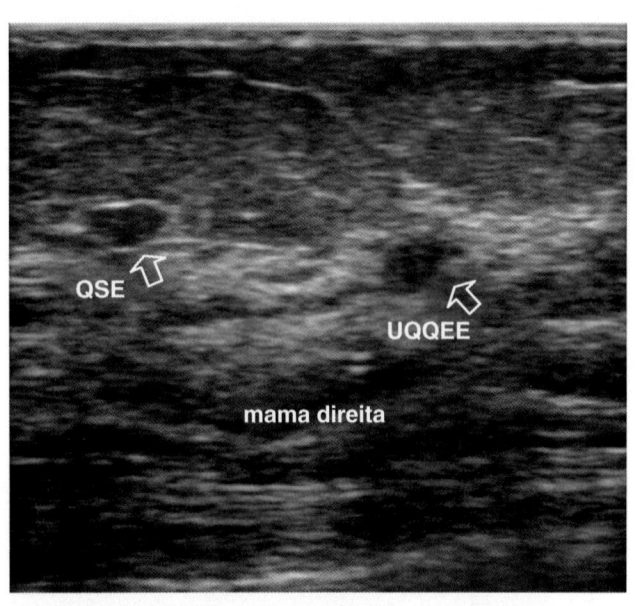

Fig. 11-10. Paciente de 54 anos, câncer de mama há 4 anos. USG identificando dois nódulos, um deles oval e o outro discretamente irregular. (Agradecimento à Dra. Fabiola Kestelman.)

suspeitas nestas lesões de morfologia benigna, como a curva *washout*, o padrão de impregnação heterogêneo periférico e a intensa impregnação na fase precoce (Fig. 11-12).

Em função desta forma de apresentação, Boetes *et al.* sugerem que todas estas lesões devem ser avaliadas e, se não for possível realizar a RM, elas devem ser biopsiadas.

Conforme observado por Kuhl e Boetes, o aspecto morfológico benigno também se repete na ressonância magnética. Quinze das 64 neoplasias invasoras apresentaram-se desta forma, com morfologia redonda, ovalada, bem delimitada e impregnação homogênea. No grupo de pacientes com mutação do BRCA1, 13 das 15 lesões invasoras apresentaram-se desta forma. No câncer esporádico a taxa de apresentação é de 1,4-4,7% (Fig. 11-13).

- Lesão com aspecto morfológico atípico.
  - Morfologia benigna – *fibroadenoma-like*:
    — Lesão de alto grau.
    — Neoplasia medular atípica.
- RM pode identificar comportamento vascular.

Estudos recentes têm demonstrado que existem aspectos específicos da neoplasia mamária também na ressonância magnética. No estudo realizado por Kuhl foi observada maior prevalência de realce anômalo, especialmente nas lesões intraductais. Todas as lesões intraductais tiveram este aspecto nesta série.

Diferente do câncer invasor esporádico que se apresenta como nódulo em 95% dos casos e apenas 5% com impregnação anômala, nas pacientes de alto risco, 20% da neoplasia invasora teve esta forma de apresentação (Fig. 11-14).

Uma outra característica foi a localização tumoral posterior, especialmente pré-peitoral (Fig. 11-15).

Características da RM na neoplasia mamária das pacientes de alto risco:

- Pacientes com mutação de BRCA 1 raramente apresentam microcalcificações.
- Apresentação morfológica que frequentemente simula benignidade na mamografia e ultrassonografia (*fibroadenoma like*).
- Maior prevalência de impregnação anômala no carcinoma invasor.
- Localização tumoral posterior.

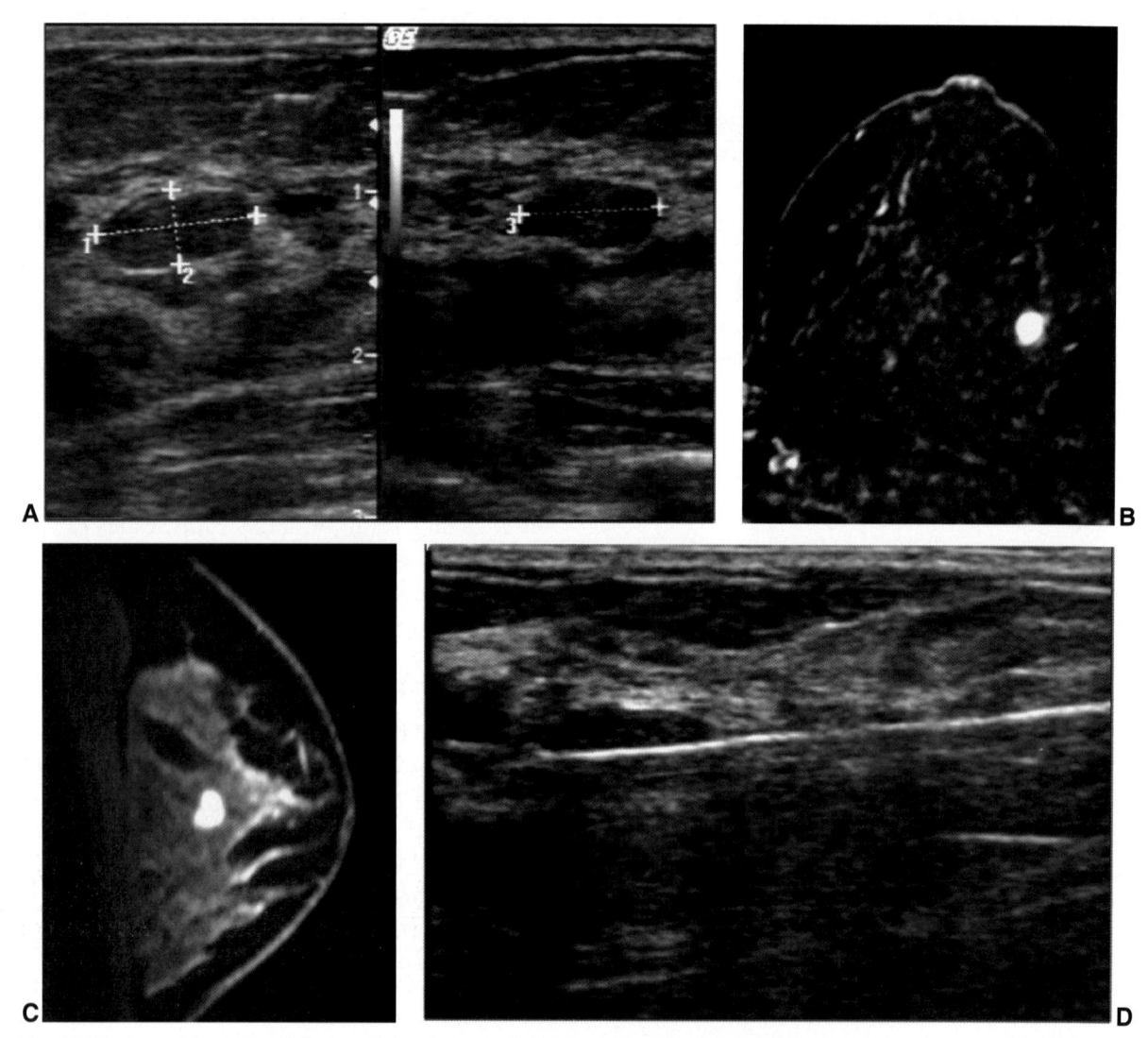

Fig. 11-11. Apresentação morfológica atípica. Paciente de 45 anos, com alto risco para câncer de mama, em avaliação de nódulo sólido visto na USG. RM identificou o nódulo com intensa impregnação precoce e curva tipo III. (**A**) USG. (**B**) Axial T1 com gadolínio e subtração. (**C**) Sagital T1. (**D**) Biópsia percutânea guiada por USG. (Agradecimento à Dra. Fabiola Kestelman.)

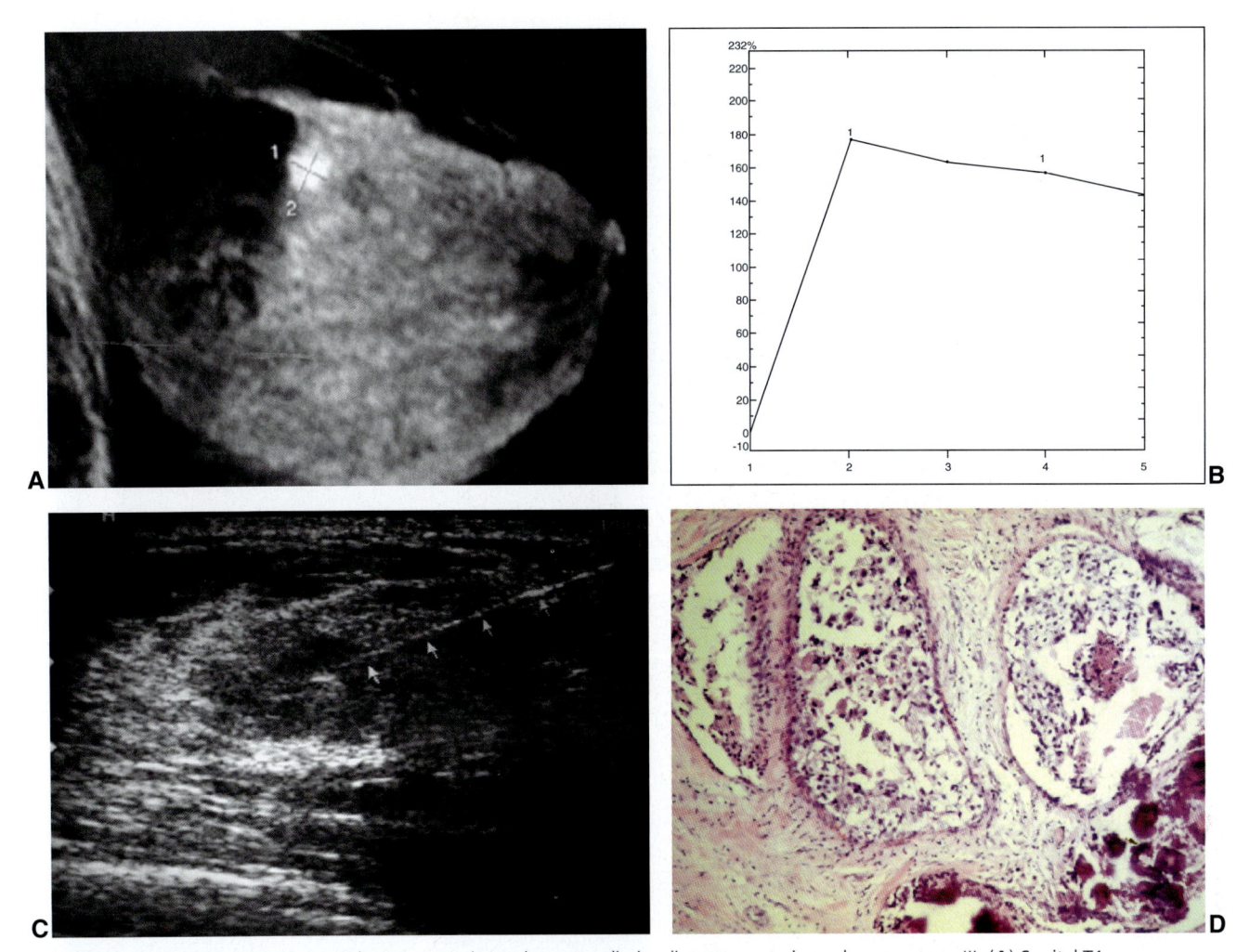

Fig. 11-12. Nódulo na união dos quadrantes superiores da mama direita discretamente irregular com curva III. (**A**) Sagital T1 com gadolínio e supressão de gordura. (**B**) Curva de impregnação. (**C**) Biópsia guiada por ultrassom. (**D**) Microscopia (carcinoma intraductal). (Agradecimento ao Dr. Euderson Tourinho.)

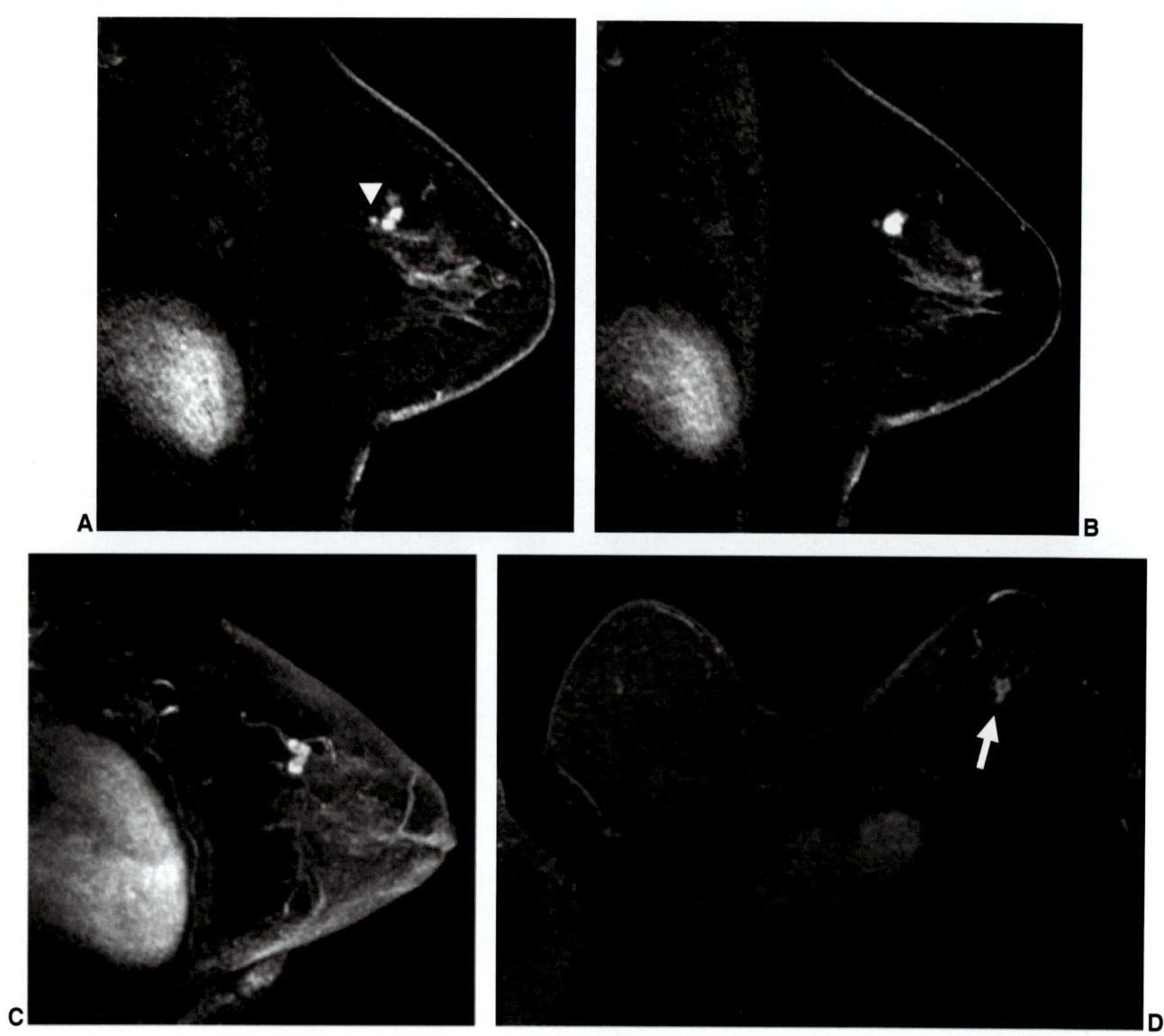

Fig. 11-13. Mesma paciente da Figura 11-5. Paciente de 43 anos, com história de câncer de ovário na irmã aos 32 anos, e de mama aos 40 anos. Nódulos ovais circunscritos com lavagem precoce de contraste (notar axial já com centro da lesão sem contraste), em QSE da mama esquerda. (**A** e **B**) Sagital T1 com gadolínio e supressão de gordura (ponta de seta). (**C**) MIP sagital. (**D**) Axial T1 com supressão de gordura e gadolínio em correspondência com nódulo visto na mamografia. Há, ainda, foco de realce posterior aos nódulos.

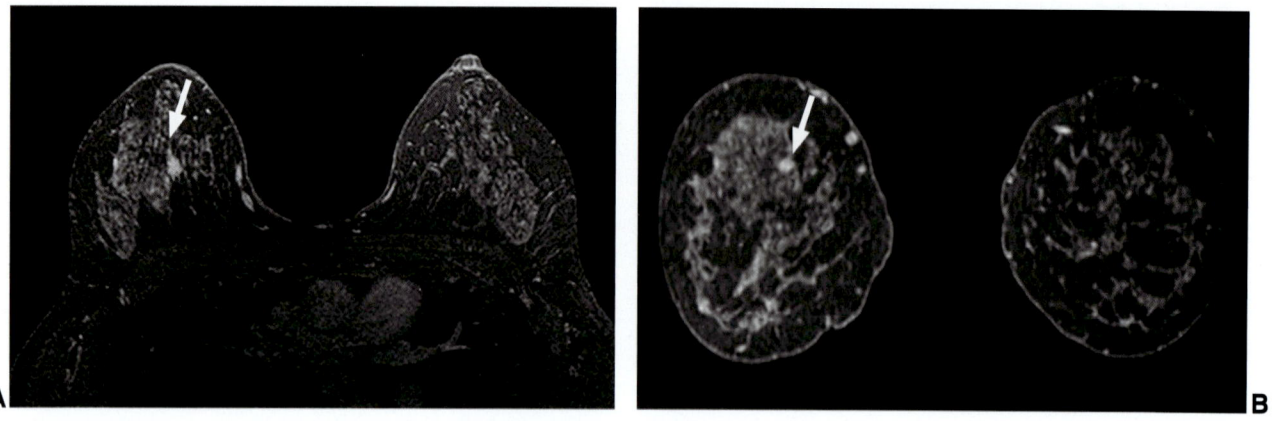

Fig. 11-14. Impregnação focal em QSI da mama direita (setas). Mamografia negativa. (**A**) Axial T1 com gadolínio. (**B**) Coronal T1 com gadolínio, ambos com supressão de gordura. Carcinoma ductal invasor.

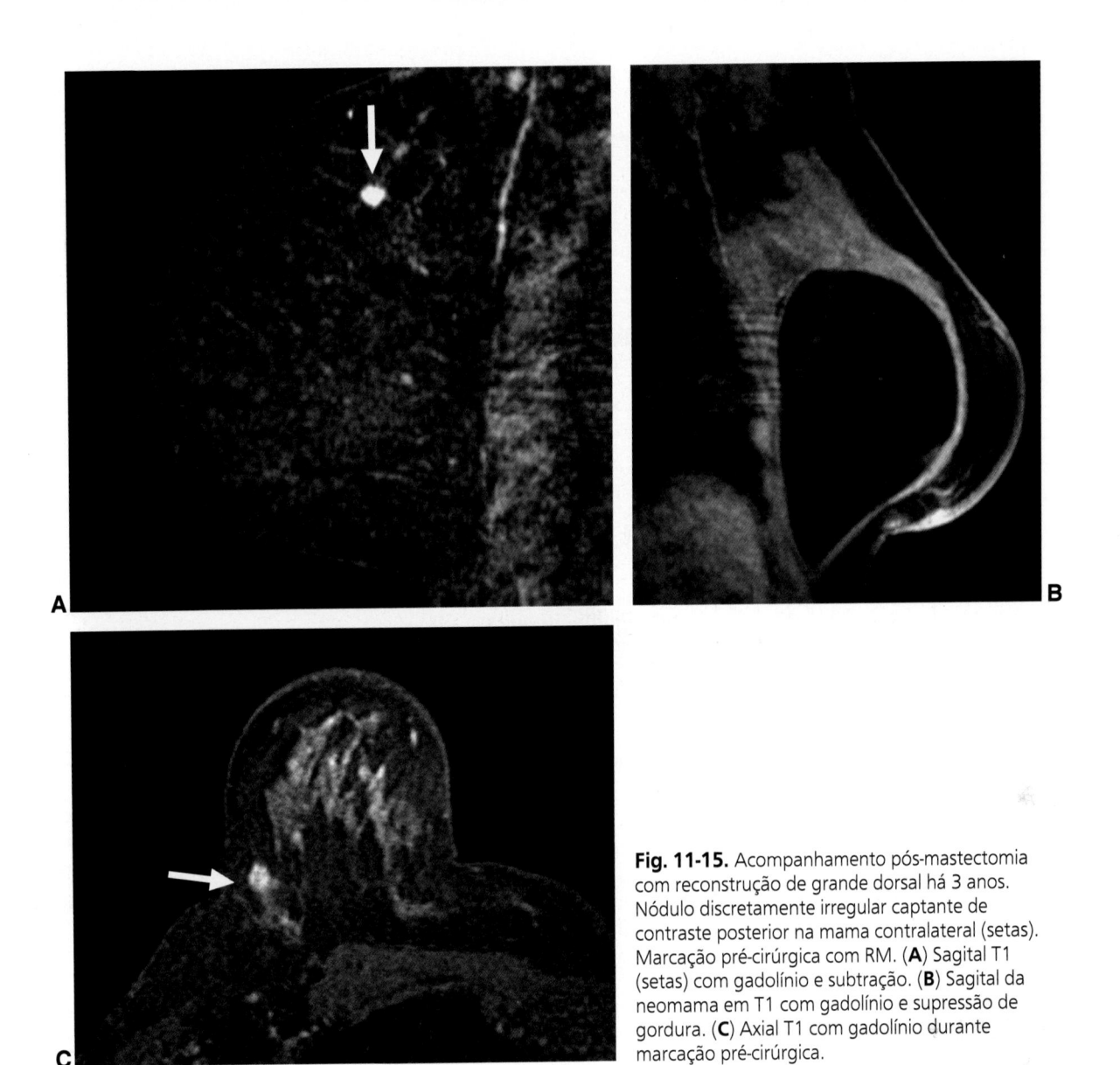

Fig. 11-15. Acompanhamento pós-mastectomia com reconstrução de grande dorsal há 3 anos. Nódulo discretamente irregular captante de contraste posterior na mama contralateral (setas). Marcação pré-cirúrgica com RM. (**A**) Sagital T1 (setas) com gadolínio e subtração. (**B**) Sagital da neomama em T1 com gadolínio e supressão de gordura. (**C**) Axial T1 com gadolínio durante marcação pré-cirúrgica.

Outras Indicações

Alice Brandão

DESCARGA PAPILAR PATOLÓGICA

O fluxo papilar patológico pode ser uma das manifestações da neoplasia mamária. Mas a maioria dos casos de fluxo papilar representa patologia benigna, como ectasia ductal ou papiloma. Os estudos de imagem são importantes para a identificação do fator causal. A mamografia e a ultrassonografia são os primeiros exames a serem realizados. Entretanto, esta região tem uma avaliação mais difícil, embora a mamografia digital a tenha melhorado. O método mais sensível é a galactografia, mas nem sempre está disponível e, por vezes, é dificultada pelo fluxo papilar intermitente. A RM é uma excelente alternativa diagnóstica, pois tem capacidade de detectar pequeninas lesões intraductais (Fig. 12-1).

Um estudo retrospectivo italiano recente comparou a RM com a ductografia em pacientes com descarga papilar suspeita e com estudos

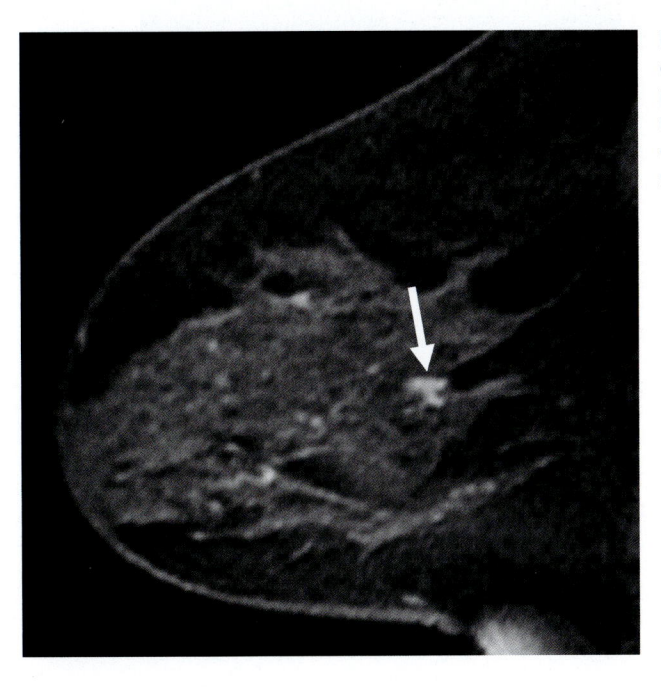

Fig. 12-1. Impregnação ductal ramificada, profunda, em QSE da mama direita. Sagital T1 com gadolínio e supressão de gordura.

Fig. 12-2. Descarga papilar sanguinolenta à direita. Mamografia negativa. RM identifica nódulo oval, circunscrito, com intensa impregnação precoce e curva tipo 3 na papila direita (observar lavagem precoce no sagital e axial T1 tardios [setas]). Adenoma. (**A**) Sagital T1 com gadolínio com supressão de gordura precoce. (**B**) Axial MIP precoce. (**C**) Sagital T1 com gadolínio tardio e supressão de gordura. (**D**) Axial T1 com gadolínio tardio e supressão de gordura. (**E**) Sagital T2 com supressão de gordura.

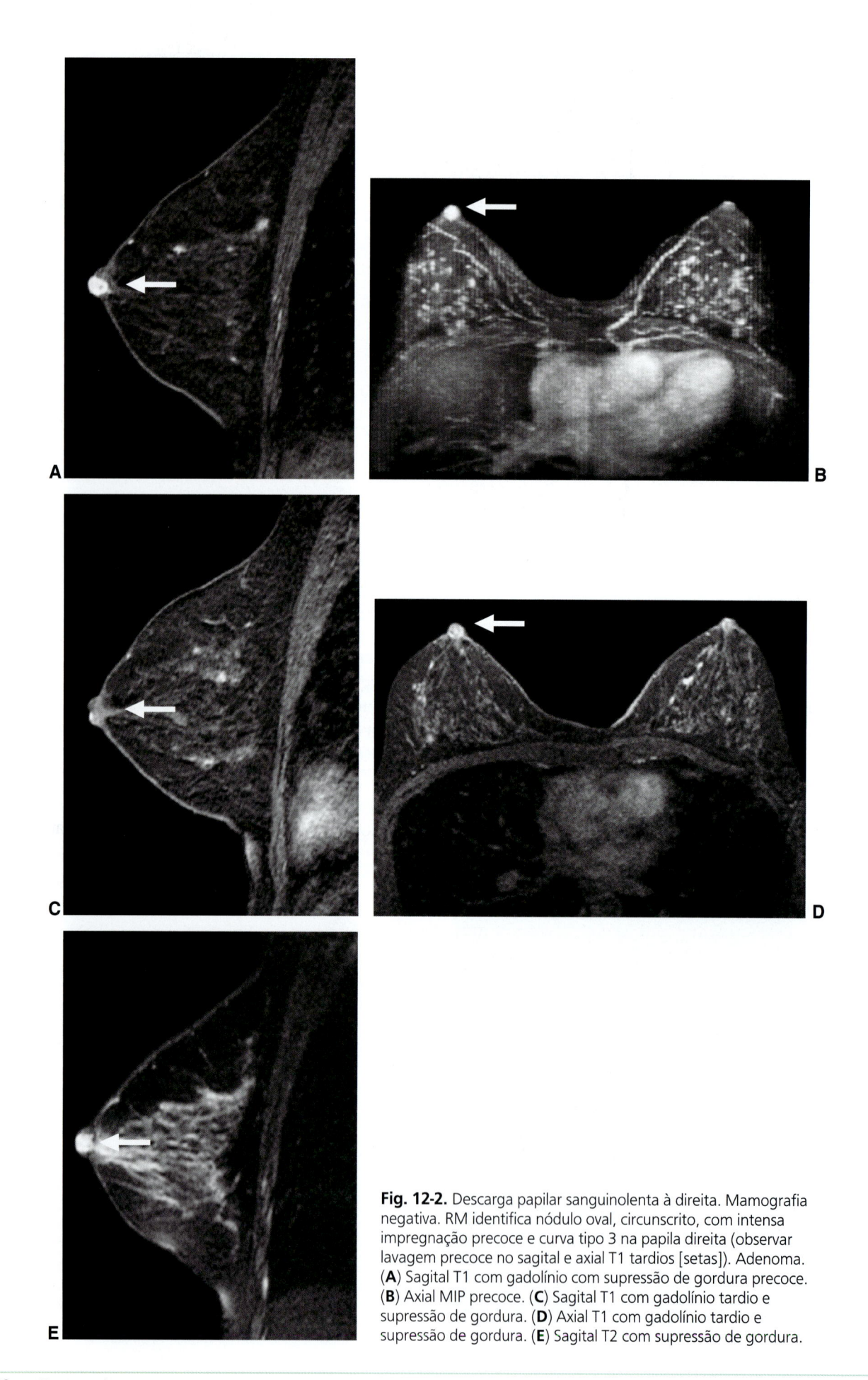

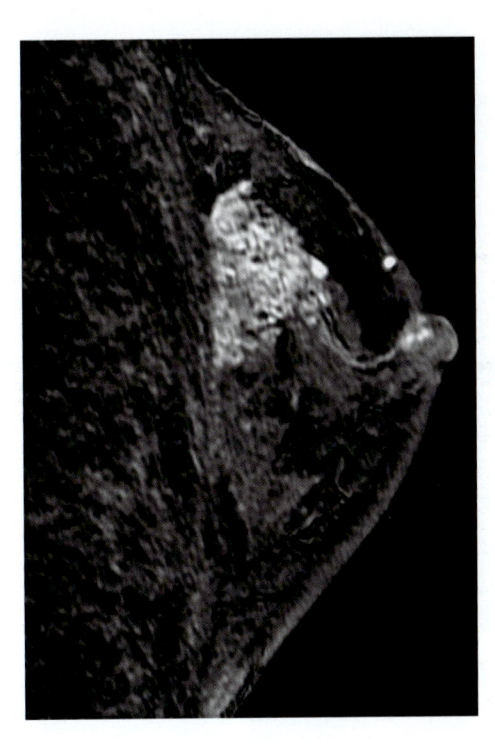

Fig. 12-3. Impregnação segmentar de contraste na mama esquerda. Investigação de descarga papilar suspeita. Sagital T1 com gadolínio e supressão de gordura.

convencionais negativos. Foram selecionadas 306 pacientes, e 59% foram submetidas a procedimento cirúrgico ou biópsia. A incidência de neoplasia ou lesão de alto risco foi de 15% (46/306), e o VPP e o VPN foram de 19 e 63% para ductografia e 56 e 87% para RM. Os autores concluíram que a ductografia não exclui malignidade, e que a RM, além de apresentar valores preditivos maiores, permite um melhor planejamento cirúrgico. Porém, a RM ainda não pode substituir a ductografia como método de escolha (Fig. 12-2).

No entanto, Liberman *et al.* concluíram que a RM pode ser uma alternativa à galactografia no diagnóstico da descarga papilar suspeita com mamografia negativa. Das 35 pacientes selecionadas, a ultrassonografia identificou ectasia ductal em 26 pacientes, e a galactografia foi positiva em 9 casos. Foi identificada lesão em 25 casos na RM com categoria BI-RADS® 3 e 4 (ectasia ductal e lesão intraductal), e corresponderam a 5 papilomatoses (áreas focais de impregnação homogênea), 15 papilomas intraductais (nódulo bem delimitado com curva platô), 2 hiperplasias ductais atípicas (impregnação nodular difusa), 1 carcinoma intraductal papilífero e 1 micropapilar (impregnação segmentar) e 1 carcinoma ductal invasor (nódulo mal definido) (Fig. 12-3).

Outro aspecto é o uso da RM na avaliação pré-cirúrgica da extensão da doença de Paget. Morrogh *et al.* realizaram um estudo retrospectivo em 69 pacientes com descarga papilar patológica e com confirmação em 57% dos casos (34 pacientes). Foi identificado carcinoma invasor ductal em 7 pacientes, carcinoma intraductal em 25, representando 32 das 34 pacientes, ou seja 94% das pacientes. Todas as pacientes realizaram mamografia e 13 foram submetidas à RM. O achado mais interessante é que após uma mamografia positiva (11 casos) a RM não modificou a conduta, entretanto, após uma mamografia negativa (23 casos), a RM detectou doença oculta em 4 de 8 pacientes, demonstrando a extensão completa da doença. Dessa forma, os autores concluíram que em face deste diagnóstico com uma mamografia negativa, a RM facilita o planejamento cirúrgico (Fig. 12-4).

RM na descarga papilar patológica:
- A ductografia não exclui malignidade.
- RM – VPP maior.
- Permite um melhor planejamento cirúrgico.
- RM ainda não pode substituir a ductografia como método de escolha.
- RM pode ser uma alternativa à galactografia no diagnóstico da descarga papilar suspeita com mamografia negativa.

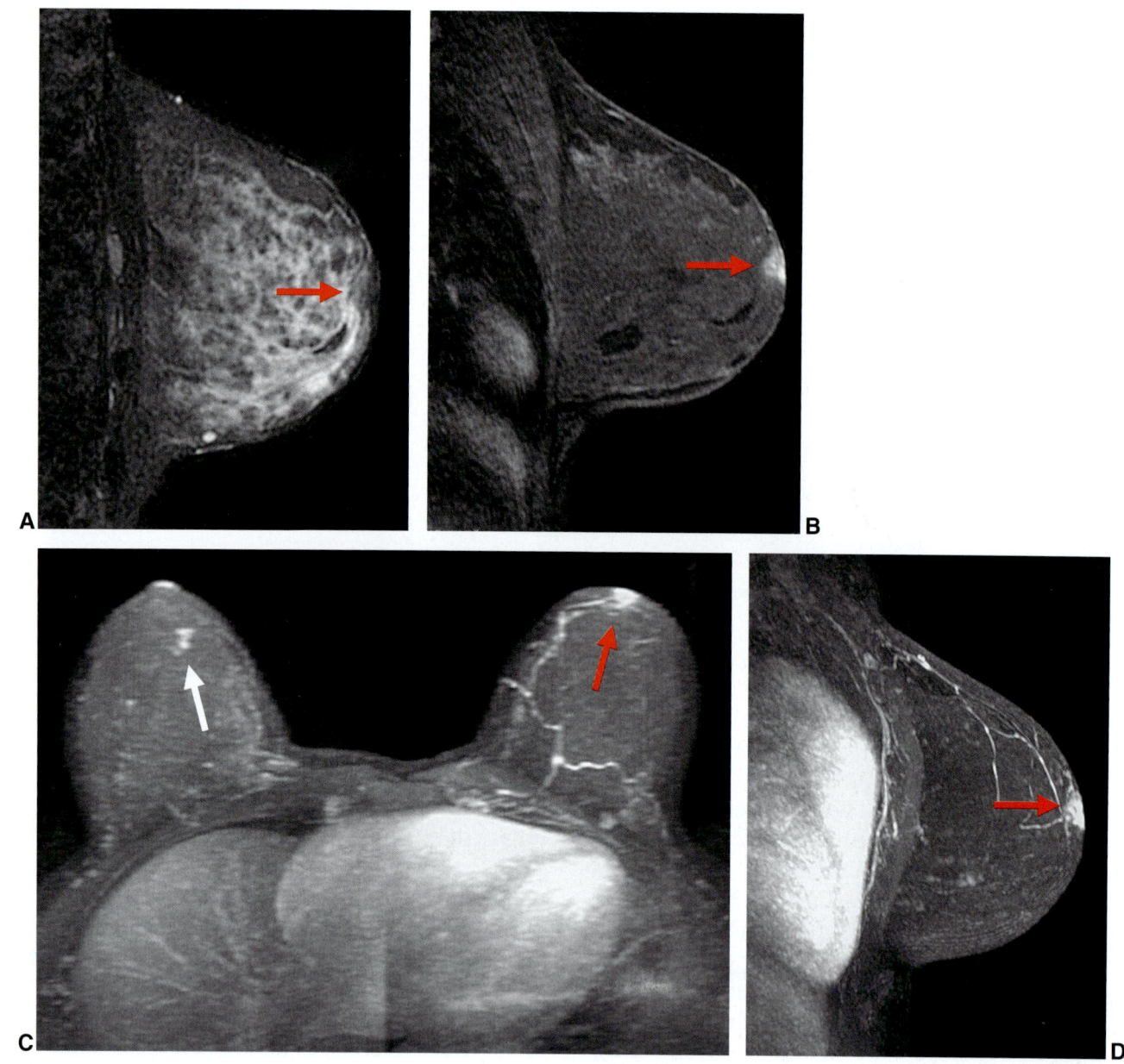

Fig. 12-4. Doença de Paget na mama esquerda. Espessamento e impregnação de contraste do complexo areolopapilar (seta vermelha). Notar no MIP axial a papila direita normal. Não se observa impregnação de contraste além do complexo areolopapilar. Impregnação focal em quadrante interno da mama direita (expressão apenas na RM – seta branca). (**A**) Sagital T2 com supressão de gordura. (**B**) Sagital T1 com gadolínio e supressão de gordura. (**C**) MIP axial. (**D**) MIP sagital.

PESQUISA DE CARCINOMA OCULTO

A forma de apresentação de metástase linfonodal axilar palpável representa menos de 1% das pacientes com carcinoma mamário e pode ocorrer em qualquer faixa etária. Nestas pacientes os exames convencionais, mamografia e ultrassonografia, são negativos, e não há achado no exame clínico.

Estas pacientes fazem parte de um grupo de neoplasia sólida diagnosticada com disseminação metastática sem evidência de lesão primária. A presença de linfonodomegalia axilar sugere como local primário a mama (Fig. 12-5).

A RM está indicada nestas pacientes em virtude de sua alta sensibilidade para neoplasia mamária, inclusive para carcinoma intraductal, fazendo com que em metade das pacientes a lesão seja identificada, ou seja, deixe de ser oculta (Fig. 12-6).

Estas lesões geralmente são pequenas, menores que 2 cm (Fig. 12-6).

A identificação da lesão primária nestas pacientes é importante pois modifica a terapêutica. Quando identificada a lesão primária, a paciente pode realizar uma cirurgia conservadora.

Em face do alto valor preditivo negativo da RM, na ausência de achado neste exame, a mastectomia pode não ser necessária, e alguns oncologistas sugerem apenas radioterapia local (Fig. 12-7).

> RM na pesquisa do carcinoma oculto:
> - Menos 1% dos carcinomas mamários tem essa apresentação.
> - Pacientes com mamografia, ultrassonografia e exame físico negativos.
> - RM identifica metade das lesões, que deixam de ser ocultas.
>   - Tumores menores que 2 cm.
> - Identificação da lesão pode mudar a conduta terapêutica.

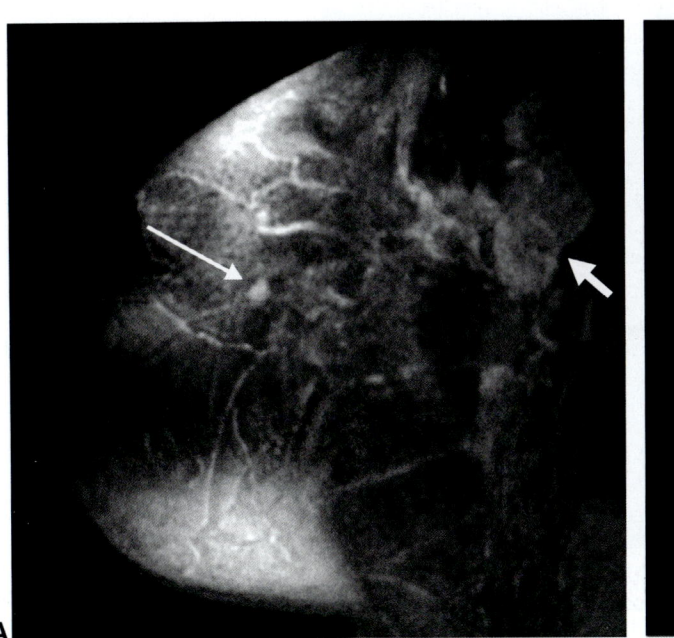

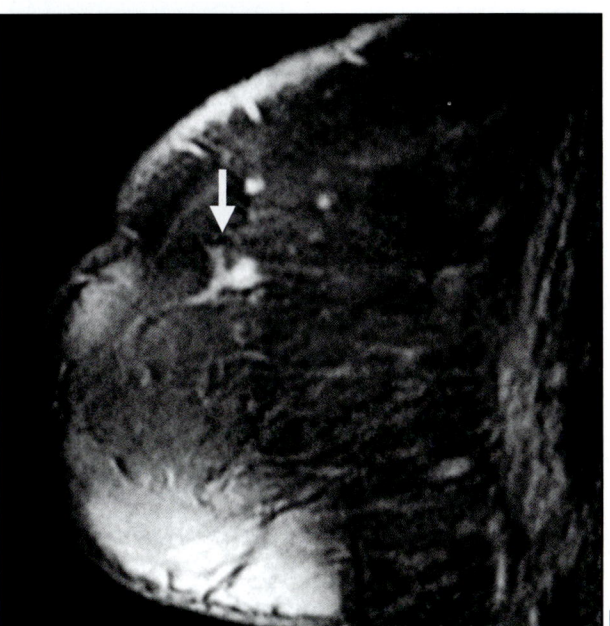

Fig. 12-5. Linfonodos positivos na axila direita. Pesquisa de câncer oculto identificou, na RM, impregnação ductal em QSE (setas). Carcinoma ductal infiltrante. (**A**) Sagital MIP. (**B**) Sagital T1 com gadolínio e supressão de gordura.

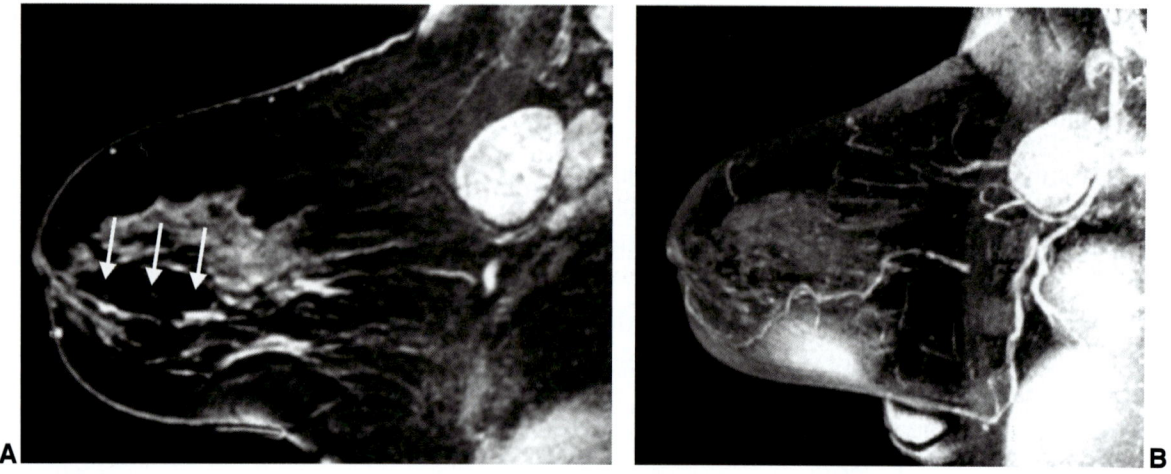

Fig. 12-6. Pesquisa de câncer oculto. Linfonodo axilar aumentado com adenocarcinoma. Impregnação ductal na porção central da mama direita (setas). (**A**) Sagital T1 com gadolínio e supressão de gordura. (**B**) Sagital MIP.

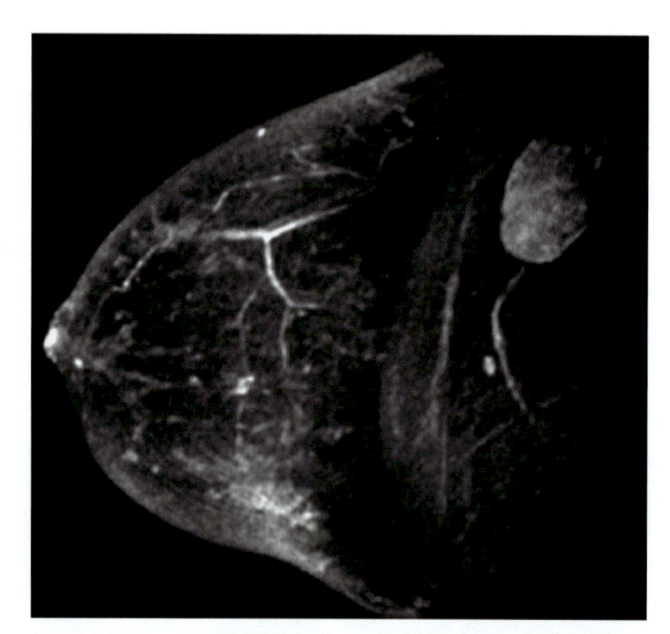

Fig. 12-7. Na ausência de achado na RM, a mastectomia pode não ser necessária. Linfonodo positivo na axila direita. Pesquisa de câncer oculto não identificou lesão na RM. Sagital MIP.

ESCLARECIMENTO DE ACHADOS DE IMAGEM INCONCLUSIVOS AOS MÉTODOS CONVENCIONAIS

- Caracterização de lesão mamária não esclarecida nos outros métodos.
- Alteração no exame físico não esclarecida nos outros métodos.

Em decorrência de seu alto valor preditivo negativo, o uso da RM nos casos de resultado equívoco nos métodos convencionais corresponde a uma das suas indicações mais antigas. Mas ainda não há evidência científica que justifique o uso do método no esclarecimento destes problemas. Uma das razões é a facilidade de comprovação histológica por meio de métodos de biópsia minimamente invasivos. Assim, vários autores preferem prosseguir a investigação com obtenção de resultado cito ou anatomopatológico, em vez de solicitar uma RM que significaria uma adição no custo da investigação.

Entretanto, em determinadas situações o método pode ser uma alternativa à biópsia ou ao acompanhamento, especialmente em pacientes que apresentam múltiplos achados ou nódulos, os quais não foram esclarecidos, e o médico assistente deseja definir qual das lesões merece prosseguir na investigação (Fig. 12-8).

A RM pode ajudar, ainda, no diagnóstico diferencial entre nódulo sólido e cisto de conteúdo espesso. Apesar de ser um método caro e estar sendo utilizado neste caso para avaliar lesões com baixa suspeição de malignidade, quando a ultrassonografia identifica muitas lesões com este aspecto, a RM pode ser uma boa opção (Fig. 12-9).

Nas pacientes que foram submetidas à cirurgia, seja estética, conservadora ou de reconstrução mamária, o alto valor preditivo negativo do método pode modificar a investigação, sendo muito importante quando ocorre dúvida da ultrassonografia, mamografia ou no exame físico (Fig. 12-10).

Podemos incluir nestes casos as pacientes que injetaram silicone líquido quando o método é ex-

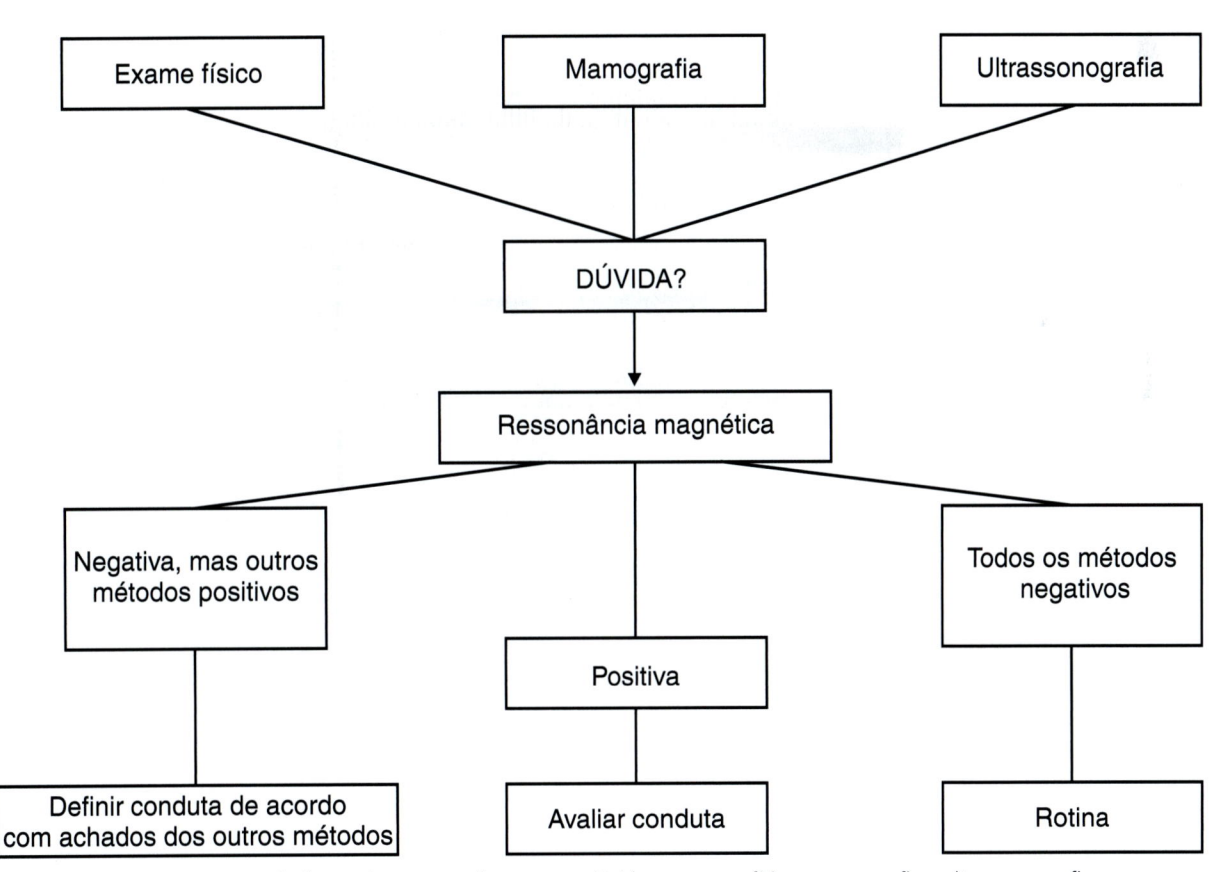

Fig. 12-8. Organograma sugerindo conduta em pacientes com dúvida ao exame físico, mamografia e ultrassonografia.

tremamente esclarecedor, pois a ressonância permite a supressão de silicone conjuntamente com gordura durante o estudo contrastado (Fig. 12-11).

Nas pacientes que sofreram trauma e há dúvida entre esteatonecrose e lesão suspeita, a ressonância magnética também é uma ótima opção (Fig. 12-12).

Mas é fundamental que o médico solicitante tenha noção do significado do resultado negativo da ressonância magnética em pacientes com alteração clínica ou mamográfica. O resultado negativo é fortemente sugestivo de benignidade, mas não exclui completamente a chance de malignidade. Daí a importância da análise conjunta com os outros exames, diminuindo a chance de falso-negativos.

> RM e solução de problemas:
> - Alteração no exame clínico não detectada por outros métodos.
> - Discordância dos achados do exame clínico e/ou mamografia e/ou ultrassonografia.
> - Diferenciar nódulo sólido de cisto de conteúdo espesso.
> - Supressão de silicone nas pacientes que injetaram silicone líquido.
> - Diferenciar esteatonecrose de lesão suspeita.

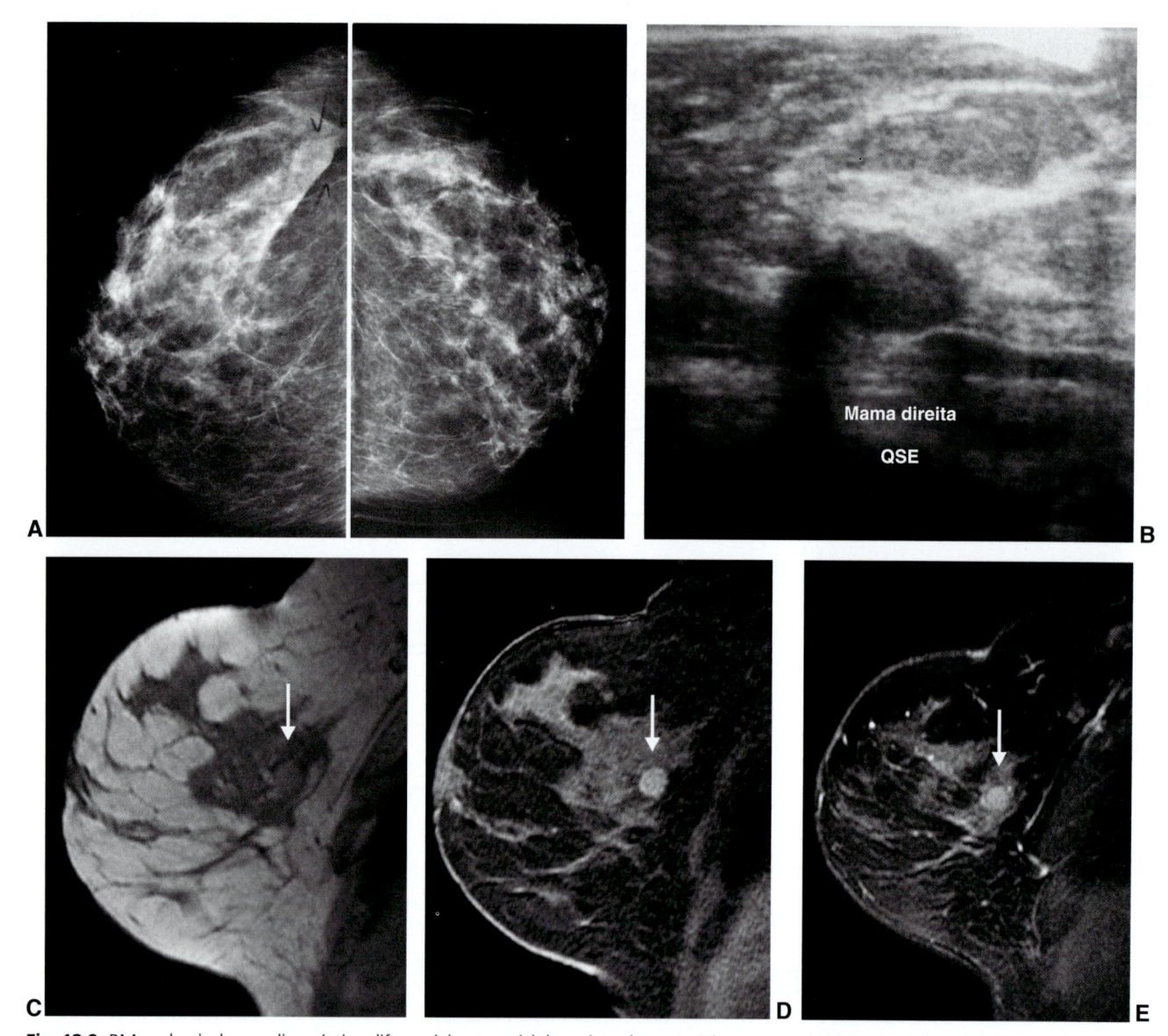

Fig. 12-9. RM pode ajudar no diagnóstico diferencial entre nódulo e cisto de conteúdo espesso. (**A**) Mamografia. Nódulo parcialmente obscurecido em QSE da mama direita, profundo. (**B**) USG identifica nódulo oval, liso, na mesma topografia com reforço posterior. RM identifica cisto com alto conteúdo proteico ou hemorrágico hiperintenso em T1 e T2 na mesma topografia. (**C**) Sagital T1. (**D**) Sagital T1 com supressão de gordura e sem gadolínio. (**E**) Sagital T2 com supressão de gordura.

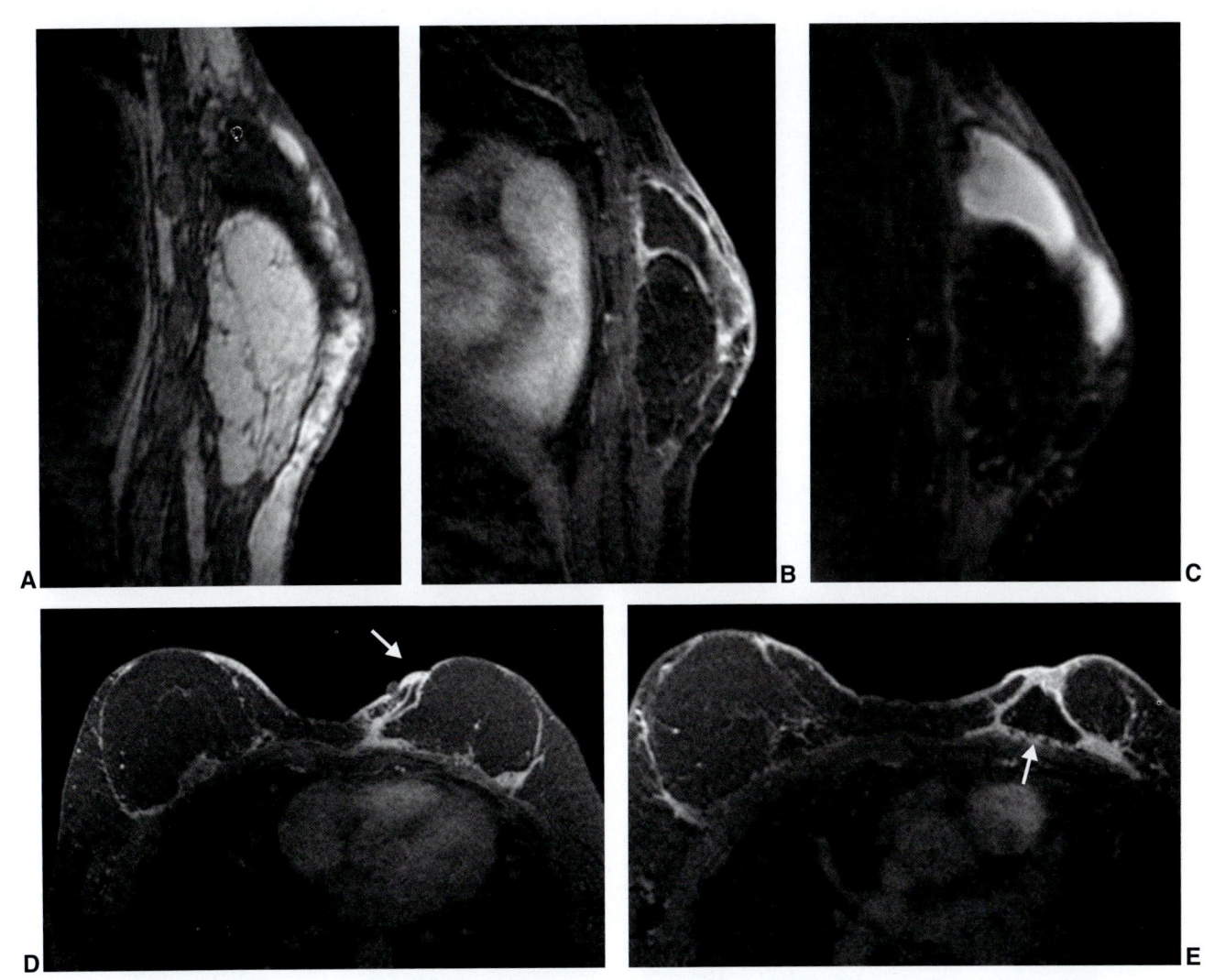

Fig. 12-10. Paciente com neomama reconstruída com reto abdominal, com aumento do volume e sinais inflamatórios. Suspeita de coleção pós-cirúrgica. RM identifica coleção moderada hiperintensa em T2, hipointensa em T1 com impregnação periférica, com proximidade com a pele, sugerindo início de fistulização (seta). (**A**) Sagital T1. (**B**) Sagital T1 com supressão de gordura com gadolínio. (**C**) Sagital T2 com supressão de gordura. (**D** e **E**) Axial T1 com gadolínio e supressão de gordura.

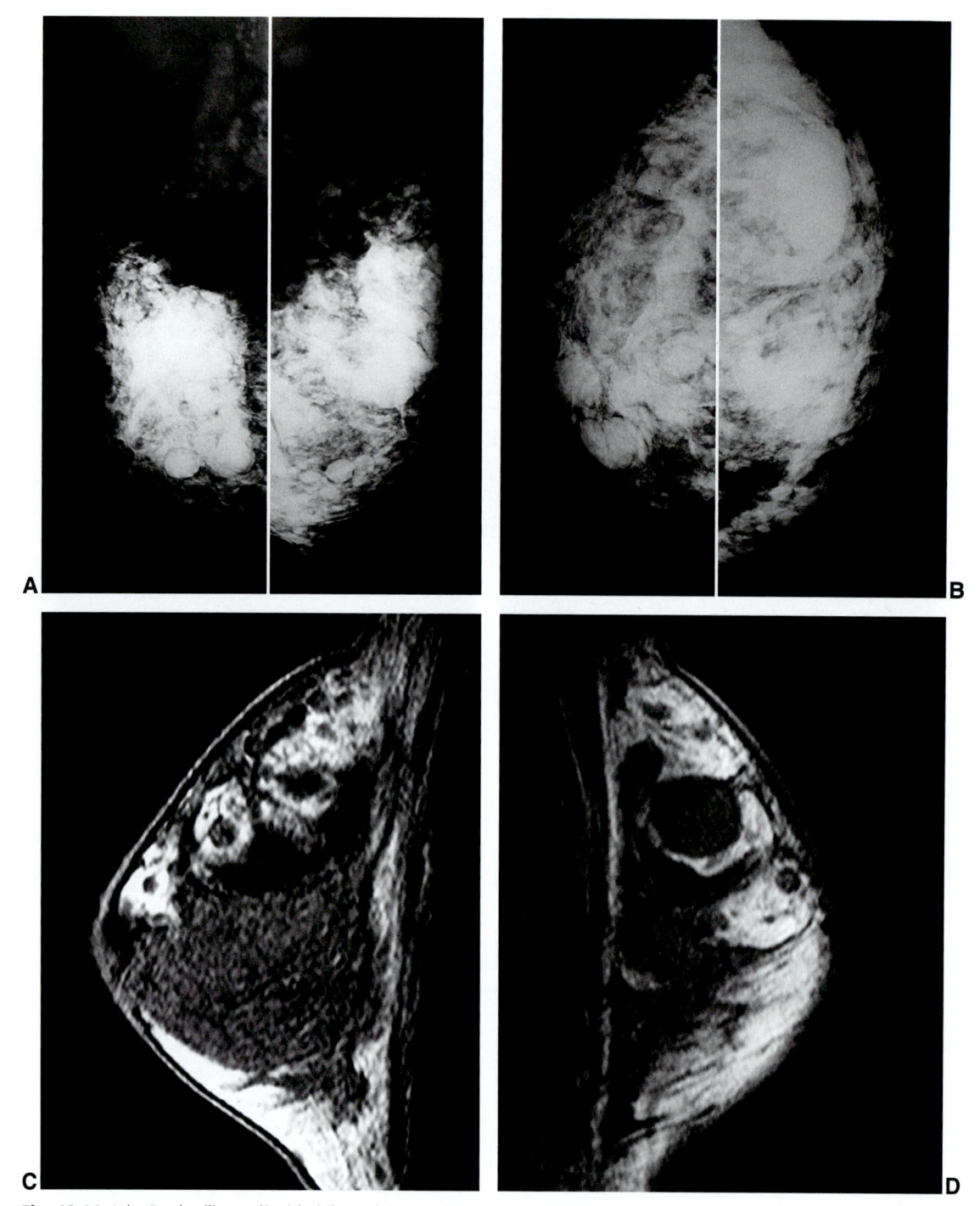

Fig. 12-11. Injeção de silicone líquido bilateral, impossibilitando a análise da mamografia. (**A** e **B**) RM consegue separar o parênquima do silicone, utilizando a técnica de supressão de silicone. (**C** e **D**) Sagital T1 adequada.

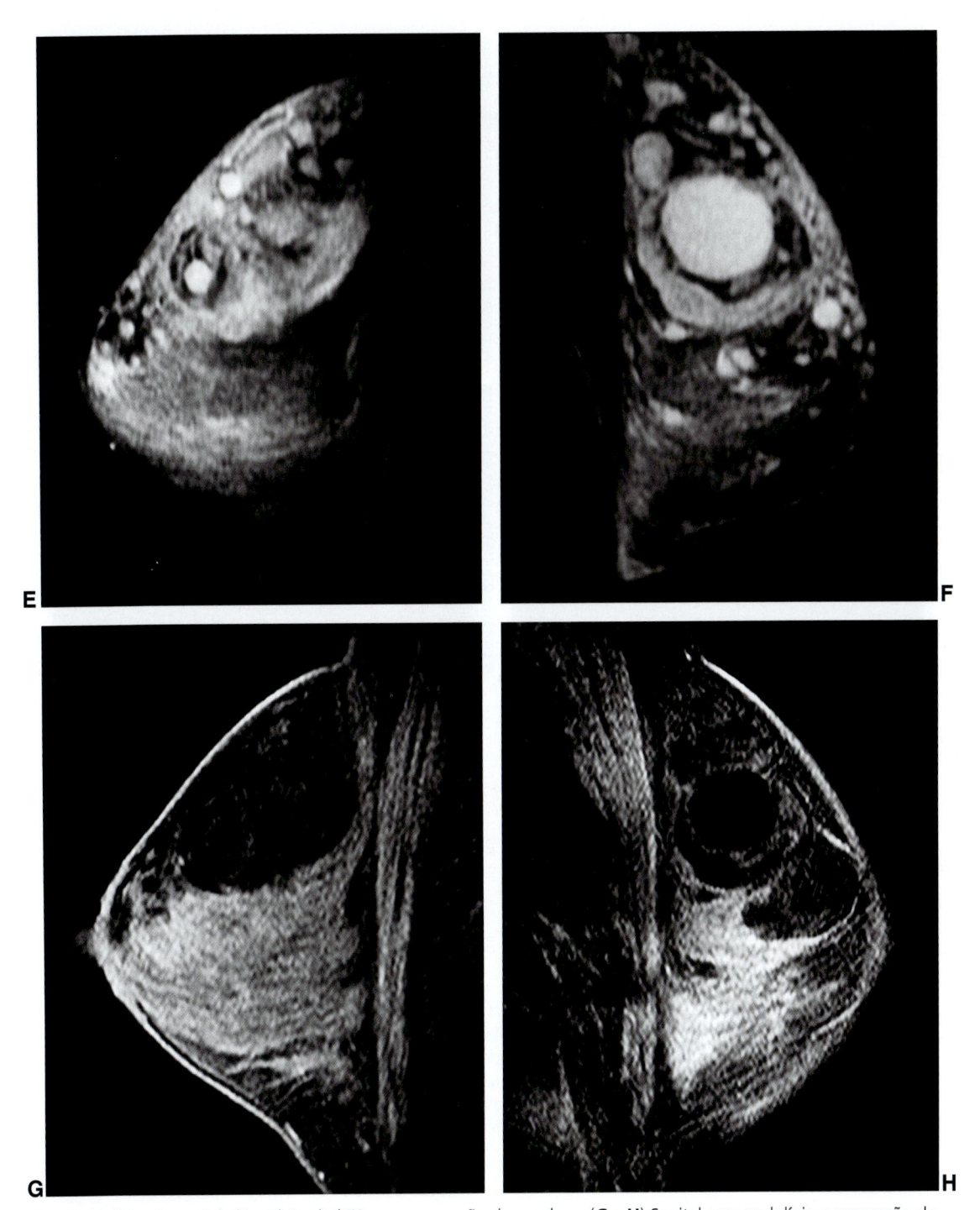

Fig. 12-11 (*Continuação*). (**E** e **F**) Sagital T2 com supressão de gordura. (**G** e **H**) Sagital com gadolínio e supressão de gordura.

Fig. 12-12. Mastectomia redutora de risco na mama direita. Dois nódulos palpáveis (marcador cutâneo, seta branca) que correspondem a três áreas de esteatonecrose típica com hipersinal em T1 e queda de sinal na sequência com supressão de gordura ponderada em T2. (**A** e **B**) Axial T1. (**C** e **D**) Axial T2 com supressão de gordura. (**E**) Sagital T2 com supressão de gordura.

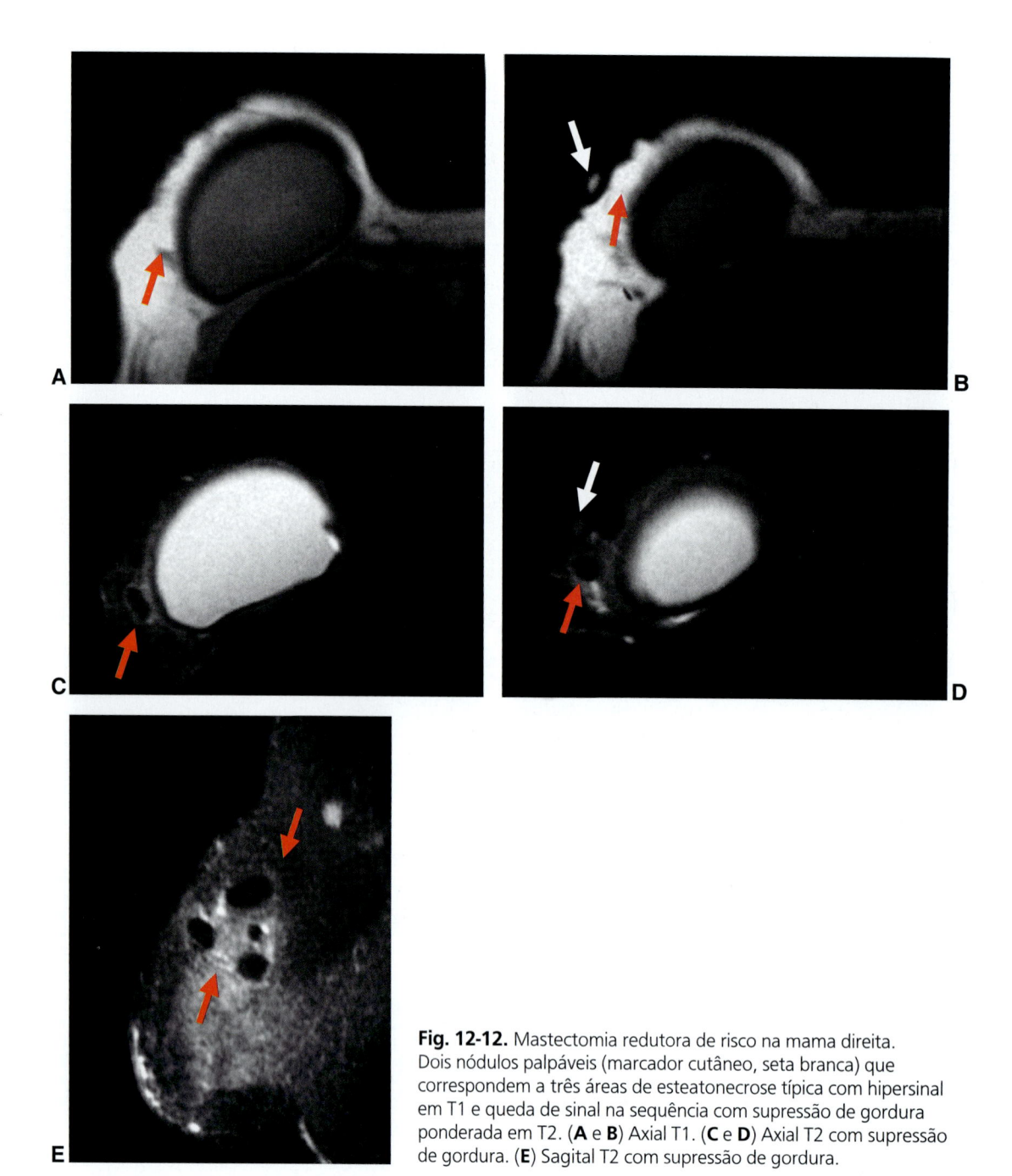

13

Implantes Mamários

Alice Brandão ⋄ Gisele Esteves

ASPECTO HABITUAL

Estima-se que cerca de 3 milhões de mulheres utilizem algum tipo de implante mamário, somente nos Estados Unidos. Como os achados clínicos relacionados com as complicações são inespecíficos e, muitas vezes, ausentes, a prevalência das complicações dos implantes mamários ainda é desconhecida.

Muitos artigos discutem qual o tipo de método de imagem ideal para o rastreamento das alterações dos implantes, principalmente nas pacientes sem queixas clínicas ou alterações no exame físico. A mamografia, a ultrassonografia e a RM têm sido utilizadas para avaliar a integridade dos implantes mamários. Quando comparadas a estas técnicas, a RM tem mostrado, em vários estudos, ser mais eficaz na investigação da integridade dos implantes, tendo uma sensibilidade em torno de 94% e uma especificidade de 97%, sendo o exame de escolha nas pacientes sintomáticas.

Além disso, há um consenso na literatura de que, nos casos suspeitos de complicação, principalmente nas reconstruções pós-mastectomia, o melhor método é a ressonância magnética.

Existem vantagens e desvantagens no uso da RM na paciente com implante mamário, sendo a maior vantagem o fato de avaliar, sem o uso de radiação ionizante, simultaneamente, a mama, a axila e a parede torácica. Como principal desvantagem cita-se o alto custo do exame.

- RM é o exame de escolha na avaliação da integridade do implante.
- A avaliação deve ser realizada de forma conjunta com a mamografia, os dados clínicos e cirúrgicos.

DEFINIÇÃO DE IMPLANTE E PRÓTESE

Antes de iniciarmos nosso capítulo, gostaríamos de estabelecer a diferença entre prótese e implante.

Prótese é um componente artificial que tem por finalidade suprir necessidades ou funções em indivíduos sequelados por amputações, sejam elas traumáticas ou não. Quando uma pessoa perde alguma parte do corpo, em seu lugar pode ser colocada uma prótese. Assim, em reconstruções mamárias são utilizadas próteses e iremos descrevê-las desta forma.

Implante também é um componente artificial, porém é utilizado para aumentar um órgão. Portanto, em cirurgias estéticas iremos nos referir aos implantes.

SEQUÊNCIAS PARA ESTUDO DO IMPLANTE

O estudo deve ser feito em aparelhos de alto campo, permitindo uma melhor diferenciação da gordura, do líquido e do silicone, aumentando a sensibilidade e a especificidade do método.

A seleção da sequência de pulso é fundamentada nas diferenças entre o tempo do relaxamento e o da frequência de ressonância da água, da gordura e do silicone, que compõem a mama com implante, observadas durante o exame, na realização da supressão química manual (centro de frequência) (Fig. 13-1).

O tempo de relaxamento do silicone é maior que o da água, sendo a frequência de ressonância 100 Hertz mais baixa que a da gordura e 320 Hertz mais baixa que a da água. Com isso é possível a obtenção de uma sequência que enfatize seletivamente o sinal da gordura e do silicone e, dessa forma, diferencie o tipo de preenchimento do implante e a ruptura extracapsular (Fig. 13-1).

O envelope de elastômero de silicone tem um sinal hipointenso em todas as sequências e pode ter um pregueamento normal, determinando um contorno ondulado ao implante, decorrente da formação e da compressão do mesmo pela cápsula fibrosa. Normalmente, esta cápsula não é separada da cápsula do implante na RM, pois as superfícies estão muito próximas (Figs. 13-2 e 13-3).

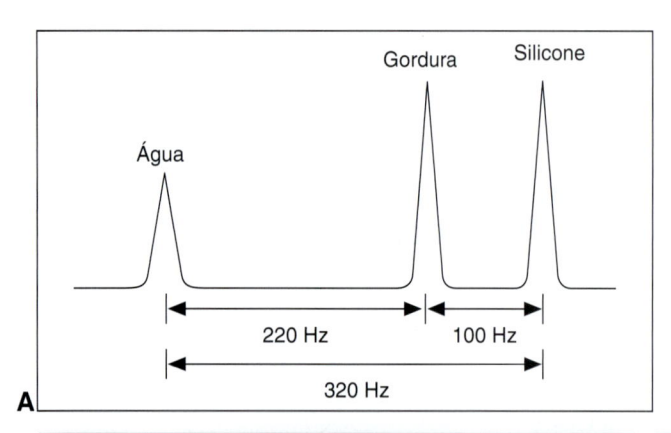

Fig. 13-1. (**A**) Diferença da frequência de ressonância entre água, silicone e gordura. A frequência de ressonância do silicone é 100 Hertz mais baixa que a da gordura e 320 Hertz que a da água. (**B**) Sequência STIR axial com supressão de silicone, demonstrando a queda de sinal dos implantes. (**C**) Comparar com axial T2 sem supressão de silicone.

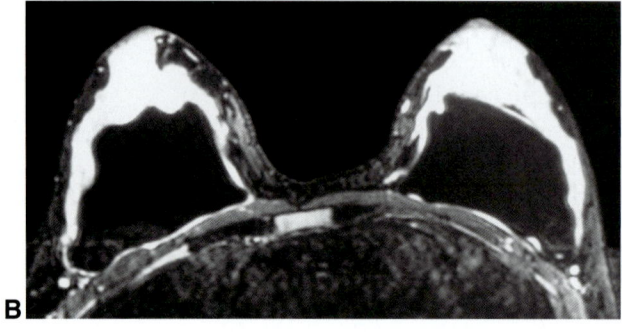

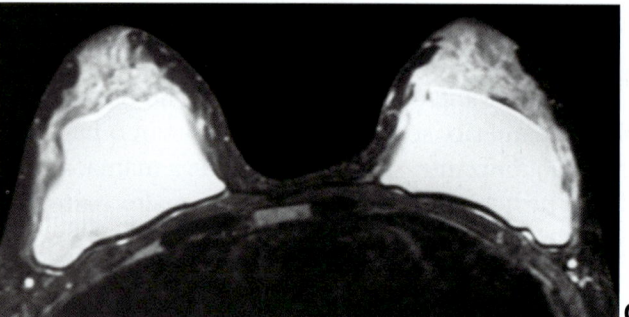

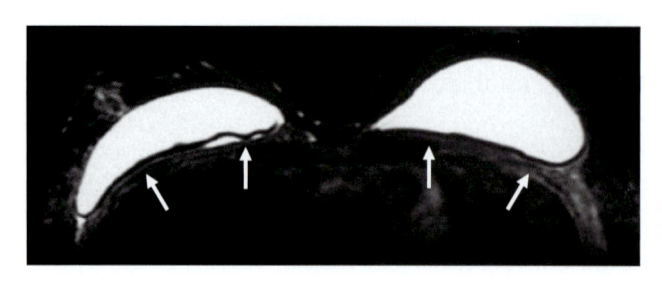

Fig. 13-2. Sequência axial STIR. Implantes íntegros. Envelope com sinal hipointenso (setas).

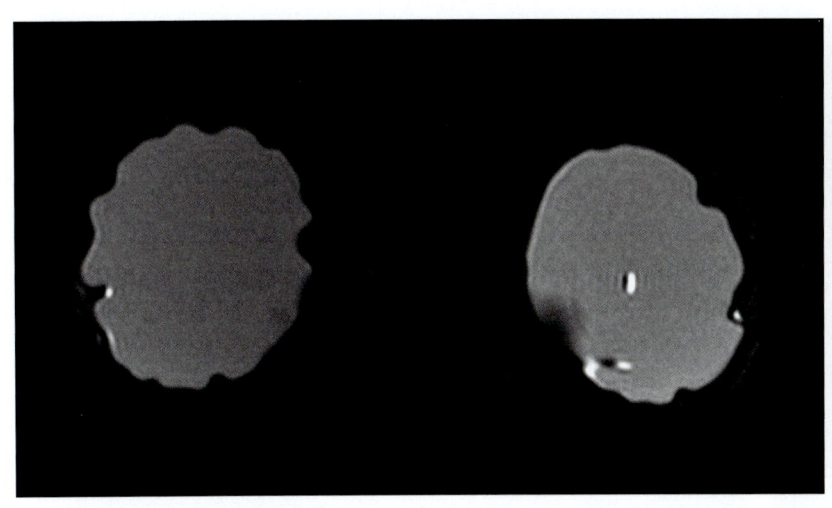

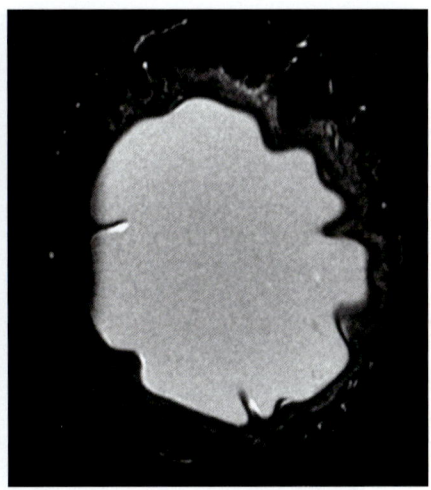

Fig. 13-3. Sequência coronal STIR com implantes íntegros. Dois casos. Contorno ondulado normal.

ASPECTO HABITUAL DO IMPLANTE

Tipos de implante – Lúmen

Existem diversos tipos de implantes, podendo ser observadas variações quanto ao número de lumens, desde luz única, mais comum, a dois ou mais lumens (Fig. 13-4).

O preenchimento do implante de luz única pode ser de silicone-gel ou com solução salina. Já o implante de luz dupla costuma ter o lúmen interno preenchido por silicone-gel, e o externo por solução salina, mas também pode ter os dois lumens preenchidos por silicone (Fig. 13-5).

Pode haver uma variação muito grande no preenchimento de implantes com mais de um lúmen (Fig. 13-6).

Habitualmente, o implante de silicone apresenta um comportamento de sinal de acordo com o silicone em todas as sequências, descrito no Quadro 13-1.

O implante de luz única, preenchido por solução salina, apresenta aspecto peculiar tanto na mamografia como na ressonância. Além do conteúdo de salina, eles se diferenciam daqueles preenchidos por silicone em presença da válvula infusora, com localização anterior, que é bem visualizada na ressonância (Fig. 13-7).

Quadro 13-1 Sequências da RM e intensidade de sinal resultante de silicone, gordura e água

Sequências de pulso na RM	Silicone	Gordura	Água
T2 FSE	Médio	Médio	Alto
T2 FSE, com supressão de água	Alto	Médio	Muito baixo
T2 FSE com supressão de silicone	Muito baixo	Médio	Alto
Axial STIR	Alto	Baixo	Alto
Axial STIR, supressão de água	Alto	Baixo	Muito baixo
Axial STIR, supressão de silicone	Muito baixo	Baixo	Alto

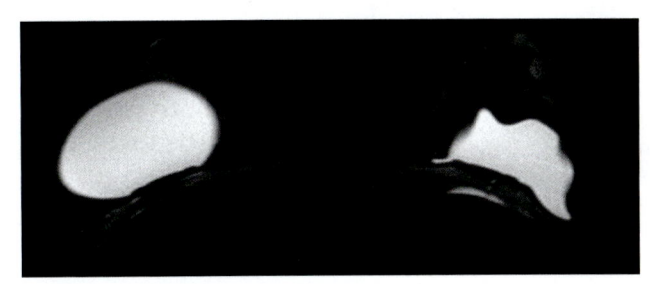

Fig. 13-4. Implantes com lúmen diferente na mesma paciente. Na mama direita, implante de lúmen único (notar contratura capsular com contorno arredondado) e, na esquerda, dois lúmens, sendo o externo de solução salina. Sequência com supressão de líquido.

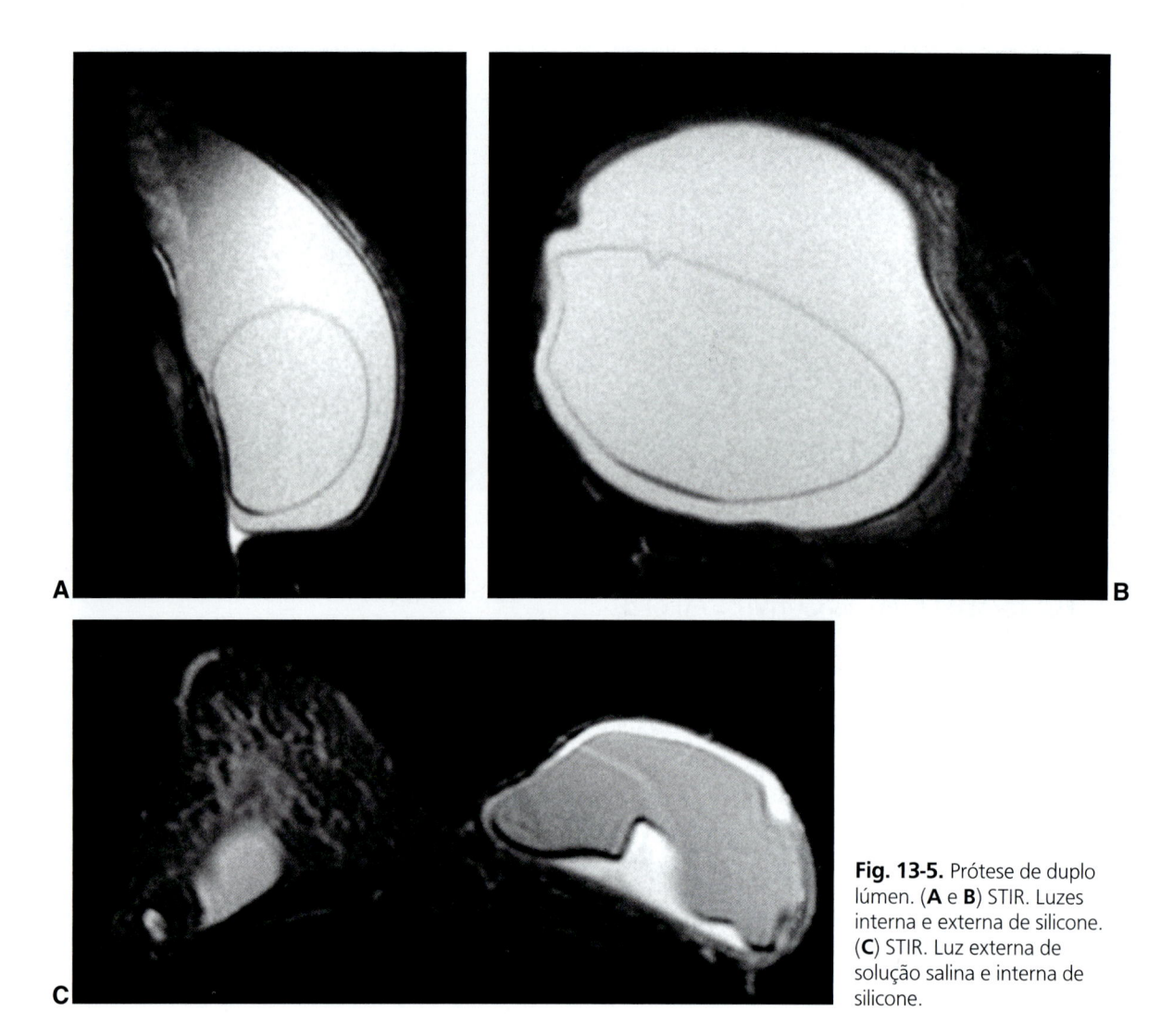

Fig. 13-5. Prótese de duplo lúmen. (**A** e **B**) STIR. Luzes interna e externa de silicone. (**C**) STIR. Luz externa de solução salina e interna de silicone.

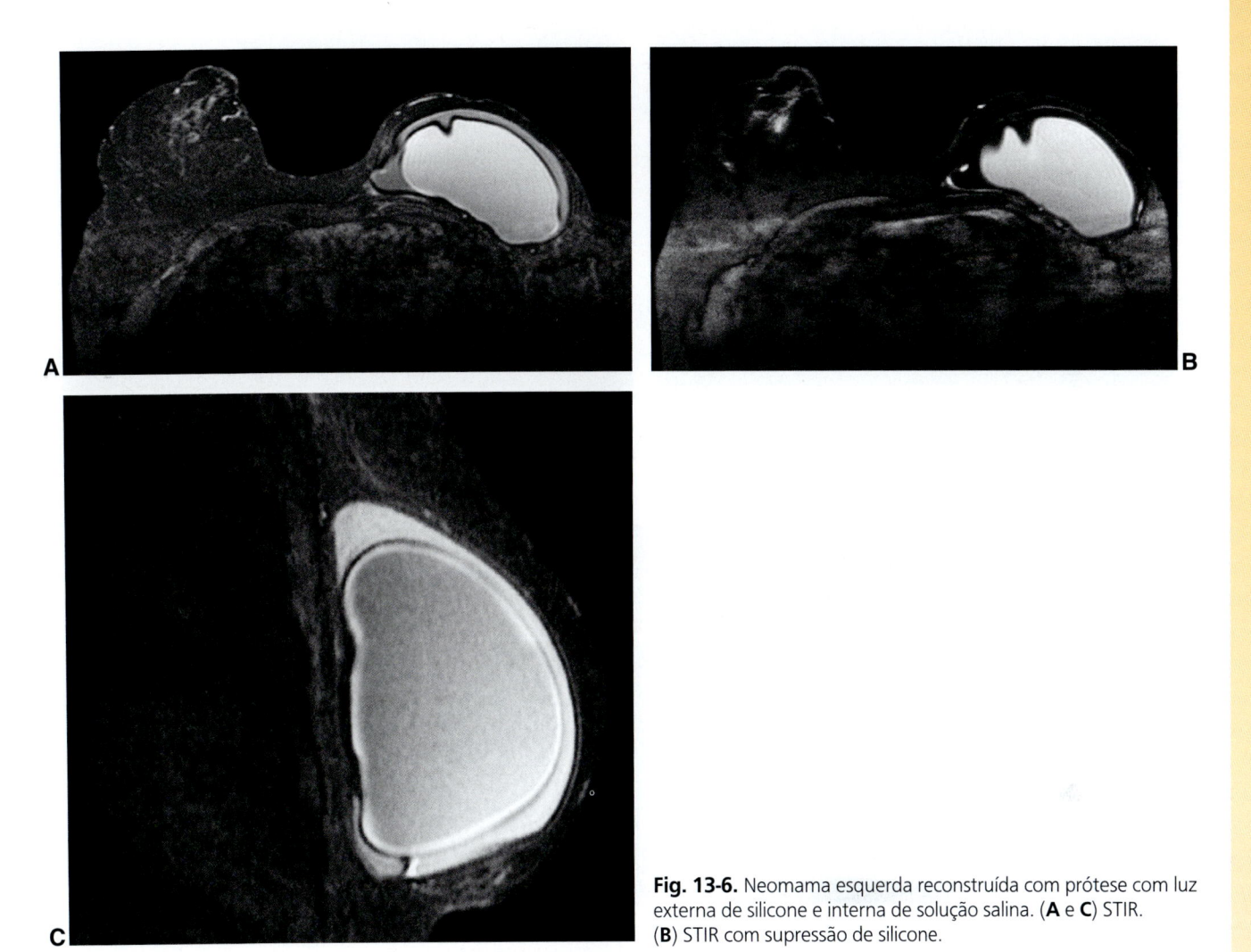

Fig. 13-6. Neomama esquerda reconstruída com prótese com luz externa de silicone e interna de solução salina. (**A** e **C**) STIR. (**B**) STIR com supressão de silicone.

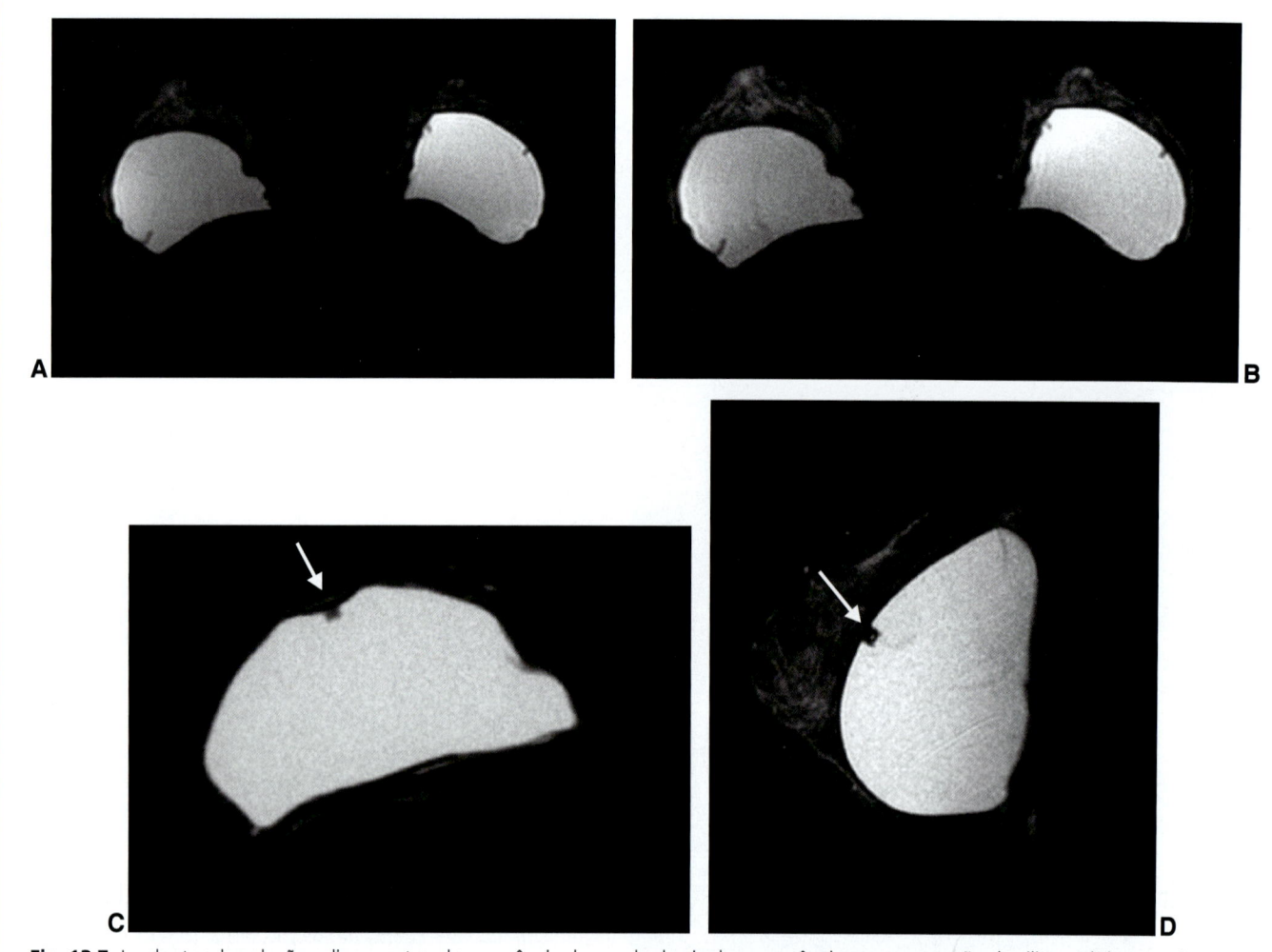

Fig. 13-7. Implantes de solução salina mostrando a ausência de queda do sinal na sequência para supressão de silicone (**B**), estando o sinal idêntico na sequência axial STIR (**A**). (**C** e **D**) Válvula anterior (setas). (**C**) Axial. (**D**) Sagital.

Tipos de implante – Forma

Há inúmeros tipos de forma de implantes. Os implantes mais comumente utilizados são ligeiramente ovalados e com contorno liso ou levemente ondulado (Fig. 13-8).

O envelope do implante pode ser feito com superfície lisa ou rugosa, o que diminui o encapsulamento. O poliuretano permite que os fibroblastos cresçam com um padrão irregular, formando uma cápsula fibrosa menos aderente.

Pode haver modificação do contorno do implante sem ruptura, podendo estar relacionada com o posicionamento do implante em relação à musculatura peitoral. Tanto a porção medial quanto a superior do implante podem apresentar modificação, em decorrência da endentação promovida pela musculatura (ver seção a seguir) (Fig. 13-9).

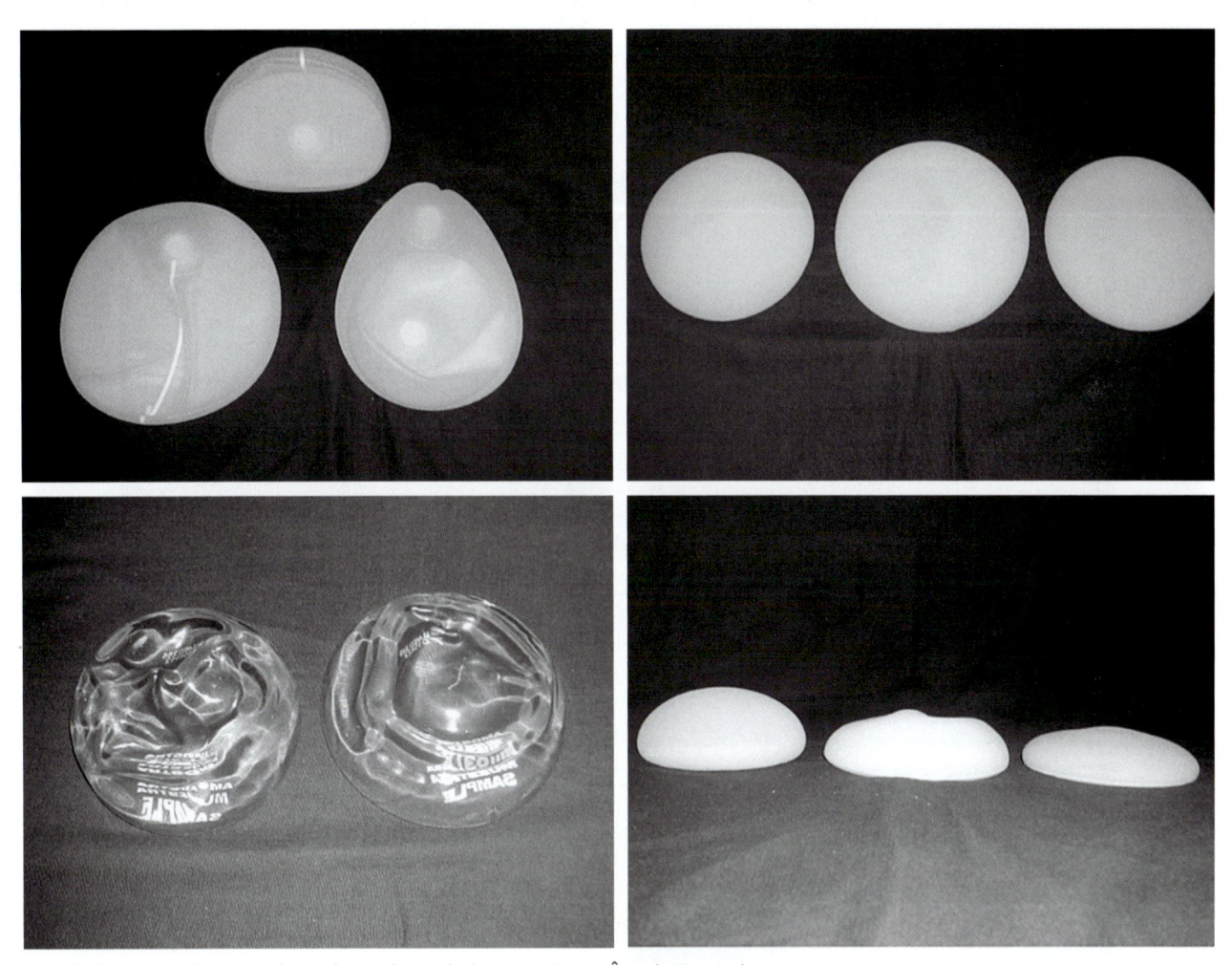

Fig. 13-8. Tipos e formatos de implante. (Agradecimentos à Dra. Ângela Fausto.)

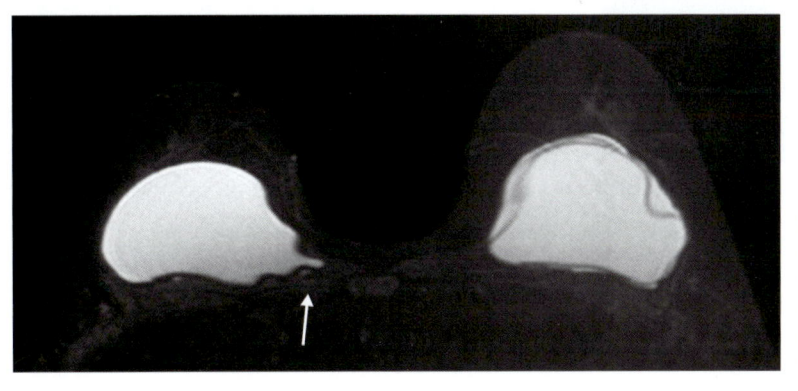

Fig. 13-9. Endentação medial em implante retromuscular à direita pela musculatura peitoral. Notar prótese com reconstrução com grande dorsal à esquerda, com ruptura intracapsular sem colapso.

Posição do implante

O implante pode ser posicionado anterior ao músculo peitoral (anteromuscular ou retroglandular), posterior a este músculo (retromuscular), ou ter localização mista (Fig. 13-10).

A localização e toda a extensão do implante são bem visualizadas na RM.

A forma anteromuscular ou retroglandular corresponde à maioria dos implantes (Fig. 13-11).

O implante retromuscular pode ser colocado entre os dois peitorais ou atrás do peitoral menor, quando a musculatura é fina. Nestes implantes observa-se endentação na face medial, promovida pela inserção da musculatura no esterno, e não deve ser confundida com ruptura (Figs. 13-9 e 13-12).

O implante retromuscular no retalho do grande dorsal fica posicionado entre o músculo grande dorsal e o peitoral maior (Fig. 13-13).

Como pode ocorrer atrofia da musculatura peitoral, por alteração pós-cirúrgica ou por neuropatia compressiva (denervação), a musculatura, tanto peitoral como dorsal, pode ficar bastante afilada (Cap. 2) (Fig. 13-14).

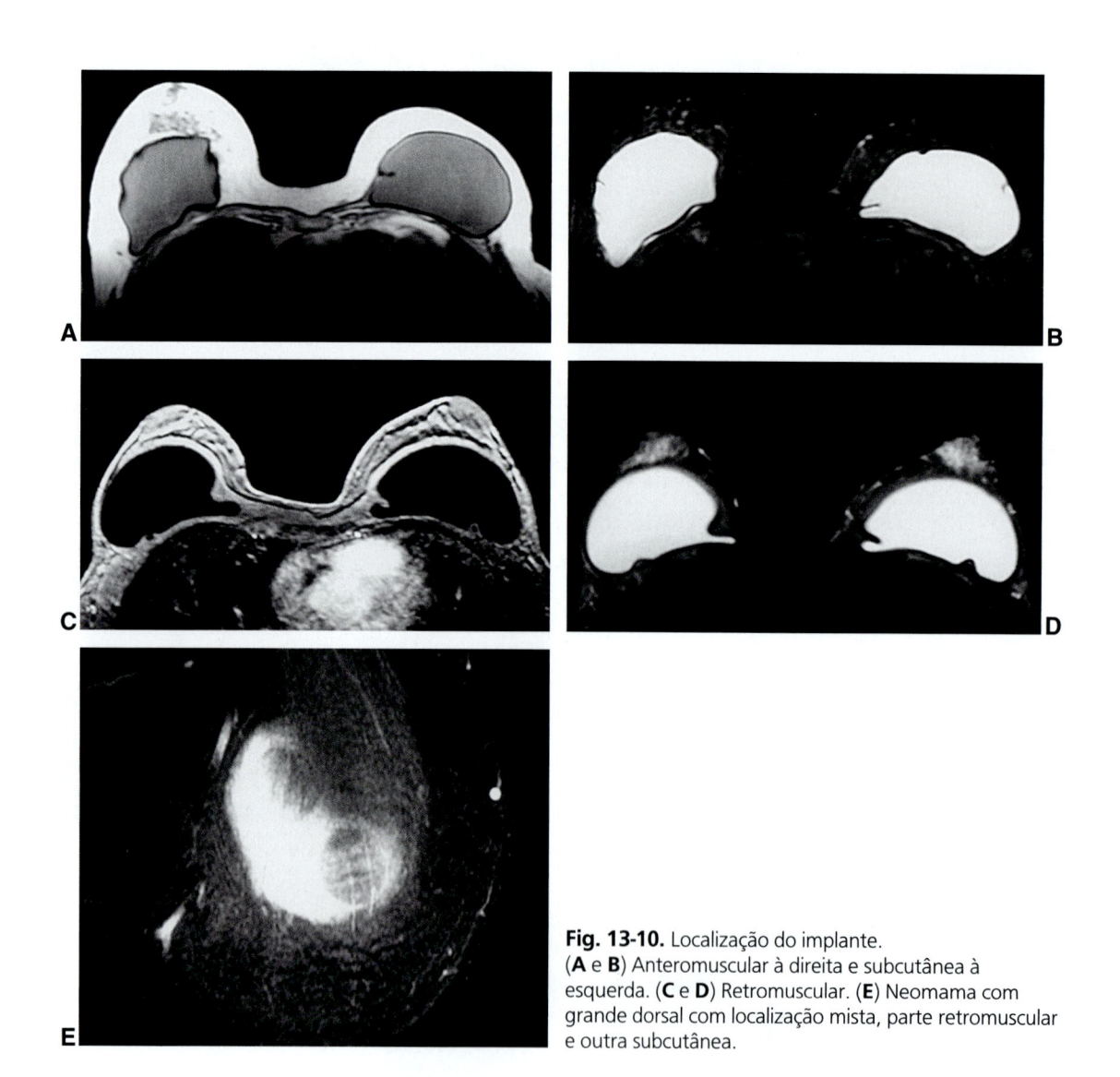

Fig. 13-10. Localização do implante.
(**A** e **B**) Anteromuscular à direita e subcutânea à esquerda. (**C** e **D**) Retromuscular. (**E**) Neomama com grande dorsal com localização mista, parte retromuscular e outra subcutânea.

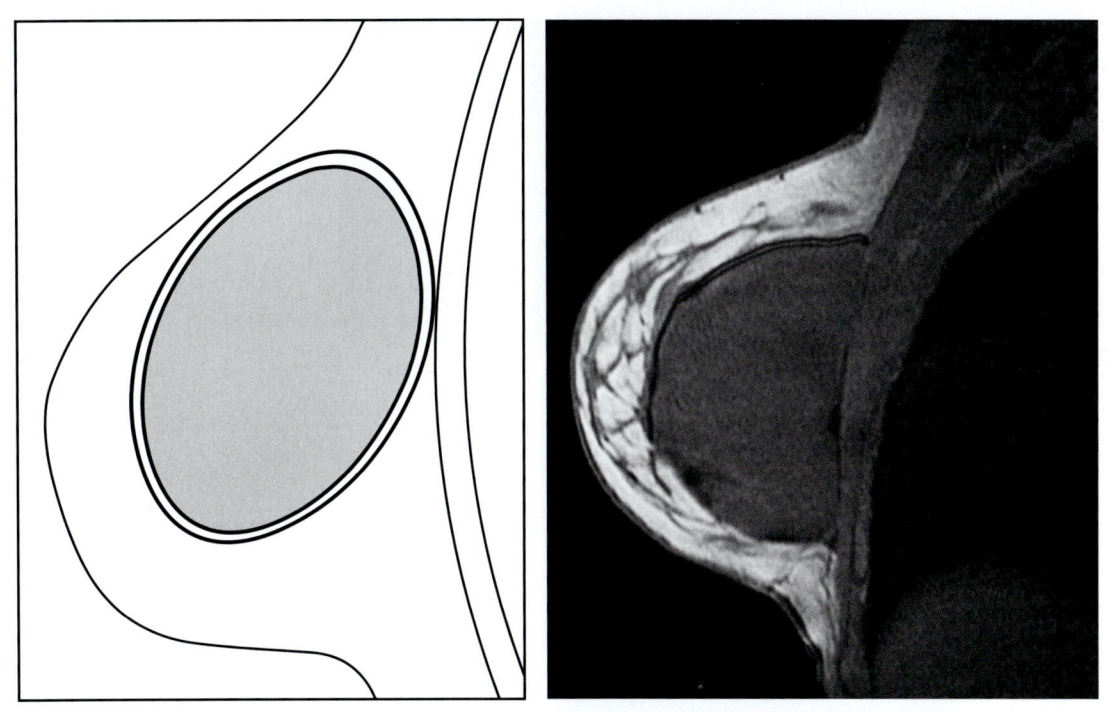

Fig. 13-11. Implante de silicone íntegro, de localização anteromuscular em sequência sagital T1.

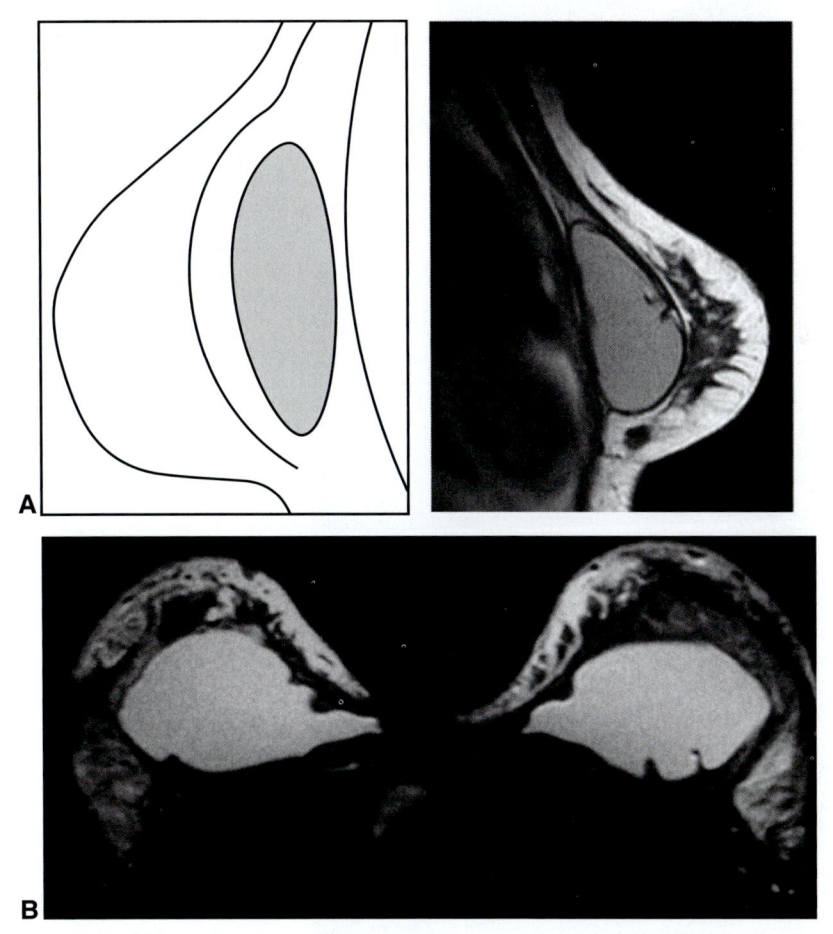

Fig. 13-12. Implante de silicone de localização retromuscular, entre os dois peitorais. (**A**) Sagital. Sequência ponderada em T2. (**B**) Axial STIR. Notar endentação medial bilateral.

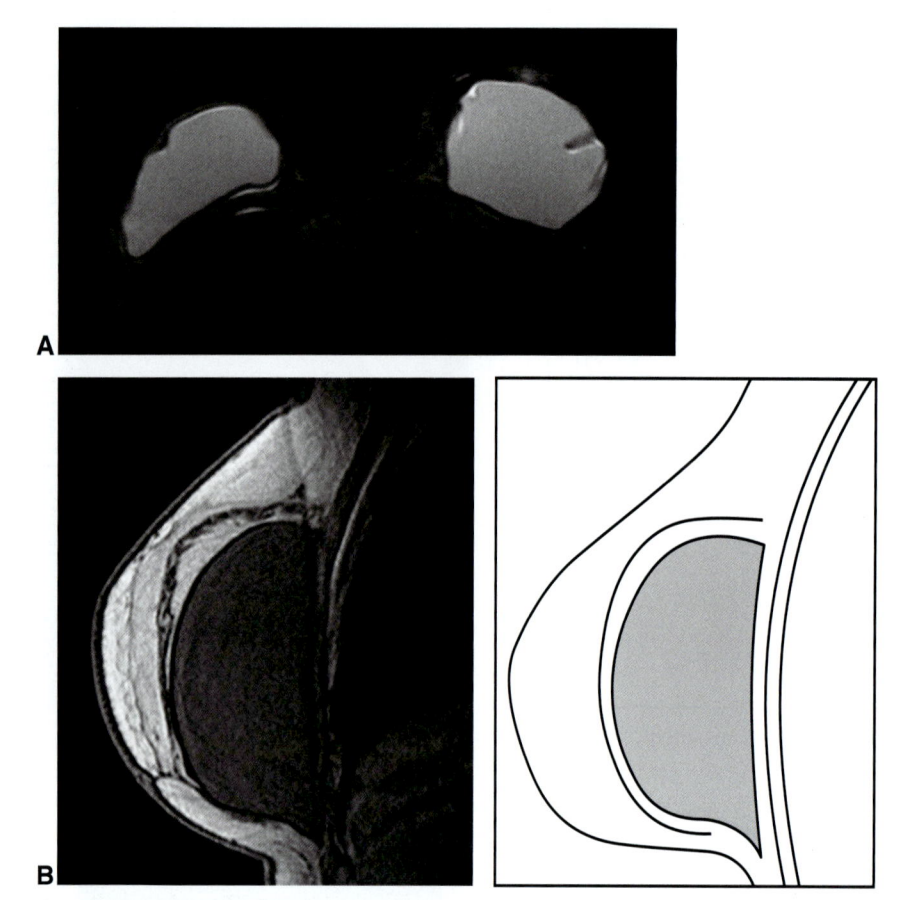

Fig. 13-13. Prótese de silicone na mama direita em reconstrução com retalho miocutâneo de grande dorsal. (**A**) Sequência axial STIR. (**B**) Sagital T1. Na mama esquerda, implante de silicone anteromuscular íntegro.

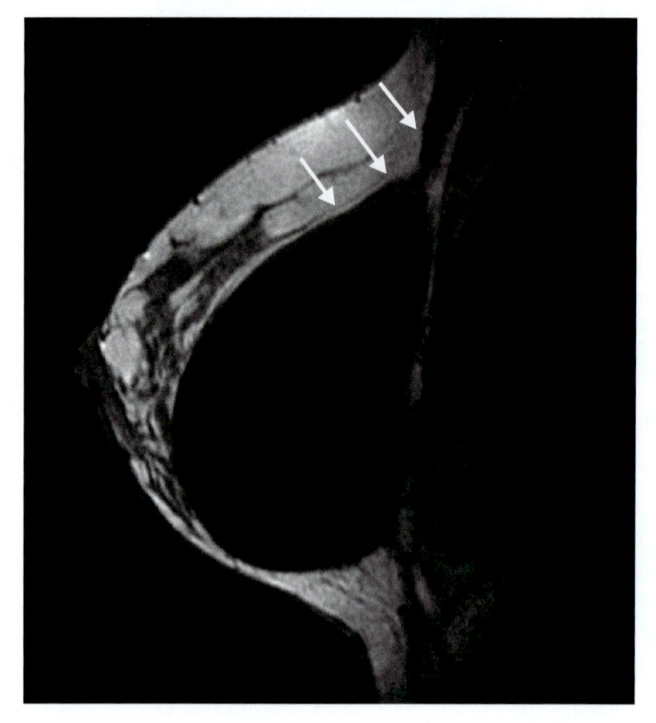

Fig. 13-14. Musculatura peitoral afilada (setas). Sagital T1.

Raramente, pode ocorrer ruptura no músculo peitoral. Tivemos apenas um caso em uma paciente com implante muito antigo (Fig. 13-15).

Outro tipo de localização é a subcutânea, na porção superoexterna da mama, para posicionamento de prótese de silicone adicional, denominado *stacked implant*, ou prótese empilhada. É utilizada nas reconstruções para a obtenção de melhor resultado estético próximo ao prolongamento axilar. Seu tamanho geralmente é pequeno (Fig. 13-16).

O implante pode ser posicionado via axilar, periareolar e inframamária.

Aspecto dos implantes:

Lúmen:
- Pode haver uma variação muito grande no preenchimento de implantes com mais de um lúmen.
- Luz única é o mais comum.
- Quando há dois lumens, o interno pode ser preenchido por silicone e o externo por solução salina.

Forma:
- Ovalada, com contorno liso ou ondulado.

Posição:
- Anteromuscular.
- Retromuscular.
- Subcutânea.
- Mista.
- A posição anteromuscular corresponde à maioria dos implantes.

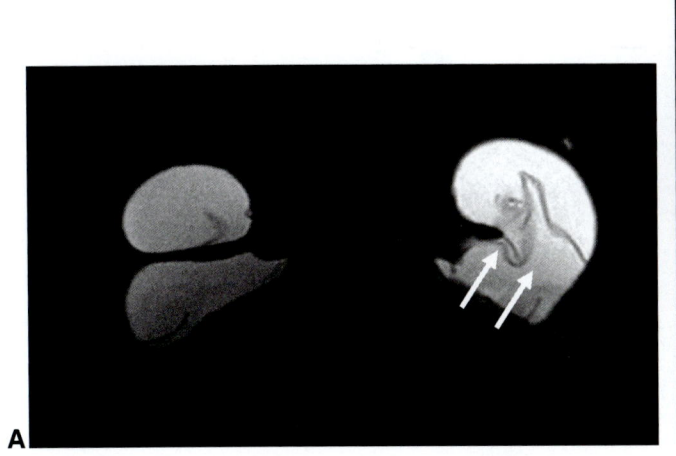

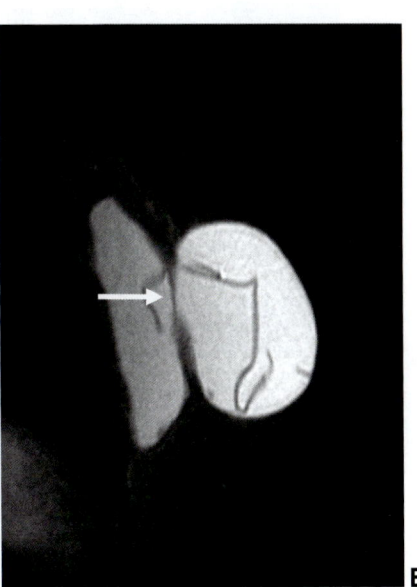

Fig. 13-15. Paciente com implantes ântero e retromuscular em cada mama. Ruptura intracapsular dos implantes, maior na mama esquerda. Ruptura da musculatura peitoral na mama esquerda (setas), com fusão dos dois implantes (nova cápsula). (**A**) Axial STIR (**B**) Sagital STIR.

Fig. 13-16. *Stacked implant*. Prótese menor, superior para reconstrução mamária (setas). Notar programação do posicionamento. (Agradecimentos à Dra. Ângela Fausto – **E**). (**A**, **C** e **D**) Sequência STIR. (**B**) Mamografia.

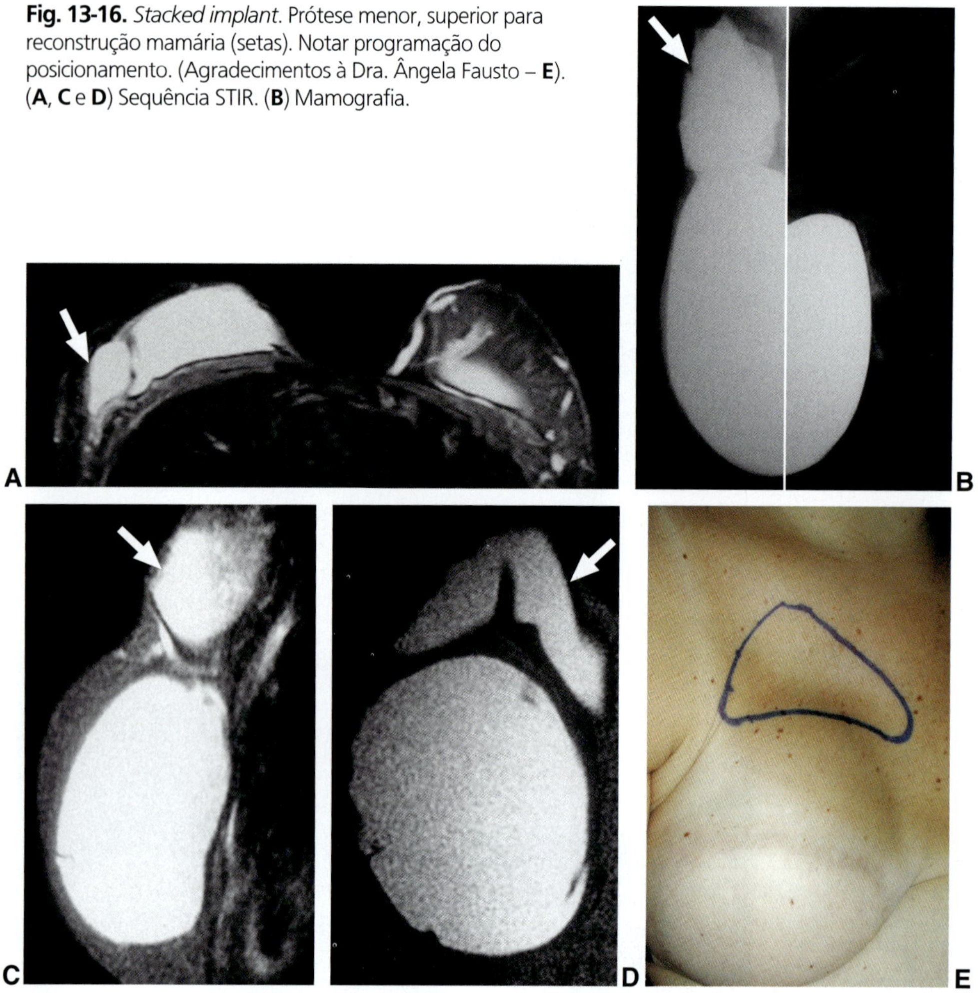

COMPOSIÇÃO DO IMPLANTE

A maioria dos implantes utilizada em nosso meio é composta de um envelope de elastômero silástico, preenchido por gel de silicone, ao contrário dos EUA, onde é mais comum o implante preenchido com solução salina. O conhecimento das características do silicone na RM é essencial para a compreensão das sequências utilizadas.

O tipo de silicone utilizado é o polidimetil-siloxano (PDMS), um polímero sintético de óxido de silicone, que tem baixo peso molecular e pode virar gel pelo aumento de cadeias de polímero. Quanto maior o número e mais complexo o polímero, maior a viscosidade do silicone.

O envelope de silicone, cuja substância consiste em um elastômero de silicone, pode ser liso ou texturizado, ou ainda recoberto por poliuretano, sendo comum a observação de líquido reacional circundando os implantes de envelope texturizado ou coberto por poliuretano, por provável reação sinovial (Fig. 13-17).

É importante lembrar que o tipo de envelope utilizado não pode ser diferenciado na ressonância magnética. Além disso, embora a cápsula do implante também seja composta de silicone, não produz sinal, porque estes prótons estão interligados, a não ser que esteja espessada (Fig. 13-17).

Os implantes preenchidos por solução salina também apresentam envelope de elastômero de silicone, mas são considerados seguros por causa da solução salina, que é inócua em caso de ruptura e extravasamento (Fig. 13-17).

Atualmente o silicone utilizado tem alta coesividade e, portanto, é menos propenso a extravasamento (Fig. 13-18).

> Composição dos implantes:
> - Em nosso meio a maioria é de gel de silicone.
> - Nos EUA a maioria é de solução salina.
> - Envelope liso, texturizado ou recoberto por poliuretano.
> - O tipo de envelope não pode ser diferenciado na RM.

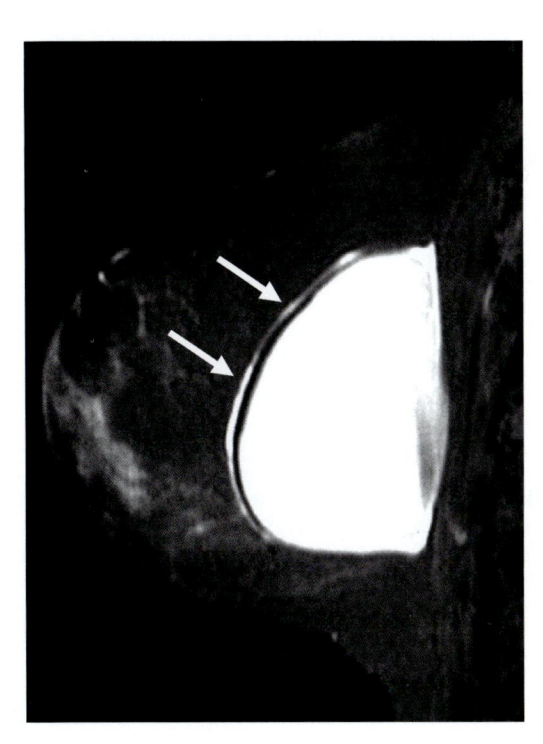

Fig. 13-17. Implante de silicone com cápsula apresentando sinal hipointenso na sequência STIR. Plano sagital.

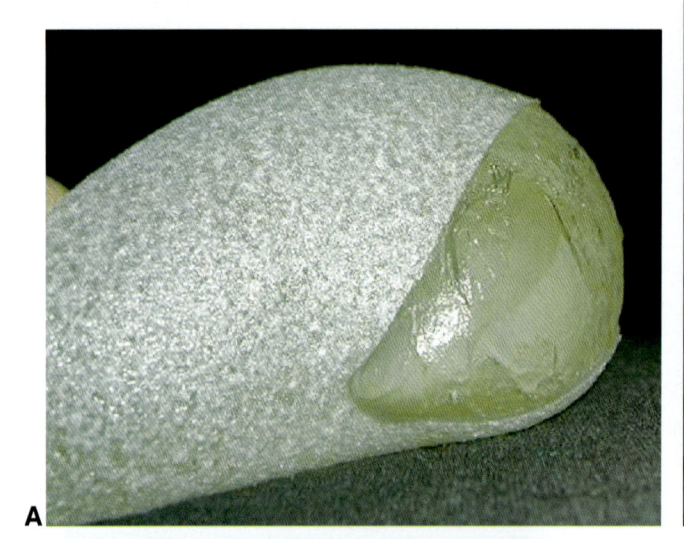

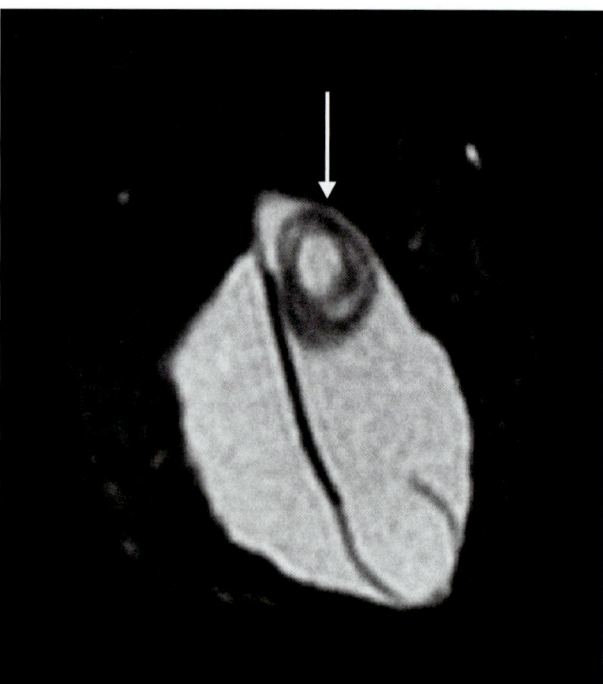

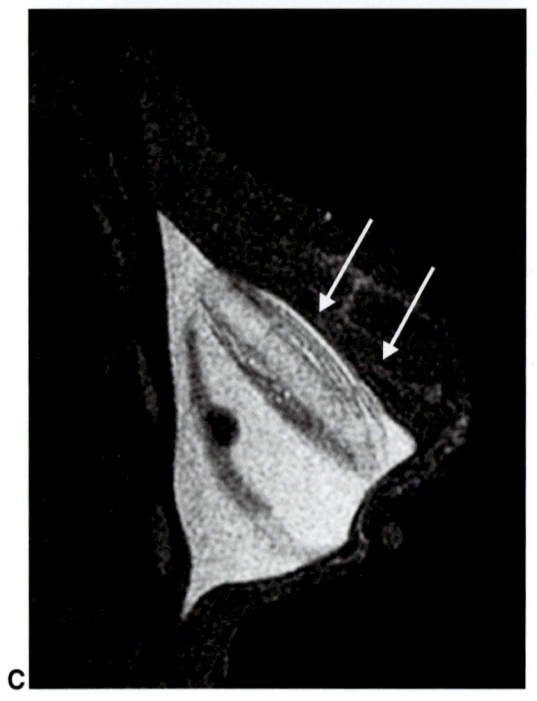

Fig. 13-18. (A) Implante de silicone de alta coesividade com ruptura. (Foto cedida pela Dra. Ângela Fausto.) Sequências sagital (**B**) e coronal (**C**) STIR, demonstrando ruptura intracapsular com aspecto enovelado em sua porção anterior e superior (setas).

CÁPSULA DO IMPLANTE

Todos os implantes são envolvidos por uma cápsula fibrosa, denominada cápsula biológica. A formação da cápsula fibrosa ao redor do implante decorre de uma resposta inflamatória, esperada a qualquer corpo estranho, e ocorre logo após o posicionamento do implante.

Em geral, ela permanece relativamente distensível e moderadamente maior que o implante. Na RM, normalmente ela é de difícil diferenciação do envelope do implante, sendo identificada a soma das duas imagens. Entretanto, em implantes antigos pode ser evidenciada calcificação na cápsula fibrosa (Fig. 13-19).

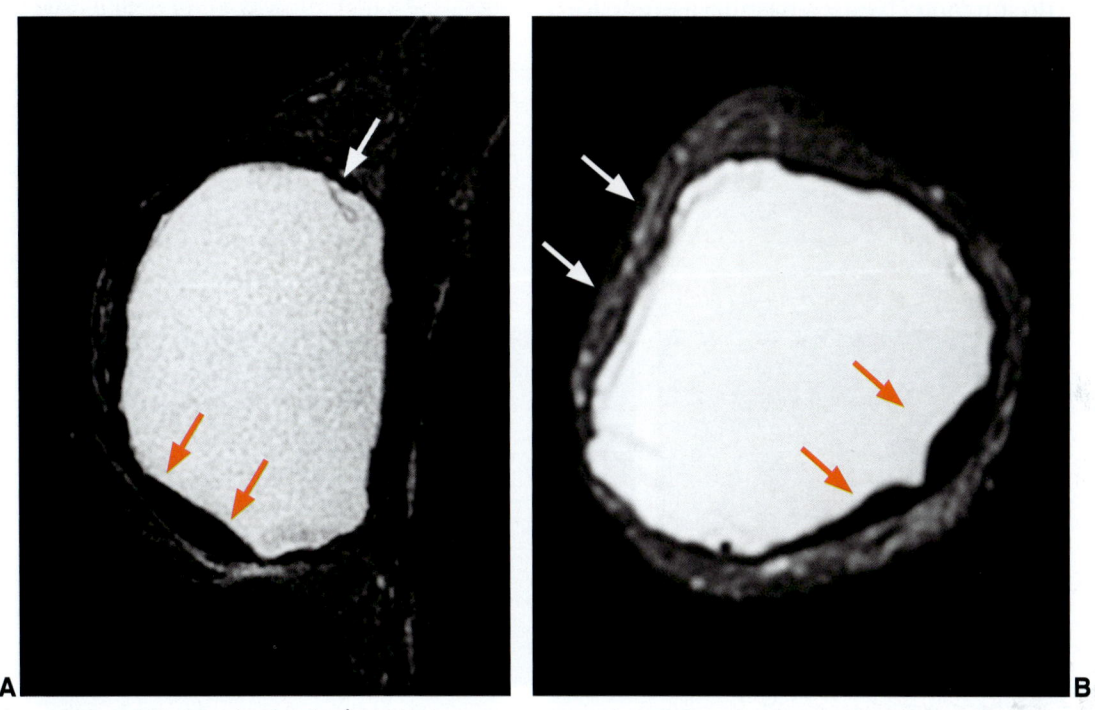

Fig. 13-19. Calcificação da cápsula. Área hipointensa em T2 anterior e inferior (setas vermelhas). Notar sinal da gota invertida no plano sagital (**A**) e sinal do duplo contorno no plano coronal (**B**) (setas) por ruptura intracapsular.

PASTILHA DE FECHAMENTO

O ponto de fixação do implante ou pastilha de fechamento é uma pequena área mais espessada situada no envelope de elastômero de silicone que pode ser evidenciada em alguns tipos de implantes (Fig. 13-20).

Geralmente tem localização posterior e sinal hipointenso em T2, como o restante do elastômero (Fig. 13-21).

A posição da pastilha é importante na suspeita de rotação do implante. Nesta, a pastilha assume localização diferente da anterior (Fig. 13-22).

Entretanto, a posição da pastilha em outra localização nem sempre significa rotação do implante. O posicionamento na cirurgia pode ter sido feito dessa forma.

Nem todos os implantes apresentam pastilhas bem identificadas na ressonância (Fig. 13-23).

Algumas pastilhas são diferentes, demonstram múltiplas camadas com algumas partes fenestradas que podem simular discreta ruptura intracapsular. Às vezes, algumas pastilhas apresentam vários discos (Fig. 13-24).

> Pastilha de fechamento:
> - Pastilha normalmente em posição posterior.
> - Importante na suspeita de rotação do implante quando assume posição diferente da posterior.
>
> Algumas pastilhas podem ser diferentes:
> - Múltiplas camadas com partes fenestradas que podem simular ruptura intracapsular.
> - Pastilhas com vários discos.

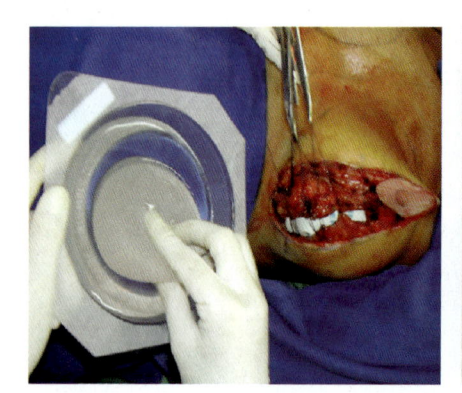

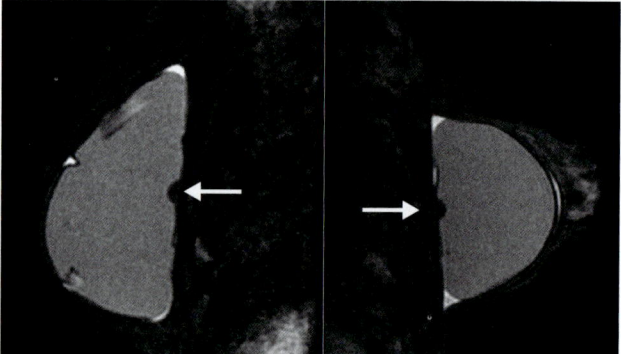

Fig. 13-20. Pastilha de fechamento do implante, posicionada posteriormente, hipointensa na sequência sagital STIR (seta). (Foto da cirurgia cedida pela Dra. Ângela Fausto.)

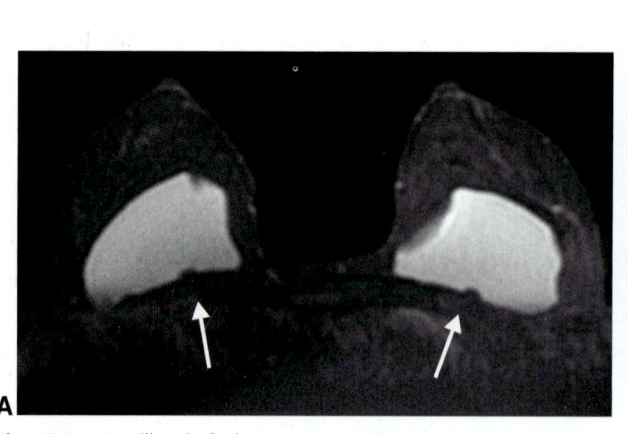

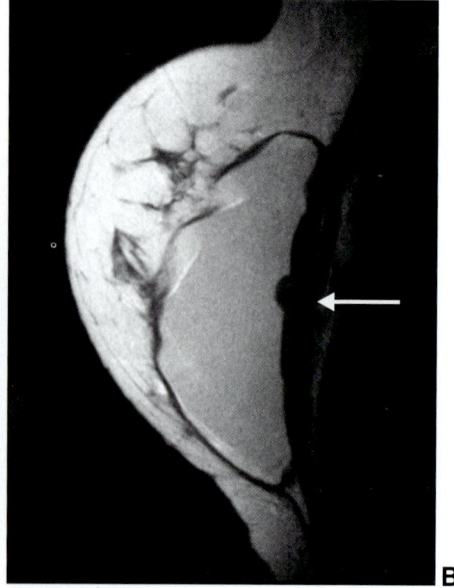

Fig. 13-21. Pastilha de fechamento. Localização posterior. (**A**) Axial STIR. (**B**) Sagital T2.

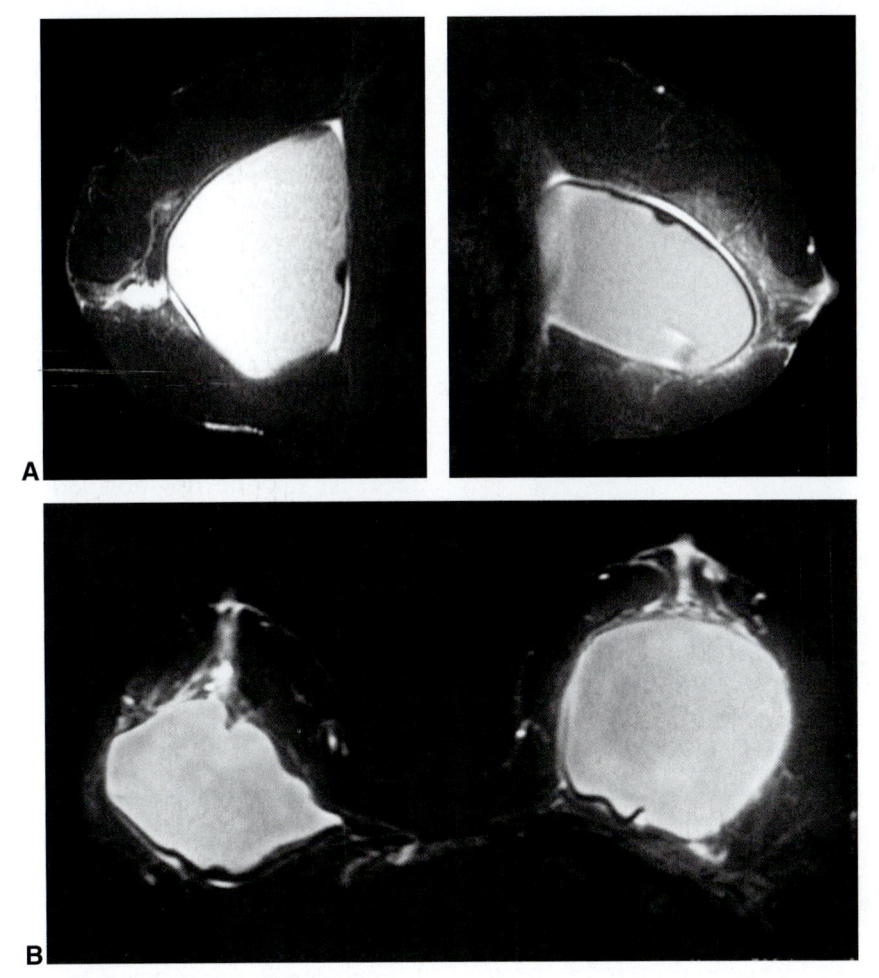

Fig. 13-22. Pastilha em localização diferente, anterior à esquerda, promovendo alteração da morfologia do implante no axial, simulando contratura. Pastilha posterior à direita, normal. (**A**) Sagital STIR. (**B**) Axial STIR.

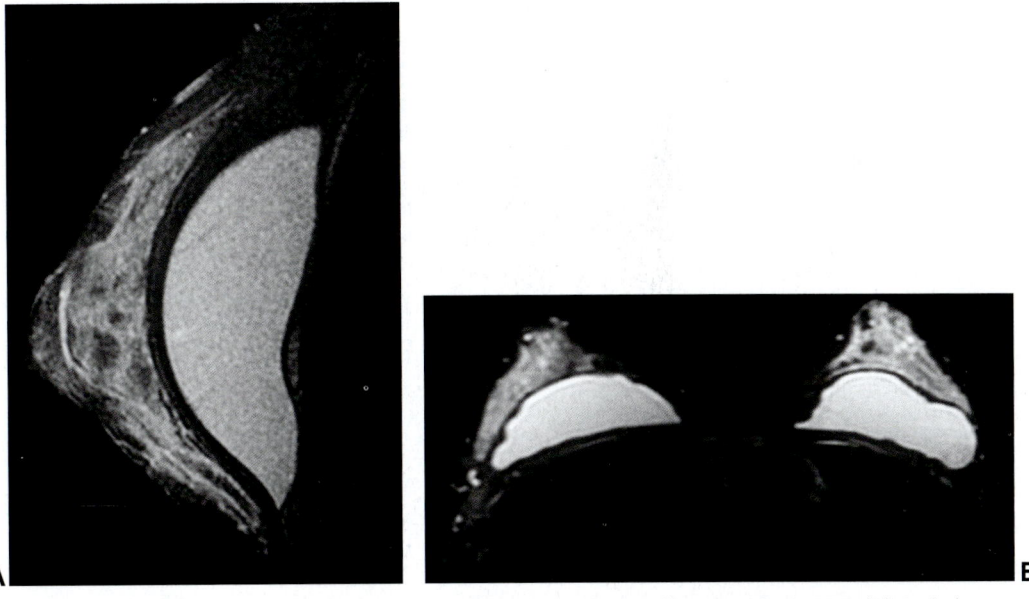

Fig. 13-23. Implantes retromusculares com má individualização das pastilhas. Sequência STIR. (**A**) Sagital. (**B**) Axial.

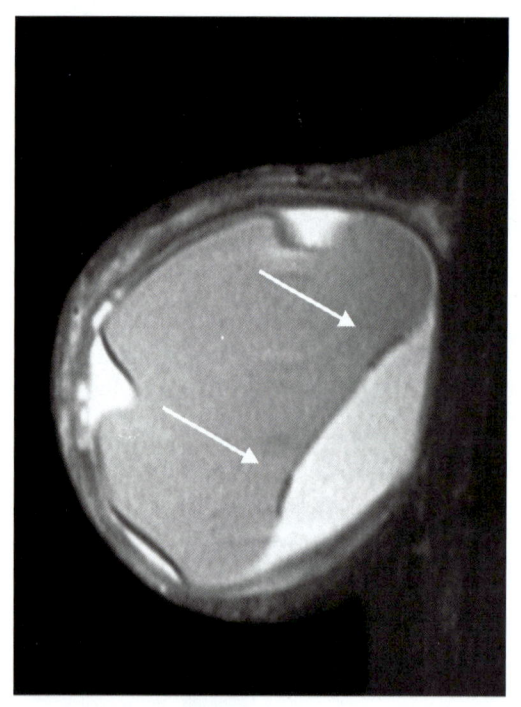

Fig. 13-24. Implante com duas pastilhas (setas). Notar coleção intracapsular (seroma). Sagital STIR.

PREGAS RADIAIS

Frequentemente são observadas pregas normais, ou radiais, no implante, que representam um achado normal. A causa da sua formação é a retração posterior do elastômero de silicone, com pregas compostas por duas camadas do elastômero, que podem ser vistas na RM e na ultrassonografia. O número de pregas pode estar relacionado com o tipo de implante, com a loja cirúrgica do implante e com o grau de contratura (Fig. 13-25).

As pregas normais devem ser traçadas desde o lúmen até sua origem no envelope de elastômero, sendo mais espessas que as linhas subcapsulares, observadas na ruptura intracapsular, descritas a seguir (Fig. 13-26).

As pregas radiais são diferenciadas destas últimas em razão da presença do artefato, denominado *chemical shift*, reconhecido por duas linhas com sinal diferente, hipointenso de um lado e hiperintenso do outro, promovido pela presença de duas estruturas diferentes adjacentes (silicone e líquido) em torno da prega radial, em uma mesma direção da fase de aquisição da imagem. Como na ruptura focal há silicone dos dois lados, este artefato não está presente (Fig. 13-27).

As pregas normais podem ser simples, onduladas, ramificadas ou complexas. Podem ser vistas em toda sua extensão em um único corte ou aparecer em vários cortes (complexa). Podem, ainda, ser curtas ou longas, únicas ou múltiplas (Fig. 13-28).

Pregas radiais:
- Achado normal.
- Causadas pela retração posterior do elastômero de silicone, com pregas compostas por duas camadas do elastômero.
- Devem ir do lúmen até a origem do envelope.
- São mais espessas que as linhas subcapsulares observadas na ruptura intracapsular.
- Apresentam o artefato denominado *chemical shift* reconhecido por duas linhas com sinal diferente, hipointenso de um lado e hiperintenso do outro. Na ruptura focal este artefato não está presente.
- Podem ser simples, onduladas, ramificadas ou complexas.

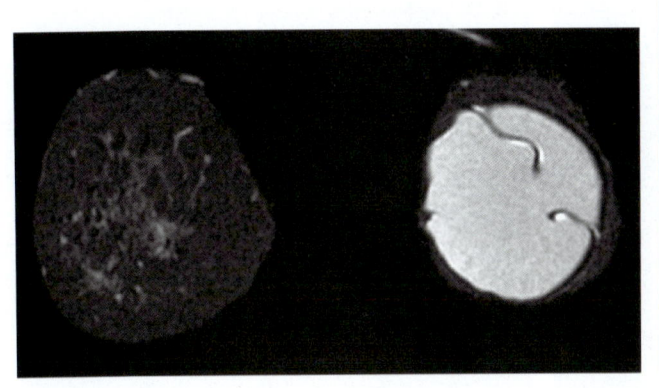

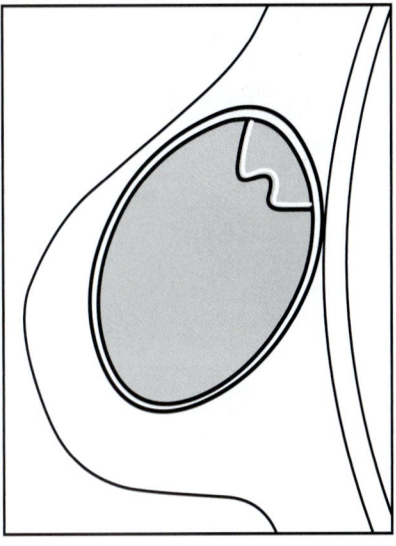

Fig. 13-25. Prega radial em prótese íntegra na sequência coronal STIR.

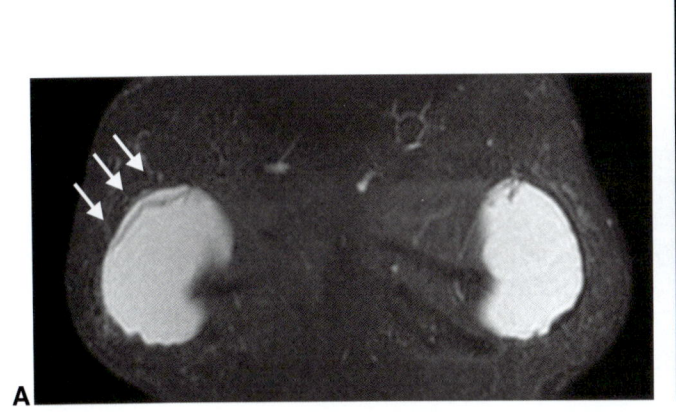

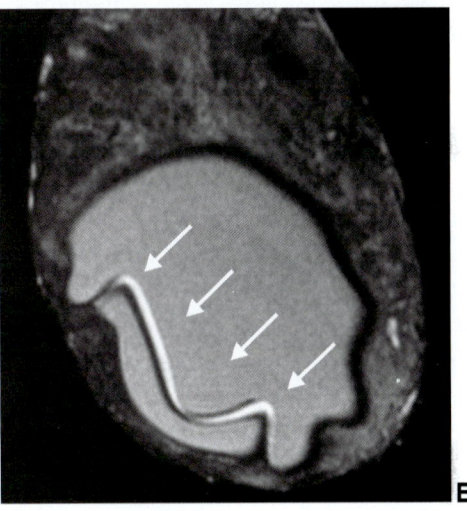

Fig. 13-26. (**A**) Linha subcapsular em ruptura intracapsular (seta), na sequência coronal STIR. (**B**) Prega radial traçada de uma parede a outra do envelope de elastômero. Sagital STIR.

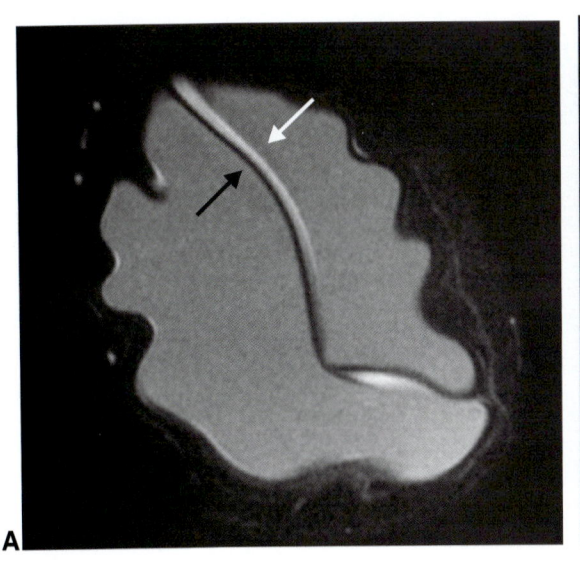

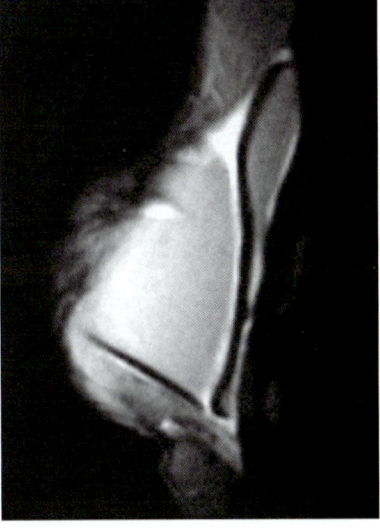

Fig. 13-27. Artefato *chemical shift* típico da prega radial. De um lado fica branco e do outro preto. Ele é decorrente do aprisionamento de líquido entre as duas camadas da cápsula, que estão circundadas pelo silicone-gel do implante. (**A**) Coronal STIR. (**B**) Sagital STIR.

Capítulo 13 ■ IMPLANTES MAMÁRIOS

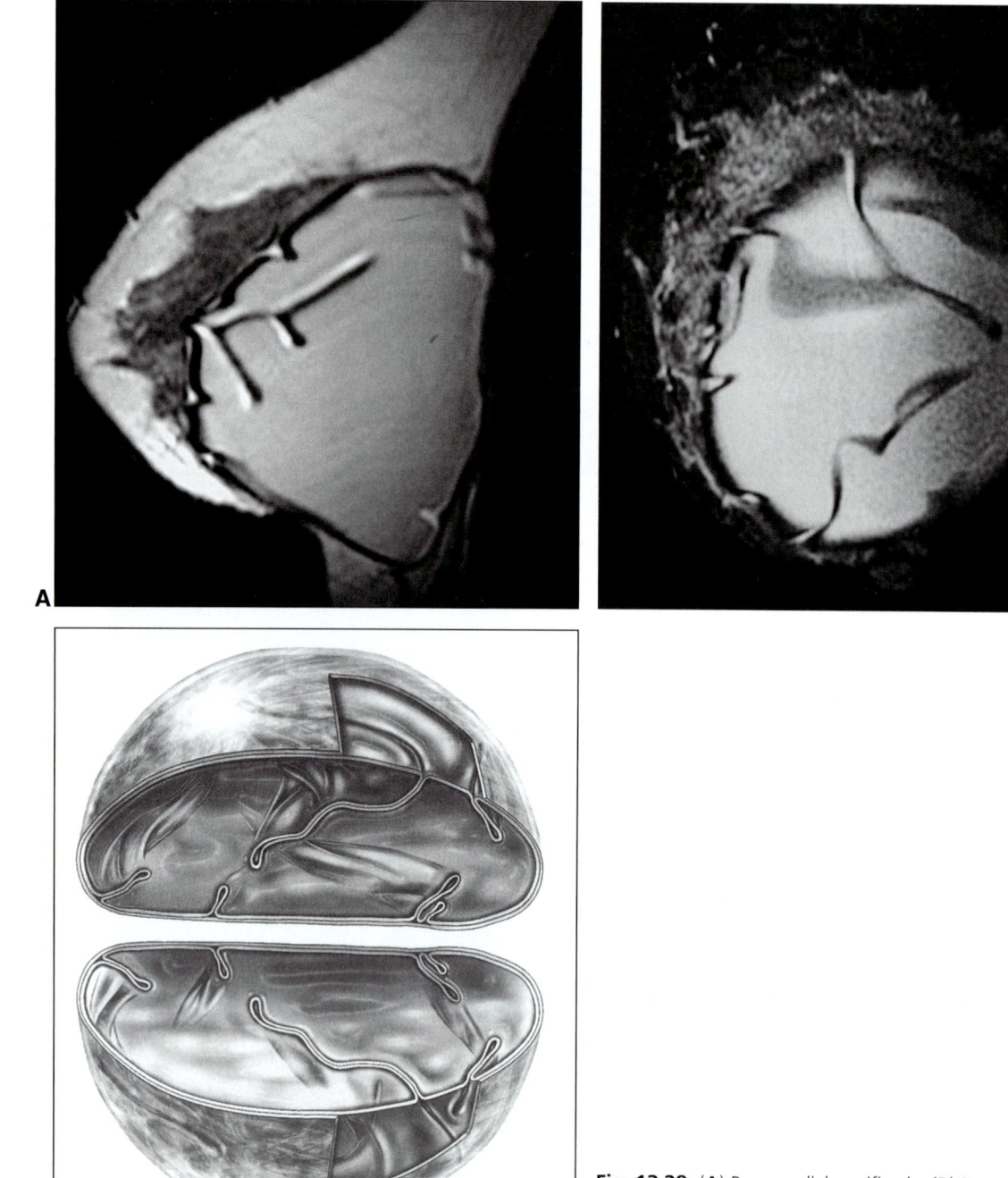

Fig. 13-28. (**A**) Prega radial ramificada. (**B**) Pregas radiais múltiplas. (**C**) Representação gráfica das pregas radiais. (Retirado de Middleton MS, McNamara MP. *Breast implant imaging.* p. 87.)

LÍQUIDO PERI-IMPLANTE

A presença de líquido entre o envelope de silicone e a cápsula fibrosa pode ser um achado normal, especialmente quando em pequena quantidade e simétrico em relação a outra mama (Fig. 13-29).

É mais comum a observação de líquido reacional circundando os implantes de envelope texturizado ou coberto por poliuretano. Ainda não está bem elucidado o mecanismo de produção do líquido peri-implante. Alguns autores sugerem a formação de metaplasia sinovial em virtude da presença do envelope do elastômero de silicone ou então da atividade secretória da cápsula do implante.

Ann *et al.* investigaram outra causa da colonização bacteriana do líquido intracapsular em pacientes sintomáticas. Apesar de haver colonização em algumas pacientes (39%), eles não identificaram diferença significativa que pudesse provar esta teoria (Fig. 13-30).

O líquido pode insinuar-se nas pregas dos implantes, formando, assim, o artefato do *chemical shift*. Este artefato ocorre em qualquer parte do corpo, quando são observadas duas estruturas diferentes, próximas e na mesma direção da fase. Mais detalhes na seção de pregas normais ou radiais (Fig. 13-27).

Pode ser facilmente diferenciado o silicone do líquido peri-implante utilizando a sequência específica de supressão de líquido ou de supressão de silicone. Quando realizada a supressão de silicone o líquido permanece hiperintenso, e o silicone perde o sinal (Fig. 13-30).

Geralmente, não há impregnação pelo meio de contraste no líquido ou na cápsula fibrosa, pela ausência de reação inflamatória (Fig. 13-31).

Quando o líquido é proeminente, sintomático ou assimétrico, a possibilidade de coleção peri-implante pode ser considerada (Fig. 13-32).

> Líquido peri-implante ou intracapsular:
> - Pode ser um achado normal, especialmente quando em pequena quantidade, bilateral e simétrico.
> - Sua presença é comum.
> - O líquido pode insinuar-se nas pregas dos implantes, formando o artefato do *chemical shift*.
> - Para diferenciar de silicone peri-implante são necessárias as sequências com supressão de líquido e silicone.

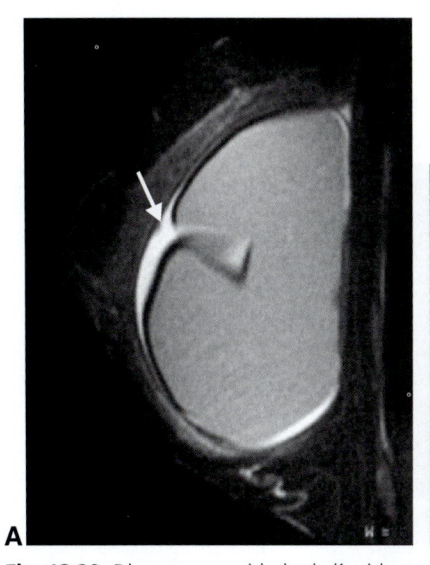

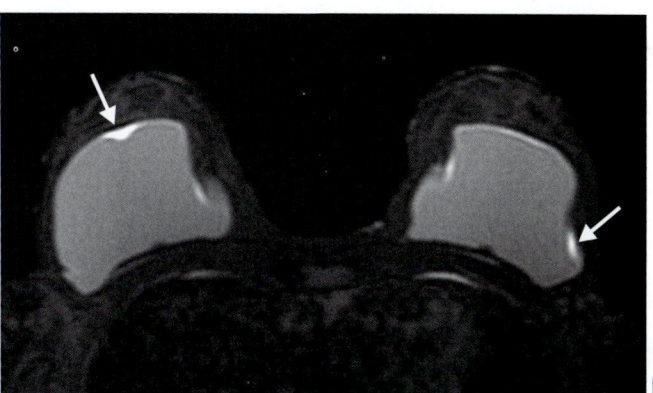

Fig. 13-29. Discreta quantidade de líquido peri-implante, simétrico e bilateral. (**A**) Sagital. (**B**) Axial.

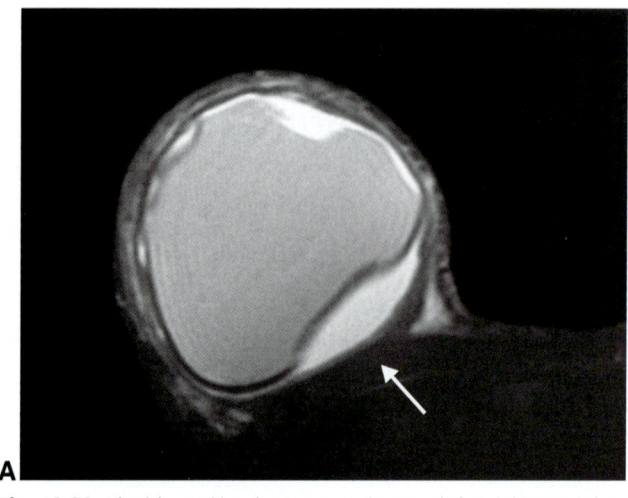

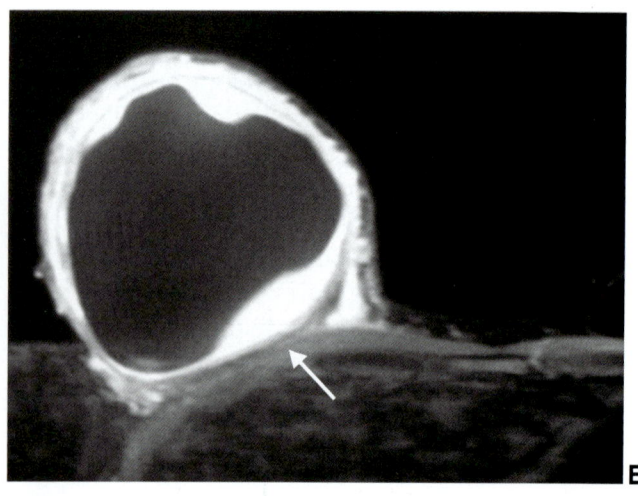

Fig. 13-30. Líquido peri-implante proeminente. (**A**) Axial STIR. (**B**) Axial STIR com supressão de silicone. Quando realizada a supressão de silicone, o líquido permanece hiperintenso e o silicone perde o sinal.

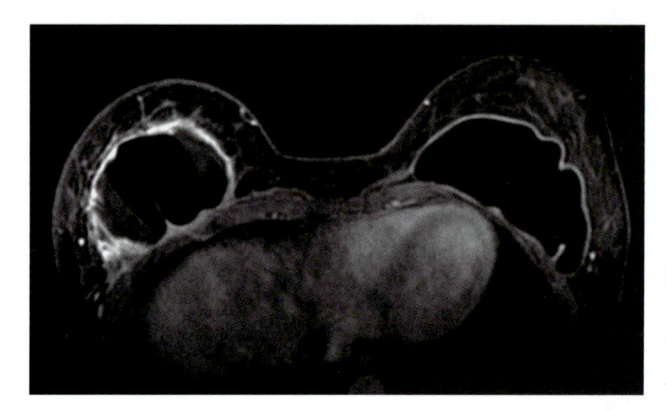

Fig. 13-31. Sequência pós-contraste, axial com supressão de gordura. Notar ausência de impregnação na cápsula do implante à esquerda em comparação com o implante à direita, que tem infecção peri-implante.

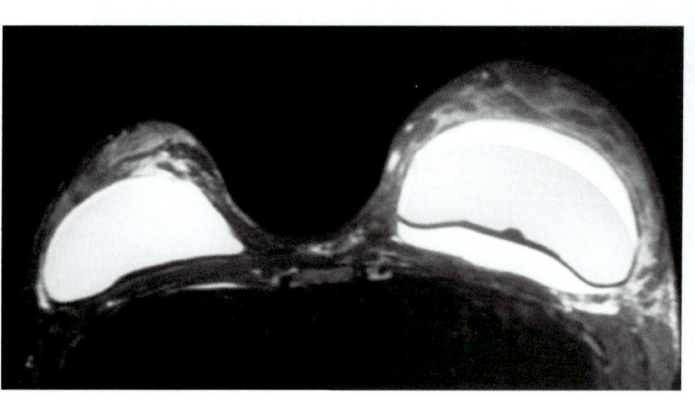

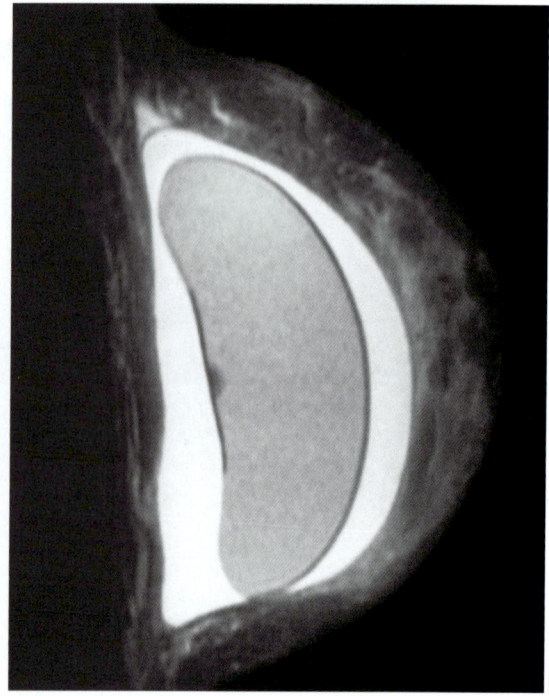

Fig. 13-32. Coleção peri-implante proeminente à esquerda, hiperintensa na sequência STIR, promovendo deslocamento do implante. (**A**) Axial. (**B**) Sagital.

OBJETIVO DA RESSONÂNCIA NO ESTUDO DO IMPLANTE

O objetivo da utilização da RM no estudo dos implantes é a avaliação da sua integridade, com detecção de rupturas pequenas e outras complicações, como a contratura, a coleção peri-implante, a infecção e a avaliação de lesão parenquimatosa.

O conhecimento da história da paciente é muito importante, incluindo ruptura prévia e troca de implante, já que achados considerados anormais de um tipo de implante ou técnica cirúrgica podem ser normais em outros. Por outro lado, pode ser identificado silicone extravasado de ruptura prévia adjacente a implante íntegro (Fig. 13-33).

> Objetivos da RM nas pacientes com implante:
> - 1. Avaliar integridade.
> - 2. Detectar complicações (contraturas, coleções, infecções).
> - 3. Avaliar lesão parenquimatosa.

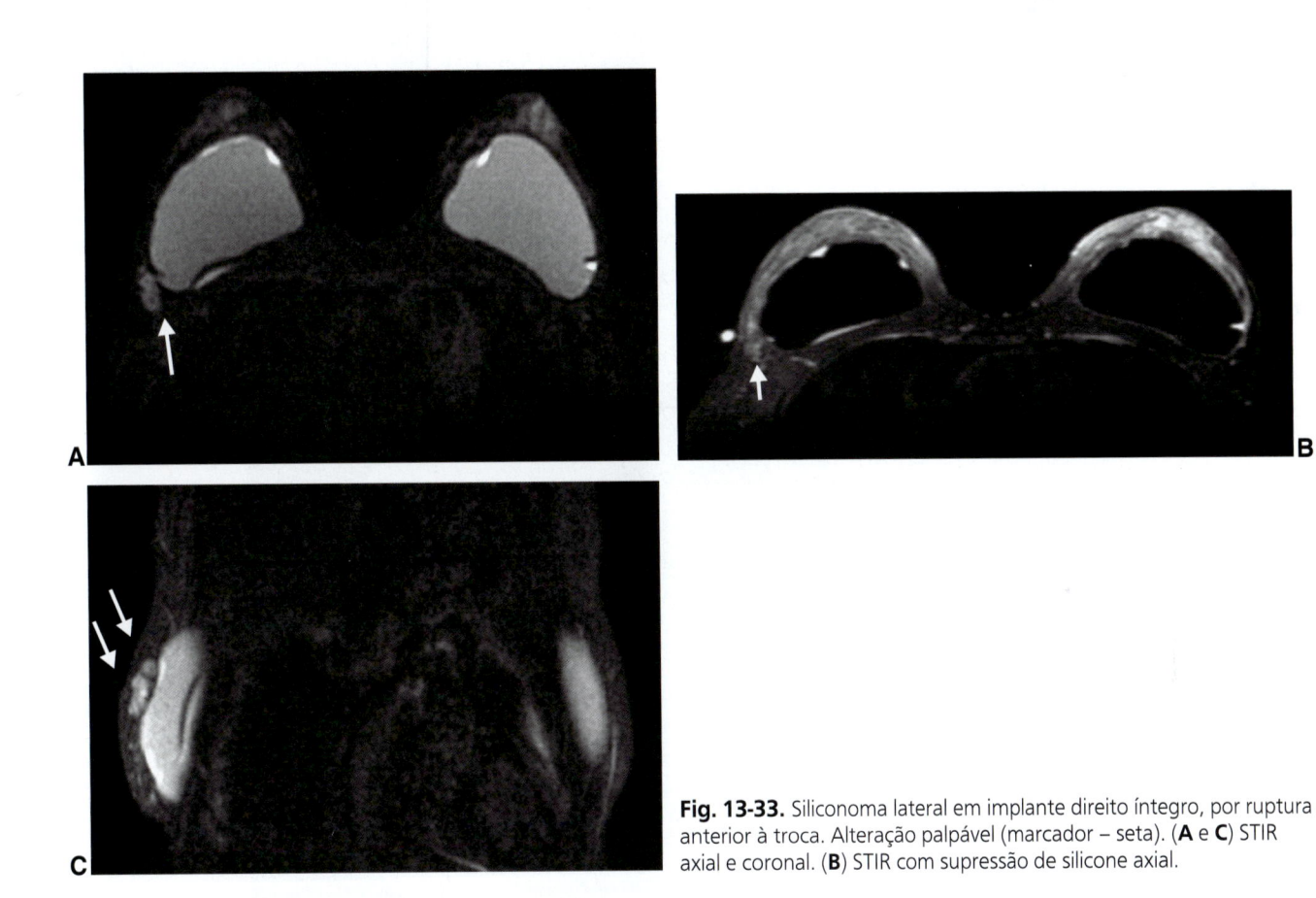

Fig. 13-33. Siliconoma lateral em implante direito íntegro, por ruptura anterior à troca. Alteração palpável (marcador – seta). (**A** e **C**) STIR axial e coronal. (**B**) STIR com supressão de silicone axial.

RUPTURA DO IMPLANTE

A ruptura é uma das principais complicações dos implantes, mas como a maioria é assintomática, a real prevalência ainda é desconhecida. A incidência em pacientes assintomáticas tem sido estimada em cerca de 4 a 6%, e 33% em sintomáticas.

Clinicamente a paciente pode apresentar dor, frequentemente em queimação ou observar redução e/ou assimetria das mamas, mas em sua maior parte as queixas são inespecíficas e vagas, ou a paciente é assintomática, tornando o diagnóstico clínico mais difícil.

A ruptura do implante pode ser intracapsular ou extracapsular. A ruptura intracapsular é a mais comum, sendo definida como ruptura do envelope de elastômero do implante, com o silicone-gel contido pela cápsula fibrosa (Fig. 13-34).

Em 12-26% dos casos a cápsula fibrosa também irá romper-se, e o silicone-gel extravasará para o parênquima mamário, o que caracteriza o processo denominado ruptura extracapsular (Fig. 13-35).

Diferente dos outros métodos, a RM é o único que permite diferenciar adequadamente a ruptura intracapsular da extracapsular, com sensibilidade alcançando 72-94% e especificidade de 85-100%.

A mamografia tem especificidade para a ruptura extracapsular de 89 a 98%, mas a sensibilidade é de somente 11 a 28%, não servindo para ser usada no rastreamento dessa ruptura.

Alguns autores referem uma diferença da acurácia diagnóstica entre a RM e a ultrassonografia da ordem de 84% contra 49%.

A sensibilidade da ressonância para a identificação de ruptura depende da resolução espacial do exame, da quantidade de silicone-gel fora do implante, da presença de pregas radiais (aumentam a sensibilidade) e do lúmen duplo (diminui sensibilidade). Outros fatores são os artefatos de movimento e próteses com metal que produzem artefatos, impedindo a visualização adequada (Fig. 13-36).

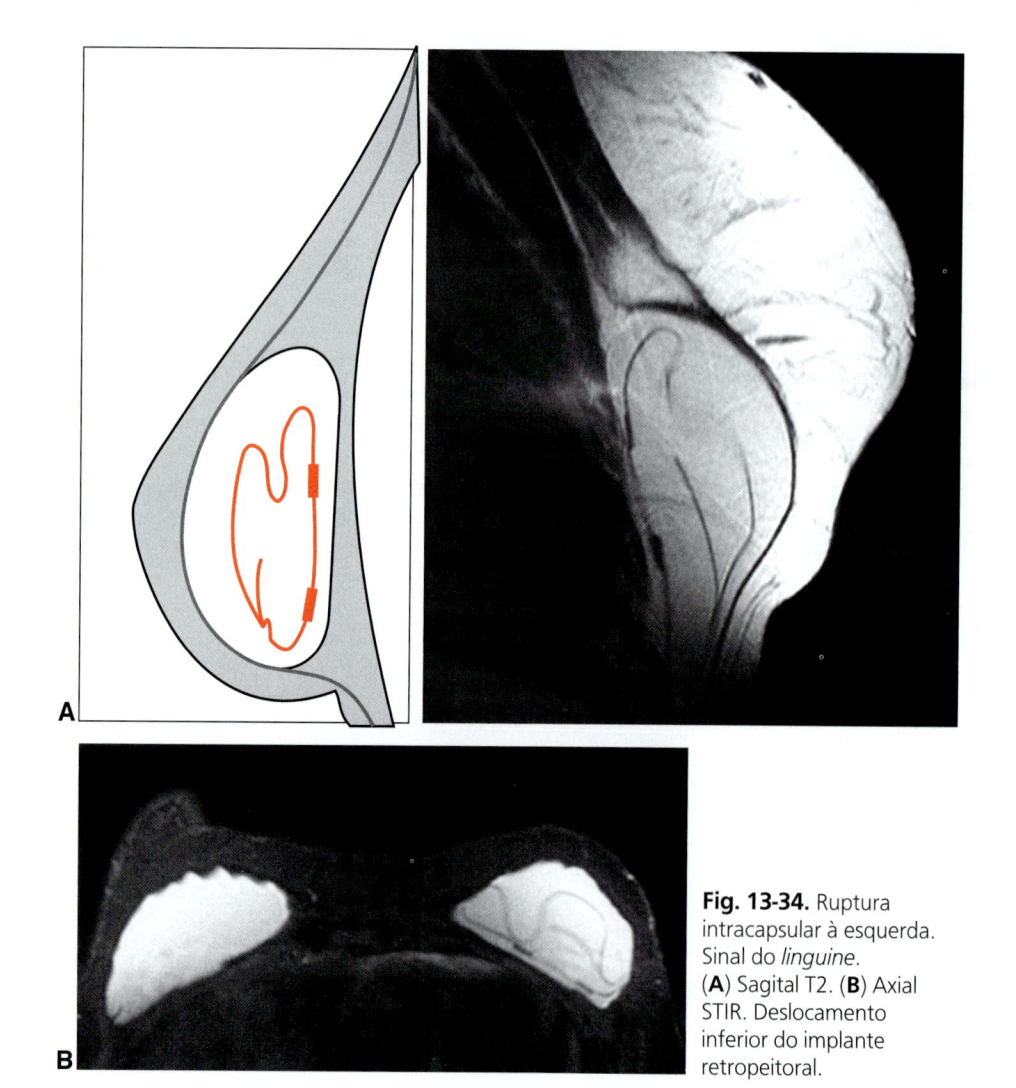

Fig. 13-34. Ruptura intracapsular à esquerda. Sinal do *linguine*. (**A**) Sagital T2. (**B**) Axial STIR. Deslocamento inferior do implante retropeitoral.

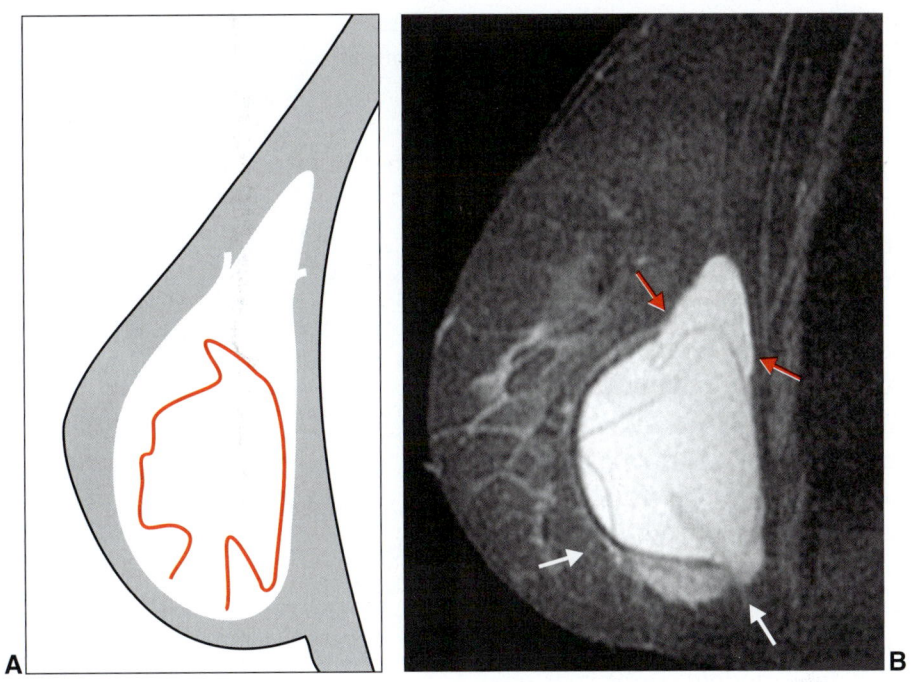

Fig. 13-35. Ruptura extracapsular. Notar interrupção da cápsula do implante (ruptura intracapsular) e da cápsula fibrosa superior (setas vermelhas) e inferior (setas brancas).

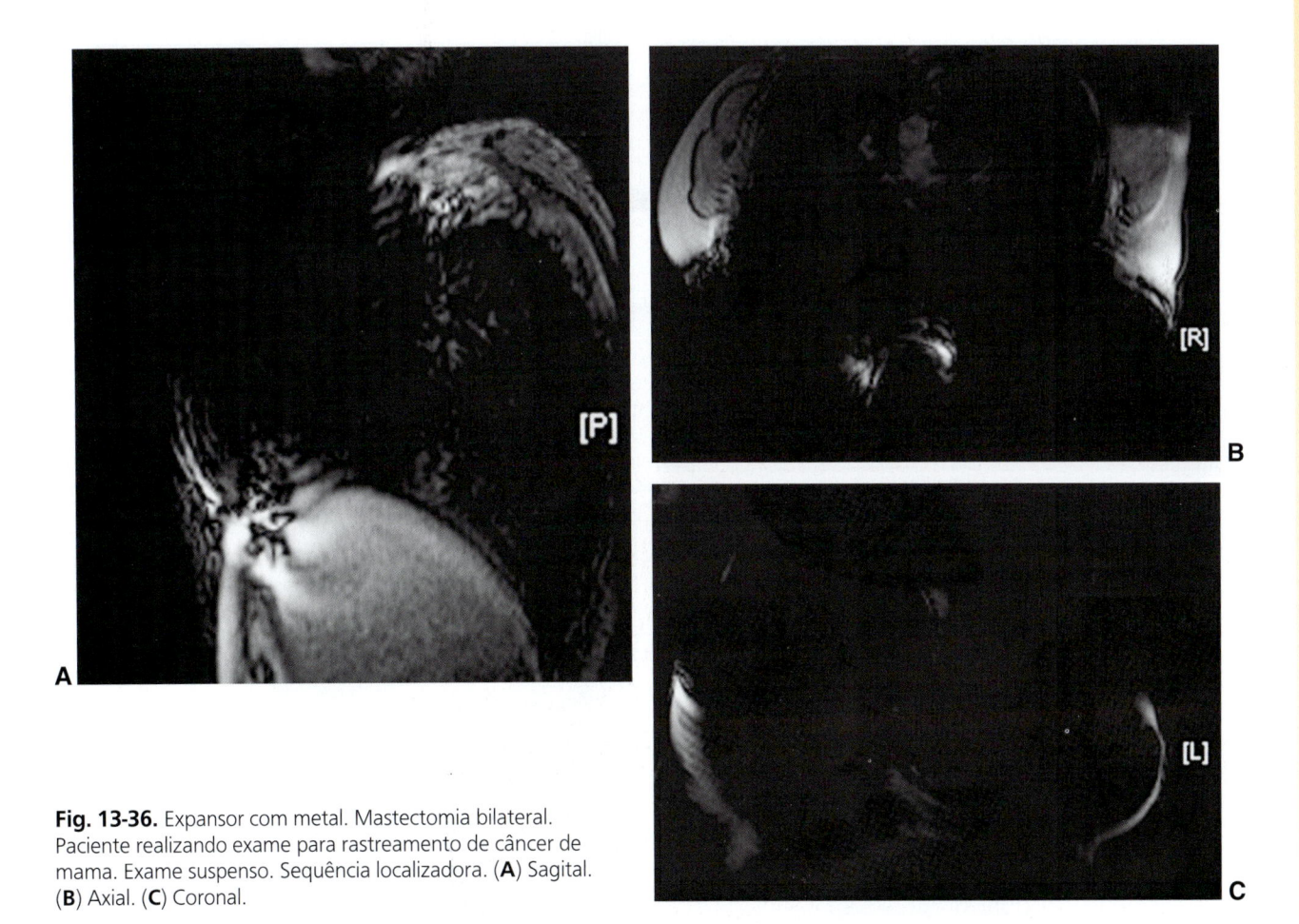

Fig. 13-36. Expansor com metal. Mastectomia bilateral. Paciente realizando exame para rastreamento de câncer de mama. Exame suspenso. Sequência localizadora. (**A**) Sagital. (**B**) Axial. (**C**) Coronal.

Ruptura intracapsular

A ruptura intracapsular é caracterizada pela presença de imagens lineares curvilíneas, enoveladas e hipointensas em todas as sequências presentes em múltiplos cortes dentro do implante, denominado *sinal do linguine*. Este é o sinal mais típico de ruptura intracapsular, pois corresponde ao colapso completo do envelope de elastômero no interior do silicone-gel, entretanto só ocorre em 44% dos casos. Tem uma sensibilidade de 96%, e uma especificidade de 94 a 100% para a ruptura (Fig. 13-37).

Este sinal é mais bem representado na sequência ponderada em T2 em virtude do contraste do silicone-gel hiperintenso nessa sequência e as linhas hipointensas (Fig. 13-38).

Em alguns implantes, a cápsula que os envolve é muito fina e, quando rota, fragmenta-se e fica bastante irregular (Fig. 13-39).

Implantes de luz dupla podem cursar com sinal do linguine falso-positivo, e, quando ocorre ruptura somente do envelope da luz interna, pode não ser evidenciado o sinal por aderência entre os envelopes.

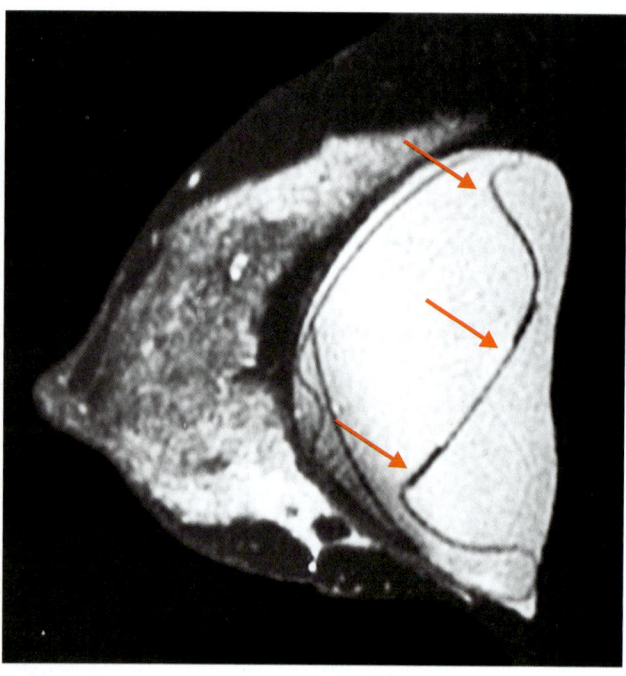

Fig. 13-37. Sinal do *linguine*, caracterizado pelo colapso completo do envelope de silicone, típico da ruptura intracapsular. Sagital STIR.

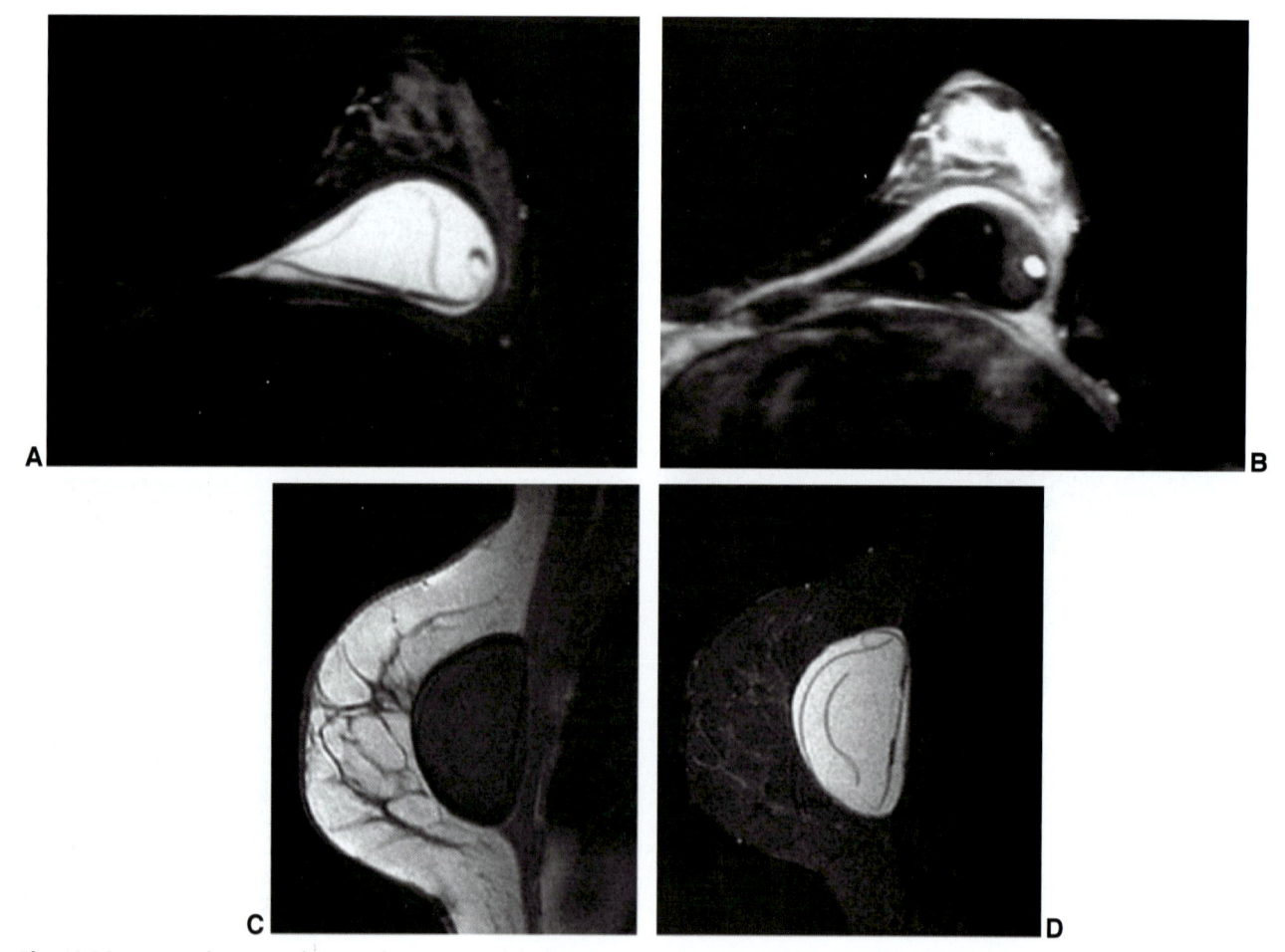

Fig. 13-38. Ruptura intracapsular completa com sinal do *linguine* em sequências sagital STIR (**D**) e axial STIR (**A**). Na sequência com supressão de silicone (**B**), o sinal do *linguine* não foi visto e, na sequência ponderada em T1 (**C**), tem menor visualização.

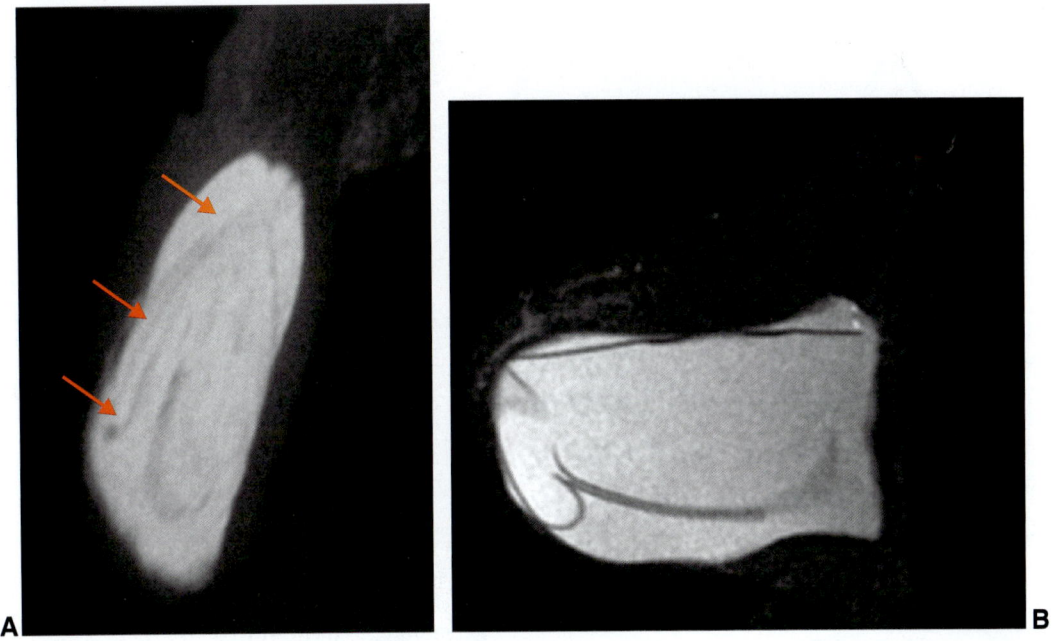

Fig. 13-39. (A) Cápsula destacada, rota, fina e irregular. **(B)** Comparar com sinal do *linguine* sem afilamento da cápsula. **(A e B)** Sagital STIR.

O diagnóstico diferencial se faz com as pregas radiais, especialmente nas rupturas sem colapso. As pregas radiais apresentam o artefato *chemical shift* (Fig. 13-40).

A ruptura intracapsular apresenta uma progressão relacionada com o colapso da cápsula. Inicialmente não há colapso da cápsula e, progressivamente, ocorrem colapsos mínimo, parcial e completo. É esta variação que vai determinar os sinais de ruptura a serem descritos inferiormente. Quando há ruptura com colapso completo do envelope de silicone é observado o *sinal do linguine*, referido acima (Fig. 13-41 e Quadro 13-2).

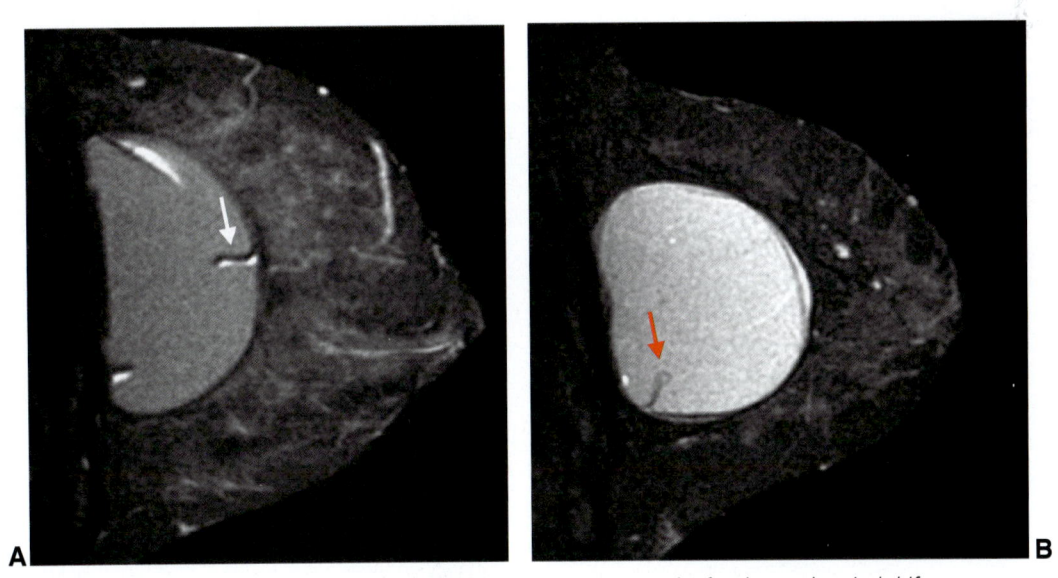

Fig. 13-40. (A) Pregas radiais com *chemical shift*. **(B)** Ruptura intracapsular focal sem *chemical shift*. **(A e B)** Sagital STIR.

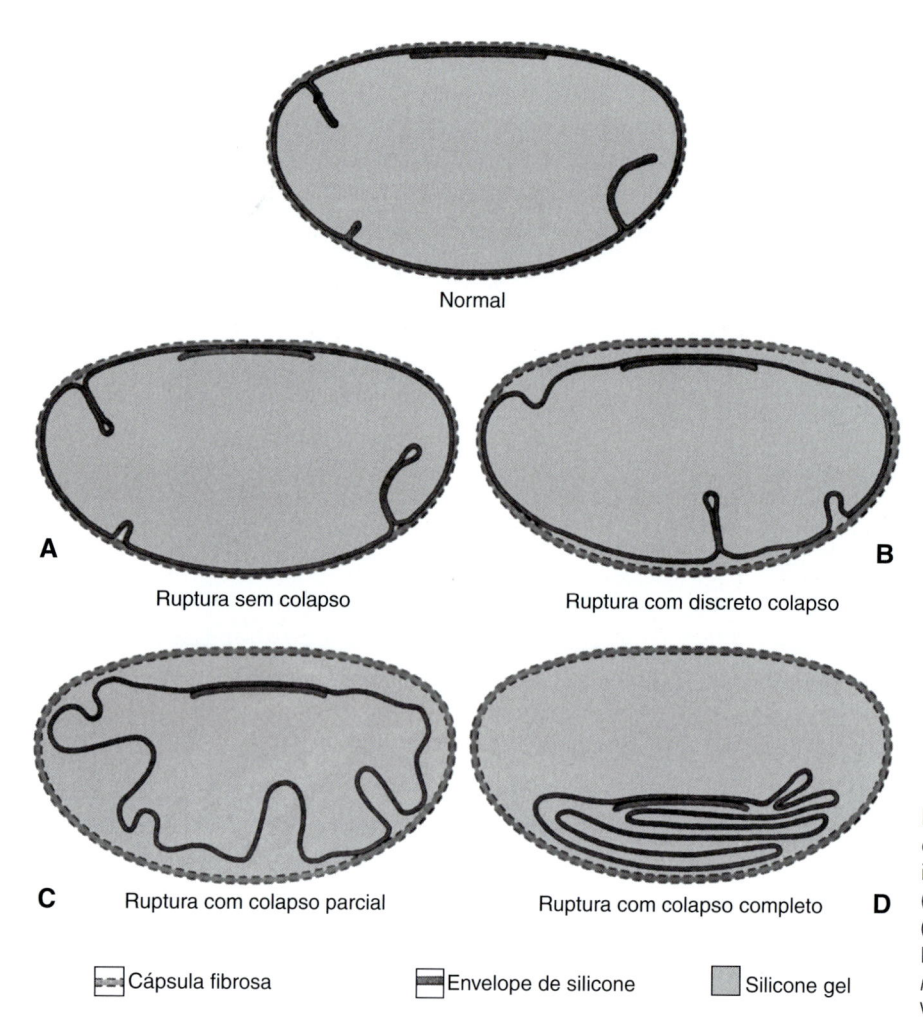

Fig. 13-41. Progressão do colapso do envelope do implante na ruptura intracapsular. (**A**) Ruptura sem colapso. (**B**) Discreto colapso. (**C**) Colapso parcial. (**D**) Colapso completo. (Adaptada de Middleton MS, McNamara Jr MP. *Breast implant imaging*. Lippincott Williams & Wilkins, p. 65.)

Quadro 13-2 Grau de ruptura e colapso

Condição do implante	Descrição
Implante íntegro	Implante normal, silicone líquido na superfície do implante
Ruptura sem colapso	Silicone-gel na superfície do implante. Silicone nas pregas dos implantes
Ruptura com colapso discreto	Silicone-gel entre a cápsula fibrosa e o elastômero de silicone
Ruptura parcialmente colapsada	Cápsula parcialmente submersa no silicone-gel extruso
Ruptura e colapso completo	Colapso completo da cápsula

Adaptada de Middleton MS, McNamara MP. *Breast implant imaging*.

Ruptura intracapsular:
- Forma mais comum de ruptura do implante.
- Representa ruptura do envelope de elastômero do implante, com o silicone-gel contido pela cápsula fibrosa.

Aspecto da ruptura na RM:
- Apresenta uma progressão relacionada com o colapso da cápsula.
- Inicialmente não há colapso da cápsula e progressivamente ocorre colapso mínimo, parcial e completo.
- Quando há ruptura com colapso completo do envelope é observado o *sinal do linguine* (imagens lineares enoveladas hipointensas dentro do implante).
- Melhor sequencia para estudo da integridade dos implantes é a ponderada em T2.

A sensibilidade da RM depende:
- Da resolução espacial do exame.
- Da quantidade de silicone-gel fora do implante.
- Das pregas radiais (aumentam a sensibilidade).
- Do lúmen duplo (diminui sensibilidade).
- Dos artefatos de movimento.
- Das próteses com metal com artefatos impedindo a visualização adequada

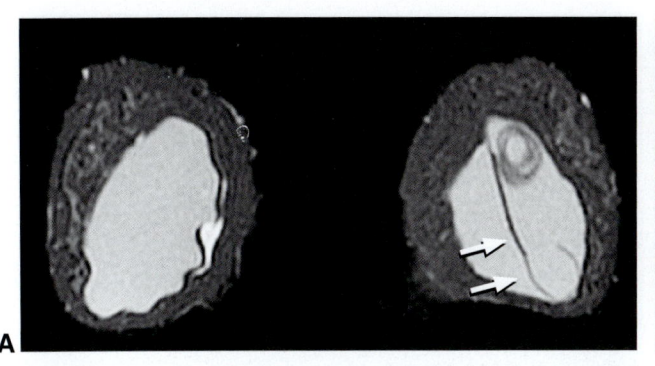

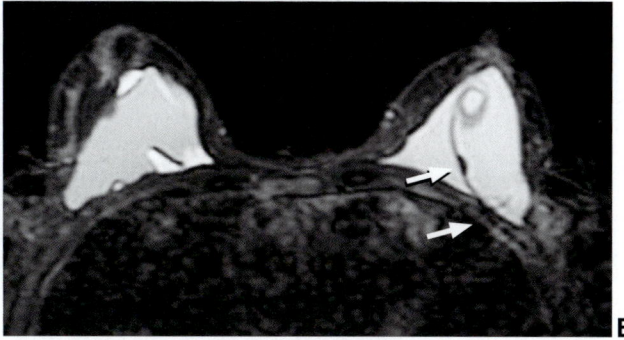

Fig. 13-42. Ruptura intracapsular à esquerda. Sinal do C. Ponto de fixação da superfície posterior do implante que, quando o envelope colapsa, assume um aspecto de "C", mais espesso que o envelope adjacente (setas). (**A**) Coronal STIR. (**B**) Axial STIR.

Existem ainda sinais sutis de ruptura intracapsular mais raros, como o *sinal da cauda de rato* descrito por Ikeda em 1999, consistindo em uma fina linha de silicone estendendo-se desde o implante até a parede torácica medial, e o *sinal do "C"*, observado por Middleton, que representa o ponto de fixação da superfície posterior do implante, que quando o envelope colapsa assume um aspecto de "C", que é mais espesso que o envelope adjacente. Nós costumamos ver o destacamento focal da pastilha do implante em ruptura inicial, com líquido entre a pastilha e a cápsula fibrosa, mas é incomum na nossa experiência a visualização do *sinal do "C"* (Fig. 13-42 e Quadro 13-3).

Outro sinal referido na literatura é a presença de líquido no interior do silicone-gel, que caracteriza o sinal do *olive oil sign*, ou seja, o sinal do óleo de salada. A explicação para sua presença na ruptura do implante é a incorporação do líquido peri-implante pela ruptura, misturando-se com o silicone-gel (Fig. 13-43).

Este sinal nem sempre implica em ruptura. Às vezes, líquido pode ser adicionado ao implante após seu posicionamento, segundo a literatura, para aumento volumétrico, apesar das recomendações contrárias.

Quadro 13-3 Achado de imagem e tipo de ruptura

Sinal	Ruptura
Sinal do duplo contorno	Ruptura inicial sem colapso
Sinal da gota invertida ou da lágrima	Ruptura inicial sem colapso
Sinal do "linguine"	Ruptura com colapso completo
Sinal do silicone-gel posterior a pastilha	Ruptura com colapso parcial
Sinal da espiculação anterior	Ruptura sem colapso ou colapso parcial
Sinal do C ou da cauda de rato	Ruptura com colapso parcial ou completo
Olive oil sign (óleo de salada)	Ruptura com colapso parcial ou completo

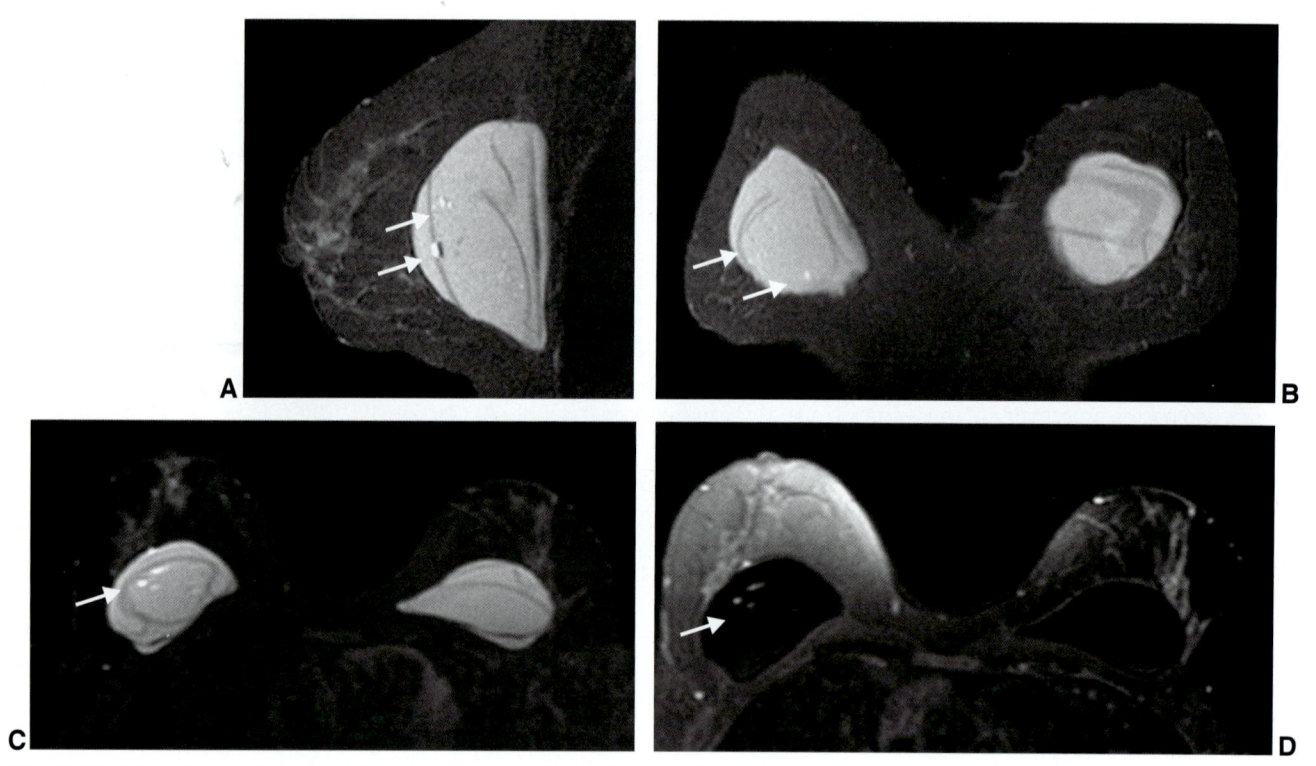

Fig. 13-43. *Olive oil sign* – Líquido peri-implante de permeio ao silicone após ruptura intracapsular à direita. Notar focos com sinal semelhante ao líquido no interior do silicone-gel (setas). (**A-C**) STIR. (**D**) STIR com supressão de silicone.

Ruptura intracapsular focal

A ruptura intracapsular focal refere-se a ruptura sem colapso do envelope de elastômero de silicone, ou então parcialmente colapsada. É a mais frequente, ocorrendo em torno de 52% e é diagnosticada na RM pela presença de sinais como o da gota invertida e a linha subcapsular.

A *linha subcapsular* consiste na observação de pequena quantidade de silicone-gel coletada junto à superfície da cápsula fibrosa e inferiormente ao envelope de elastômero, determinando um deslocamento mínimo destas estruturas. São observadas, em imagens contínuas, finas linhas hipointensas paralelas à cápsula fibrosa (Figs. 13-41 e 13-44).

Por ser localizada, pode ser difícil de ser diferenciada das pregas radiais. Como referido anteriormente, as pregas radiais são dobras normais do implante e apresentam-se como imagens lineares com baixo sinal em todas as sequências, que estendem-se à margem do implante. Além disso, apresentam um artefato, denominado *chemical shift*, provavelmente relacionado com a presença de líquido seroso, coletado entre as duas camadas do implante. Em razão da diferente composição química entre os dois materiais (silicone e água), forma-se um artefato linear em torno da prega radial caracteristicamente hipointenso em um lado e hiperintenso no outro, facilitando a sua diferenciação da ruptura intracapsular focal (Fig. 13-45).

Este sinal isolado não necessariamente corresponde à ruptura intracapsular, podendo representar extravasamento do silicone líquido, sendo por vezes difícil diferenciar a ruptura intracapsular focal do gotejamento de silicone em um implante poroso íntegro. Geralmente no gotejamento identificamos apenas um dos sinais (gota invertida ou linha subcapsular), e na ruptura os dois são identificados (Fig. 13-46).

O *sinal da gota invertida ou da lágrima* é formado pelo deslocamento e pela invaginação focal do envelope à medida que o silicone-gel escapa e fica retido na superfície externa do envelope. Observa-se a presença de fina estrutura hipointensa em forma de alça, contígua ao envelope do implante. Frequentemente, são múltiplos e associados às linhas subcapsulares (Figs. 13-41 e 13-47).

Outro sinal de ruptura intracapsular em fase inicial é o *sinal da espiculação anterior*, em que o silicone é visto ao longo da superfície interna da cápsula fibrosa espessada e com calcificações. É considerado uma variação do sinal do duplo contorno capsular e, provavelmente, representa o mesmo sinal, visto de fora para dentro do implante (Fig. 13-48).

O *sinal do silicone-gel posterior à pastilha* representa silicone entre a pastilha e a cápsula fibrosa da paciente, por ruptura intracapsular com colapso discreto ou parcial. Deve-se tomar cuidado para não confundir com implantes íntegros com variação da pastilha (ver seção pastilha) (Fig. 13-49 e Quadro 13-3).

> Ruptura intracapsular focal ou na fase inicial:
> - Pequenas quantidades de silicone gel coletadas junto à superfície da cápsula fibrosa.
> - Pode representar extravasamento do contraste e não necessariamente ruptura.
>
> Sinais mais comuns na RM:
> - Sinal da gota invertida.
>   Deslocamento e invaginação focal do envelope à medida que o silicone escapa.
> - Sinal do duplo contorno ou linha subcapsular.
>   Não apresenta artefato de *chemical shift*.
> - Sinal da espiculação anterior.
>   Silicone é visto ao longo da superfície interna da cápsula fibrosa espessada e com calcificações.
> - Sinal do silicone-gel posterior a pastilha.
>   Silicone entre a pastilha e a cápsula fibrosa, por ruptura intracapsular com colapso discreto ou parcial.

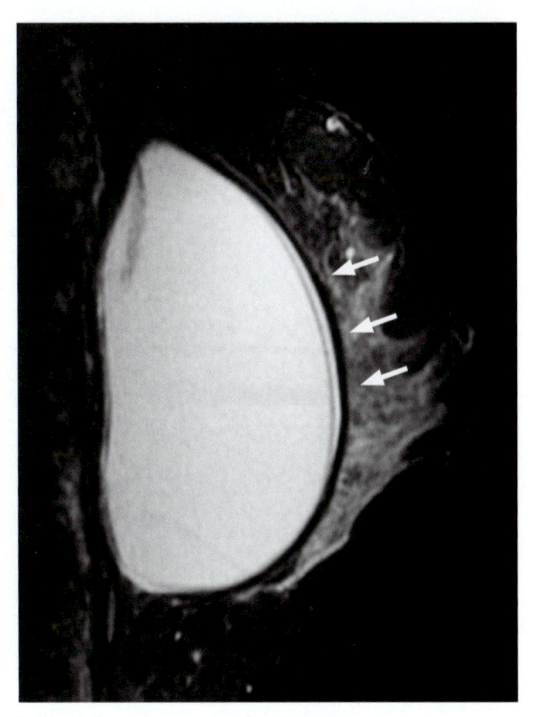

Fig. 13-44. Linha subcapsular. Sagital STIR.

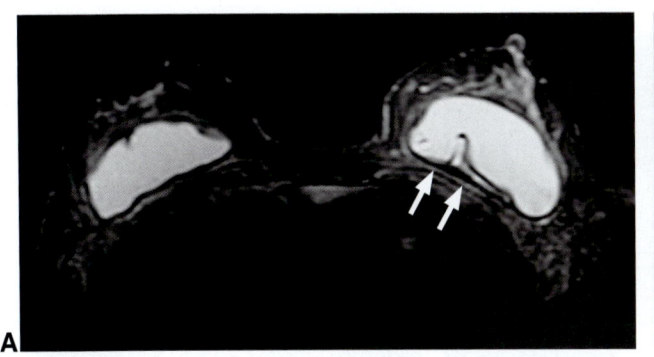

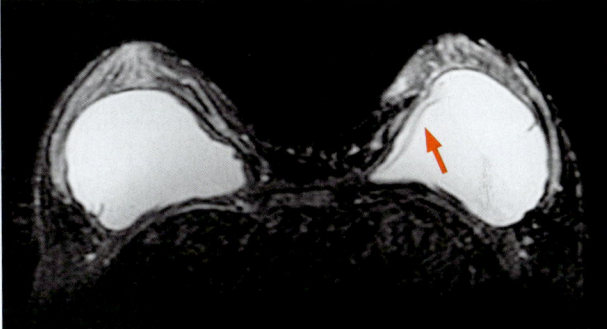

Fig. 13-45. Axial na sequência STIR. (**A**) Prega radial com *chemical shift*. (**B**) Sinal do duplo contorno sem *chemical shift*.

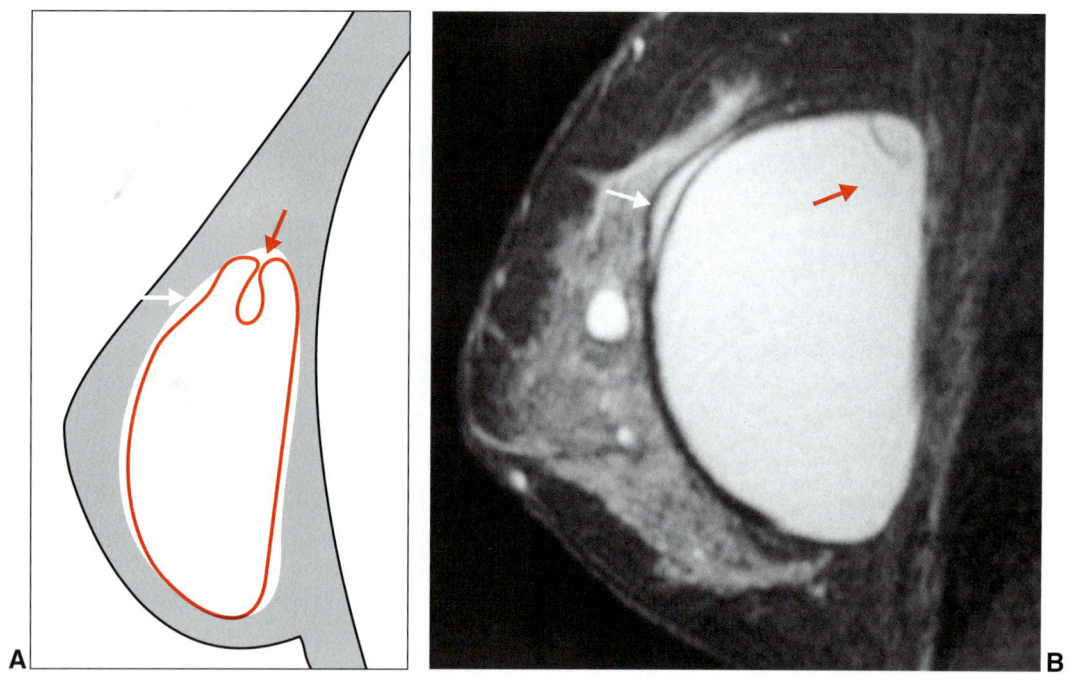

Fig. 13-46. Ruptura intracapsular sem colapso. Sinal da gota invertida (seta vermelha) e da linha subcapsular (seta branca). (**B**) Sagital STIR.

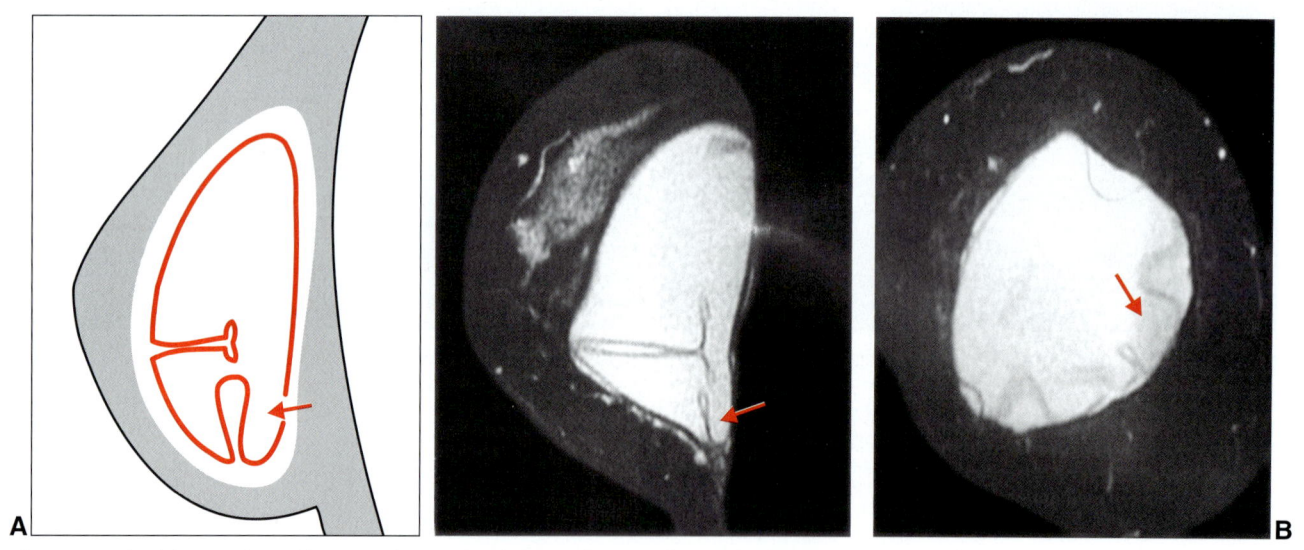

Fig. 13-47. Sinal da gota invertida – invaginação focal do envelope em forma de alça. Silicone-gel posterior à pastilha (setas). Ruptura intracapsular com colapso parcial. (**A**) Sagital STIR. (**B**) Coronal STIR.

Fig. 13-48. Sinal da espiculação anterior no implante esquerdo. O silicone é visto ao longo da superfície interna da cápsula fibrosa espessada e com calcificações (setas). Sequência STIR. (**A** e **C**) Sagital. (**B**) Coronal.

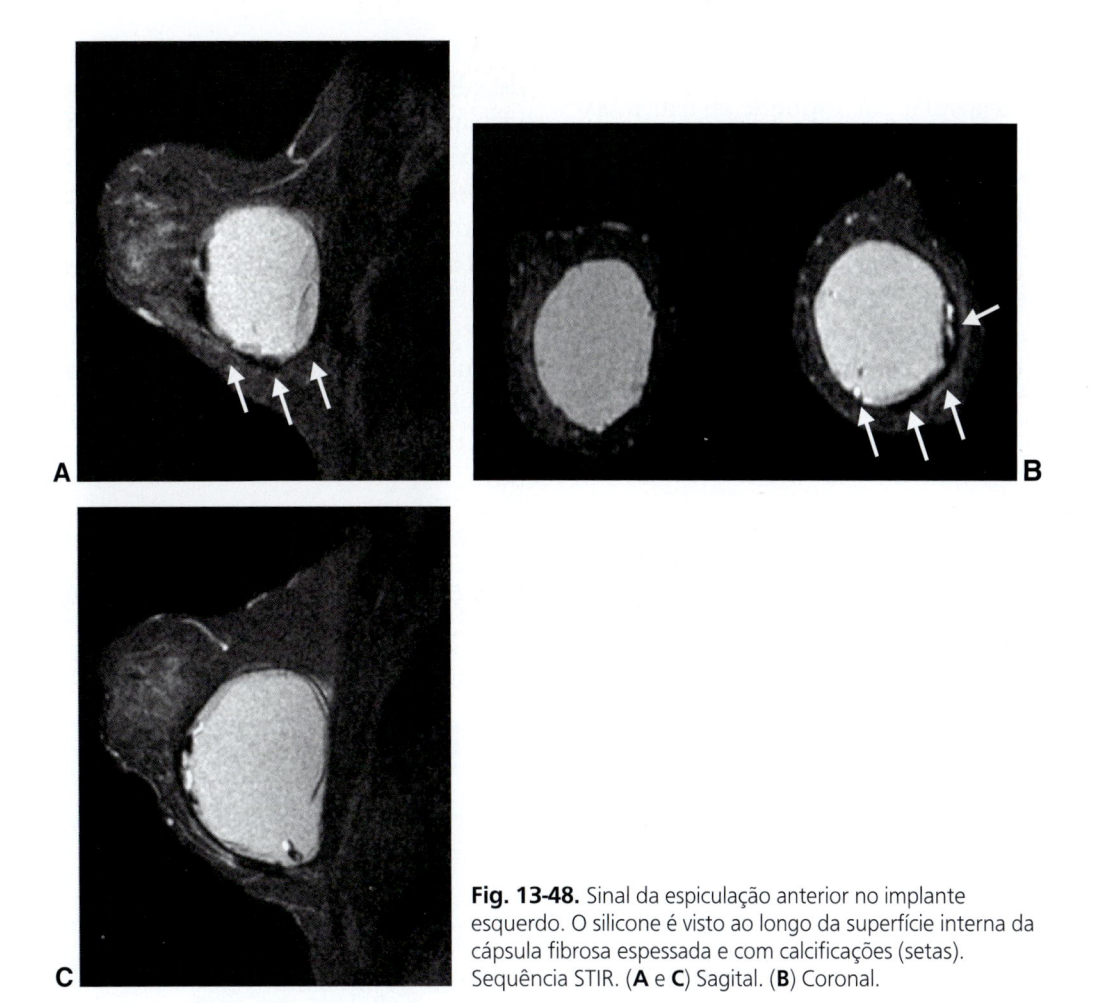

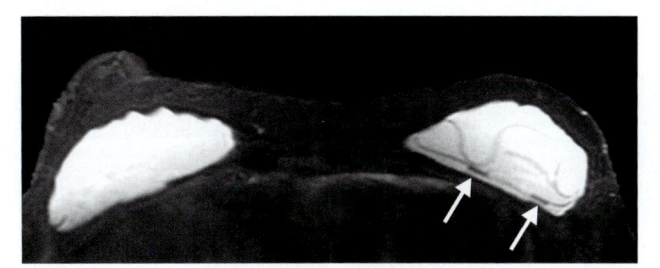

Fig. 13-49. Silicone-gel posterior à pastilha (setas). Ruptura intracapsular com colapso parcial. Axial STIR.

Ruptura extracapsular

A ruptura extracapsular corresponde ao extravasamento de silicone pela ruptura das cápsulas do implante e fibrosa. Dessa forma, o sinal do "linguine" frequentemente está presente (Fig. 13-50).

O achado de silicone fora da cápsula fibrosa é mais bem apreciado na sequência que diferencia o silicone do líquido, seja com supressão de silicone ou de líquido (Fig. 13-51).

O silicone extracapsular formará o granuloma de silicone ou siliconoma em contiguidade com o implante, decorrente de uma reação fibrosa encapsulando a ruptura (Figs. 13-51 e 13-52).

Algumas vezes, esta reação pode dificultar a sua identificação na RM em decorrência da mudança de sinal do silicone, induzida pela reação inflamatória e pela fibrose, ficando menos hiperintenso que o silicone-gel na sequência ponderada em T2. Entretanto, quando se analisa a queda da intensidade com su-

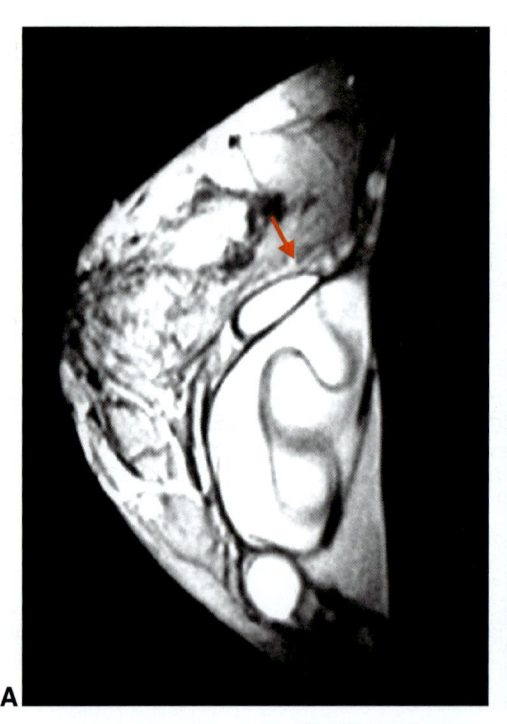

Fig. 13-50. (**A**) Ruptura intra e extracapsular, notando-se sinal do *linguine* (ruptura intracapsular com colapso completo) e extravasamento do silicone nas margens superior e inferior do implante (seta vermelha). (**B**) Ruptura extracapsular à direita. Extravasamento de silicone inferior (setas brancas). Adicionalmente, observa-se ruptura intracapsular bilateral. (**A**) Sagital T2. (**B**) Coronal STIR.

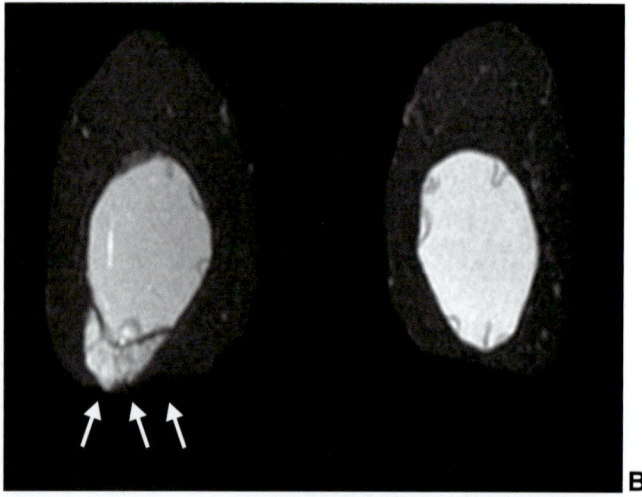

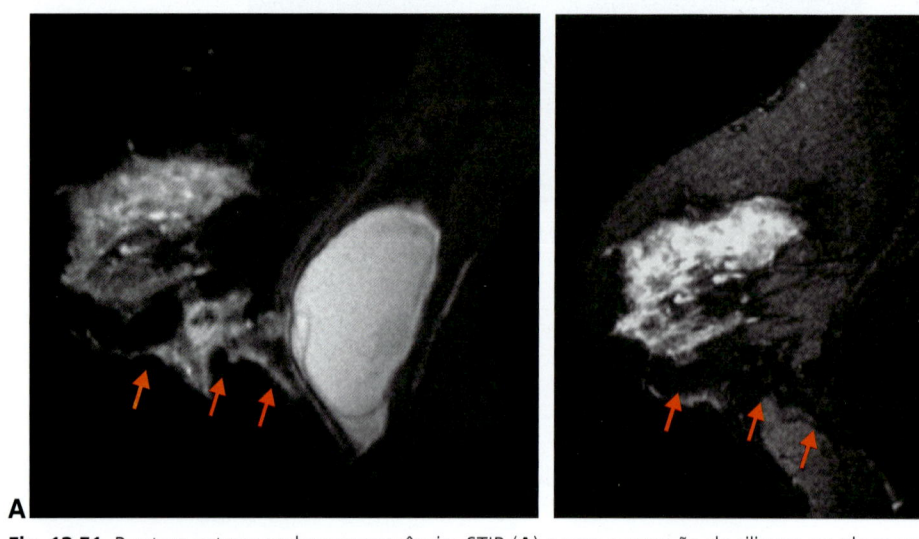

Fig. 13-51. Ruptura extracapsular nas sequências STIR (**A**) e com supressão de silicone no plano sagital (**B**). Implante retromuscular.

pressão de silicone, o diagnóstico pode ser feito (Fig. 13-52).

Outra dica é sempre avaliar os implantes conjuntamente com os filmes de mamografia, que é muito sensível para este tipo de ruptura, assim como a ultrassonografia (Fig. 13-53).

O uso do meio de contraste endovenoso facilita a diferenciação entre tumor e silicone extracapsular, pela ausência de impregnação pelo meio de contraste (Fig. 13-54).

Ruptura extracapsular:
- Ruptura da cápsula fibrosa com extravasamento do silicone-gel para o parênquima mamário.
- Sinal do linguine frequentemente presente.
- Silicone fora da cápsula fibrosa pode formar granulomas adjacentes ao implante.
- Reação fibrosa pode dificultar a sua identificação na RM.
- Mudança de sinal do silicone induzida pela reação inflamatória e pela fibrose, ficando menos hiperintenso que o silicone-gel na sequência pesada em T2.

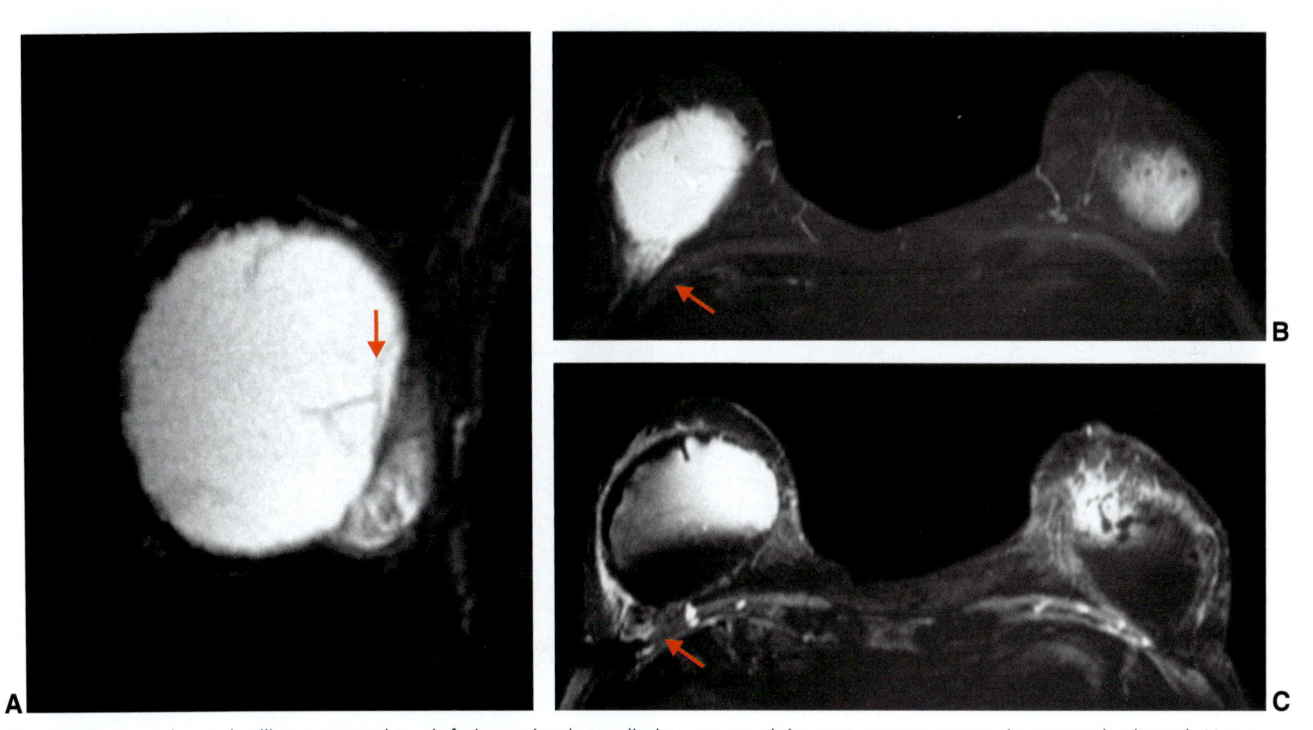

Fig. 13-52. Granuloma de silicone posterior e inferior ao implante direito, que também apresentam ruptura intracapsular (setas). Notar que o silicone extravasado tem sinal heterogêneo diferente do restante do silicone. (**A** e **B**) STIR sagital e axial. (**C**) Axial com supressão de silicone.

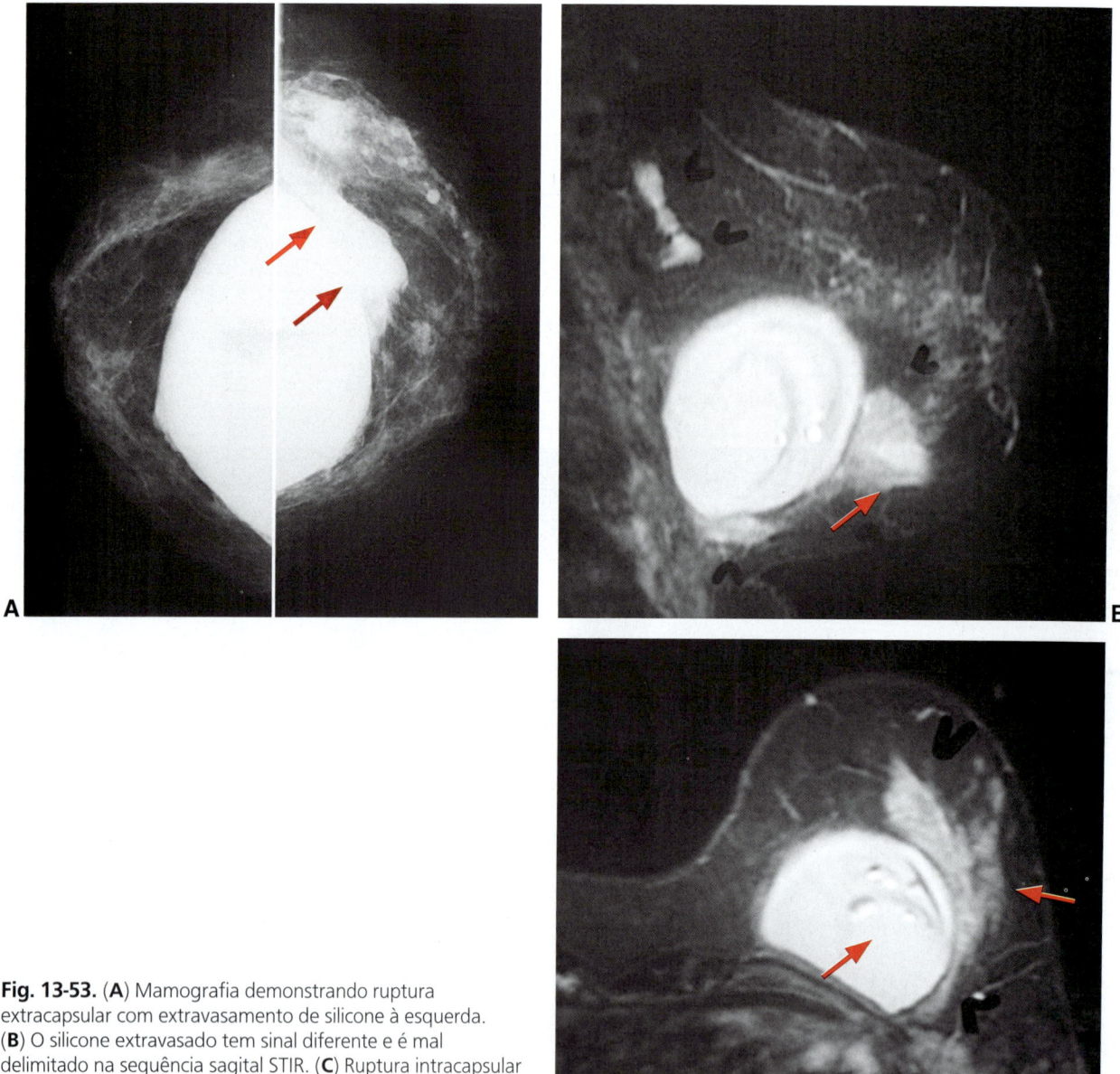

Fig. 13-53. (**A**) Mamografia demonstrando ruptura extracapsular com extravasamento de silicone à esquerda. (**B**) O silicone extravasado tem sinal diferente e é mal delimitado na sequência sagital STIR. (**C**) Ruptura intracapsular com *olive oil sign* e cápsula indefinida.

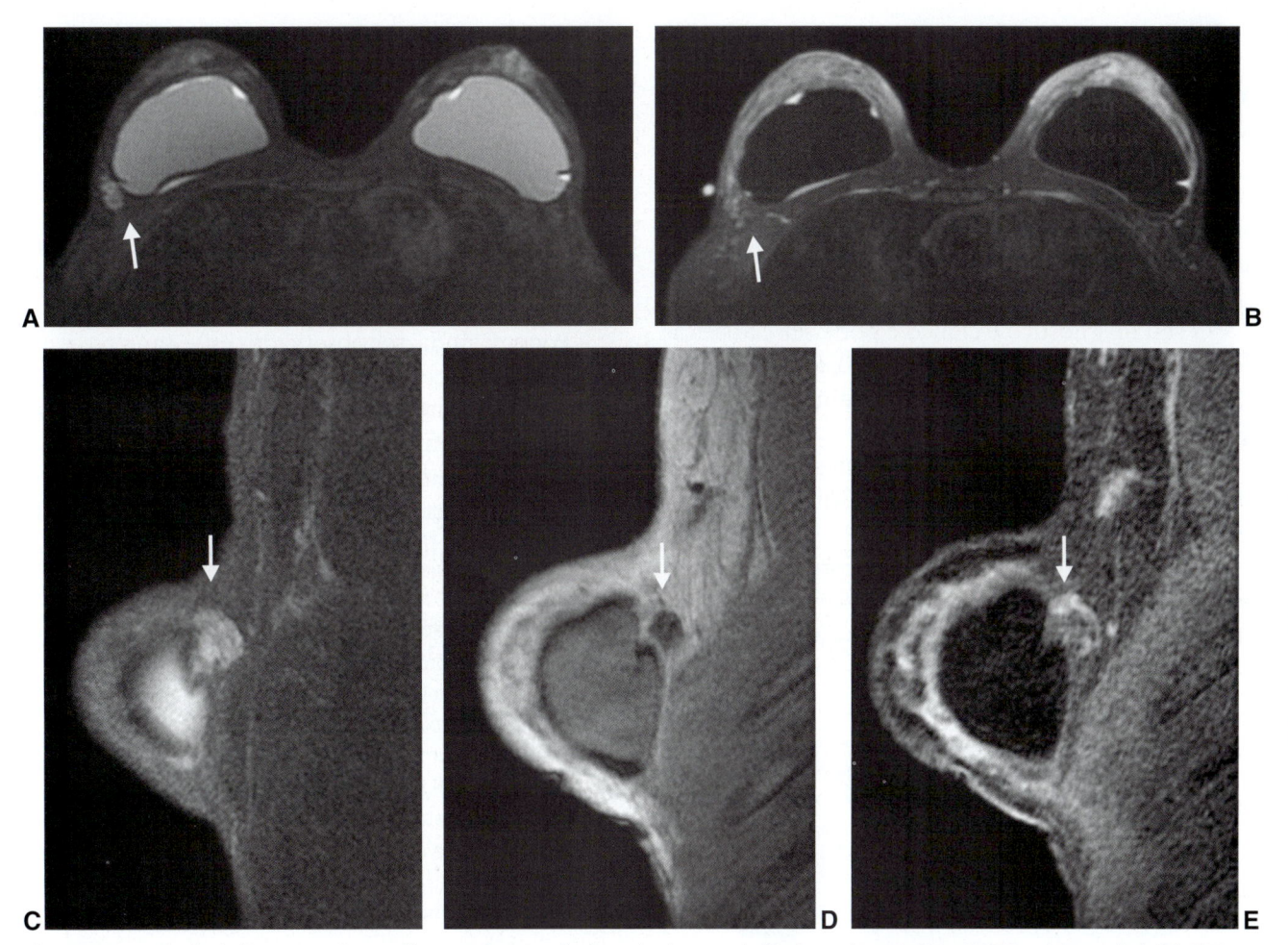

Fig. 13-54. Ausência de impregnação no silicone extracapsular anterior à troca do implante (setas). (**A** e **C**) STIR axial e sagital. (**B**) STIR com supressão de silicone axial. (**D**) Sagital T1. (**E**) Sagital T1 com gadolínio e supressão de gordura.

CONTRATURA CAPSULAR

A contratura é caracterizada pela formação de uma cápsula fibrosa espessa e endurecida, que promove a deformidade do implante e pode ser dolorosa. A cápsula torna-se constritiva, mudando o formato habitual do implante, da forma de disco, para a de esfera, em uma alteração descrita, como retração capsular (Fig. 13-55).

O seu diagnóstico é clínico e pode ser classificado em graus (I a IV pela escala de Baker – Quadro 13-4), sendo a reação local mais comum ao implante (Fig. 13-56).

Ela é mais frequente nos implantes de envelope liso do que nos texturizados, bem como nas pacientes submetidas à radioterapia.

Não é exclusiva dos implantes com silicone-gel, apesar de mais frequente, sendo também observada em implantes preenchidos por solução salina. Ela pode ocorrer logo após a colocação do implante ou anos depois.

A RM pode ajudar a realizar o diagnóstico diferencial com outras complicações, sendo de fácil diagnóstico.

No implante normal, o contorno é ondulado e ovalado, mas na contratura o implante adquire um formato arredondado, com aumento consequente do diâmetro anteroposterior (Fig. 13-57).

Podem, ainda, ser observados espessamento e impregnação de contraste na cápsula fibrosa, em decorrência do processo inflamatório no local, passando a ser identificada na RM (Fig. 13-58).

É importante ressaltar que na contratura na fase inicial o exame de RM pode ser normal, sendo o diagnóstico clínico mais importante.

> Contratura capsular:
> - Cápsula fibrosa espessa.
> - Promove deformidade do implante.
> - Pode ser dolorosa.
> - Mais comum em pacientes com implantes de envelope liso ou naquelas submetidas à radioterapia.
>
> RM na contratura capsular:
> - 1. Implante esférico.
> - 2. Aumento do diâmetro anteroposterior.
> - 3. Espessamento da cápsula fibrosa com impregnação do contraste.

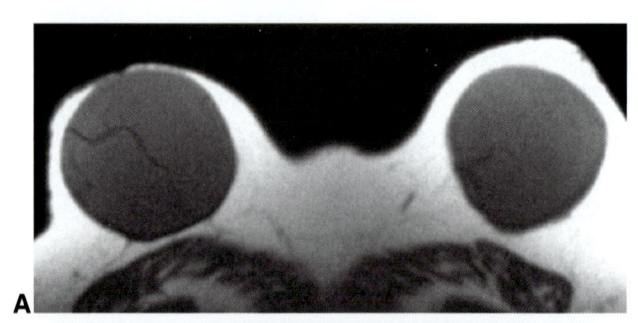

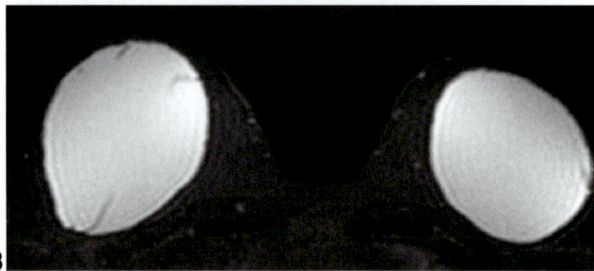

Fig. 13-55. Contratura capsular. Implantes com contorno arredondado e aumento do diâmetro anteroposterior. (**A**) Axial T1. (**B**) Axial STIR.

Quadro 13-4 Graduação da contratura capsular adaptação da referência (54)

Grau de contratura	Exame físico
Grau I	Implante não é palpável
Grau II	Implante palpável, mas não é visto
Grau III	Implante pode ser visto
Grau IV	Mama endurecida, dolorosa e distorcida

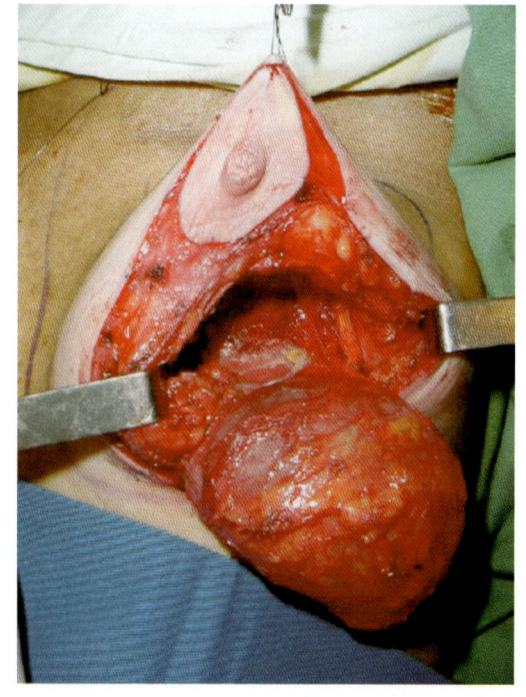

Fig. 13-56. Contratura capsular. (Foto cedida pela Dra. Ângela Fausto.)

Fig. 13-57. (**A** e **B**) Foto cedida pela Dra. Ângela Fausto, com medidor para a avaliação da loja do implante. (**C**) Coronal STIR. No implante normal o contorno é ondulado e ovalado.

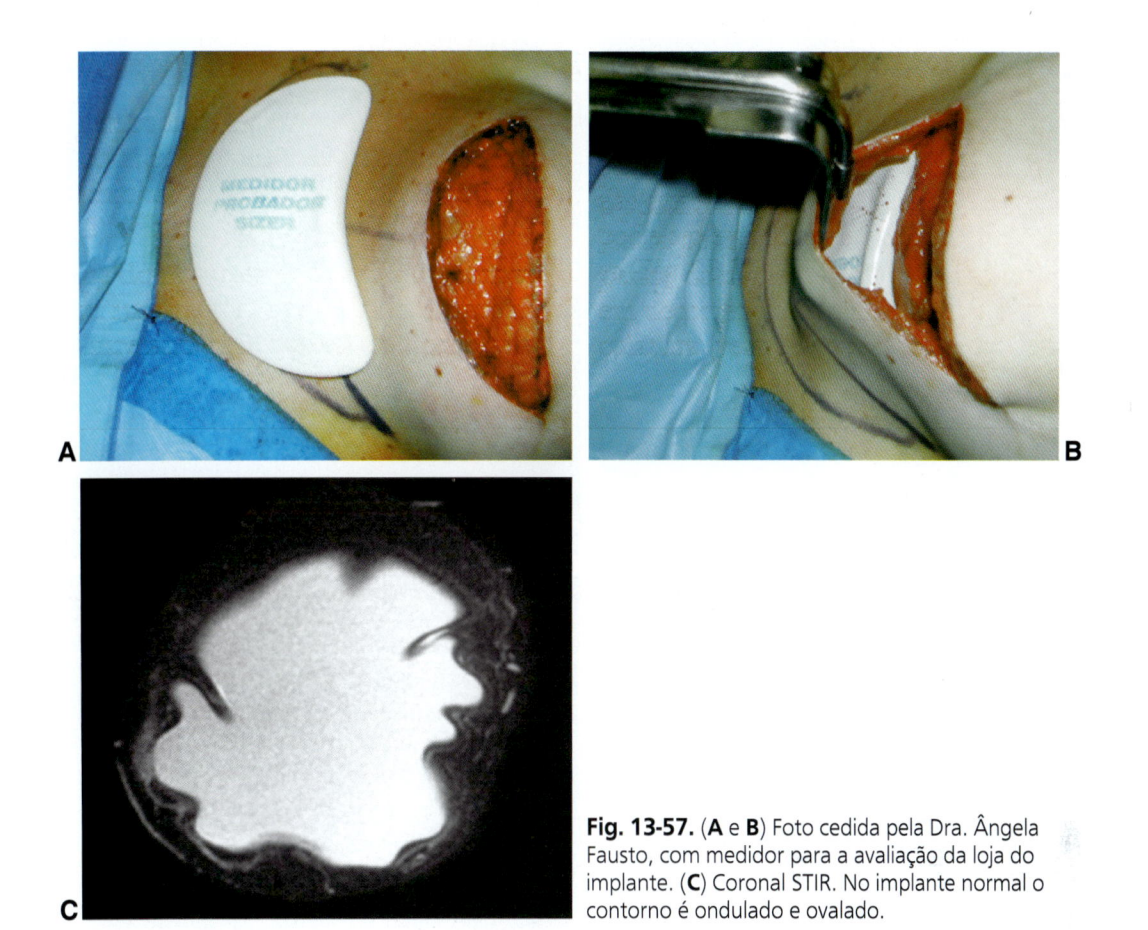

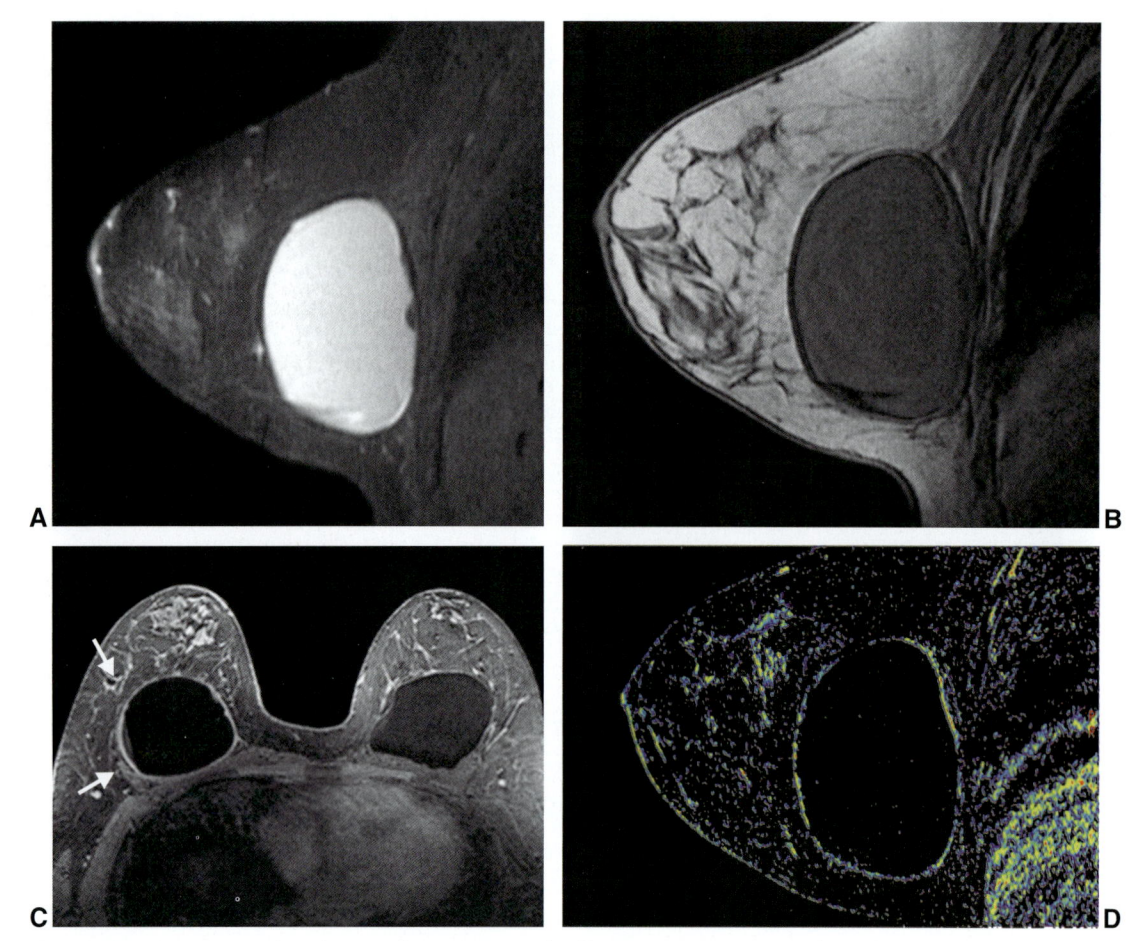

Fig. 13-58. Retração capsular, observando-se aumento do diâmetro anteroposterior do implante direito, com espessamento da cápsula e realce após a administração do contraste. (**A**) Sagital STIR. (**B**) Sagital T1. (**C**) Axial T1 com gadolínio e supressão de gordura. (**D**) Mapa colorido.

COLEÇÃO PERI-IMPLANTE

É comum ser observado líquido peri-implante, entre as cápsulas fibrosa e do implante em pequena quantidade e, geralmente, de forma simétrica, usualmente sem nenhum significado clínico, como foi referido anteriormente.

Não é habitual o acúmulo de líquido desproporcional, sintomático, com clínica de aumento volumétrico e dor, os quais sugerem o diagnóstico de coleção peri-implante. Eventualmente estas pacientes complicam com mastite (Fig. 13-59).

A RM é capaz de identificar coleção peri-implante e de caracterizá-la.

A coleção peri-implante tem sinal semelhante ao líquido, hiperintenso em T2 e hipointenso em T1, podendo envolver e deslocar o implante, ou até mesmo provocar sua rotação (Fig. 13-60).

Deve-se procurar caracterizar o volume da coleção, o que é mais fácil quando tem-se o volume do implante, e a presença de septações do líquido, reduzindo o sucesso da aspiração (Fig. 13-61).

Com o uso do meio de contraste, não se observa impregnação no líquido. Podem ser evidenciados espessamento e impregnação da cápsula fibrosa, que podem estar relacionados com a contratura capsular ou o processo inflamatório associado (Fig. 13-62).

> Pequena quantidade de líquido peri-implante geralmente não tem significado clínico.
> Coleção peri-implante ou intracapsular:
> - 1. Acúmulo desproporcional de líquido.
> - 2. Aumento volumétrico da mama.
> - 3. Dor na mama.
> - 4. Coleção que desloca o implante.

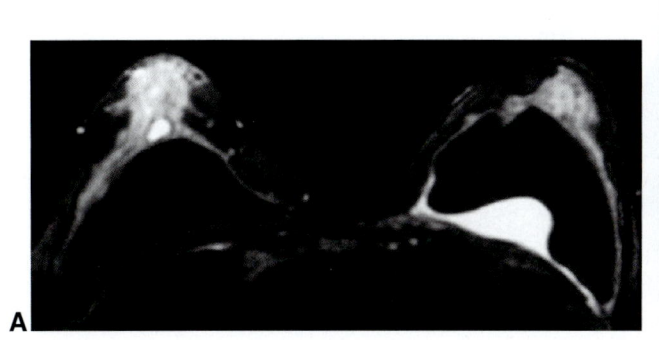

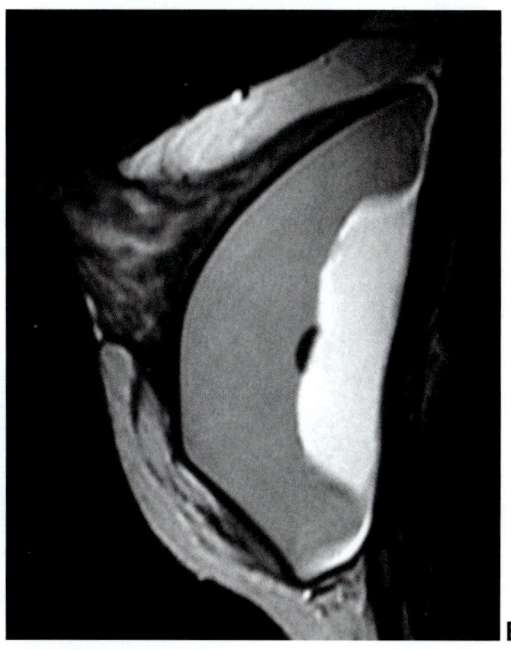

Fig. 13-59. Coleção peri-implante à esquerda. Acúmulo de líquido desproporcional, sintomático, com aumento volumétrico e dor. (**A**) Axial STIR com supressão de silicone e de gordura à esquerda e (**B**) sagital T2.

Fig. 13-60. Seroma bilateral com deslocamento do implante direito e rotação do implante esquerdo. (**A**) Sagital STIR. (**B**) Axial T1. (**C**) Axial STIR. (**D**) Axial STIR com supressão de silicone.

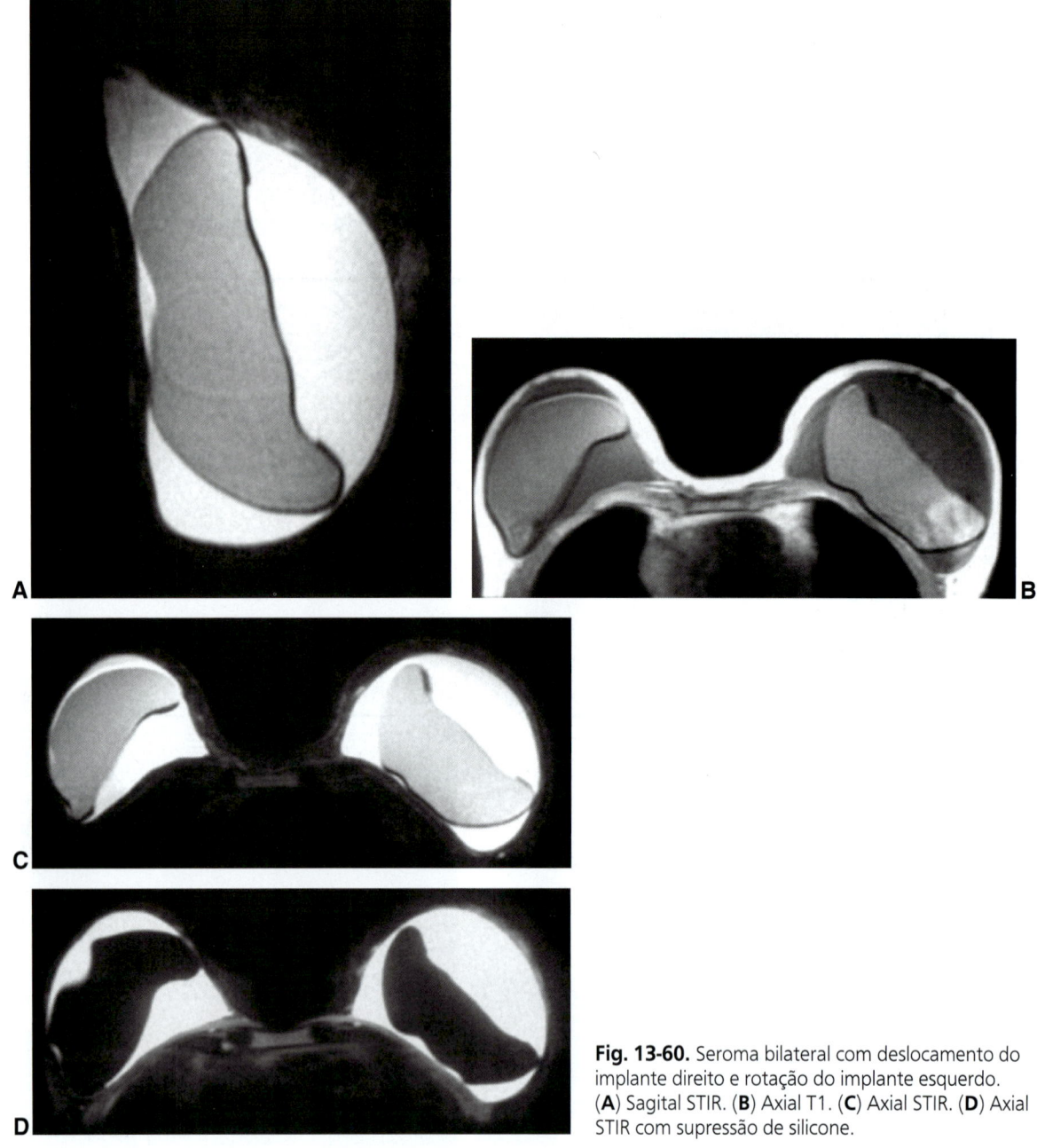

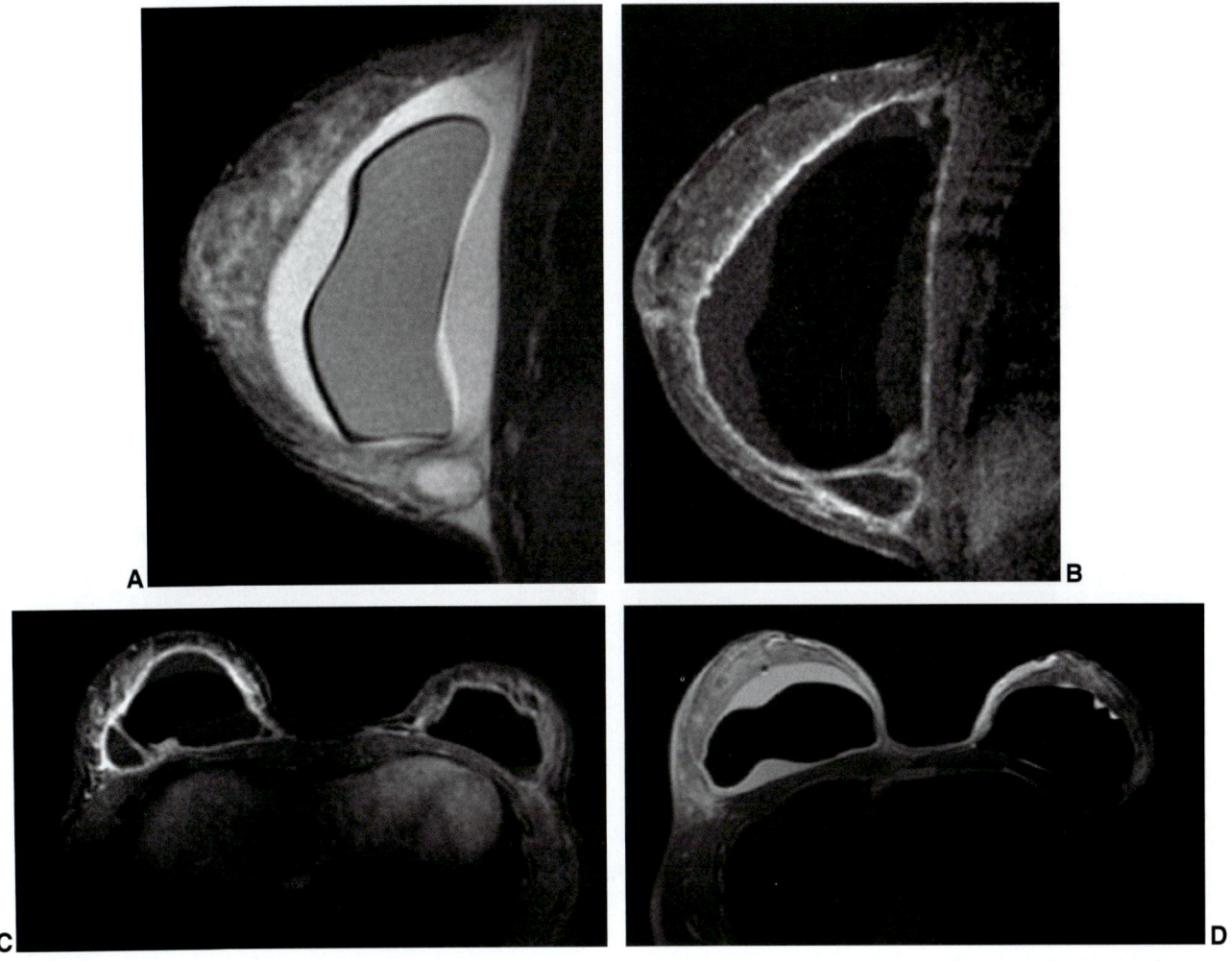

Fig. 13-61. Líquido peri-implante assimétrico sintomático à direita, com septação inferior e espessamento e impregnação da cápsula fibrosa associados. (**A**) Sagital STIR. (**B**) Sagital T1 com supressão de gordura e gadolínio à direita. (**C**) Axial T1 com gadolínio e supressão de gordura. (**D**) Axial STIR com supressão de silicone.

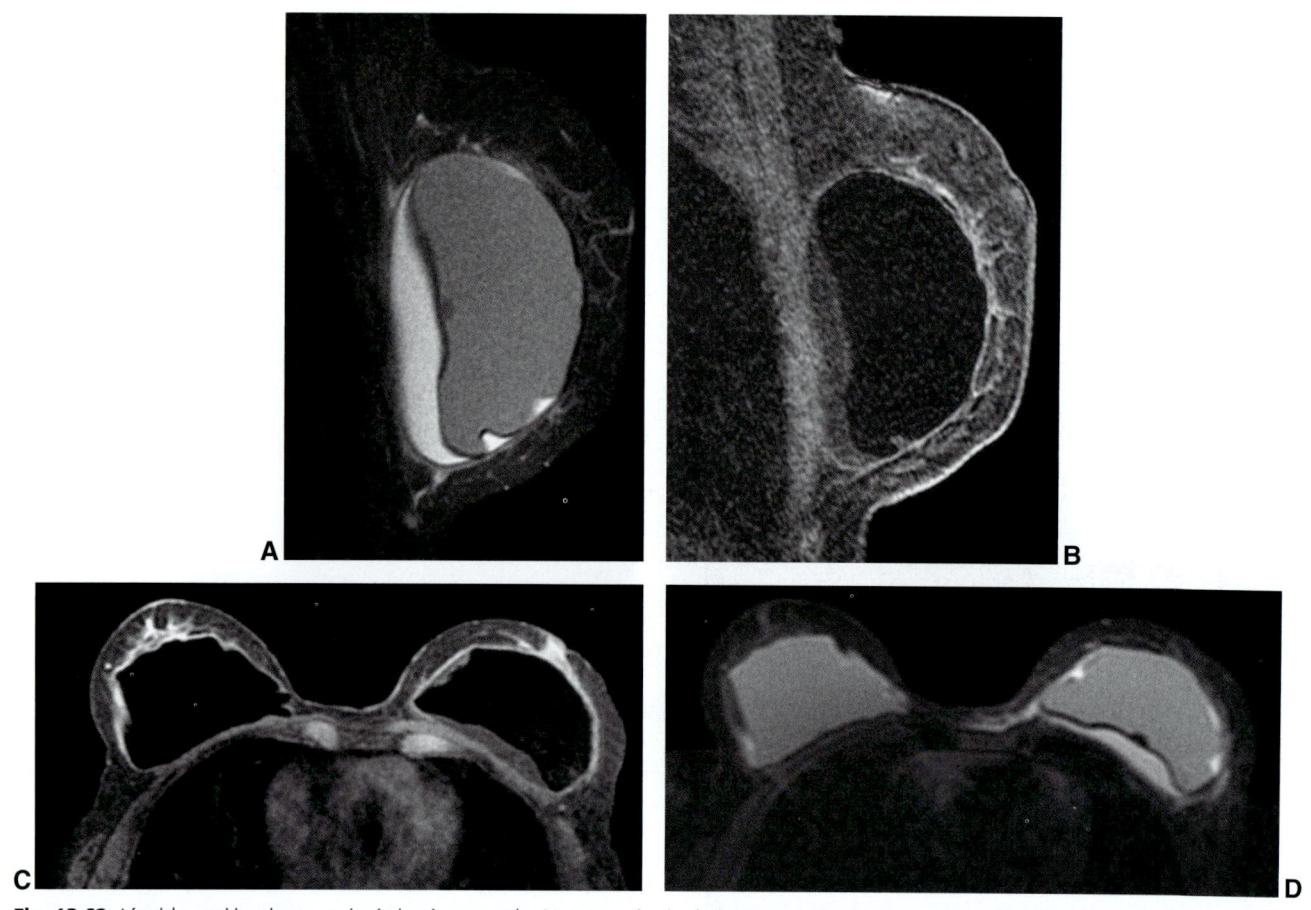

Fig. 13-62. Líquido peri-implante assimétrico à esquerda. Notar ausência de impregnação de contraste no líquido. Apenas leve impregnação tardia na cápsula. (**A**) Sagital STIR. (**B**) Sagital T1 com supressão de gordura e gadolínio. (**C**) Axial T1 com gadolínio. (**D**) Axial STIR.

INFECÇÃO

Pode ser identificada na infecção peri-implante coleção de líquido heterogêneo com impregnação grosseira predominantemente periférica. Septações também podem ser observadas, assim como alterações inflamatórias ou infecciosas no parênquima, acompanhando as coleções (ver mastite) (Fig. 13-63).

As causas de infecção podem ser bactérias, como *Staphylococcus aureus* e *Pseudomonas*. Recentemente tivemos casos com micobactérias atípicas, implicando na retirada dos implantes (Fig. 13-64).

O diagnóstico diferencial se faz com a reação alérgica ao implante, que pode promover uma reação inflamatória importante, inclusive intracapsular (Fig. 13-65).

> Infecção peri-implante:
> - 1. Coleção de líquido heterogêneo com impregnação grosseira.
> - 2. Septações.
> - 3. Alterações inflamatórias no parênquima peri-implante.

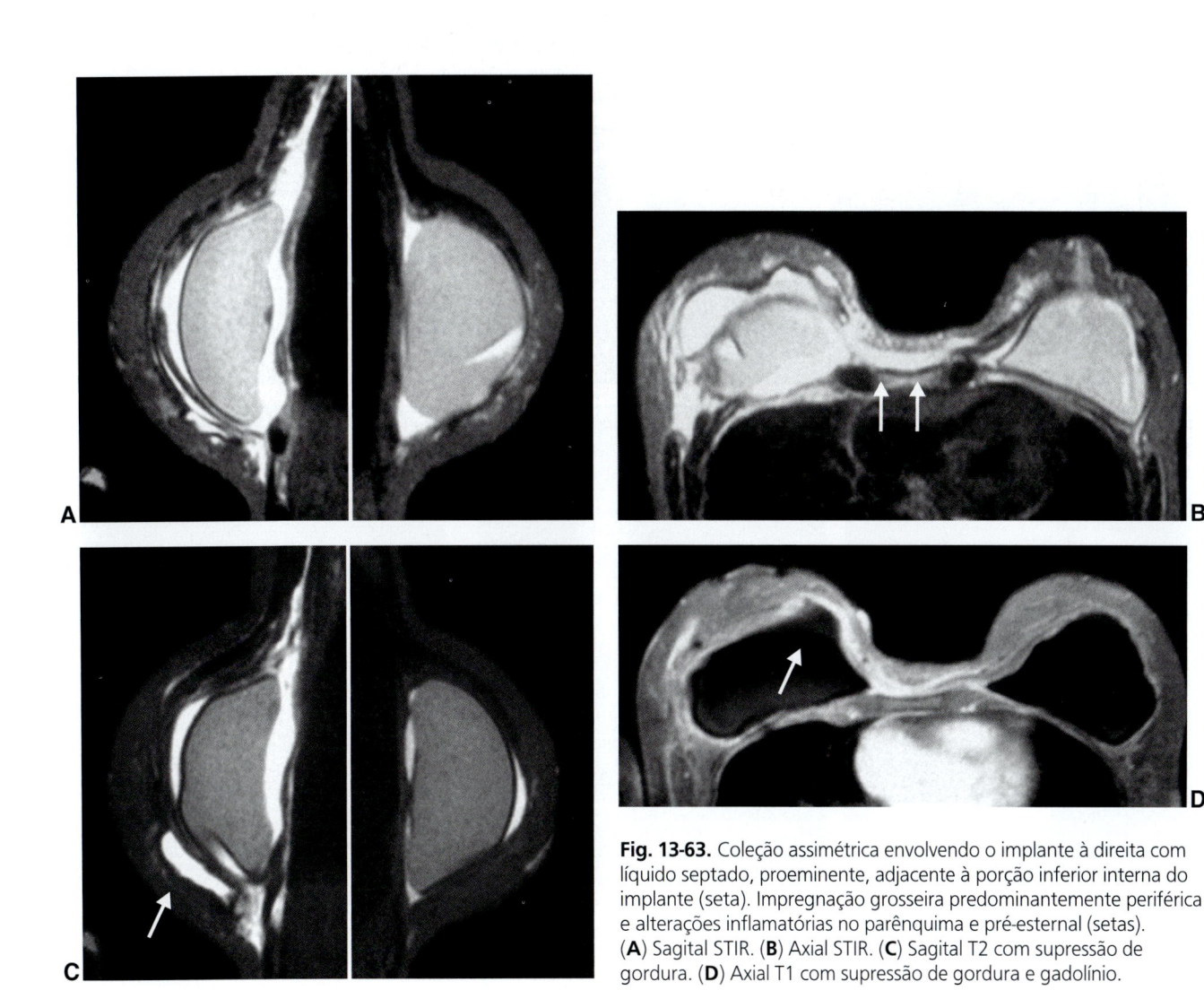

Fig. 13-63. Coleção assimétrica envolvendo o implante à direita com líquido septado, proeminente, adjacente à porção inferior interna do implante (seta). Impregnação grosseira predominantemente periférica e alterações inflamatórias no parênquima e pré-esternal (setas). (**A**) Sagital STIR. (**B**) Axial STIR. (**C**) Sagital T2 com supressão de gordura. (**D**) Axial T1 com supressão de gordura e gadolínio.

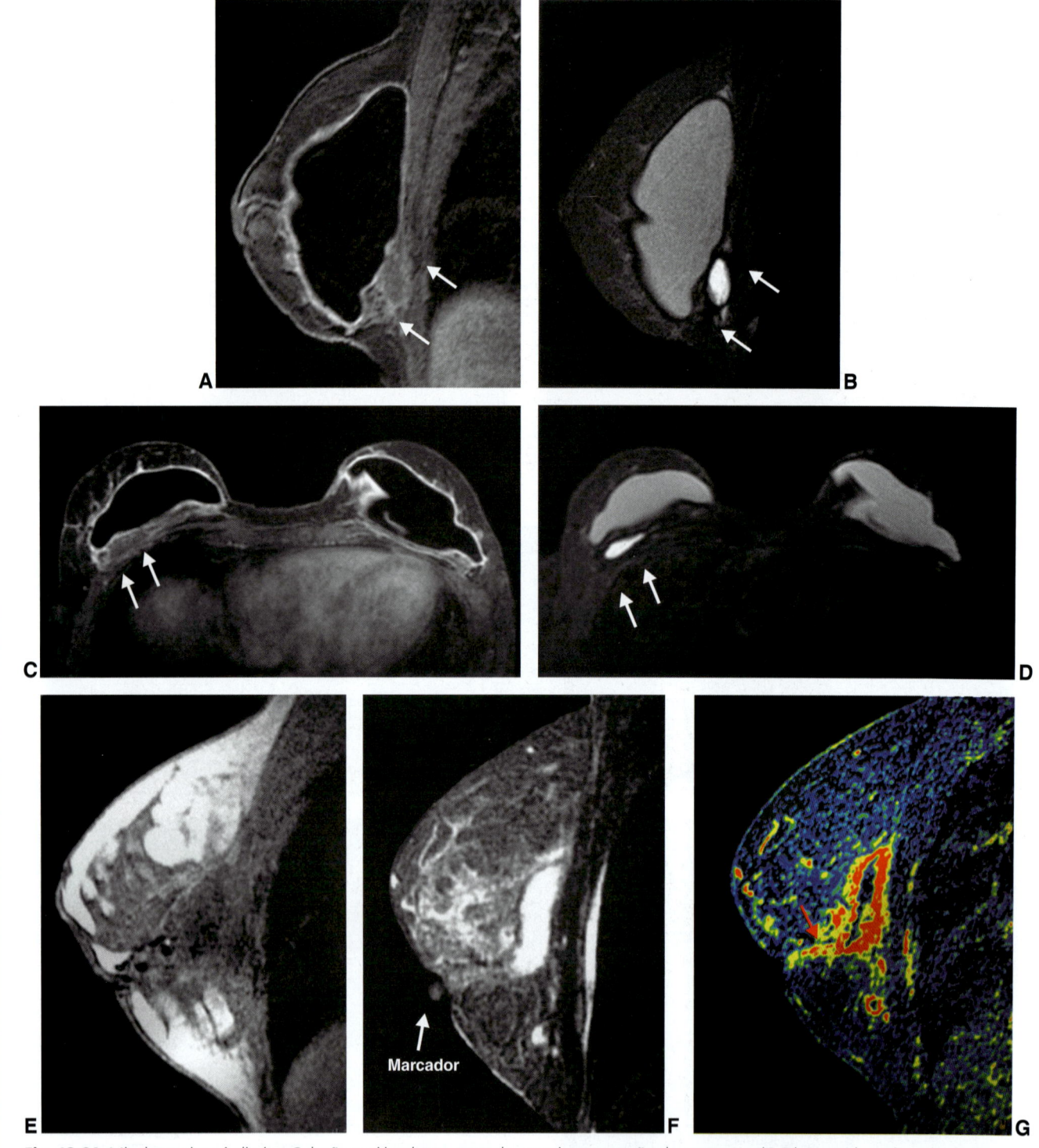

Fig. 13-64. Micobacteriose à direita. Coleção peri-implante, septada, com impregnação de contraste. (**A-D**) Controle após retirada do implante com coleção persistente com intensa impregnação na periferia (**E-G**). (**A**) Sagital T1 com supressão de gordura e gadolínio. (**B** e **F**) Sagital STIR. (**C**) Axial T1 com gadolínio e supressão de gordura. (**D**) Axial STIR. (**E**) Sagital T1. (**G**) Mapa colorido do *washin*.

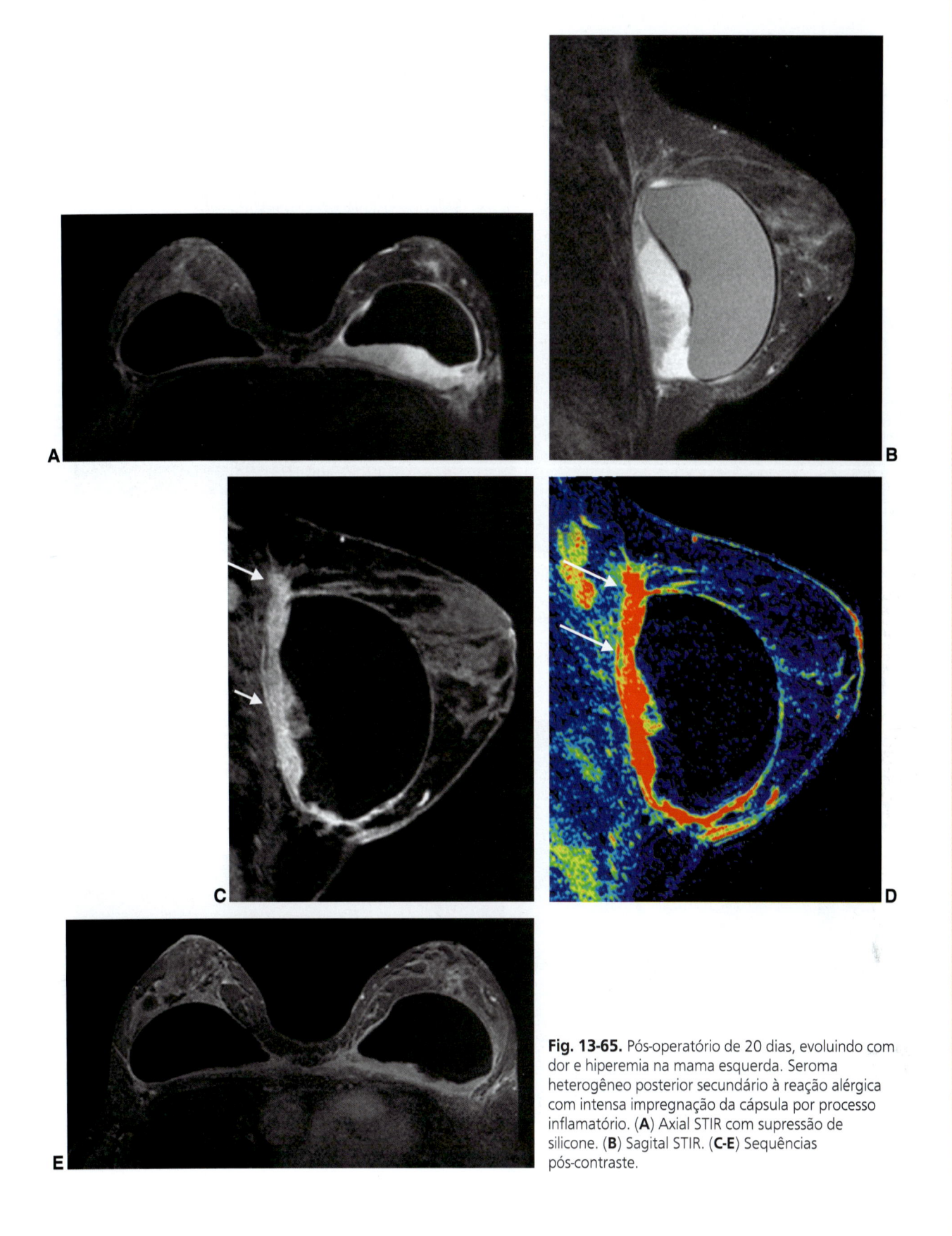

Fig. 13-65. Pós-operatório de 20 dias, evoluindo com dor e hiperemia na mama esquerda. Seroma heterogêneo posterior secundário à reação alérgica com intensa impregnação da cápsula por processo inflamatório. (**A**) Axial STIR com supressão de silicone. (**B**) Sagital STIR. (**C-E**) Sequências pós-contraste.

ROTAÇÃO DO IMPLANTE

A rotação do implante pode ser suspeitada quando a pastilha do implante tem localização anterior, assimétrica em relação ao implante contralateral (Fig. 13-66).

Ela pode ser sintomática, após um evento traumático, ou associada a coleção peri-implante (Fig. 13-67).

Coleção peri-implante volumosa pode promover deslocamento e rotação do implante (Fig. 13-60).

É importante estar atento que há múltiplos tipos de implantes, em que a pastilha pode estar muito discreta, ter outra localização que a posterior, ou, então, o implante pode ter sido colocado desta forma desde o procedimento, e não tenha ocorrido rotação.

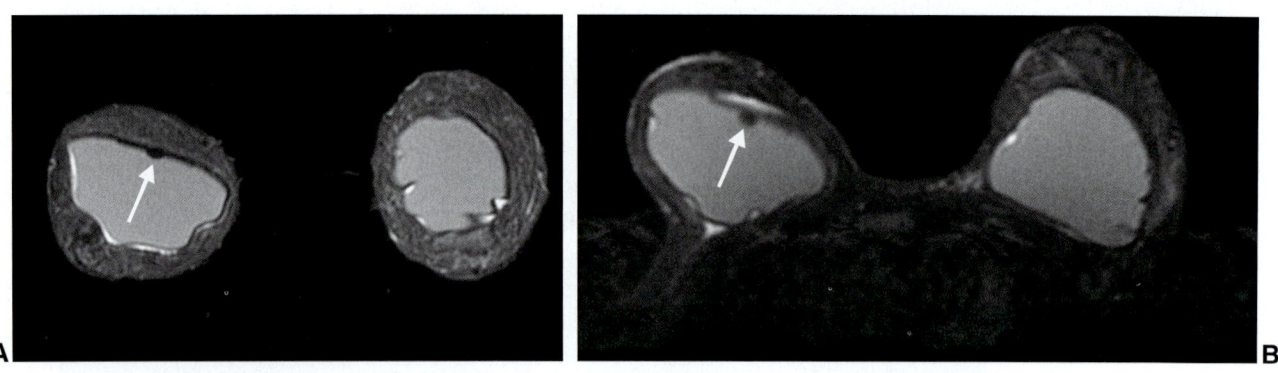

Fig. 13-66. Rotação do implante direito. Posicionamento anterior da pastilha (setas). Sequência coronal (**A**), axial (**B**). STIR.

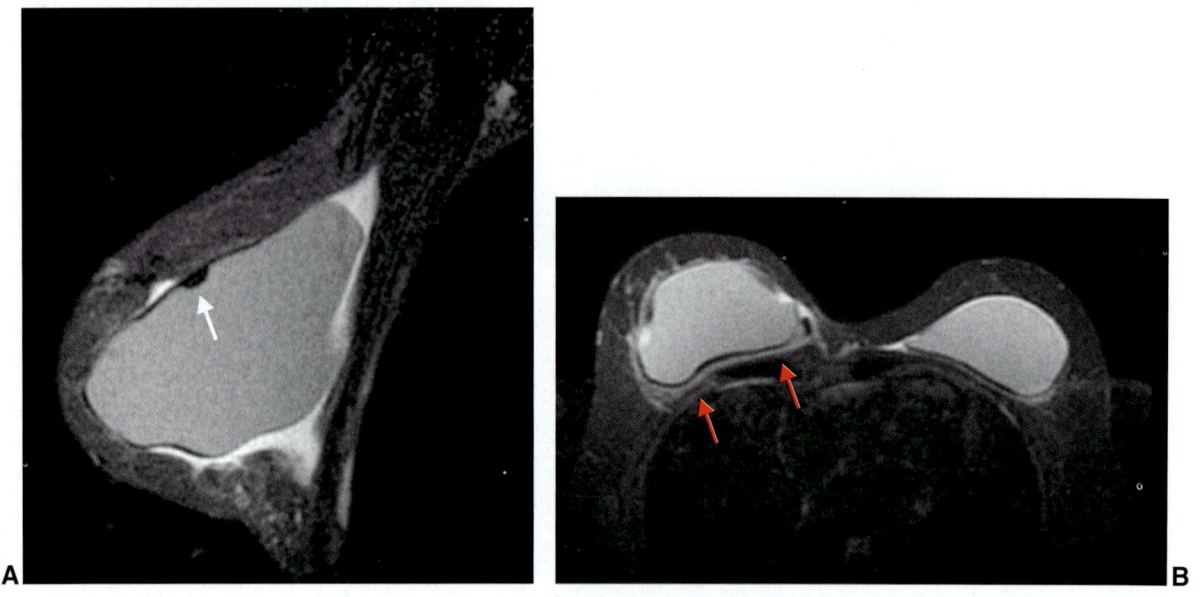

Fig. 13-67. Seroma (seta branca) e rotação do implante direito (setas vermelhas). (**A**) Sagital STIR. (**B**) Axial STIR.

HERNIAÇÃO DO IMPLANTE

A herniação pode ocorrer no implante intacto quando o envelope de elastômero de silicone (não o silicone-gel) hernia através da cápsula fibrosa. Nestes casos, o implante não apresenta sinais de ruptura, e podem ser identificadas pregas que se prolongam ao segmento herniado.

Geralmente apresenta-se alteração como clinicamente palpável.

O ideal é posicionar um marcador cutâneo em correspondência com a alteração palpável para maior segurança no diagnóstico (Fig. 13-68).

Quando há ruptura do implante, com herniação do silicone-gel, o termo denominado pela literatura é extrusão de silicone (Fig. 13-69).

Uma nova cápsula fibrosa pode ser formada em volta do silicone-gel extruso ou do envelope de elastômero, a qual geralmente é fina e pouco perceptível, podendo ser denominada cápsula neobiológica. (Fig. 13-70).

Pode ocorrer herniação do implante através de cápsula fibrosa com insinuação inferior, abaixo da linha inframamária (Fig. 13-71).

- *Rotação do implante:* pastilha em posição anterior ou mama assimétrica em relação à contralateral.
- *Herniação do implante:* envelope hernia através da cápsula fibrosa (implante intacto sem ruptura).

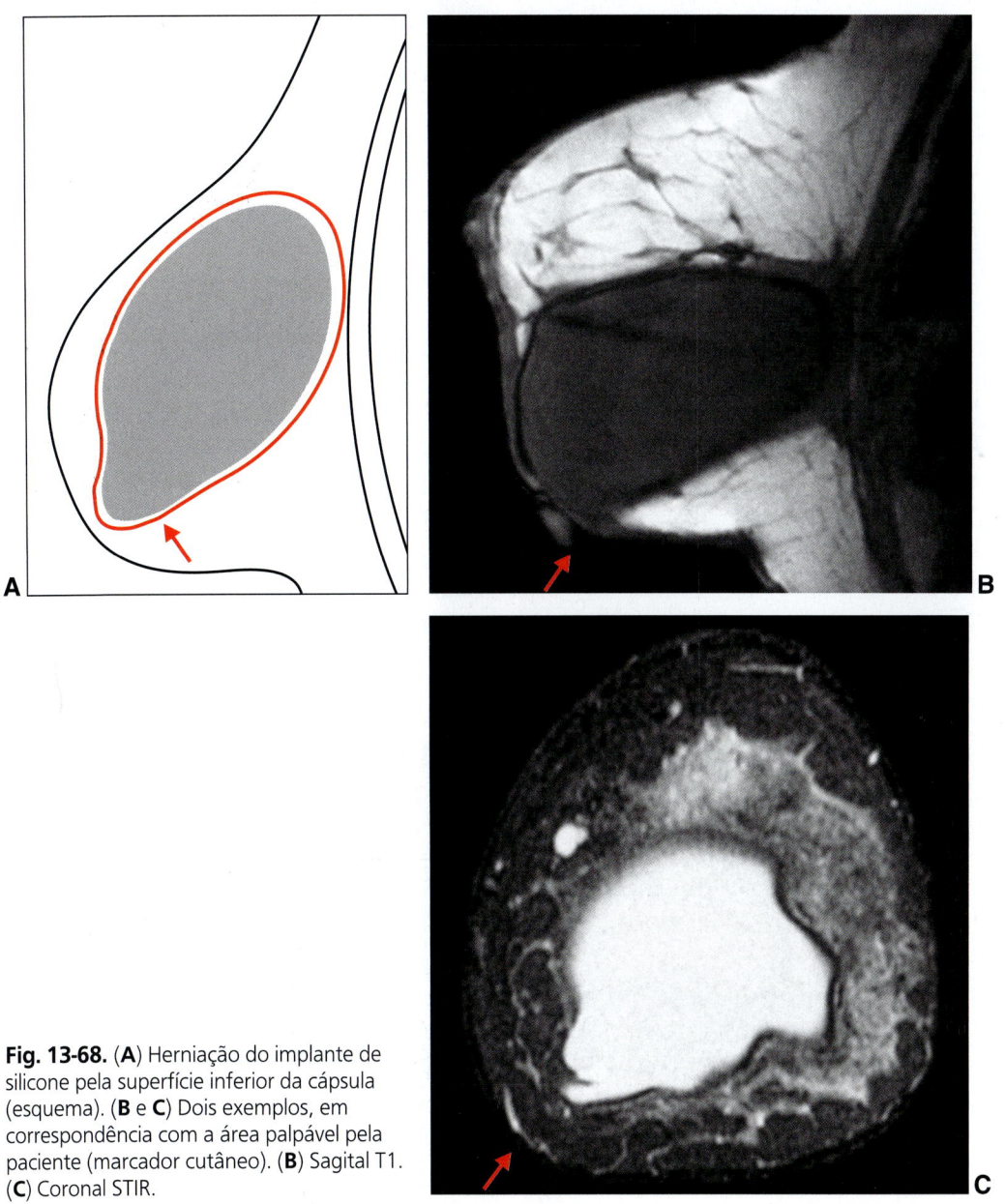

Fig. 13-68. (**A**) Herniação do implante de silicone pela superfície inferior da cápsula (esquema). (**B** e **C**) Dois exemplos, em correspondência com a área palpável pela paciente (marcador cutâneo). (**B**) Sagital T1. (**C**) Coronal STIR.

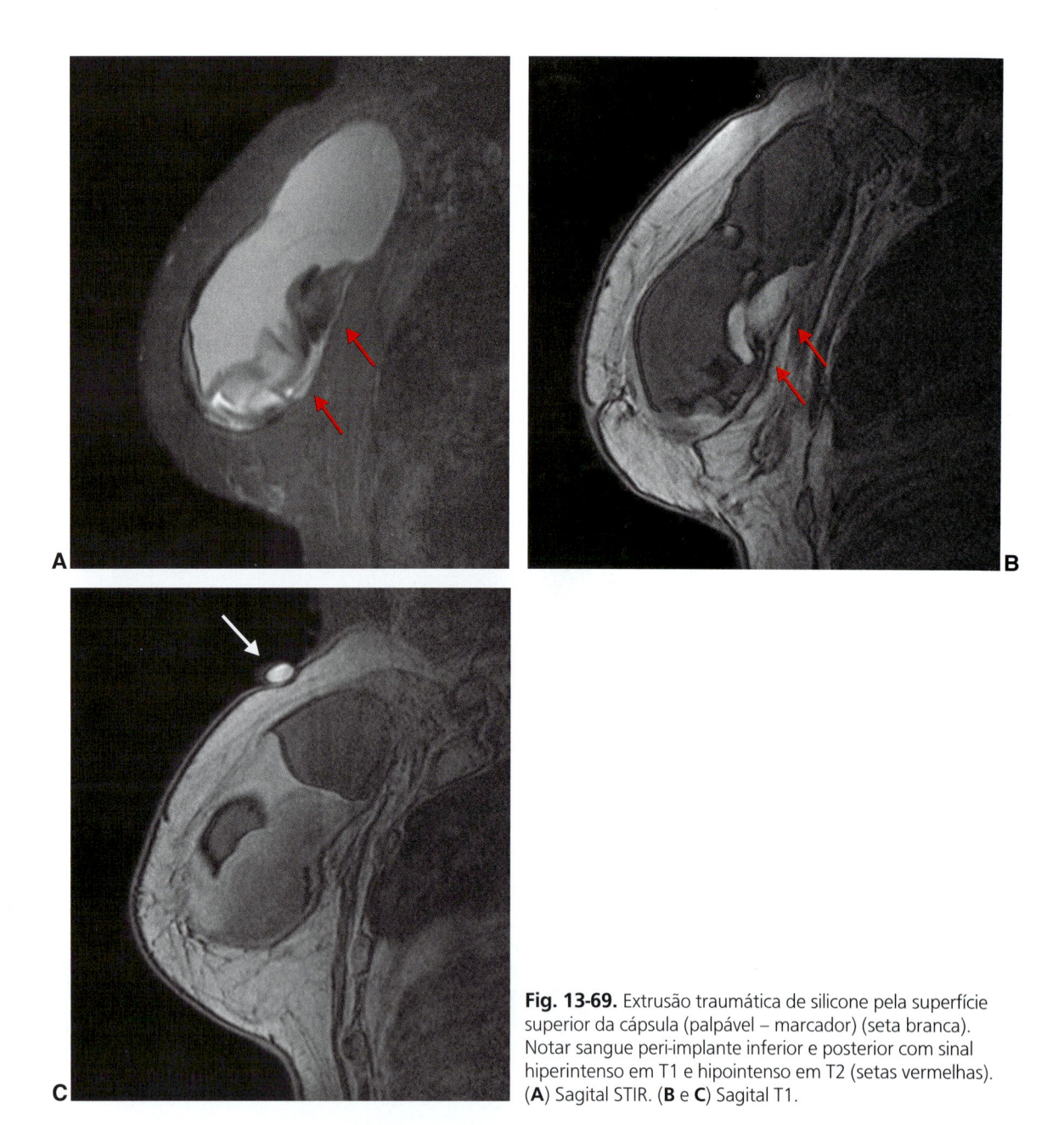

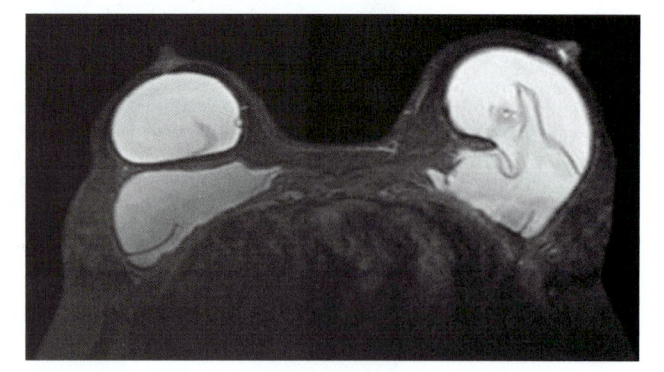

Fig. 13-69. Extrusão traumática de silicone pela superfície superior da cápsula (palpável – marcador) (seta branca). Notar sangue peri-implante inferior e posterior com sinal hiperintenso em T1 e hipointenso em T2 (setas vermelhas). (**A**) Sagital STIR. (**B** e **C**) Sagital T1.

Fig. 13-70. Cápsula neobiológica. Uma nova cápsula fibrosa em torno do silicone-gel extruso. Implantes duplos antigos bilaterais. À esquerda houve ruptura do músculo peitoral e fusão dos dois implantes rotos. Axial STIR.

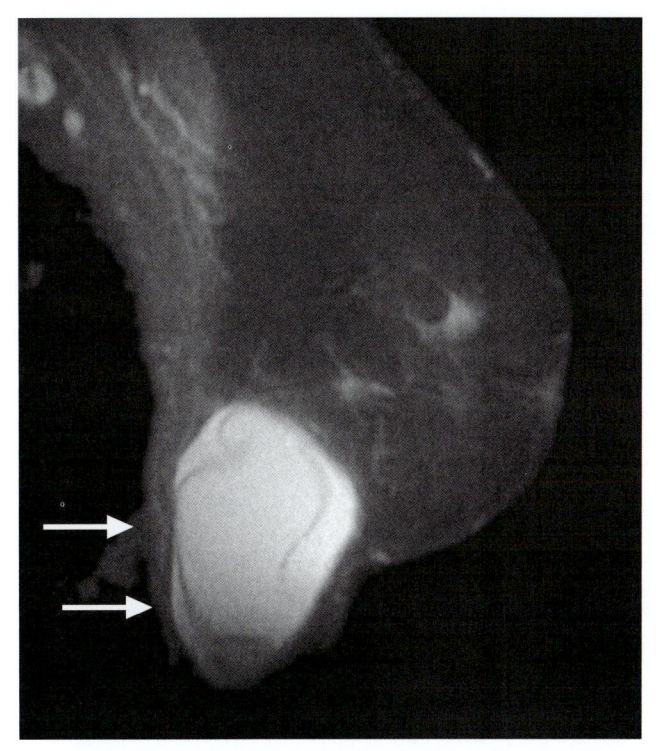

Fig. 13-71. Herniação inferior do implante esquerdo, com localização abaixo da linha inframamária. Sagital T2.

LESÃO PARENQUIMATOSA

A RM é útil nessas pacientes como método adjuvante, quando a mamografia e a ultrassonografia apresentam alguma dúvida diagnóstica.

O método permite identificar a existência de lesão e a sua relação com o implante ou se a massa parenquimatosa corresponde à ruptura extracapsular.

É importante realçar que a RM não substitui a mamografia como método de rastreamento do câncer de mama nestas pacientes.

Embora a sensibilidade mamográfica seja menor em pacientes assintomáticas, o rastreamento com este método deve ser estimulado. O ideal é realizar um estudo mamográfico completo, com aquisição de imagens durante a manobra de Ecklund (deslocamento posterior do implante) (Fig. 13-72).

Mao *et al.* avaliaram dois grupos de pacientes, sendo 24.558 com implantes e 15.893 com outro tipo de cirurgia plástica de mama. Eles identificaram que a presença do implante mamário pode atrasar o diagnóstico de câncer, porém, não altera a sobrevida.

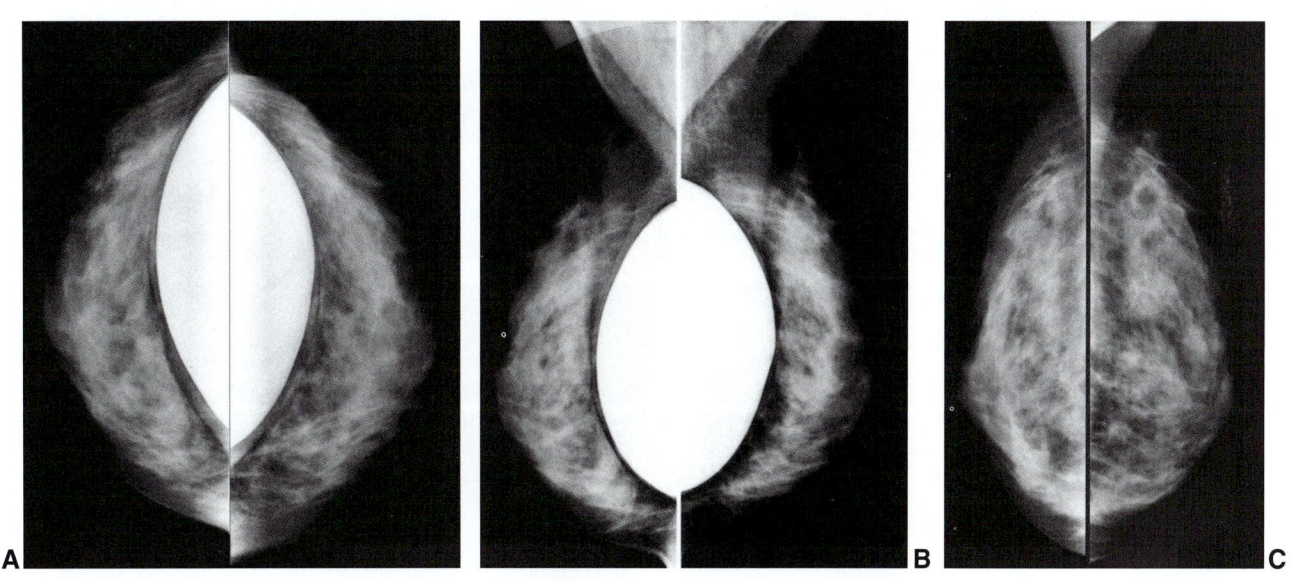

Fig. 13-72. Mamografia (**A** e **B**) incluindo manobra de Ecklund (**C**).

MASSA INTRACAPSULAR

Algumas massas podem ser identificadas entre as cápsulas fibrosa e de envelope do elastômero, causando efeito de massa à luz do implante.

Essas massas geralmente representam hematomas peri-implantes antigos, provavelmente relacionados com a manipulação cirúrgica.

A literatura refere que são mais comuns em implantes com envelope recobertos por poliuretano, que podem induzir uma reação inflamatória crônica.

Apesar de pouco frequente na literatura, já identificamos cinco casos.

Apresentam-se como lesões nodulares com sinal variável em função do comportamento de sinal dos produtos de degradação da hemoglobina. Como representam sangramento antigo, são habitualmente isointensos em T1 e hipointensos em T2 (Fig. 13-73).

Pode ser identificada impregnação de contraste, provavelmente pelo processo inflamatório crônico associado (Fig. 13-74).

O diagnóstico diferencial com recidiva tumoral em neomama pode ser difícil nos casos de nódulo com impregnação de contraste, e deve-se prosseguir à investigação (Fig. 13-75).

> Massa intracapsular:
> - Geralmente são hematomas peri-implantes antigos.
> - Apresentam-se como lesões nodulares de sinal variável.
> - Podem apresentar impregnação de contraste.
> - Diagnóstico diferencial com lesão tumoral.

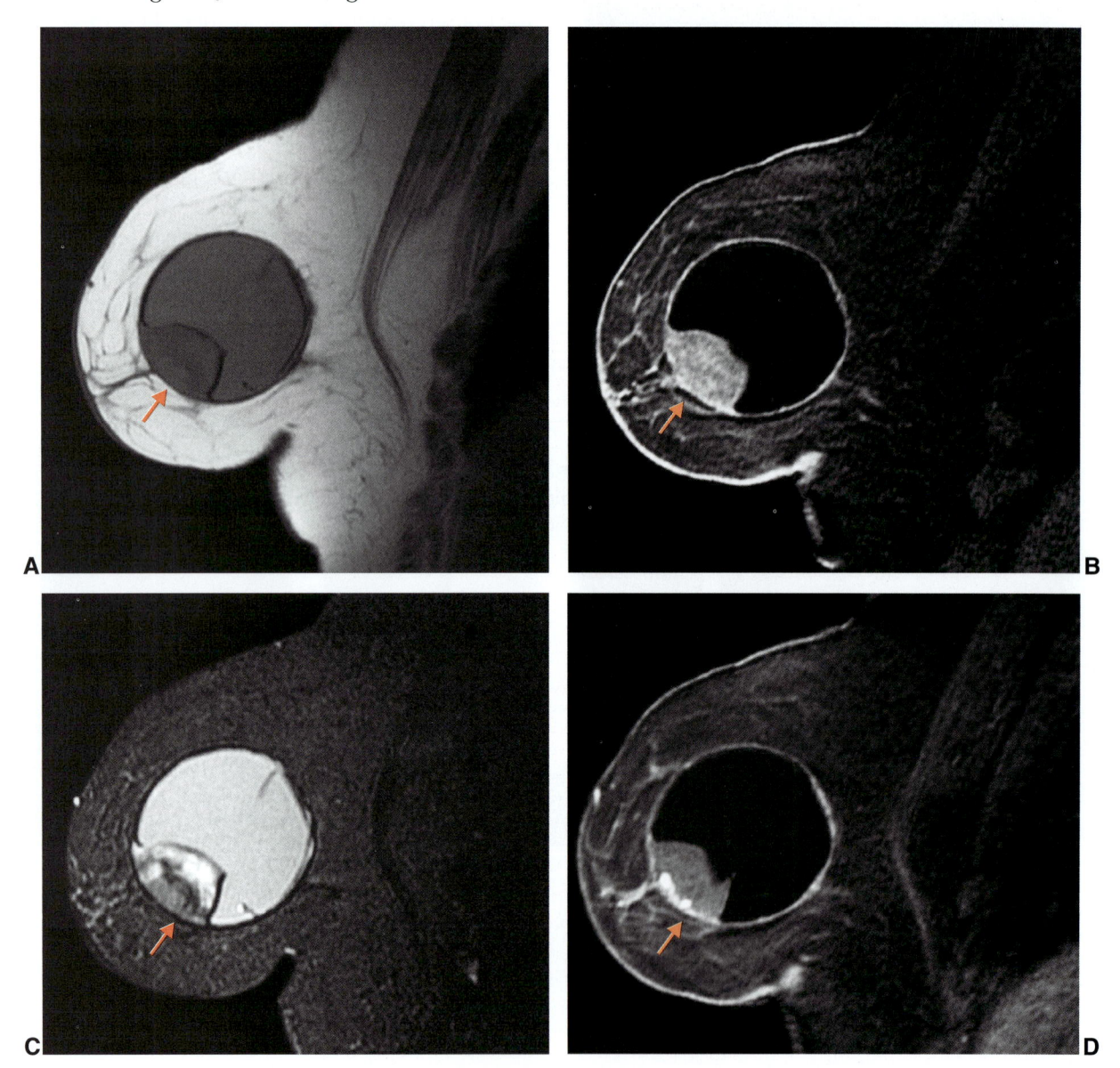

Fig. 13-73. Massa intracapsular com área hiperintensa em T1 e hipointensa em T2 e pequena impregnação pelo contraste, compatível com hematoma antigo. (**A**) Sagital T1. (**B**) Sagital T1 com supressão de gordura. (**C**) Sagital T2 com supressão de gordura. (**D**) Sagital T1 com supressão de gordura e gadolínio.

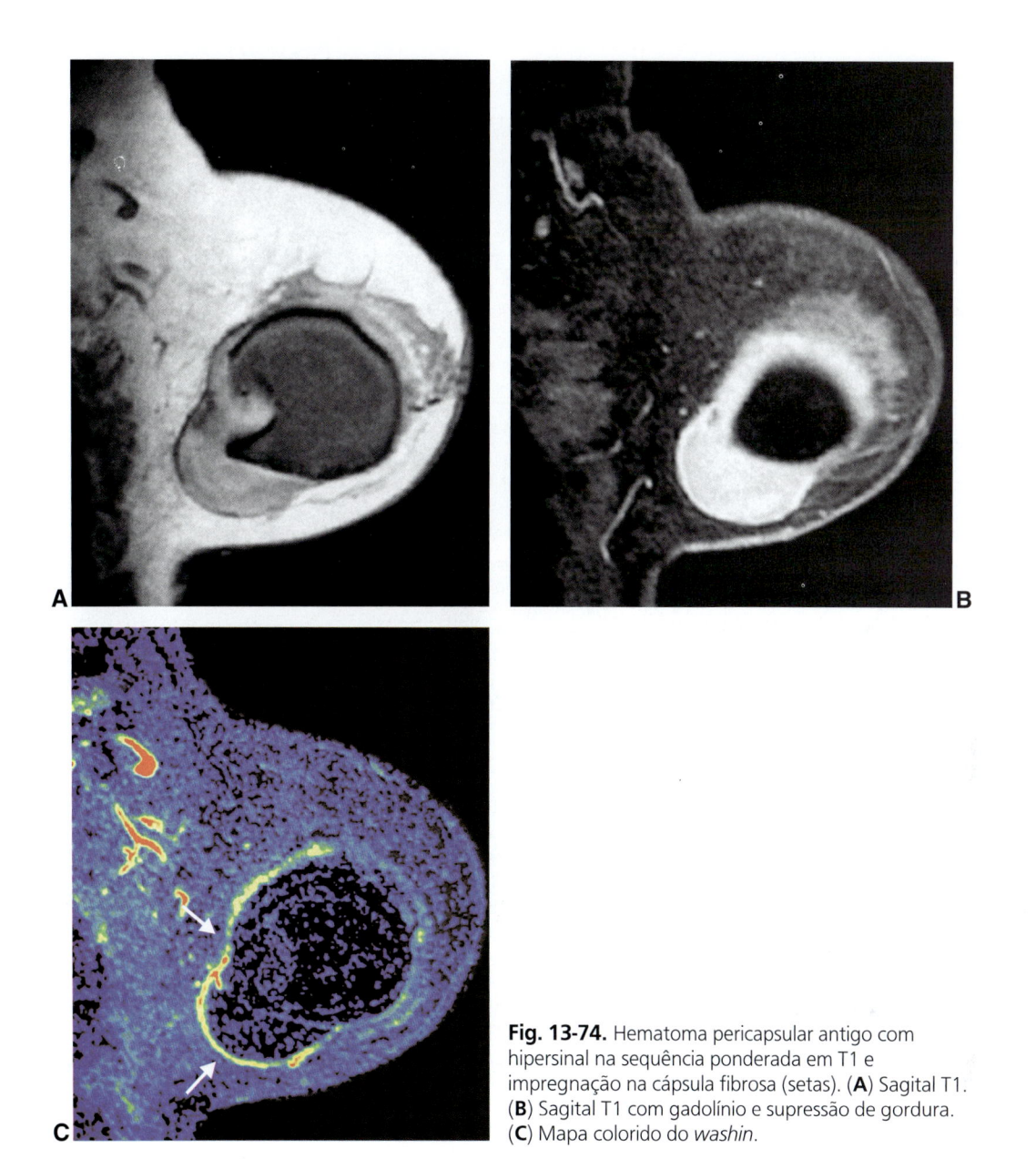

Fig. 13-74. Hematoma pericapsular antigo com hipersinal na sequência ponderada em T1 e impregnação na cápsula fibrosa (setas). (**A**) Sagital T1. (**B**) Sagital T1 com gadolínio e supressão de gordura. (**C**) Mapa colorido do *washin*.

Fig. 13-75. Nódulo isointenso em T1, hiperintenso em T2, com intensa impregnação intracapsular na neomama superolateral (setas).
(**A**) Sagital T1. (**B**) Sagital STIR. (**C**) Sagital T1 com gadolínio e supressão de gordura. (**D**) Axial T1 com gadolínio e supressão de gordura.

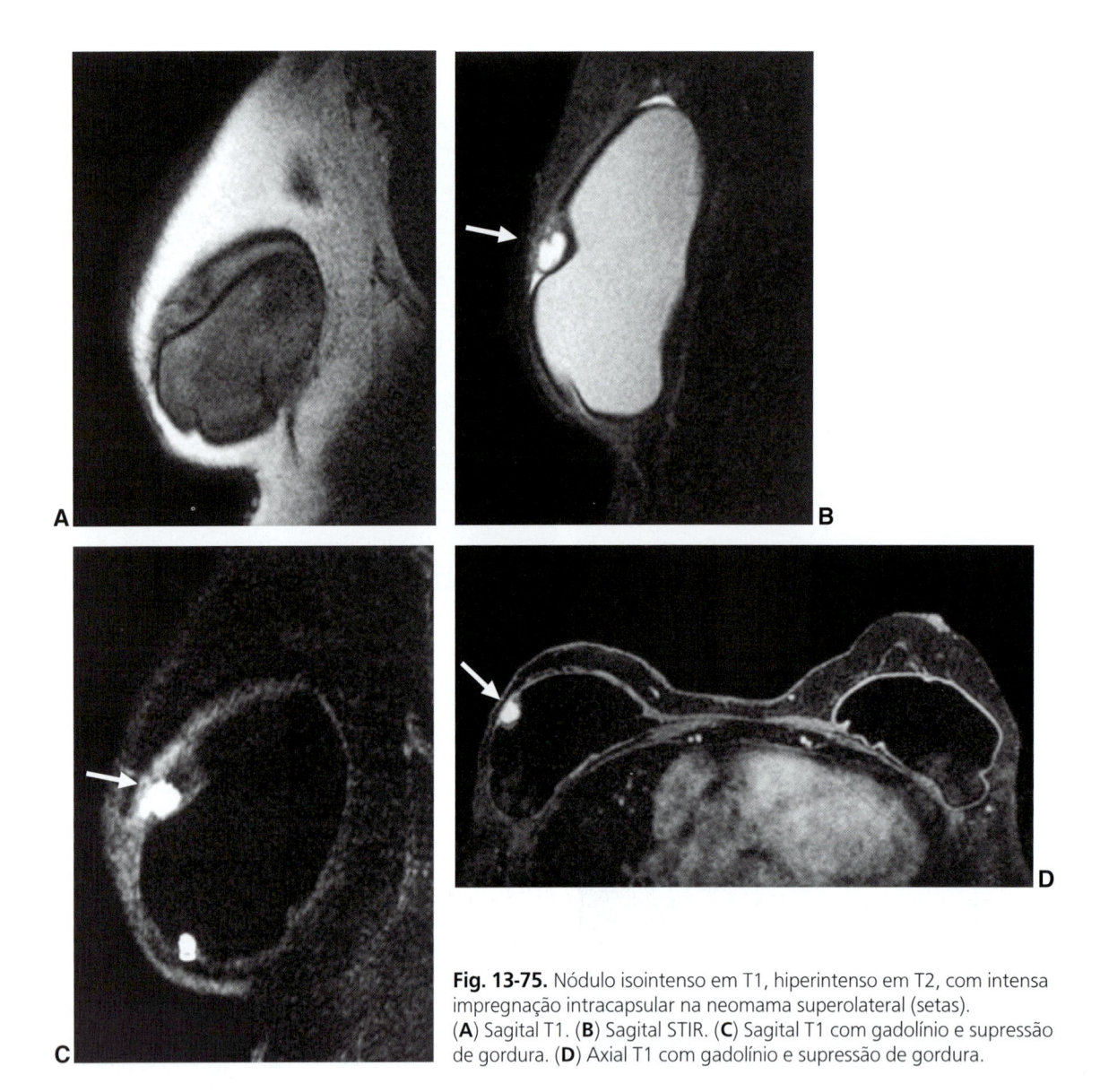

INJEÇÃO LÍQUIDA DE SILICONE

A injeção de silicone líquido para aumentar as mamas promove muita desorganização arquitetural no parênquima, infiltrando desde o revestimento cutâneo até a musculatura peitoral (Fig. 13-76).

Por estas razões, ela dificulta a identificação das patologias mamárias na mamografia e na ultrassonografia (Fig. 13-77).

Ela também provoca reação inflamatória, acentuando a distorção, com formação dos siliconomas, coleções de silicone líquido (Fig. 13-78).

O silicone pode migrar para a musculatura peitoral, os prolongamentos axilares, a fossa supraclavicular e envolver o plexo braquial e os linfonodos, tornando praticamente impossível sua retirada completa (Fig. 13-79).

É menos frequente a migração inferior à musculatura abdominal.

A RM consegue analisar o parênquima mamário, já que tem a capacidade de suprimir seletivamente o silicone e, com isto, diferenciar cisto, siliconoma e neoplasia, pois este último apresenta impregnação anômala pelo meio de contraste (Fig. 13-80).

Estas pacientes frequentemente apresentam implante de silicone, associado ao silicone líquido no parênquima, por vezes, o que restou após uma tentativa de retirada do parênquima. É importante compreender a história com detalhe para não confundir com ruptura extracapsular em um implante íntegro (Fig. 13-81).

> Injeção líquida de silicone:
> - Infiltra o tecido subcutâneo e o parênquima, dificultando a identificação das patologias mamárias na ultrassonografia e na mamografia.
> - Pode migrar para a musculatura peitoral, o prolongamento axilar, a fossa supraclavicular e o linfonodo.
> - RM suprime o silicone permitindo a identificação de patologias mamárias, como a neoplasia.

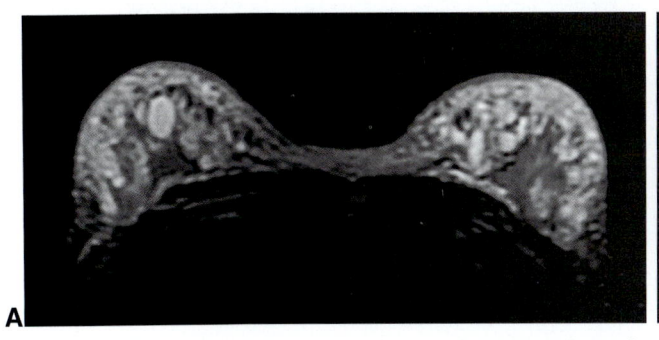

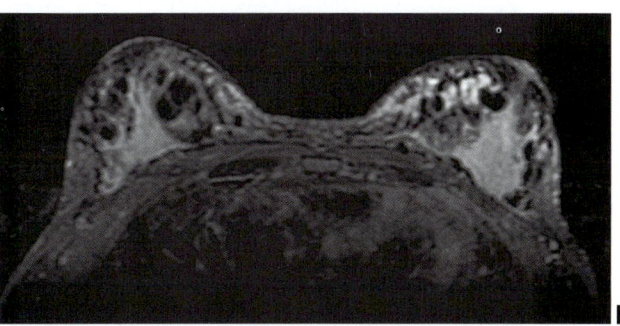

Fig. 13-76. Silicone líquido. Acentuada desorganização arquitetural no parênquima, infiltrando desde o revestimento cutâneo até a musculatura peitoral. (**A**) STIR axial. (**B**) STIR com supressão de silicone.

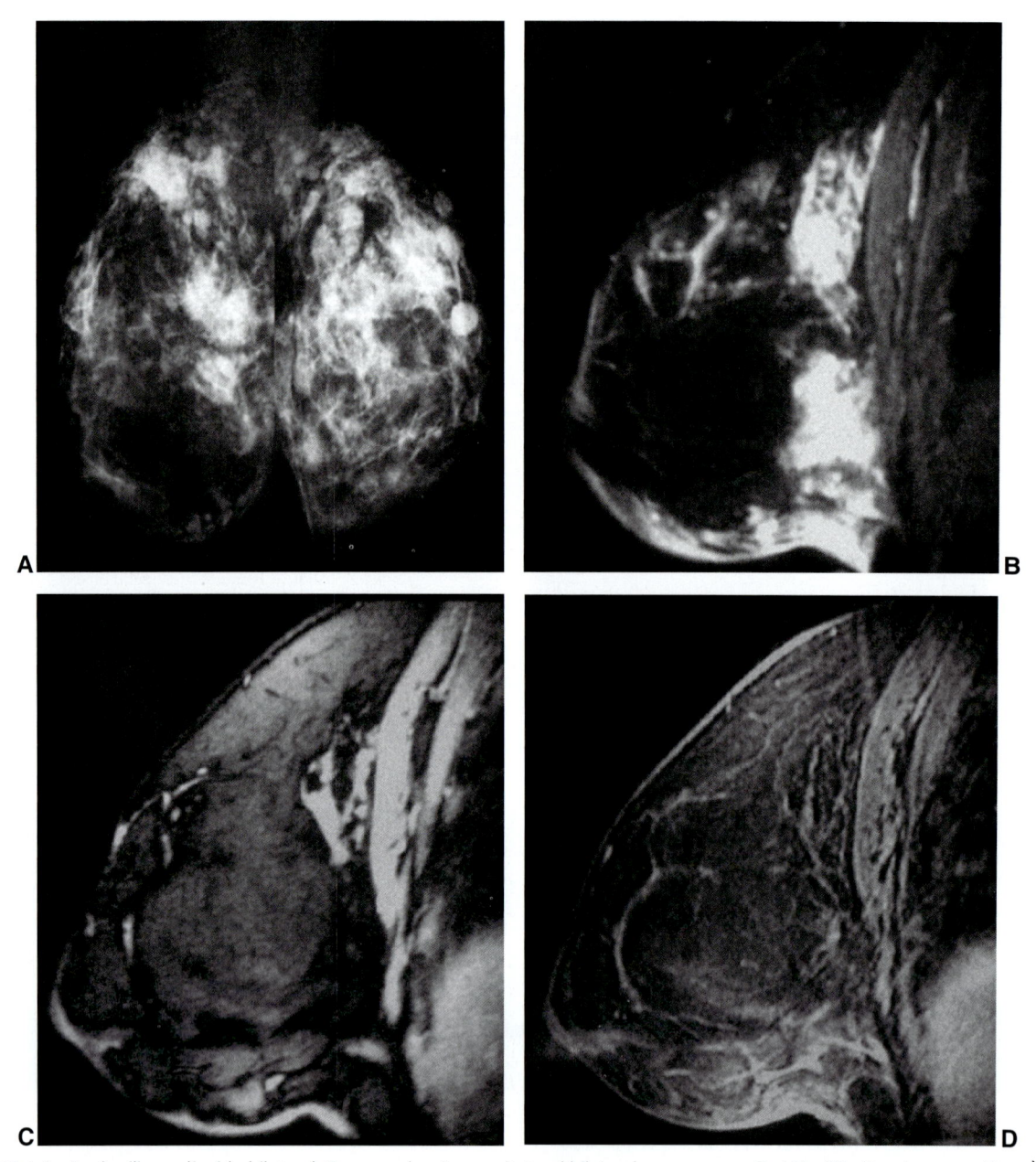

Fig. 13-77. Injeção de silicone líquido bilateral. Desorganização arquitetural bilateral na mamografia (**A**), dificultando sua análise. À RM o aspecto típico da infiltração de silicone (**B** – sagital STIR) com queda de sinal na sequência para supressão de silicone (**C**) e de gordura (**D**), facilitando a identificação de lesão suspeita.

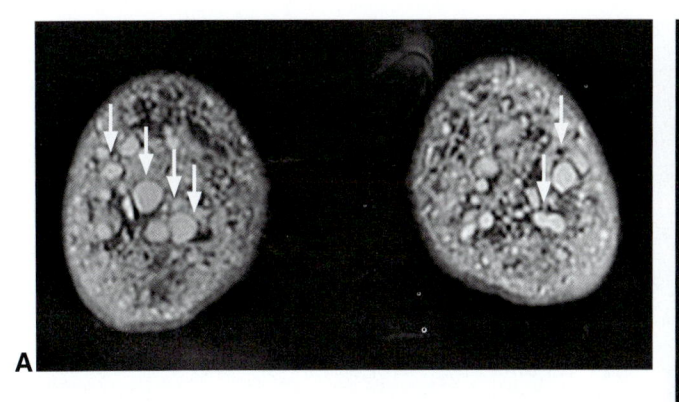

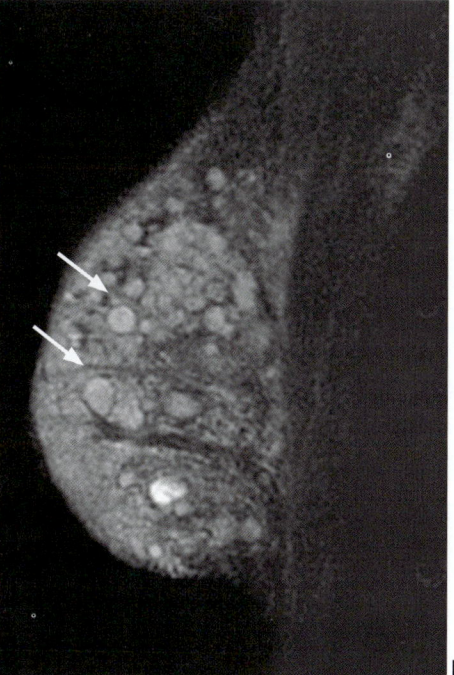

Fig. 13-78. Injeção de silicone líquido em sequências coronal (**A**) e sagital STIR (**B**). Notar múltiplas pequenas coleções ovais e redondas que correspondem a siliconomas (setas).

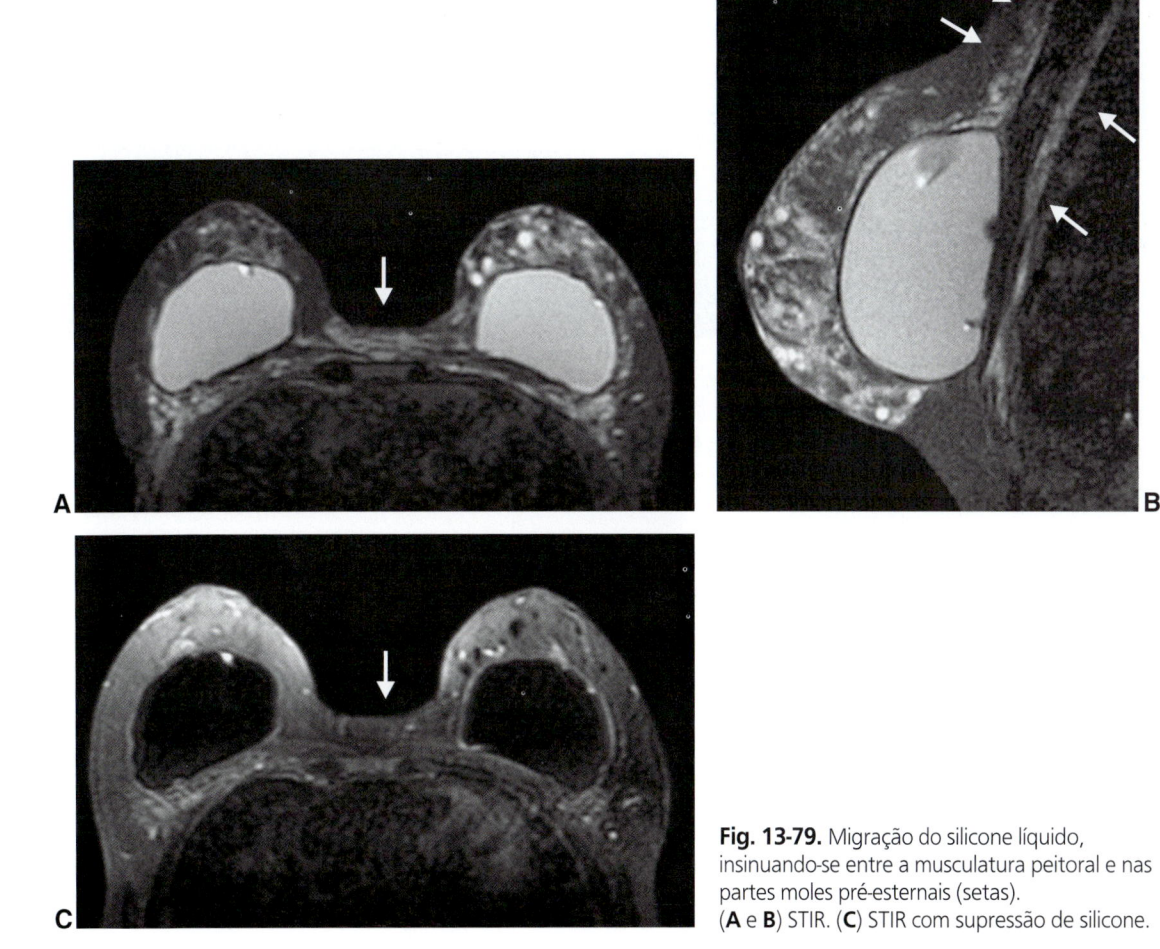

Fig. 13-79. Migração do silicone líquido, insinuando-se entre a musculatura peitoral e nas partes moles pré-esternais (setas).
(**A** e **B**) STIR. (**C**) STIR com supressão de silicone.

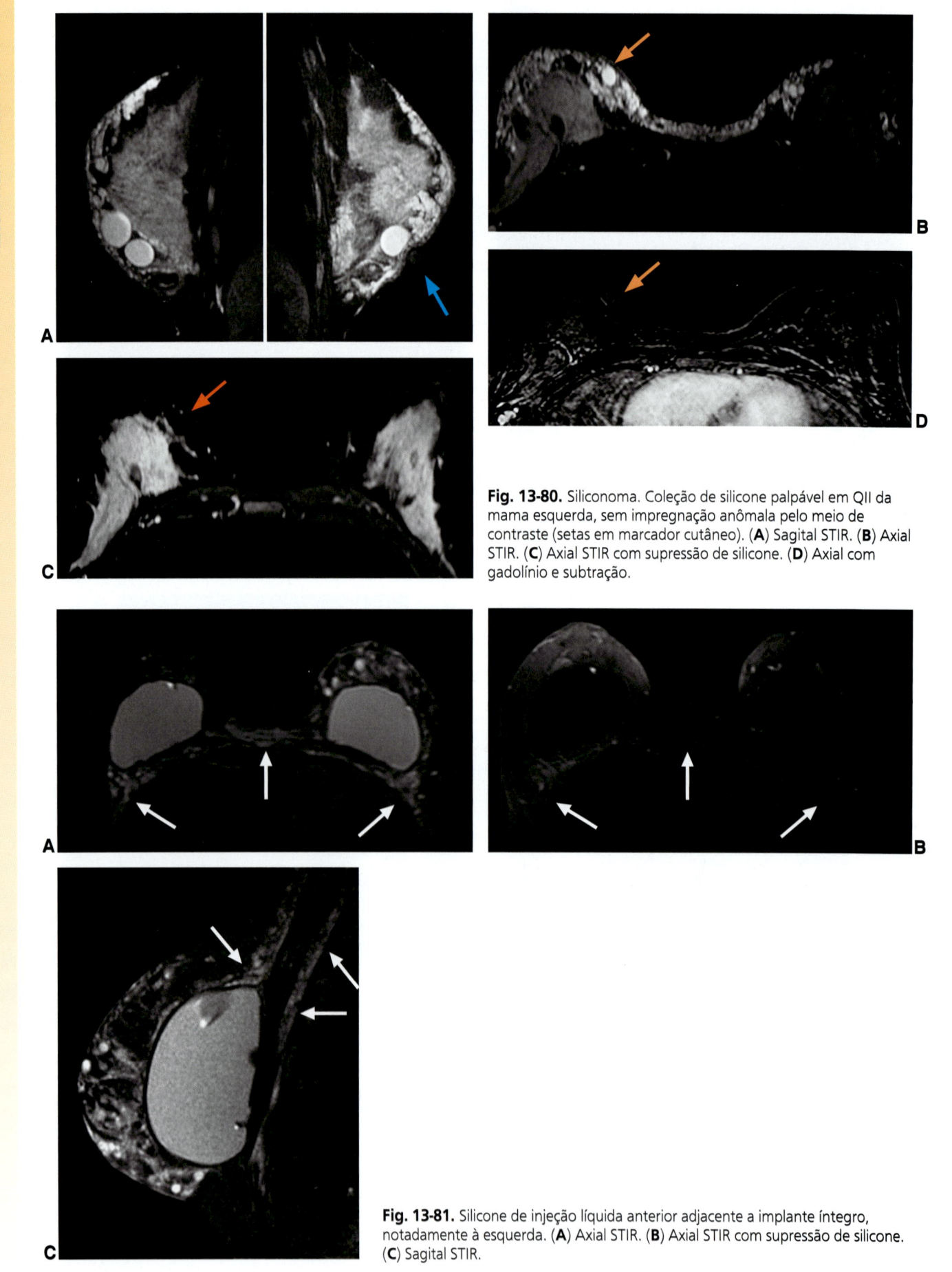

Fig. 13-80. Siliconoma. Coleção de silicone palpável em QII da mama esquerda, sem impregnação anômala pelo meio de contraste (setas em marcador cutâneo). (**A**) Sagital STIR. (**B**) Axial STIR. (**C**) Axial STIR com supressão de silicone. (**D**) Axial com gadolínio e subtração.

Fig. 13-81. Silicone de injeção líquida anterior adjacente a implante íntegro, notadamente à esquerda. (**A**) Axial STIR. (**B**) Axial STIR com supressão de silicone. (**C**) Sagital STIR.

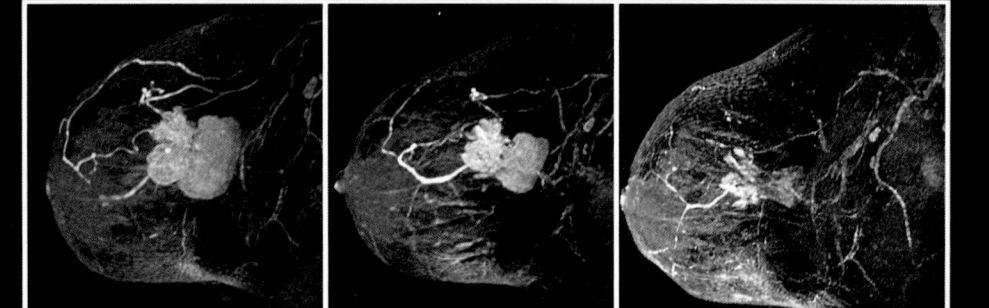

ULTRASSONOGRAFIA DIRECIONADA

Ultrassonografia Direcionada

14

Marcela Balaro ✧ *Carolina Damian*
Fabiola Kestelman

INTRODUÇÃO

Nos últimos anos a ressonância magnética (RM) mamária vem ganhando grande importância no diagnóstico do câncer de mama, em decorrência de sua alta sensibilidade (94–100%).

As indicações mais conhecidas são a pesquisa de sítio primário em pacientes com metástase de origem desconhecida e achados negativos na ultrassonografia e mamografia; determinar a extensão da lesão em pacientes já com diagnóstico de câncer de mama; monitorização da resposta à quimioterapia neoadjuvante; *screening* de pacientes de alto risco e menos comumente investigação de descarga papilar em pacientes com mamografia, ductografia e ultrassonografia negativas.

Com os avanços nos estudos e conhecimentos do exame de RM da mama, observou-se que até 10% das RM geram o diagnóstico de lesões adicionais, ou seja, lesões diagnosticadas exclusivamente neste método.

Nestes casos, a ultrassonografia (USG), mamografia (MMG) e exame físico prévios são normais (Fig. 14-1), porém se faz necessário, em virtude da pouca disponibilidade e alto custo do exame, fazer uma revisão da mamografia e da ultrassonografia, se houver, como tentativa de identificar retrospectivamente a lesão. Caso a lesão não tenha expressão nos exames anteriores, uma nova ultrassonografia, direcionada para o achado da RM, deve ser considerada.

Dessa forma, realizar um novo exame de USG, a **USG direcionada ou** *second-look*, tem-se mostrado eficaz na detecção e correlação das características morfológicas das lesões adicionais, identificadas inicialmente na RM.

A ultrassonografia (USG) da mama tem seu papel estabelecido na investigação das lesões palpáveis, na complementação nos achados inconclusivos da mamografia, como diferenciação entre nódulos sólidos e císticos e orientação de métodos de biópsia, sendo, portanto, uma ferramenta indispensável na prática diária.

Definição: realização de um novo exame de USG direcionada para identificação de achados detectados exclusivamente na RM, sem expressão nos exames anteriores: MMG, USG e exame clínico.

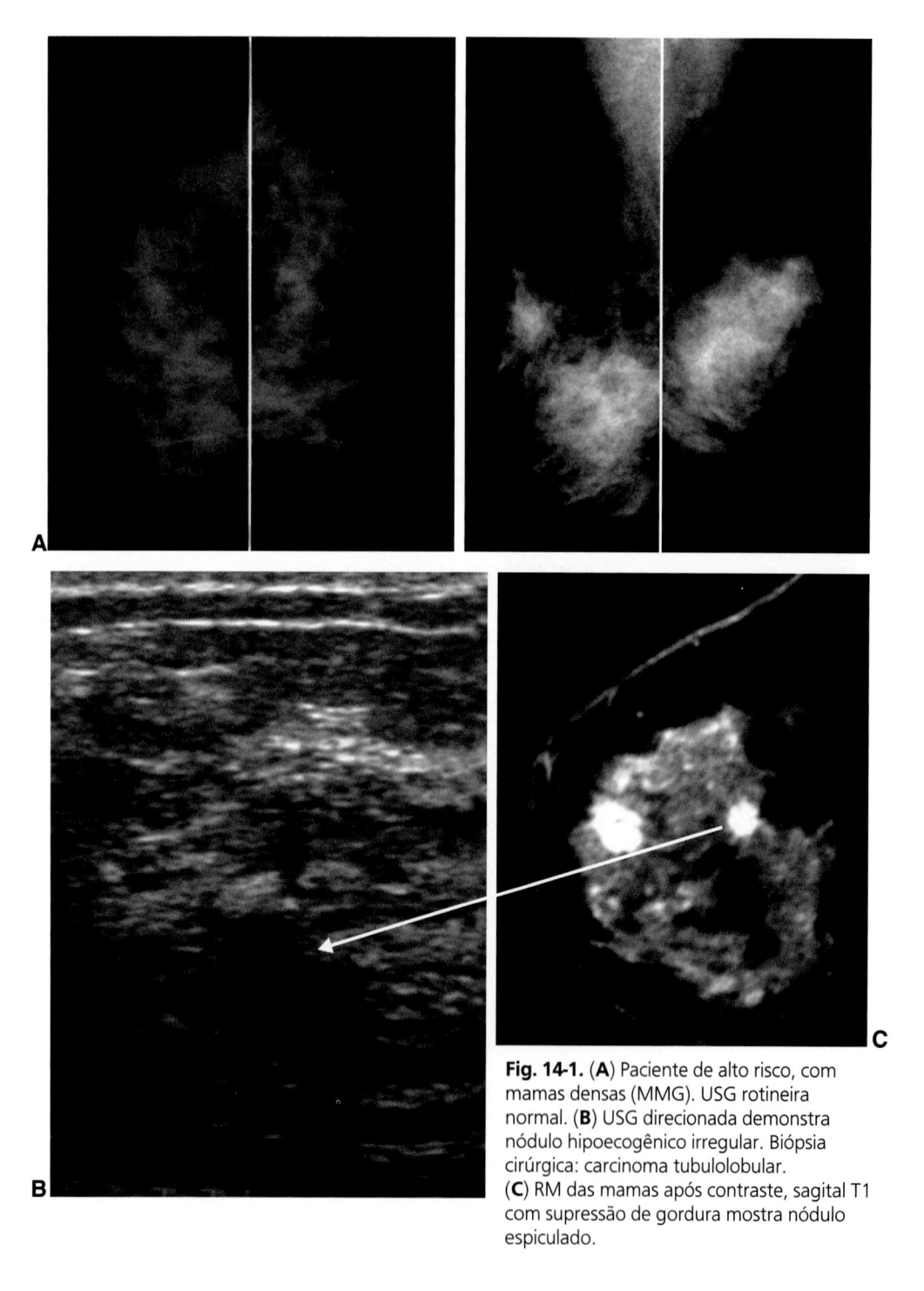

Fig. 14-1. (**A**) Paciente de alto risco, com mamas densas (MMG). USG rotineira normal. (**B**) USG direcionada demonstra nódulo hipoecogênico irregular. Biópsia cirúrgica: carcinoma tubulolobular. (**C**) RM das mamas após contraste, sagital T1 com supressão de gordura mostra nódulo espiculado.

INDICAÇÕES

Tendo como objetivo simplificar o acompanhamento das pacientes e tornar a investigação diagnóstica mais barata e acessível, as principais indicações para o método são:

- Lesões suspeitas, com indicação de investigação com histopatológico (BI-RADS®: categorias 4 e 5), visando a avaliar a possibilidade de biópsia guiada por USG.
- Lesões que necessitam de acompanhamento com "intervalos curtos" (BI-RADS®: categoria 3), que teriam custo alto e acesso difícil se a RM fosse o método escolhido para controle.

Indicações

RM – BI-RADS®
- Categoria 3
- Categoria 4
- Categoria 5

TÉCNICA

Assim como todos os exames de USG realizados para estudo das patologias mamárias, a USG direcionada deve ser realizada com transdutores lineares e de alta frequência, mínimo de "10 MHz". A disponibilidade de harmônica e Doppler também deve ser considerada.

Foi sugerido que o mesmo radiologista que interpretasse a RM também realizasse a USG direcionada, pois isso poderia aumentar a sensibilidade na identificação da lesão, mas não é o que acontece normalmente, pois muitos radiologistas somente laudam a RM e não realizam USG ou vice-versa.

Tendo em vista que a USG é um método operador-dependente, o ideal é que o médico tenha experiência com radiologia mamária e, se possível, em procedimentos invasivos orientados por métodos de imagem.

É também indispensável a disponibilidade das imagens da RM que gerou o procedimento no momento da realização da ultrassonografia, pois a identificação da lesão será baseada, principalmente, na morfologia da imagem detectada na RM e na posição da lesão.

Os principais critérios utilizados para correlação das imagens são tamanho, morfologia da lesão (Fig. 14-2) e profundidade (Fig. 14-3), ou seja, sua relação com a pele e a musculatura peitoral, que não se altera com a mudança de decúbito. A localização das lesões com relação aos quadrantes representa um critério com menor importância, levando em consideração que os exames são realizados em posições diferentes, a RM em decúbito ventral, e a USG em decúbito dorsal, o que pode gerar divergência entre os quadrantes.

Um outro critério importante é a distância com relação ao mamilo e a proximidade da lesão com nódulos císticos (que aparecem com hipersinal no T2) que também podem ser usadas como ponto de referência, facilitando a identificação.

O radiologista que irá realizar a USG deverá ter em mente as possibilidades diagnósticas relacionadas com o tipo de imagem encontrada na RM, por exemplo, um realce ductal para carcinoma ductal *in situ* (DCIS), um nódulo circunscrito com septos sem impregnação para o fibroadenoma (Fig. 14-4), um nódu-

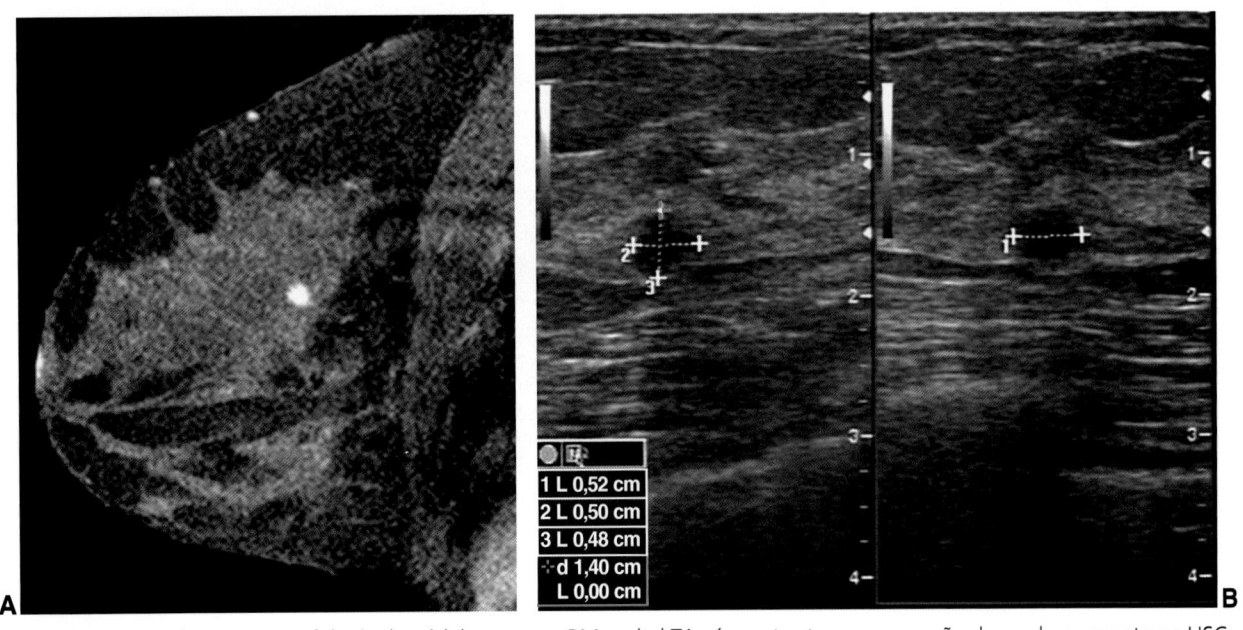

Fig. 14-2. (**A** e **B**) Observar a morfologia do nódulo tanto na RM sagital T1 pós-contraste com supressão de gordura, quanto na USG direcionada: nódulo irregular.

lo com hilo de gordura e com hipersinal na sequência ponderada em T2 para linfonodo (Fig. 14-5). Dessa forma, leva-se em conta a possibilidade de se identificarem a lesão e a possível morfologia da mesma na ultrassonografia (Fig. 14-6).

O período entre a realização da RM e da USG direcionada deverá ser o mínimo possível, a fim de evitar possíveis mudanças na aparência da mama, influenciadas pelo peso ou *status* hormonal.

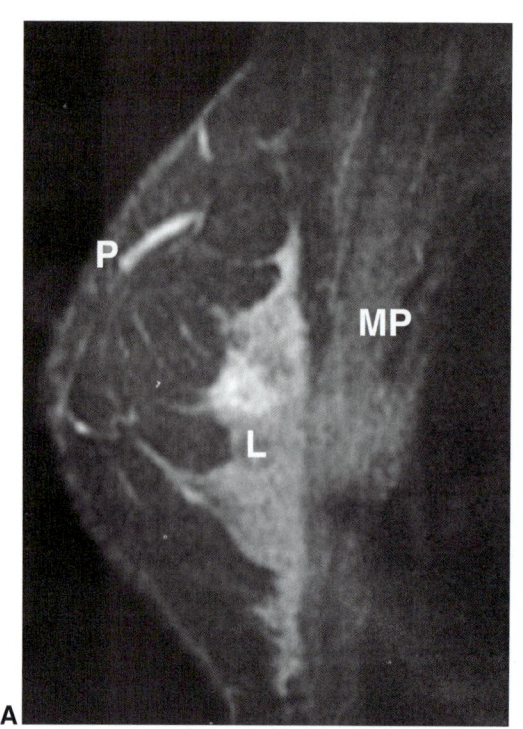

Fig. 14-3. (**A** e **B**) Importante avaliar além da morfologia, a profundidade da lesão. Observar a relação do nódulo com a pele e com a musculatura peitoral tanto na USG como na RM. Biópsia: carcinoma lobular infiltrante. P = pele; L = lesão; MP = músculo peitoral.

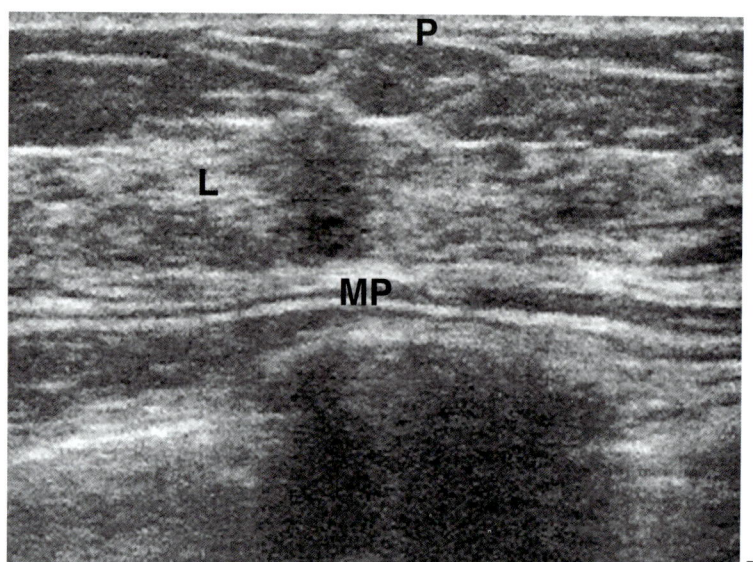

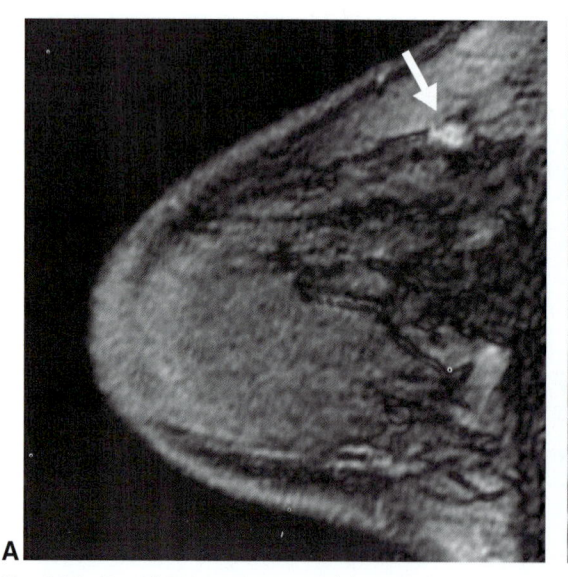

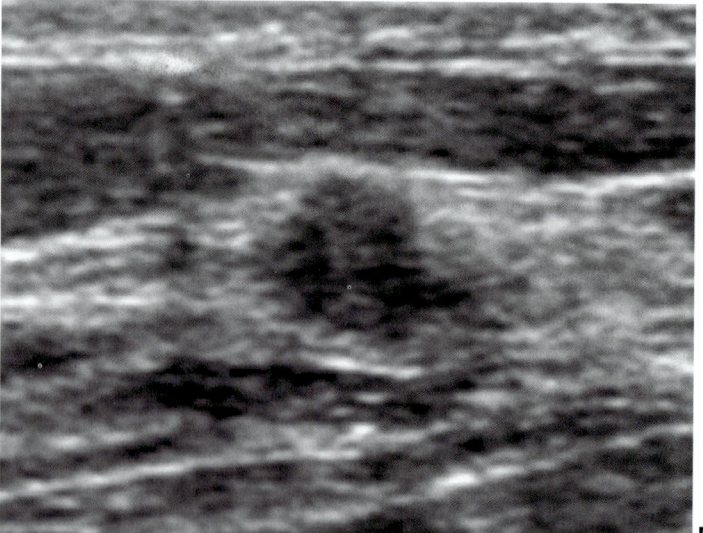

Fig. 14-4. (**A** e **B**) RM apresenta nódulo ovalado, com septos que não impregnam pelo contraste (seta), e USG demonstra nódulo redondo, circunscrito. Biópsia: fibroadenoma.

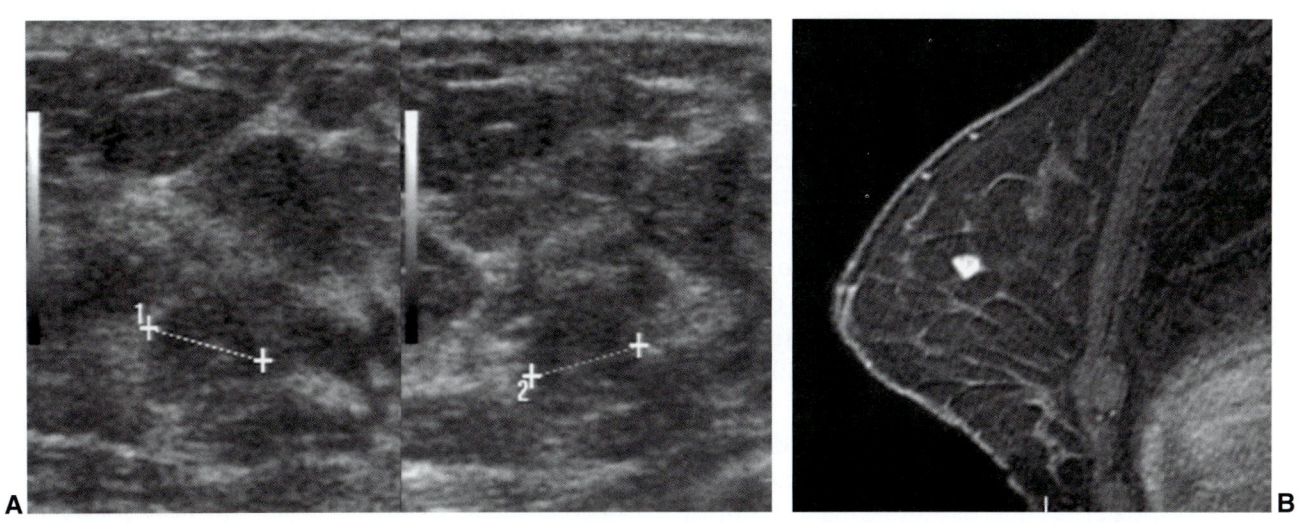

Fig. 14-5. (**A** e **B**) USG mostra nódulo com as mesmas características, porém, sem hilo de gordura típico dos linfonodos. RM sagital T1, pós-contraste, com supressão de gordura; nódulo ovalado, com realce intenso e homogêneo no QSE. Biópsia: linfonodo intramamário.

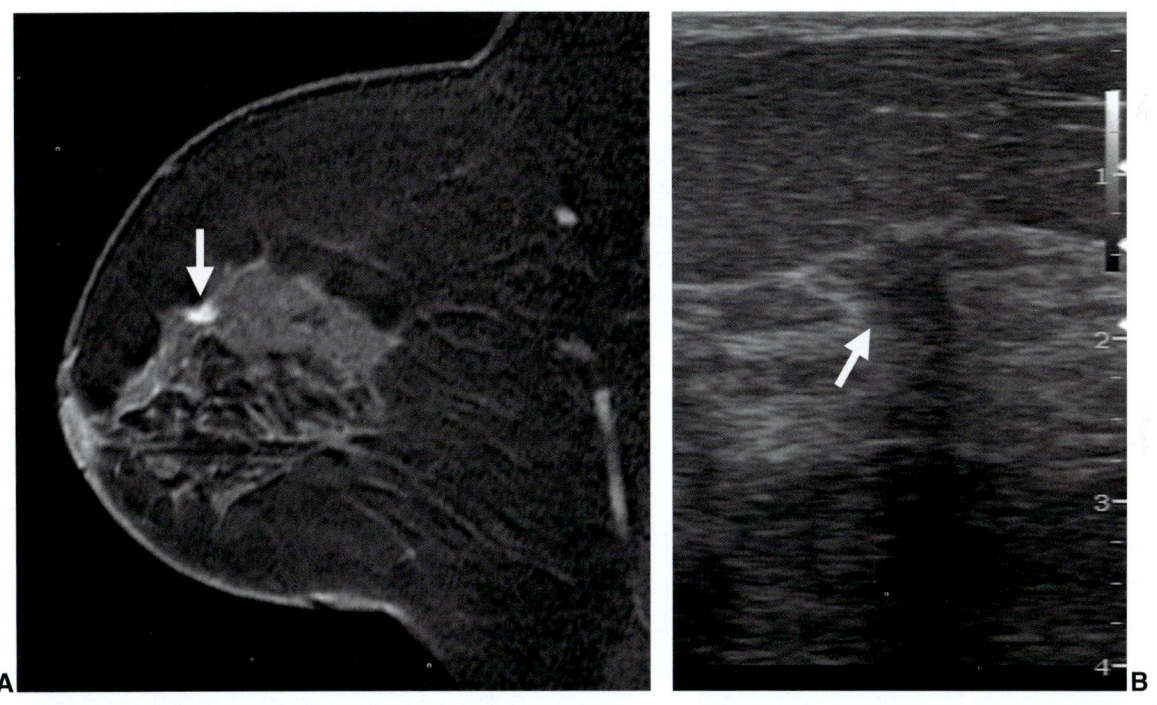

Fig. 14-6. (**A** e **B**) RM mostra área focal de realce na mama direita (seta). USG direcionada encontra imagem hipoecogênica, com as mesmas características morfológicas e localização da imagem observada na RM (seta). Biópsia revelou tratar-se de CDIS.

VANTAGENS

A USG é um método não invasivo, sem radiação, com baixo custo, grande disponibilidade e bem tolerado pelas pacientes, o que a torna o método ideal para reavaliação das pacientes com lesão na RM.

A taxa de positividade é muito variada e, entre outros fatores, depende da experiência do médico que está realizando o exame. Na maioria dos estudos, a USG direcionada é considerada satisfatória, com detecção de lesão variando entre 23-89%, associada a uma boa correlação morfológica.

Alguns trabalhos mostram que a taxa de malignidade é mais alta nas lesões identificadas com a USG direcionada do que nas lesões não identificadas. La Trenta et al. publicaram o primeiro grande estudo sobre ultrassonografia direcionada, mostrando uma taxa de identificação das lesões de 23%. Das lesões identificadas na ultrassonografia, 43% foram malignas, enquanto das identificadas somente na ressonância magnética, 14% foram positivas. Esta relação sugere que as lesões identificadas na ultrassonografia têm maior probabilidade de serem malignas.

Em um estudo mais recente, DeMartini et al. mostraram uma taxa de identificação na ultrassonografia de 46%. Este estudo também mostrou maior taxa de lesões malignas entre as identificadas na ultrassonografia (36%) do que nas observadas somente na RM (22%). Entretanto, estes dados não são suficientes para descartar a necessidade de investigação histopatológica das lesões observadas somente na RM.

Das lesões identificadas na RM, as classificadas como nódulos são mais facilmente detectadas na USG direcionada do que as que não formam nódulos, como as áreas de realce. Isso também foi observado por DeMartini et al. no estudo descrito anteriormente, em que a identificação na USG foi mais frequente quando a lesão foi caracterizada na RM como nódulo (58%) do que quando tratava-se de foco (37%) ou área de impregnação local (30%).

Alguns estudos demonstram que as lesões classificadas como nódulos, com características suspeitas (contorno espiculado, impregnação periférica) e com tamanhos maiores, são mais identificadas na USG direcionada do que as lesões menores, menos suspeitas e impregnação anômala. Essas informações são úteis para o radiologista que vai recomendar se há indicação de realizar ou não a USG direcionada para as lesões vistas na RM.

De acordo com um estudo publicado recentemente, os focos de realce são o grande incômodo na hora de recomendar a USG direcionada, pois eles estão quase sempre presentes, mas frequentemente não têm correlação na USG (Fig. 14-7). A conduta seguida por eles é a seguinte: focos ou foco com cinética de captação benigna, não indicar USG direcionada. Nestes casos, recomenda-se controle em 6 meses. Em mu-

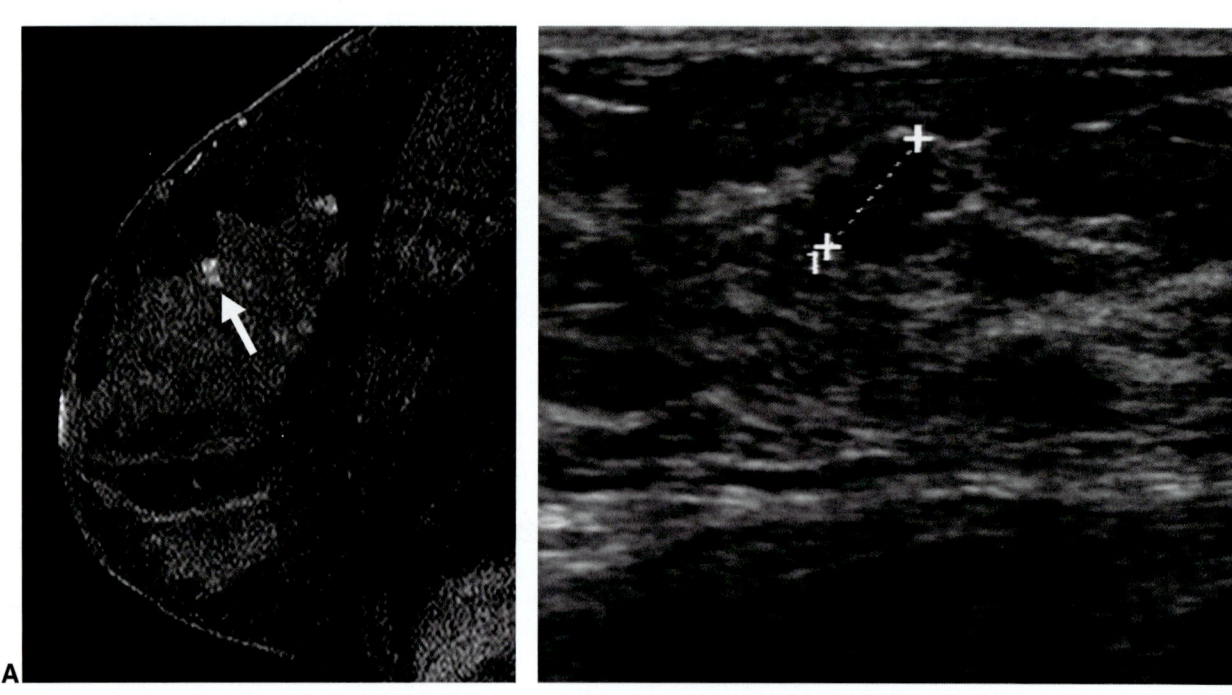

Fig. 14-7. (A e B) Apesar de os focos serem mais difíceis de serem encontrados na USG, alguns deles podem ser vistos, como neste caso em que o histopatológico foi compatível com CDI. Observar a morfologia e a localização semelhantes nos dois métodos.

lheres na pré-menopausa pode repetir a RM em outra fase do ciclo menstrual (segunda semana). Para mulheres com câncer de mama conhecido, recomenda-se USG direcionada para qualquer foco perto da lesão diagnosticada, para afastar lesão satélite, ou em outro quadrante, pois o resultado pode alterar o tratamento proposto para a paciente. Para os focos com cinética de captação suspeita (realce rápido seguido de *washout*), independente se há ou não outra lesão diagnosticada, indica-se USG direcionada.

A outra grande vantagem da USG direcionada é a possibilidade de realizar procedimentos invasivos guiados por USG (Fig. 14-8). Em função de seu baixo custo, fácil acesso, maior conforto e menor tempo para realização, é o método de escolha para guiar os procedimentos invasivos, desde que a lesão seja identificada. Assim, podem-se evitar biópsias cirúrgicas e auxiliar no planejamento cirúrgico e manejo terapêutico de cada caso.

Pacientes de alto risco

Em pacientes com predisposição genética (mutação do BRCA1 e BRCA2) ou com alto risco familiar, a chance de desenvolver câncer de mama ao longo da vida é maior que 80%. Para estas mulheres, o *screening* geralmente se inicia numa idade mais jovem, entretanto, como a maior densidade da mama pode obscurecer lesões na mamografia, a RM vem sendo utilizada a fim de oferecer meios para uma detecção mais precoce.

Porém, em virtude de sua alta sensibilidade, mais lesões são identificadas na RM e, por sua vez, orientadas a realizar USG direcionada para facilitar a abordagem diagnóstica/terapêutica.

Em um estudo realizado por Sim *et al.* das 48 lesões identificadas como categorias 4 e 5 de acordo com o BI-RADS® pela RM, 32 (67%) tiveram correlação na USG. Câncer de mama foi diagnosticado em 11 (34%) das 32 lesões com correlação ultrassonográfica e 1 (6%) das 16 lesões sem correlação ultrassonográfica. Onze (92%) das 12 lesões malignas foram visualizadas na ultrassonografia e destas, dez eram tumores invasivos, enquanto somente 21 (58%) das 36 lesões benignas foram vistas na USG. O autor sugere que a alta taxa de visualização pela USG de tumores invasivos neste estudo (91%), quando comparada com a população em geral (58%), deve ser resultado da pequena amostra. O estudo sugere que USG direcionada é um ótimo exame complementar e uma alternativa além de mais rápida, mais barata para as biópsias guiadas por RM em mulheres que têm predisposição genética ou familiar para câncer de mama.

Um outro fator a ser considerado nas pacientes de alto risco é a presença de tumores malignos com

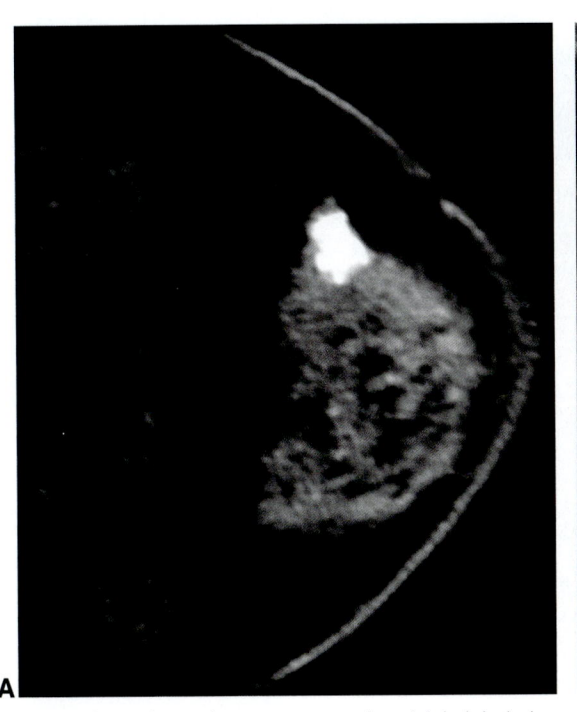

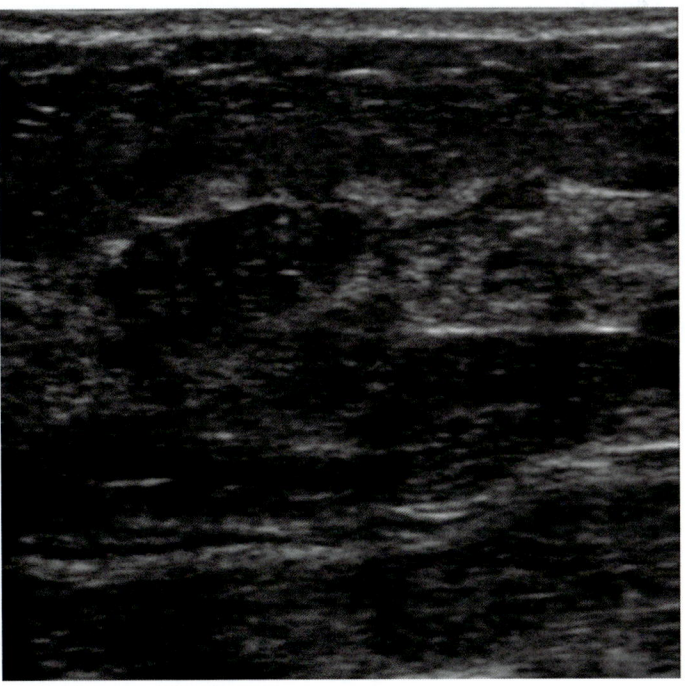

Fig. 14-8. (A e B) RM da mama esquerda: nódulo lobulado, com intenso realce por contraste. USG direcionada: imagem hipoecogênica, lobulada, de difícil individualização. Realizada *core* biópsia: carcinoma lobular infiltrante.

características morfológicas de lesões benignas, principalmente naquelas com mutação do BRCA1, o que torna difícil a diferenciação com um fibroadenoma, por exemplo (Fig. 14-9). Nestas pacientes, o achado de uma lesão na RM com características morfológicas benignas pode ter indicação de investigação diagnóstica. Dependendo da cinética de captação, do grau de risco familiar e da ansiedade da paciente, a biópsia será realizada e a fim de facilitar a abordagem, deverá ser orientada por USG.

No trabalho publicado por Kuhl C. e Schrading S. em mulheres com história familiar de câncer de mama, 23% dos tumores invasivos diagnosticados apareciam como lesões com morfologia benigna (*fibroadenoma like*) e destes, 80% foram em pacientes de alto risco e com mutação do BRCA1. Uma das razões da alta prevalência de tumores com morfologia benigna nestas pacientes é que elas apresentam, na maioria das vezes, tumores de alto grau e estes tumores tendem a aparecer como nódulos bem definidos, diferentemente dos de baixo grau ou grau intermediário que geralmente provocam uma reação desmoplásica ao redor e, portanto, aparecem como nódulos mal definidos ou espiculados.

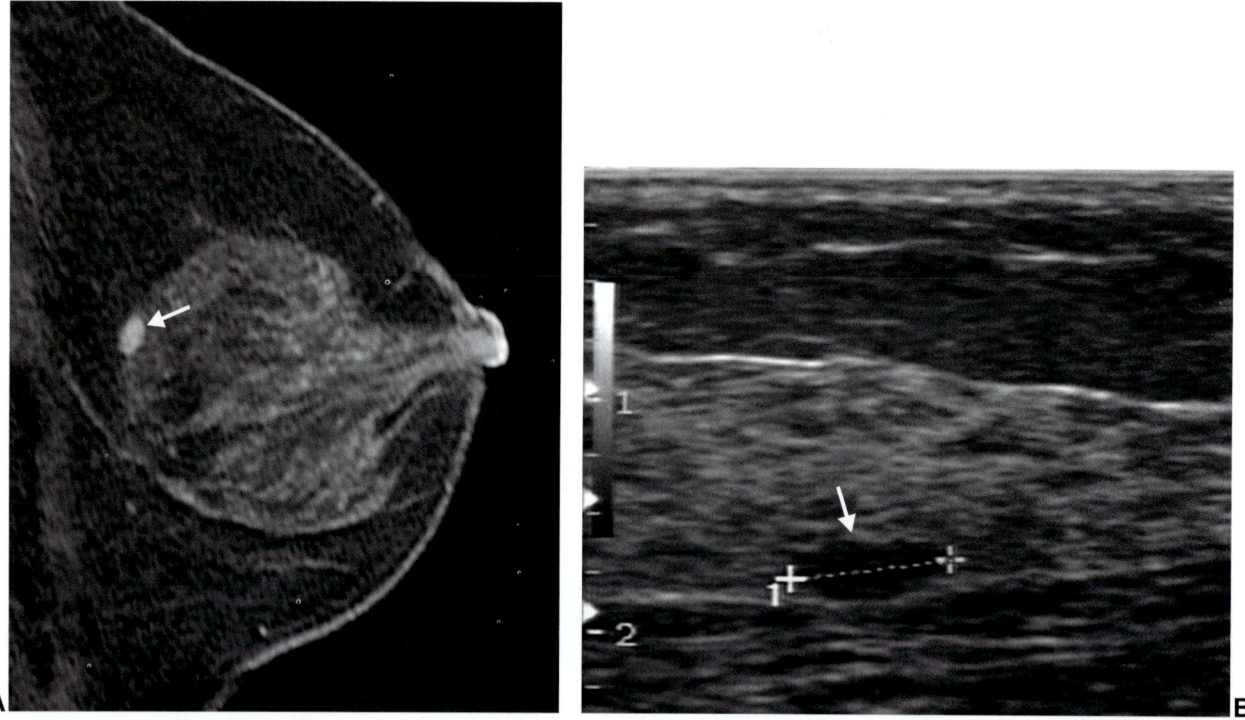

Fig. 14-9. Paciente de alto risco apresentando nódulo profundo, circunscrito, medindo 8 mm, na união dos quadrantes superiores da mama esquerda (seta). (**A**) RM T1 sagital com supressão de gordura, estudo dinâmico. (**B**) Nódulo identificado na USG direcionada.

LIMITAÇÕES

As mesmas limitações geradas pela USG em geral devem ser consideradas, como o método ser operador-dependente e dificuldade de diagnóstico em casos de mamas volumosas e com predomínio do tecido adiposo.

O tamanho da lesão na RM também é um fator limitante, pois lesões menores de 4 mm geram taxas de detecção mais baixas.

A morfologia da lesão é importante, tendo em vista que focos e impregnação anômala apresentam menor expressão na USG direcionada, como já foi dito anteriormente.

Ainda existe grande divergência entre a taxa de positividade da ultrassonografia direcionada na literatura, já que há diferentes tipos de padronização dos trabalhos que utilizam USG.

Em virtude da variabilidade de condutas na vigência de lesões identificadas exclusivamente na USG, alguns centros definiram a conduta para esses casos. Um bom exemplo é a rotina sugerida pelo departamento de radiologia do MD Anderson Cancer Center, Universidade do Texas, mostrada no Gráfico 14-1.

Vantagens	Limitações
Não invasivo; sem radiação	Mamas volumosas, com predomínio do tecido adiposo
Baixo custo, disponibilidade	Método operador-dependente
Taxa de positividade satisfatória	Tamanho da lesão (menores que 4 mm)
Maior VPP para câncer no exame positivo	Morfologia da lesão (foco e impregnação anômala)
Orientar métodos de biópsia	Controle das lesões

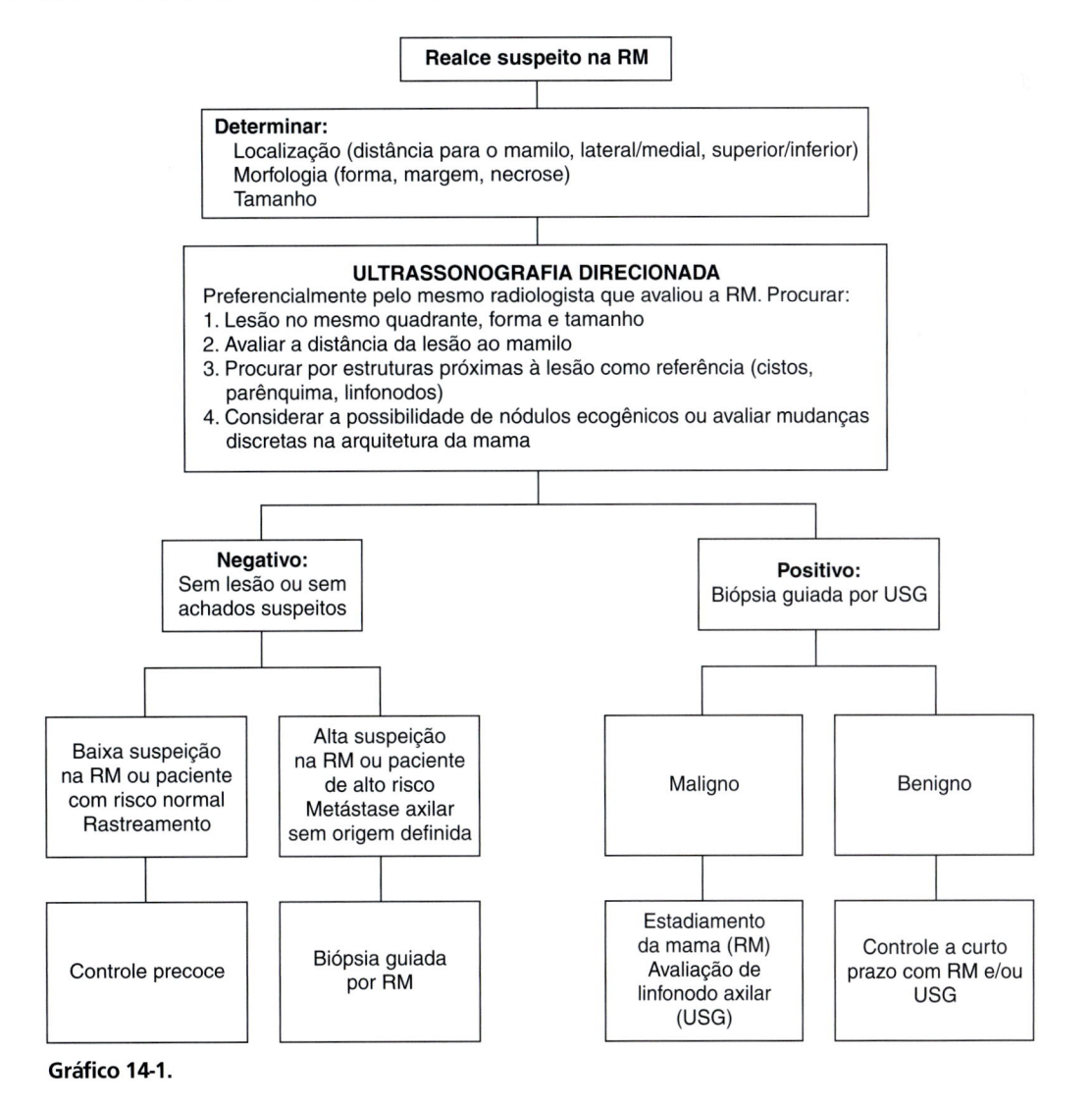

Gráfico 14-1.

SUMÁRIO

A USG direcionada é um método eficaz na detecção e correlação morfológica das lesões adicionais detectadas na RM. O método é útil para facilitar o acompanhamento dos pacientes (BI-RADS® 3) e para realizar procedimentos invasivos, sendo uma alternativa para a realização de biópsias (BI-RADS® 4 e 5) e marcações pré-cirúrgicas de lesões indicadas pela RM.

Os estudos mostram que a identificação da lesão na ultrassonografia está relacionada com um maior número de lesões malignas, assim como uma maior identificação de lesões que se apresentam como nódulos em comparação com a impregnação anômala.

Dessa forma, a ultrassonografia direcionada constitui um método seguro de investigação de lesões inicialmente identificadas somente na RM. Contudo, lesões não identificadas na ultrassonografia também devem ser submetidas à investigação histopatológica se consideradas suspeitas na RM, e devem ser submetidas a procedimentos invasivos orientados por RM.

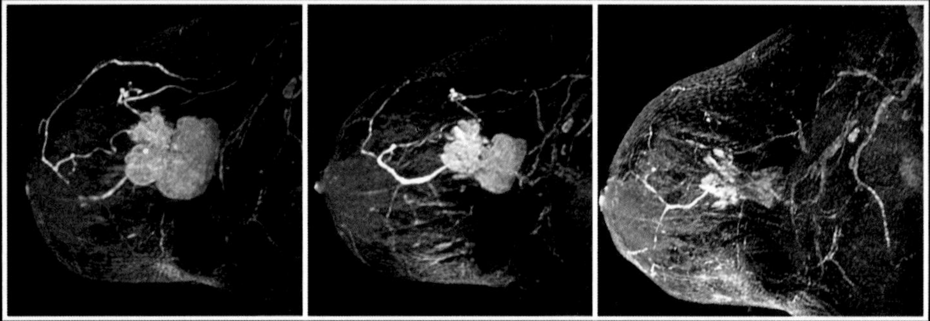

Procedimento Guiado por Ressonância Magnética

# Procedimento Guiado por Ressonância Magnética

Fabiola Kestelman

INTRODUÇÃO

Lesões identificadas exclusivamente na RM que tenham indicação de avaliação histopatológica deverão ser submetidas a procedimento invasivo orientado por RM. Considerando a pouca disponibilidade e o custo deste tipo de procedimento, deve-se fazer uma revisão da mamografia e da ultrassonografia, se houver, como tentativa de identificar retrospectivamente a lesão. Caso a lesão não tenha expressão nos exames anteriores, uma nova ultrassonografia, direcionada para o achado da RM, deve ser considerada (Fig. 15-1).

O uso da ultrassonografia direcionada pode reduzir o custo e o tempo de investigação das lesões identificadas na RM. O profissional envolvido no estudo deve ter experiência com RM e ultrassonografia mamária e, se possível, com procedimentos invasivos orientados por métodos de imagem. A ultrassonografia direcionada constitui um método seguro de investigação de lesões inicialmente identificadas somente na RM. Entretanto, quando não for possível encontrar a lesão na ultrassonografia e houver indicação de investigação histopatológica, o procedimento deve ser guiado por RM (Fig. 15-2).

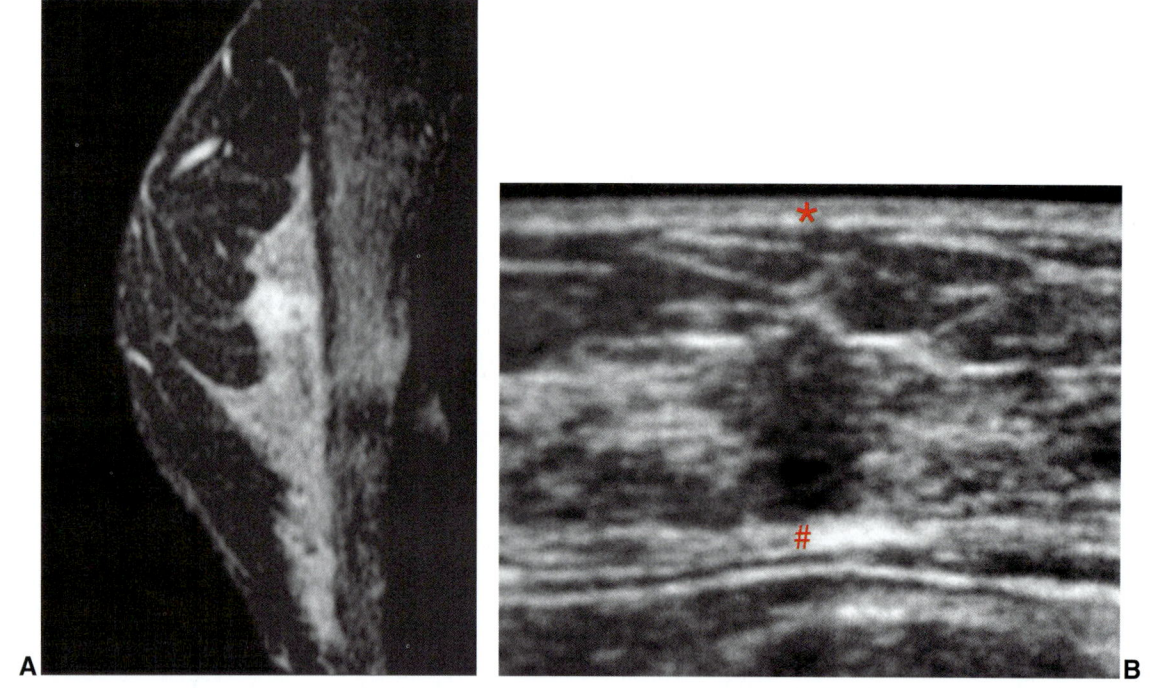

Fig. 15-1. Paciente de alto risco, 54 anos, apresentou RM bilateral área de impregnação no quadrante superior externo da mama direita (**A**). Na ultrassonografia direcionada (**B**), a relação com a pele (*) e a musculatura peitoral (#) é semelhante em comparação com a RM. A biópsia cirúrgica após marcação pré-cirúrgica orientada por ultrassonografia revelou carcinoma lobular infiltrante. (**A**) Sagital T1 com supressão de gordura e gadolínio. (**B**) Ultrassonografia direcionada.

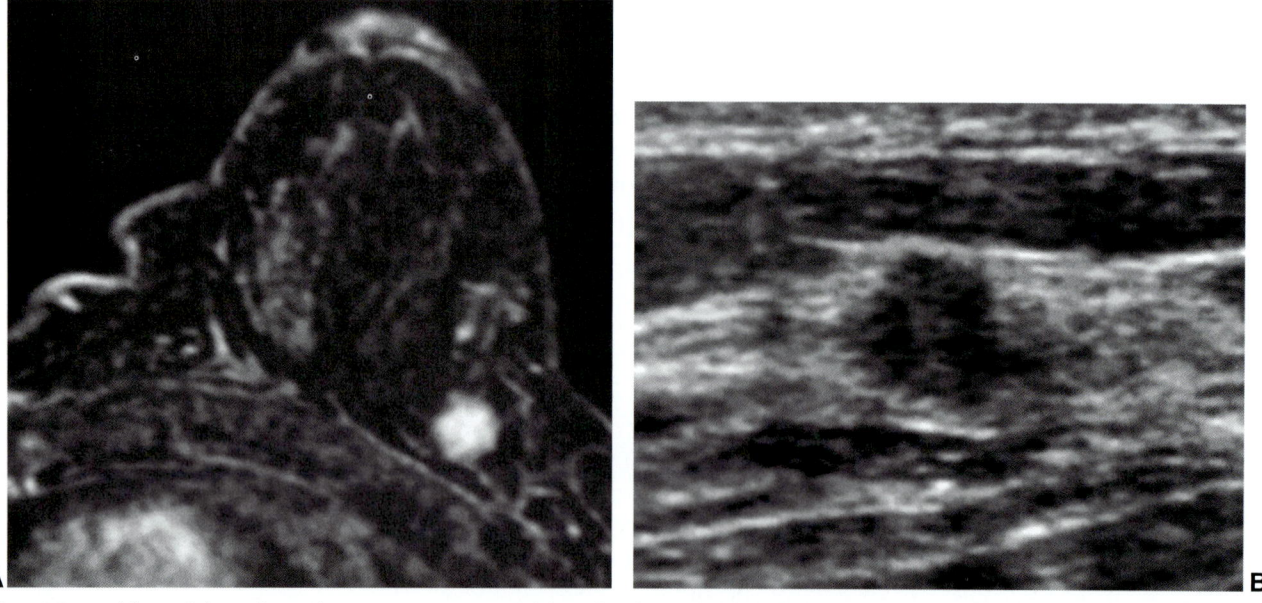

Fig. 15-2. RM bilateral de paciente de 52 anos mostrou nódulo redondo, microlobulado, no quadrante superior externo da mama esquerda (**A**). Na ultrassonografia direcionada (**B**) a lesão apresenta dimensões e morfologia semelhantes à RM. A biópsia com agulha grossa orientada por ultrassonografia mostrou tratar-se de CDI. (**A**) Axial T1 com gadolínio e subtração.

PROCEDIMENTO ORIENTADO POR RM

Material

Para a realização de procedimentos orientados por RM é necessário equipamento específico, com uma bobina específica. A bobina deve ser aberta nas laterais com acesso para biópsia ou marcação pré-cirúrgica. As bobinas atuais permitem acesso lateral e medial (Fig. 1-44).

Também é necessário ao procedimento o uso de material não ferromagnético. Agulha e fio de titânio para a localização pré-cirúrgica são indicados para prevenir a ocorrência de artefatos de imagem que impossibilitam a identificação da lesão após o procedimento.

No caso de biópsia percutânea, equipamentos compatíveis com ressonância magnética estão disponíveis. Para a realização de biópsia com agulha grossa, pode-se utilizar uma pistola plástica de longa excursão, acoplada a uma agulha de titânio. Para obtenção de amostra de tecido significativa, a opção são os equipamentos de biópsia assistida a vácuo. Os equipamentos compatíveis com RM atualmente disponíveis são: Vacora® (Bard Biopsy System), Surus ATEC® Automated Tissue Excision and Collection System e Mamotome® Biopsy System.

Técnica

Algumas técnicas foram descritas para a identificação e localização da lesão e posterior marcação com fio ou realização de biópsia percutânea. A marcação pode ser realizada à mão livre ou com o auxílio de grades compressoras que contêm coordenadas a partir das quais são feitos os cálculos para a localização da lesão.

Método à mão livre

No método à mão livre utiliza-se uma técnica semelhante à utilizada para procedimentos orientados por tomografia computadorizada. O exame é realizado com a paciente em decúbito ventral, com um marcador colocado na pele, de preferência no quadrante da lesão. Após a injeção do contraste paramagnético é feita uma sequência para a identificação da lesão. São feitos os cálculos da distância entre a lesão e o marcador cutâneo e, a seguir, o fio de titânio é colocado. Depois, repete-se o exame para conferir a posição do fio e medir a distância entre a extremidade distal do fio e a pele.

Técnica da marcação pré-cirúrgica

Fisher *et al.* desenvolveram um dispositivo acoplado à bobina de ressonância de mama para facilitar a localização das lesões. Técnicas semelhantes, com pratos fenestrados, foram usadas por Kuhl e Heywang-Kobrunner. Desde então, diversos sistemas foram desenvolvidos para facilitar os procedimentos orientados por RM.

Um dos sistemas comercialmente disponível consiste em um prato de material plástico que contém uma marcação numérica nos eixos vertical e horizontal, como mostra a Figura 15-3.

No ponto zero é colocado um marcador contendo gadolínio que serve de referência para os cálculos da localização da lesão. Imagens tridimensionais da mama são obtidas antes e após a administração venosa de gadolínio. Depois da identificação da lesão, os cálculos das coordenadas são feitos com base no marcador. Uma linha é traçada no computador mostrando o local do ponto de referência (Fig. 15-4). A partir desta linha é feito o cálculo da distância anteroposterior por meio da medida entre a linha e a lesão. A distância craniocaudal é medida contando-se o número de cortes entre o ponto de referência e a lesão e multiplicando-se pela espessura do corte. A última coordenada, lateromedial é calculada medindo-se a distância entre a pele e a lesão.

Após os cálculos, a paciente é retirada do aparelho e uma agulha de 18 Gauge é colocada na lesão. Em seguida a paciente retorna para dentro do magneto, e outras imagens são obtidas para confirmar a posição da agulha (Fig. 15-5). Depois de confirmada

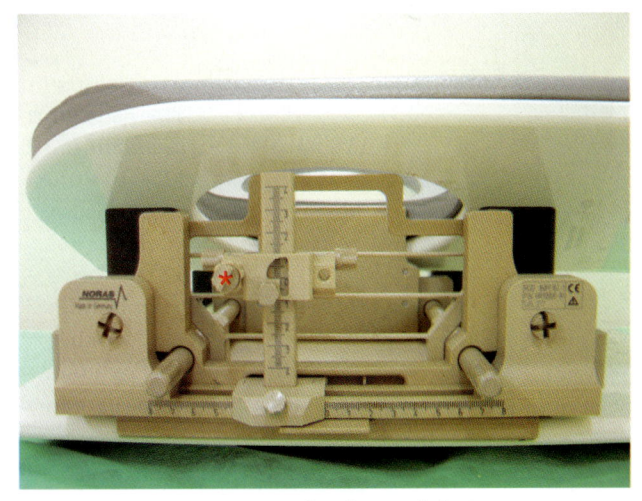

Fig. 15-3. Equipamento para a localização de lesão na RM. Bobina dedicada à mama com dispositivo acoplado para localização. As coordenadas são observadas nos eixos horizontal e vertical. Um marcador contendo gadolínio é utilizado como ponto de referência (*).

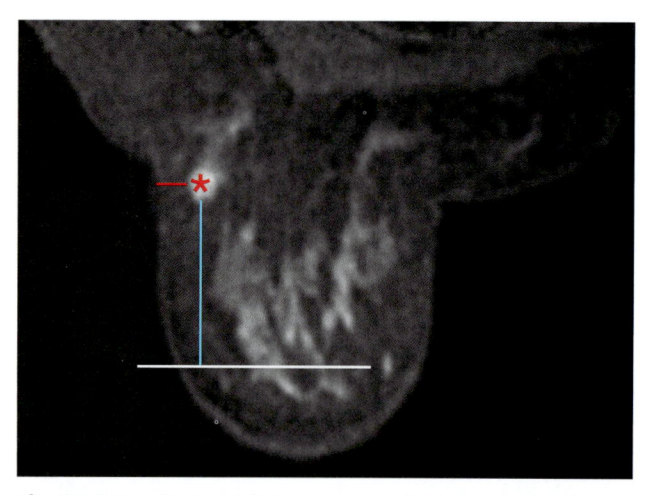

Fig. 15-4. Sequência axial T1 com supressão de gordura após estudo contrastado na mama direita, mostrando a lesão (*). Uma linha horizontal mostra o local onde se encontra o marcador que contém gadolínio, posicionado próximo à pele da paciente (linha branca). Após a identificação da lesão é feito o cálculo da distância anteroposterior entre a linha horizontal de referência e a lesão (linha azul). A linha vermelha mostra a distância lateromedial entre a pele e a lesão.

a posição da agulha, é feita a marcação com fio de titânio.

Após o procedimento, repete-se o exame para conferir a posição do fio e medir a distância entre a extremidade distal do mesmo e a pele. A mamografia pode ser utilizada para confirmar essa distância e para orientar o cirurgião durante a cirurgia.

Técnica da biópsia percutânea

A técnica para a realização de biópsia percutânea é semelhante. Depois dos cálculos das coordenadas, uma agulha-guia de material plástico ou de titânio é colocada no local da lesão. Repetem-se as imagens e após a confirmação da posição é introduzida a agulha de biópsia assistida ou não a vácuo. A colocação desta agulha pode ser feita por dentro da agulha-guia ou após a retirada da mesma. Depois da biópsia as imagens são repetidas para confirmar a retirada da lesão. Se necessário, realiza-se nova injeção de contraste venoso que pode demonstrar a lesão residual ou apenas o extravasamento do contraste na cavidade (Fig. 15-6).

Considerando que as lesões submetidas à biópsia percutânea por RM costumam ser pequenas, um clipe de titânio deve ser colocado no local da biópsia. Este clipe serve de orientação para posterior marcação pré-cirúrgica por mamografia, caso a biópsia se confirme maligna, ou para controle da área submetida ao procedimento com resultado benigno.

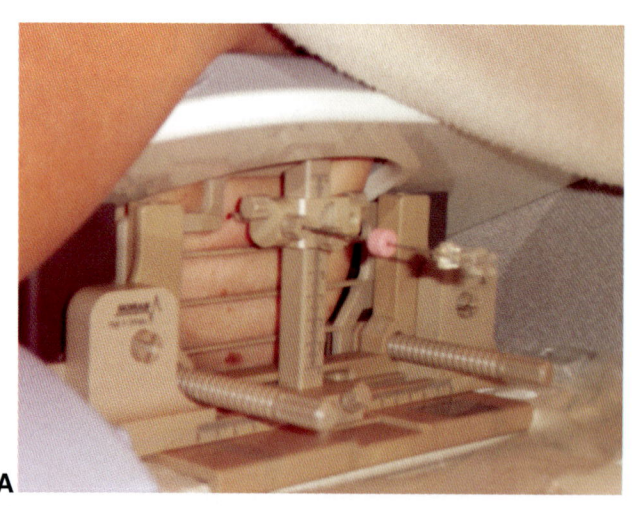

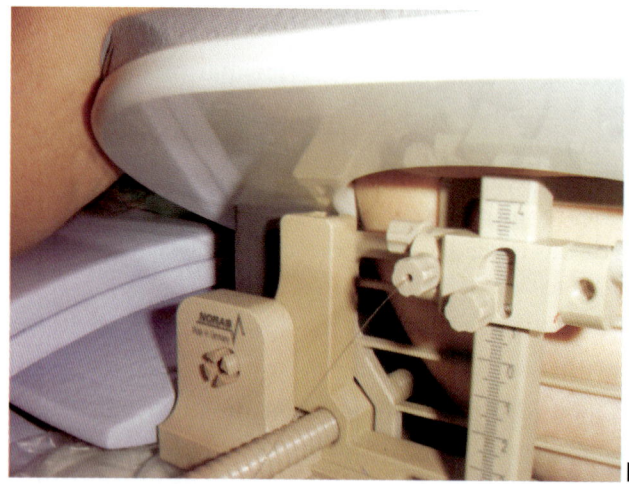

Fig. 15-5. Paciente de 48 anos posicionada em decúbito ventral na bobina dedicada à mama com dispositivo para localização de lesão. Na Figura **A** a agulha foi introduzida após aferição das coordenadas da posição da lesão. Na Figura **B** o fio foi introduzido após a realização de uma sequência que confirmou a posição correta do mesmo.

BIÓPSIA PERCUTÂNEA

A biópsia percutânea é o método de escolha para investigação das lesões identificadas exclusivamente na RM, pois diagnósticos benignos evitam um procedimento cirúrgico, desde que o aspecto da lesão seja concordante com o resultado histopatológico, enquanto o diagnóstico de malignidade prévio à cirurgia permite o planejamento terapêutico adequado.

A biópsia orientada a vácuo deve ser preferida à biópsia com agulha grossa, pois lesões identificadas somente na RM tendem a ser pequenas e a incidência de lesão com potencial indeterminado (hiperplasia ductal atípica, neoplasia lobular, lesão radiada e lesões papilares) é alta. Quanto maior a amostra tecidual, maior a acurácia do diagnóstico. O número de fragmentos retirados deve ser em torno de 24 para agulhas de 11 Gauge. Os fragmentos não devem ser submetidos a estudo por congelação (Fig. 15-6).

Assim como é recomendado para as biópsias guiadas por ultrassonografia e mamografia também é necessária a correlação histopatológica com o aspecto da lesão na RM. Caso não haja correlação entre a imagem e o histopatológico, a biópsia cirúrgica deve ser considerada. Sempre que o resultado for benigno e concordante, o controle em 6 a 12 meses com RM é indispensável para descartar resultados falso-negativos.

A realização de biópsia percutânea por RM ainda é um método pouco utilizado, possivelmente em virtude da complexidade e do custo dos procedimentos. Entretanto, o desempenho do método é comparável com os procedimentos orientados por mamografia e ultrassonografia. A biópsia a vácuo, em comparação com a biópsia por agulha grossa (14 Gauge), tem a vantagem de retirar vários fragmentos, sem a necessidade de remover a agulha diversas vezes, além de possibilitar a obtenção de amostras maiores, reduzindo resultados subestimados ou falso-negativos.

LIMITAÇÕES

Tempo do procedimento

Uma das maiores limitações dos procedimentos orientados por RM é a de verificar se o procedimento realmente foi realizado com sucesso, pois a maior parte das lesões só aparece na fase contrastada do exame e, na maioria das vezes, não são identificadas em outros métodos de imagem para confirmar a correta retirada.

As lesões geralmente perdem o contraste em 10 a 15 minutos e, como um número moderado de lesões suspeitas apresentam cinética de captação com padrão *washout*, o procedimento deve ser realizado em um curto período, pois estas tendem a desaparecer durante o procedimento. Se por alguma complicação do procedimento houver demora na execução, um clipe de titânio pode ser inserido para posterior marcação da lesão orientada por mamografia (Fig. 15-6).

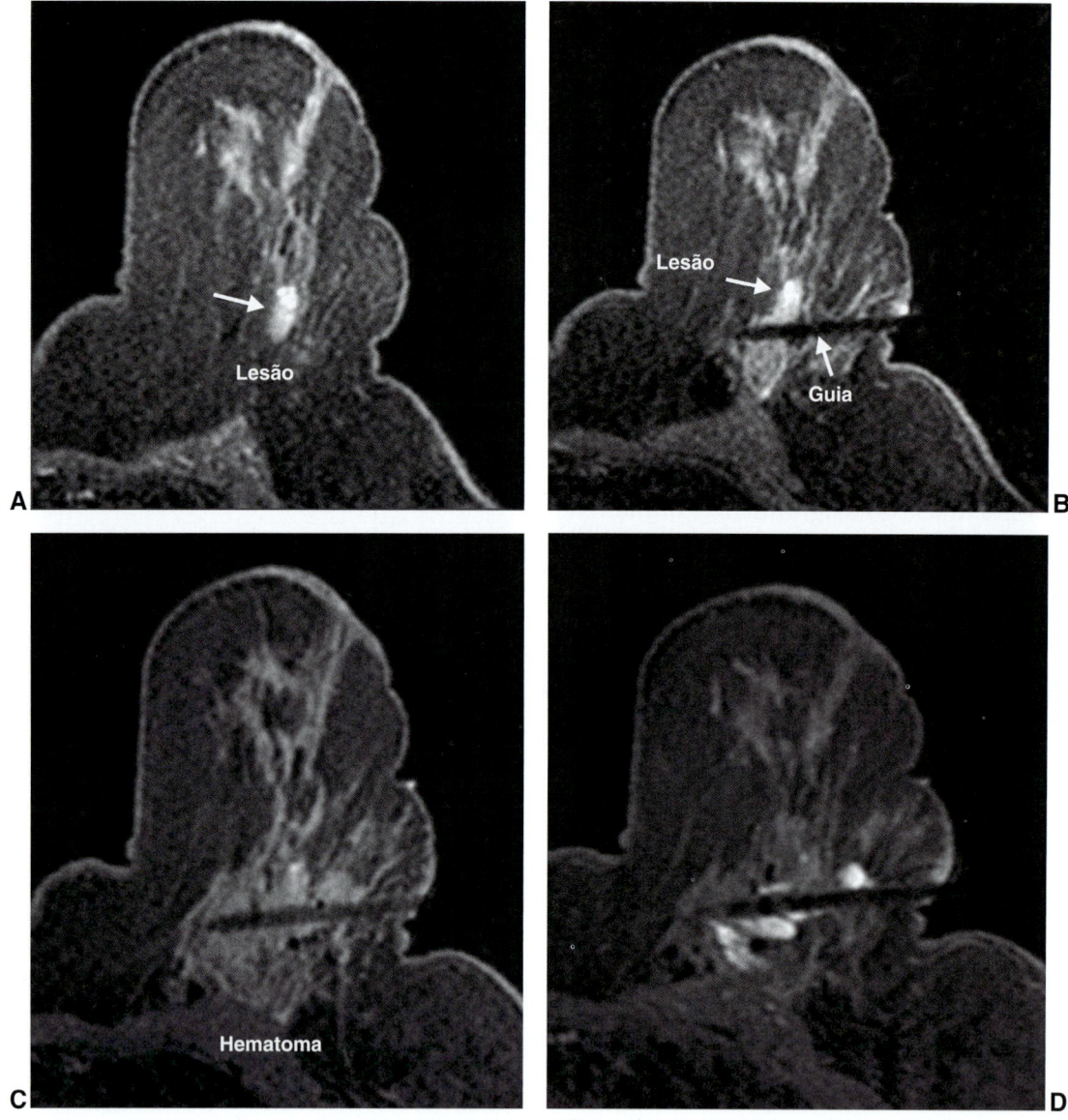

Fig. 15-6. Biópsia a vácuo com agulha de 10 Gauge em paciente de 72 anos. (**A**) Nódulo ovalado, circunscrito, medindo 10 mm, no quadrante superior externo da mama esquerda. (**B**) A guia para orientar o procedimento foi corretamente posicionada posteriormente à lesão, como mostra a sequência axial T1, realizada para confirmação. Após a confirmação a paciente é retirada do tubo e a agulha introduzida através da guia para a realização da biópsia. (**C**) Na sequência axial T1 realizada após a biópsia observa-se moderado hematoma. (**D**) Sequência após nova injeção venosa de contraste mostrou extravasamento do contraste na cavidade da biópsia, e o nódulo não foi mais observado. Axial T1 com gadolínio e supressão de gordura.

Lesões de acesso difícil

As lesões localizadas próximas à parede torácica e na região medial da mama são lesões de mais difícil acesso.

Os dispositivos acoplados ao aparelho de RM que têm somente acesso lateral à mama dificultam o alcance aos quadrantes mediais, ou seja, a agulha deveria ultrapassar toda a mama, o que muitas vezes não é possível pela limitação no comprimento da agulha. Essa técnica pode eventualmente dificultar o acesso cirúrgico à lesão. Esta limitação não existe nas bobinas de biópsia com acesso medial.

Já as lesões localizadas junto à parede torácica possuem limitação quanto à profundidade, pois a grade fenestrada do dispositivo muitas vezes não permite o acesso profundo, sendo necessário, algumas vezes, colocar a paciente numa posição mais oblíqua para realizar o procedimento em planos mais posteriores. Na grade mostrada na Figura 15-4, a possibilidade de angular parte do dispositivo na direção do tórax pode inviabilizar o procedimento. Este procedimento deve ser evitado, devendo ser utilizado apenas nos casos em que não é possível introduzir a agulha em situação absolutamente paralela à parede torácica (Fig. 15-7). Caso a colocação da agulha em situação oblíqua seja indesejada, pode-se optar pelo procedimento à mão livre, evitando-se, assim, que a posição da grade seja um impedimento para a introdução da agulha (Fig. 15-8).

"Efeito sanfona"

A compressão adequada da mama é importante nos procedimentos guiados por RM, pois diminuem a possibilidade de movimentação da paciente. Porém, existe o chamado "efeito sanfona", que pode comprometer a profundidade final do fio de marcação pré-cirúrgica. Durante a colocação do fio, a mama está sob compressão e ao término do procedimento, com a descompressão, há aumento do volume mamário, levando à migração do fio para uma região mais posterior que a desejada. Caso isso ocorra, o cirurgião deve ser informado sobre a distância entre a extremidade do fio e a lesão.

Lesões que "desaparecem"

Há casos em que as lesões indicadas para a biópsia por RM não aparecem no momento do procedimento. Hefler et al. avaliaram pacientes cujas biópsias por RM foram suspensas em decorrência do desaparecimento da lesão. De 291 lesões, 37 não foram identificadas no momento do procedimento. Em 25 de 29 pacientes que retornaram para controle com RM em 6 meses, foi confirmada a ausência do achado. Variações hormonais e alterações inflamatórias foram relacionadas como causa do desaparecimento das lesões. Em 4 das 29 pacientes que retornaram para o controle houve reaparecimento do achado, e em 3 pacientes, foi confirmado histopatológico ma-

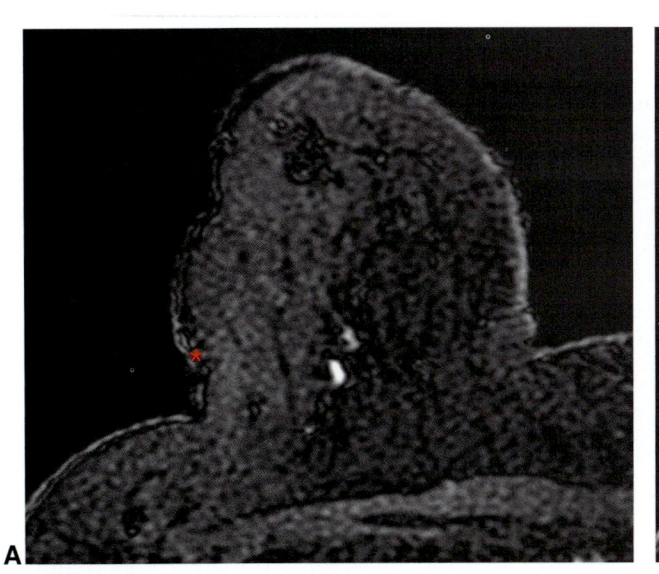

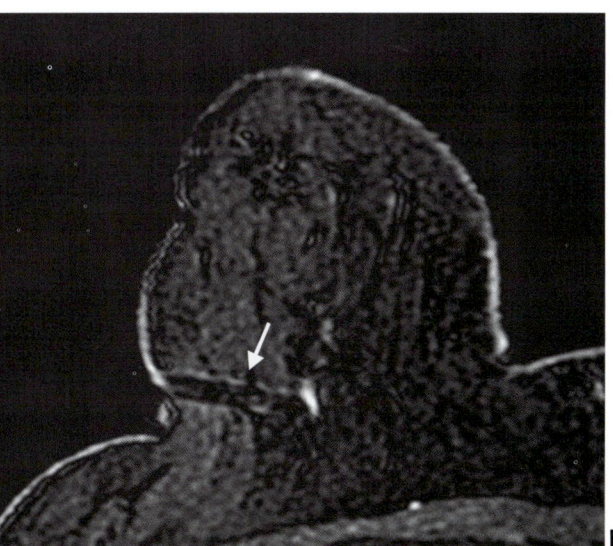

Fig. 15-7. Paciente de 52 anos apresentou nódulo próximo à parede torácica, no quadrante superior externo da mama direita. Em (**A**) a lobulação na pele (*) mostra onde está posicionada a grade do dispositivo para calcular a posição da lesão. Como não foi possível introduzir a agulha paralela ao tórax, discreta angulação da agulha (seta) foi utilizada para atingir a lesão (**B**). (**A** e **B**) Axial T1 com gadolínio e subtração.

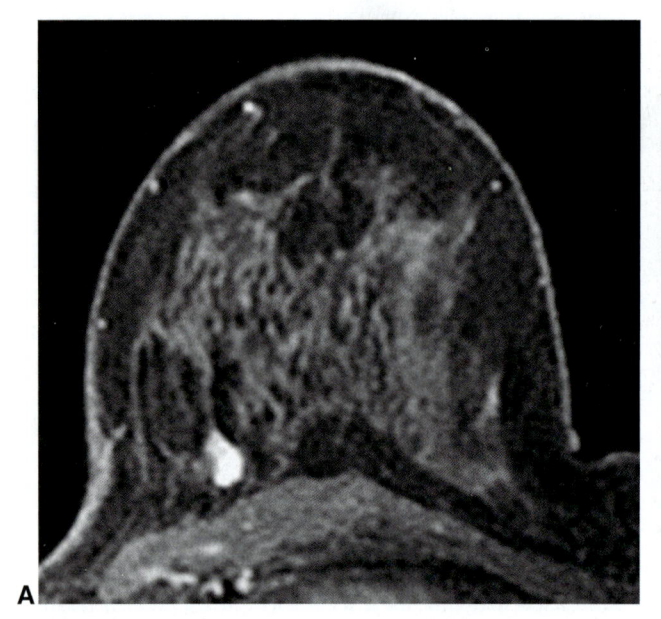

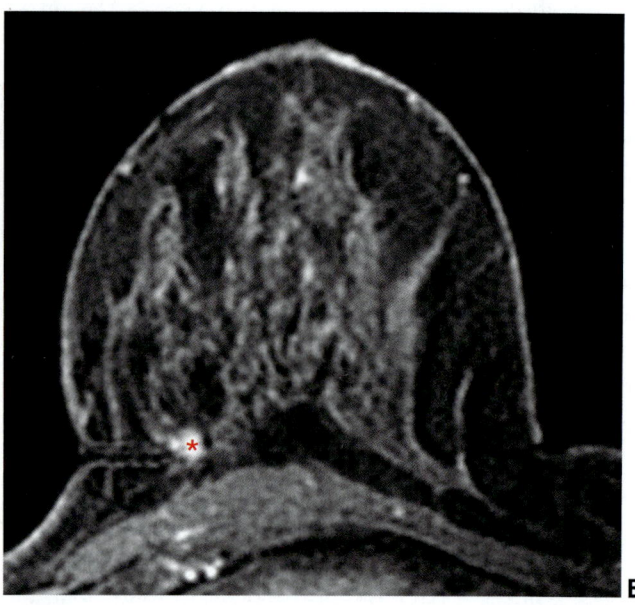

Fig. 15-8. Paciente de 46 anos apresentou nódulo próximo à parede torácica, na união dos quadrantes externos na mama direita (**A**). A profundidade da lesão inviabilizou o procedimento, utilizando o dispositivo de localização. A marcação pré-cirúrgica foi realizada à mão livre, o fio estando no interior da lesão (*), como mostra a Figura **B**. Ao final do procedimento, o nódulo estava menos nítido em decorrência do *washout* do contraste. (**A** e **B**) Axial T1 com supressão de gordura e gadolínio.

ligno. A hipótese sugerida para o desaparecimento da lesão foi compressão excessiva da mama. Com base nestes achados, caso haja desaparecimento da lesão no momento da biópsia esta deve ser suspensa, e um novo exame deverá ser realizado em um curto período para confirmar a necessidade da biópsia.

Lesão bilateral

Para a realização de biópsia percutânea em lesões nas duas mamas, deve-se optar por procedimentos em dias diferentes. Como as lesões na RM permanecem contrastadas por cerca de 20 minutos, a realização de dois procedimentos consecutivos deveria ocorrer em curto espaço de tempo, podendo comprometer a qualidade do mesmo. Além disso, o realce pelo contraste do parênquima mamário adjacente à lesão pode prejudicar sua identificação ao final do procedimento. Uma opção para executar marcações pré-cirúrgicas no mesmo dia é a realização bilateral simultânea.

Mama com implantes de silicone

Mamas contendo implantes de silicone constituem um desafio tanto para procedimentos orientados por mamografia quanto por RM. Algumas manobras podem ser utilizadas para evitar a ruptura do implante, como a manobra de Eklund utilizada na mamografia. Nesta manobra, o implante é deslocado posteriormente, a fim de reduzir a chance de ruptura. Outra opção é posicionar o fio o mais próximo possível da lesão, em uma topografia que evite o trajeto do implante. Mesmo assim, a possibilidade de ruptura do implante existe, e o médico solicitante e a paciente devem estar informados. A paciente deve concordar com o procedimento e, preferencialmente, autorizá-lo por escrito (Fig. 15-9).

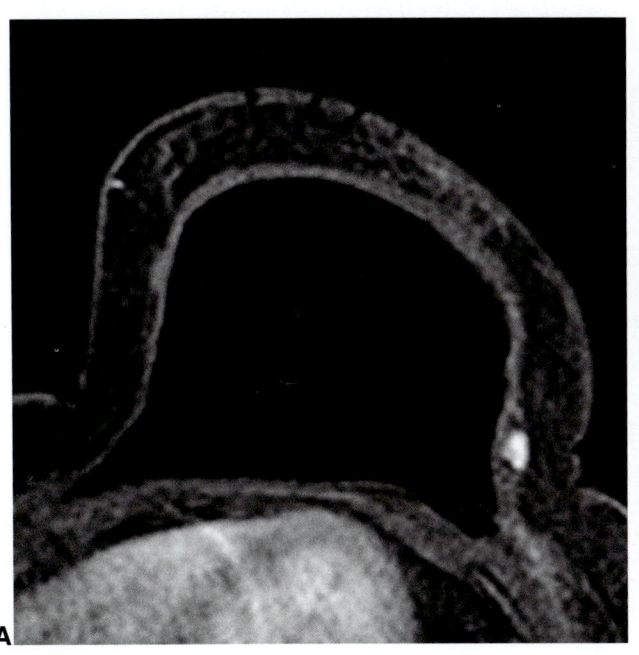

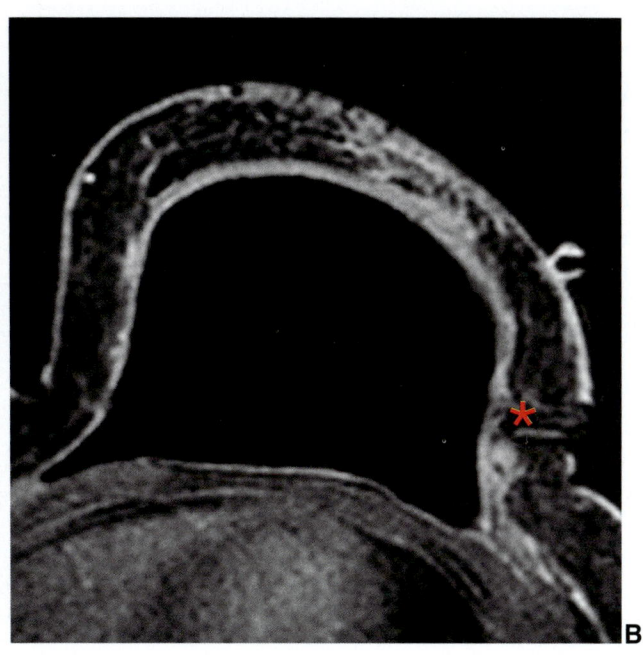

Fig. 15-9. Paciente de 58 anos, com implante de silicone íntegro, apresentando nódulo no quadrante inferior externo (**A**). A Figura **B** mostra sequência axial T1, onde se observa o fio adjacente ao nódulo, próximo ao implante (*). (**A** e **B**) Axial T1 com gadolínio e supressão de gordura.

COMO CONFIRMAR A RETIRADA DA LESÃO

Considerando que não existe a possibilidade de confirmar a retirada da lesão por meio da realização de RM da peça cirúrgica ou dos fragmentos de biópsia percutânea, a confirmação de que o local correto foi acessado constitui um desafio.

A correlação entre a imagem e a histopatologia é o método mais importante para assegurar a retirada correta da lesão.

Uma outra possibilidade foi estudada por Erguvan-Dogan *et al.* Neste estudo foram avaliadas a radiografia da peça cirúrgica de 12 lesões submetidas à marcação pré-cirúrgica por RM, 11 ocultas na mamografia e na ultrassonografia. A alteração foi detectada na peça cirúrgica em 5 lesões (12%). Em 11 casos a peça cirúrgica foi fatiada e radiografada novamente, e em 9 lesões foram identificadas alterações com morfologia semelhante à observada na RM. O motivo pelo qual a lesão não se expressa na mamografia, mas aparece na radiografia da peça cirúrgica, é que a superposição da lesão e do parênquima deixa de existir na radiografia da peça. A melhor identificação da lesão após fatiar a peça reforça esta hipótese.

A radiografia da peça cirúrgica costuma ser usada após marcação pré-cirúrgica orientada por mamografia. Mesmo quando a lesão é identificada somente na ultrassonografia, a radiografia da peça cirúrgica muitas vezes mostra a lesão.

Outra vantagem da radiografia da peça é avaliar a integridade do fio de titânio. Considerando que este fio é menos resistente do que o fio tradicional, a quebra do mesmo é mais frequente. Morris *et al.* descreveram dois fios fraturados, em 101 pacientes submetidos à marcação pré-cirúrgica por RM, identificados na radiografia da peça.

Há casos em que o fio da marcação migra da posição e é necessário ter certeza de que o que foi marcado e posteriormente retirado corresponde realmente à imagem indicada para a biópsia pela RM. Caso haja dúvida se houve migração do fio na marcação, porque o diagnóstico histopatológico foi divergente das características da imagem observadas na RM, uma nova RM está indicada.

CONCLUSÃO

Apesar das suas limitações e do custo, os procedimentos guiados por RM vêm ganhando cada vez mais espaço em virtude dos avanços diagnósticos do câncer de mama. Estes procedimentos devem ser reservados para lesões identificadas na RM e ocultas na mamografia e na ultrassonografia.

O desempenho da biópsia assistida a vácuo e da marcação pré-cirúrgica, orientados por RM, é semelhante aos orientados por mamografia e ultrassonografia.

A correlação histopatológica é fundamental, e, se houver divergência entre os achados de imagem e o histopatológico da biópsia, é indicado prosseguir na investigação cirúrgica.

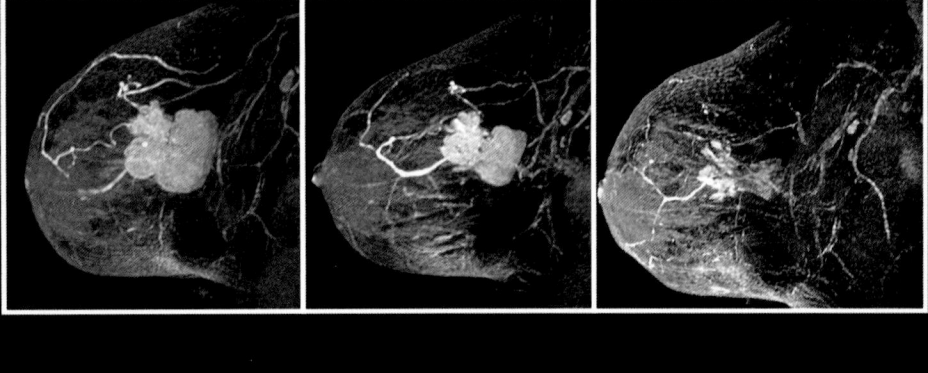

NOVAS TÉCNICAS

16

Novas Técnicas

Alice Brandão

O desenvolvimento da sequência ponderada em difusão e da espectroscopia de prótons na prática clínica permitiu grandes avanços especialmente no estudo da neurorradiologia.

Levando-se em conta que são técnicas não invasivas e que permitem o estudo metabólito e da movimentação celular na lesão, é fácil compreender a sua importância e porque posteriormente foram incorporadas nas outras especialidades. No estudo da patologia cerebral, como consequência ao aumento da capacidade diagnóstica (especificidade e sensibilidade), estas sequências proporcionaram maior facilidade, por exemplo, no diagnóstico diferencial das doenças vasculares e neoplásicas cerebrais (Fig. 16-1).

Mas, é muito importante salientar, antes de nos aprofundarmos em seu estudo, que estas técnicas, mesmo na neurorradiologia, devem ser analisadas no conjunto (dados clínicos e imagem), e não devem ser valorizadas isoladamente.

A maior dificuldade da realização destas técnicas na mama é a menor homogeneidade do sinal nesta região em decorrência da presença de ar anterior às mamas e nos pulmões, além dos artefatos de movimento respiratório, inerentes nesta topografia. Além disso, na espectroscopia, a heterogeneidade das mamas com concentração variável na distribuição de gordura dificulta a aquisição de curva espectral adequada. Foi necessário esperar pelos avanços que proporcionaram um método funcional fidedigno e confiável (Fig. 16-2).

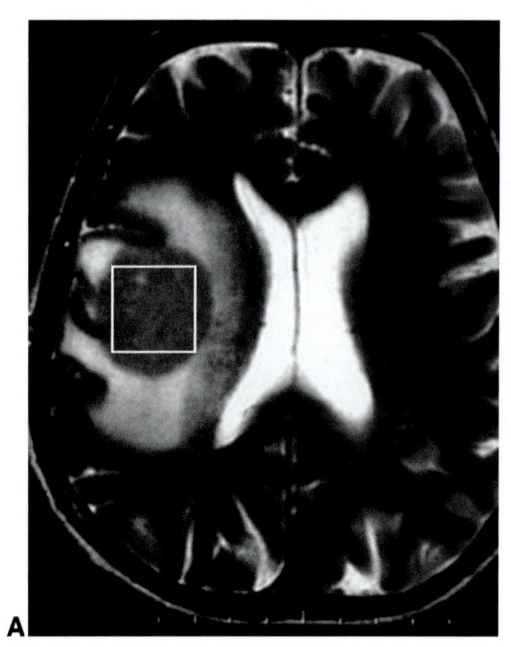

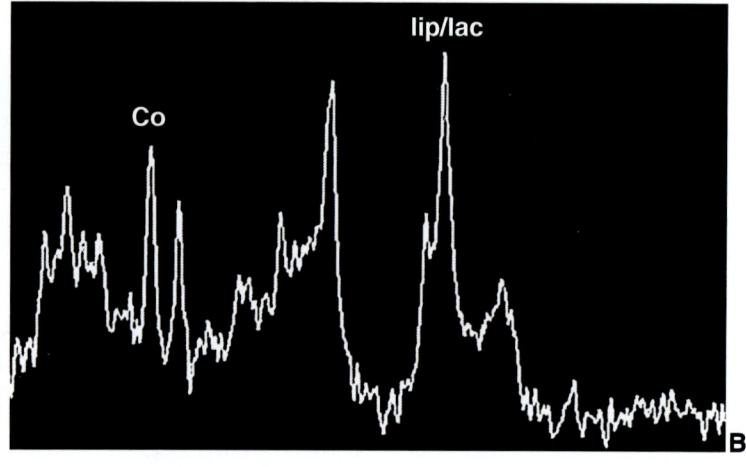

Fig. 16-1. No estudo da patologia cerebral, em razão do aumento da capacidade diagnóstica (especificidade e sensibilidade), estas sequências proporcionaram maior facilidade, por exemplo, no diagnóstico diferencial das doenças vasculares e neoplásicas cerebrais.

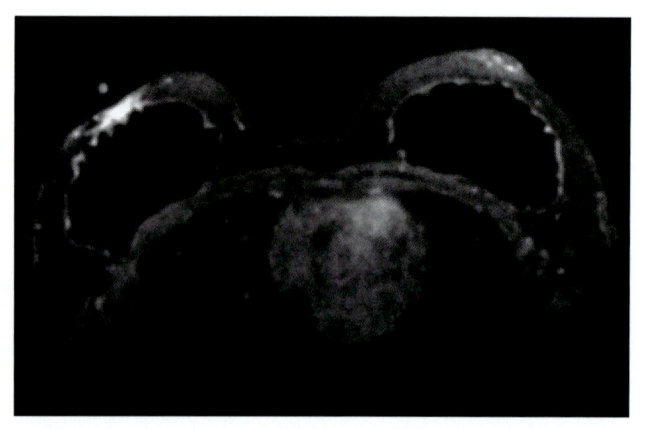

Fig. 16-2. Proximidade de ar anterior nas mamas e pulmões, além dos artefatos de movimento respiratório, promovendo heterogeneidade das mamas, dificultando a aquisição de curva espectral adequada.

DIFUSÃO MAMÁRIA

A RM é um método com alta sensibilidade e especificidade, com alto valor preditivo negativo e valor preditivo positivo em torno de 45%.

Entretanto, apesar de toda a melhora do método, inclusive no padrão de interpretação, falso-positivos ocorrem, especialmente relacionados com o fator hormonal, próprio da paciente, ou seja, ciclo menstrual e o uso da terapia de reposição hormonal.

Outra causa de falso-positivo no método são lesões mamárias que podem simular malignidade, como papiloma, doença proliferativa e fibroadenomas.

Dessa forma, é interessante o estudo de novas técnicas que possam promover a redução destes falso-positivos.

> Causas de falso-positivo na RM:
> - Fator hormonal:
>   - Ciclo menstrual e terapia hormonal.
> - Lesões benignas que simulam malignidade:
>   - Lesões proliferativas.
>   - Fibroadenomas.
>   - Papilomas.

A adição da sequência ponderada em difusão na prática diária na ressonância magnética mamária visa ao aumento da especificidade do método, variável por conta da sua alta sensibilidade e especificidade referida na literatura.

Apesar de todas estas informações, é uma sequência relativamente rápida (3 a 4 minutos) e não precisa do uso do meio de contraste endovenoso.

Além disso, a sequência ponderada em difusão, por ser uma técnica de imagem molecular, permite a identificação de informações metabólicas. Ela é considerada, atualmente, o equivalente do PET da ressonância, pois tem a capacidade de refletir mudanças moleculares, como resposta tumoral terapêutica precoce e, possivelmente, informações sobre o grau tumoral.

Uma metanálise de 12 artigos demonstrou uma sensibilidade de 89% e uma especificidade de 77%, ambas com intervalo de confiança de 95%. O uso do valor do ADC (coeficiente de difusão aparente), descrito a seguir, permitiu uma diferenciação adequada entre lesão benigna e maligna (Fig. 16-3).

> Vantagens da difusão:
> - Sequência rápida.
> - Não requer contraste endovenoso.
> - Permite identificar informações metabólicas e moleculares.
> - Identifica lesões de alta celularidade.
> - Marcador de resposta precoce na QT neoadjuvante.

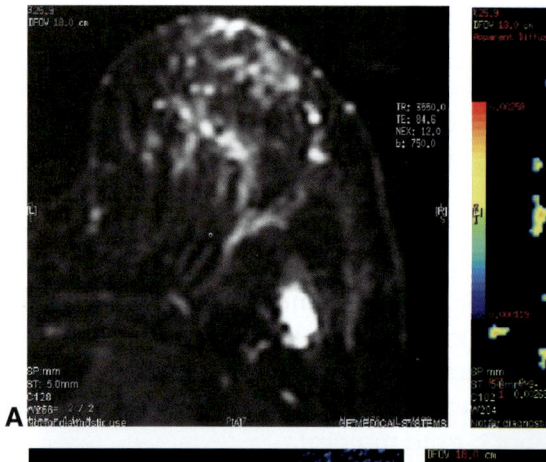

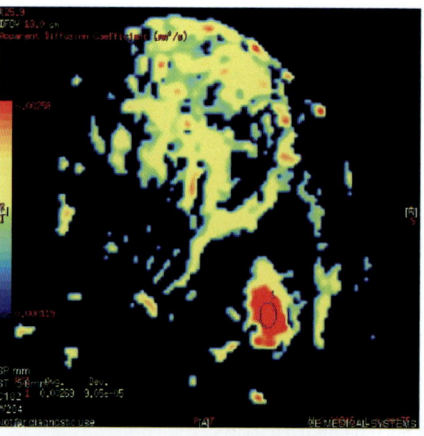

Fig. 16-3. Sequência ponderada em difusão. O uso do valor do ADC (coeficiente de difusão aparente) permitiu uma diferenciação adequada entre lesões benigna e maligna. (**A** e **B**) Cisto hiperintenso em T2 com difusão facilitada, com valor do ADC de 2,69 × 10⁻³ mm²/s. (**C-E**) CDIS de alto grau com difusão restrita, com valor de ACD de 1,01 × 10⁻³ mm²/s.

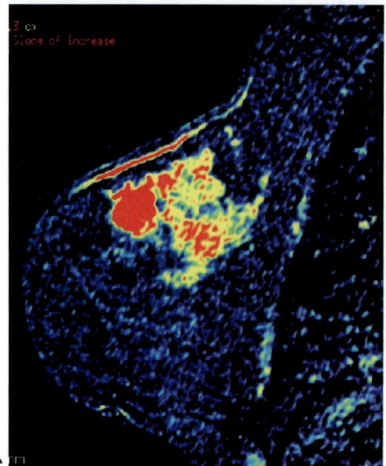

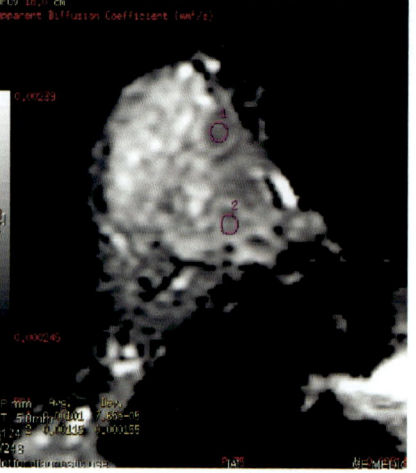

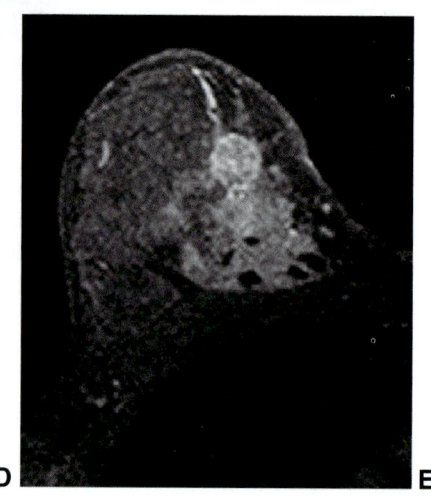

Técnica da sequência ponderada em difusão

O princípio da difusão baseia-se na diferença tecidual da movimentação das moléculas de água no corpo. Ela se utiliza de gradientes de difusão que são sensíveis ao movimento da água (Fig. 16-4).

A sequência ponderada em T2 é utilizada e nela são adicionados dois gradientes sensíveis ao movimento da água extracelular. Eles são posicionados entre os pulsos de 90 e 180 graus e após o de 180 graus (Fig. 16-5).

O uso dos dois gradientes em momentos diferentes na mesma aquisição permite a identificação da diferença dos tecidos normais, em que o movimento da água extracelular é livre, ou seja, sem difusão restrita dos tecidos em que há redução do espaço extracelular, diminuindo o espaço e, consequentemente, a movimentação das moléculas de água, caracterizando um tecido estático, com restrição à difusão (Fig. 16-6).

Como a leitura do gradiente será realizada em dois tempos, ela identificará mudança na posição das moléculas livres de água extracelular, que estarão em lugares diferentes.

Ao contrário, no tecido estático, não haverá diferença na posição. Dessa forma, o sinal obtido será diferente (Fig. 16-7).

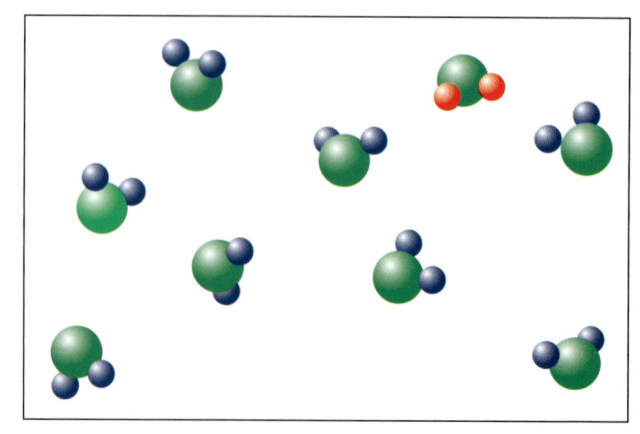

Fig. 16-4. Princípio da difusão com base na diferença tecidual da movimentação das moléculas de água no corpo.

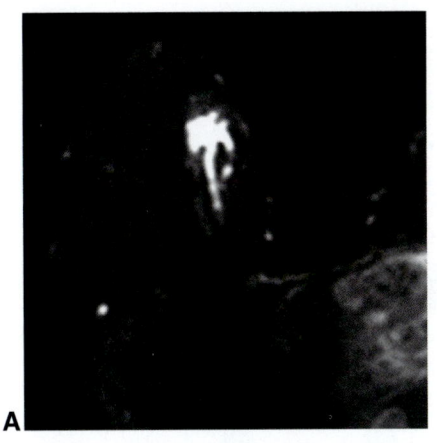

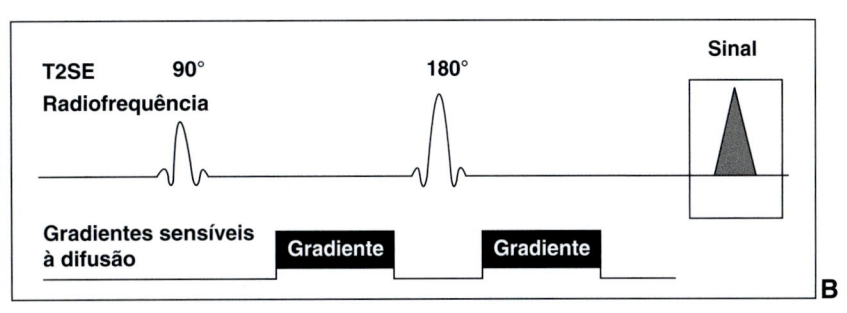

Fig. 16-5. A difusão utiliza a sequência ponderada em T2, em que são adicionados dois gradientes sensíveis ao movimento da água extracelular, posicionados entre os pulsos de 90 e 180 graus, e após o de 180 graus. (**A**) Sequência ponderada em T2 ainda sem o gradiente de difusão. (**B**) Esquema da sequência ponderada em difusão tirado de *AJR* 2007;188:1622-1635.

A sequência gera dois grupos de imagem. O primeiro em que o gradiente de difusão está desligado, com imagens tipicamente ponderadas em T2 e o segundo grupo, denominado mapa de difusão aparente, ou ADC map *(aparent diffusion coefficient map)*. Este mapa terá informações da difusão e algumas da sequência ponderada em T2. Quanto maior a força do gradiente de difusão (valor b), menor será o impacto do efeito T2 no mapa de ADC (Fig. 16-8).

Sequência pesada em difusão – DWI:
- Considerada um tipo de imagem molecular.
- Princípio da sequência.
  Diferença tecidual na movimentação das moléculas de água.
  Gradientes de difusão são sensíveis ao movimento da água.
- Apresenta relação indireta com a celularidade da lesão.
  Alta celularidade (neoplasia) – difusão restrita.
  Baixa celularidade (cisto ou nódulo benigno) – sem restrição.

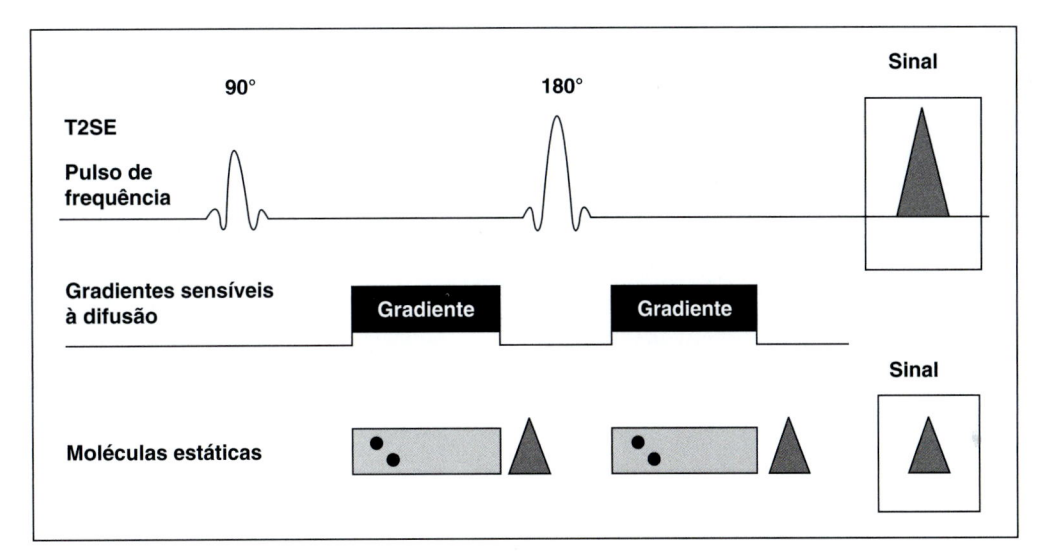

Fig. 16-6. O uso dos dois gradientes em momentos diferentes na mesma aquisição permite a identificação da diferença dos tecidos normais, em que o movimento da água extracelular é livre, ou seja, sem difusão restrita, dos tecidos onde há redução do espaço extracelular, diminuindo o espaço e, consequentemente a movimentação das moléculas de água, caracterizando um tecido estático, com restrição à difusão. (Esquema da sequência ponderada em difusão tirado do artigo *AJR* 2007;188:1622-1635.)

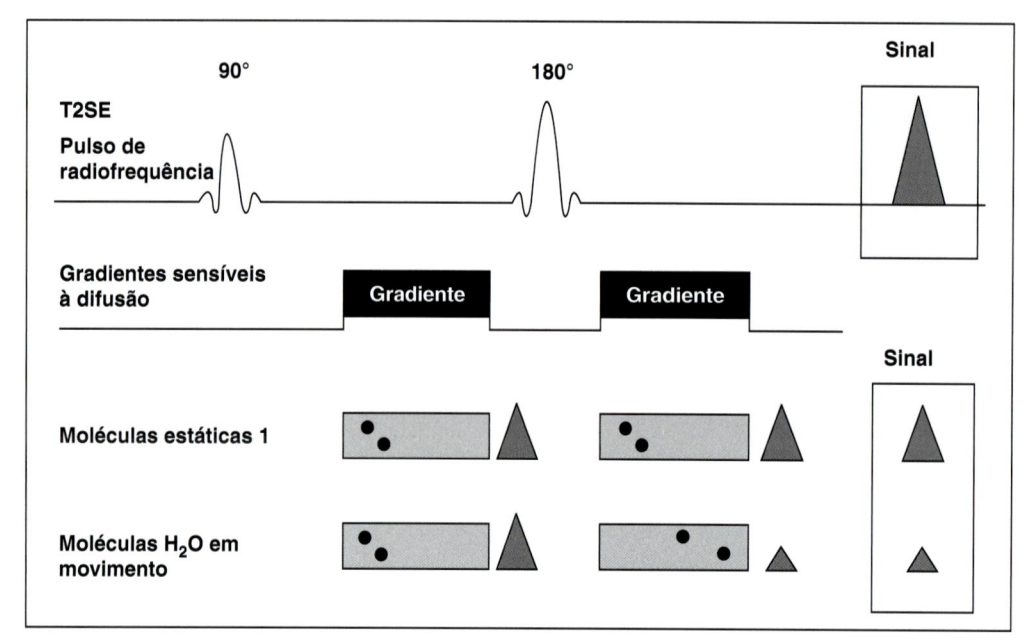

Fig. 16-7. No tecido estático não haverá diferença na posição. Dessa forma, o sinal obtido será diferente. (Esquema da sequência ponderada em difusão tirado do artigo *AJR* 2007;188:1622-1635.)

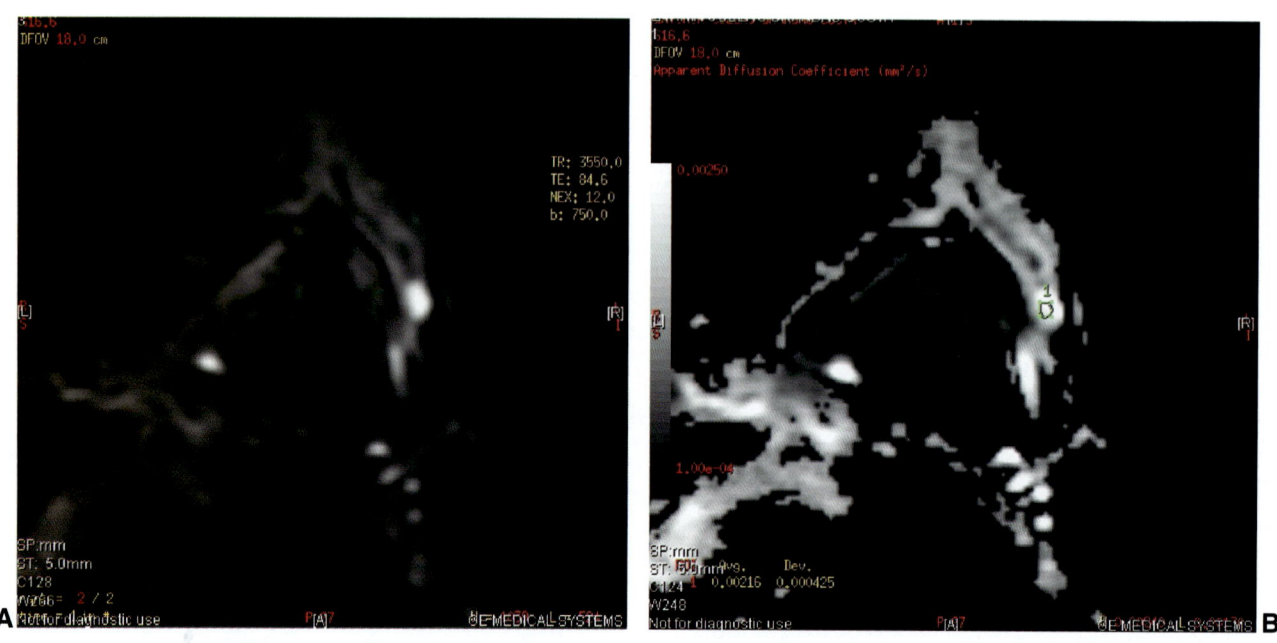

Fig. 16-8. A sequência de difusão gera dois grupos de imagem. O primeiro (**A**), em que o gradiente de difusão está desligado, com imagens tipicamente ponderadas em T2. O outro grupo (**B**) é denominado o mapa de difusão aparente ou ADC map (*aparent diffusion coefficient map*). Este mapa terá informações da difusão e algumas das sequências ponderadas em T2. Fibroadenoma na mama esquerda.

Valor b (b value)

O valor da força do gradiente pode variar de acordo com o protocolo utilizado e vai refletir diretamente na análise quantitativa do ADC, que será descrita adiante.

Este valor na literatura tem variado entre 500 e 1.500 s/mm². Segundo Pereira não houve diferença estatística entre os diferentes valores b, quando comparados 500, 750 e 1.000 s/mm².

Interpretação da sequência de difusão

Os fatores responsáveis pela restrição da movimentação das moléculas de água extracelular, seja no espaço extracelular, ou intravascular, são alta celularidade, edema intracelular, edema extracelular e meio com alta viscosidade, este último observado no abscesso e hematoma (Quadro 16-1).

A patogenia da restrição da difusão no câncer de mama é a proliferação celular, gerando hipercelularidade. Assim, ocorrerá redução da movimentação das moléculas de água extracelular, gerando modificação do sinal na difusão. Há uma relação indireta entre hipercelularidade e a medida obtida no mapa de ADC. Quanto maior o número de células (tumor), menor será o valor e, por outro lado, quanto menor o número de células (cisto), maior será o valor obtido na análise quantitativa (Fig. 16-9).

A imagem obtida no mapa do coeficiente de difusão aparente pode ser analisada de forma qualitativa e quantitativa.

Na análise qualitativa pode ser observada a diferença de cores das lesões na escala desejada, que pode ser em preto e branco ou colorida, a ser definida pelo interpretador. Utilizamos no nosso serviço a escala em preto e branco. O preto representará difusão restrita, e o branco difusão normal e facilitada, ou seja, maior do que a do parênquima mamário (Fig. 16-10).

Para a interpretação quantitativa é posicionado um ROI na lesão, semelhante ao utilizado para a obtenção da curva de impregnação de contraste. Com o ROI obtém-se o valor do ADC (Fig. 16-11).

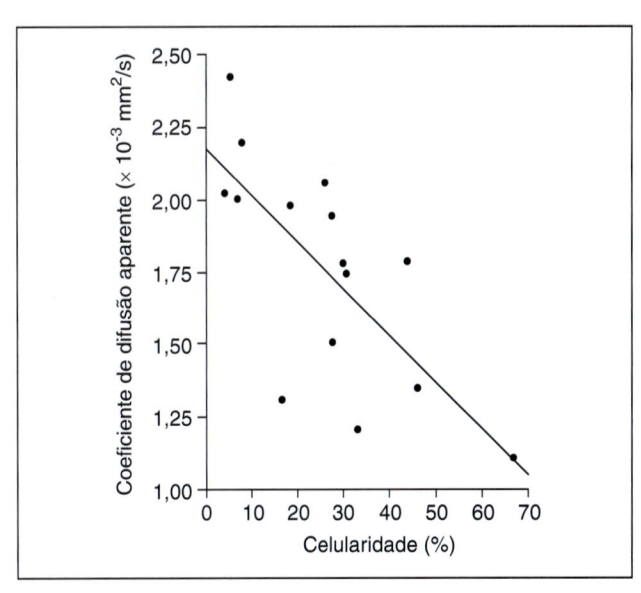

Fig. 16-9. Relação indireta entre hipercelularidade e medida obtida no mapa de ADC. Quanto maior o número de células (tumor), menor será o valor e, por outro lado, quanto menor o número de células (cisto), maior será o valor obtido na análise quantitativa. (Retirado de DNJ Mucinous carcinoma of the breast: Evaluation of ADC and signal intensity in correlation with histological findings. *AJR* 2009;193:260-266.)

Este valor representa o índice quantitativo de difusibilidade das moléculas de água.

> Análise qualitativa da difusão:
> - No mapa de ADC (coeficiente de difusão aparente):
>   - Preto = difusão restrita.
>   - Branco = difusão normal e facilitada.
>
> Análise quantitativa da difusão (valor do ADC – Índice quantitativo de difusibilidade das moléculas de água):
> - ≤ $1,24 \times 10^{-3}$ mm²/s = suspeito.
> - $1,24 \times 10^{-3}$.......$1,4 \times 10^{-3}$ mm²/s = duvidoso.
> - ≥ $1,4 \times 10^{-3}$ = sugere benignidade.
> - Exceções: carcinoma mucinoso, carcinoma papilífero com muito componente líquido e carcinoma ductal infiltrante com muita necrose têm difusão facilitada.

Aplicações clínicas da difusão

As aplicações da sequência ponderada em difusão são as descritas no Quadro 16-2.

Quadro 16-1 Causas de restrição da movimentação das moléculas de água extracelular

Alta celularidade (tumor)
Edema intracelular (infarto cerebral)
Edema extracelular
Alta viscosidade (abscesso e hematoma)

Quadro 16-2 Aplicação da sequência ponderada em difusão

1. Caracterização de lesão
   A) Benigno ou maligno
   B) Grau tumoral
2. Planejamento terapêutico
3. Acompanhamento terapêutico
   Resposta à terapia neoadjuvante

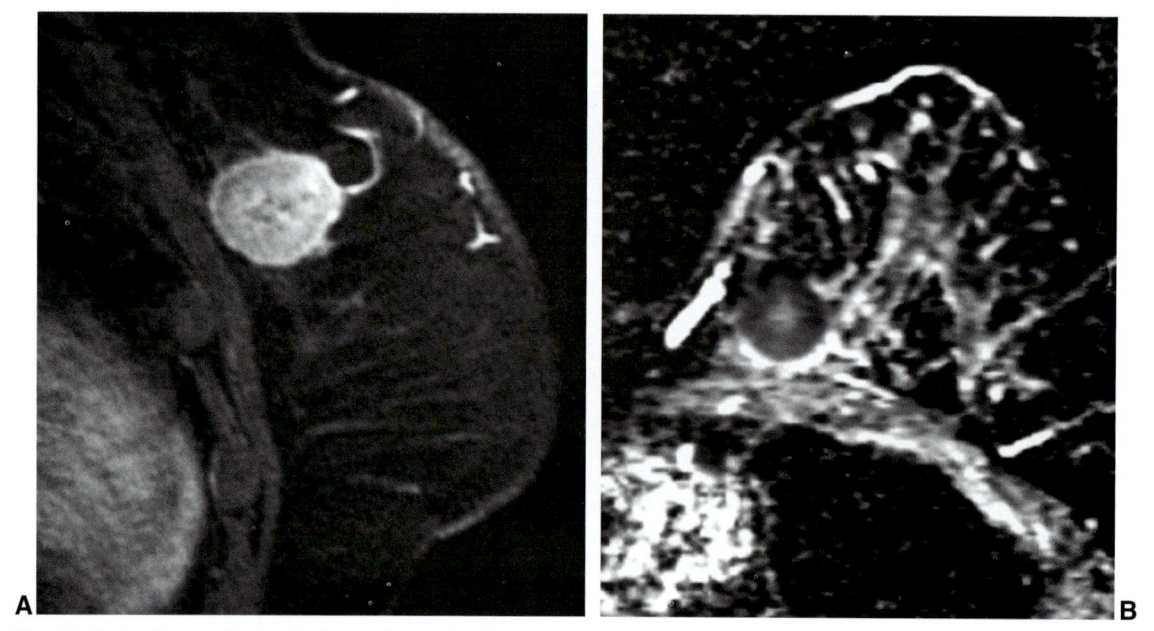

Fig. 16-10. Análise qualitativa. Pode ser observada diferença de cores das lesões na escala desejada. Caso 1. Carcinoma ductal infiltrante. Escala em preto e branco. O preto representará difusão restrita, e o branco difusão normal e facilitada, ou seja, maior do que a do parênquima mamário. (**A**) Sagital T1 com gadolínio. (**B**) Mapa de coeficiente de difusão aparente.

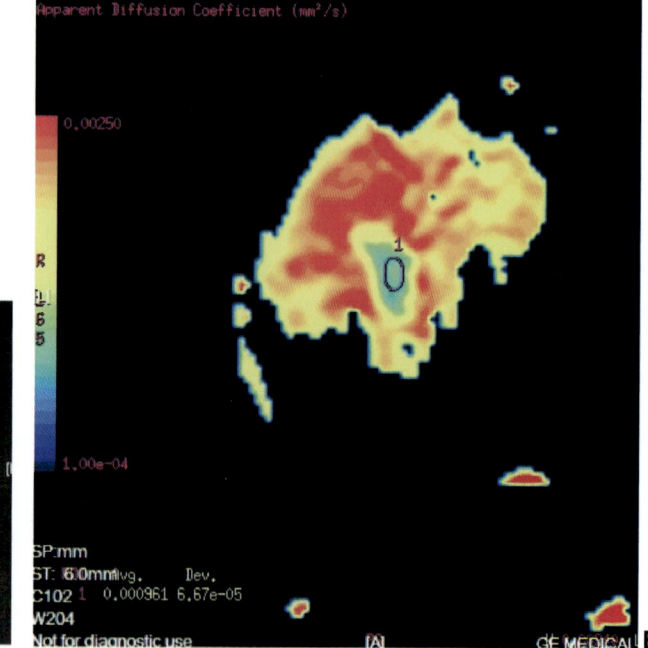

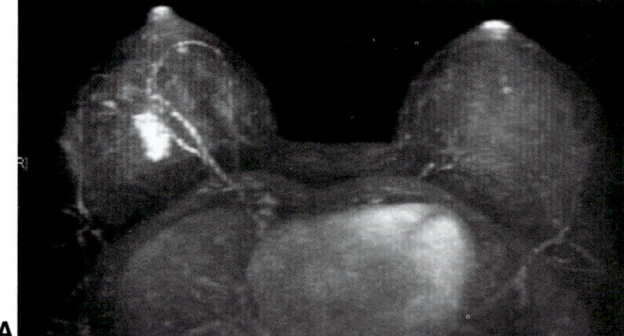

Fig. 16-10 (*Continuação*). Caso 2. Carcinoma ductal infiltrante. Escala colorida. O azul representará difusão restrita, e o vermelho e amarelo, difusão normal e facilitada. (**A**) MIP com gadolínio. (**B**) Mapa de coeficiente de difusão aparente.

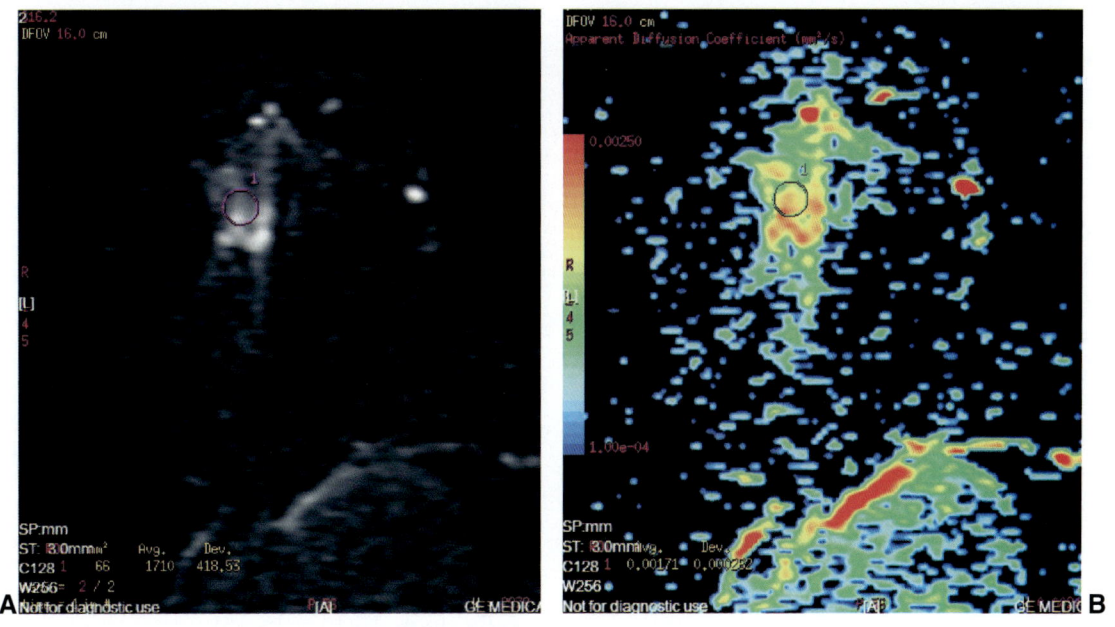

Fig. 16-11. Para a interpretação quantitativa é posicionado um ROI na lesão (impregnação focal induzida por terapia de reposição hormonal). Com o ROI obtém-se o valor do ADC que, neste caso, é de $1{,}71 \times 10^{-3}$ mm²/s. (**A**) Axial T2. (**B**) Mapa de coeficiente de difusão aparente.

CARACTERIZAÇÃO DE LESÃO

Diagnóstico diferencial entre lesão benigna e maligna

Houve diferença significativa no valor do ADC das lesões benignas e malignas, como entre fibroadenoma e câncer, carcinoma mucinoso e outros tipos de neoplasia, notando-se uma relação inversa entre celularidade e o valor do ADC (Quadro 16-3).

O valor do coeficiente de difusão aparente (ADC), divisor de águas das lesões benignas e malignas, depende do gradiente de difusão utilizado (b), sendo mais baixo à medida que aumenta o valor b (Fig. 16-12).

Quadro 16-3 Diferença significativa no valor do ADC das lesões benignas e malignas

Tipo histológico	n	ADC × 10^{-3} mm²/s
Carcinoma mucinoso	15	1,8 ± 0,4
CDI	98	0,9 ± 0,2
CDIS	15	1,0 ± 0,2
CLIS	11	1,0 ± 0,0
CLI	12	0,9 ± 0,2
Benignos	58	1,3 ± 0,3
Fibroadenoma	19	1,4 ± 0,1
Filoides	3	1,7 ± 0,1
Doença fibrocística	26	1,2 ± 0,1
Papiloma ID	4	1,1 ± 0,1

Tabela retirada do trabalho DWI Mucinous Carcinoma of the Breast: Evaluation of ADC and Signal Intensity in Correlation With Histologic Findings *AJR* 2009;193:260-266.

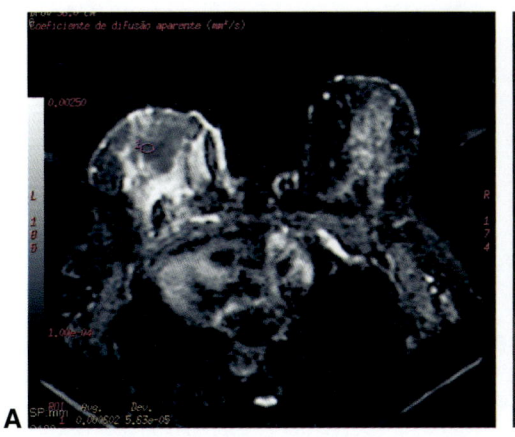

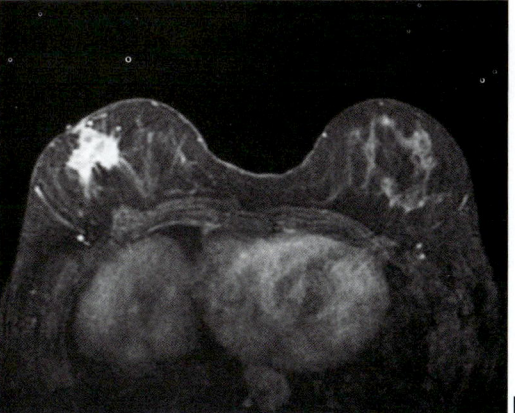

Fig. 16-12. Valor do coeficiente de difusão aparente (ADC) na neoplasia lobular infiltrante é de $0{,}6 \times 10^{-3}$ mm²/s. (**A**) Mapa de coeficiente de difusão aparente. (**B**) Axial T1 com gadolínio.

Para o valor de 750 s/mm² do gradiente de difusão, é considerado valor suspeito com restrição da difusão e sugestivo de neoplasia quando menor que $1,24 \times 10^{-3}$ mm²/s e para nódulos benignos, como o fibroadenoma, maior que $1,4 \times 10^{-3}$ mm²/s.

Para o valor de 1.500 s/mm² do gradiente de difusão, é considerado valor suspeito com restrição da difusão e sugestivo de neoplasia quando menor que $1,09 \times 10^{-3}$ mm²/s. Para o parênquima, foi aceito o valor de $1,59 \times 10^{-3}$ mm²/s.

Na nossa experiência, que utilizamos o valor b = 750 s/mm², estes valores são adequados e na sua maioria concordantes com a patologia, conforme os casos demonstrados a seguir.

Valor do ADC:
- b = 750 s/mm²
  - Neoplasia < $1,24 \times 10^{-3}$ mm²/s.
  - Fibroadenoma > $1,4 \times 10^{-3}$ mm²/s.
- b = 1.500 s/mm²
  - Neoplasia < $1,09 \times 10^{-3}$ mm²/s.
  - Parênquima > $1,59 \times 10^{-3}$ mm²/s.

Habitualmente em patologia benigna não há difusão restrita, exceto em cisto com conteúdo hemorrágico, hematoma e em abscessos por mastite granulomatosa (Fig. 16-13).

Em 30 casos de tumor comprovados, dois tiveram valor de ADC semelhante ao parênquima mamário, sendo carcinomas intraductais. Notamos três casos de difusão facilitada, um deles carcinoma papilífero, justificado pelo maior conteúdo líquido e dois carcinomas mucinosos, pela menor celularidade (Figs. 16-14 e 16-15).

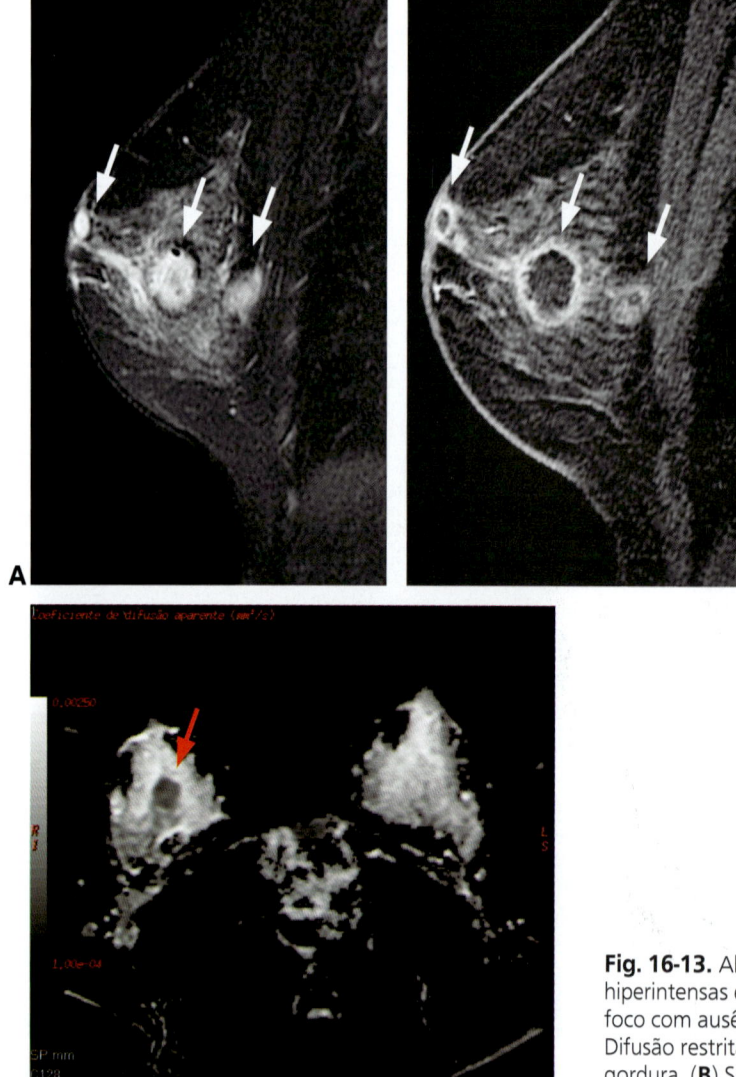

Fig. 16-13. Abscesso por mastite granulomatosa. Coleções (setas) hiperintensas em T2 de paredes espessas, captantes de contraste, com foco com ausência de sinal superior, sugerindo gás na dominante (seta). Difusão restrita na coleção dominante. (**A**) Sagital T2 com supressão de gordura. (**B**) Sagital T1 com gadolínio e supressão de gordura. (**C**) ADC *map*.

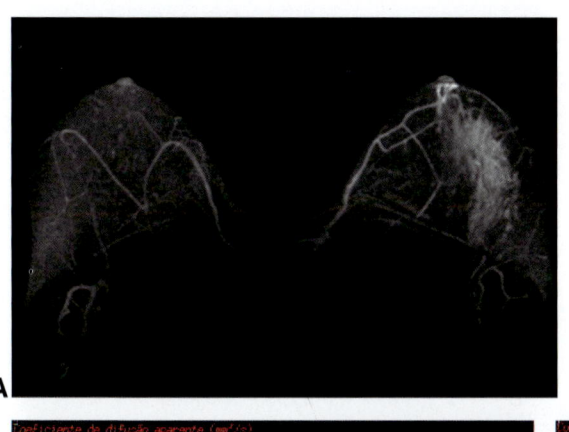

Fig. 16-14. Difusão normal no câncer de mama. Carcinoma intraductal na mama esquerda. Impregnação segmentar heterogênea em quadrantes externos. (**A**) Axial MIP. (**B**) Mapa de coeficiente de difusão aparente. (**C**) Mapa de coeficiente de difusão aparente com valor do ADC.

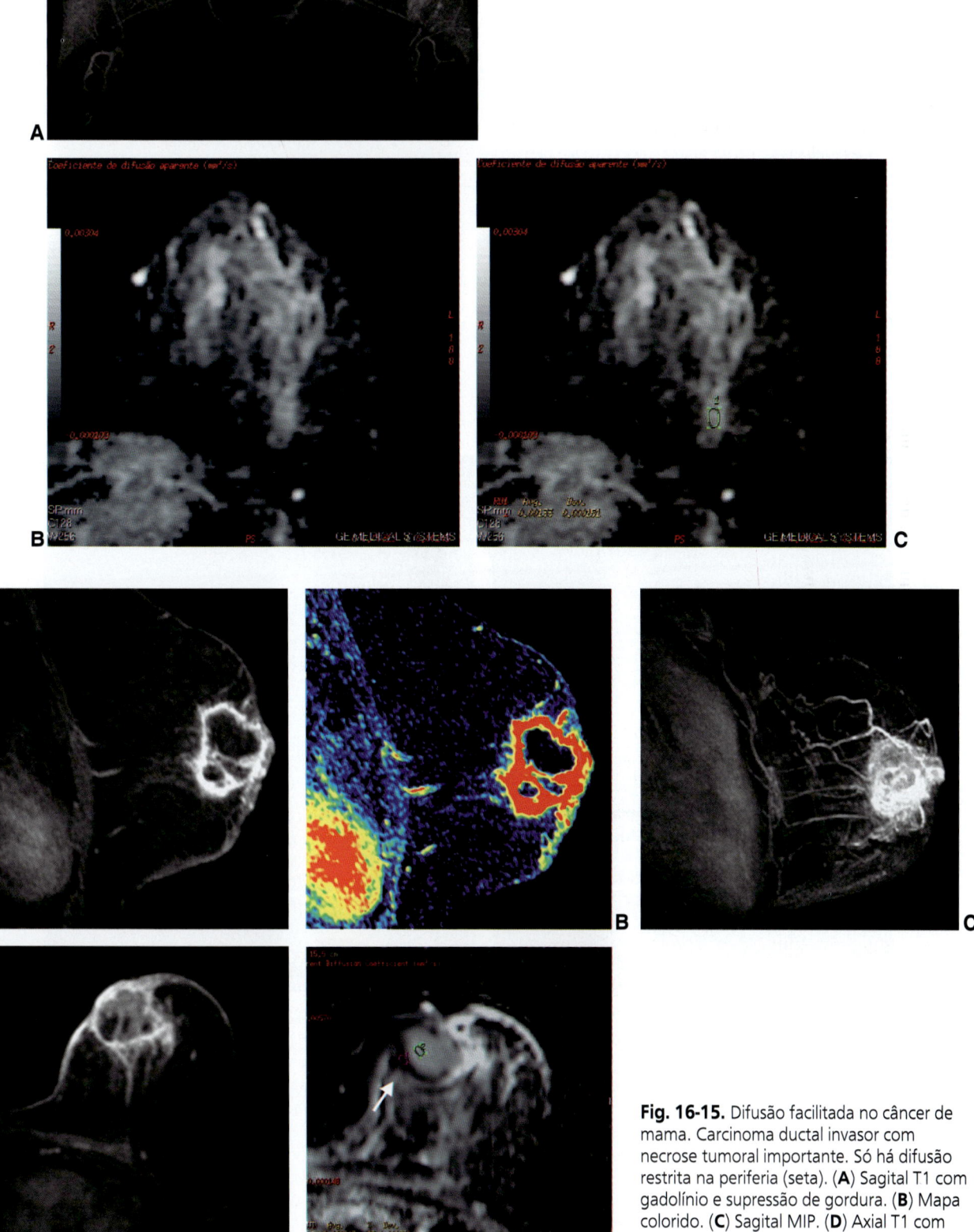

Fig. 16-15. Difusão facilitada no câncer de mama. Carcinoma ductal invasor com necrose tumoral importante. Só há difusão restrita na periferia (seta). (**A**) Sagital T1 com gadolínio e supressão de gordura. (**B**) Mapa colorido. (**C**) Sagital MIP. (**D**) Axial T1 com gadolínio. (**E**) Mapa de coeficiente de difusão aparente.

Capítulo 16 ▪ Novas Técnicas

Grau tumoral e tipo histológico

Tipo histológico do tumor

A neoplasia mucinosa pura representa 1–7% dos casos de câncer de mama e, tipicamente, apresenta muita mucina e baixa celularidade. Pode apresentar-se como nódulo de margem lisa ou irregular, com curva ascendente por conta da difusão do meio de contraste no estroma rico em muco. Na sequência ponderada em T2 apresenta sinal muito hiperintenso, também por conta da mucina (Fig. 16-16).

Em um estudo para investigar o comportamento do carcinoma mucinoso na sequência de difusão notou-se difusão facilitada na forma pura deste tumor pela presença de menor celularidade e alto conteúdo de mucina (Fig. 16-17).

Por estas características, é possível diferenciar a neoplasia mucinosa dos demais tumores, a qual apresenta um valor médio de ADC de $1,8 \times 10^{-3}$ mm^2/s. As lesões benignas tiveram o valor de ADC médio de $1,3 \times 10^{-3}$ mm^2/s e o carcinoma invasor $0,9 \times 10^{-3}$ mm^2/s (Fig. 16-18).

Não houve diferença na nossa experiência entre o valor do ADC da neoplasia intraductal e invasora e entre a neoplasia ductal e lobular.

> Neoplasia mucinosa:
> - Representa 1-7% das neoplasias da mama.
> - Apresenta tipicamente muita mucina e baixa celularidade.
> - Aspecto na RM convencional:
>   - Margem lisa e irregular.
>   - Sinal hiperintenso em T2.
>   - Curva ascendente – difusão do meio de contraste no estroma rico em muco.
> - Aspecto na difusão:
>   - Difusão facilitada na forma pura por menor celularidade e alto conteúdo de mucina.
>   - Valor médio do ADC de $1,8 \times 10^{-3}$ mm^2/s.

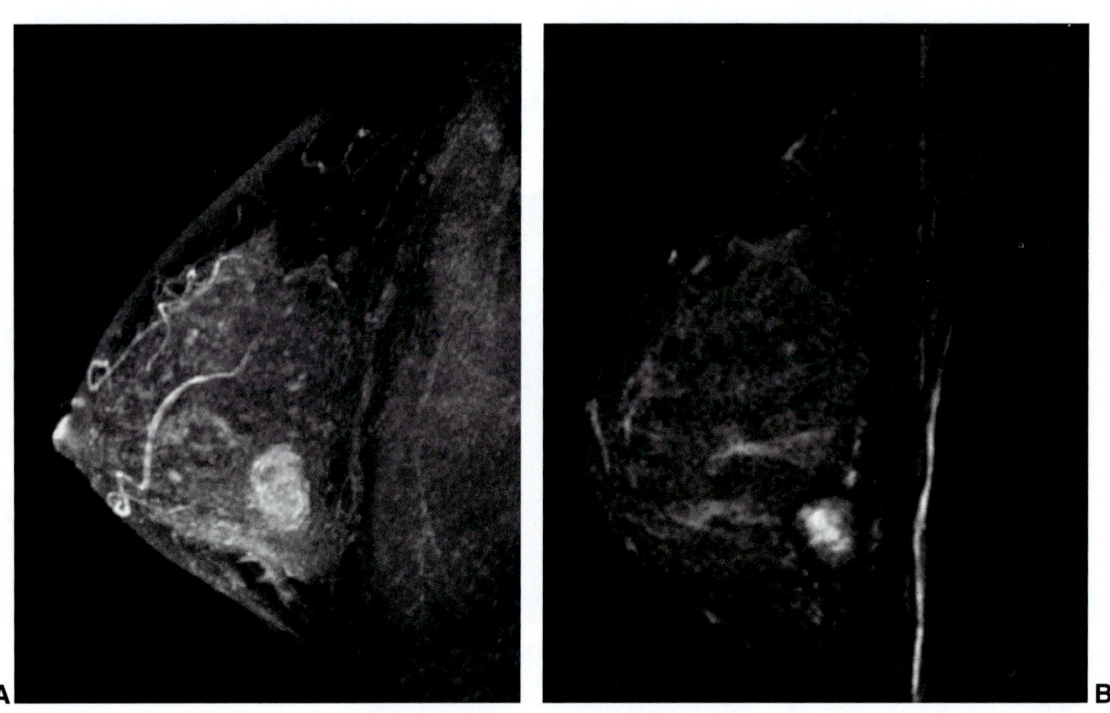

Fig. 16-16. Neoplasia mucinosa pura. Nódulo irregular, hiperintenso na sequência ponderada em T2, com impregnação não homogênea. (**A**) MIP sagital. (**B**) Sagital T2 com supressão de gordura.

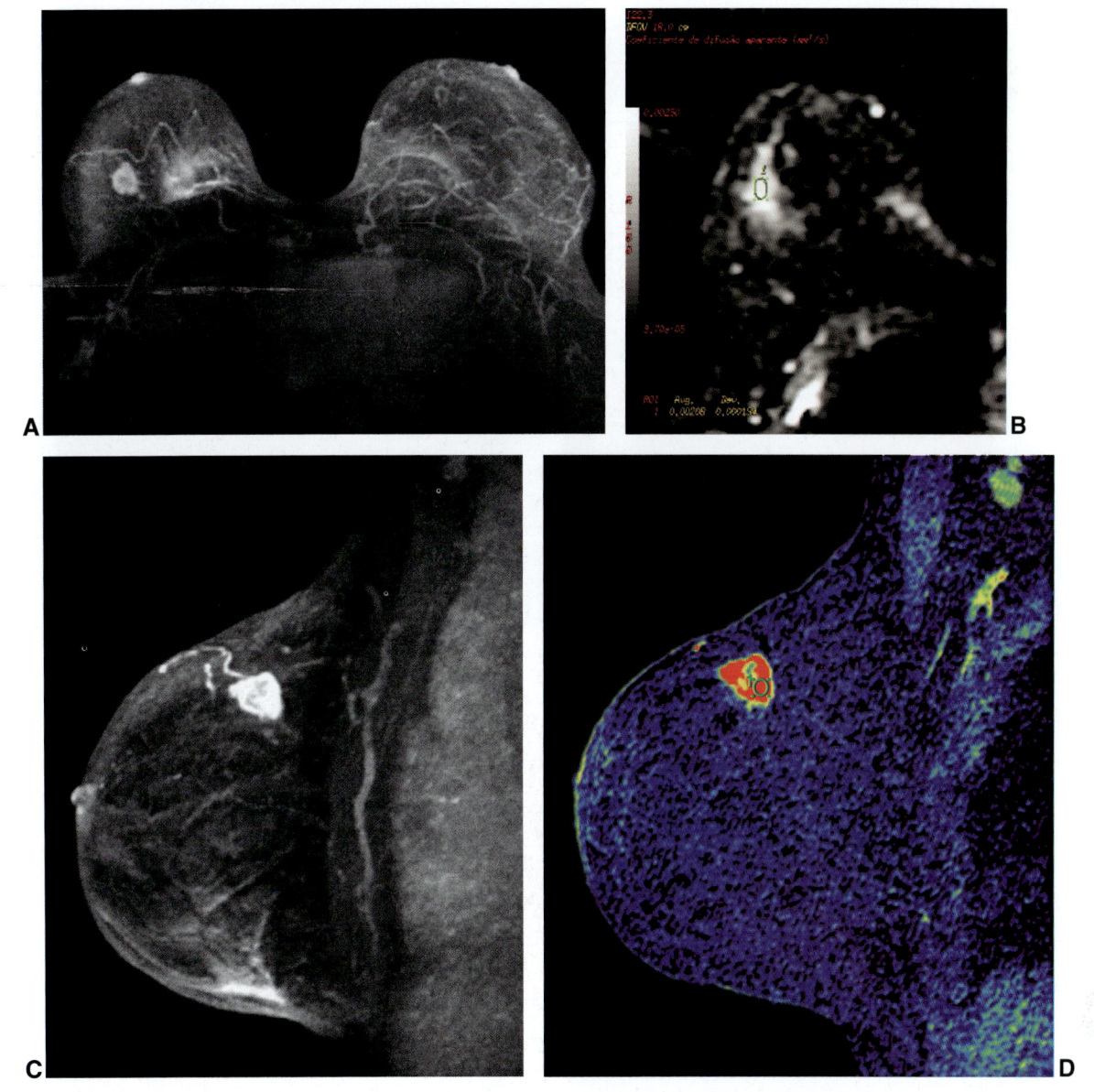

Fig. 16-17. Nova neoplasia em mama operada. Carcinoma mucinoso na mama direita. Difusão facilitada pela menor celularidade e alto conteúdo de mucina. Nódulo irregular captante de contraste. Valor do ADC de $2,08 \times 10^{-3}$ mm²/s. (**A**) Axial T1 com gadolínio e supressão de gordura. (**B**) Mapa de coeficiente de difusão aparente. (**C**) MIP sagital. (**D**) Mapa colorido.

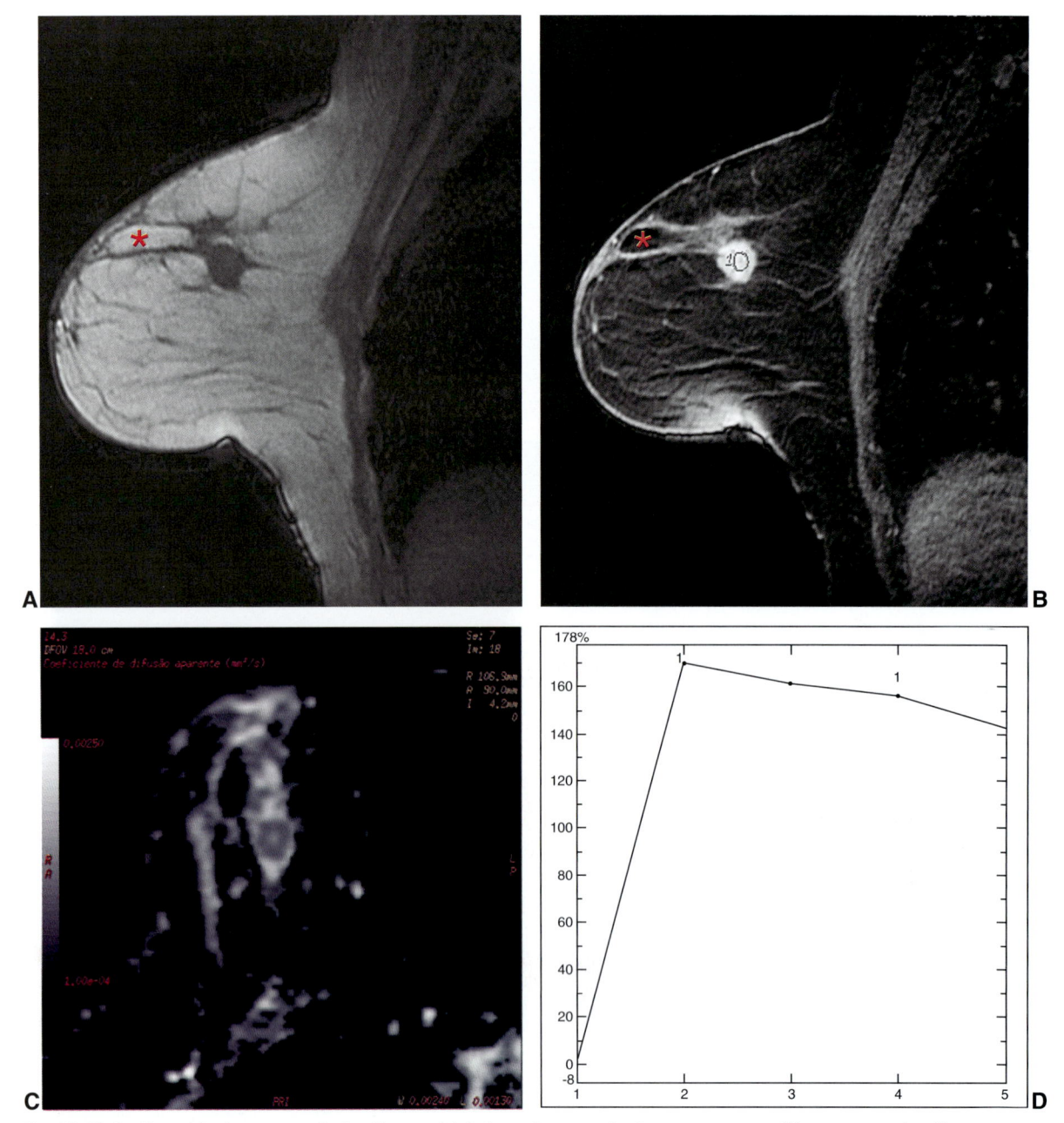

Fig. 16-18. Lesão residual na mama direita. Notar nódulo irregular posterior à esteatonecrose (*) com curva tipo III, com difusão restrita com valor de $1,13 \times 10^{-3}$ mm²/s. Carcinoma ductal infiltrante. (**A**) Sagital T1. (**B**) Sagital T1 com gadolínio e supressão de gordura. (**C**) Mapa de coeficiente de difusão aparente. (**D**) Curva de impregnação.

Grau tumoral

Apesar de a difusão representar uma imagem molecular, os estudos iniciais não demonstraram a capacidade de diferenciar o grau tumoral.

Foi estudada a possibilidade de diferenciar as lesões de acordo com o valor do ADC e expressão de receptor de estrogênio e progesterona, c-erbB-2, P53, Ki-67 e o fator de crescimento epidérmico, mas não houve diferença significativa.

Entretanto, na nossa experiência inicial, observamos correlação do valor do ADC com a presença do sinal do halo. Nas lesões com sinal do halo a difusão foi mais restrita também na periferia, tanto qualitativa e quantitativa. Segundo Teifke, o sinal do halo apresenta correlação com o prognóstico. Houve correlação direta deste sinal com pior grau tumoral, receptores hormonais negativos e estado linfonodal positivo (Fig. 16-19).

Dessa forma, acreditamos que mais estudos sejam necessários para melhor caracterização da relação de difusão restrita e grau tumoral.

Planejamento terapêutico

O valor do ADC é um marcador de hipercelularidade e, segundo a literatura, pode predizer resposta à terapia neoadjuvante.

Quanto menor o valor do ADC, melhor será a resposta ao tratamento (Fig. 16-20).

> Difusão:
> - Marcador de hipercelularidade.
> - Prediz resposta.
> - Quanto menor o valor do ADC maior a possibilidade de resposta ao tratamento.
> - Acompanhamento da resposta.
> - Avaliação quantitativa com normalização progressiva da difusão.

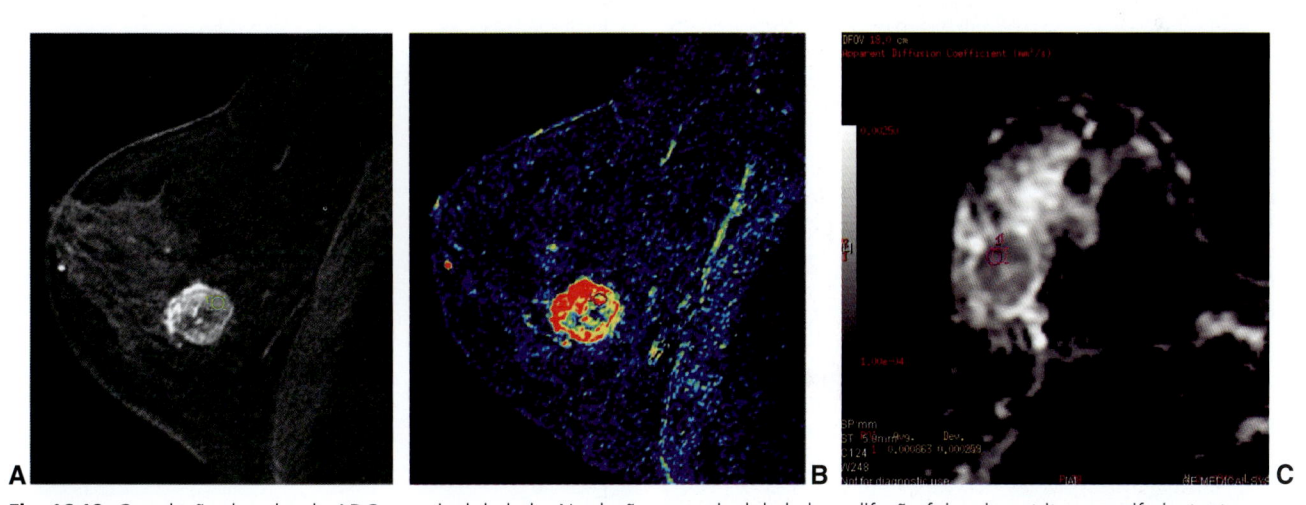

Fig. 16-19. Correlação do valor do ADC com sinal do halo. Nas lesões com sinal do halo, a difusão foi mais restrita na periferia, tanto qualitativa como quantitativamente. (**A**) Sagital T1 com gadolínio e supressão de gordura. (**B**) Mapa colorido. (**C**) Mapa de coeficiente de difusão aparente.

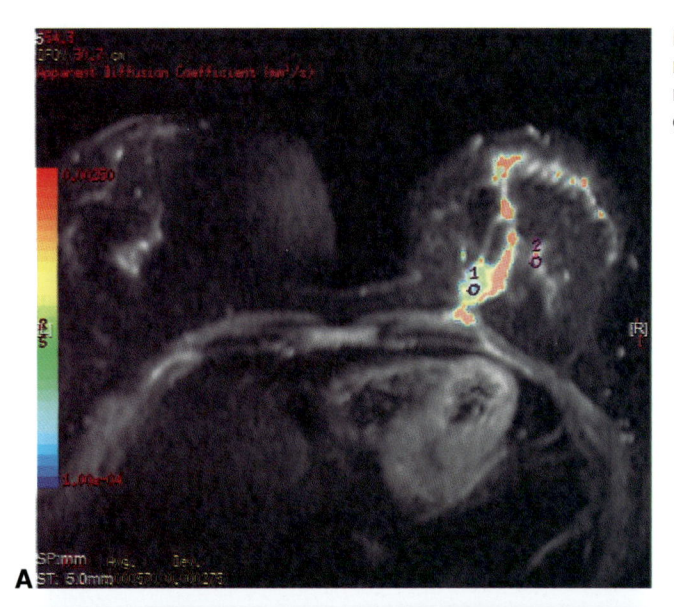

Fig. 16-20. Nódulo irregular captante de contraste em QII da mama esquerda, apresentando valor do ADC baixo (0,5 × 10^{-3} mm²/s). (**A**). Mapa do ADC. (**B**) Sagital T2 com supressão de gordura. (**C**) Sagital T1 com supressão de gordura e gadolínio.

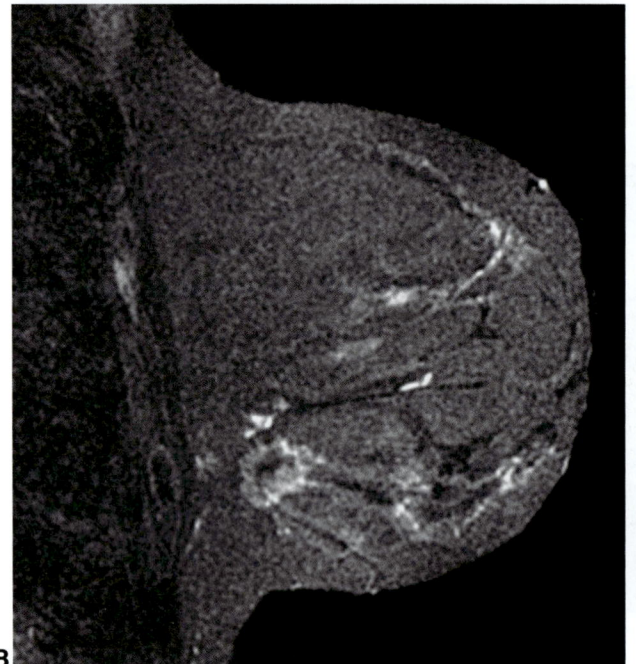

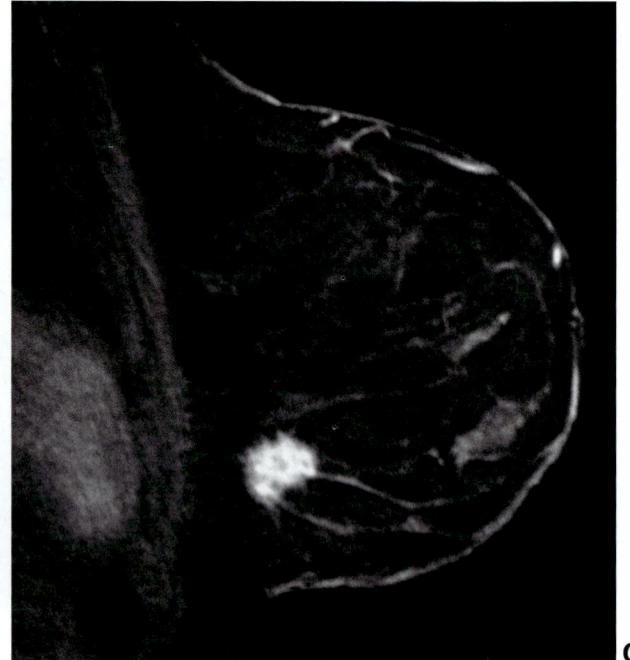

Acompanhamento terapêutico

A técnica pode ser utilizada para o acompanhamento da resposta à terapia neoadjuvante.

A avaliação quantitativa numérica do ADC com o posicionamento do ROI na lesão permite o acompanhamento da resposta precocemente, antes da mudança do volume tumoral.

A avaliação numérica realizada antes e após o 1º e 2º ciclos de quimioterapia neoadjuvante mostrou modificação do valor do ADC anterior à redução do diâmetro. Notou-se aumento do valor do ADC logo após o 1º ciclo, e a mudança volumétrica ocorreu após o 2º ciclo. Dessa forma, a difusão funciona como um biomarcador da resposta precoce à neoadjuvância (Fig. 16-21).

Deve-se lembrar que na fase inicial da quimioterapia pode ser observada redução ainda maior da difusão pelo edema celular induzido pela neoadjuvância. Posteriormente, com a resposta adequada, observam-se necrose, aptose, redução do edema e, subsequentemente, normalização do valor do ADC.

> Usos da difusão – Caracterização da lesão:
> - Diferenciação entre lesão benigna e maligna.
> - Diferenciação do carcinoma mucinoso puro das demais neoplasias.
> - Prevê a possibilidade de resposta a terapia neoadjuvante.
> - Avaliação precoce da resposta terapêutica.

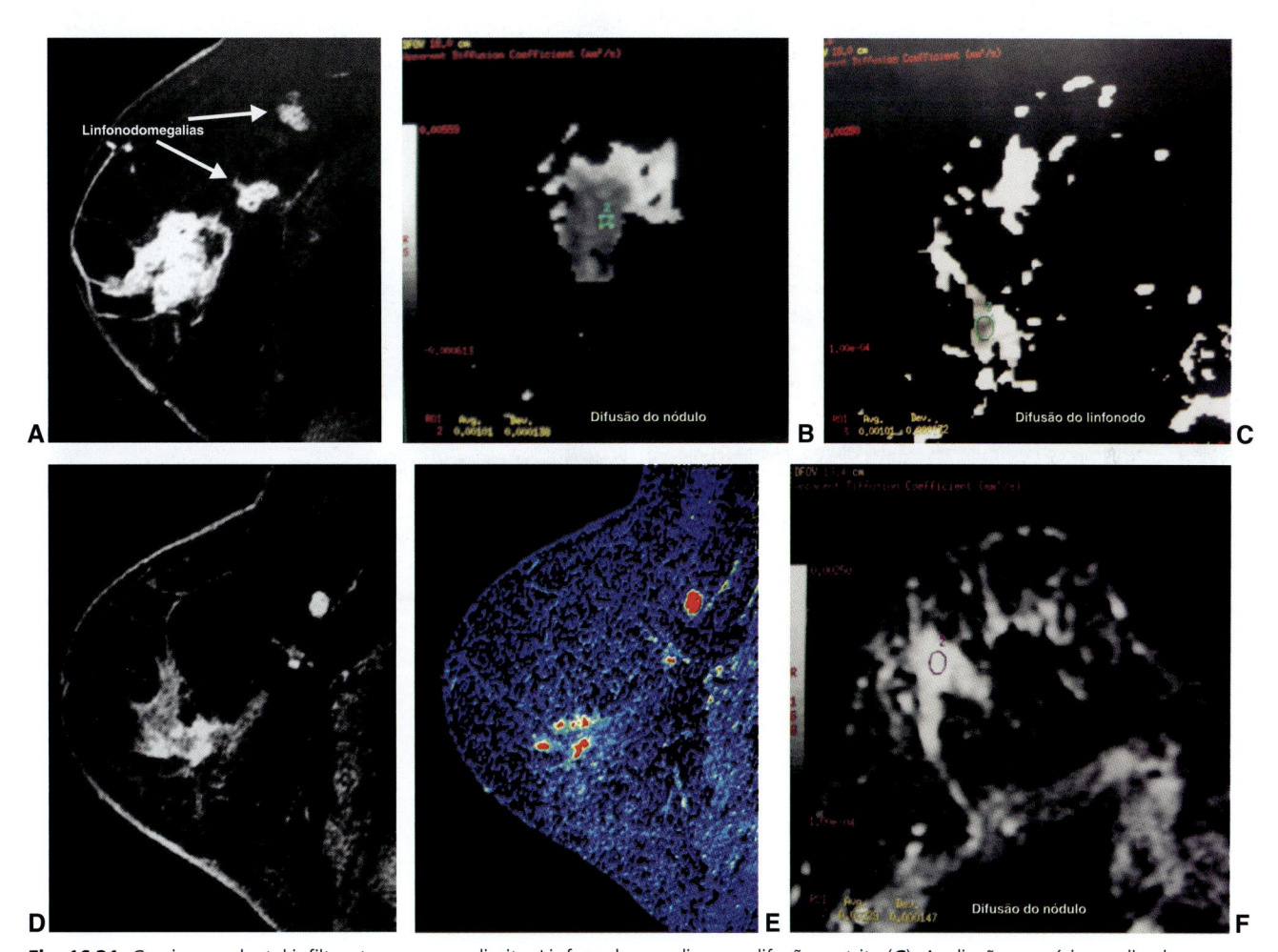

Fig. 16-21. Carcinoma ductal infiltrante na mama direita. Linfonodomegalia com difusão restrita (**C**). Avaliação numérica realizada antes (**A-C**) e após o 2º ciclo de quimioterapia neoadjuvante (**D-F**) mostrou redução do diâmetro tumoral e aumento do valor do ADC. (**A** e **D**) Sagital T1 com gadolínio. (**E**) Mapa colorido. (**B**, **C** e **F**) Mapa de coeficiente de difusão aparente.

LIMITAÇÕES DO MÉTODO

A sua utilização na patologia mamária ainda está na fase inicial e, portanto, pode ser um fator limitante.

Uma das limitações do método pode ser o tamanho em uma lesão com sinal isointenso na sequência ponderada em T2 e sem difusão restrita. Pode ser difícil indentificá-la no mapa de coeficiente de difusão aparente (Fig. 16-22).

Outra causa potencial de erro é a falta de conhecimento do método. A presença de sangue ou conteúdo espesso em ductos dilatados provocará restrição da difusão. Porém, nas imagens convencionais poderá ser identificada a ectasia ductal com sinal hiperintenso em T1 e hipointenso em T2 (Fig. 16-23).

Consideramos a difusão uma ferramenta muito útil no dia a dia da interpretação da RM mamária. A nosso ver ela poderá adicionar especificidade aos achados morfológicos e cinéticos. Além disso, em virtude do fato de permitir avaliar celularidade pode funcionar como marcador de resposta tumoral precoce à quimioterapia neoadjuvante.

> Limitações da difusão:
> - Tamanho da lesão (lesões muito pequenas).
> - Falta de conhecimento do método.
> - Presença de sangue ou conteúdo espesso em ductos pode restringir a difusão.

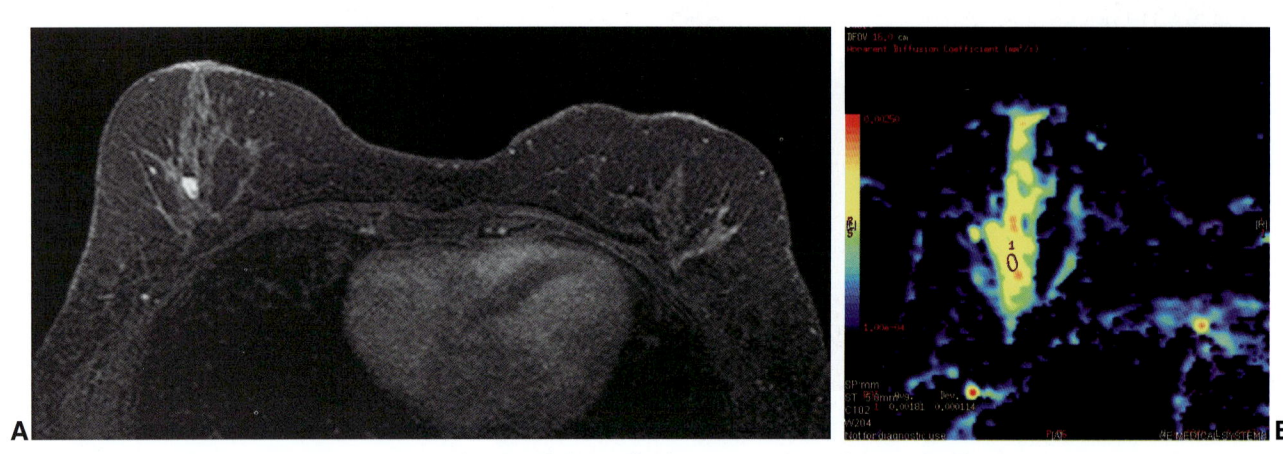

Fig. 16-22. Nódulo benigno pequeno na mama direita. Difícil identificá-lo no mapa de coeficiente de difusão aparente. (**A**) Axial T1 com gadolínio e supressão de gordura. (**B**) Mapa de coeficiente de difusão aparente.

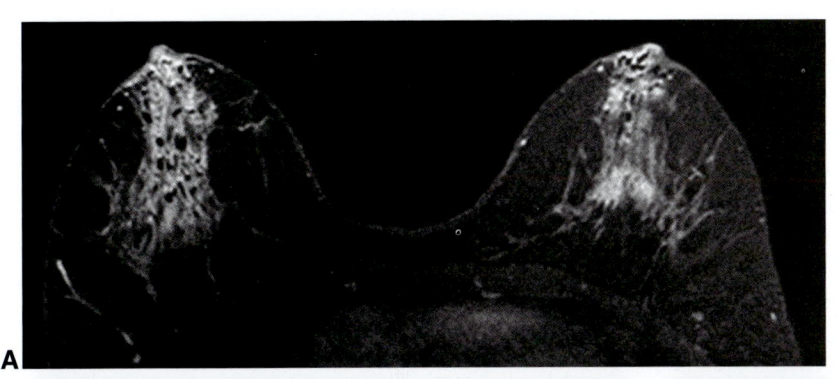

Fig. 16-23. Mastite secretória. Ectasia ductal bilateral. Material em ductos dilatados pode provocar restrição da difusão com sinal hipointenso no mapa de ADC (**B** e **C**). (**A**) Axial T1 com gadolínio e supressão de gordura. (**B** e **C**) Mapa de coeficiente de difusão aparente.

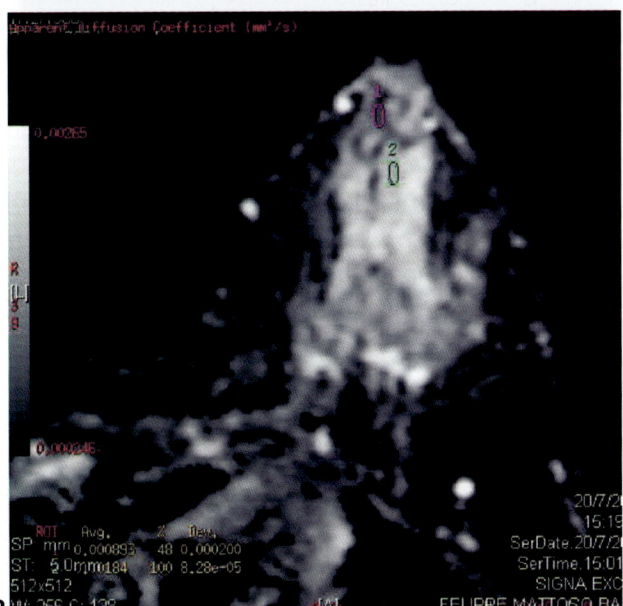

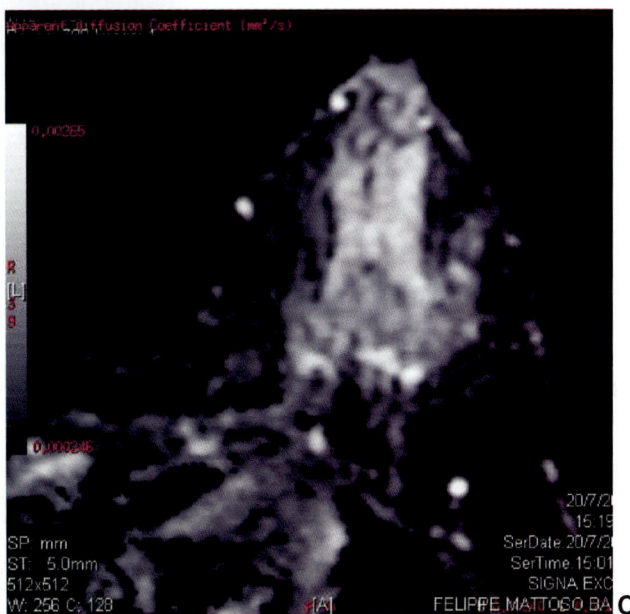

ESPECTROSCOPIA DE PRÓTONS

A espectroscopia de prótons representa uma biópsia tecidual indireta, adquirindo informações sobre a presença e a concentração dos metabólitos teciduais em determinada área.

Os princípios da espectroscopia já foram detalhados no capítulo de técnica.

Brandão explicou em seu livro que a espectroscopia se baseia nos mesmos princípios físicos da ressonância convencional para coletar os dados, mas difere na forma de processamento e interpretação dos dados. Em vez das imagens, um mapa ilustrando a relação entre a amplitude e a frequência respectiva de cada metabólito é obtido (Fig. 16-24).

Os metabólitos são detectados porque consistem em prótons de hidrogênio, ressonam em frequências diferentes ao longo do eixo horizontal (eixo do *chemical shift*) e têm concentração ≥ 0,5 mmol/L (Fig. 16-24).

A posição da intensidade de sinal de um metabólito é identificada no eixo horizontal pelo seu *chemical shift*, escala em unidades, referida como parte por milhão (ppm) (Fig. 16-25).

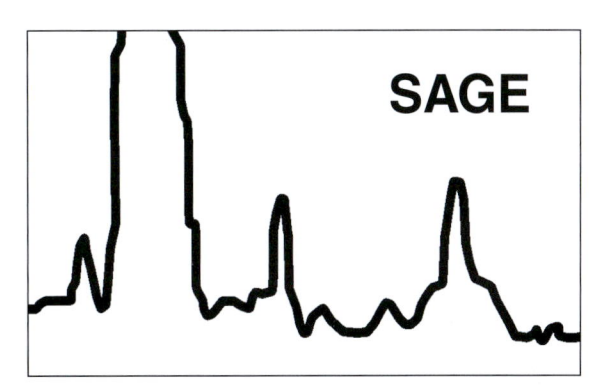

Fig. 16-24. A colina ressona em 3,2 ppm, na escala do eixo horizontal do *chemical shift*. Espectro anterior à manipulação, mostrando, ainda, pico de gordura e lactato à direita. (Agradecimento ao Dr. José Luiz Marins Cury do Centro Radiológico de Campinas e Eduardo Figueiredo, Gerente de aplicação avançada da GE *Healthcare*.)

O estudo pode ser realizado de forma localizada, SINGLE VOXEL, que corresponde a uma técnica unidimensional (Fig. 16-25).

Quando realizado em uma área maior do parênquima, geralmente é tridimensional e utiliza a técnica MULTIVOXEL, permitindo uma avaliação de um volume maior.

Quando a lesão é pequena, a curva espectral adquirida pode ser de difícil caracterização, sendo este um fator limitante do método. Assim, uma das grandes indicações do método é o acompanhamento da resposta à quimioterapia adjuvante, em que o volume da lesão não é um fator limitante.

A realização do exame em aparelho 3T facilita a aquisição de curva adequada em menor volume tumoral.

A aquisição desta sequência pode ser difícil pela heterogeneidade desta região, em razão da presença de ar próximo ao local do estudo, artefatos de movimento respiratório e heterogeneidade das mamas com concentração variável na distribuição de gordura, dificultando a aquisição de curva espectral adequada. A alta concentração de gordura pode diminuir a amplitude dos outros picos. Sequências com dupla supressão de gordura foram desenvolvidas, facilitando o uso na prática clínica.

Na neoplasia, em geral, inclusive no tumor de mama, ocorre aumento da concentração da colina, considerado principal metabólito desta patologia. O aumento do nível de colina ocorre pela maior proliferação celular, com maior produção da membrana celular (Fig. 16-25).

A colina não é específica da neoplasia, podendo ser identificada no parênquima normal e fibroadenoma, mas geralmente com níveis menores.

Este metabólito ressona em 3,2 ppm, na escala do eixo horizontal do *chemical shift* (Fig. 16-25).

A espectroscopia pode ser utilizada como uma ferramenta, aumentando a especificidade da ressonância no diagnóstico da neoplasia.

Liberman *et al.* utilizaram a espectroscopia na avaliação das áreas de realce anômalo. Observaram um aumento da sensibilidade e especificidade do método, com 100% de sensibilidade e 85% de especificidade.

Ela também pode ser utilizada no acompanhamento da resposta à quimioterapia neoadjuvante, com detecção precoce da resposta, com queda do pico de colina anterior às modificações do volume e padrão de impregnação (ver Capítulo sobre indicações).

> Espectroscopia:
> - Representa uma biópsia tecidual indireta.
> - Neoplasia apresenta pico elevado de colina.
> - Método útil para lesões grandes.
> - Pode ser de difícil realização:
>   - Artefatos de movimento respiratório.
>   - Ar próximo ao local do estudo.
>   - Heterogeneidade das mamas.
>   - Alta concentração de gordura da mama.

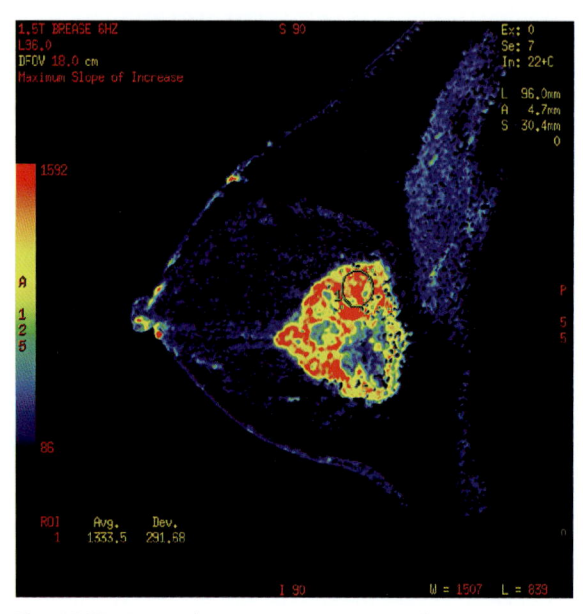

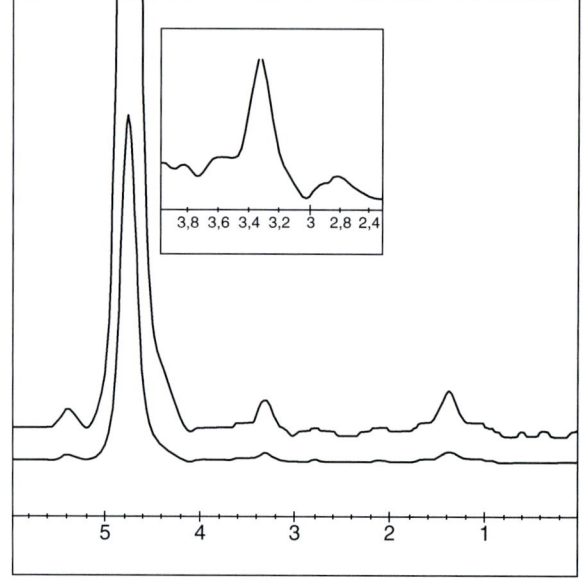

Fig. 16-25. Tumor de mama com aumento da concentração da colina. (Agradecimento ao Dr. José Luiz Marins Cury do Centro Radiológico de Campinas e Eduardo Figueiredo, Gerente de aplicação avançada da GE *Healthcare*.)

Bibliografia

Abe H, Schmidt RA, Shah RN et al. MR-directed (Second-Look) ultrasound examination for breast lesion detected initially on MRI: MR and sonographic findings. *AJR* 2010;194(2):370-7.

Aguillar V, Bauab S, Maranhão N. *Mama diagnóstico por imagem*. Rio de Janeiro: Revinter, 2009. p. 289-322.

Ahn CY et al. Clinical significance of intracapsular fluid in patients with breast implants. *Ann Plast Surgery* 1995;35(5):455-57.

Ahn CY, Shaw WW, Narayanan K et al. Definitive diagnosis of breast implant rupture using magnetic resonance imaging. *Plast Reconstr Surg* 1993;92:681-91.

American Cancer Society Breast Cancer Advisory Group. American Cancer Society guidelines for breast screening with MRI as an adjunct to mammography. *CA Cancer J Clin* 2007;57(2):75-89.

American College of Radiology (ACR) BI-RADS®: magnetic resonance imaging. In: *ACR Breast Imaging Reporting and Data System: breast imaging atlas*. Reston, VA: American College of Radiology, 2003.

Anderson ED, Forrest AP, Hawkins RA et al. Primary systemic therapy for operable breast cancer. *Br J Cancer* 1991;63:561-66.

Antoniou A, Pharoah PD, Narod S et al. Average risks of breast and ovarian cancer associated with BRCA1 or BRCA2 mutations detected in case series unselected for family history: a combined analysis of 22 studies. *Am J Hum Genet* 2003;72:1117-30.

Asoglu O, Ozmen V, Karanlik H et al. Feasibility of surgical management in patients with granulomatous mastitis. *The Breast Journal* 2005;11(2):108-14.

Asplund O. Capsular contracture in silicone gel and saline-filled breast implants after reconstruction. *Plast Reconstr Surg* 1984;73:270-75.

Atlas SW. *Magnetic resonance imaging of the brain and spine*. 4th ed. Lippincott, Williams & Wilkins, 2008.

Azavedo E, Bone B. Imaging breast with silicone implants. *Eur Radiol* 1999;9:349-55.

Bakaria S. Granulomatous mastite including breast tubeculosis and idiopathic lobular granulomatous mastite. *Can J Surg* 2006;49(6):427-30.

Baker JL et al. Closed compression technique for rupturing a contracted capsule around a breast implant. *Plast Reconstr Surg* 1976;58:137-41.

Ballesio L, Maggi C, Savelli S et al. Role of breast magnetic resonance imaging (MRI) in patients with unilateral nipple discharge: preliminary study. *Radiol Med (Torino)*. 2008 Mar.;113(2):249-64. Epub 2008 Apr. 2.

Bartella L, Liberman L, Morris E et al. Nonpalpable mammographically occult invasive breast cancers detected by MRI. *AJR* 2006;186(3):865-70.

Bassett L, Jackson VP. *Diagnosis of disease of the breast*. Philadelphia: Saunders, 1997. p. 352-54.

Beckman WH, Hage JJ, Taets van Ameronger AHM et al. Accuracy of ultrasonography and magnetic resonance imaging in detecting failure of breast implants filled with silicone gel. *Scand J Plast Reconstr Hand Surg* 1999;33:415-18.

Bedei L, Falcini F, Sanna PA et al. Atypical ductal hyperplasia of the breast: the controversial management of a borderline lesion: experience of 47 cases diagnosed at vacuum-assisted biopsy. *Breast* 2006;15(2):196-202.

Beekman WH, van Straelen WR, Hage JJ et al. Imaging signs and radiologists' jargon of ruptured breast implants. *Plast Reconstr Surg* 1998;102:1281-89.

Beran L, Liang W, Nims T et al. Correlation of target ultrasound with magnetic resonance imaging abnormalities of the breast. *Am J Surg* 2005;190(4):592-4.

Berg WA, Anderson ND, Zerhouni EA et al. MR imaging of the breast in patients with silicone breast implants: normal postoperative variants and diagnostic pitfalls. *AJR* 1994;163:575-78.

Berg WA, Birdwell RL, Gombos EC. Lesion imaging characteristics. In: Berg WA, Birdwell RL (Eds.). *Diagnostic imaging: breast*. Salt Lake City, Utah: Amirsys, 2006. p. 1-45. Section IV.

Berg WA, Gutierrez L, NessAiver MS et al. Diagnostic accuracy of mammography, clinical examination, US, and MR imaging in preoperative assessment of breast cancer. *Radiology* 2004;233:830-49.

Berg WA, Nguyen TK, Middleton MS et al. MR imaging of extracapsular silicone from breast implants: diagnostic pitfalls. *AJR* 2002;178:465-72.

Bertschinger K, Caduff R, Kubik-Huch RA. Benign intramammary and axillary lesions mimicking malignancy. *Eur Radiol* 2000;10:1029-30.

Bland K, Copeland EM. *The breast-comprehensive management of benign and malignant diseases*. Philadelphia: Saunders, 1991. p. 91-92.

Boetes C et al. Breast tumors: comparative accuracy of MR imaging relative to mammography and US for demonstrating extent. *Radiology* 1995;197:743-47.

Boetes C. Breast MRI guidelines from European Society of Breast Imaging. *Europ Radiol* 2008;18:1307-18.

Boetes C. Breast tumor characteristics of BRCA 1 and BRCA 2 gene mutation carriers on MRI. *Eur Radiol* 2008;18:931-38.

Boetes C. MRI compared to conventional diagnostic work-up in the detection and evaluation of invasive lobular carcinoma of the breast. a review of existing literature. *Breast Cancer Res Treat* 2008;107(1):1-14.

Brandão LA. *MR Spectroscopy of the brain*. Lippincott, Williams & Wilkins, 2004.

Brekelmans CTM et al. Effectiveness of breast cancer surveillance in *BRCA 1/2* gene mutation carriers and women with high familial risk. *J Clin Oncol* 2001;19:924-30.

Brown J, Smith RC, Lee CH. Incidental enhancing lesions found on MR imaging of the breast. *AJR* 2001;176(4):1249-54.

Brown SL, Middleton MS, Berg WA et al. Prevalence of rupture of silicone gel breast implants revealed on MR imaging in a population of women in Birmingham, Alabama. *AJR* 2000;175:1057-64.

Brown SL, Pennello G, Berg WA et al. Silicone gel breast implant rupture, intracapsullar silicone and health status in a population of women. *J Rheumatol* 2001;28:996-1003.

Cardenosa G. *Breast Imaging Companion*. New York: Lippincott-Raven, 1997. p. 291.

Cardenosa G. Major subareolar ducts. In: *Breast imaging companion*. Philadelphia, PA: Lippincott-Raven, 1997. p. 184.

Causer PA, Jong RA, Warner E et al. Breast cancers detected with imaging screening in the *BRCA* population: emphasis on MR imaging with histopathologic correlation. *Radiographics* 2007 Oct.;27:165-82.

Chala LF, Barros N, Camargo Moraes P et al. Fat necrosis of the breast: mammographic, sonographic, computed tomography, and magnetic resonance imaging findings. *Curr Probl Diagn Radiol* 2004;33:106-26.

Chen JH. MR imaging features of fibrocystic changes of the breast. *Magn Reson Imaging* 2008 Nov.;26(9):1207-14.

Chen RC. Internal mammary nodes in breast cancer diagnosis and implications for patient management-a systematic review. *J Clin Oncol* 2008;26:4981-89.

Chenevert TL, Stegman LD, Taylor JM et al. Diffusion magnetic resonance imaging: an early surrogate marker of therapeutic efficacy in brain tumors. *J Natl Cancer Inst (Bethesda)* 2000;92:2029-36.

Chuba PJ, Hamre MR, Yap J et al. Bilateral risk for subsequent breast cancer after lobular carcinoma-in-situ: analysis of surveillance, epidemiology, and end results data. *J Clin Oncol* 2005;23:5534-41.

Churchill s Medical Dictionary. New York: Churchill Livingstone, 1989.

Clavero JA. MDCT in the preoperative planning of abdominal perforator surgery for postmastectomy breast reconstruction. *AJR* 2008;191:670-76.

Cody HS. Internal mammary node status a major prognosticator in axillary node-negative breast cancer. *Ann Surg Oncol* 1995:2(1):32-37.

Coleman DJ, Foo ITH, Sharpe DT. Textured or smooth implants for breast augmentation? A prospective controlled trial. *Br J Plast Surg* 1991;44:444-48.

Collins DJ. Diffusion WI in the body: applications and challenges in oncology. *AJR* 2007;188:1622.

Cooper A. The anatomy of the breast. In: Gardner E, Gray DJ, O'Rahilly R (Eds.). *Anatomia: estudo regional do corpo humano*. 4 ed. Rio de Janeiro: Guanabara Koogan, 1978. Tradução sob supervisão de Rogério Benevento.

Copeland M, Choi M, Bleiweiss IJ. Silicone breakdown and capsular synovial metaplasia in textured-wall saline breast prostheses. *Plast Reconstr Surg* 1994;94:628-33.

Costa D, Taddese A, Cure ML et al. Common and unusual diseases of the nipple-areolar complex. *RadioGraphics* 2007;27:S65-S77.

Cotran RS. *Robins pathologic bases of disease*. 4th ed. Philadelphia, PA: Saunders, 1989. p. 39-86; p. 588.

Courcoutaksis N, Hill S, Chow C et al. Breast hemangiomas in a patient with Kasabach-Merritt syndrome: imaging findings. *AJR Am J Roentgenol* 1997;169:1397-99.

Cunningham BL, Lokeh A, Gutowski KA. Saline-filled breast implant safety and efficacy: a multicenter retrospective review. *Plast Reconstr Surg* 2000;105:2143-49.

Da Costa D, Taddese A, Cure ML et al. Common and unusual diseases of the nipple-areolar complex. *RadioGraphics* 2007;27(Suppl 1):S65-S77.

Daniel BL, Gardner RW, Birdwell RL et al. Magnetic resonance imaging of intraductal papilloma of the breast. *Magn Reson Imaging* 2003 Oct.;21:887-92.

Delage C, Shane JJ, Johnson FB. Mammary silicone granuloma. Migration of silicone fluid to abdominal wall and inguinal region. *Arch Dermatol* 1973;108:104-7.

Delille JP et al. Hormonal replacement theraphy in postmenopausal women: breast tissue perfusion determined with MR imaging-inicial observations. *Radiology* 2005;233(1):36-41.

Delille JP, Kopans D, Garrido L. Invasive ductal breast carcinoma response of neoadjuvant chemotheraphy: noninvasive monitoring with functional MR imaging – Pilot study. *Radiology* 2003;228:63-69.

Delille JP, Slanetz PJ, Yeh ED et al. Invasive ductal breast carcinoma response to neoadjuvant chemotherapy: noninvasive monitoring with functional MR imaging pilot study. *Radiology* 2003;228:63-69.

Delille JP, Slanetz PJ, Yeh ED et al. Physiologic changes in breast magnetic resonance imaging during the menstrual cycle: perfusion imaging, signal enhancement, and influence of the T1 relaxation time of breast tissue. *Breast J* 2005;11:236-41.

DeMartini WB, Eby PR, Peacock S et al. Utility of targeted sonography for breast lesions that were suspicious on MRI. *Am J Roentgenol* 2009 Apr.;192:1128-34.

DeMartini, Lehman C, Partride S. Breast MRI for cancer detection and characterization. A review of evidence – Based clinical applications. *Academic Radiology* 2008;15(4):408-16.

Dershaw DD et al. Ductal carcinoma in situ: mammographic findings and clinical implications. *Radiology* 1989;170:411-15.

Devon RK. Reconstruction with a transverse rectus abdominis myocutaneous flap: spectrum of normal and abnormal MR imaging findings. *RadioGraphics* 2004 Sept.;24:1287-99.

Eby PR, Lehman CD. Characteristics of probably benign breast MRI lesions. *AJR* 2009;193:861-67.

Eby PR, Lehman CD. Magnetic resonance imaging-guided breast interventions. *Top Magn Reson Imaging* 2008 June.;19(3):151-62.

El Khouli RH. Dynamic contrast-enhanced MRI of the breast: quantitative method for kinetic curve type assessment. *AJR* 2009;193:W295-W300.

Eliahou R, Sella T, Allweis T et al. Magnetic resonance-guided interventional procedures of the breast: initial experience. *Isr Med Assoc J* 2009 May;11(5):275-79.

Ellis RL. Optimal timing of breast MRI examinations for premenopausal women who do not have a normal menstrual cycle. *AJR* 2009;193:1738-40.

Erguvan-Dogan B, Whitman GJ, Nguyen VA et al. Specimen radiography in confirmation of MRI-guided needle localization and surgical excision of breast lesions. *AJR Am J Roentgenol* 2006 Aug.;187(2):339-44.

Erguvan-Dogan B, Whitman GJ. Breast ultrasound MR imaging correlation. *Ultrasound Clinics* 2006 Oct.;1(4):593-601.

Espinosa LA, Daniel BL, Vidarsson L. The lactating breast: contrast enhanced MR imaging of normal tissue and cancer. *Radiology* 2005;237:429-36.

Esserman L, Kaplan E, Partridge S et al. MRI phenotype is associated with response to doxorubicin and cyclophosphamide neoadjuvant chemotherapy in stage III breast cancer. *Ann Surg Oncol* 2001;8:549-59.

Fajardo LL, Roberts CC, Hunt KR. Mammographic surveillance of breast cancer patients: should the mastectomy site be imaged? *AJR* 1993;161:953-55.

Faucher A, Barreau B, Dilhuydy MH. Contribution à l'étude du devenir des implants mammaires siliconés en reconstruction mammaire aprèes cancer: à propos de 205 implants. *Ann Chir Plast Esthét* 2000;45:97-101.

Fischer B, Anderson S, Redmond Ck et al. Reanalisys and results after 12 years of follow-up in a randomized clinical trial comparing total mastectomy with lumpectomy with or without irradiation in the treatment of breast cancer. *N Engl J Med* 1995;333:1456-61.

Fischer B. Eight year result of a randomized clinical trial comparing total mastectomy and lumpectomy with or without irradiation in the treatment of breast cancer. *N Eng J Med* 1989;320:822-28.

Fischer ER, Anderson S. Fifteen-year prognostic discriminations for invasive breast carcinoma National Surgical Adjuvant Breast and Bowel Project Protocol – 06. *Cancer* 2001;91:1679-87.

Fischer et al. Prognostic value of contrast-enhanced MR mammography in patients with breast cancer. *European Radiology* 1997;7:1002-5.

Fischer U, Baum F, Nagel SL. Preoperative MR imaging in patients with breast cancer: preoperative staging, effects on recurrence rates and outcome analysis. *Mag Reson Imag Clinics of North America* 2006 Aug.;14(3):351-62.

Fischer U, Vosshenrich R, Döler W et al. MR imaging-guided breast intervention: experience with two systems. *Radiology* 1995 May;195(2):533-38.

Fischer U, Zachariae O, Baum F et al. The influence of preoperative MRI of the breasts on recurrence rate in patients with breast cancer. *Eur Radiol* 2004 Oct.;14(10):1725-31.

Fisher B, Bryant J, Wolmark N et al. Effect of preoperative chemotherapy on the outcome of women with operable breast cancer. *J Clin Oncol* 1998;16:2672-85.

Fisher B, Gunduz N, Saffer EA. Influence of the interval between primary tumor removal and chemotherapy on kinetics and growth of metastases. *Cancer Res* 1983;43:1488-92.

Ford D, Easton DF, Stratton M et al. Genetic heterogeneity and penetrance analysis of the BRCA1 and BRCA2 genes in breast cancer families. Breast cancer linkage consortium. *Am J Hum Genet* 1998;62(3):676-89.

Fourquet A, Campana F, Zafrani B et al. Prognostic factors of breast recurrence in the conservative management of early breast cancer: a 25-year follow-up. *Int J Radiat Oncol Biol Phys* 1989;17:719-28.

Frei KA, Kinkel K, Bonel HM et al. MR imaging of the breast in patients with positive margins after lumpectomy: influence of the time interval between lumpectomy and MR imaging. *AJR* 2000;175:1577-84.

Friedman PD, Swaminathan SV. Breast MRI. The importance of bilateral imaging. *AJR* 2006;187:345-49.

Gage I. Pathologic margin involvement and the risk of recurrence in patients treated with breast conserving therapy. *Cancer* 1996;78:1921-28.

Galons JP, Altbach MI, Paine-Murrieta GD et al. Early increases in breast tumor xenograft water mobility in response to paclitaxel therapy detected by non-invasive diffusion magnetic resonance imaging. *Neoplasia* 1999;1:113-17.

Ghai S, Muradali D, Bukhanov K et al. Nonenhancing breast malignancies on MRI: sonographic and pathologic correlation. *Am J Roentgenol* 2005 Aug. 1;185(2):481-87.

Gibbs P, Tozer DJ, Liney GP et al. Comparison of quantitative T2 mapping and diffusion-weighted imaging in the normal and pathologic prostate. *Magn Reson Med* 2001;46:1054-58.

Gorczyca DP, DeBruhl ND, Mund DF et al. Linguine sign at MR imaging: does it represent the collapsed silicone implant shell? *Radiology* 1994;191:576-77.

Gorczyca DP, Sinha S, Ahn CY et al. Silicone breast implants in vivo: MR imaging. *Radiology* 1992;185:407-10.

Gui G et al. The incidence of breat cancer from creening woman according to predicted family history risk does annual clinical examination add to mammography. *Eur J Cancer* 2001;37:1668-73.

Gupta RK, Cloughesy TF, Sinha U et al. Relationships between choline magnetic resonance spectroscopy, apparent diffusion coefficient, and quantitative histopathology in human glioma. *J Neuro-Oncol* 2000;50:215-26.

Gutierrez RL, Lehman CD et al. BI-RADS® lesion characteristics predict likelihood of malignancy in breast MRI for masses but not for nonmasslike enhancement. *AJR* 2009;193:994-1000.

Gwin JL, Eisenberg BL, Hoffman JP et al. Incidence of gross and microscopic carcinoma in specimens from patients with breast cancer after re-excision lumpectomy. *Ann Surg* 1993;218:729-34.

Hackshaw A. EUSOMA review of mammography screening. *Ann Oncol* 2003;14:1103-95

Hadden WE. Silicone breast implants. A review. *Australas Radiol* 1998;42:296-302.

Hamstra DA et al. Diffusion magnetic resonance imaging: a biomarker for response in oncology. *Journal of Clinical Oncology* 2007;25(26):4104-9.

Hamstra DA. Diffusion MRI. A biomarker for treatment response in oncology. *Journal of Clinical Oncology* 2007 Sep; 25(26): 4104-9.

Handley RS. Excision of internal mammary chain in radical mastectomy. Results in 57 cases. *Lancet* 1956;270:457-61.

Harris JR, Hellman S, Henderson IC et al. Benign breast disorders. In: *Breast diseases*. 2nd ed. New York: JB Lippincott Co, 1991. p. 15-46.

Harris JR, Lippman ME, Morrow M et al. *Diseases of the breast*. 2nd ed. Philadelphia, PA: Lippincott Williams & Wilkins, 2000. p. 1-14.

Harvey JA. Unusual breast cancers: useful clues to expanding the differential diagnosis. *Radiology* 2007 Mar. 1;242(3):683-94.

Hasebet T et al. Fibrotic focus in infiltrating ductal carcinoma of the breast: a significant histopathological prognostic parameter for predicting the long-term survival of the patients. *Breast Cancer Res Treat* 1998;49(3):195-208.

Hatakenaka M, Soeda H, Yabuuchi H et al. Apparent diffusion coefficients of breast tumors: clinical application. *Magn Reson Med Sci* 2008;7(1):23-29.

Hefler L, Casselman J, Amaya B et al. Follow-up of breast lesions detected by MRI not biopsied due to absent enhancement of contrast medium. *Eur Radiol* 2003 Feb.;13(2):344-46.

Heinig A, Heywang H. Suppression of unspecific enhancement on breast magnetic resonance imaging (MRI) by antiestrogen medication. *Tumori* 2002;88:215-23.

Heywang SH, Hilbertz T, Beck R et al. Gd-DTPA enhanced MR imaging of the breast in patients with postoperative scarring and silicon implants. *J Comput Assist Tomogr* 1990;14:348-56.

Heywang-Kobrunner S, Beck R. *Contrast enhanced MRI of the breast*. 2nd ed. Berlin, Germany: Springer-Verlag, 1995.

Heywang-Köbrunner S, Viehweg P, Bernerth T et al. MR-guided intervention in women with a family history of breast cancer. *Eur J Radiol* 2006;57:81-89.

Heywang-Kobrunner SH et al. Contrast-enhanced MRI of the breast after limited surgery and radiation therapy. *J Comput Assist Tomogr* 1993;17:891-900.

Heywang-Kobrunner SH et al. Influence on short-term exesmestane treatment on contrast-enhanced breast MRI. *Eur Radiology* 2004;14(2):713.

Heywang-Köbrunner SH et al. Interdisciplinary consensus on the uses and technique of MR-guided vacuum-assisted breast biopsy (VAB): Results of a European Consensus Meeting. *Eur J Radiol* 2009 Nov;72(2):289-94. Epub 2008 Aug 23.

Heywang-Kobrunner SH, Bech I. *Contrast enhanced MRI of the breast*. 2nd ed. Berlin: Springer, 1995.

Heywang-Kobrunner SH, Dershaw DD, Scheer I. *Diagnostic breast imaging*. 2nd ed. Stuttgart: Ehieme, 2001.

Heywang-Köbrunner SH, Haustein J, Pohl C et al. Contrast-enhanced MR imaging of the breast: comparison of two different doses of gadopentetate dimeglumine. *Radiology* 1994 June.;191(3):639-46.

Heywang-Köbrunner SH, Heinig A, Schaumlöffel U et al. MRI-guided percutaneous excisional and incisional biopsy (PEIB) of breast lesions. *Eur Radiol* 1999;9(8):1656-65.

Hlawatsch A, Teifke A, Nespecm S et al. Preoperative assessment of breast cancer: sonography versus MR imaging. *AJR AM J Roentgenol* 2002;179:1493-501.

Ho LWC, Wong KP. MR appearance of metastatic melanotic melanoma in the breast. *Clin Radiol* 2000;55:572-73.

Hochman MG, Orel SG, Powell CM et al. Fibroadenomas variety of MR appearances with radiologic-histopathologic correlation. *Radiology* 1997;204:123-29.

Holland R, Velling SHJ, Mravunac M et al. Histologic multifocalidade of Tis, T1-2 breast carcinoma. Implications of clinical trials of breast conservative surgery. *Cancer* 1985;56:979-90.

Holland R. The presence of extensive intraductal component following a limited excision correlateswith prominent residual disease in the remaider of the breast. *J Clin Oncol* 1990;8:113-18.

Hölmich LR et al. Prevalence of silicone breast implant rupture among danish women. *Plast Reconstr Surg* 2001;1008:848-58.

Hölmich LR, Friis S, Fryzek JP et al. Incidence of silicone breast implant rupture. *Arch Surg* 2003;138:801-6.

Hoogerbrugge N et al. High prevalence of premalignant lesions in prophylactically removed breasts from women at hereditary risk for breast cancer. *J Clin Oncol* 2003;21:41-45.

Houssami N, Haynes D. Review of preoperative magnetic resonance imaging (MRI) in breast cancer should MRI be performed on all women with newly diagnosed, early stage breast cancer. *CA Cancer J Clin* 2009;59:290-302.

Huch RA, Künzi W, Debatin JF et al. MR imaging of the augmented breast. *Eur Radiol* 1998;8:371-76.

Huynh PT, Parellada JA, de Paredes ES et al. Dilated duct pattern at mammography. *Radiology* 1997;204:137-41.

Hwang ES, Kinkel K, Esserman LJ et al. Magnetic resonance imaging in patients diagnosed with ductal carcinoma-in-situ: value in the diagnosis of residual disease, occult invasion, and multicentricity. *Ann Surg Oncol* 2003;10:381-88.

Hylton NM. Invasive breast cancer: predicting disease recurrence by using high-spatial-resolution signal enhancement ratio imaging. *Radiology* 2008 July;248:79-87.

Ikeda D et al. Contrast-enhanced MRI of ductal carcinoma in situ: characteristics of a new intensity-modulated parametric mapping technique correlated with histopathologic findings. *J Magn Reson Imaging* 2005 Oct.;22(4):520-26.

Ikeda DM, Borofsky HB, Herfkens RJ et al. Silicone breast implant rupture: pitfalls of magnetic resonance imaging and relative efficacies of magnetic resonance, mammography, and ultrasound. *Plast Reconstr Surg* 1999;104:2054-62.

Irshad A et al. Continuing medical education: rare breast lesions: correlation of imaging and histologic features with WHO classification. *Radiographics* 2008;28:1399-414.

Iwasaki H, Morimoto K, Koh M et al. A case of fat necrosis after breast quadrantectomy in which preoperative diagnosis was enabled by MRI with fat suppression technique. *Magn Reson Imaging* 2004 Feb.;22(2):285-90.

Jansen S et al. MR imaging of pure ductal carcinoma in situ: kinetic and morphologic characteristics compared with mammographics appearance and nuclear grade. *Radiology* 2007;(245):684-91.

Jardines L, Fowble B, Schultz D et al. Factors associated with a positive re-excision after excisional biopsy for invasive breast cancer. *Surgery* 1995;118:803-9.

Kaasm R, Kroger R, Hendriks JHCL et al. The significance of circumscribed malignant mammographic masses in the surveillance of BRCA 1/2 gene mutation carriers. *Eur Radiol* 2004;14:1647-53.

Kaasm R, Kroger R, Peterse JL et al. The correlation of mammographic and histologic patterns of breast cancers in BRCA1 gene mutation carriers, compared to age-matched sporadic controls. *Eur Radiol* 2006;16:2842-48.

Kaiser WA et al. High grade and non-high grade ductal carcinoma *in situ* on dynamic MR mammography: characteristic findings for signal increase and morphological pattern of enhancement. *Br J Radiol* 2003 Jan.;76(901):3-12.

Kaiser WA, Pfleiderer SO, Baltzer PA. MRI-guided interventions of the breast. *J Magn Reson Imaging* 2008 Feb.;27(2):347-55.

Kamal RM. Classification of inflammatory breast disorders and step by step diagnosis. *Breast J* 2009;15(4):367-80.

Kelcz F. Quantitative assessment of T2 imaging information in differential diagnosis of enhancing breast lesions. *Eur Radiol* 2006;16(Suppl 5):E51-E53.

Kelcz F. Use of DWI to improve specificity in diagnosis of enhancing breast lesion detected during breast MRI. *Breast AJR* 2008;190:A79-A86.

Kessler DA, Merkatz RB, Schapiro R. A call for higher standards for breast implants. *JAMA* 1993;270:2607-8.

Ketcham AS. Vexed surgeons, perplexed patients, and breast cancer which may not cancer. *Cancer* 1990;65:387-93.

Ketene M, Saray A, Kara SA. Unilateral osmotic swelling in textured, single-lumen, saline-filled mammary implants: clinical and MRI findings. *Aesth Plast Surg* 2002;26:206-10.

Kim JK. In vivo 1H-MRS evaluation of malignant and benign breast diseases. *The Breast* 2003;12:179-82.

Kim SH et al. Diffusion-weighted imaging of breast cancer: correlation of the ADC value with prognostic factors. *J Magn Reson Imaging* 2009 Sept.;30(3):615-20.

Kim SM, Kim HH, Shin HJ et al. Cavernous haemangioma of the breast. *British Journal of Radiology* 2006;79:e177-e180.

Kinkel K, Helbich TH, Esserman LJ et al. Dynamic high-spatial-resolution MR imaging of suspicious breast lesions: diagnostic criteria and interobserver variability. *AJR* 2000;175:35-43.

Kinoshita T, Yashiro N, Yoshigi J et al. Fat necrosis of breast: a potential pitfall in breast MRI. *Clin Imaging* 2002 July-Aug.;26(4):250-53.

Kinoshita T, Yashiro N, Yoshigi J et al. Inflammatory intramammary lymph node mimicking the malignant lesin in dinamic MRI: a case report. *Clin Imaging* 2002;26:258-62.

Kocaoglu M, Somuncu I, Ors F et al. Imaging findings in idiopathic granulomatous mastitis: a review with emphasis on magnetic resonance imaging. *Journal of Computer Assisted Tomography* 2004 Sept.-Oct.;28(5):635-41.

Kolata G. Defers final decision about implants. *New York Times* 2004; Jan. 09.

Kolata G. Panel backs breast implants made of silicone. *New York Times* 2003; Oct. 16.

Komenaka I et al. Interpectoral nodes as the initial site of recurrence in breast cancer. *Arch Surg* 2004;139:175-78.

Kopans DB. *Breast imaging*. 2nd ed. Philadelphia. New York: Lippincott-Raven, 1997.

Kriege M, Brekelmans CT, Boetes C et al. Efficacy of MRI and mammography for breast-cancer screening in women with a familial or genetic predisposition. *N Engl J Med* 2004;351(5):427-37.

Krishnamurthy R, Whitman GJ, Stelling CB et al. Mammographic findings after breast conservation therapy. *Radiographics* 1999;19:S53-S62.

Kroll SS, Khoo A, Singletary SE et al. Local recurrence risk after skin-sparing and conventional mastectomy: a 6-year follow-up. *Plast Reconstr Surg* 1999 Aug.;104(2):421-25.

Kuhl C, et al. Prospective multicenter cohort study to refine management recommendations for women at elevated familial risk of breast cancer: the EVA trial. *J Clin Oncol* 2010 Feb. 22.

Kuhl CK et al. MRI for diagnosis of pure ductal carcinoma in situ: a prospective observational study. *Lancet* 2007 Aug. 11;370(9586):485-92.

Kuhl CK, Bieling HB, Gieseke J et al. Healthy premenopausal breast parenchyma in dynamic contrast-enhanced MR imaging of the breast: normal contrast medium enhancement and cyclical-phase dependency. *Radiology* 1997;203:137-44.

Kuhl CK, Elevelt A, Leutner CC et al. Interventional breast MR imaging: clinical use of a stereotactic localization and biopsy device. *Radiology* 1997 Sept.;204(3):667-75.

Kuhl CK, Klaschik S, Schild HH. Do T2-W pulse sequence help with the differential diagnosis of enhancing lesions in dynamic breast MRI? *J Magn Reson Imaging* 1999;9:187-96.

Kuhl CK, Mielcareck P, Klaschik S et al. Dynamic breast MR imaging: are signal intensity time course data useful for differential diagnosis of enhancing lesions? *Radiology* 1999;211:101-10.

Kuhl CK, Schild HH, Morakkabati N. Dynamic bilateral contrast-enhanced MR imaging of the breast: trade-off between spatial and temporal resolution. *Radiology* 2005;236:789-800.

Kuhl CK, Schmutzler RK, Leutner CC et al. Breast MR imaging screening in 192 women proved or suspected to be carriers of a breast cancer susceptibility gene: preliminary results. *Radiology* 2000;215:267-79.

Kuhl CK, Schrading S, Bieling H et al. MRI for diagnosis of pure ductal carcinoma in situ: a propective observacional study. *Lancet* 2007 Aug. 11;370(9586):485-92.

Kuhl CK. Current status of breast MR imaging. Part 2. *Clinical Applications. Radiology* 2007;244:672-91.

Kuhl CK. Dynamic breast magnetic resonance imaging. In: Morris EA, Liberman L. *Breast MRI diagnosis and intervention.* New York: Springer, 2005. p. 79-139.

Kuhl CK. Dynamic breast MR imaging: are signal intensity time course data useful for differential diagnosis of enhancing lesions. *Radiology* 1999;211:101-10.

Kuhl CK. MR imaging for surveillance of women at high familial risk for breast cancer. *Magnetic Resonance imaging Clinics of North America* 2006;(14)3:1-16.

Kuhl CK. MRI of breast tumors. *Eur Radiol* 2000;10:46-58.

Kulh C. Current status of breast MR imaging. Part 2. Clinical applications. *Radiology* 2007 Sept.;244:672-91.

Kulh CK. Concepts for differential diagnosis in breast MR imaging. *Magn Reson Imag Clin N America* 2006 Aug.;14(3):305-28.

Kulh CK. The Current status of breast MR imaging. Part 1. Choice of technique, image interpretation, diagnostic accuracy, and transfer to clinical practice. *Radiology* 2007;244:356-78.

Kurtz JM, Amalric R, Brandone H et al. Local recurrence after breast conserving surgery and radiotherapy: frequency, time course, and prognosis. *Cancer* 1989;63:1912-17.

Lamb PM, Perry NM, Vinnicombe SJ et al. Correlation between ultrasound characteristics, mammographic findings and histological grade in patients with invasive ductal carcinoma of the breast. *Clin Radiol* 2000;55:40-44.

Laor T, Collins MH, Emery KH et al. MRI appearance of accessory breast tissue: a diagnostic consideration for an axillary mass in a peripubertal or pubertal girl. *AJR* 2004;183:1779-81.

LaTrenta LR, Menell JH, Morris EA et al. Breast lesions detected with MR imaging: utility and histopathologic importance of identification with US. *Radiology* 2003 June;227(3):856-61.

Lee JM, Schnall MD, Orel SG. MRI before reexcision surgery in patients with breast cancer. *AJR* 2004;182:473-80.

Lehman CD, Gatsonis C, Kuhl CK; ACRIN trial 6667 Investigators Group. MRI evaluation of the contralateral breast in women with recently diagnosed breast cancer. *NEJM* 2007;356:1295-303.

Lehman CD, Peacock S, DeMartini WB et al. A new automated software system to evaluate breast MR examinations: improved specificity without decreased sensitivity. *AJR* 2006;187:51-56.

Levrini G, Nicoli F, Borasi G et al. MRI patterns of invasive lobular breast cancer. *Eur J Radiol* 2006 Sept.;59(3):472. Epub 2006 July 18.

Li J, Dershaw DD, Lee CH et al. MRI follow-up after concordant, histologically benign diagnosis of breast lesions sampled by MRI-guided biopsy. *AJR Am J Roentgenol* 2009 Sept.;193(3):850-55.

Liberman L, Bonaccio E, Hamele-Bena D et al. Benign and malignant phyllodes tumors: mammographic and sonographic findings. *Radiology* 1996;198:121-24.

Liberman L, Bracero N, Vuolo MA et al. Percutaneous large-core biopsy of papillary breast lesions. *AJR* 1999;172:331-37.

Liberman L, Mason G, Morris EA et al. Does size matter? Positive preditive value of MRI-detected breast lesions as a function of lesion size. *AJR* 2006;188:426-30.

Liberman L, Morris EA, Kim CM et al. MR imaging findings in the contralateral breast of women with recently diagnosed breast cancer. *AJR* 2003;180:333-41.

Liberman L, Morris EA, Lee MJ et al. Breast lesions detected on MR imaging: features and positive predictive value. *AJR* 2002;179:171-78.

Liberman L, Morris EA, Lee MJ et al. Ductal enhancement on MR imaging. *AJR* 2003;181:519-25.

Liberman L. Enhancing nonmass lesion in the breast evaluation with proton (^{1}H) MR Spectroscopy. *Radiology* 2007;245(1).

Lim HI, Choi JH, Yang JH et al. Does preoperative breast magnetic resonance imaging in addition to mammography and breast ultrasonography change the operative management of breast carcinoma. *Breast Cancer Res Treat* 2010;119(1):163-7.

Linda LJ. Granulomatous lobular mastitis: imaging, diagnosis and treatment. *AJR* 2009;193:574-81.

Lo LD, Orel SG, Schnall MD. MR imaging-guided interventions in the breast. *Magn Reson Imaging Clin N Am* 2001 May;9(2):373-80.

Louveira MH, Castro IM, Souza LRMF et al. Avaliação da mama com implante (mamografia, ultra-sonografia e ressonância magnética). *Rev Imagem* 2003;25:185-94.

Macura KJ, Bluemke DA et al. Patterns of enhancement on breast MR images: interpretation and imaging pitfalls. *Radiographics* 2006;26:1719.

Macura KJ, Ouwerkerk R, Jacobs MA et al. Patterns of enhancement on breast MR images: interpretation and imaging pitfalls. *RadioGraphics* 2006;26:1719-34.

Mao Y. The influence of cosmetic breast augmentation on the stage distribution and prognostic f women subsequently diagnosed with breast cancer. *Int J Cancer* 2010 May 01;126(9):2182-90.

Marini C et al. Quantitative diffusion-weighted MR imaging in the differential diagnosis of breast lesion. *Eur Radiol* 2007;(17):2646-55.

Markopoulos C, Sampalis F. Cavernous haemangioma of the breast. A case report. *Eur J Gynaec Oncol* 1998;19:246-48.

Matsubayashi R. Breast masses with peripheral rim-enhancement on dynamic contrast-enhanced MR images: correlation of MR findings with histologic features and expression of growth factors. *Radiology* 2000;217:841-48.

Mauri D, Pavlidis N, Ioannidis JP. Neoadjuvant versus adjuvant systemic treatment in breast cancer: a meta-analysis. *J Natl Cancer Inst* 2005;97:188-97.

Meisamy et al. Neoadjuvant chemotherapy of locally advanced breast cancer: predicting response with in vivo 1H MR spectroscopy – A pilot study at 4 T. *Radiology* 2004;233:424-31.

Meissnitzer M, Dershaw DD, Lee CH, Morris EA. Target ultrasound of the breast in women with abnormal MRI findings for whom biopsy has been recommended. *AJR* 2009;193(4):1025-9.

Mendelson EB. Evaluation of the postoperative breast. *Radiol Clin North Am* 1992;30:107-38.

Menell JH, Morris EA, Dershaw DD. Breast lesions detected with MR imaging: utility and histopathologic importance of identification with US. *Radiology* 2003;227(3)856-61.

Menell JH, Morris EA, Liberman L. Determination of the presence and extent of pure ductal carcinoma in situ by mammography and magnetic resonance imaging. *Breast J* 2005 Nov.-Dec.;11(6):382-90.

Meyer JE, Ferraro FA, Frenna TH et al. Mammographic appearance of normal intramammary lymph nodes in an atypical location. *AJR* 1993;161:779-80.

Middleton MS, McNamara Jr MP. Breast implant classification with MR imaging correlation. *Radiographics* 2000;20:e1-1e1.

Middleton MS, McNamara MP. *Breast implant imaging*. Philadelphia: Lippincott, Williams & Wilkins, 2002.

Moeller T. *Normal findings in CT and MRI*. Stuttgart: Thieme, 2000.

Monzawa S, Yokokawa M, Sakuma T et al. Mucinous carcinoma of the breast: MRI features of pure and mixed forms with histopathologic correlation. *AJR* 2009;192:125-31.

Morakkabati N, Leutner CC, Schmiedel A et al. Breast MRI imaging during or soon after radiation therapy. *Radiology* 2003;229:893-901.

Morgan DE, Kenney PJ, Meeks MC et al. MR imaging of breast implants and their complications. *AJR* 1996;167:1271-75.

Morris EA, Liberman L, Ballon DJ et al. MRI of occult breast carcinoma in a high-risk population. *AJR Am J Roentgenol* 2003;181:619-26.

Morris EA, Liberman L. *Breast MRI diagnosis and intervention*. New York: Springer, 2005.

Morris EA, Liberman L. Breast MRI. Breast magnetic resonance imaging lexicon. In: *Breast MRI: diagnosis and intervention*. New York: Springer, 2005. p. 51-78.

Morris EA, Liberman L. *Breast MRI. Diagnosis and intervention*. Assessment of extent of disease using magnetic resonance imaging. New York: Springer, 2005. p. 200-13.

Morris EA, Liberman L. *Breast MRI. Diagnosis and intervention. Dynamic breast magnetic resonance imaging*. New York: Springer, 2005. p. 79-139; p. 164-72; p. 173-83; Caps. 12 e 13.

Morrogh M, Morris EA, Liberman L et al. MRI identifies otherwise occult disease in select patients with Paget disease of the nipple. *J Am Coll Surg* 2008 Feb.;206(2):316-21. Epub 2007 Oct. 29.

Morrogh M, Morris EA, Liberman L et al. The predictive value of ductography and magnetic resonance imaging in the management of nipple discharge. *Ann Surg Oncol* 2007 Dec.;14(12):3369-77. Epub 2007 Sept. 26.

Mrentaz H et al. Staging of symptomatic primary breast cancer with MR imaging. *AJR* 1997;169:417-24.

Muller-Schimpfle M, Ohmenhauser K, Stoll P et al. Menstrual cycle and age: influence on parenchymal contrast medium enhancement in MR imaging of the breast. *Radiology* 1997;203:145-49.

Mund DF, Farria DM, Gorczyca DP et al. MR imaging of the breast in patients with silicone-gel implants: spectrum of findings. *AJR* 1993;161:773-78.

Murphy TJ, Piccoli CW, Mitchell DG. Correlation of single-lumen silicone implant integrity with chemical shift artifact on T2-weighted magnetic resonance imaging. *J Magn Reson Imaging* 2002;15:159-64.

Nielson B. Haemangiomas of the breast. *Path Res Pract* 1983;176:253-57.

Noone RB, Frazier TG, Noone GC et al. Recurrence of breast carcinoma following immediate reconstruction: a 13 year review. *Plast Reconstr Surg* 1994;93:96-106.

Nunes LW, Schnall MD, Orel SG et al. Breast MR imaging: interpretation model. *Radiology* 1997;202:833-41.

Nunes LW, Schnall MD, Orel SG et al. Correlation of lesion appearance and histologic findings for the nodes of a breast MR imaging interpretation model. *Radiographics* 1999;19:79-92.

Nunes LW, Schnall MD, Orel SG. Update of breast MR imaging architectural interpretation model. *Radiology* 2001;219:484-94.

Nunes LW, Schnall MD, Siegelman ES et al. Diagnostic performance characteristics of architectural features revealed by high-spatial-resolution MR imaging of the breast. *AJR* 1997;169:409-15.

O'Toole M, Caskey CI. Imaging spectrum of breast implant complications: mammography, ultrasound, and magnetic resonance imaging. *Semin Ultrasound CT MRI* 2000;21:351-61.

Oberman HA, Rosen PP. *Atlas of tumor pathology tumors of the mammary gland*. Washington, DC: Armed Forces Institute of Pathology, 1993.

Ongeval CV. MR imaging of the breast – Present indications. *JBR-BTR* 2000;83:80-84.

Orel SG, Dougherty CS, Reynolds C. MR imaging in patients with nipple discharge: initial experience. *Radiology* 2000;216:248-54.

Orel SG, Reynolds C, Schnall MD et al. Breast carcinoma: MR imaging before re-excisional biopsy. *Radiology* 1997;205:429-36.

Orel SG, Schnall MD, Newman RW et al. MR imaging-guided localization and biopsy of breast lesions: initial experience. *Radiology* 1994 Oct.;193(1):97-102.

Orel SG. MR imaging of the breast. *Radiol Clin North Am* 2000;38:899-913.

Oztuk M. Granulomatous mastite: radiological findings. *Acta Radiol* 2007;48(2):150-55.

Page DL. Intraductal carcinoma, long-term follow-up after treatment. *Cancer* 1982;49(4):751-58.

Pardrige S, Gibbs J, Hylton NH. MRI measurement of breast tumor volume predict response to neoadjuvant chemotheraphy and recurrence free survival. *AJR* 2005;184(6):60.

Park MJ. The role of diffusion-weighted imaging and the Apparent Diffusion Coefficient (ADC) values for breast tumors Korean. *J Radiol* 2007;8(5):390-96.

Partridge SC, Gibbs JE, Lu Y et al. Accuracy of MR imaging for revealing residual breast cancer in patients who have undergone neoadjuvant chemotherapy. *AJR* 2002;179:1193-99.

Partridge SC, Gibbs JE, Lu Y et al. MRI measurements of breast tumor volume predict response to neoadjuvant chemotheraphy abd recurrence free survival. *AJR* 2005;184:1774-81.

Partridge SC, Lehman CD et al. Quantitative diffusion-weighted imaging as an adjunct to conventional breast MRI for improved positive predictive value. *AJR* 2009;193:1716-22.

Perlet C, Heywang-Kobrunner SH, Heinig A et al. Magnetic resonance-guided, vacuum-assisted breast biopsy: results from a European multicenter study of 538 lesions. *Cancer* 2006 Mar. 1;106(5):982-90.

Persellin ST, Vogler III JB, Brazis PW et al. Detection of migratory silicone psedotumor with use of magnetic resonance imaging. *Mayo Clin Proc* 1992;67:891-95.

Petersen MUS. Set to review use of silicone gel in breast implants. *New York Times* 2003; Oct. 10.

Philpotts LE. Will improved vascular mapping achieved with GD aid interpretation breast MR? *Radiology* 2005;235:717-18.

Pickles MD, Gibbs P, Lowry M et al. Diffusion changes precede size reduction in neoadjuvant treatment of breast cancer. *Magn Reson Imaging* 2006 Sept.;24(7):843-47.

Pisano E et al. Diagnostic performance of digital versus film mammography for breast-cancer screening. *NEJM* 2005;353:1773-83.

Pollock H. Breast capsular contracture: a retrospective study of textured versus smooth silicone. *Plast Reconstr Surg* 1993;91:404-7.

Potterton J. The augmented and reconstructed breast. In: Warren R, Coulthard A. *Breast MRI in practice*. United Kingdon: Martin Dunitz, 2002. p. 161-74.

Qayyum A, Birdwell RL, Daniel BL et al. MR imaging features of infiltrating lobular carcinoma of the breast: histopathologic correlation. *AJR Am J Roentgenol* 2002 May;178(5):1227-32.

Reichenbach JR et al. Assessement of breast tissue changes on hormonal replacemente theraphy using MRI: a pilot study. *J Comput Assist Tomogr* 1999;23:407-13.

Renz DM, Kaiser WA. *New signs of breast MRI*. Presented at 4th Internacional Meeting Breast MRI. Germany: Jena University, 2006.

Rey L. *Dicionário de termos de medicina e saúde*. Rio de Janeiro: Guanabara Koogan, 1999.

Reynolds HE. Evaluation of the augmented breast. *Radiol Clin of North America* 1995;33:1131-45.

Rosen EI et al. BI-RADS® MRI enhancement characteristics of ductal carcinoma in situ. *Breast Journal* 2007;13(6):545-50.

Rosen PP. *Rosen's breast pathology*. 2nd ed. Philadelphia: Lippincott, Willians & Wilkins, 2001.

Rovno HDS, Siegelman ES, Reynolds C et al. Solitary intraductal papilloma: findings at MR imaging and MR galactography. *AJR* 1999;172:151-55.

Rubesova E. Quantitative diffusion imaging in breast cancer: a clinical prospective study. *J Magn Reson Imaging* 2006;24(2):319-24.

Safvi A. Linguine sign. *Radiology* 2000;216:838-39.

Sakuhara Y. MR imaging of diabetic mastitis. *AJR* 2002;179:1201-3.

Sardanelli F et al. Sensitivity of MRI versus mammography for detecting foci of multifocal, multicentric breast cancer in fatty and dense breasts using the whole-breast pathologic examination as a gold standard. *AJR* 2004;183:1149-57.

Saslow D. American Cancer Society guidelines with breast screening with MRI as a adjunct to mammography. *CA Cancer J Clin* 2007;57:75-89.

Savannah CP, Lehman C. et al. Differential diagnosis of mammographic and clinically occult breast lesions on diffusion – Weigthed MRI. *Journal of Magnetic Resonance Imaging* 2010;31(3):562-70.

Scanlan KA, Propeck PA. Accessory breast tissue in an unusual location. *AJR* 1996;166:339-40.

Schelfout K, Van Goethem M, Kersschot E et al. Preoperative breast MRI in patients with invasive lobular breast cancer. *Eur Radiol* 2004 July;14(7):1209-16. Epub 2004 Mar. 13.

Schell AM. Role of breast MRI in the preoperative evaluation of patients with newly diagnosed breast cancer. *AJR* 2009;192:1438-44.

Scheuer L et al. Outcome of preventive surgery and screening for breast and ovarian cancer in *BRCA* mutation carriers. *J Clin Oncol* 2002;20:1260-68.

Schmidt WA, Boudousquie AC, Vetto JT et al. Lymph nodes in the human female breast: a review of their detection and significance. *Hum Pathol* 2001;32:178-87.

Schnall MD, Blume J, Bluemke DA et al. Diagnostic architectural and dynamic features at breast MR imaging: multicenter study. *Radiology* 2006;238:42-53.

Schnall MD, Orel SG. Relationship of breast magnetic resonance imaging to outcome after breast conservation treatment with radiation for women with early stage invasive cancer or ductal carcinoma in situ. *J Clin Oncol* 2008;26(3):386-91.

Schnall MD, Rosten S, Englander S et al. A combined architectural and kinetic interpretation model for breast MR images. *Acad Radiol* 2001;8(7):591-97.

Schouten JT, Weese JL, Carbone P. Lymphoma of the breast. *Ann Surg* 1981;194:749-53.

Schrading S, Kuhl C. Mammographic, US, and MR imaging phenotypes of familial breast cancer. *Radiology* 2008;246:58-70.

Schusteman MA. The free TRAM flap. *Clin Plast Surg* 1998;25:191-95.

Schwabe M et al. *Influence of hormonal unspecific therapy on enhancement of tissues in contrast enhanced breast MRI*. German: University Halle, 2005.

Semple SIK, Staff RT, Gilbert FJ. Baseline MRI delivery characteristics predict change in invasive ductal breast carcinoma PET metabolism as a result of primary chemotherapy administration. *Annals of Oncology* 2006;17:1393-96.

Shaylor S. *Relationship between tumor size, MR morphology, receptor phenotype, and nodal status in patients with invasive breast cancer*. Presented at RSNA 2008 at breast imaging session. Code LL-BR2157-805.

Silverman BG, Brown SL, Bright RA et al. Reported complications of silicone gel breast implants. An epidemiologic review. *Ann Intern Med* 1996;124:744-56.

Silverstein MJ. Can intraductal breast carcinoma be excised completely by local excision: clinical and pathological predictors. *Cancer* 1994;73:2985.

Silverstein MJ. The Van Nuys Prognostic Index for ductal carcinoma in situ. *Breast J* 1996;2:38-40.

Sim LS, Hendriks JH, Bult P et al. US correlation for MRI-detected breast lesions in women with familial risk of breast cancer. *Clin Radiol* 2005;60(7):801-6.

Sinclair DS, Oslen J, Spigos DG et al. Breast case of the day. *AJR* 2000;175:859-65.

Slavin SA, Love SM, Goldwyn RM. Recurrent breast cancer following immediate reconstruction with myocutaneous flaps. *Plast Reconstr Surg* 1994;93:1191-204.

Soderstrom CE et al. Detection with MR imaging of residual tumor in the breast soon after surgery. *AJR* 1997;168:485-88.

Solin LJ, Fourquet A, Vicini FA et al. Mammographically detected ductal carcinoma in situ of the breast treated with breast-conserving surgery and definitive breast irradiation: long-term outcome and prognostic significance of patient age and margin status. *Int J Radiat Oncol Biol Phys* 2001;50:991-1002.

Sollin LJ, Schnall MS. Relationship of MRI to outcome after breast conservation treatment with radiation for women with early stage invasive breast carcinoma or DCIS. *J Clin Oncol* 2009 Jan.;26(3):386-91.

Song SK, Qu Z, Garabedian EM et al. Improved magnetic resonance imaging detection of prostate cancer in a transgenic mouse model. *Cancer Research* 2002 Mar. 1;62:1555-58.

Soo MS, Kornguth PJ, Walsh R et al. Complex radial folds versus subtle signs of intracapsular rupture of breast implants: MR findings with surgical correlations. *AJR* 1996;166:1421-27.

Stehr KG, Lebeau A, Stehr M et al. Fibroadenoma of the breast in an 11-year-old girl. *Eur J Pediatr Surg* 2004 Feb.;14(1):56-59.

Stoutjesdijk MJ, Boetes C, Jager GJ, et al. Magnetic resonance imaging and mammography in women with a hereditary risk of breast cancer. *J Natl Cancer Inst* 2001;93(14):1095-102.

Stueber K. A complication of tissue expander breast reconstruction. *Plast Reconstr Surg* 1997;99:1464-65.

Taboada JL. The many faces of fat necrosis in the breast. *AJR* 2009;192:815-25.

Tadif-de Géry ST, Zagdanski AM, Merzoug A et al. Place de l'IRM dans le diagnostique des affections mammaires. *Presse Med* 2000;29:1145-53.

Talele AC, Slanetz PJ, Edmister WB et al. The lactating breast: MRI findings and literature review. *Breast J* 2003;9(3):237-40.

Tartar M, Comstock CE, Kipper MS. *Radiation therapy effects and considerations.* Breast cancer imaging: A multidisciplinary multimodality approach. Philadelphia: Mosby, 2008. p. 570-84.

Tartar M. *Breast cancer imaging.* A multidisciplinary, multimodality approach. Philadelphia: Mosby, 2008. p. 76-162. Chapter 3.

Teifke A. Dynamic MR imaging of breast lesions: correlation with microvessel distribution pattern and histologic characteristics of prognosis. *Radiology* 2006;(239):351-60.

Tendulkar RD, Chellman-Jeffers M, Rybicki LA et al. Preoperative breast magnetic resonance imaging in early breast cancer: implications for partial breast irradiation. *Cancer* 2009;115(8):1621-30.

The management of DCIS. The steering committee on clinical practice guidelines for the care and treatment of breast cancer. Canadian Association of Radiation Oncologists. *CMAJ* 1998 Feb. 10;158(Suppl 3):S27-34.

Tilanus-Linthorst M, Verhoog L, Obdeijn IM et al. A BRCA1/2 mutation, high breast density and prominent pushing margins of a tumor independently contribute to a frequent false-negative mammography. *Int J Cancer* 2002;102:91-95.

Topping A, George C, Wilson G. Appropriateness of MRI scanning in the detection of ruptured implants used for breast reconstruction. *Br J Plast Surg* 2003;56:186-89.

Tozaki M, Fukuda K. High spatial – Resolution MRI of non – masslike breast lesions: interpretation model based on BI-RADS MRI descriptors. *AJR* 2006;187:330-37.

Tozaki M, Fukuma E. ^{1}H MR Spectroscopy and diffusion-weighted imaging of the breast: are they useful tools for characterizing breast lesions before biopsy? *AJR* 2009;193:840-49.

Tozaki M, Igarashi T, Fukuda K. Breast MRI using VIBE Sequence: clustered ring enhancement in the differential diagnosis of lesions showing non-masslike enhancement. *AJR* 2006;187:313-21.

Tsushima Y et al. Magnetic resonance (MR) differential diagnosis of breast tumors using ADC on 1.5-T. *J Magn Reson Imaging* 2009 Aug.;30(2):249-55.

Tuncbile KN, Karakas HM, Okten OO. Dynamic magnetic resonance imaging in determining histopathological prognostic factors of invasive breast cancers. *Eur J Radiol* 2005;53:199-205.

Uematsu T, Kasami M, Yuen S. Triple-negative breast cancer correlation between MR imaging and pathologic findings. *Radiology* 2009;250:638-47.

van den Bosch MA. Magnetic resonance imaging characteristic fibrocystic changes of the breast. *Investigative Radiology* 2005;40(7):436-41.

Van Goethem M et al. Magnetic resonance imaging in breast cancer. *Eur J Surg Oncology* 2006;32(9):901-10.

Van Goethem M, Schelfout K, Kersschot E et al. MR mammography is useful in the preoperative locoregional staging of breast carcinomas with extensive intraductal component. *Eur J Radiol* 2007 May;62(2):273-82. Epub 2007 Jan. 12.

Van Goethem M. *Can MR help in the diagnosis of a fibrotic focus?* 4th International Congress on MR Mammography. 29-30 September 2006.

Veronesi U. *Mastologia oncológica.* A mama operada. São Paulo: Medsi, 2002. p. 286-89.

Veronesi U. *Mastologia oncótica.* São Paulo: Medsi, 2002. p. 319-24.

Veronesi U. *Senologia oncologica.* Millano: Masson, 1999.

Viehweg P, Lampe D, Buchmann J et al. In situ and minimally invasive breast cancer: Morphologic and kinetic features on contrat-enhanced MR imaging. *MAGMA* 2000;11:129-37.

Vogel PM. The correlation of histologic changes in the human breast with the menstrual cycle. *Am J Pathol* 1981;104:23-34.

Voogd AC. Differences in risk factors and distant recurrence after breast conserving theraphy or mastectomy for stage I and II breast cancer. pooled results of two large European randomized trials. *J Clin Oncol* 2001;19:1688-97.

Vuorela AL. MRI of breast hemangioma. *J Comput Assist Tomogr* 1998;22:1009-10.

Wang LC, Lehman CD et al. MRI-detected suspicious breast lesions: predictive values of kinetic features measured by computer-aided evaluation. *AJR* 2009;193:826-31.

Warnberg. Tumour markers in breast carcinoma correlate with grade rather than with invasiveness. *Br J Cancer* 2001;85:869-74.

Warner E, Plewes DB, Hill KA et al. Surveillance of BRCA1 and BRCA2 mutation carriers with magnetic resonance imaging, ultrasound, mammography and clinical breast examination. *JAMA* 2004;292:1317-25.

Warren R, Coulthard A. *Breast MRI in practice.* London: Taylor and Francis, 2002. p. 73-96.

Webb L, Young J. Case report: Haemangioma of the breast. Appearances on mammography and ultrasound. *Clin Radiol* 1996;51:523-24.

Williams TC, DeMartini WB, Partridge SC et al. Breast MR imaging: computer-aided evaluation program for discriminating benign from malignant lesions. *Radiology* 2007;244:94.

Wolmark N, Wang J, Mamonous E et al. Preoperative chemotherapy in patients with operable breast cancer. Nine-year results from national surgical adjuvant breast and bowel project B-18. *J Natl Cancer Inst Monogr* 2001;30:96-102.

Woodhams R, Kakita S, Hata H et al. Diffusion-weigthed imaging mucinous carcinoma of the breast: evaluation of ADC and signal intensity in correlation with histological findings. *AJR* 2009;193:260-66.

Woodhams R. ADC mapping benign and malignant breast tumors. *Magn Reson Med Sci* 2005;4:35-42.

Woods ER, Helvie MA, Ikeda DM et al. Solitary breast papilloma: comparison of mammographic, galactographic, and pathologic findings. *AJR* 1992 Sept.;159:487-91.

Wurdinger S, Herzog AB, Fischer DR et al. Differentiation of phyllodes breast tumors from fibroadenomas on MRI. *AJR Am J Roentgenol* 2005;185:1317-21.

Yabuuchi H et al. Incidentally detected lesions on contrast-enhanced MR imaging in candidates for breast-conserving therapy: Correlation between MR findings and histological diagnosis. *Journal of Magnetic Resonance Imaging* 2006;23(4):486-492.

Yabuuchi H et al. Phyllodes tumor of the breast: Correlation between MR findings and histologic grade. *Radiology* 2006;241:702-9.

Yabuuchi HJ et al. Apparent diffusion coefficients of breast tumors: clinical application. *Magn Reson Imaging* 2008;(7):23-29.

Yang F, Kaiser A. *Different types of edema in benign and malignancy lesions of the breast in MR mammography* – 4º Congresso Internacional de RM Mamária 28-30 Sept. 2006. Jena, Germany: *Eur Radiology* 2006;16(Suppl 5):E99.

Yang WT, Lane DL, Le-Petross HT et al. Breast lymphoma: imaging findings of 32 tumors in 27 patients. *Radiology* 2007;245:692-702.

Yang WT, Suen M, Metreweli C. Mammographic, sonographic and histopathological correlation of benign axillary masses. *Clin Radiol* 1997;52:130-35.

Yeh E et al. Prospective comparison of mammography, sonography, and MRI in patients undergoing neoadjuvant chemotherapy for palpable breast cancer. *AJR* 2005;184:868-77.

Yilmaz E, Lebe B, Balci P et al. Comparison of mammographic and sonographic findings in typical and atypical medullary carcinomas of the breast. *Clin Radiol* 2002;57:640-45.

Zhang Y. The value of DWI in assessing the ADC changes of tissues adjacent to breast carcinoma. *BMC Cancer* 2009;9:18.

Índice Remissivo

Os números em *itálico* referem-se às *Figuras* ou *Tabelas*.
Os números em **negrito** referem-se aos **Quadros**.

A

Achado(s)
　de imagem inconclusivos, 443
　　aos métodos convencionais, 443
　　　esclarecimento de, 443
　morfológicos, 176
　　valor preditivo dos, 176
　　　foco, 178
　　　impregnação anômala, 177
　　　nódulo, 176
　　　realce anômalo, 176, 177
Acompanhamento
　terapêutico, 339-420
　　alteração, 350, 374
　　　actínica, 374
　　　pós-cirúrgica, 350
　　de resposta, 339
　　　à quimioterapia neoadjuvante, 339
　　doença residual, 406
　　　avaliação de, 406
　　recidiva, 411
　　　aspectos de imagem, 413
　　reconstrução mamária, 378
　　　tipos de, 383
Adenoma
　da lactação, *76*
Adenose
　esclerosante, 236, *237*
Amamentação
　RM da mama e, *73*
Anatomia
　mamária, 37-78
　　na RM, 37-78
　　　CAP, 40
　　　espaço retromamário, 54
　　　estruturas vasculares, 62
　　　linfonodos, 57, 59, 62
　　　musculatura, 65
　　　　da parede torácica, 65
　　　parênquima mamário, 44, 68
　　　　e influência hormonal, 68
　　　pele, 40
　　　sistema de sustentação, 56
Aneurisma
　cerebral, *19*
　　clipe ferromagnético de, *19*
　　e RM, *19*
Angiogênese, 16
　do carcinoma ductal, 263
　　invasor, 263
　heterogênea, *265*
　tumoral, *12*
　　avaliação da, *12*
Anticoncepcional
　RM da mama e, 76
Aquisição
　de imagem, *31*
　　paralela, *31*
Artefato(s)
　chemical shift, 467
　　típico da prega radial, *467*
　de contato, 27
　　em mama volumosa, 27
　de movimento, 24, 35, *129*, *131*
　　da respiração, *35*
　de pele dupla, *134*
　de suscetibilidade magnética, 137
　　cateter para quimioterapia, *139*
　　clipe de mamotomia, *138*
　　expansor, *139*
　　　com dispositivo de metal, *139*
　　grampo cirúrgico, *137*
　do batimento cardíaco, *128*
　pela supressão de gordura, 132

por talco, *140*
redução dos, *127*
Artéria
axilar, *63*
mamária, *63*
externa, *63*
interna, *63*
ramos perfurantes da, *63*
subclávia, *63*
Aurora, *26*

B

Biópsia
percutânea, 524, 525
técnica da, 524
BI-RADS® *(Breast Imaging and Reporting Data System)*
categoria, 172-175
valor preditivo de, 172-175
relatório da RM segundo o, 141-166
achados associados, 148
lesão cutânea, 149
linfonodomegalia, 148
aspectos técnicos, 144
dados técnicos, 144
descrição detalhada, 144
avaliação da cinética de captação, 147
morfologia da curva, 147
casos especiais, 148
categoria, 155
definir localização da alteração, 153
descrição dos achados, 146
foco, 146
impregnação 147
área anômala de, 147
padrão interno de, 147
massa, 146
nódulo, 146
realce nodular, 146
dicas importantes, 166
impressão diagnóstica, 155
informações clínicas, 144
história clínica, 144
recomendação de conduta, 166
terminologia, 144
interpretação do exame, 144
padrão da mama, 144
Bo (Campo Magnético)
externo, *4*
forte, *4*
Bobina(s)
de superfície, *28*
tipo *phase-array*, *28*
utilizadas, 27

C

CAD *(Computer AID Assistance)*, 113
avaliação com, *117*
Cadeia(s)
especiais, 328, 329
linfonodos, 328, 329
interpeitorais, 329
na mamária interna, 328
infraclavicular, 62
linfonodos da, 62
mamária, 59, *61*
interna, 59, *61*
linfonodos normais da, *61*
supraclavicular, 62
linfonodos da, 62
Calcificação(ões)
da cápsula, *462*
fibroadenoma com, *157*
Câncer
de mama, *47, 51, 114, 125, 209, 373, 423*
em alto risco, *423*
aspectos do rastreamento do, *423*
heterogêneo, *114*
rastreamento para, *51, 209*
genético, 431
forma de apresentação do, 431
hereditário, *422*
oculto, 329, *442*
na mama contralateral, 332
rastreamento de, 332
na mesma mama, 329
diagnóstico de, 329
pesquisa de, *442*
CAP (Complexo Areolopapilar), 40, *321*
avaliação do, *41*
extensão do, *324*
impregnação no, *43, 44, 440*
irregular, *44*
simétrico superficial, *43*
morfologia do, *42*
reconstrução do, *43*
com prótese de silicone, *43, 44*
Cápsula
calcificação da, *462*
do implante, *462*
Captação
cinética da, 109, 147
avaliação da, 147
curva de impregnação, 118
interpretação, 117, 120, 122
da fase, 117, 120
precoce, 117
tardia, 120
da sequência difusão, 122
ROI, 112

Carcinoma, *90*
   ductal, *15, 17, 29, 32, 34, 48, 74, 86, 93, 112 158*, 262
      infiltrante, *15, 17, 29, 32, 34, 48, 86, 93, 112, 158*
         estadiamento do, *34*
         multifocal, *158*
      invasor, 262
         definição, 262
         estadiamento, 272
         graduação histológica, 262
         RM, 263
      inflamatório, *55, 57, 65, 150, 151*, 298
         espessamento por, *57*
            dos ligamentos de Cooper, *57*
      intraductal, *16, 29, 100, 105, 153*, 247, *320*, 387
         definição, 247
         diagnóstico, 247
         microcalcificações, 261
            e RM, 261
         multifocal, *387*
         quadro clínico 247
      lobular, *108, 163*, 277, *319*
         infiltrante., *108, 163*
         invasivo, *319*
         invasor, 277
            definição, 277
            formas de apresentação, 280
            lesões adicionais, 283
            patologia, 277
            sensibilidade da RM, 279
      medular, 285
      mucinoso, *89, 90*, 288, **292**, *334*
         aspectos na RM, 288
         definição, 288
         patologia, 288
         puro, **292**
      oculto, 441
         pesquisa de, 441
      papilífero, 296
      tubular, 294
Cateter
   para quimioterapia venosa, *139*
      artefato por, *139*
CDIS (Carcinoma Intraductal *in Situ*) 247
   com margens positivas, *315*
   e volume tumoral, 249
   grau nuclear, 249
   progressão da doença, 249
   RM, 253
      e avaliação, 259
         da extensão tumoral, 259
      e diferenciação, 258
         do grau nuclear, 258
      e sensibilidade, 253
      formas de apresentação na, 253
Cicatriz
   cirúrgica, *23*
      alteração na, *23*

complicada, *377*
   com necrose gordurosa, *377*
radial, 238
Ciclo
   menstrual, 68, *69*
      fase, *68, 69*
         estrogênica, *68*
         progestogênica, *69*
Cinética
   da captação, 109, 147
      avaliação da, 147
      curva de impregnação, 118
      interpretação, 117, 120, 122
         da fase, 117, 120
            precoce, 117
            tardia, 120
         da sequência difusão, 122
      ROI, 112
   de impregnação, 263
      do carcinoma ductal, 263
         invasivo, 263
   no foco, *101*
Cirurgia
   cardíaca, *137*
      artefato por, *137*
      grampo de, *137*
Cisto(s), *11, 88*, 200
   com alto conteúdo protéico, *85*
   com sangue, *85*
   complicado, *31*, 202
   hiperintenso, *30, 160*
      em T2, *30*
   hipointenso, *30*
      em T1, *30*
   oleoso, *12*
   simples, *200, 201*
Clipe
   de aneurisma cerebral, *19*
      ferromagnético, *19*
      e RM, *19*
   de mamotomia, *138*
      artefato por, *138*
Colapso
   grau de, **476**
Coleção
   peri-implante, *470*, 489
      proeminente, *470*
Como Interpretar
   RM mamária, 79-140
      cinética da captação 109
      erros comuns de, 125
      estudo contrastado, 92
      sequência sem contraste, 82
Componente
   intraductal, 322
      identificação do, 322

Composição
  do implante, 461
Comprometimento
  areolopapilar, 325
    identificação do, 325
Contraste
  impregnação de, 147, 170
    área anômala de, 147
    curva de, 170
      valor preditivo da, 170
  meio de, 135
    dose inadequada do, 135
  paramagnético, 12
    gadolínio, 12
Contratura
  capsular, 486
    graduação da, **486**
Cooper
  ligamentos de, 56, 57, 129
    espessamento dos, 57
      por carcinoma inflamatório, 57
    suspensores, 56
Corpo
  intensidade do, 50
  mamário, 50
Curva
  de impregnação de contraste, 170
    valor preditivo da, 170
  tipo de, **120**
  morfologia da, 148
  washout, 100
    foco na, 100

D

Descarga
  papilar, 437-448
    patológica, 437-448
      achados de imagem inconclusivos, 443
      pesquisa de carcinoma oculto, 441
    sanguinolenta, 438
Difusão
  da sequência, 15
    restrita, 15
  mamária, 535
    aplicações clínicas da, 539
    interpretação da sequência de, 539
    técnica da sequência ponderada em, 536
    valor b, 539
DIU (Dispositivo Intrauterino)
  e RM, 19
DMIST
  mamografia digital e, **426**
Doença
  de Paget, 304, *440*
    da mama, 304
      linfoma, 309

  tumor filoide, 306
  residual, 406
    avaliação após tratamento de, 406, 409
      conservador, 406
      neoadjuvante, 409
Drenagem
  da mama, *58*
    linfonodos de, *58*
Ducto(s)
  lactíferos, *44*

E

Ectasia
  ductal, 228, *229*, *230*
    isolada, *229*
  vascular, 267
Edema
  perilesional, *92*
EIP (Espaço Interpeitoral), 65
Endentação
  medial, *455*
    em implante retromusuclar, *455*
Espaço
  retromamário, 54, 55
    lipoma ocupando o, *55*
Espectroscopia
  de prótons, 13, *14*, 551
Espessamento
  cutâneo, *149*
    difuso, *149*
  dos ligamentos de Cooper, 57, *151*
    por carcinoma inflamatório, 57, *151*
Estadiamento
  de neoplasia, 29, *33*, 333
    mamária, 29, *33*
      com lesões, *33*
        multicêntricas, *33*
        multifocais, *33*
  do carcinoma ductal, *34*, 272
    infiltrante, *34*
    invasor, 272
    e RM, 272
  indicações no, 313-337
    cadeias especiais, 328
    de câncer oculto, 329, 332
      diagnóstico na mesma mama, 329
      rastreamento na mama contralateral, 332
    lesão
      completa, 319
        identificar a, 319
      oculta, 335, 337
        conduta na, 337
        localização da, 335
    objetivos do, 319

Esteatonecrose, *31, 85, 149, 204, 205, 206, 358, 359*
   diagnóstico de, *360, 361*
   no TRAM, 403, *404*
Estrutura(s)
   vasculares, 62
Estudo
   contrastado, 92
     morfologia da lesão, 92
       foco, 99
       impregnação anômala, 102
       massa, 92
       nódulo, 92
         não nodular, 102
       realce, 92, 102
   nodular, 92
   dinâmico, *33*
     supressão de gordura no, *33*
   do implante, 450
     sequências para, 450
Expansor
   com dispositivo de metal, *139*
     artefato por, *139*
   com metal, *473*
   tecidual, 386
     aspectos de imagem, 388
     bilateral, *387*
     complicações, 388
     definitivo, *387*
     reconstrução com, 386, *389*
     redução volumétrica do, *390*
     temporário, *388*

F

Fáscia
   peitoral, 65
Fechamento
   pastilha de, 464
Fibroadenoma, *17, 32, 99*, 185
   celular, 188
   com calcificação, *157*
   em mama acessória, *219*
   escleróticos, *98, 191*
   mixoide, *8*, 188
   pericanalicular, *187*
Fibrose, 369
   pós-mamoplastia, *369*
Foco(s), 146
   adjacentes à neoplasia, *100*
   cinética no, *101*
   com curva *washout*, *100*
   de impregnação *99*
   múltiplos, *102*
FOV (*Field of View*/Campo de Visão), 27, *28*, 34, 35
Fratura
   de arco costal, *84*
     mastalgia após, *84*

G

Gestação
   RM da mama e, *73*
Glândula
   mamária, *56*
Gordura
   supressão de, *8-12, 33*, 132, *133*
     artefatos por, 132
     inadequada, *133*
     no estudo dinâmico, *33*
     química, *33*
Grampo
   de cirurgia cardíaca, *137*
     artefato por, *137*
Granuloma(s)
   de silicone, *483*
Grávida(s)
   RM e, *20*
Gravidez
   RM da mama e, *72, 73*

H

Hamartoma, *8, 85, 97, 159*, 213, *214, 216*
Hemangioma, 228
Hematoma, *31, 85*, 220, 365
   com hipersinal, *9*
     em T1, *9*
     em T2, *9*
   com nível hemático, *9*
   pericapsular, *501*
     antigo, *501*
   pós-biópsia, *105, 367*
     anterior, *105*
     com tumor adjacente, *367*
   pós-cirúrgico, *10, 366*
     antigo, *10*
     recente, *366*
   retromuscular, *368*
Herniação
   do implante, 497, *499*
Hiperplasia
   ductal, 245
     atípica, 24

I

Imagem
   achados inconclusivos de, 443
     aos métodos convencionais, 443
       esclarecimento de, 443
   características da, 431
     específicas, 431
   da alteração actínica, 374
     aspecto de, 374
   paralalela, *31*
     aquisição de, *31*
   plano de, 34

Implante(s)
  com prega radial proeminente, *8*
  de silicone, *457, 461, 462*
    de alta coesividade, *462*
      com ruptura, *462*
    íntegro, *457*
  de solução salina, *454*
  mamários, 449-506
    aspecto habitual, 449, 451
      forma, 455
      lúmen, 451
      posição do, 456
      tipos de, 451, 455
    cápsula do, 463
    coleção peri-implante, 489
    composição do, 461
    contratura capsular, 486
    definição de, 449
    estudo do, 450, 471
      objetivo da RM no, 471
      sequência para, 450
    herniação do, 497
    infecção, 493
    injeção líquida de silicone, 503
    lesão parenquimatosa, 499
    líquido peri-implante, 469
    massa intracapsular, 500
    pastilha de fechamento, 464
    pregas radiais, 466
    rotação do, 496
    ruptura do, 472, 474, 478
      extracapsular, 482
      intracapsular, 474, 478
  paciente com, *9, 459*
    anteromucular, *459*
    retromuscular, *459*
  retromuscular, *455*
  ruptura dos, *459*
    intracapsular, *459*
Impregnação
  anômala, *45, 102, 103,* **104**
    área de, *102*
    padrão de. **104**
  após menopausa, 77
    RM da mama e, 77
  cinética de, 263
    no carcinoma ductal, 263
      invasor, 263
  de contraste, *147, 170, 439*
    área anômala de, 147
    curva de, 170
      valor preditivo da, 170
    segmentar, *439*
  difusa, *106*
    bilateral, *106*
    puntiforme, *106*
    simétrica, *106*

do nódulo, 147
  padrão interno de, 147
do parênquima, *54*
  intensa, *54*
  mínima, *54*
  moderada, *54*
ductal, *317, 437*
  ramificada, *437*
focal, *106*
foco de, *99*
funcional, *28, 52, 53*
  assimétrica, *53*
  do parênquima mamário, *28*
heterogênea, *45, 108*
  segmentar, *108*
linear, *105*
segmentar, *45*
Indicação(ões), 311-506
  acompanhamento terapêutico, 339-420
  estadiamento, 313-337
  implantes mamários, 449-506
  outras, 437-448
  paciente de alto risco, 421-435
Infecção
  no implante, 493
Injeção
  bem-sucedida, *83*
  de silicone líquido, *446*
  do meio de contraste, *82*
    falha na, *82*
      falso-negativo por, *82*
  líquida de silicone, 503
Interpretação
  da fase, 117, 120
    precoce, 117
    tardia, 120
  da sequência difusão, 122, 539
  dificuldades de, 376
    na alteração actínica, 376
  erros comuns de, 125
    artefatos, 132, 137
      de suscetibilidade magnética, 137
      pela supressão de gordura, 132
    dose inadequada, 135
      do meio de contraste, 135
    movimentos, 127
      da paciente, 128
      fisiológicos, 127
    posicionamento, 125

L

Lactação
  adenoma da, *74, 75*
  RM da e, *74, 75*
    neoplasia mamária, *75*

Lesão(ões), *92*
  adicionais, 283
    ao carcinoma lobular, 283
      invasor, 283
  aguda, *123*
  benigna, *97*, 183-239
    aspectos sugestivos de, *97*
    configurando massa, 185
      cisto, 200
      fibroadenoma, 185
      hamartoma, 213
      hematoma, 220
      linfonodo, 211
      mama acessória, 218
      mastite, 221
      necrose gordurosa, 204
      outros, 228
      papiloma, 193
      seroma, 220
    que não configura massa, 232
      adenose esclerosante, 236
      alterações fibrocísticas, 232
      cicatriz radial, 238
      lesões com apresentação variável, 239
  caracterização de, 541
    diagnóstico diferencial, 541
      entre lesão benigna e maligna, 541
  completa, 319
    identificar a, 319
      avaliação volumétrica, 319
      características da, 321
      comprometimento areolopapilar, 325
      envolvimento da parede torácica, 322
      extensão à pele, 325
      linfonodos, 326
      localização, 322
  comportamento das, **84**
    na sequência ponderada, **84**
      em T1, **84**
  contralateral, *29*
  cutânea, *149*, *152*
  da mama, *15*
  de alto risco, 241-310
    hiperplasia ductal, 245
      atípica, 24
    neoplasia lobular, 243
  expansiva, *124*
    sólida, *124*
  hiperintensa, *31*
    em T1, *31*
  intraepiteliais, **243**
    nova terminologia, **243**
      ductal, **243**
      lobular, **243**
  isquêmica, *123*
  maligna, *96*
    aspectos sugestivos de, *96*
  mamárias, *11*
    neoplásicas, *11*
  morfologia da, *18*, 92
  multifocais, *320*
  neoplásicas, 241-310
    carcinoma, 247, 262, 277
      ductal invasor, 262
      intraductal, 247
      lobular invasor, 277
    CDIS, 249
    outros, 285
  oculta, 335
    conduta na, 337
    localização da, 335
  parenquimatosa, 499
  residual, *9*
    avaliação de, *9*
  satélites, *34*
  volume da, *319*, *321*
    análise do, *321*
    avaliação do, *319*
Ligamento(s)
  de Cooper, *56*, *57*, *129*
    espessamento dos, *57*
      por carcinoma inflamatório, *57*
  suspensores, *56*
Linfoma, 309
Linfonodo(s), 57, 211
  avaliação de, 326
  axilar, *16*, *57*, *59*, *60*, *325*, *326*, *327*
    aumentado, *16*
  da cadeia, *59*, *61*, *327*, 328
    infraclavicular, *62*
    mamária, *59*, *61*, *327*, 328
      interna, *59*, *61*, *327*, 328
    supraclavicular, *62*
  de drenagem, *58*
    da mama, *58*
  grupos dos, *58*
  interpeitorais, 329
  intramamário, *41*, *59*, *98*, 211
  níveis dos, *58*
  positivos, *441*
  reacional, *213*
  regionais, **314**
Linfonodomegalia(s), 148
  axilares, *58*
  heterogênea, *149*
  mamária, *58*
    interna, *58*
Linfonodopatia
  axilar, *333*
Lipoma
  ocupando espaço, *55*
  retromamário, *55*
Líquido
  intensidade do, *11*

peri-implante, 469, *478*, *491*
    proeminente, *470*
Lúmen, 452
  duplo, *452*
    prótese de, *452*

M

Magnetismo
  tecidual, *4*
Magnetização
  longitudinal, *5*
    recuperação da, *5*
  transversa, *5*
    perda de, *5*
Mama(s)
  acessória, 218
    fibroadenoma em, *219*
  alterações da, 232, 313, 350
    fibrocístcas, 232
    pós-cirúrgica, 313, 350
  anatomia da, *64*
    arterial, *64*
    venosa, *64*
  câncer de, *47, 51, 114, 125, 209, 329, 373,* 423
    em alto risco, 423
      aspectos do rastreamento do, 423
    heterogêneo, *114*
    oculto, 329
      diagnóstico de, 329
    rastreamento para, *51, 209*
  contralateral, 332
    câncer oculto na, 332
      rastreamento de, 332
  densas, *318*
  doença da, 304, *440*
    de Paget, 304, *440*
      linfoma, 309
      tumor filoide, 306
  drenagem da, *58*
    linfonodos de, *58*
  flácidas, *66*
  lactação e, *74*
  lesões da, *15*, 29
    contralateral, ,*29*
  lipossubstituída, *49*
  operada, 350
  padrão da, 144
    de composição, *145*
  papila na, *45*
  predomínio vascular, *62*
  trauma direto na, *9*
    na parte interna, *9*
  volumosa, *26*
    artefato em, *27*
      de contato, *27*
    mau posicionamento em, *26*

Mamografia, *12*
  digital, **426**
    e DMIST, **426**
  rastreamento e, 425
Mamoplastia
  fibrose após, *369*
  redutora, 358
Mamotomia
  clipe de, *138*
    artefato por, *138*
Marca-passo
  cardíaco, *19*
  e RM, *19*
Massa
  caracterização, 146
  forma, 146
  heterogênea, *87*
    volumosa, *87*
  intracapsular, 500
  lesões benignas, 185
    cisto, 200
    fibroadenoma, 185
    hamartoma, 213
    hematoma, 220
    linfonodo, 211
    mama acessória, 218
    mastite, 221
    necrose gordurosa, 204
    outros, 228
    papiloma, 193
    que não configuram massa, 232
      adenose esclerosante, 236
      alterações fibrocísticas, 232
      cicatriz radial, 238
      lesões com apresentação variável, 239
    seroma, 220
  margem, 146
Mastalgia
  pós-fratura, *84*
  de arco costal, *84*
Mastectomia
  bilateral, *140*, 473
    com reconstrução, *140*
  redutora de risco, *48, 56,* 448
Mastite
  aguda, 222
  específica, 221
    pela tuberculose, 221
  infecciosa, 221
  não infecciosa, 221
    linfocítica, 223
    lobular granulosa, 221
  periductal, 224
Menopausa
  impregnação após, *77*
    RM da mama e, *77*

Metástase(s)
 a distância, **314**
Micobacteriose, *494*
Microcalcificação(ões), *103*
MIP (Projeção Máxima de Intensidade), *62*, *322*
MPMa (Músculo Peitoral Maior), *65*
MPMe (Músculo Peitoral Menor), *65*
Musculatura
 da parede torácica, 65
 peitoral, *323*, *458*, *459*
  afilada, *458*
  comprometimento da, *323*
  ruptura da, *459*
Músculo(s)
 esternal, *39*, *66*
 grande dorsal, *391*
  anatomia do, 391
 peitoral, *39*, *40*, *60*, *65*, *66*
  envolvimento do, *40*
   neoplasia com, *40*
  mama e, *65*
  sinais dos, *67*

N

Necrose
 central, *91*
 gordurosa, 204, *357*, *377*
  cicatriz comlicada com, *377*
  macroscopia da, *357*
Neoplasia
 estadiamento de, *333*
 lobular, 243, 244
 mamária, *75*
  e lactação, *75*
 profunda, *40*
  com envolvimento, *40*
   do músculo peitoral, *40*
Nódulo(s), *93*
 agrupados, *31*
  hipointensos, *31*
 borda, *94*
  espiculada, *94*
  irregular, *94*
  lobulada, *94*
  oval, *94*
 caracterização, 146
 circunscrito, *55*
 com difusão restrita, *15*
 com impregnação, *32*, *147*
  padrão interno de, *147*
  progressiva, *32*
 espiculado, *165*
 forma, 146
 irregular, *12*, *75*, *163*, *164*, *165*
  com impregnação de contraste, *12*
 isointenso, *11*

 margem, *95*, 146
  espiculada, *95*
  irregular, *95*
  regular, *95*
 oval, *46*, *110*, *160*, *163*
  circunscrito, *46*, *110*, *163*
 palpável, *31*, *76*, *316*
  periareolar, *76*
 suspeitos, *29*
Nova(s) Técnica(s), *531-552*
 caracterização de lesão, 541
  acompanhamento terapêutico, 549
  diagnóstico diferencial, 541
   entre lesão benigna e
    maligna, 541
  planejamento terapêutico, 547
  tumor, 544, 547
   grau tumoral, 544, 547
   tipo histológico, 544
 difusão mamária, 535
  aplicações clínicas da, 539
  interpretação da sequência de, 539
  técnica da sequência ponderada em, 536
  valor b, 539
 espectroscopia de prótons, 551
 limitações do método, 550

O

Onda
 de radiofrequência, *5*
 específica, *5*

P

Paciente(s)
 de alto risco, *421-435*
  câncer de mama, 423
   aspectos do rastreamento, 432
  definição, 421
   com risco genético, 422
  forma de apresentação, 431
   do câncer genético, 431
  imagem, 431
   características específicas da, 431
  incidência, 421
  rastreamento, 425
   e mamografia, 425
   e RM, 428
   e USG, 427
 movimentos da, 127, 128
  fisiológicos 127
 na pré-menopausa, 70
  que não menstruam, 70
   RM da mama e, 70

posicionamento da, 125
  adequado, *126*
  inadequado, *126*
Paget
  doença de, 304, *440*
    da mama, 304
      linfoma, 309
      tumor filoide, 306
Papila(s)
  na mama, 45
  proeminentes, *41*
  retificadas, *41*
Papiloma, 193
  intraductal, *195*, *197*
Parede
  torácica, *40*, 65, 322
    anterior, *40*
      envolvimento da, 322
        identificação de, 322
      musculatura da, 65
Parênquima
  mamário, *28*, *40*, 44, 68, *75*, 77
    e influência hormonal, 68
      anatomia fisiológica, 68
    impregnação do, *28*, *75*, 78
      funcional, *28*
      na pós-menopausa, 78
      padrão de, *75*
PASH (Hiperplasia Estronal Pseudoangiomatosa), 239
Pastilha
  de fechamento, 464
    do implante, *464*
Pele
  da mama, *40*, *41*
  dupla, *129*, *134*
Posicionamento
  inadequado, 27
    erro de interpretação por, 27
Pós-Menopausa
  maior especificidade na, 82
Prega(s)
  radiais, *8*, 466, *467*
    artefato típico da, *467*
      chemical shift, *467*
    proeminente, *8*
      implante com, *8*
    ramificada, *468*
Procedimento
  guiado por RM, 519-530
    biópsia percutânea, 525
      limitações, 525
        efeito sanfona, 527
        lesões, 527
          bilateral, 528
          de acesso difícil, 527
          que desapareçam, 527

mama com implantes, 528
tempo do procedimento, 525
material, 523
retirada da lesão, 529
  como confirmar, 529
técnica, 523
  à mão livre, 523
  da biópsia percutânea, 524
  marcação pré-cirúrgica, 523
Prótese
  de duplo lúmen, *452*
  definição de, 449
  reconstrução com, 383, *384-386*
  retromuscular, *392*
Próton(s)
  espectroscopia de, 13, *14*, 551

Q

Quimioterapia
  neoadjuvante, 339
    acompanhamento de resposta à, 339
      antes do tratamento, 343
      após o tratamento, 349
      avaliação precoce da, 346
      durante o tratamento, 343
      objetivos da, 339
      planejamento da
        neoadjuvância, 341
  venosa, *139*
    cateter para, *139*
    artefato por, *139*

R

Rastreamento
  de câncer oculto, 332
    na mama contralateral, 332
  e mamografia, 425
  e RM, 428
  e USG, 427
  objetivo do, **423**
Realce
  não nodular, 102
  nodular, 92, 146
    caracterização, 146
    forma, 146
    margem, 146
Recidiva, 411
  aspectos de imagem, 413
    pós-tratamento, 417
    pré-tratamento, 413
Reconstrução
  mamária, *23*, 378
    com prótese, 383
    expansor tecidual, 386
    retalho miocutâneo, 391

tipos de, 383
RM e, 383
Região
    retroareolar, *41*
        avaliação da, *41*
Resolução
    espacial, *34*
Retalho
    miocutâneo, 391
        aspecto na RM, 395
        complicações, 396
        em forma de V, *392*
        reconstrução com, 391
Retração
    capsular, *488*
    cutânea, *149*
RM (Ressonância Magnética)
    achados da, 167-181, **350**
        no pós-operatório, **350**
        valores preditivos dos, 167-181
            da curva de impregnação de contraste, 170
            de acordo com a população estudada, 170
            de cada categoria BI-RADS®, 172
            desenvolvimento de novas técnicas, 179
            dos achados morfológicos, 176
    anatomia mamária na, 37-78
        CAP, 40
        espaço retromamário, 54
        estruturas vasculares, 62
        linfonodos, 57
            axilares, 59
            das cadeias, 59, 62
                infraclavicular, 62
                mamária interna, 59
                supraclavicular, 62
        musculatura, 65
            da parede torácica, 65
        parênquima mamário, 44, 68
            e influência hormonal, 68
        pele, 40
        sistema de sustentação, 56
    aspectos na, 352
        pós-cirúrgicos, 352
            fibrose, 369
            hematoma, 365
            necrose gordurosa, 357
            seroma, 362
            tecido de granulação, 352
    carcinoma invasor, 263, 279
        ductal, 263
            aspecto na, 263
            especificidade, 263
            estadiamento e, 272
            sensibilidade, 263
        lobular, 279
            sensibilidade, 279
        CDIS, 253
            e sensibilidade, 253
            extensão tumoral, 259
                avaliação da, 259
            formas de apresentação na, 253
            grau nuclear, 258
                diferenciação do, 258
    contraindicações da, 18, **19**
        absolutas, 18
        clipe de aneurisma cerebral, *19*
            ferromagnético, *19*
        marca-passo cardíaco, *19*
        relativas, 18
        válvula cardíaca, *19*
            tipo Star-Edwards, *19*
    contraste em, *5*
    exame, 20
        preparo, 20, 24
        realização, 20, 25
            bobinas utilizadas, 27
            posicionamento, 25
    física prática da, 3
        princípio da, 3
        tipos de sequências, 6
    mamária, 16, 79-140
        como interpretar, 79-140
            cinética da captação 109
            erros comuns de, 125
            estudo contrastado, 92
            sequência sem contraste, 82
        física prática, 16
        fisiopatologia prática, 16
    microcalcificações e, 261
    novas sequências, 13
        espectroscopia de prótons, 13
        difusão, 15
    procedimentos guiado por, 519-530
        biópsia percutânea, 525
        limitações, 525
            efeito sanfona, 527
            lesões, 527
                bilateral, 528
                de acesso difícil, 527
                que desaparecem, 527
            mama com implantes, 528
            tempo do procedimento, 525
        material, 523
        retirada da lesão, 529
            como confirmar, 529
        técnica, 523
            à mão livre, 523
            da biópsia percutânea, 524
            marcação pré-cirúrgica, 523
    protocolo, 28
        plano de imagem, 34
    rastreamento e, 428
    relatório da, 141-167
        segundo o BI-RADS®, 141-166
            achados associados, 148

aspectos técnicos, 144
avaliação da cinética de captação, 147
casos especiais, 148
categoria, 155
definir localização da alteração, 153
descrição dos achados, 146
dicas importantes, 166
impressão diagnóstica, 155
informações clínicas, 144
recomendação de conduta, 166
terminologia, 144
ROI (Região de Interesse)
  definição, 112
  posicionamento, 112
  tamanho, 112, *113*
Rotação
  do implante, 496
Ruptura
  da musculatura peitoral, *459*
  do implante, 462, 472, 474, 478
    de silicone, *462*
      de alta coesividade, *462*
    extracapsular, 482
    intracapsular, 474, 478
  grau de, **476**
  intracapsular, *20*, 459
    dos implantes, *459*
  tipo de, **477**
    achado de imagem e, **477**

S

Sangue
  intralesional, *12*
Septação(ões)
  internas, *99*
Sequência(s)
  de difusão, 539
    interpretação da, 529
  não contrastadas, *30*
  novas, 13
    difusão, 15
    espectroscopia de prótons, 13
  para estudo do implante, 450
  ponderadas, 6, **7**, **84**, 536
    comportamento nas, 6, **7**
      dos tecidos, 6, **7**
    em difusão, 536, **539**
      aplicação da, **539**
      técnica da, 536
    em T1, **84**
      comportamento das lesões na, **84**
    em T2, 10, **88**
      comportamento das lesões na, **88**
  sem contraste, 82, 88
    ponderada, 82, 88
      em T1, 82
      em T2, 88

tipos de, 6
  spin-echo, 6
  clássica, 6
  fast, 6
  turbo, 6
  3D, 6, *7*, 10
Seroma, 220, 362
  antigo, *363*
  bilateral, *490*
  com paredes espessas, *365*
  heterogêneo, *364*
Silicone
  granulomas de, *483*
  implante de, *457, 461, 462*
    de alta coesividade, *462*
      com ruptura, *462*
    íntegro, *457*
  líquido, *446, 503, 504*
    injeção de, *446, 504*
  prótese de, *43, 44, 458*
    reconstrução com, *43, 44*
Siliconoma
  lateral, *471, 506*
Sistema
  de sustentação, 56
Stacked
  implant, 460
Supressão
  de gordura, *8-12, 33*, 132, *133*
    artefatos por, 132
    inadequada, *133*
    no estudo dinâmico, *33*
    química, *33*
Sustentação
  sistema de, 56

T

Tecido(s)
  comportamento dos, 6, **7**
    nas sequências ponderadas, 6, **7**
      T1, 6, **7**
      T2, 6, **7**
  de granulação, 352
  fibroglandular, *49*
  gorduroso, *49*
Técnica do Exame, 1-35
  novas sequências, 13
    difusão, 15
    espectroscopia de prótons, 13
  preparo, 20, 24
    paciente, 20
      dados clínicos da, 20
      questionário, **21-23**
  protocolo, 28
    plano de imagem, 34

realização, 20, 25
  bobinas utilizadas, 27
  posicionamento, 25
    apoio para cabeça, *25*
    dos braços, *25*
    em decúbito ventral, *25*
RM, 3
  contraindicações da, 18, **19**
    absolutas, 18
    relativas, 18
  física prática da, 3
    princípio da, 3
    tipos de sequências, 6
  mamária, 16
    física prática, 16
    fisiopatologia prática, 16
TRAM (Retalho Miuocutâneo Transverso do Reto Abdominal)
  aspecto na RM, 398
  complicações, 403
    esteatonecrose, 403, *404*
    recorrência tumoral, 404, *405*
  definição, 396
  técnica, 396
Tratamento
  antiestrogênico, 77
    RM da mama e, 77
TRH (Terapia de Reposição Hormonal)
  controle após, 75
  e focos, 76
    bilaterais, 76
    simétricos, 76
  RM da mama e, 75
Tuberculose
  mastite específica pela, 221

Tumor (es)
  filoide, *87*, 306
  grau tumoral, 544, 547
  primário, **314**
  tipo histológico, 544

U

USG (Ultrassonografia)
  direcionada, 507-518
    indicações, 511
    limitações, 517
    técnica, 511
    vantagens, 514
      pacients de alto risco, 515
  rastreamento e, 427

V

Valor (es)
  preditivos dos achados da RM, 167-181
    da curva de impregnação de contraste, 170
    de acordo com a população estudada, 170
    de cada categoria BI-RADS®, 172
    desenvolvimento de novas técnicas, 179
    dos achados morfológicos, 176
Válvula(s)
  cardíaca, *19*
    tipo Star-Edwards, *19*
    e RM, *19*
  interna, *23*
    metálicas, *23*
      expansor com, *23*
Vascularização
  arterial, *63*